江苏省金陵科技著作出版基金

小儿整形外科学

◎ **主编** 沈卫民 祁佐良

Pediatric Plastic Surgery

江苏凤凰科学技术出版社 · 南京

图书在版编目（CIP）数据

小儿整形外科学 / 沈卫民，祁佐良主编. —南京：
江苏凤凰科学技术出版社，2021.10
ISBN 978-7-5713-1727-0

Ⅰ. ①小… Ⅱ. ①沈…②祁 Ⅲ. ①小儿疾病—整
形外科学 Ⅳ. ①R726.2

中国版本图书馆 CIP 数据核字（2021）第 012813 号

小儿整形外科学

主 编	沈卫民	祁佐良
特 邀 编 辑	程春林	徐娅娴
责 任 编 辑	孙连民	
责 任 校 对	仲 敏	
责 任 监 制	刘 钧	

出 版 发 行	江苏凤凰科学技术出版社
出 版 社 地 址	南京市湖南路 1 号 A 楼，邮编：210009
出 版 社 网 址	http://www.pspress.cn
照 排	南京紫藤制版印务中心
印 刷	江苏凤凰通达印刷有限公司

开 本	890 mm×1 230 mm 1/16
印 张	60.5
插 页	4
版 次	2021 年 10 月第 1 版
印 次	2021 年 10 月第 1 次印刷

标 准 书 号	ISBN 978-7-5713-1727-0
定 价	700.00 元（精）

致 读 者

社会主义的根本任务是发展生产力，而社会生产力的发展必须依靠科学技术。当今世界已进入新科技革命的时代，科学技术的进步已成为经济发展、社会进步和国家富强的决定因素，也是实现我国社会主义现代化的关键。

科技出版工作肩负着促进科技进步、推动科学技术转化为生产力的历史使命。为了更好地贯彻党中央提出的"把经济建设转到依靠科技进步和提高劳动者素质的轨道上来"的战略决策，进一步落实中共江苏省委、江苏省人民政府作出的"科教兴省"的决定，江苏凤凰科学技术出版社有限公司（原江苏科学技术出版社）于1988年倡议筹建江苏省科技著作出版基金。在江苏省人民政府、江苏省委宣传部、江苏省科学技术厅（原江苏省科学技术委员会）、江苏省新闻出版局负责同志和有关单位的大力支持下，经江苏省人民政府批准，由江苏省科学技术厅（原江苏省科学技术委员会）、凤凰出版传媒集团（原江苏省出版总社）和江苏凤凰科学技术出版社有限公司（原江苏科学技术出版社）共同筹集，于1990年正式建立了"江苏省金陵科技著作出版基金"，用于资助自然科学范围内符合条件的优秀科技著作的出版。

我们希望江苏省金陵科技著作出版基金的持续运作，能为优秀科技著作在江苏省及时出版创造条件，并通过出版工作这一平台，落实"科教兴省"战略，充分发挥科学技术作为第一生产力的作用，为全面建成更高水平的小康社会、为江苏的"两个率先"宏伟目标早日实现，促进科技出版事业的发展，促进经济社会的进步与繁荣做出贡献。建立出版基金是社会主义出版工作在改革发展中新的发展机制和新的模式，期待得到各方面的热情扶持，更希望通过多种途径不断扩大。我们也将在实践中不断总结经验，使基金工作逐步完善，让更多优秀科技著作的出版能得到基金的支持和帮助。

这批获得江苏省金陵科技著作出版基金资助的科技著作，还得到了参加项目评审工作的专家、学者的大力支持。对他们的辛勤工作，在此一并表示衷心感谢！

江苏省金陵科技著作出版基金管理委员会

沈卫民教授介绍

南京医科大学附属儿童医院外科主任,烧伤整形科主任,主任医师,硕士生导师。

国际颅面外科学会常委,亚太地区颅面外科学会理事和常委,美国整形外科学会国际会员。

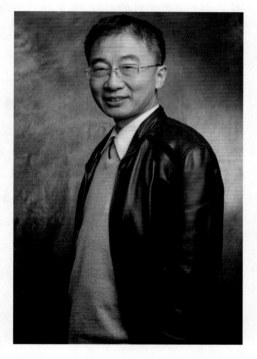

中国整形协会常务委员,中华医学会整形外科分会小儿整形外科学组组长。中国整形协会血管与脉管畸形分会会长。中国整形协会颅颌面外科分会副会长,中华医学会烧伤外科分会小儿烧伤学组副组长。中华口腔医学会唇腭裂联盟常委。江苏省颅面与小儿整形外科协会主任委员。中华医学会南京分会烧伤整形学会主任委员。中华医学会小儿外科分会肿瘤学组委员,中华医学会整形外科分会血管瘤脉管畸形学组委员等以及多个学会协会的常委委员,《中华整形外科杂志》编委,《中华小儿外科杂志》通信编委,《南京医科大学报》特约审稿人等。

沈卫民教授在小儿外科及小儿烧伤整形领域辛勤耕耘 30 余年。其带领的团队在儿童先天性颅颌面畸形(颅缝早闭症、面裂畸形、小下颌畸形)、血管瘤淋巴管瘤、唇腭裂、新生儿先天性皮肤缺损及烧伤瘢痕、小儿外科及儿童烧伤整形等疾病的诊治上取得了重大的突破。沈卫民教授使用牵张成骨术治疗了新生儿颅缝早闭症和新生儿 P - R 综合征,并在新生儿创面上较早地应用低负压治疗,为新生儿期整形积累了丰富的临床经验。先后在国内外期刊上发表论文 210 篇,其中 SCI 32 篇,中华级文章 72 篇,出版专著 10 部,获省市新技术引进奖 14 项。多次应邀参观美国哈佛大学医学院波士顿儿童医院、美国麻省总医院(MGH)、澳大利亚阿德莱德妇女儿童医院;并在国际颅面外科,亚太颅面外科等国际会议上发言。发明创造是他的强项,拥有专利 18 项。他还积极参加各项社会活动,获第一届南京市十佳医师称号,第一届江苏省百名医德之星称号,第一届全国荣耀医者金柳叶刀奖。曾经获得南京市五一劳动奖章,南京市劳动模范,江苏省先进工作者,国家卫健委先进工作者,全国先进工作者等称号。

祁佐良教授介绍

中国医学科学院整形外科医院院长，主任医师，教授，博士研究生导师。《中华整形外科杂志》总编，中华医学会整形外科分会前任主委，中国整形外科协会副会长。

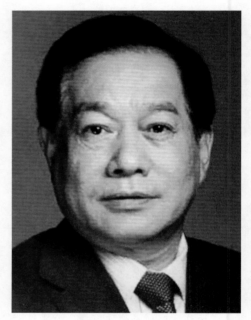

祁佐良教授是在国内外享有较大学术影响力的整复外科领域的专家。他创造了吻合多神经血管蒂的腹内斜肌瓣游离移植动力性修复陈旧性面瘫的手术方法，在多次国际整形外科学术交流中受到国内外专家的重视和好评。在面瘫治疗、颅面畸形治疗及三维模拟技术的应用方面做出重要的贡献。主要从事颅面畸形的治疗及各种美容外科手术，有口腔颌面外科和整形外科临床工作经历，积累了两个交叉学科的经验，并能应用显微外科技术于器官再造和组织缺损，手术风格追求精益求精，尤其在晚期面神经瘫痪的治疗（包括面神经吻合、面神经移植、吻合神经血管的肌瓣移植、筋膜悬吊、皮肤提紧等手术）、颅颌面畸形及创伤的修复、正颌外科治疗（上颌后缩、下颌前突、偏颌等颌骨畸形的外科治疗）、唇腭裂及唇裂二期鼻畸形整复、面型轮廓整复术（颧骨颧弓缩小、各种入路的下颌角肥大整复、小下颌隆颏及颏截骨术等）方面具有独到的效果和丰富的经验。还擅长各种美容手术（隆乳术、吸脂术、重睑术、眼袋切除术、隆鼻术、隆颏术、隆颧骨、面部皱纹除皱术等）及颅颌面及肢体创伤修复，以及器官再造（鼻再造、耳再造、拇指再造等）。在国内外专业杂志上发表学术论文百余篇，SCI收录论文数十篇，作为主编、副编委和作者发表著作9本。获全国科技进步奖多项。目前承担国家自然科学基金课题一项。在教学工作上，他率先垂范，为人师表，深受学生的敬重和爱戴。

作者名单

主　编

南京医科大学附属儿童医院	沈卫民
中国医学科学院整形外科医院	祁佐良

副主编

南京医科大学附属儿童医院	崔　杰
武汉市妇女儿童医疗保健中心（武汉市儿童医院）	周启星
重庆医科大学附属儿童医院	傅跃先
首都医科大学附属北京儿童医院	齐鸿燕
中国医学科学院整形外科医院	杨　斌
上海交通大学医学院附属新华医院	欧阳天祥
北京大学第三医院	夏有辰

编　委

北京大学第三医院	李　东
空军军医大学西京医院	马显杰
上海交通大学医学院附属第九人民医院	章一新
上海交通大学医学院附属第九人民医院	王　斌
上海交通大学医学院附属第九人民医院	周晟博
上海交通大学医学院附属第九人民医院	孙文海
上海交通大学医学院附属第九人民医院	王　炜
上海交通大学医学院附属第九人民医院	张云飞

上海交通大学医学院附属第九人民医院	张红星
上海交通大学医学院附属第九人民医院	周晟博
南京医科大学附属儿童医院	陈建兵
南京医科大学附属儿童医院	费 建
南京医科大学附属儿童医院	张 莉
南京医科大学附属儿童医院	陆魏峰
南京医科大学附属儿童医院	吴四海
南京医科大学附属儿童医院	卞兰睁
南京医科大学附属儿童医院	马 蕾
南京医科大学附属儿童医院	徐邦红
南京医科大学附属儿童医院	邹继军
南京医科大学附属儿童医院	季 易
南京医科大学附属儿童医院	陈海妮
南京医科大学附属儿童医院	高庆文
南京医科大学附属儿童医院	严 峻
南京医科大学附属儿童医院	孔亮亮
南京医科大学附属儿童医院	王有晶
南京医科大学附属儿童医院	韩 涛
南京医科大学附属儿童医院	王维东
河北省儿童医院	张文显
广州市妇女儿童医疗中心	陈亦阳
贵州省妇幼保健院	陈后平
复旦大学附属中山医院	杨 震
山西省儿童医院	郭雪松
空军军医大学西京医院	肖 博
空军军医大学西京医院	丁健科
东南大学附属中大医院	王 磊
中国医学科学院整形外科医院	牛 峰
深圳儿童医院	丁桂聪
武汉市妇女儿童医疗保健中心(武汉市儿童医院)	成 琦
武汉市妇女儿童医疗保健中心(武汉市儿童医院)	陈 俊
武汉市妇女儿童医疗保健中心(武汉市儿童医院)	张 勇

武汉市妇女儿童医疗保健中心(武汉市儿童医院)	杨　文
武汉市妇女儿童医疗保健中心(武汉市儿童医院)	吴丁安
武汉市妇女儿童医疗保健中心(武汉市儿童医院)	韩　崑
武汉市妇女儿童医疗保健中心(武汉市儿童医院)	何妍明
武汉市妇女儿童医疗保健中心(武汉市儿童医院)	卢胜军
武汉市妇女儿童医疗保健中心(武汉市儿童医院)	张环环
武汉市妇女儿童医疗保健中心(武汉市儿童医院)	吴丁安
南京医科大学第一附属医院(江苏省人民医院)	王晓伟
东部战区总医院(原南京军区总医院)	袁斯明
东部战区总医院(原南京军区总医院)	徐　媛
徐州市儿童医院	史迎春
徐州市儿童医院	张凤飞
重庆医科大学附属儿童医院	邱　林
重庆医科大学附属儿童医院	田晓菲
重庆医科大学附属儿童医院	张德迎
重庆医科大学附属儿童医院	林　涛
重庆医科大学附属儿童医院	何大维
重庆医科大学附属儿童医院	吴盛德
重庆医科大学附属儿童医院	魏光辉
重庆医科大学附属儿童医院	刘　星
重庆医科大学附属儿童医院	李长春
苏州大学	沈宇禾
哈尔滨市儿童医院	田书宝
哈尔滨市儿童医院	郅媛媛

前　言

　　《小儿整形外科学》是一部讲述小儿这个特殊群体的整形外科学，小儿不是成人的缩小，有其特点，需要专门的人员去研究学习。本书是从事小儿整形外科专业的医师和其相关专业人员的一本参考书。我们邀请了多位国内从事小儿整形外科的专家参与研究编写和编辑。小儿整形外科是对小儿的组织、器官畸形和缺损的修复与重建，以及对儿童外貌及形体的美的塑造。由于近年来信息技术和人工智能的高度发展，使得医学领域出现了许多新技术、新方法，如手术机器人、手术导航、3D技术等。这都促进了小儿整形外科的发展。自体及异体组织、器官移植在整形外科的应用和发展，以及当今的组织工程学、基因工程学、细胞生物学、分子生物学、免疫学和生物医学工程等在整形外科应用的研究成果和发展趋势，对小儿显微外科、小儿颅面外科的促进可想而知。可以预见，未来一个阶段是小儿整形外科快速发展的时期。

　　小儿整形外科是整形外科学的分支，在国外建立较早。目前，国内专职及兼职的小儿整形外科医师只有数百人。为了适应小儿整形外科迅速发展的需要，我们在写作中力求达到基础性、实用性、经典性、先进性和全面性相结合。既涵盖了各专家的特长，又讲诉了他们的创新成果。不少教授为了写好一个章节，参阅的文献就达数百余篇。体现了这一代专家学者们执着求真的治学精神。未来已来，将至已至，唯有努力学习，方可赶上未来的进步和发展。

　　本书分九大部分，第一部分是小儿整形外科学的基础及其发展趋势，概述了小儿整形外科中的基本技术、基本知识和基本技能，可以说是小儿整形外科的"三基"。第二部分是小儿烧伤，它突出介绍了小儿的特点，尤其是新生儿烧伤的救治，弥补了教科书这方面的不足。第三部分畸形篇，它从头到脚对各种畸形的治疗加以论述，包括了儿童颅面外科，唇腭裂畸形，颈部的先天畸形，儿童显微外科，泌尿生殖整形以及手部畸形整形、四肢躯干整形等方面的内容。第四部分为儿童创伤，对儿童常见的创伤救治和各种新技术进行论述，开创了针对儿童特殊群体的创伤救治学。第五部分为儿童体表肿瘤，对儿童常见的体表肿瘤进行了细致的论述，结合近来的靶向治疗和手术治疗，知识更新较快，但可以作为针对这些疾病的参考。第六部分是儿童瘢痕，这一直是儿童整形治疗的难点，我们把最新的方法介绍出来，可以规范瘢痕的治疗。第七部分是儿童康复在小儿整形外科中的应用，能够结合上述的治疗对小儿进行快速康复，了解这方面知识，将有助于小儿整形外科医师更好地治疗小儿的疾病。第八部分是小儿支具,这是小儿整形外科治疗的延伸,能开阔小儿整形外科视野。第九部分是胎儿整形外科学,探讨一些国内还未开展的问题,希望能够在国内及早地开展,造福儿童。总之,本书的目的是想尽可能成为小儿整形外科的教科书;也可作为高年资医师工作时的案头参考书,以及年轻医师从事小儿整形外科实践的指南。

本书作者众多、内容浩大,全书以第一届小儿整形外科学组成员为编委,邀请了许多从事这方面工作的著名专家参加编写。虽然主编及编委会对全书进行了多次删改,但是为了反映这个领域最全和最完整的内容,还是有所欠缺,书中难免存在个别重复之处及错漏和不足。盼读者及同道们批评指正,以便再版时补充及修正。

数以百计的专家、教授、学者及工作人员为本书的尽早出版进行了不懈的努力,谨在此表示诚挚的感谢,对为本书绘画的教授表示真挚的谢意。对支持出版的江苏凤凰科学技术出版社表示真诚的感谢。

本书的编写虽然经历了六年时间,但其中很多章节反映了教授们数十年的心血。多年的笔耕历程是艰苦而有价值的。"腊尽绽瘦绿,夕阳映江红",本书如能对同道及年轻一代有所帮助,作者则感到非常欣慰。

本书所有作者都将其所长汇集于此巨著之中,可谓集众家之大成。该书的出版发行将给我国小儿整形外科医师及小儿外科医师和烧伤整形科医师等带来一部极有参考意义的案头必备参考书,也可做为从事小儿整形外科医师的教科书和规培教材。这将为发展我国小儿整形外科作出贡献,我愿读者喜欢这本书。

沈卫民

2021 年 10 月 11 日

目　录

第一篇　总　论

第二篇　小儿烧伤

第三篇 畸 形

第四篇 小儿创伤学

第五篇　小儿体表肿瘤

第六篇　小儿瘢痕

第七篇　康复医学在小儿整形外科中的应用

第八篇　小儿整形康复的具体实施手段

第九篇　胎儿整形外科学

第一篇　总论

第一章
小儿整形外科的历史和研究内容

第一节　小儿整形外科的历史

　　小儿整形外科是整形外科的一个分支,是一门为小儿先天畸形缺损或者后天外伤引起的畸形进行修残补缺,以达到修复形态、重建功能的学科。在中外医学发展史上,举世公认的最早的小儿整形外科手术是修复先天性唇裂,主刀医生是一位不知姓名的中国医生。《晋书·魏泳之传》中记载了这一史实。之后,中医外科发展受到诸多因素的限制,而西方医学发展迅速,公元前几百年就有修复鼻、唇、耳等缺损的手术记载。到了20世纪中叶,整形外科发展较快,现已成为一门既具有很强专业性,又与其他相关学科相互渗透、相互交叉并相互补充的边缘学科,具有广阔的发展前景。而小儿整形外科是整形外科领域内的一个重要组成部分,它是在成人整形外科的基础上逐渐发展起来的。中国的整形外科发源于西方整形外科,主要有四个方面的力量,分别是北京整形医院的宋儒跃,上海第九人民医院的张涤生,北医三院的朱洪荫,西京医院的汪良能。在他们的带领下,在成人医院的整形科里也开始了部分小儿整形外科疾病的修复和重建工作。1970年以后,全国各大儿童医院开始成立小儿整形组和整形科,较早的有南京儿童医院,重庆儿童医院,北京儿童医院,武汉儿童医院,并于2012年在重庆召开了首次小儿整形外科协作会议(图1-1-1-1)。

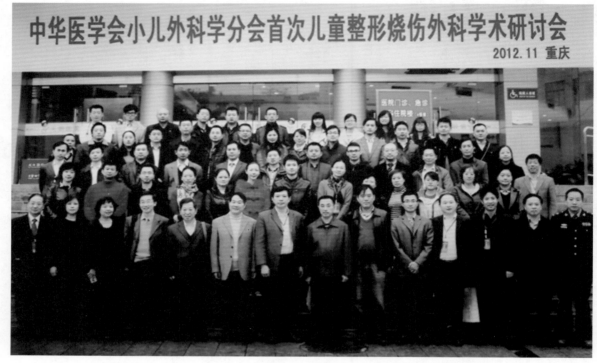

图 1-1-1-1 2012 年在重庆召开了首次小儿整形外科协作会议

　　同年,中华医学会整形外科分会的祁佐良主任委员在北京组织召开了小儿整形外科学组筹备会议,参会的有几个大的儿童医院整形科主任和部分从事小儿整形外科的专家和医师。2013 年 10 月 27 日小儿整形外科学组在北京香山饭店成立,并召开了第一届小儿整形外科学术研讨会(图 1-1-1-2)。多年来,小儿整形外科学组委员做了大量工作,促进了中国小儿整形外科事业的发展。

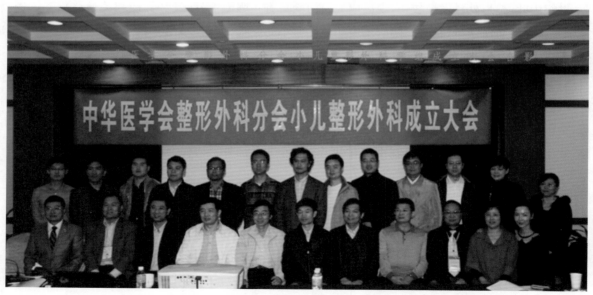

图 1-1-1-2 2013 年第一届中华小儿整形外科学组成立

第二节 小儿整形外科的研究内容

小儿整形外科包括小儿从胎儿到 18 岁这一年龄段所有的整形外科疾病的预防和治疗,以及有关的医学基础的研究。但在国内目前只开展了从出生到 18 岁的小儿整形外科疾病的相关研究和治疗。要达到这一要求,就要在小儿整形外科领域内逐步建立各种亚专业研究。小儿生理上处在生长发育阶段,具有可变性,从胎儿到出生后会出现各种先天性畸形,而肿瘤和创伤会导致各种畸形、意外和肿瘤切除引起的创面都是需要矫正的对象。因此,在小儿整形外科范畴内,应建立各种体表畸形的修复专科,如头面部畸形需要建立小儿颅颌面外科,而体表肿瘤需建立小儿血管瘤淋巴管瘤诊治中心,四肢畸形需要建立四肢整形专科等。由于新生儿先天性畸形是小儿最独特的部分,因此还应该设立新生儿整形外科,为新生畸形患儿提供治疗。

小儿从胎儿、出生到成年,要经过一个不断生长发育的过程,不同阶段又有不同的病理生理特点和生活要求,在医疗工作中为了便于治疗和护理,小儿整形外科要以胎儿、新生儿、婴幼儿和小儿四个年龄阶段适当分类,注意不同时期的治疗方法和护理,以减少医疗意外的发生。

总之,小儿整形外科是整形外科领域内的一个重要组成部分,肩负着对小儿这个特殊年龄段中全部体表先天性畸形、获得性外科疾病引起的畸形以及各种创面的和创伤的防治任务。用整形外科的技术和原则去修复各种畸形以达到正常的外形和功能,包括各种先天性畸形、肿瘤和各种创伤导致的各种畸形,保障我们下一代有完整,健康,趋于正常的体格和美丽的外貌。小儿体表先天性疾病大致如下:

1. 头面部畸形 小儿出生后在头面部可能出现多种畸形,如颅缝早闭症引起的舟状头、斜头、短头畸形以及一些综合征畸形,头皮缺损(包括颅骨缺损)小下颌畸形,Treacher-Colis 综合征、面重复畸形、唇腭裂以及一二腮弓综合征、上睑下垂、单鼻畸形、管状鼻畸形、耳畸形(小耳、杯状耳、隐耳、招风耳、耳垂裂、耳重复畸形)、口腔畸胎瘤和口腔内其他肿瘤,舌畸形如巨舌、分裂舌、舌部肿瘤等,这些颅颌面部的畸形就形成了小儿颅颌面外科学这一分支。

2. 颈部畸形 蹼颈、斜颈、颈正中裂、鳃裂囊肿和漏、甲状舌骨囊肿、气管源性囊肿、喉蹼、声门下狭窄、喉软骨软化。

3. 胸部畸形 胸部凹陷畸形、胸部前凸畸形、鸡胸、漏斗胸、胸骨裂、乳房先天性畸形等。

4. 腹部畸形 腹裂、脐膨出、卵黄囊肿等。

5. 四肢畸形 多指(趾)、巨指(趾)、并指(趾)、羊膜索带、分裂手足、手发育不良、海豹手、先天性缺肢(指)畸形、尺侧球棒手、先天性掌挛缩、先天性手指屈曲畸形等。

6. 生殖器畸形 小阴唇粘连、尿道下裂、尿道上裂、阴蒂肥大、两性畸形、隐匿阴茎等。

7. 小儿常见体表肿瘤 血管瘤、淋巴管畸形、脂肪瘤、脂肪母细胞瘤、神经纤维瘤、黑色素细胞瘤等以及一些严重影响小儿健康的体表恶性肿瘤。

8. 烧伤 以及各种外伤引起的体表缺损和瘢痕。

9. 先天性体表器官缺失 如各个部位的皮肤缺损、指甲缺失、毛发缺失等。

值得一提的是新生儿体表先天性畸形需要特别建立新生儿整形外科学。目前国外已经建立了胎儿整形外科学,国内也需要研究和建立该学科。

(沈卫民　祁佐良)

参考文献

［1］Randall PN，Derrick CW，Kelly AL，et al. New developments in pediatric plastic surgery research［J］. Clin Plastic Surg,2005,32(5):123-136.

［2］Anne FK，Mitchell AS，Erik DS，et al. Clinical Research in Pediatric Plastic Surgery and Systematic Review of Quality-of-Life Questionnaires［J］. Clin Plastic Surg, 2008,35(2):251-267.

［3］马堪温. 中医兔唇修补术史考证［J］.南京中医药大学学报(社会科学版),2001,2 (2):72-76.

第二章
小儿的解剖生理特点

小儿，和成人的身体一样有各个系统。但又和成人不一样，他不是缩小版的成人。他的解剖和生理都和成人存在区别。因此，本章逐一系统加以学习。

第一节　皮肤系统

皮肤是人体面积最大的器官。成人皮肤总重量占体重的 5％～15％，总面积为 1.5～2 m²，厚度因人或部位而异，为 0.5～4 mm。最厚的皮肤在足底部，厚度达 4 mm，最薄的皮肤在眼皮上，只有不到 1 mm。皮肤覆盖全身，它使体内各种组织和器官免受物理性、机械性、化学性和生物性因素的侵袭。皮肤的屏障作用有两个方面，一是防止体内水分、电解质及其他物质丢失；二是阻止外界有害物质的侵入。皮肤保持着人体内环境的稳定，同时也参与人体的代谢过程。皮肤有几种颜色（白、黄、红、棕、黑色等），主要因人种、年龄及部位不同而不同。皮肤由表皮、真皮和皮下组织构成，并含有附属器官（汗腺、皮脂腺、指甲、趾甲）以及血管、淋巴管、神经和肌肉等。

一、小儿皮肤结构的特点

小儿皮肤和成人一样但又有其特点，它依然分为三层，从外向内，依次为表皮、真皮和皮下组织。但年龄不同，各层均有不同：

1. 表皮　表皮位于皮肤最外层，看上去很薄，其实还可分为五层，从外到内依次为角质层、透明层、颗粒层、棘层和基底层。小儿的表皮与成人不同，新生儿表皮的角质层最薄，仅由 2～3 层角化细胞组成，透明层也较成人薄；小儿表皮各层，发育均不完善，而且彼此联系也较成人松散，因此容易脱落。一般足月新生儿，

24～48小时后才脱屑,而未成熟儿出生后就可见脱屑,这就是新生儿生理脱屑较多的原因。与此相反,小儿表皮的基底层却发育旺盛,细胞增生较快。由于基底膜是表皮与真皮之间的连结处,年龄越小,发育越不完善,连结越不紧密,所以小儿的皮肤外层即表皮比成人更容易受外伤和脱屑,稍加用力,皮肤即因外伤而擦破。

2. 真皮 在表皮的下方,接近表皮部分称乳头层,其下面是网状层,共分两层,但两层之间无明显分界。新生儿真皮乳头层较平,真皮发育也不够成熟,但血管却较丰富。小儿年龄越小,皮肤的颜色越粉红,这是因为稠密的血管网,通过薄、嫩的表皮显露于皮肤表面的缘故。

3. 皮下组织 位于真皮下方,由疏松的纤维组织和脂肪细胞组成。小儿出生时,皮下脂肪已相当丰富,尤其面部及四肢发育较充分,皮下脂肪含固体脂肪酸,随年龄增大而逐渐减少。因皮下脂肪的熔点低,婴幼儿的皮下脂肪较成人显得坚实,尤其是新生儿在温度过低时,皮下脂肪较易凝固,所以新生儿常可发生硬肿症。

小儿皮肤天生很滑嫩,容易受损伤,因此要注意保持小儿皮肤的清洁,要常洗澡,洗头,洗澡时注意颈部、大腿根部、外阴等部位的清洁。洗手时把指甲缝洗干净,理发时注意不要碰到头皮,以免挫伤头皮,同时给小儿选购质地柔软,吸水性强,不掉色的衣物,不要乱用护肤品等,以减少化学物质对皮肤的伤害。小儿皮肤较成人薄,受力相同,小儿的损伤就会更严重些,因此,修复和保护就更加重要。

二、小儿皮肤调节体温作用的特点

皮肤覆盖在人体的表面,是人的感觉器官,同时也具有调节体温的作用,小儿的皮肤调节体温的功能较成人要差一些,但小儿的皮肤渗透性强。下面具体介绍调节体温的特点。

1. 小儿皮肤较成人薄,它的散热和保温功能不如成人好。当气温过低时,小儿皮肤容易患冻疮,气温过高则容易长痱子,而经常带小儿在户外活动,可以改善皮肤的血液循环,增强皮肤调节体温的能力,增强皮肤对冷、热等刺激反应的灵敏度,使体温保持相对恒定等。

2. 小儿毛发附属器较成人不成熟,所以散热功能较成人差。因此,小儿需要经常洗澡来散热。而头皮由于毛发较多,散热较成人强。

三、小儿的皮肤渗透性强

小儿的皮肤渗透性强,有机农药、酒精等都可能经皮肤被吸收到体内,引起中毒反应。因此,凡是盛过有毒物品和药物的容器一定要妥善处理,绝对不能让小儿触碰,以免引起小儿中毒。

(陈建兵 沈卫民)

第二节　神经系统

小儿神经系统相对成人较为客观,但小儿神经系统发育时间长,各个年龄段均有不同。

一、脑

在小儿生长发育过程中,神经系统发育最早,速度亦快。新生儿大脑已有主要沟回,3 岁时细胞分化基本成熟,8 岁时神经系统已接近成人。神经髓鞘的发育从胎儿第 6 个月开始,至婴幼儿时期,神经纤维外层的形成还不完善,故婴幼儿时期,外界刺激引起的神经冲动传入大脑,不仅速度慢,而且易于泛化,不易在大脑皮层内形成稳定兴奋灶。脊髓在出生时已具备功能,2 岁时接近成人。小脑在胎儿期发育较差,出生后 6 个月达生长高峰,出生后 15 个月时小脑大小已接近成人。

二、脑脊液

正常小儿脑脊液压力为 0.69～1.96 kPa,新生儿为 0.29～0.78 kPa。外观清,潘氏实验为阴性,白细胞数为 0～10×10^6/L,小婴儿为 0～20×10^6/L。蛋白质为 0.2～0.4 g/L,新生儿为 0.2～1.28 g/L。糖类为 2.8～4.5 mmol/L,婴儿为 3.9～5.0 mmol/L。氯化物为阴性 117～127 mmol/L,婴儿为 110～122 mmol/L。

三、对外界刺激的反应性

小儿对外界刺激的反应性一般都比成人要强,但适应能力差,抵抗力弱,因而容易受外界不良因素影响。小儿的神经系统也是随着生长发育逐渐完善的。小儿越小,大脑皮质越易兴奋,也越易疲劳。听课时,小儿的主动注意力维持时间较短,并易为外来刺激所分散。年龄越小,探究反射越强,主动抑制越差。

四、意识和精神状态

需根据小儿对外界的反应状况来判断其是否有意识障碍,意识障碍的轻重程度可分为嗜睡、意识模糊和昏迷等。精神状态要注意有无烦躁不安、激惹、谵妄、迟钝、抑郁、幻觉及定向障碍等。精神状态的表现需要综合考虑,小儿在劳累时会表现为淡漠、迟钝等,遇到喜爱的事物或心情不好时,会有类似过分激动,甚至可能被误认为烦躁、激惹。

五、神经系统疾病的皮肤表现

许多先天性神经系统疾病常合并有皮肤异常,如脑面血管瘤病(Sturge-Weber 综合征),在一侧面部三叉神经分布区可见红色血管瘤;结节性硬化症(tuberous sclerosis)可见面部血管纤维瘤,躯干或四肢皮肤的色素脱失斑;神经纤维瘤病(neurofibromatosis)可见浅棕色的皮肤"咖啡牛奶斑"(cafe-au-lait-spots)。

六、头颅

首先要观察头颅的外形及大小。狭而长的"舟状头"见于矢状缝早闭;宽而短的扁平头见于冠状缝早闭;各颅缝均早闭则形成塔头畸形。小儿出生时头围约为 34 cm,出生后前半年内每月约增加 1.5 cm,后半年每月约增加 0.5 cm。1 岁时头围约为 46 cm,2 岁时约为 48 cm,5 岁时约为 50 cm,15 岁时接近成人头围,为 54～58 cm。还要注意头皮静脉是否怒张,头部有无肿物及瘢痕。头颅触诊要注意前囟门的大小和紧张度、颅缝的状况等。囟门过小或早闭见于小头畸形;囟门迟闭或过大见于佝偻病、脑积水等;前囟饱满或隆起提示颅内压增高,前囟凹陷见于脱水等。小儿出生后 6 个月不易摸到颅缝,若颅内压增高可使颅缝裂开,叩诊时可呈"破壶音"(Macewen 征阳性)。颅透照检查适用于婴幼儿,当有硬膜下积液时,透光范围增大,如有脑穿通畸形或重度脑积水时,照一侧时对侧也透光。

七、五官表现

许多神经系统疾病可合并五官的发育畸形,如小眼球、白内障见于先天性风疹或弓形虫感染,眼距宽可见于唐氏综合征、克汀病,耳大可见于脆性 X 染色体综合征,舌大而厚见于克汀病、黏多糖病等。

八、脊柱

正常脊髓的长短随年龄的变化而变化,故脊柱部位深部手术需要密切关注。常见的畸形有脊柱异常弯曲、脊柱裂、脊膜膨出、皮毛窦等。

九、视神经

一般主要检查视觉、视力、视野和眼底。正常小儿出生后即有视觉,检查小婴儿的视觉可用移动的光或色泽鲜艳的物品。年长小儿可用视力表检查视力,年幼小儿的视力可用图画视力表或小的实物放在不同的距离进行检查。检查视野,年长小儿可用视野计,年幼小儿可用对面检查法,5～6 个月的婴儿,可用两个颜色、大小相同的物品,从小儿背后缓缓地移动到小儿视野内,左右移动的方向和速度要尽量一致,若小儿视野正常就会先朝一个物体看去,面露笑容,然后再去看另一个,同时用手去抓。如果多次试验小儿都只看一侧物体,可能对侧视野缺损。检查眼底时应注意小儿特点,正常婴儿的视乳头由于小血管发育不完善,颜色稍苍白,不可误认为视神经萎缩。对于小儿眼部疾病、外伤的检查要结合年龄段采用合适检查方法和区分检查结果。

十、动眼、滑车、外展神经

此三对脑神经支配眼球的运动及瞳孔反射,检查时应使小儿头不转动,眼球随医生的手指或玩具向上下左右各方向注视,观察眼球有无运动受限,注意眼球位置,有无斜视、复视、眼震、眼睑下垂等。检查瞳孔时应注意其大小、形状、是否对称及对光反应等。小儿上睑下垂疾病等小儿特有的先天性疾病需值得重视,而且检查时要注意有无其他干扰,比如在体检位置的附近有小儿喜欢的物件,容易造成判断失误。

十一、面神经

观察鼻唇沟深浅及面部表情,注意皱眉、闭眼、露齿、微笑、哭闹时左右面部是否对称。周围性面神经麻痹时,患侧上下部面肌全部瘫痪,该侧眼睑不能闭合、鼻唇沟变浅、口角歪斜等。中枢性面神经麻痹时,只表现为病变对侧下部面肌麻痹,如口角歪斜、鼻唇沟变浅,而眼裂改变不明显。小儿神经系统有进一步发育的可能,损伤的判断和手术指征的把握较复杂,很多先天性不对称需要判断是神经发育问题还是其他问题,不同问题处理方法可能是截然相反的。

十二、神经反射

正常小儿的生理反射有两类,一是终生存在的反射(浅反射及腱反射),另一类为小儿时期暂时存在的反射。小儿浅反射、深反射及病理反射的检查方法基本同成人。现将小儿特有的反射简介如下。

1. 觅食反射(rooting reflex)　轻触小儿口角或面颊部,小儿将头转向刺激侧,唇噘起。正常小儿出生后即有,4～7个月后消失。

2. 吸吮反射(sucking reflex)　用干净的橡皮奶头或小指尖放入小儿口内,引起小儿口唇及舌的吸吮动作。此反射出生后即有,4～7个月后消失。

3. 握持反射(palmergrasping reflex)　用手指从尺侧进入小儿手心,小儿手指屈曲握住检查者的手指。此反射出生后即有,2～3个月后消失。

4. 拥抱反射(Moro reflex)　小儿仰卧,检查者拉小儿双手使肩部略微离开检查台面(头并未离开台面)时,突然将手抽出,小儿表现为上肢先伸直、外展;再屈曲内收,呈拥抱状,有时伴啼哭。正常新生儿出生后即有,4～5个月后消失。

5. 颈肢反射　又称颈强直反射(necktonic reflex)。小儿仰卧位,将其头转向一侧90°,表现为与颜面同侧的上下肢伸直,对侧上下肢屈曲。此反射出生后即存在,3～4个月后消失。

6. 交叉伸展反射(crossedextension reflex)　小儿仰卧位,检查者握住小儿一侧膝部使下肢伸直,按压或敲打此侧足底,此时可见到另一侧下肢屈曲、内收,然后伸直,检查时应注意两侧动作是否对称。新生儿期有此反射,2个月后减弱,6个月后仍存在应视为异常。

7. 降落伞反射(parachute reflex)　托住小儿胸腹部呈俯卧悬空位,将小儿突然向前下方冲一下,此时小儿上肢立即伸开,稍外展,手指张开,好像阻止下跌的动作。此反射出生后8～9个月出现,终生存在。

8. 脑膜刺激征

(1)颈强直:患儿仰卧,检查者一手托住患儿枕部,向前屈曲颈部,正常时无抵抗感,阳性时颈部屈曲受阻,下颌不能抵胸部。

(2)Kernig 征:患儿仰卧,检查者将其一侧下肢在髋关节及膝关节均屈曲成直角,然后抬高其小腿,如有抵抗不能上举为阳性。

(3)Brudzinski 征:患儿仰卧,检查者以手托起枕部,将头前屈,此时若膝关节有屈曲动作则为阳性。

(陈建兵　沈卫民)

第三节　呼吸系统

小儿呼吸系统由于生长发育的原因,与成人在解剖和生理方面均有着较为明显的差别,其中一些还成为小儿呼吸道疾病的解剖生理基础,其特点为:

呼吸系统包括上呼吸道、下呼吸道及肺三个部分。鼻、咽、喉和声门下段为上呼吸道;而下呼吸道则由气管、支气管及其在肺内的分支组成;肺作为一个独立的呼吸器官,在气体交换方面扮演着极其重要的角色。另外,肺门结构和呼吸肌对于肺的营养、气体交换、辅助完成呼吸动作,尤其是深呼吸动作,都有其不可替代的作用。小儿呼吸系统总的特点是上呼吸道短,下呼吸道较成人短而细,易形成气管阻塞。

一、鼻

由于面部颅骨发育不全,小儿的鼻及鼻腔相对短小。以后,随着颅骨的发育以及出牙,鼻道逐渐增大增宽。婴幼儿没有鼻毛,鼻黏膜柔弱且血管丰富,故易受感染,而且感染时由于鼻黏膜的肿胀,使鼻腔更加狭窄,甚至闭塞,发生呼吸困难。这就解释了为什么婴儿在普通感冒时,会拒绝吃奶以及烦躁不安,甚至发生呼吸困难。小儿鼻泪管在年幼时较短,开口部的瓣膜发育不全,位于眼的内眦,所以小儿上呼吸道感染往往会侵及结膜。

二、鼻咽部及咽部

婴儿鼻咽部及咽部相对的狭小,且较垂直,咽鼓管较宽,短而且直,呈水平位,因此婴幼儿患感冒后易并发中耳炎。小儿咽后壁有颗粒形的淋巴滤泡,1周岁内最显著,以后逐渐萎缩;而扁桃体则要到1岁时才逐渐长大,4～10岁时发育达最高峰,14～15岁时又逐渐退化。因此,婴儿易发生咽后壁脓肿,而学龄期小儿则易患扁桃体炎,而且当细菌藏于腺窝深处时易引发慢性感染及急性肾炎等与免疫有关的疾病。

三、喉

小儿的喉较成人长,喉腔较窄,黏膜薄弱而富于血管及淋巴组织,因此轻微的炎症即可导致喉头狭窄,引起呼吸困难甚至窒息,需紧急处理。

四、气管、支气管

婴幼儿的气管较短,右侧支气管较直,有点像气管的延续,因此气管插管较易滑入右侧,支气管异物也以右侧多见。婴儿气管壁较薄,管壁平滑肌不发达,细支气管无软骨,故容易受压而致通气障碍,尤其在伴有支气管痉挛、黏膜肿胀及分泌物堵塞等因素时更加明显。

五、肺

作为一个独立的呼吸器官,肺在气体交换方面有着不可替代的作用。小儿时期肺的基本组成单位与成人大致相同,但肺泡之间的 Kohn 孔要到 2 岁以后才能出现,所以婴儿无侧支通气。

六、肺门

肺门包括大支气管、进出肺的血管和大量的淋巴结。肺门淋巴结与肺脏其他部位的淋巴结互相联系。因此肺部各种炎症均可引起肺门淋巴结的反应。部分肺门淋巴结伸入两肺的大裂隙,故有时感染由此而入,可引起胸膜炎。肺间质气肿时气体可经过肺门进入纵隔,形成纵隔气肿。

七、呼吸肌

呼吸肌是呼吸的动力。婴儿胸部呼吸肌不发达,主要靠膈呼吸,易受腹胀等因素影响。同时在已有的呼吸肌之中,耐疲劳的肌纤维只占少数,故小婴儿呼吸肌易于疲劳,这成为导致小儿呼吸衰竭的重要因素。

八、婴幼儿呼吸系统的特点

婴幼儿是一类比较特殊的群体,由于婴幼儿的肺部容量很小,从而使得小儿的呼吸受到很大的限制,但是小儿的代谢又十分旺盛,对氧气的需求量和成人没有很大差别,为了满足婴幼儿机体代谢以及生长的需要,只有通过增加呼吸的频率来补充氧气。因此,婴幼儿的年龄越小,其呼吸的频率就会越快,同时缺氧时症状较重,但婴幼儿缺氧的预后往往比较好,因此没有确切的指标,对缺氧的婴幼儿不可放弃抢救。此外,婴幼儿因为呼吸中枢发育不完善,以致对于呼吸的调节功能很差,特别容易出现呼吸节律不齐或是间歇性呼吸甚至是呼吸暂停等症状,以上一些症状尤其以新生儿表现得最为明显,且处在不同年龄阶段的小儿每分钟的呼吸数以及脉搏的次数都会有很大不同,有时由于神经系统发育不完善,出现上述情况,通常不需要医疗处理,只要加强观察就可以了,注意避免过度医疗。

　　婴幼儿呼吸系统的特点因婴幼儿胸廓的活动范围而受到很大限制,而且呼吸辅助肌肉的发育又不完善,所以在婴幼儿进行呼吸的时候肺部会向横膈方向移动,且呈现出腹式呼吸。但是随着婴幼儿年龄的增长,他们的肋骨会由原来的水平位置逐渐变得倾斜,且呼吸肌也会慢慢变得发达,同时胸廓的前后径以及横径也会逐渐的增大,至 7 岁之后,大多数小儿的呼吸方式会改变为胸腹式呼吸,但是也有少数女孩子要在 9 岁之后才能表现为胸腹式呼吸。

(陈建兵　沈卫民)

第四节　血液循环系统

一、小儿心脏的物理特点

(一)心脏重量

　　小儿心脏相对比成人的心脏重。新生儿心脏重量为 20～25 克,占体重的 0.8%,而成人只占 0.5%。1～2 岁时小儿心脏达 60 g,相当于新生儿心脏重量的 2 倍;5 岁时可达 4 倍,9 岁时可达 6 倍,青春后期增至 12～14 倍,心脏重量达到成人水平。除青春期外各年龄段男孩的心脏均比女孩重。

(二)房室增长速度

　　小儿出生后第 1 年心房增长速度比心室快,第 2 年二者增长速度相接近,10 岁之后心室生长速度超过心房。左、右心室增长也不平衡。胎儿期右室负荷大,左室负荷小而右心占优势。新生儿期左、右室壁厚度为 1∶1,约为 5 mm。随着年龄的增长,体循环的量日趋扩大,左室负荷明显增加,左室壁厚度较右侧增长快。6 岁时,左室壁厚达 10 mm,右室则为 6 mm,即 1.6∶1(成人 2.6∶1)。15 岁时左室壁厚度增长到初生时的 2.5 倍,但右室仅增长了原来厚度的 1/3。

(三)心腔容积

　　自出生至成人,四个心腔容积发展的速度是不均衡的。初生时心腔容积为 20～22 ml,7 岁时为初生时的 5 倍,为 100～120 ml,青春期为 140 ml,18～20 岁时达 240～250 ml,为初生时的 12 倍。

(四)心脏位置与形态

　　小儿心脏的位置随年龄增长而发生变化。2 岁以下幼儿心脏多呈横位,2 岁以后随着小儿的起立行走、肺及胸部的发育和横膈的下降等,心脏由横位逐渐转为斜位。小儿心脏的形状,婴幼儿期为球形、圆锥形或椭圆形;6 岁后跟成人心脏的形状相接近,为长椭圆形。

（五）血管特点

小儿的动脉相对比成人粗，如新生儿的动、静脉内径之比为1：1，而成人为1：2；冠状动脉也相对比成人粗，心肌供血充分。大血管方面，10～12岁前肺动脉比主动脉粗，之后则相反。婴儿期肺、肾、肠及皮肤的微血管口径较成人粗大，故对以上器官的血供比成人佳。

二、小儿心脏生理特点

（一）心率

年龄愈小，心率愈快。心率较快的原因是小儿新陈代谢旺盛，身体组织需要更多的血供，但心脏每次搏出量有限，只有增加搏动次数来代偿。另外，婴幼儿迷走神经未发育完善，中枢紧张度较低，对心脏收缩频率和强度的抑制作用较弱，而交感神经占优势，故易有心率加速。小儿心率（正常值参阅附表1）随年龄而异，而且次数不稳定。因此，应在小儿安静时测定心率。一般体温每增高1℃，心率每分钟增加约15次，而睡眠时心率每分钟可减少20次左右。

（二）动脉血压

动脉血压的高低主要取决于心搏出量和外周血管阻力。小儿年龄愈小，动脉压力愈低。新生儿血压较低，不易测定，采用触诊法或皮肤转红法也只能测到收缩压的近似值。新生儿收缩压为53～71 mmHg（7.05～9.44 kPa），平均为65 mmHg（8.65 kPa）。不同年龄的血压不同（参阅附表2）。为便于推算，小儿上肢血压正常值可按下列公式计算：

1岁以上收缩压=80+（2×年龄）mmHg，相当于104+（0.26×年龄）kPa，舒张压为收缩压的2/3。高于此标准20 mmHg（2.6 kPa）以上考虑为高血压，低于此标准20 mmHg（2.6 kPa）以上可考虑为低血压。正常下肢比上肢血压高20～40 mmHg（2.6～5.2 kPa）。脉压为收缩与舒张压之差，正常为30～40 mmHg（4.0～5.2 kPa）。

小儿血压受诸多外界因素的影响，如哭叫、体位变动、情绪紧张皆可使血压暂时升高。故应在小儿绝对安静时测量血压。

（三）静脉压

静脉压高低与心搏出量、血管功能及循环血容量有关。上、下腔静脉血返回右心室受阻也会影响静脉压。

一般小儿3～5岁时静脉压为40～50 mmHg（0.39～0.49 kPa），5～10岁时为50～60 mmHg（0.49～0.58 kPa）。正常小儿坐位或立位时看不到饱满的颈静脉，如见到颈静脉式饱满则提示静脉压高。在右心衰竭、心包积液、缩窄性心包炎时，或小儿哭叫、体力活动、变换体位时，可以看到颈静脉饱满的体征，即提示有病理性的或暂时性的静脉压升高。

（四）循环时间

小儿常用的循环时间测定方法为5%荧光素静脉注射法。正常婴儿循环时间平均为7秒，小儿为11秒。在充血性心力衰竭时，循环时间延长，先天性心脏病患儿由右向左分流臂至唇的循环时间则缩短。

（五）心输出量

小儿代谢旺盛，年龄越小心输出量越大，新生儿可达400～500 ml/kg·min，而成人只有100 ml/kg·min

左右。

（六）心音

婴儿心音低钝，第一心音较第二心音强，后渐接近成人，需要注意的是小儿可能会出现功能性杂音，这在临床研究时需要综合考虑。

（陈建兵　沈卫民）

第五节　消化系统

（一）口腔

足月新生儿出生时已具有较好的吸吮吞咽功能；新生儿及婴幼儿口腔黏膜薄嫩，血管丰富，唾液腺不发达，口腔黏膜干燥，易受损伤和发生局部感染。3个月以下小儿唾液中淀粉酶含量低，不宜喂淀粉类食物。小儿3～4个月时唾液分泌开始增加，但婴儿口底浅，不能及时吞咽所分泌的唾液，故常出现生理性流涎，5～6月龄时最明显。

（二）胃

婴儿胃呈水平位，幽门括约肌发育良好而贲门括约肌发育不成熟，加上吸奶时常吞咽过多空气，易发生溢奶和胃食管反流。

（三）肠

小儿肠系膜相对较长且活动度大，易发生肠套叠和肠扭转。小儿肠乳糖酶活性低，易发生乳糖吸收不良。

（四）肝

小儿肝细胞发育尚不完善，肝功能亦不成熟，解毒能力较差。婴儿期胆汁分泌较少，对脂肪的消化、吸收功能较差。

（五）肠道细菌

婴幼儿肠道正常菌群脆弱，易受内外界因素影响而致菌群失调，引起消化功能紊乱。

（六）健康小儿粪便

1. 纯母乳喂养儿粪便呈黄色或金黄色，均匀糊状，偶有细小乳凝块，不臭，有酸味，每日排便2～4次。一般在添加辅食后次数减少，1周岁后减至1～2次/日。

2. 人工喂养儿粪便呈淡黄色或灰黄色，较稠，为碱性或中性，量多，较臭，每日1～2次，易发生便秘。

3. 混合喂养儿粪便与单纯人工喂养儿相似，但较软，黄色。添加辅食后，粪便性状逐渐接近成人。每日1～2次。

（七）牙

新生儿没有牙齿，小儿4～6月龄左右开始出牙为乳牙，后发育退换成恒牙，在处理小儿牙外伤时需要记住和鉴别牙的性质,结合外伤情况诊治,有别于成人牙外伤。

(陈建兵　沈卫民)

第六节　泌尿系统

小儿泌尿系统的特点分为解剖特点和生理特点,以下简单讲述:

一、解剖特点

(一)肾

小儿年龄越小,肾脏相对越大,位置越低,下极可低至髂嵴以下第 4 腰椎水平,2 岁以后才达到髂嵴以上。

(二)输尿管

婴儿的肾盂和输尿管比较宽,管壁肌肉及弹力纤维发育不全,容易受压扭曲,导致尿潴留和泌尿系统感染。

(三)膀胱

婴儿的膀胱位置比年长儿和成人高,尿液充盈时,易在腹部触及;随着年龄的增长,膀胱逐渐降入骨盆内。

(四)尿道

女婴尿道较短,新生女婴尿道仅为 1 cm,尿道外口暴露,且接近肛门,易被粪便污染,上行感染较男婴多。男婴尿道口较长,但常因包皮过长、包茎污垢积聚引起上行感染。

二、生理特点

(一)肾功能

新生儿出生时肾单位数量已达成人水平,但其生理功能尚不完善,新生儿及婴幼儿的肾小球滤过率、肾血流量、肾小管的重吸收能力及排泄功能均不成熟,表现为排尿次数增多,尿比重低,浓缩功能差。

(二)尿液

正常小儿的尿液为淡黄色,但个体差异较大。尿量与液体的摄入量、气温、食物种类、活动量及精神因素有关。婴幼儿每昼夜尿量为 400～600 ml,学龄前小儿为 600～800 ml,学龄小儿为 800～1400 ml。学龄小儿 24 小时尿量小于 400 ml,学龄前小儿小于 300 ml,婴幼儿小于 200 ml 为少尿。24 小时尿量小于 30～50 ml 者,为无尿。

(陈建兵　沈卫民)

第七节　运动骨骼系统

小儿骨骼的主要基质是由交错的原始纤维结缔束所构成,仅有很少的板层结构,软骨成分多,有机物超过 1/2,骨骼的固体成分和无机盐成分少,因此弹性大,不易折断,但压迫时较易变形。随着年龄增长,板层组织逐渐增多。骨骼外层骨膜较厚,血管丰富,有利于小儿骨骼的生长和骨组织的再生和修复。小儿骨骼关节面软骨较厚,关节窝较浅,关节的灵活性与柔韧性好,关节囊较薄,韧带薄而松,关节周围肌肉的力量差,牢固性较差,在外力作用下容易发生脱臼。随着年龄的增加和功能的不同需求,小儿关节显示出了极大的可塑性。

小儿骨骼肌肌肉中水分较多,蛋白质及糖较少,收缩力差,力量小,易疲劳,但恢复较快。婴幼儿时期,支配大肌肉群活动的神经中枢发育较早,躯干及上下肢活动能力较强;而支配小肌肉群活动的神经中枢发育较晚,手部小肌肉群活动能力较差,到青春期得到迅猛发展,才能够准确灵活地做精细动作。

小儿骨骼生长方式主要有膜内成骨和软骨内成骨两种方式,骨骼的新生力和吸收过程均活跃,成骨细胞与骨小管的血管网比较丰富,所以骨组织的再生能力较大,骨折的愈合速度较快。小儿骨骼的生长发育主要受生长激素、甲状腺激素、性激素及维生素 A、维生素 D、维生素 C 等的影响。小儿骨骼除有再生、造血、代谢和免疫等生理功能外,还有增加小儿身长的作用,这是由于在骨两端的软骨区内有 1～2 个骨组织核心,称为骨化中心,可以使骨纵向伸长,尤其是下肢长骨的生长在很大程度上决定了人的身高,过大的负荷或损伤会造成生长障碍或发育畸形;若病变波及骨化中心,亦可影响骨骼的生长。相反,骨骼的某些畸形在病变稳定后,这些畸形在一定程度内自行塑型。除主要骨骺外,尚有许多副骨骺,这些副骨骺的出现和骨化年龄应当在诊断骨折时予以注意,否则正常的骨骺往往会与骨折线混淆。这些骨骺的出现与骨化有一定的规律,故一般可作为骨骼年龄测定的标准。随着小儿动作的发展,逐渐出现脊柱的生理弯曲,到青春期才基本定型。

（邹继军　沈卫民）

第八节　免疫系统

小儿处于生长发育阶段,免疫生理状况与成人明显不同,即使不同年龄段小儿的免疫特点也有所差异。这些差异可导致小儿发病的某些特点,并出现仅发生于小儿某阶段的免疫性疾病。小儿出生时胸腺重 10～15 g,诱导 T 细胞成熟的功能已完善,6～13 岁时可达 30 g 左右,以后逐渐萎缩。小儿出生 3 个月时脾组织的生发中心和滤泡基本形成。出生后数周淋巴结髓质和皮质才分化清晰,在受抗原刺激后逐渐形成生发中心;淋巴结发育于青春期达高峰,其退化较慢,至老年期仅有轻度萎缩。传统认为小儿时期,特别是新生儿和未成熟儿处于不成熟阶段,其某些免疫防御能力亦低下。实际上,小儿出生时免疫器官和免疫细胞均已相当成熟,其免疫反应能力低下更可能是免疫系统"无经验"的原因,以往未曾接触抗原,故未能建立免疫记忆反应。

(一)非特异性免疫系统

1. 中性粒细胞　血液中具有吞噬功能的细胞,主要为中性多核粒细胞,胎儿期开始发育,至出生后 12 小时外周血中性粒细胞可达 $13×10^9$ 个/L,72 小时后下降至 $4×10^9$ 个/L,维持一段低水平后,再逐渐上升达到成人水平。小儿血清中的促吞噬因子功能比成人低,中性粒细胞的游走能力及吞噬功能差,但其直接杀菌功能与成人相似。

2. 屏障作用　小儿皮肤黏膜屏障功能差,尤其是新生儿期,易因皮肤黏膜感染而患败血症。血脑屏障发育不成熟,易患颅内感染。其他如胎盘屏障的发育也较差,尤其是前 3 个月,此时若孕妇患病毒感染,均可通过胎盘引起胎儿先天性病毒感染,常见者有风疹、疱疹、巨细胞病毒等。

3. 体液因素　小儿正常体液中有多种非特异性抗微生物的物质,如补体、溶菌酶、乙型溶解素、备解素及干扰素等,均处于一种低水平,因此抗病能力较差。

(二)特异性免疫系统

1. 体液免疫　免疫球蛋白是体液免疫的物质基础。

(1) IgG:IgG 是免疫球蛋白含量最高者,也是唯一可以通过胎盘传给胎儿的免疫球蛋白。10～12 周胎龄可自身合成 IgG,含量甚微,但因母体 IgG 可通过胎盘传给胎儿,而且其含量也随着胎龄增长而不断增加,胎龄 8 个月时 IgG 含量为成人的 56%,9 个月时为 88%,足月新生儿脐血中 IgG 含量可超过母体,而早产儿 IgG 含量则较足月儿低得多。出生后 IgG 逐步消耗,而自身合成能力尚不足。至 1～3 岁时相当于成人的 60%,10～12 岁后基本达成人水平。

(2) IgA:胎龄 30 周左右开始合成极少量 IgA,IgA 不能通过胎盘,新生儿的 IgA 来自母亲初乳。小儿出生后 1 个月的 IgA 含量仅为成人的 2.6%左右,10 岁左右达成人水平。分泌型 IgA(SIgA)于新生儿至 6 个月可接近成人水平,对保护婴儿免受损害起着一定的作用。

(3) IgM:胎儿 10～12 周开始合成 IgM,出生时约为成人的 10%,以后逐渐上升,1～2 岁达成人水平,IgM 不能通过胎盘,宫内感染时 IgM 含量升高。因此,脐血 IgM 升高,则提示宫内感染。

(4) IgD:胎龄 31 周左右开始出现,其自身合成较少,小儿出生后脐血含量仅为成人的 1%,1 岁为 10%,2～3 岁达成人水平。

(5) IgE:胎龄 11 周左右开始合成,7 岁左右达成人水平,合胞病毒感染及哮喘患儿均有 IgE 升高,推测可能与其发病机制有关。

2. 细胞免疫　胎龄 15 周时,T 细胞即随血流从胸腺迁移至全身周围淋巴组织,并参与细胞免疫反应,但其功能尚欠成熟,小儿出生时,T 细胞功能已近完善,但因从未接触过抗原,因而须较强抗原刺激才有反应。T 辅助淋巴细胞功能在新生儿期尚不成熟,因此辅助 B 淋巴细胞合成抗体能力较差。

(邹继军　沈卫民)

参考文献

[1] 江载芳,申昆玲,沈颖.诸福棠实用儿科学[M].北京:人民卫生出版社,2014,612.

[2] Herring JA.Tachdjia's Pediatric Orthopedics[M].3rd ed.Philadelphia:WB Saunders Company,2002, 1561 -1565.

[3] 吉士俊,潘少川,王继孟.小儿骨科学[M].济南:山东科学技术出版社,1999,1 - 25.

[4] 王德炳.儿科学[M]. 北京:北京大学医学出版社,2003.

第三章
小儿整形外科的特点

第一节　概　述

　　小儿整形外科和成人整形外科一样，也要遵循整形外科原则，但因小儿处在生长发育阶段，因此，影响生长发育的手术不能做或尽量少做。小儿整形手术特别强调要严格的无菌、无创、无血肿、无死腔及无张力的"五无"技术，强调操作精细准确以减轻组织反应，操作时提倡使用精细器械，不能因动作粗暴而增加组织损伤或影响血运，从而达到创口高质量愈合的目的。同时也要和家长交待清楚病情和预后。

一、严格遵循无菌技术

（一）什么是无菌技术

　　无菌技术是指在医疗护理操作过程中，保持无菌物品、无菌区域不被污染、防止病原微生物入侵人体的一系列操作技术。无菌技术作为预防医院感染的一项重要而基础的技术，医护人员必须正确熟练地掌握，在技术操作中严守操作规程，以确保患儿安全，防止医源性感染的发生。

（二）小儿整形外科的无菌操作原则：

　　任何外科手术均应遵守无菌操作技术规则。小儿整形手术往往涉及身体多处部位，特别是有些手术部位离口腔和肛门较近，更要做好无菌操作。有些颅面手术时间较长，体表创面暴露机会多，术中又经常要变换体位，也导致感染的机会增多，要加以注意和预防。严格的无菌操作特别重要，要求手术野严密消毒，范围要大，一般要超过成人的手术消毒范围（离病灶 15 cm）。铺手术无菌巾后不致因手术体位改变而遭受污染，对靠近体腔开口部位的，术中要用纱布遮盖住（患儿的口鼻腔和肛门），以防污染切口；小儿烧伤的瘢痕凹陷处的积垢多，要在手术前清洗 3 日，在手术过程中还需进一步清洗。整形术中组织移植占很大比例，游离移植的组织易引起感染。因此，小儿植皮后一要制动，二要更换固定在打包周围的纱布以减少感染机会。

小儿带蒂组织移植的抗感染力低要特别注意,一旦发生感染将导致手术失败。

二、无创技术

(一)什么是无创技术

无创技术不是指没有创伤,而是指在操作中尽量减少创伤出现的手术操作技术。小儿整形外科医师必须遵循这些无创原则。

(二)小儿整形外科的无创原则

任何外科手术对组织都有一定的损伤,而无创就是尽量减少组织损伤。小儿的整形、再造手术应把这种损伤减少到最低程度,在每一操作中,都要减少损伤,如作切口、止血、结扎、分离、牵拉组织及缝合等。避免过度的夹持、挤压、揉搓、牵拉、扭转组织,以免造成细胞组织的损伤以及血管痉挛及皮损伤,导致相关组织缺血、肿胀甚至于发生坏死。术中禁忌粗暴操作,多用精巧、锋利的器械,少用钝性器械分离以减少手术损伤。小儿整形外科医师要严格要求自己,养成严密无创操作的习惯。

三、手术中尽量减少死腔和出血(无血肿无死腔)

因手术或外伤引起局部组织缺损,创面闭合后在皮下或深层中心出现的腔隙就是死腔,这是造成血肿、感染的主要原因。因此,通过手术技巧分层缝合组织消灭死腔。如无法紧密缝合则要放负压引流,以消灭死腔。小的死腔缝合和加压包扎就可处理。小儿术后血肿是因为手术中止血不彻底所致,还有就是小儿术后躁动也会引起出血,因此术后制动和止痛是应该按常规进行的,一旦引起血肿将影响手术创面的愈合造成瘢痕从而发生畸形愈合。植皮皮片下血肿常使皮片坏死,导致植皮失败,皮瓣下血肿可引起皮瓣下感染,造成皮瓣坏死。因此,应予避免,清除血肿,但小儿血肿重在预防,术中处理要严格按常规进行无创操作。

四、减少张力或适度张力缝合原则(无张力)

小儿整形外科应该遵循减少张力或无张力缝合或低张力缝合的原则,过度的张力缝合可能引起组织器官移位、缝合边缘皮肤切口感染或瘢痕过宽。过度的张力缝合还可导致组织坏死、创口裂开等。皮片移植时皮片张力过大则使皮片和创面贴附不良,易引起边缘皮片和皮肤连接处皮片坏死继而造成植皮失败。张力很小或无张力植皮可引起皮片过分松弛从而造成局部组织过多,可形成组织堆积臃肿。因此,在缝合时必须保持适度的张力。

五、在做影响生长发育的手术时,要慎重并和家长交代清楚病情

(一)各种生长中心部的手术

由于手术可能伤及生长中心而影响患儿的器官生长。因此,应该提前告知家长可能的风险并在术前制订回避风险的手术方案,以尽量避免损伤。

（二）关节部位的手术

这些部位的手术瘢痕会影响日后的生长发育,骨骺损伤会引起肢体不长。这些不良影响在术前都要考虑到,并尽量避免损伤。

（三）中枢部位的手术

颅面手术,可能会伤及脑组织,同时由于手术时间长,脑组织暴露时间过长会增加感染风险,因此术前要进行评估,并做好预防工作。

（四）重要腺体和器官的再造手术

对于肿瘤占据整个腺体或器官需要切除时,特别要注意异位甲状腺和异位胸腺,若被手术切除将会发生严重后果。

第二节　基本手术技巧

一、切口

切口的长短、走行、形态直接影响治疗的预期效果,小儿整形外科医师要牢记皮纹线和蓝格纹线(Langer 氏线),这是我们取切口减少瘢痕的关键。

（一）切口设计原则

按平行于皮纹线设计切口,有时平行于蓝格纹线(Langer 氏线)如上唇部位的切口。

1. 切口应该顺应皮纹或皱纹　切口方向应与蓝格纹线平行。此皮纹应与弹力纤维的长轴一致。顺皮肤皱纹、纹理和屈肘线走向,是切口走向选样的重要依据。按这两个原则选择切口,有利于创口愈合减少术后切口瘢痕。身体各部位的蓝格纹线和皮纹线如(图 1-3-2-1)和(图 1-3-2-2)所示。

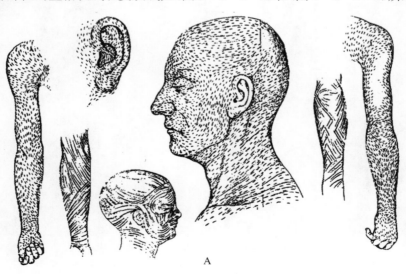

A

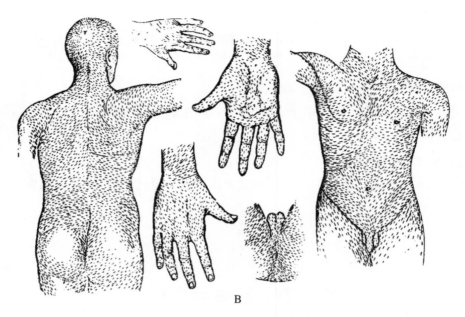

B

图 1-3-2-1　人体全身的蓝格纹线

（摘自 K.langer.British journal of plastic surgery.1978,31,3-8）

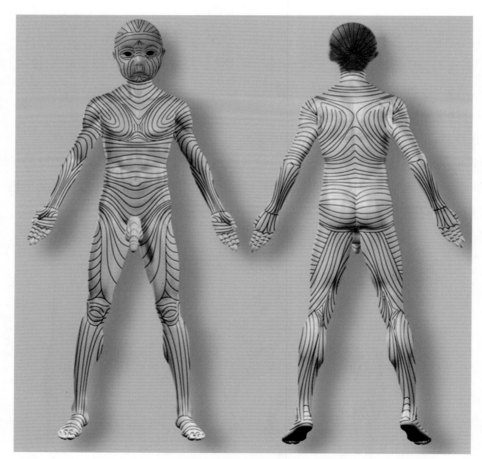

图 1-3-2-2　人体全身的皮纹线

2. 切口设计线　如果在头、颈或眼、鼻、唇、颊区的区域,要注意左右侧对称的原则。要了解切口边缘到缺损部位的正中线的距离、大小、形状,用美蓝绘制切口设计线,切口设计线要隐蔽。

(二)操作原则

1. 切开　按设计的切口,用小圆刀或 11 号尖刀刺入真皮下或皮下脂肪浅层。然后握住刀柄执笔式由近到远,垂直 90°或倾斜 45°切开皮肤,用力要均匀。头皮做切口时,要略倾斜以减少毛囊损伤,边切边观察,如果发现切到毛囊了,可再倾斜一些,以保证毛囊的完整。在行刀口操作过程中,常因切口有弧度的转变而不易保持与切口创面垂直。故需经常注意保持刀口与创面垂直,经过猫儿和尖角转弯时,要切出深度一致的创面,使创口在一个层次。

2. 剥离　小儿整形外科的剥离和成人一样,但要更细致。剥离应遵循无创原则,就是以锐器进行剥离。进行组织解剖剥离的操作较多,常采用准确的锐性剥离,但有时也需要与钝性分离结合,以减少组织损伤,剥离平面以解剖分离的平面为最佳。

3. 止血　手术要彻底止血,这是各种手术的基本要求,防止血肿是整形外科组织移植取得成功的关键,也是达到一期愈合、获得较好手术效果的重要条件。

电凝止血或双极电凝止血能做到精细止血,对组织损伤较小。局部麻醉药内加入 1∶1 万单位或 1∶2 万单位的肾上腺素,能达到减少创面出血及止血的目的。但小儿要控制用量,否则会出现皮瓣坏死。新生儿慎用。术后需要加压,以免手术完成后的再出血。

4. 缝合　缝合是整形外科手术中一项重要而技巧性较强的操作。一个良好的手术设计方案,经过切开、剥离等操作后,最终要经缝合去完成组织的准确对位、塑型与再造,同时应注意遵守无张力缝合的原则。

(1)间断缝合法:小儿一般主张先用 4-0 可吸收线或 6-0、5-0 的不可吸收线缝合皮内。然后,皮肤的间断缝合,再用细针细线(7-0 尼龙线或 6-0 合成线),距创缘 2~3 mm 处从皮肤垂直进针穿至真皮下,再穿到对侧,出皮肤,打结完成一次缝合。需注意的是在真皮下穿到对面时,应该在一个平面上,这样对合缝合的创面才能够平坦、准确(图 1-3-2-3)。

(2)间断真皮层缝合法:使真皮密切对合,减少皮肤表面张力、减少切口瘢痕。可分真皮皮下间断缝合法和真皮皮下连续缝合法,用 4-0 的滑线缝合,打结于深层(图 1-3-2-4)。

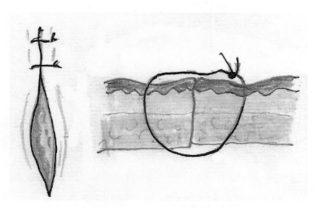

图 1-3-2-3　间断缝合法

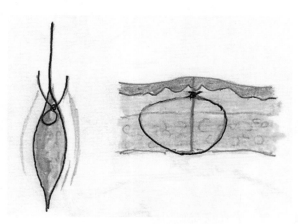

图 1-3-2-4　间断真皮层缝合法

（3）连续真皮层缝合法：多用于面部美容手术而创缘对合无张力者。先把皮下脂肪严密缝合，再缝合真皮。若切口过长，可间隔 4 cm 从皮肤穿出打结，再进行第二段缝合，缝合完成后，用皮肤拉合器减张缝合。拆线时间可酌情延至 8～10 日（图 1-3-2-5）。

（4）连续毯边缝合法：此种缝合法尤其适用于解除挛缩、改善功能，对大面积血管瘤作部分切除植皮手术者较好，可用以控制瘢痕切缘难以解决的渗血。因此，又称为锁边缝合，该法还常用于无需加压包扎的皮片移植时的缝合，或用于一般皮肤切口缝合，缝合皮肤前皮下宜作良好对合（图 1-3-2-6）。

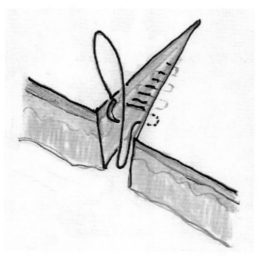
图 1-3-2-5　连续真皮层缝合法

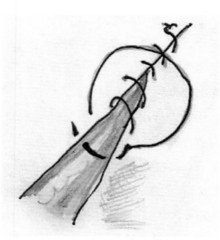
图 1-3-2-6　连续毯边缝合法

（5）褥式缝合法：分水平褥式和垂直褥式缝合法两种，水平褥式缝合为平行于切口的褥式缝合，而垂直褥式是垂直于切口方向的褥式缝合，水平褥式可以对合较好，而垂直褥式可以对切口减张（图 1-3-2-7）。

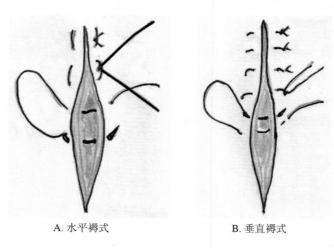
A. 水平褥式　　　　　　　　B. 垂直褥式
图 1-3-2-7　褥式缝合法

（6）皮瓣角尖端缝合法：有两种，一种是间断缝合法缝合皮瓣尖端，另一种是三合一缝合法缝合皮瓣尖端，三合一为在皮瓣和切口两侧皮下相应厚度的位置缝合、打结，使皮肤对合整齐，而间断缝合和上面提到的一样，逐针缝合到尖角创缘（图 1-3-2-8）。

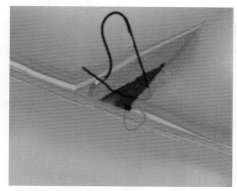
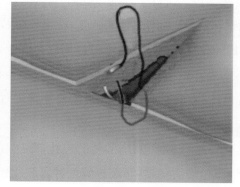

A. 间断缝合法　　　　　　　　　　　B. 三合一缝合法

图 1-3-2-8　皮瓣角尖端的两种缝合法

（三）清创原则

小儿整形外科面临的创面多数是难以愈合的创面。术中及缝合前需要多次清洗,清除组织碎片,以预防感染,有利于组织修复。潜在感染的创面术前用 1:2000 苯扎氯铵或新洁尔灭液清洗创面及周围皮肤污垢 3 次,清创后,用 3.5% 过氧化氢溶液、生理盐水清洗,再用苯扎溴铵液、生理盐水清洗,重复 1～2 次后以抗生素液冲洗、湿敷,以减少感染的潜能。

（四）引流

经过止血后,如创面大仍可能渗血,又不能单纯依靠压迫包扎来防止渗血时,宜放引流。对缝合后有死腔者、有感染或有潜在感染者都要放引流。术毕也要放引流,不能疏忽。常用的方法有负压引流、橡皮条引流和皮片引流等。引流放置在伤口和创面最低位置,要放到死腔的位置。引流口不能缝合过紧,要预留缝线供拔引流条后结扎用,拔除引流管的要求是引流物没有或明显减少,一般放置 2～4 日。

（五）包扎与固定

整形手术结束后的敷料包扎与固定是手术的重要组成部分。不适当的包扎将直接影响手术的成败。如皮片移植包扎固定欠妥,皮片就难以与创基建立血供,导致植皮失败。皮瓣术后的包扎固定,如过紧会引起皮瓣远端坏死。为了避免皮瓣扭转、受压迫和存在张力,应该适当包扎,减少压迫皮瓣蒂部,否则会导致皮瓣血供障碍,敷料包扎要达到有利于压迫止血、消除死肿、防止静脉回流受阻、减轻组织肿胀、促进皮瓣存活和引流、使创面加速愈合的目的。

常用的包扎材料有各种杀菌抑菌敷料、纱布绷带、弹性绷带、弹性网绷带;各种可塑夹板、热塑夹板、石膏等。

1. 一般包扎　所有手术都需要包扎。应先使用油纱布,再铺以 4 层平整纱布,用棉纱绷带包扎,压力适中,不用绷带的部位用胶布粘贴固定。

2. 小儿整形外科包扎特点

（1）包扎要稳固,因为小儿好动,刚包好由于活动会使包扎部位脱落,而起不到无菌作用。

（2）在包扎肢体和手指（趾）时压力要适中,避免压力过大引起肢体坏死。在包扎皮瓣时切忌横向包扎,使皮瓣血运发生问题,不适当的包扎会导致手术失败。

（3）包扎和制动同时进行,这是防止脱落和过大压力的一个措施。

3. 小儿特殊部位和特殊手术的包扎

（1）额面部包扎：小儿的面部油脂高，难用胶布贴固定。因此，包扎时尽量用绷带，一般可以使用自粘型弹力绷带。如果创面和切口较小，也可以用胶布固定，但要多清洗面部，才能贴好。在全颜面包扎时，眼、鼻和口腔必须露出来。小儿易动，包扎后要勤于观察。

（2）手足包扎：要求手指要分开，指尖要外露。对手指关节包扎要微屈。拇指包扎要取功能位固定。必要时用石膏板和热塑板固定。

（3）小儿肛周和阴茎部包扎：阴茎的包扎，要注意手术后的水肿，因此可以用纱布帘子盖上。如果要防止出血，可用纱布包住阴茎，纱布轻轻缝两针。肛周包扎要留出肛门口，用胶布贴好纱布。

（4）小儿皮瓣的包扎：各种皮瓣的包扎要注意轻包扎，如脚腿部皮瓣转移至对侧腿的皮瓣，要用石膏固定双脚，再包扎，但压力不能大，脚腿皮瓣要无张力的包扎并用长胶布粘贴，再用绷带包扎。一般皮瓣要留一个观察口，以观察皮瓣血运，这在小儿手术中十分重要，稍不注意，代价就是远处皮瓣移植的失败。

第三节　常用的基本手术技术

随着现代科技的发展，小儿整形外科的技术也在不断发展，本节将介绍最基础和最常见的 8 大技术。

一、皮片移植术

皮片移植术是整形外科的常用技术，也是小儿整形外科最基础的技术。

游离皮片分为四类，即刃厚皮片、中厚皮片（薄中厚、厚中厚皮片）、全厚皮片、真皮下血管网皮片。最常用的是中厚皮片移植术。

（一）一般情况

皮片移植技术主要包括术前的去皮区和供皮区的术前准备、术中处理和术后管理。

1. 术前准备

（1）选取供区：选择原则为尽量选择与植皮区色泽、质地相似，且被遮盖的部位。头皮是较好的皮片供应区，但有禁忌，在新生儿期禁止使用。肉芽或污染创面植皮时，供皮区一般应远离植皮区，避免交叉感染。

（2）各种皮片的获取部位：面积较大的中厚皮片（厚度为 0.3～0.6 mm），常取自臀部、大腿、腹部。全厚皮片可取自腹股沟、耳后、上臂内侧、腰腹、侧胸等部位。刃厚皮片（平均厚度为 0.3 mm 左右），常取自臀部、头皮、胸部、大腿、上肢等部位。

（3）术前皮肤处理：简称备皮，手术前一日按要求准备皮肤。供皮区必须无感染、无皮疹。

（4）其他：熟悉与检查切皮刀及切皮机的性能和特点，熟练掌握电动、气动取皮刀的应用（图 1-3-3-1）以及基础的滚轴取皮刀的使用（图 1-3-3-2）。

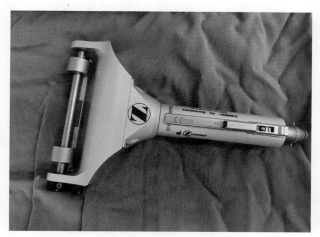

图 1-3-3-1 气动取皮刀

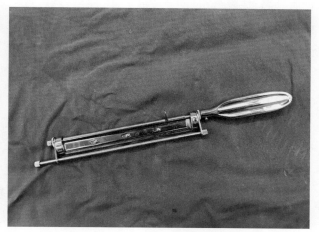

图 1-3-3-2 滚轴取皮刀

2. 术中处理的注意点

（1）由于小儿较小，供皮区手术野应充分暴露，以便切取足够的皮片。

（2）切皮刀斜度不能超过 30°，以免造成皮肤切口。

（3）在腰部、季肋部凹凸不平的区域最好用电动、气动取皮刀，可于皮下注入生理盐水或 0.25％普鲁卡因溶液，使局部变平并突出皮面，有利于切取皮片。

（4）切下的皮片应妥善保管，专人看护，可用冷生理盐水纱布包裹（切不可用热盐水），使用时置于干纱垫上，并以组织钳固定，标记好；或放入专用的容器内，使用时要严防丢失、落地或烫坏（曾有过这样的教训，没有人看护，皮片易掉地上，引起浪费）。

（5）如果发生皮片切取过深至皮下脂肪露出或切开了皮肤时，遗留的皮下脂肪创面或切口应予缝合或另取刀厚皮片覆盖。

3. 术后处理

（1）供皮区创面可用敷料或生物皮直接覆盖包扎。禁止对供皮区创面作不必要的擦拭、止血或其他接触。

（2）供皮区创面也可用油纱布直接覆盖包扎，其大小应超过创缘，覆盖范围应超过创缘，然后加压包扎并用胶布或弹力绷带固定。

（3）供皮区在腿或下腹部者，小儿应卧床休息 10～14 日，婴幼儿制动 10 日。卧床时将膝关节垫高，使略呈屈曲位，并随时检查敷料有无松脱或移位，有无渗出液或感染。

（4）小儿手术后供皮区首次更换敷料的时间一般在 14 日后，切取较厚的供皮区可延至 21 日后，对有异味或敷料湿透者可随时更换，亦可在早期施行半暴露治疗。有感染症状者应及早检查与处理。

（5）更换敷料时小心揭开敷料，如内层敷料与创面已紧密粘连时，不必强行揭除，只更换外层敷料即可。如果一定要去除，要特别注意勿撕脱新生上皮。如果揭开外层敷料发现创面有部分潮湿或轻度感染时，应剪除潮湿部分的敷料，并更换之，其余部分可不动。创面明显感染时，应及时湿敷引流，按感染创面处理。

（6）创面愈合后，小儿和小婴儿继续包扎敷料 2 周，以防止擦伤。移植后剩余的皮片及准备冷藏移植的皮片可将其肉面相对折叠（切忌将皮片卷成多层条状），用生理盐水纱布包裹后放入无菌容器密封。容器外标明姓名、住院号、日期及皮肤大小、厚度,然后置于 0～4℃ 冰箱中冷藏。冷藏期限一般为 2 周(最好在 1 周内使用)。

4. 植皮失败的原因和预防

(1) 皮下出血引起血肿。

(2) 伤口出现感染:术后常规应用抗生素。

(3) 皮片固定不牢而发生移位:术中要按规则包扎,同时要注意固定皮片,避免手术固定时就发生皮片移位。

(4) 皮片在包扎时压力不当:一般在对皮片加压包扎时,压力不宜过高。

(5) 皮肤移植床血运不佳:在术前要评估好,要多换几次药,使创面新鲜。如果有创面不新鲜和血运不好的情况,就不要强行植皮,等好转后创面新鲜了再植皮。

(二) 中厚皮片移植术

1. 适应证　适用于无菌手术创面,新鲜创伤的皮肤缺损,健康的肉芽创面,深二度或三度烧伤切削痂的创面。

2. 术前准备

(1) 全身准备:要求小儿身体健康良好,一般血红蛋白不低于 90 g/L,(最好在 100 g/L 以上),如果植皮面积大,要准备手术中输血,配好血。

(2) 新鲜创面的准备:

1) 创伤后应该争取在 6～8 小时内(头、面部可在 12 小时以内)经彻底清创后植皮,但时间因素并不能作为绝对的依据,须考虑季节、受伤原因、受伤部位及污染情况等因素,有时可延至 24 小时。

2) 对于三度烧伤创面,决定于焦痂切除范围与方法,一般切痂后就要植皮。

(3) 肉芽创面的准备:

1) 用水刀彻底清除创面不健康组织。理想的肉芽创面是无感染,且血运良好。

2) 植皮前应做创面分泌物细菌培养,如有细菌生长须先用有效的抗生素溶液湿敷。

3) 一般肉芽创面每次换药时应消毒周围皮肤,可用含有庆大霉素的生理盐水湿敷,换药 2～3 次后,加压包扎,直至肉芽红润、平坦、无明显水肿,方可植皮。肉芽有水肿时可用 2% 高渗盐水湿敷,并加压包扎,抬高患肢,促使肉芽转为平坦结实。

(4) 手术前 2 日必须检查肉芽创面是否适于植皮,手术日早晨进手术室前应再换药 1 次,这点特别重要。

3. 术中注意点

(1) 新鲜创伤及无菌创面:彻底切除瘢痕并止血,避免操作中裸露骨骼及肌腱。然后用湿盐水纱布覆盖创面,观察有无出血,如有需要再次止血。缝合皮片应稍带张力使其和创缘密切吻合。常规在打包前对缝合皮片下的创面用生理盐水冲洗,以排除积液、血块及其他异物。用缝线作适当的打包包扎,可活动部位,要制动。

(2) 肉芽创面:按创面大小剪取一块纱布,按纱布大小切取皮片,切皮的器械应放在另一器械台上,与植皮区分开防止污染供皮区。在供皮区包扎后,再进行肉芽创面的植皮。用碘伏消毒创面四周皮肤,对过度增生的肉芽,可用水刀切除或用锐刀削去,一边刮,一边按压止血。如果出血多需要配血。皮片边缘与创缘缝合,并在皮片上打眼,用生理盐水在皮片下冲洗。皮片上用粗扎网眼纱布覆盖,打包加压包扎固定。肢体应予以制动。

4. 术后处理

(1) 一般患儿应卧床休息 7～10 日,避免小儿下地跑跳。

(2) 污染创面与肉芽创面通常于手术后 3 日左右,首次检查敷料,如有异味,要打开敷料,无菌创面通常于术后 10～12 日检查,12～14 日拆线。不管有菌和无菌创面,如有明显感染症状,都应提前检查。在首次检查创面时,应逐层揭开敷料。小儿植皮区愈合后,应再妥善包扎 10～14 日,下肢手术者下床后仍需包扎 3 周以上。供皮区与植皮区痊愈后,常规使用弹性绷带加瘢痕贴包扎 6 个月。

(三) 刃厚皮片移植术

1. 适应证　修复特大面积皮肤缺损。肉芽创面或创面有感染时,在不影响功能与外貌的部位可以选用刃厚皮片移植,以暂时修复创面,防治感染,为进一步做较厚皮片或皮瓣移植创造条件。修复口腔黏膜。

2. 术前、术后准备与处理　同中厚皮片移植术。

(四) 全厚皮片移植术(含真皮下血管网皮片)

1. 适应证　额面、颈、手、足等部位的无菌创面及眉毛再造。

2. 术前准备

(1) 供皮区的选择应以与植皮区距离近、颜色及质地相似和不影响外观为原则,供皮部位一般为锁骨上下,耳后、上胸、腰、腹股沟部与上臂内侧等处。

(2) 供皮区与植皮区的准备同前。

3. 术中注意点

(1) 供皮区应争取直接缝合,如范围大不能直接缝合可用刃厚皮片移植覆盖创面。

(2) 眉毛再造时全厚皮必须包括毛囊根部,注意防止毛囊损伤。

(3) 含真皮下血管网皮片在修剪时,宜平摊在纱布上,用小剪刀细致地剪去多余的脂肪,切勿损伤血管网。

4. 术后处理

(1) 供皮区直接缝合者,术后 10～12 日拆线。

(2) 植皮区于术后 10 日检查,10～12 日拆线。含真皮下血管网皮片包扎及拆线时间延至术后 2～3 周。

(3) 其他手术后处理与中厚皮片移植相同。

除了上述植皮以外,皮片来源不足的病例,还可采用网状皮片移植术以及自异体皮混合皮片移植术等方法。操作和注意事项同前面的方法。

二、随意皮瓣移植术

随意皮瓣移植术是小儿整形外科中最常用的技术,小儿整形外科医师应该熟练掌握。关于皮瓣的有关内容后面章节还有详细介绍,这里只做一种技术进行介绍。

(一) 概念

随意型皮瓣(skin flap)也称任意皮瓣,是由血供特点决定的,即在皮瓣中不含轴型血管,仅有真皮层血管网、真皮下层血管网,有时也带有皮下层血管网,但没有携带动脉轴型血管。它分为局部皮瓣、邻位皮瓣及远位皮瓣。

（二）适应证

1. 皮肤及皮下组织缺损,皮片移植不能满足功能或外貌要求者。

2. 皮肤及皮下组织缺损,伴有深部组织损伤及暴露不能接受游离植皮的新鲜创面。

3. 较大的皮肤缺损畸形者,其瘢痕与深部组织或器官有粘连,或深部组织缺损需要修复者,瘢痕基底血运不良者。

4. 器官缺损(如耳、鼻、唇、眉毛、手指、阴茎、阴道、乳房等)需再造和修复者。

5. 洞穿性缺损修复及放射性溃疡,压疮的修复。

（三）术前准备

1. 周密制订治疗方案、计划及方法,包括皮瓣的部位、转角度、延迟次数和各次手术后肢体固定的位置与方法等。

2. 任意皮瓣瓣长与蒂宽的比例一般为(1～1.5)∶1,头颈部为2∶1,小腿则以1∶1为宜。筋膜皮瓣长宽比例比任意皮瓣比大,可达3.5∶1。

3. 皮瓣应根据其血供合理设计,随意皮瓣设计最好顺血管走行方向,蒂部在向心端。术前设计时应注意在转移过程中避免蒂部扭转过甚,皮瓣最好不超过中线。

4. 大型皮瓣移植术前一天,必须做逆行设计和剪裁试样,在供瓣区绘出所拟作的皮瓣。皮瓣应较缺损部位所需的面积略作放大。

5. 准备较广泛的手术野(包括植皮区与供皮区)。

（四）术中注意点

1. 大型皮瓣移植时,术中应逆行设计及剪裁试样,然后确定皮瓣的位置和大小并绘出皮肤切口设计线。

2. 保护皮瓣组织,术中用钩针或缝线牵引,避免暴力手捏、挤压和过度扭转等,皮瓣缝合切忌张力过大。

3. 随时注意皮瓣颜色的改变。如对皮瓣的血运有疑虑,应及时采取措施,如解除扭转、拆除缝线、抬高皮瓣等。如仍无法使血运恢复,应停止手术,予以相应处理,可将皮瓣缝回原处,待下次再行转移。

4. 止血须彻底,创口内放引流物。

5. 皮瓣转移后,供皮区所遗留创面,如不能直接缝合时,应另取皮片修复。

6. 皮瓣转移后,术区应先盖一层油纱布,再盖数层纱布及棉垫适当包扎。包扎时皮瓣处须有适当的压力,但蒂部不能受压。保持确实制动,防止撕脱及其他外伤,如要观察血运可在敷料上开窗。

（五）术后处理

1. 注意患儿的休息、镇痛、营养等。如系双腿或双臂交叉皮瓣或其他强迫体位固定,尤应加强生活护理,并劝说患儿积极配合治疗。

2. 经常观察皮瓣蒂有无受压或过度扭转,皮瓣颜色有无异常,术后1～2日内尤应注意。如发现血运障碍,应及时处理。

3. 创口内引流物,根据情况于术后24～72小时拔除。

4. 一般术后7～10日拆线,特殊部位可以提早或推迟。

5. 皮瓣转移后,如需断蒂,一般于术后 2～3 周进行,具体应根据皮瓣部位、区域情况而定,有疑虑时可先做皮瓣蒂部钳夹训练。

三、轴型皮瓣移植术

(一) 概念

轴型皮瓣(axial pattern skin flap)又称动脉性皮瓣,皮瓣内含有知名动脉和伴行的静脉系统,即为轴型皮瓣。

(二) 适应证

1. 皮肤及皮下组织缺损,皮片移植不能满足功能或外貌要求者。

2. 较大的皮肤缺损畸形者,其瘢痕与深部组织或器官有粘连,或深部组织缺损需要修复者,瘢痕基底血运不良者。

3. 器官缺损(如耳、鼻、唇、眉毛、手指、阴茎、阴道、乳房等)需再造和修复者。

4. 洞穿性缺损修复及放射性溃疡、压疮的修复。

(三) 术前准备

1. 周密制订治疗方案、计划及方法,包括皮瓣的部位、转角度、延迟次数和各次手术后肢体固定的位置与方法等。

2. 轴型皮瓣长宽比例不受限制,但应注意轴心血管的供血范围。

3. 皮瓣应根据其血供合理设计,术前找出皮瓣内的知名血管的体表投影。

4. 做逆行设计和剪裁试样,在供瓣区绘出所拟作的皮瓣。皮瓣应较缺损部位所需的面积略作放大。

(四) 术中注意点

1. 大型轴型皮瓣移植时,术中应逆行设计及剪裁试样,然后确定皮瓣的位置、大小和知名血管的体表投影并绘出皮肤切口设计线。

2. 保护皮瓣组织,术中用钩针或缝线牵引,避免暴力手捏、挤压和过度扭转等,皮瓣缝合切忌张力过大。

3. 随时注意皮瓣颜色的改变。如对皮瓣的血运有怀疑,应及时处理,如解除扭转,拆除缝线,抬高皮瓣等。如仍无法使血运恢复,应停止手术,予以相应处理,可将皮瓣缝回原处,待下次再行转移。

4. 止血须彻底,创口内放引流物。

5. 皮瓣转移后,供皮区遗留的创面,如不能直接缝合时,应另取皮片修复。

6. 皮瓣转移后,术区应先盖一层油纱布,再盖数层纱布及棉垫适当包扎。包扎时皮瓣处须有适当的压力,但蒂部不能受压。保持确实制动,防止撕脱及其他外伤。如要观察血运可在敷料上开窗。

(五) 术后处理

1. 注意患儿的休息、镇痛、营养等状况。如系双腿或双臂交叉皮瓣或其他强迫体位固定,尤应加强生活护理,并劝说患儿积极配合治疗。

2. 经常观察皮瓣蒂有无受压或过度扭转,皮瓣颜色有无异常,术后 1～2 日内尤应注意。如发现血运障碍,应及时处理。

3. 创口内引流物,根据情况于术后 24～72 小时拔除。

4. 一般术后 7～10 日拆线,特殊部位可以提早或推迟。

四、皮肤扩张技术

小儿皮肤扩张术与成人相同,但手术层次、注水及注水间隔时间都有不同。后面章节将进行详细讨论,这里只做简单原则性的介绍。另外,小儿皮肤较松弛,术中可以快速扩张。其使用的适应证和禁忌证与一般的扩张器相同。

(一)适应证

皮肤扩张技术可适用于各种原因的秃发和瘢痕,及各种无菌创面和组织缺损。一些器官再造以及供区皮肤的预扩张。

(二)禁忌证

无明显禁忌,对感染的、恶性肿瘤者慎用。

(三)术前准备

1. 选择大小和形状合适的扩张器。大小是根据缺损大小来计算的,8～10 ml 扩 1 cm²;形状的选择应根据瘢痕的形状选择。

2. 检查切口周围有无感染灶。

3. 受皮区准备,要备皮 3 日。

(四)术中注意点

1. 检查扩张器有无漏水,用 30 G 针头往扩张器内注水,注水量为扩张器容量的 10%,挤压检查看有无漏水。

2. 小婴儿剥离层次在深筋膜下,小儿剥离层次在深筋膜上浅筋膜下。

3. 剥离范围为扩张器底盘大小。

4. 注射壶埋在距扩张器 4～5 cm 远处的皮下。

5. 关闭切口时,皮下缝合两层。

6. 可放引流 2～3 日后拔除。

(五)术后处理

1. 愈合良好者,术后 10 日拆线,有瘢痕推迟 3～5 日。

2. 出院 1 周后来院注水,用 30 G 针头往扩张器内注水。

3. 每次注水量为扩张器容量的 5%～10%。但要观察皮肤反应,即注水后皮肤苍白 5 秒不能恢复者,要放出扩张器内少许液体,使皮肤恢复血运。

4. 1 周注水一次。

5. 注水总量超过扩张器容量的 30%。

五、内镜辅助技术

（一）适应证

1. 面部有包膜的肿块（囊肿、脂肪瘤、纤维瘤等）。

2. 血管瘤。

3. 用于切取筋膜、肌肉等材料移植用。

4. 隆鼻、除皱等。

（二）禁忌证

1. 诊断不清的肿块。

2. 有恶性倾向的肿瘤。

3. 血液病患儿。

（三）术前准备

1. 选择内镜，一般选用 45°、2 mm 粗细、10～15 cm 长的内镜。

2. 术前洗头 3 次。

3. 要和家长交代如果内镜不能取出肿块，则改直接切除肿块。

（四）术中注意点

1. 注意第四视腔的暴露。

2. 勿急躁，小心分离。

3. 用一块组织作牵引，配合活检钳夹出肿块。

（五）术后处理

1. 术后加压包扎，但不宜过紧。

2. 应用神经营养药（如甲钴胺片等）。

六、真空负压吸引技术

伤口负压治疗技术（negative pressure wound therapy，NPWT）是近年兴起的一种加快伤口愈合的新型治疗方法，已被广泛应用于一系列难愈合伤口的治疗，包括急性、慢性、感染性伤口。这一技术不但增强伤口创面的引流作用，而且能显著加快感染腔隙的闭合，促进伤口愈合，大幅度减少抗生素的使用，有效防止感染的发生，缩短患儿住院时间，减轻患儿痛苦，减少医护人员的工作量。

（一）适应证

1. 表皮剥脱的创面。

2. 外渗性损伤留下的创面。

3. 手术伤口裂开引起的创面。

4. 相关皮炎引起的创面。

5. 化学性和热性损伤。

6. 先天畸形引起的创面。

7. 继发性感染引起的创面。

8. 压疮。

9. 小儿糖尿病引起的创面。

（二）禁忌证

1. 负压治疗系统的泡沫敷料不能直接覆盖于暴露的血管、吻合口、器官或神经上。

2. 伤口周围有恶性肿瘤。

3. 未诊治的骨髓炎。

4. 有活动性出血的创面。

5. 结痂的坏死组织。

（三）术前准备

1. 简单清创。

2. 患儿置于舒适体位。

3. 要和家长交代负压治疗要长期卧床，活动不便，以及教会家长如何监护负压的压力体系。

（四）术中注意点

1. 不要完全彻底的清创。

2. 勿急躁，要查看创面上有无血管、吻合口、器官或神经，有就暂时不能用负压。

3. 创面要严格用薄膜封闭，产生良好的负压，如果漏气，需要再次调整薄膜使之不漏气。

（五）术后处理

1. 术后加压包扎，但不宜过紧。

2. 制动卧床。

七、脂肪移植技术

（一）适应证

1. 面部和其他部位的凹陷。

2. Poland 综合征，一二鳃弓综合征等。

3. 用于各种部位的充填。

4. 隆乳等。

（二）禁忌证

1. 诊断不清凹陷。

2. 营养不良者。

3. 血液病和有出血倾向的患儿。

（三）术前准备

1. 进行全身体格检查,排除出血性疾病。

2. 术前备皮要移植的部位和取脂肪的部位。

3. 要和家长交代移植要多次,可半年或一年移植一次。

（四）术中注意点

1. 腹部抽脂,要注意勿穿入腹腔。

2. 勿急躁,小心在一个层次抽吸脂肪。

3. 勿盲目的用力抽吸,一次抽吸不多时,可换另一部位抽吸。

（五）术后处理

1. 术后加压包扎抽吸部位,但不宜过紧。

2. 对植入部位局部伤口适当加压包扎或用冰袋冷敷,帮助消肿、止痛。

3. 小儿睡觉时不要压迫到伤口,以免引起肿胀。

4. 年长的小儿要避免进食辛辣的刺激性食物。

5. 术后1周内避免手术部位沾水,伤口保持清洁干燥。

八、显微外科技术

显微外科缝合技术主要包括血管显微吻合术、神经显微吻合术及淋巴显微吻合技术。

（一）血管显微吻合术

1. 血管显微吻合术的一般原则及注意事项

（1）血管的暴露和准备:血管要显露清楚,在准备进行显微吻合前,血管必须充分显露,这是手术成功的关键。为此,应沿血管走行适当地解剖1～2 cm,把血管周围分离开的肌膜或皮肤用缝线缝合在肌膜或皮肤上作牵引线,向两侧牵引扩大视野。凡影响镜下视野的筋膜、肌肉、皮下脂肪等组织,均应用缝合牵引线固定在两侧,并且要彻底止血。

（2）血管吻合部位的选择:血管吻合的部位必须在没有损伤的正常血管部位,无感染、外伤,否则极易形成血栓。因此,在创面彻底清创的基础上,在吻合血管之前,还必须对血管再进一步清创。沿血管走行解剖出一段,观察血管情况。若发现血管周围有出血或血肿,此处常是血管分支撕裂或血管壁破损之处。如有"红线征",即在显微镜下血管壁失去正常的光滑粉红色,而变成粗糙暗红色,则表明此段血管壁有挤压捻挫伤或撕拉伤;若有"缎带征",即血管失去正常的弹性,变得松软弯曲,这是血管牵拉或旋转损伤所致。如果对上述表现的血管淋巴管肌腱行吻合术,会导致手术失败。因此,这类血管必须彻底切除,重新分离血管。

（3）血管两断端的直径要相近似:端端吻合的血管其直径最好相近似,直径相差过大,不但吻合困难,而且管壁不平整。血流通过时形成湍流,容易形成血栓。因此,当吻合一端管径小于另一端直径的1/3时,应将较小直径端剪成斜面,以增大管径。直径相差较小,不超过其直径的1/4者,可以对端吻合,通过缝合线的牵拉张力,可使较小直径端扩大。

（4）对吻合的血管的张力要适当:由于血管的生理弹性,正常的血管切断后,常向两侧回缩,其回缩的程度,又与血管直径、解剖游离的长短以及肢体位置有关。直径为 1 mm 左右的血管,如果解剖游离 2 cm 左右,剪断后可自然回缩间距 0.5~1.0 cm。在这种张力下吻合,符合生理要求,但伤断的血管多数都有缺损,加之清创修剪断端,一般缺损在 1 cm 左右,如果向两侧加以解剖分离,再将血管周围组织缝合几针减张固定线,血管吻合的张力仍是可以允许的。如果实际缺损超过 2 cm,即两断端间距超过 3 cm 以上,应当采用血管移植进行修复。

(5) 恰当的断端外膜修剪与冲洗:① 配冲洗液:肝素盐水,每 100 ml 生理盐水内含 12.5 ml 肝素。② 恰当的断端外膜修剪:血管外膜不能剥得太彻底,但断端部分的外膜妨碍缝合,而且容易带入血管内而引起血栓。因此,断端的外膜应适当地修剪。可用镊子夹住外膜断端轻拉,然后将牵出断端的外膜剪断,其外膜可自然向后回缩 0.5~1 cm,使血管断口光滑,避免吻合时将外膜带入管腔直径小于 0.5 mm 以下的微小血管,尤其是静脉,其外膜菲薄,只修剪断口周围过长和松散的外膜和包膜即可,以免妨碍吻合和带入管腔。0.3 mm 左右的微小血管,只将断口周围过长妨碍吻合的筋膜修剪即可,不必专心去剥离修剪外膜。③ 冲洗:在吻合血管过程中,应经常滴注冲洗液以保持吻合口清洁。尤其微小静脉管壁薄,吻合时不易看清管腔,滴注适量的肝素盐水后,断口浸入水中而张开,易于吻合。

(6) 保持血管床健康和平整:吻合后的血管必须位于平整健康的周围组织内,以利于通畅和愈合。血管床高低不平或有感染或出血等,都会影响吻合的结果。有的血管吻合周围有不平整的骨折端或钢板螺钉,这些均可刺激血管发生痉挛甚至导致血栓。因此,在吻合血管之前,应于血管下面利用周围血运较好的肌肉、筋膜等铺平血管床,或用软组织敷盖住骨折或固定物,待血管吻合完毕后,用周围健康的肌肉筋膜等软组织覆盖于上,不留死腔。这样既可防止血管受刺激发生痉挛,又有利于血管愈合。

(7) 选择固定的缝合吻合法:针距、边距要均匀,针数要适宜,各针间的距离、各进针点与血管边缘的距离,要按血管的直径大小、管壁的厚薄、缝线粗细以及动脉与静脉的不同而异。直径较大、管壁较厚的血管,针距、边距均较直径小而管壁薄的血管要少些。静脉因管壁较薄,血流压力低,针距、边距要比动脉大些,同样直径的血管,一般用 9-0 针线吻合。因此,一般血管直径为 2 mm,用 8-0、9-0 连针尼龙线,吻合 12 针,其针边距为 0.3~0.5 mm,若血管直径为 0.5 mm,用 11-0 针线吻合 6~8 针,其针边距为 0.2~0.3 mm。0.2~0.3 mm 的血管,用 11-0 或 12-0 针线吻合 3~4 针,其针距、边距以 0.1~0.2 mm 为宜。

(8) 小儿血管吻合需要操作熟练的医生进行吻合:在显微镜下,每一针线的缝合打结,总不免有些损伤,这就要求医生在血管显微修复过程中,必须精确细致,稳准而轻巧。医生技术要熟练,要有一个团队,助手、护士、麻醉人员,都必须密切配合。每一针线的吻合都要准确无误,要求针距、边距均匀一致,一针完成,避免反复穿刺而增加血管壁的损伤。

(9) 进针与打结要准确适当:吻合血管时,一般是右手握持针器,左手拿镊子。持针器夹住缝合针的前中 1/3 交接部,针尖与血管壁垂直刺入,最好不要小于 60°~70°。这样针线穿过血管壁的距离最短,阻力小,血管壁的损伤较轻;打结时断口边缘容易对合整齐。

另外,打结松紧要适当,以两断端对齐、外边轻微外翻、内膜对合整齐为宜。张力较大的血管,第 1 扣要绕两圈再拉紧,打 3 结较牢固,或者定点牵拉线打 3 结,其他加针打 2 结,以防提起穿引线时,容易松扣。过紧或过松的打结,均可导致吻合口不平。

(10) 吻合血管的针序要恰当:无论采用端对端或端对侧进行血管吻合,同时针序都应恰当。适当的吻合针序,不但操作方便,而且能够提高吻合血管的质量。因此,应当选用操作方便、容易掌握针距、边距的针数及对血管刺激损伤小的吻合针序。

2. 血管的显微吻合方法

（1）端对端吻合法：是当前最常用的血管显微吻合方法，血管端对端吻合符合生理的血流方向，能保持血液最大的流速和流量。

1）三定点缝合方法：即由 Carrel（1902）创用的等距三定点牵引线吻合法。此种吻合方法的优点是，提起各定点牵引线便于加针吻合，可避免缝到对侧壁，血管旋转度数较小。但其缺点是不容易掌握等距三定点。因此，针数也不易拿准，针距、边距难以达到均匀一致。

2）二定点吻合法：即 180°等距二定点牵引线吻合法。等距二定点吻合方法的针序，一般都采用第 1 针吻合助手侧壁（9 点），第 2 针吻合手术者侧壁（3 点），然后加针吻合完前壁，翻转血管 160°～180°，再吻合对侧壁。这种吻合方法和针序的优点是显露较清楚，吻合较方便，针距、边距容易掌握。但其缺点是提起 2 针牵引线时，管腔较扁，管壁靠拢，容易吻合到对侧血管壁。在吻合对侧壁时，血管还需要旋转 160°～180°，这样容易损伤血管。

3）不等距二定点吻合法：吻合血管采用相距 120°吻合两针牵引线称为双成角技术或偏心吻合方法，是Cobbeu（1967）创用的。此种吻合法的优点是，由于两针牵引线之间的血管前壁较小，为 120°。而后壁较大，为 240°，这样在吻合前壁时管壁下坠而离开前壁，可避免缝到后侧壁。但其缺点为针数不易掌握，血管需要旋转 180°才能吻合后壁，由于血管旋转度数较大，容易损伤血管。

4）等距四定点先吻合前壁法：其针序是第 1 针先吻合助手侧壁（9 点），第 2 针吻合手术者侧壁（3 点），第 3 针吻合前壁的 1、3 针中间（12 点），之后于第 1、3 针间和 2、3 针间加针即吻合完前壁。旋转血管 180°，吻合后空中间（6 点），定点牵引线，再于第 1、6 针间和第 2、6 针间加针，即吻合完毕。

5）先吻合后壁法：第 1 针先从血管的后壁开始吻合，然后逐针向前吻合，直至吻合完毕。此种吻合方法的优点为，每吻合 1 针都能看清管腔，可避免吻合到对侧壁。但其缺点为针数不容易计算，针距、边距也难以达到均匀一致。

6）缠绕式吻合法：采用连续缠绕式吻合前壁，每吻合 1 针缠绕线保持松度为剪断之后可以供打结的长度。当吻合完前壁后，剪断所有的缝合线，然后逐条打结或剪断 1 条打 1 结。

上述各种吻合方法各有其利弊，可根据血管直径、部位以及手术者的习惯灵活选用。目前认为对直径 2 mm 以上的血管，宜采用等距四定点褥式外翻吻合，各定点牵引线间加针间断吻合法，这样可以使血管两端边缘外翻，对合整齐，腔内光滑，针距均匀；对直径为 0.5 mm 以上的血管宜采用等距四定点间断吻合法；血管直径为 0.2～0.4 mm 时，一般吻合 4～6 针，采用等距二定点吻合法，再于两定点牵引线之间加 1～2 针即可。

（2）端对侧吻合法：血管管径不一样的可采用该法。

1）血管开口的处理：因血管管径大小不一，采用端侧吻合时，应距血管结扎线以上 2 cm 左右处开口，以防止结扎处血管腔形成的血块影响吻合口通畅。对选定开口处的血管外膜作适当的修剪，用小圆针刺入预剪除部分的血管壁，挑起后用弯剪剪除一小片血管侧壁即形成椭圆形口；此口应稍大于与其相吻合的断端直径或与其直径等大，但不应小于此直径，以免狭窄。

2）端对侧吻合的针序：应根据血管游离段长短而定。如果端和侧两条血管都有一定长度的游离段，吻合比较方便时，用两点法吻合，第 1 针可先吻合侧壁口的左手侧角，第 2 针吻合右手侧角，然后将端口段血管翻向一边，第 3 针吻合后壁中间，再于此 3 针定点牵引线间加针，即吻合完后壁。将端口段血管放回，显露血管前壁,第4针吻合血管前壁中间,再于第1、4针和2、4针定点牵引线间加针,即吻合完血管周壁。

如果血管游离段长度较小,翻转吻合较困难时,先吻合血管后壁,即第1针吻合后壁的中间,第2、3针吻合第1针的两侧,第4针吻合血管侧口的左手例角,第5针吻合侧口的右手侧角,然后与第2、4针和3、5针间加针吻合完后壁。这样吻合较容易,不必翻转血管,牵引线的扭转拉力较小,可减少对血管的刺激和损伤。吻合血管的前壁较容易,于第4、5针中间吻合第6针即第4定点牵引线,再于其针两旁加针吻合,即吻合完毕。

(3) 小血管移植:

1) 静脉移植修复动脉缺损:常选下肢或上肢较远端没有病变的浅静脉做移植材料。因此,切取前必须进行细致的检查,以便确定选取静脉的健康状况。对过去曾进行输液、输血以及注射药物的肢体更应注意检查,因为这些静脉常因药物刺激而闭塞。较长段切取静脉时,还应检查深浅静脉交通支和深静脉情况,以免切取浅静脉后,肢体静脉回流障碍。切取静脉时,应注意无创伤操作,不论切取多长段,都不要潜行分离或分段切口潜行分离抽出,否则很容易造成血管内膜损伤。应采用开放式的切开皮肤,用锐刀切至静脉表面,其周围保留一薄层筋膜,再距血管周围 0.5～1 cm 处切割游离,保留一定的周围筋膜,如有分支切断,用细丝线结扎。

切取下肢的静脉,常发生血管痉挛,可于血管外膜下注射罂粟碱液,经1～2分钟即可解除痉挛。或于血管一端插入钝而光滑的注射针头,另一端用血管夹夹闭,缓慢地推注生理盐水,进行液压扩张,但压力不可过大,扩张到血管原来周径即可。取下的静脉段进行动脉移植时,将静脉的近心端置于动脉的远心端,而静脉的远心端与动脉近心端相吻合,以便血液顺静脉瓣流动。

2) 小动脉移植修复动脉缺损:临床采用小动脉移植修复小动脉缺损要较静脉移植少得多,只是在特殊情况下才应用,例如在断肢或断手指病例中,可将不能再植的肢(指)体中的动脉,切取下来移植于再植肢(指)上;或是同1个再植的肢(指)体,切取次要的1条动脉,保证另1条动脉的修复。动脉移植于动脉时不必倒置,按相应的一端进行吻合。

3) 血管移植术注意事项:① 切取血管之前必须进行详细的检查,以确定选取的血管健康情况,并根据受区情况,切取相应直径相应长度的血管进行移植。② 自体浅静脉是进行血管移植修复动脉或静脉缺损的最好材料。大隐静脉、小隐静脉及头静脉均是肢体较大血管缺损时常切取的部位;前臂掌侧、手背部及足背部浅静脉是较小血管缺损时常选取的部位。③ 切取血管时,必须坚持无创伤操作和敞开式的切取,距血管周围 0.5～1 cm 处用锐刀切割,不做钝性分离、过度牵拉挤压血管以及不行潜行分离等是减少血管刺激和损伤的重要措施。④ 移植的血管直径要相当,长度要适宜,以自然放置短缺1～2 cm,或轻度牵拉在稍紧张下剪断移植段的静脉,较容易掌握移植血管的长度。⑤ 移植后的血管应置于健康的软组织中,可用邻近的肌肉或筋膜等转移覆盖或包绕之,以利成功。⑥ 血管移植术后,常规应用解痉、抗凝药物,如低分子右旋糖酐、罂粟碱及妥拉苏林等,个别情况下可应用肝素。⑦ 术中止血要彻底,以免产生血肿,必要时放置引流条,术后常规应用抗生素,以防止感染。

(二)神经显微吻合术

自从 1964 年有人报道应用手术显微镜缝合神经外膜以来,为神经显微缝合开辟了新的途径。当前对于周围神经的修复采用显微外科技术已成常规。只要有条件的医院,均采用 9－0 至 11－0 连针尼龙线在手术显微镜下进行精细的缝合,以代替过去在肉眼下的细丝线缝合。因此,神经显微缝合技术是外科医生尤其是青年医生必须熟练掌握的基本技术。

1. 神经显微吻合术注意事项

（1）充分的显露：在手术显微镜下缝合神经，需要有良好的显露，以便于辨认神经血管行程，将相应的神经束对齐，并进行精细的缝合。

（2）良好的止血：神经显微缝合术必须在良好的止血情况下才便于进行，血液浸泡神经断端，无法看清神经束的形态和束膜、外膜的界限，缝合过程难以保证准确、精细。因此，解剖显露神经时，如在四肢的远侧，可于肢体近侧上充气止血带；如在肢体的近侧或进行动物实验时，应当采用双极电凝止血，以保持手术视野清楚。在缝合神经时，垫淡黄或浅蓝色的硅胶片可让手术视野更为清晰。

（3）适当的游离：适当地游离断端两侧的神经，便于辨认损伤与正常部位的界限，也有利于显微镜下缝合。但是游离过长，会影响神经血供，过短又不便操作。一般以 2～3 cm 为宜，最多不超过 10 cm。新鲜的损伤或动物实验，可沿神经断端向两侧解剖分离达适宜的长度。而对于陈旧性的神经损伤，应从两侧正常的部位解剖分离，然后逐渐分离被包埋粘连于瘢痕组织中的神经两断端。分离时应距神经周围筋膜 0.5～1 cm，这样既便于解剖分离，又可避免损伤神经。

（4）和正常的神经部吻合：无论是新鲜的还是陈旧性损伤，神经两断端都常有一定的损伤或神经纤维瘤形成，应当将其切除，直至看清神经束时，才可以进行对端吻合。否则，由于损伤段未能彻底切除，或是神经纤维瘤以及瘢痕组织切除不彻底，吻合后均影响神经纤维生长通过而影响功能恢复。切除神经时，要用锐利的刮脸刀片，神经断端用钳夹住向对侧牵拉紧贴于用湿纱布垫住的组织上，仅留下下面的神经外膜，观察两断端神经束的数量和形状以及束间的瘢痕程度，再决定是否继续切除，当切到适宜时，再切断下面的外膜，这样神经纤维挫伤轻，切后的断端较整齐。

（5）在无张力下缝合：缝合神经时，不可有张力，由于神经外膜有一定的游离度，在有张力的情况下，缝合的神经从外膜看似对合较整齐，而里面的神经束向两端回缩形成空隙，日后形成瘢痕组织阻碍神经纤维通过，如果神经缺损较多，超过 3～4 cm 时，可进行神经移植术；缺损在 2 cm 左右时，可在进行适当的神经游离、屈曲关节等减张措施的同时，在距神经两断端 1～2 cm 处的神经外膜上，用细丝线缝合 1～2 针减张线，拉紧结扎或缝合在周围软组织上，使张力分散在两侧神经干外膜上而使吻合部无张力。

（6）避免神经扭转：周围神经多为混合神经，每束里有许多的感觉和运动纤维，在缝合时应尽量使原来的神经束或束组对合整齐，以利神经纤维长在原来的施万细胞管内。为了避免扭转，在缝合神经之前，应根据神经表面的血管行程、神经束的形态与排列以及神经自然放置后的形状，判断准确后进行缝合。一般先缝合神经表面营养血管旁 1 针，使血管准确相对后再缝合其他相应的束或束组，这样不容易发生扭转。

（7）采用细针线显微镜下吻合：缝合神经时要在手术显微镜下，采用 9-0 和 11-0 的连针尼龙线进行缝合，缝合的针数不宜过多。1 条血管的正中神经，一般缝合 6～8 针。这样，缝合精细，对合准确，缝线异物反应轻，瘢痕组织形成少，有利于神经功能恢复。

（8）修复后的神经要有良好的血供：缝合后的神经生长修复要靠神经本身以及周围软组织的良好的血液供应。因此，吻合后的神经应置于血供良好的软组织中。避免置于瘢痕组织中，必要时可以转移肌肉等血供良好的软组织覆盖于神经处，以利神经的血供。

2. 神经显微吻合方法　应用显微外科技术缝合周围神经，可准确地缝合神经的外膜、束组膜或束膜，达到对合准确、缝合精细及损伤减少。

（1）神经外膜的缝合：较粗的神经可采用 9-0 的连针单丝尼龙线；较细的神经可用 10-0 或 11-0 针线在放大 10～15 倍手术显微镜下进行缝合。先缝合神经外膜营养血管旁 1～2 针，使血管两断端相应部位对齐，然后在相对应的 180°处，选择相应神经束或束组处的外膜缝合第 2 针，这两针最好连同束膜或束组膜一起缝合，提起此两针牵引线，以免神经束回缩，再每间 2～3 mm 缝合 1 针，不必缝合过密，以神经纤维断端不外露为宜。

（2）束或束组膜的缝合：对周围神经的修复应在手术显微镜下进行。采用细针线缝合束和束组膜。为了减轻神经外膜环形增厚压迫神经，可将神经两断端的外膜适当地剪除数毫米，选择相应的神经束或束组缝合其外膜 1～2 针，一般只缝合四周的或较大的束或束组，使其对合准确整齐。

（3）神经束间移植缝合：当较粗大的整个神经干缺损而且较长时，在切取游离神经移植时不应将神经切开取其每一束进行移植，而应将切取下的神经两断端适当的分离、修剪去外膜，择其相似粗细的束或束组膜缝合，移植的神经段们为一或几股的整体，而不是完全分离成束。缝合移植的神经束或束组时，亦应选择与神经干的两断端相近粗细的束或束组，采用 11-0 连针尼龙线在显微镜下进行缝合，每一束或束组缝合 2～3 针。

（三）淋巴管与静脉显微吻合术

Jacobson(1962)首先在手术显微镜下进行实验性的淋巴管静脉吻合的尝试，Obrien(1974)首先将此技术应用于临床。近年来对适当的病例，采用淋巴管与小静脉吻合术以及小静脉移植代淋巴管术，是治疗淋巴水肿的一种有效方法。进行淋巴管与小静脉吻合术时，先用 0.25% 美蓝 2～3 ml 环形注射肢体的皮下，稍待 1～2 分钟，在距注射处上方 5～8 cm 处原静脉附近横行切开皮肤 3～5 cm，切开真皮以后，紧贴真皮深面有 1～2 条直径为 0.5～1 mm 的小静脉，可稍加解剖游离备用。如果真皮下未见小静脉，可于主要静脉干处找到适宜的静脉小分支，分离后备用。然后在皮下脂肪层中，细心地在放大 15 倍的手术显微镜下寻找淋巴管。用显微镊子仔细分离脂肪小叶，小心剪除突出的脂肪团，分离过程中发现有蓝染的条状即为淋巴管，要细致地分离出一定的长度，直径为 0.3～0.6 mm 即可与小静脉吻合。淋巴管很薄，不需剥离外膜和游离过长，保留一定的外膜周围组织，淋巴管口不易闭合更便于吻合。

吻合淋巴管与小静脉时，下面垫一淡黄色硅胶片会显得更清晰，手术野用生理盐水冲洗干净。采用 11-0 或 12-0 连针尼龙线，在放大 25 倍的手术显微镜下，进行端端缝合 3～4 针。手术操作必须稳、准、轻巧，避免张力。为了减少张力，淋巴管与小静脉吻合之前，可用细丝线先吻合淋巴管和小静脉周围组织 1～2 针使其靠近，吻合过程和吻合之后也无张力。淋巴管与小静脉吻合之后，先放开小静脉血管夹，即见染蓝色的淋巴液流过吻合口进入静脉内，表示吻合口通畅。

第四节　手术时机及年龄选择

小儿整形外科治疗的年龄和手术时机一直以来都是争论的焦点。成人整形外科认为任何整形都应该在成年后进行，而美国小儿整形外科学会基本达成共识，小儿年龄可以做整形。但对一些不影响生理和心理发育的畸形可以等成年了再进行手术。小儿各器官各系统发育尚未成熟，与成人相比具有许多特殊性。

例如:小儿新陈代谢旺盛,处于生长发育期间以及对周围环境反应强烈,组织脆弱不耐强力创伤,对失血的耐受力差,不适宜长时间麻醉,对周围环境变化的适应能力较差,免疫力较低,生理代偿能力也低于成人。但是,由于很多先天性畸形影响患儿的发育及心理健康,有的甚至可危及生命,故综合婴幼儿的特点和病情的轻重缓急正确选择手术时机非常重要。因此,小儿整形外科应分为急诊和平诊。

一、小儿整形急诊的手术时机

对于急诊外伤和头面部的畸形,肿块压迫气道,或一些先天性颅面畸形引起呼吸障碍的,应按急诊原则处理,外伤后和出生后即刻手术治疗,无年龄限制。

二、先天畸形和后天畸形的手术年龄

应该按影响生长发育的手术和不影响生长发育的手术来区分。对于影响生长发育的先天畸形一般认为要早做,至少应出生后 3 个月以后进行手术治疗。对于不影响生长发育但影响心理健康的手术年龄,又分影响外貌和心理的和不影响外貌心理的,对于影响心理的,一般要早做,如先天性唇裂、手足畸形、面裂畸形及上睑下垂的病例等,都适合较早的进行治疗,一般在小儿对外形的影响有意识时就要进行治疗,出生后 3~6 个月就可治疗,这对小儿的身心发育、视力的保护及家长心理负担的解除都有好处。对于多种类型的手、足、上下肢畸形的病例,也定在婴儿时期开始或完成其治疗。以利于畸形的矫正、功能和相关部位的发育及心理的正常发育。总之,小儿的整形应该分急诊和平诊,平诊影响心理发育和功能的需要早做手术,可以提前到出生后 3 个月。

第五节　总结——小儿整形外科中的十大原则

一、手术基本原则

1. 手术基本原则　无菌、无痛、无出血。
2. 手术操作原则　无创、微创操作,精细对位,消灭死腔,显微缝合。
3. 手术技巧原则　切口整齐,剥离清晰,止血严密,缝合精确。

二、切口设计和缝合原则

1. 皮肤切口设计原则　① 朗格线切口;② 表情线切口;③ 非直线切口;④ 与肌肉、血管、神经平行或垂直切口。切口和供区隐蔽选择原则:① 发际、眉区、睑缘、鼻孔、口内、耳后;② 乳头、乳晕、腋窝、乳房下缘;

③ 脐周、腹股沟区、比基尼线；④ 阴股沟区、臀部。

2. 皮肤切口缝合原则 ① 尽量选用精细可吸收缝线；② 避免全层缝合；分层次精确对位缝合；③ 杜绝粗暴缝合；④ 消灭张力缝合；⑤ 关节部位和有张力部位减少直线缝合；可做 Z 改型缝合。各层次缝合面切口交错分开。

三、充分利用组织移植原则

① 凹陷多采用自体脂肪颗粒移植；② 在没有皮源时，包皮环切可制作皮片移植；③ 也可利用小阴唇组织瓣进行移植；④ 头皮可做皮片移植。

四、术后处理及引流原则

① 整形传统手术尽可能放置引流；② 小儿微创手术尽可能不放置引流；③ 视具体情况选择个性化放置引流；④ 引流时间视具体情况确定；⑤ 细线缝合的拆线时间可较传统缝线延迟。

五、组织切除原则

① 健康组织尽量保留；② 需切除的组织最后切除；③ 病变组织彻底切除；④ 组织移植填充优于切除。

六、综合思维原则

① 功能与外观兼顾；功能至上；② 局部与整体协调；③ 局部与局部一致；④ 心理与社会相适应。

七、对称与不矫枉过正原则

① 对称是相对的；② 不对称是绝对的；③ 调整对称切记矫枉过正、不过度；④ 切记对称性问题贯穿所有手术全过程。

八、重视无创非手术美容技术在小儿的使用原则

① 各种小方法应重视；② 注射填充改变部分外形时小针孔勿扩大；③ 联合整形和微创混合技术应合理合规；④ 对小儿要审慎对待和科学使用新技术。

九、各种材料使用原则

1. 审慎对待新材料原则 ① 无论商家如何宣传，应慎用永久性注射填充剂；② 任何新材料都应经受时

间的考验;③ 近年来,许多新技术毁誉参半,应谨慎使用;④ 无创、微创技术虽好,最终要看远期疗效。

2. 人工生物材料临床使用原则　① 正规产品,手续齐全;② 正常渠道,合法使用;③ 拒绝过期污染产品;④ 不以次充好,防假冒伪劣。

十、美学急诊清创修复原则

① 急诊清创精细复位缝合;② 急诊清创美学修复,48～72 小时内,可再次清创,美学修复;③ 要按整形原则进行修复,有关节部位的直切口,要改型缝合;④ 急诊清创后,关键是恢复体表的美学形态。

(沈卫民)

参考文献

[1] 王炜. 整形外科学[M].杭州:浙江科学技术出版社,2018.
[2] Peter.C.Neligan, et al. Plastic Surgery[M]. Elsevier Saunders,2013.
[3] 沈卫民,王顺荣,余品仪,等.术中快速皮肤软组织扩张在小儿整形外科中的应用[J].中华小儿外科杂志,1995,16(2):118 - 119.
[4] 张文显,曹利静. 小儿整形外科手术时机的选择[J]. 中华医学美学美容杂志,2011,17(6):459 - 460.
[5] 戚可名.整形美容外科手册[M].北京:人民卫生出版社,1999,23 - 25.

第四章
小儿整形外科手术麻醉和围手术期管理

　　小儿的整形外科手术多因先天性畸形而需在小儿阶段施行,如唇腭裂、Pierre-Robin 综合征、Crouzon 综合征等,都主张在 1～2 岁以内实施早期手术,以改善外形和功能,减少并发症并获得正常发育的条件。但患儿年龄越小,手术麻醉的风险就越大。不同的小儿整形外科手术,麻醉医生的术前准备与术中关注点不同。从麻醉医生的关注点来讲,小儿整形外科中困难复杂的手术主要分两类:一类是术前可能存在颅内高压的颅面畸形患儿,如 Apert 综合征(尖头并指综合征)、Crouzon 综合征(颅面成骨不全综合征)等。另一类是术中可能存在困难气道的患儿,如 Pierre-Robin 综合征(下颌后缩,舌后坠气道阻塞综合征)、Treacher-Collins 综合征(下颌面发育不良综合征)、第一,二鳃弓综合征、巨大的颈部瘢痕,张口受限,存在气管压迫的颈部包块及存在气道梗阻的口腔内包块等。不少畸形整复手术复杂而困难,仅靠一次手术无法达到完全整复的要求,需要在小儿阶段施行多期手术才能获得满意效果。所以小儿整形外科手术需要有整形外科医生、麻醉医生、护理人员甚至心理医生等合作组成的综合团队来进行临床治疗,术前一起互相讨论,权衡利弊后制定最佳的手术方案。

第一节　患儿的术前准备

一、术前准备

　　1. 小儿整形外科患儿常伴有多方面的畸形,术前应详细了解患儿的病理生理特点,完整的病史和体格检查必不可少。对术前颅脑发育异常、困难气道患儿、伴有先天性心脏病及呼吸功能异常等患儿尤应重视,应结合胸片、头颅 CT、气道 CT、心电图、心脏彩超、肺功能及动脉血气等全面评估能否耐受手术麻醉。

　　2. 对 Apert、Crouzon 综合征等颅面畸形患儿,由于颅腔扩展限制,可能出现颅内压增高、视乳头水肿、视神经萎缩、智力发育障碍等症状，并可能伴有其他先天性畸形，需提前完善术前准备，纠正术前贫血、电解质紊乱、凝血功能异常，提前准备甘露醇、速尿等药物，对于术中可能大量出血的患儿，提前备好止血药、冷沉淀、血小板及血液制品，避免术中出现颅内高压及严重并发症。

3. 对存在困难气道的患儿，术前需要足够的术前气道评估。对插管困难的预测评估可采用观察甲颏间距、Mallampati 分级和直接喉镜显露喉头情况，结合胸片、气道 CT 等作出综合的判断。还应认真全面地准备好所有应有的困难插管工具（包括纤支镜、可视喉镜、光棒、喉罩、导引钢丝、钢丝螺纹加强管、鼻插导管、插管钳及气管切开包），配备有足够经验的麻醉医生。

二、麻醉前医患沟通

整形外科的有些患儿由于外貌形象与众不同，往往与社会接触较少，加之父母的保护造成其性格内向、自尊心强，有些患儿同时存在视力、听力及语言障碍。手术麻醉对其心理、生理影响很大，甚至可能危及生命，故术前患儿及家属对手术存在疑虑心理及恐惧情绪。麻醉医生术前应怀着理解、同情及有责任感的心情去访视患儿，与患儿及家属进行详细的沟通，细致交代病情，明确告知术中可能发生的意外和并发症，让患儿及家属理解和信任，在增强治病信心的同时也避免术中或术后一些意外和并发症所带来的医疗纠纷。

三、术前用药

术前可适当选择镇静药物及抗胆碱药，镇静药物包括咪唑安定或右美托咪定，抗胆碱药如长托宁可在诱导时应用。存在气道困难的患儿可术前应用 H_2 受体阻滞剂（西咪替丁或雷尼替丁）或恩丹西酮等以降低胃酸和 pH，以避免呕吐、误吸对气管造成损害。

第二节　颅面畸形患儿的麻醉选择和麻醉管理

先天性颅面畸形患儿的发病年龄小，大部分就诊的症状是颅面骨外观畸形，一般尚未出现运动和感知功能的异常。手术的基本目的是尽早纠正颅骨和面部的畸形，然后再进行软组织及外表畸形的纠正。手术的特点是体位特殊、手术时间长、术中显著和过量的出血、颅内压的改变及对视神经牵拉的影响，许多患儿同时伴有困难气道。术中麻醉处理的关键是在长时间的手术中保持血流动力学的稳定、维持较低的脑血流灌注压（以防广泛的出血或静脉窦撕裂后渗血）、避免颅内压和眼内压增高药物的使用（如氯胺酮）、保持气道的畅通。麻醉方法一般选择气管插管静吸复合全身麻醉，术中持续监护且建立有创动、静脉压监测。

一、麻醉诱导

静脉麻醉药主要可选择丙泊酚，它不增高颅内压，同时能降低脑组织代谢，剂量为 1.5～2 mg/kg，咪唑安定 0.05～0.1 mg/kg,芬太尼 2～3 μg/kg 或舒芬太尼 0.2～0.3 μg/kg。肌松药选择长效。术中维持可采用丙泊酚 5～10 mg/(kg·h),瑞芬太尼 0.3～0.5 μg/(kg·min)及氧流量 2～3 L/min,吸入七氟醚 1%～3%。七氟醚作用快、苏醒早、易控制、操作方便,术中吸入可以适度降低血压。异氟醚降压作用太强,不宜给患儿长时间使用。

二、术中体位及温度保护

大多数颅面手术时间为 4～8 个小时,最长可达十几个小时。长时间的手术操作和广泛的组织暴露对患儿损伤很大,术中要注意保护患儿。术中的保护措施包括:① 维持适当的体位使关节舒适地屈曲;② 各受压迫部位铺垫棉垫,保护好周围神经避受压迫;③ 眼部给予维 A 眼胶,纱布衬垫外眼后覆盖透明胶膜,以保护眼睛;④ 维持环境温度在 23～24℃之间,减少身体暴露于冷空气的时间;⑤ 身体周围垫加热毯;⑥ 麻醉机环路须加温、加湿,输入静脉内的液体和血液、冲洗用的液体均应在使用前加温,避免长时间广泛的组织暴露而使患儿大量热量丢失。

三、维持血管容量

颅面手术的血液丢失最多可达患儿体内血液总量的 2 倍,平均血液丢失量为患儿血液总量的 60%。丢失的血液应提前、及时、充分地补充,因为失血可能是突然、快速地发生的,不应在血压下降后才开始输血。颅面手术许多的失血隐匿在手术区和无菌单中,不易计算失血量,应密切观察动脉压和中心静脉压,及时补充血容量。一般宜输入冷沉淀、血小板及全血。淀粉类的胶体通过稀释减少凝血因子,干扰血小板和凝血因子Ⅷ,含右旋糖酐的溶液也影响血小板的功能,这些在小儿术中需慎用。晶体属低渗性,易引起脑水肿,应与胶体混合使用。

四、控制性低血压

控制性低血压在颅面手术中可有效地减少血液的丢失及保持手术野的清晰。使用控制性低血压技术时,脑灌注压是最关键的问题,测量血压必须和头颅在同一水平,平均动脉压(MAP)一般控制在 50～60 mmHg,收缩压不要超过 90 mmHg。婴幼儿血压的安全底线目前还不能确立,可略比较大小儿低一些。可使用挥发性麻醉药和血管扩张药物,也可单用或合用交感神经阻滞剂进行控制性低血压。

五、控制颅内压

颅内手术麻醉要求减少颅内的容量,在牵开额叶时方能暴露出前颅凹和面骨,减少脑的体积可减少牵开脑的程度,因此应避免使用增加颅内容量的药物。过度通气和应用利尿剂(甘露醇和呋塞米)可有效降低颅内压。其他措施包括头圈垫高 10°～20°确保静脉回流,也可防止空气静脉栓塞。呼吸模式的选择不应抑制颅内静脉及脑脊液的引流,应避免呼吸末正压通气,应使用呼气期较长的通气从而使平均气道压保持较低的水平。

六、眼心反射

小儿因其高的迷走张力和对迷走节律的敏感,使得眼心反射强烈。术中头皮剥离和推头皮至眼眶上时使得心律减慢,如果心率<60 次/分伴血压降低时要暂停手术,如果心律继续下降,需使用阿托品来提升心率。

七、五种压力的控制

1. CVP 太高可增高 ICP(正常 ICP:婴幼儿 0～6 mmHg,2～8 岁小儿 6 ～ 11 mmHg,大于 8 岁小儿 13～15 mmHg,过低易使脑室塌陷)。

2. CPP 太低影响脑组织供血。

3. Paw 太高可增高 CVP。

4. MAP 血液容量稳定的标志。

5. PEtCO$_2$ 过度通气维持在±25 mmHg,过低可使脑组织供血不足。

八、术中监测

行桡动脉或股动脉穿刺测量有创动脉压,颈内静脉(或其他深静脉)穿刺置入三腔导管以备测压、输液、用药之用,其他监测包括 ECG、SpO$_2$、HR、PEtCO$_2$、体温等。

第三节 困难气道患儿的麻醉选择和麻醉管理

小儿整形外科出现的困难气道根据梗阻的部位可以分为两大类。第一类是声门不能充分的显现,如继发于下颌骨、颈椎或其他软组织改变引起的正常生理气道解剖的变形,如 Pierre-Robin 综合征(下颌后缩,舌后坠气道阻塞综合征)、Treacher-Collins 综合征(下颌面发育不良综合征)、第一、二鳃弓综合征等。颈部的不稳定性和不可屈曲会造成咽喉暴露困难(如唐氏综合征、巨大颈部瘢痕和小儿风湿性关节炎等)。第二类是声门能够暴露,但声门上或下的结构异常使得难以置入气管插管,如声门下狭窄、喉蹼、存在气道梗阻的口腔内包块等。患儿的特殊生理病理状况及小儿本身的高代谢率和低氧储备,会大幅缩短气管插管时的缺氧耐受时间,从而在术中很快出现低氧血症。这两类患儿麻醉处理的关键是术前进行全面详细的气道评估,配备经验丰富的麻醉医生,并提前制订术中"气道管理计划"及术中插管不顺利超出预期时的"备用计划"。

一、麻醉诱导

清醒气管插管在小儿中几乎是不可行的,大多存在困难气道的患儿均需在麻醉诱导或深度镇静下进行气管插管。有证据显示,麻醉深度不够是导致小儿术中不良呼吸情况发生的主要危险因素。麻醉诱导可使用长托宁 0.01 mg/kg,咪唑安定 0.05~0.1 mg/kg,丙泊酚 2~3 mg/kg,芬太尼 2~3 μg/kg 或舒芬太尼 0.2~0.3 μg/kg,推注要慢,维持小儿自主呼吸。如果深度不够,可加用七氟醚诱导,是否应用肌肉松弛药取决于提前预计的面罩通气能力和潜在的气道病理情况。如果选择保持自主呼吸,气管插管前声门即气道喷洒利多卡因可有效减少呛咳反应,降低喉痉挛风险。如果选择保持控制呼吸,在面罩通气良好的情况下,尽量选择短效或可快速拮抗的肌松药。如果插管不顺利,可快速诱导回患儿的自主呼吸。

二、非预知性困难气道的处理

对于术中出现的非预知性困难气道,应快速识别,并考虑采用以下策略:

1. 尽可能减少直接喉镜显露尝试的次数,小儿气管黏膜娇嫩,反复插管容易发生水肿,水肿后的气道阻力将成倍增长,所以应尽可能减少医源性损伤,及时改用视频喉镜、光棒、视可尼支气管镜或纤维支气管镜等辅助插管工具。

2. 考虑采用肺氧合措施,如鼻导管、口咽通气道、鼻咽通气道、喉罩等,以降低并发症风险,保证患儿安全。对于非预知性困难气管插管,喉罩是维持通气的极好设备(图1-4-3-1),对时长不超过2小时的声门不能充分显现但面罩通气良好的手术,如 Pierre-Robin 综合征等,在气管插管困难时它能够替代气管插管,而且对通气和气管插管同时发生困难的窘境也极为有用。

3. 如果为择期手术,并且无可用的上述工具,最明智的选择就是唤醒小儿,推迟手术等待准备完善。

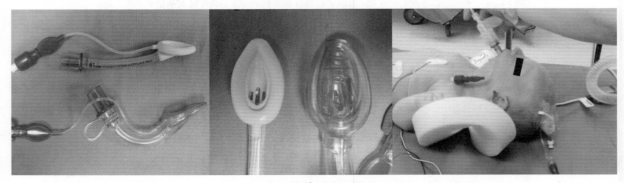

图1-4-3-1 喉罩可维持通气(摘录 T. Wesley 的图)

三、不能气管插管不能氧合状态的救援处理

目前对于术中出现不能气管插管不能氧合状态的患儿,救援方案非常有限,处理极具挑战。与成人不同,小儿的环甲膜非常难以辨认,尤其是新生儿和小婴儿。有创操作的风险极高,并且可能会因为操作时间过长而导致不可逆的缺氧性损伤。但有研究显示,环甲膜穿刺技术至少可提供 15 分钟的有效氧合。在紧急情况下,可采用 18 号或更粗的血管穿刺针穿刺环甲膜给氧来争取时间,进行下一步的抢救措施。如果使用双人双手通气技术口咽气道和口咽通气道能够维持可接受的氧合,由经验丰富的麻醉医生或外科医生实施经环甲膜切开术可能明显优于经皮环甲膜穿刺术,但经环甲膜切开术对于正在语言发育期的婴幼儿,可能会有极大影响,并且气管瘢痕挛缩易引起气管狭窄,6 岁以下小儿需谨慎采用。

四、建立气道的工具和方法

用于建立困难气道的工具和方法非常多,但有些工具没有配备小儿型号,几种比较常用和公认的工具见表 1-4-3-1。处理非紧急气道的目标是无创,而处理紧急气道的目的是挽救生命。麻醉医生应遵循先无创后有创的原则建立气道。

表 1-4-3-1 建立气道的工具和方法

	类别	特点
喉镜类	直接喉镜:包括弯型镜片(macintosh)和直型镜片(miller)	选择合适的尺寸、类型非常重要,必要时需更换不同尺寸、类型的镜片和不同型号的喉镜柄
	可视喉镜:包括 Glidescope、McGrath、C-Mac、Tosight 和 UE 可视喉镜等	不需要口、咽、喉三轴重叠,可有效改善声门显露,但一般需借助管芯
经气管导管类	管芯类:包括硬质管芯、可弯曲管芯以及插管探条等	需喉镜辅助,方法简便,可提高插管成功率
	光棒:如 lightwand 等	利用颈前软组织透光以及气管位置比食管更表浅的特性。快速简便,可用于张口度小和头颈不能运动的患儿
	可视管芯:如视可尼支气管镜等	结合了光棒和电子镜的优势,快捷可视
	可视插管软镜:包括纤维支气管镜和电子软镜	适合多种困难气道的情况,尤其是清醒镇静表面麻醉下的气管插管,但一般不适合紧急气道,操作需经一定的训练
声门上通气工具	喉罩(LMA):包括一代喉罩和二代喉罩,包括胃食道引流管型喉罩(双管喉罩),ProSeal 喉罩、Supreme 喉罩和 i-gel 喉罩	一代喉罩因其密封性差,且反流误吸风险高,在临床应用已越来越少。二代喉罩特点为置入成功率高,既可改善通气,也可代替气管插管维持气道
	插管型喉罩:常用的有 Fastrach 喉罩、Cookgas 喉罩、Ambu 喉罩和鸣人插管型喉罩等	可同时解决困难通气与困难气管插管,插管成功率高,但受患儿张口度限制
	喉管	套囊封闭咽腔与食管开口从而进行通气,置入简便,损伤较轻

类别		特点
紧急有创工具与方法	环甲膜穿刺置管和经气管喷射通气	用于声门上途径无法建立气道的紧急情况,喷射通气时必须保证患儿的上呼吸道开放以确保气体可以排出
	经环甲膜穿刺通气	采用环甲膜穿刺套件,经环甲膜穿刺,可直接进行机械或手控通气
	经环甲膜切开通气	紧急气道处理流程中的最终解决方案,操作者必须事先在模型上接受过训练才能迅速完成

五、困难气道的基本处理原则

1. 麻醉与气道管理前对患儿进行全面详细的评估与充分的准备,最大限度地减少紧急气道,特别是"既不能插管又不能氧合"情况的发生。

2. 术中维持氧合和通气是最主要的问题。

3. 每次麻醉操作前均需保证足够的麻醉深度和充分的肌肉松弛度。

4. 严格控制尝试插管操作次数,不超过"3+1"次,尽可能减少医源性损伤,及时求助。

5. 在保证氧合的情况下,快速思考和判断是进一步尝试还是唤醒患儿,推迟手术。

6. 如果出现"不能气管插管不能氧合"情形,需建立紧急气道时,需要带有减压阀的高压通气气源。

7. 各种困难气道工具和技术的使用,需规范、定期地对麻醉医师进行反复培训。

六、麻醉管理

困难气道患儿的难点在于麻醉诱导和气管插管,术中的麻醉管理并无特殊性,具体管理可参考第二一节内容。

第四节　患儿术后麻醉管理

一、颅面手术后关注点

大量失血、气栓、颅内压升高、脑水肿、硬膜外出血、拔管后呼吸道梗阻和气管切开出血或气管阻塞、呼吸暂停、循环功能衰竭及术后感染,是小儿颅面外科术后并发症的常见原因,应给予足够的重视,并提前做好相应的准备,及早对症处理。

二、术后拔管

存在困难气道的患儿,气管拔管时尤应慎重,不管是在苏醒室还是在 ICU,拔管时都需要具有高级气道管理技能的医务人员在场,以便可能随时重新气管插管。拔管时要严格遵守下列原则:① 患儿应完全清醒,呼之能应。② 咽喉反射、吞咽反射已完全恢复。③ 每分钟通气量达到正常。④ 脱离氧气吸空气 5 分钟,SpO_2 95% 以上。⑤ 排除拔管后引起呼吸道梗阻的一切因素。⑥ 合理包扎切口,防止包扎后引起呼吸困难及对困难气道通畅造成影响。要注意观察拔管后的患儿呼吸及 SpO_2,对于患儿鼻腔及口腔内的渗血和分泌物要及时清除,气道不畅的患儿短时可用口咽通气道,对要长期保持气道通畅的患儿可放置鼻咽通气道(新生儿最短的可置入长度为 6 cm)。

三、术后恶心呕吐的处理

术后恶心呕吐会产生不适及污染伤口,原因可能是某些麻醉药的不良反应,也可能是由于分泌物或血液刺激咽部或吞入后刺激胃所致。应进行预防性治疗,如使用 5 - HT_3 受体拮抗剂等止吐药。术中使用 $0.1\sim0.2$ mg/kg 的地塞米松,也可减少术后 24 小时内呕吐的发生率。

四、术后镇痛

小儿整形外科手术后,需要给予足够的术后镇痛治疗。小儿术后疼痛主要分三种:① 切口痛,可以采用超声引导下外周神经阻滞或切口处局部麻醉药浸润来缓解疼痛。② 炎性痛,可以使用乙酰氨基酚和 NSAIDs 来缓解疼痛。③ 内脏痛,可使用阿片类药物包括 μ 受体和 κ 受体激动剂等来缓解疼痛。大多数患儿的术后疼痛都是混合性的,故推荐使用"超前镇痛"和"多模式镇痛"来管理疼痛。对于创面大的手术,可采用持续泵注的镇痛泵来进行连续镇痛。

五、术后随访

麻醉医生应对每个患儿都进行良好的术后随访,尤其是术中出现危急情况和可能发生并发症的患儿,应该在麻醉记录单中记录患儿出现的情况,并对其进行详尽描述。同时有必要将以上信息告知患儿家属,为今后进一步的处理提供指导。任何一次的危急麻醉管理麻醉医生都应该认真讨论和总结经验。

(费 建 张 莉)

参考文献

[1] Stricker Paul A, Fiadjoe John E. Anesthesia for craniofacial surgery in infancy[J]. Anesthesiol Clin, 2014, 32(2): 215 - 235.

［2］ Thomas Kate，Hughes Corinna，Johnson David，et al. Anesthesia for surgery related to craniosynosto-sis：a review. Part 1［J］. Paediatr Anaesth，2012，22(1)：1033－1041.

［3］ Spruijt B，Tasker R C，Driessen C，et al. Abnormal transcranial Doppler cerebral blood flow velocity and blood pressure profiles in children with syndromic craniosynostosis and papilledema［J］. J Cranio-maxillofac Surg，2016，44(2)：465－470.

［4］ Spruijt Bart，Joosten Koen F M，Driessen Caroline，et al. Algorithm for the Management of Intracranial Hypertension in Children with Syndromic Craniosynostosis［J］. Plast Reconstr Surg，2015，136(10)：331－340.

［5］ Subramanyam Rajeev，Yeramaneni Samrat，Hossain Mohamed Monir，et al. Perioperative Respiratory Adverse Events in Pediatric Ambulatory Anesthesia：Development and Validation of a Risk Prediction Tool［J］. Anesth Analg，2016，122(11)：1578－1585.

［6］薛富善，程怡，李瑞萍，等. 声门上气道装置在困难气道处理中的应用及相关问题［J］. 国际麻醉学与复苏杂志，2013，34 (10)：867－871.

［7］ T. Wesley Templeton，Yvon F. Bryan. A two-stage approach to induction and intubation of two infants with Pierre-Robin Sequence. Korean J Anesthesiol，2016 August，69(4)：390－394.

［8］ Sims Craig，von Ungern-Sternberg Britta S. The normal and the challenging pediatric airway［J］. Paediatr Anaesth，2012，22(5)：521－526.

［9］ Wong Carrie F P，Yuen Vivian M，Wong Gordon T C，et al. Time to adequate oxygenation following ventilation using the Enk oxygen flow modulator versus a jet ventilator via needle cricothyrotomy in rabbits［J］.Paediatr Anaesth，2014，24(6)：208－213.

［10］ Jimenez Nathalia，Posner Karen L，Cheney Frederick W，et al. An update on pediatric anesthesia liability：a closed claims analysis［J］. Anesth Analg，2007，104(3)：147－153.

［11］中华医学会麻醉学分会专家组.困难气道管理指南［J］.临床麻醉学杂志，2013，29(1)：93－98.

第五章
小儿烧伤整形疾病的重症监护治疗

第一节　小儿烧伤整形疾病的监护特点

小儿各器官发育不完善、代偿能力差,烧伤后极易发生低血容量性休克、急性肾衰竭和脓毒血症等严重并发症,特别是重度烧伤患儿,治疗难度大,死亡率高。病程早期的液体复苏及后期的抗感染治疗尤为关键。同时,烧伤患儿可能存在呼吸道灼伤,出现呼吸道充血、水肿,数小时后并发上呼吸道梗阻,甚至窒息、死亡。因此,尽早建立人工气道是挽救烧伤合并吸入性损伤的重要措施。为使烧伤患儿能够顺利地度过危险期,提高治愈率,需要入住 ICU 给予重症监护治疗。

近年来,随着小儿整形外科的发展,越来越多的疾病得到了有效的救治。小儿整形外科疾病多属先天性畸形,目前南京市儿童医院整形外科能开展各类重大手术,包括颅面外科(如 Crouzon 综合征、Pierre-Robin 综合征、Treacher Collins 综合征等)、整形功能修复和重建外科(如血管瘤、淋巴管瘤、瘢痕整形等)(图 1-5-1-1)。该类患儿围术期的管理尤为重要,需要解决的问题包括困难气道、出血、凝血功能障碍、感染等。小儿与成人相比具有许多特殊性,例如新陈代谢旺盛,处于生长发育期间以及对周围环境反应强烈,组织脆弱不耐受

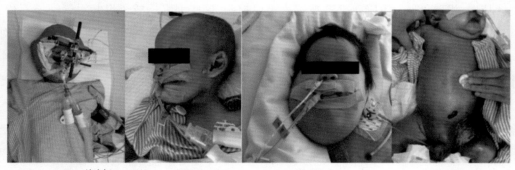

Treacher Collins 综合征　　第一、二鳃弓综合征　　淋巴管瘤　　血管瘤

图 1-5-1-1

强力创伤,对失血的耐受力差,不适宜长时间麻醉,免疫力较低,生理代偿能力也低于成人。因此,小儿整形外科术后监护同样很重要,也是保证手术成功的关键。

一、小儿烧伤及整形疾病的呼吸道管理

小儿烧伤整形疾病的呼吸道管理相当的复杂。烧伤患儿存在确定或者可疑的呼吸道烧伤时,以及由于烧伤后机体复杂的应激反应和可能不恰当液体治疗,导致呼吸系统的水肿状态也是较难处理的临床工作。先天性畸形的患儿往往解剖畸形和功能障碍同时存在。上呼吸道的畸形导致患儿困难气道,现代麻醉学有着较多的解决困难气道的先进方法,例如可视喉镜气管插管、纤支镜气管插管等,但术后的气道管理依然较为困难。气管的发育状态、气道旁占位、不同原因导致的迁延不愈的肺部感染、先天性心脏病、整形手术部位等也是影响患儿呼吸道管理的难点。

小儿烧伤整形疾病手术后的呼吸道管理特点及处理:

1. 先天性畸形患儿往往合并先天性心脏病,依靠动脉导管分流存活的复杂先心患儿的吸氧浓度要选择恰当,过高的吸氧浓度会导致动脉导管提早闭合,使患儿失去救治机会,此类患儿吸氧浓度应尽量保持在30%以内。

2. 在颌面部整形手术过程中,麻醉医生经常远离患儿头部,因对呼吸道管理的担心和手术中变换不同体位的气道改变,主观上气管导管插管往往位置较深,客观上术中体位的变动和术后的转运也有可能会造成气管导管脱出,这一点应引起重视。术后不能及时拔除气管插管的患儿应常规听诊,甚至拍摄胸部X线片。

3. 存在困难气道的整形科患儿气管导管的拔除是比较棘手的,拔除导管的时机应根据手术部位、气道分级、术前呼吸状况、术中气管插管的次数、患儿意识以及定向能力、氧分压、CO_2分压、氧合指数等具体情况而定。一般要比其他疾病患儿谨慎,等患儿完全清醒后拔除,拔除前做好充分的准备工作,准备好氧气、加压气囊、气管插管等设备,甚至要做好床边气管切开的准备。

4. 颌面部术后患儿的手术敷料会影响面色的观察、填塞物会造成呼吸道的梗阻、弹力绷带会影响下颌关节的松紧等这些细节也应该引起监护医生的重视,特别是在气管导管拔除后。

5. 发生在术前和术后的肺部感染,是小儿烧伤整形疾病呼吸道管理的困难所在。有的疾病比如Pierre-Robin综合征等因喂养困难、误吸、排痰不畅等原因,术前不可避免的存在或多或少的肺部感染。术后因为呼吸机相关性肺炎,术后免疫力下降等会造成感染难以控制,这些因素造成了患儿对气管导管和PEEP的依赖。所以,术后感染的控制是监护室重要的环节。目前还是选择广谱抗生素,待有病原学依据后可针对性治疗。

二、小儿烧伤整形疾病的液体管理

小儿烧伤的液体管理非常重要,短期内存在渗出期和液体回流期,这在第二一节会具体叙述。而小儿整形手术后的液体管理也非常有其自身的特点。先天性畸形的患儿往往需要尽早治疗,以最大程度的改善生活质量,这部分需要手术的患儿往往是小婴儿甚至新生儿。小儿补液治疗开始前,需谨慎评估液体先前的丢失量、摄入量和电解质情况,同时在治疗过程中也要密切观察以了解选择的处理是否恰当。

（一）各年龄组体液代谢的特点

1. 新生儿　在出生后的最初几日，生理性失水可使体重下降10%左右。出生第1日的液体需要量相对较低，这时补液应相对保守，数日后液体丢失及需求相对增加，每日水转换率（100 ml/kg）亦明显高于成人（35 ml/kg），体液总量、细胞外液和血容量与体重之比均大于成人（表1-5-1-1）。新生儿心血管代偿能力差，两侧心室厚度相近，液体过荷易出现全心衰竭。体液丢失过多，易导致低血容量、低血压，严重者可使肺血流量减少，引起低氧血症和酸中毒，致使动脉导管开放并可能恢复胎儿循环。新生儿肾脏发育尚未完善，肾小球滤过率仅为成人的15%～30%，肾小管未充分发育，肾脏维持水和电解质正常的能力比成人差。

表1-5-1-1　正常小儿每日失水量（ml/100 kcal）

	失水途径	失水量
非显性失水	肺	14
	皮肤	28
显性失水	皮肤出汗	20
	大便	8
	排尿	50～80
合计		120～150

注：1卡＝4.19焦耳。

2. 婴儿期　即使到了婴儿期患儿对容量不足的耐受性仍然较差，发生全心衰竭的概率比新生儿小，但仍易发生心力衰竭。肾脏对水、电解质的调节能力还是较差。当液体不足时，易导致代谢性酸中毒和高渗性脱水。

3. 幼儿期　小儿机体各器官的功能逐步接近成人水平，在不同前、后负荷情况下，维持正常心输出量的能力以及肾小球的滤过率和肾小管的浓缩功能已与成人接近，对液体的管理接近于成人。

（二）液体评估

择期手术的患儿，因术前禁食多有轻度液体不足。减少禁食时间，术前2小时饮用清饮料，可以让患儿更舒适并使机体不缺水，这对于婴幼儿更为重要。

小儿先天性畸形的整形手术，手术时间长、要求精细、创面大、失血多，液体管理比较困难。新生儿液体评估主要依赖监护仪数据和体格检查的结果。婴幼儿可通过观察黏膜、眼球张力和前囟饱满度对失水程度进行粗略评估（表1-5-1-2）。生化检查将有助于确定脱水的性质：低渗性（血浆渗透浓度＜280 mOsm/L，血钠＜130 mmol/L）、等渗性（血浆渗透浓度280～300 mOsm/L，血钠130～150 mmol/L）或高渗性（血浆渗透浓度＞310 mOsm/L，血钠＞150 mmol/L）。

表1-5-1-2　新生儿和婴幼儿脱水程度的评估

症状与体征	轻度	中度	重度
失水量占体重比例	3%～5%	6%～9%	＞10%
全身情况	激惹，不安	口渴，嗜睡	冷，虚汗，虚弱
脉搏	正常	快，细弱	快，微弱
呼吸	正常	深，快	深，快

症状与体征	轻度	中度	重度
囟门	正常	凹陷	极度凹陷
收缩压	正常	正常或降低	降低,难于测定
皮肤张力	正常	减弱	明显减弱
眼睛	正常	凹陷,干燥	交叉性凹陷
黏膜	潮湿	干燥	极度干燥
尿量	正常	减少	少尿,无尿
毛细血管充盈时间	正常	<2秒	>3秒
估计失水量	30～50 ml/kg	60～90 ml/kg	100 ml/kg

（三）输液量的确定

1. 维持性输液　补充生理需要量,可根据体重、热卡消耗和体表面积计算。手术期间根据患儿体重热卡消耗和体表面积计算。手术期间根据患儿体重按小时计算(表1-5-1-3)。

表1-5-1-3　小儿维持液需要量

体重(kg)	每小时液体需要量	每日液体需要量
0～10	4 ml/kg	100 ml/kg
10～20	40 ml+2 ml/kg*	1000 ml+50 ml/kg*
>20	60 ml+1 ml/kg**	1500 ml+25 ml/kg**

注：*(体重-10)部分,每kg增加量;**(体重-20)部分,每kg增加量;例如:15 kg小儿,每小时液体需要量=(4×10)+(2×5)=50 ml/kg;每日液体需要量=(100×10)+(50×5)=1250 ml/24 h。

正常条件下每代谢1 kcal热量需1 ml水。因此,清醒小儿的能量和水消耗是相等的。10 kg以下婴儿对于能量的生理需要量为100 cal/(kg·d),其中50%用于维持基础代谢,另50%用于生长发育。10 kg以上婴儿生长发育减缓,能量需要相应减少为50 cal/(kg·d),即1000 cal+50 cal/(kg·d)。20 kg以上小儿生长进一步减缓,热卡需要减至25 cal/(kg·d),即1500 cal+25 cal/(kg·d)。临床治疗时须参考计算结果并根据患儿对液体治疗的反应决定治疗方案：

（1）足月新生儿(胎龄>36周)：出生后最初几日会正常丢失占体重10%～15%的水分,液体的维持需要量减少(表1-5-1-4)。

表1-5-1-4　新生儿出生最初几日的维持液需要量

年龄(日)	每小时液体需要量(ml/kg)	每日液体需要量(ml/kg)
1	2～3	20～40
2	3～4	40～60
3	4～6	60～80
4	6～8	80～100

（2）足月新生儿：在出生后48小时内应给予10%葡萄糖2～3 ml/(kg·h)或40～80 ml/(kg·d)。

（3）体重<2 kg的早产儿：液体治疗推荐至少4 ml/(kg·h)或100 ml/(kg·d),并应每日监测体重和

电解质,及时确定治疗方案。

(4) 小儿出现以下情况时液体维持需要量增加:发热(体温每升高 1℃,能量消耗增加 10%~12%)、多汗、呼吸急促、代谢亢进(如烧伤)、处于暖箱中或光照治疗中的患儿,失水量明显增加,在计算需求量时应考虑。

(5) ICU 中处于镇静状态和吸入加湿气体的患儿,液体维持量是否需减少意见尚不统一,多数认为不会影响液体的维持量。

2. 补充性输液　补充不正常的失水,包括消化液丢失(腹泻、呕吐、胃肠引流等)、手术创伤导致的局部液体丢失或失血。

(1) 补充因术前禁食引起的缺失量,按禁饮时间计算需补充的缺失量,即生理需要量×禁饮时间。计算得出缺失量,在手术第 1 个小时补充半量,余下液体量在随后 2 小时内输完。

(2) 补充不同手术创伤引起的液体丢失(如体腔开放、浆膜下液体积聚等),一般小手术 2 ml/(kg·h)、中等手术 4 ml/(kg·h)和大手术 6 ml/(kg·h),腹腔大手术和大面积创伤时失液量可高达 15 ml/(kg·h)。

(四) 输液种类的确定

围手术期可供选择的液体包括晶体液和胶体液,应根据患儿的需要,并考虑液体的电解质、含糖量和渗透浓度进行选择(表 1-5-1-5)。通常,小儿围手术期使用无糖等张平衡盐溶液(balanced electrolyte solutions,BEL)是比较理想的,而较小的婴幼儿可以酌情使用含 1%~2% 葡萄糖的平衡盐溶液,当手术中失液、失血较多时应增补胶体液,可选用白蛋白等血液制品或羟乙基淀粉、明胶类等血浆代用品。

表 1-5-1-5　人体血浆及小儿常用静脉输液的成分

电解质(mmol/L)	人体血浆	生理盐水	乳酸林格液	醋酸林格液	5%葡萄糖	白蛋白 5%
Na^+	142	154	140	130	—	142±15
K^+	4.2	—	4.5	—	—	<2.5
Cl^-	103	154	109	98	—	100
Ca^{2+}	5	—	3	—	—	—
Mg^{2+}	3	—	—	3	—	—
醋酸盐	—	—	—	27	—	—
乳酸盐	1.2	—	28	—	—	—
葡萄糖	—	—	—	—	5	—
pH	7.4	5.0	6.5	7.4	—	—
渗透浓度(mOsm/L)	290	308	274	295	252	330

注:6%羟乙基淀粉禁用于脓毒血症、肾功能损害或重症患儿(参照欧洲药监局 2013 年 10 月最新官方文件),因此表中未列出。

1. 低渗性补液　原则上维持性补液可选用轻度低渗液,如 0.25%~0.5% 氯化钠溶液。但大量输注易导致术后低钠血症,甚至引起脑损伤。

2. 等渗性补液　等渗液的丢失继发于创伤、烧伤、腹膜炎、出血和消化道的液体丢失,术中所有的体液丢失都应以等渗溶液(林格液、复方电解质溶液或生理盐水)补充。

3. 葡萄糖液　大多数小儿对手术刺激有高血糖反应,而输入含糖溶液将加重血糖的升高。小儿手术过程中不建议常规输注葡萄糖液,但要注意以下几点:

（1）多数患儿术中给予无糖溶液，注意监测血糖。

（2）低体重儿、新生儿或长时间手术的患儿应采用含糖（1％～2.5％葡萄糖）维持液，并监测血糖。

（3）早产儿、脓毒血症新生儿、糖尿病母亲的婴儿及接受全肠道外营养的小儿，术中可用 2.5％～5％葡萄糖溶液，应监测血糖水平，避免单次静注高渗葡萄糖液。

（4）术前已输注含糖液的早产儿和新生儿术中应继续输注含糖液。

（五）输液注意事项

1. 小儿输液的安全范围小，婴幼儿更为明显，即液体最小必需量与最大允许量之比较小，两者绝对值的差更小；计算补液总量时应包括稀释药物（包括抗生素）在内的液量。

2. 补液速度取决于失水的严重程度，但小儿围手术期输液时要注意控制输液速度及输入液量，建议婴幼儿术中补液使用输液泵控制或选用带有计量的输液器。

3. 术中小儿如出现尿量减少、心动过速、低血压或末梢灌注不良等血容量不足的症状，应积极进行补充容量治疗。

4. 对于择期手术的患儿，一般情况良好，输液不是必须；患儿手术时间超过 1 小时或术前禁食、禁饮时间较长，应给予静脉输液。

5. 对胶体的选择，尤其羟乙基淀粉的使用要慎重，对于早产儿、新生儿及婴儿，5％的白蛋白仍是比较好的选择。

6. 根据患儿病情缓危、严重程度等具体情况，强调个体化输液。

7. 大手术尽量做到目标导向治疗，根据患儿对补液的反应及时对补液量和速度作出调整。

（六）监测要点

1. 健康小儿行择期手术前无需检测血清电解质。

2. 术前需要静脉补液的小儿，术前（无论择期或急症手术）都需要检测血清电解质。

3. 尿量能较好地提示输液是否适宜，至少应能维持 1 ml/(kg·h)的尿量。

4. 应注意监测收缩压的变化，必要时可建立有创血压和中心静脉压监测。

5. 婴幼儿前囟饱满度、皮肤弹性和黏膜湿润度可作为评估容量是否充分的参考依据。

6. 需要时，应测定血气、血糖和血细胞比积等。

第二节　小儿烧伤疾病的重症监护治疗

烧伤是小儿常见意外伤害之一，会对患儿造成严重生理和心理创伤，对家庭、社会也造成沉重的负担。小儿烧伤主要以热液烫伤为主，其次为火焰伤、电击伤和化学烧伤等。小儿皮肤柔嫩，真皮层血管丰富，烧伤后易丢失大量水分，加之小儿血液循环代偿能力差，烧伤后不喜进食，容易出现休克，即使患儿烧伤的面积不大，也可能发生休克。特别是重度烧伤患儿，均存在休克关和感染关（图 1-5-2-1）。烧伤严重程度分类见表 1-5-2-1。

表 1 - 5 - 2 - 1　烧伤严重性分度

	Ⅱ°	Ⅲ°
轻度烧伤	<5%	
中度烧伤	5%~15%	<5%
重度烧伤	15%~25%	5%~10%
特重烧伤	>25%	>10%

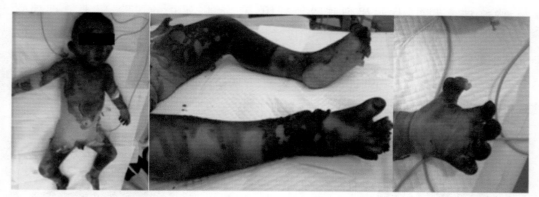

图 1 - 5 - 2 - 1　重度烧伤的表现

大面积烧伤后 48 小时以内,除早期可因疼痛发生休克外,主要是因大量血浆样体液从创面渗出及渗出到细胞间隙所致的低血容量性休克。体液从创面渗出以烧伤后 6~8 小时最快,36~48 小时达到高峰。此期间临床表现为烧伤局部或全身反应性水肿,创面有大量的体液渗出,尿少,心率快,血压降低,手足发凉,口渴,烦躁不安等,可出现血红蛋白尿。进入休克期,需要积极液体复苏。南京儿童医院 SICU 经过多年实践,总结出一套小儿烧伤休克期液体疗法的公式,即:第一个 24 小时入量=生理需要量+体重×烧伤面积×(系数,1~3),患儿年龄越小,系数越大,需要根据液体复苏反应个性化调整。通常第一个 8 小时入量为总入量的 1/2,剩余量在剩下 16 小时内输注。在复苏液体种类选择上,晶体液包括生理盐水、平衡盐溶液;胶体液包括血浆、白蛋白、右旋糖酐等。通常晶体液与胶体液之比为=2:1(烧伤面积超过 50% 为 1:1)。需要通过心电监护,包括心率、无创或有创动脉压、中心静脉压,以及动态尿量监测、床旁重症超声评估容量反应,以免补液过多过快导致心功能不全和急性呼吸窘迫综合征。必要时采取"边补边脱"的液体疗法。补液抗休克是大面积烧伤治疗的重要环节,休克期及正确的液体复苏对预防烧伤并发症,提高治愈率至关重要。

烧伤后皮肤屏障作用被破坏,细菌容易在创面繁殖而引起严重感染,是烧伤创面未愈之前始终存在的问题。烧伤后 48 小时,体液渗出开始转为吸收,烧伤后 3~7 日水肿逐渐消退,患儿尿量增多。此阶段细菌毒素和其他有害物质也被吸收,临床表现为高热等中毒症状,甚至发生脓毒症、菌血症、感染性休克。在抗生素的选择上,要兼顾可能的致病菌,包括革兰阳性菌、阴性菌、真菌及厌氧菌等。强调创面积极清创的重要性,包括定期换药、切痂、VSD 负压吸引等。注意创面分泌物微生物学检查,以指导目标性抗感染治疗。动态监测炎性指标,如血常规、C 反应蛋白、降钙素原等。需要警惕长时间使用广谱抗生素引起的多重耐药菌及真菌感染。近年来多重耐药金黄色葡萄球菌、鲍曼不动杆菌、铜绿假单胞菌等引起重症感染形势越来越严峻,需要严格管控抗菌药物的使用。

烧伤患儿营养支持至关重要,早期机体处于高分解状态,负氮平衡,发生营养不良的风险高,严重影响预后,因此需要重视营养支持。如果患儿肠道耐受,未有应激性溃疡、肠麻痹等症状,尽可能肠内营养支持,早期肠道喂养可以显著减弱机体超高代谢反应,能维持肠道结构,保持肠道屏障功能,防止机体在危重症状态下出现肠道细菌毒素移位,引起肠源性感染。胃肠道喂养应从少到多,少量多次喂养,如无不适逐渐增加直至全部改为口服。同时注意各脏器功能的保护,包括防治脑水肿、营养心肌、肾功能保护、维持水电解质及酸碱平衡等。

临床上会出现特殊部位的烧伤,如口腔颌面颈部、呼吸道烧伤等,需要注意呼吸功能监测。若患儿出现明显的喉鸣、吸气性三凹征,提示出现呼吸道梗阻,有窒息、死亡的风险,需要立即建立人工气道(图1-5-2-2)。气管切开术是严重烧伤合并重度呼吸道损伤患儿重要抢救措施,但临床实践中往往较难实施,南京儿童医院SICU所有病例均给予了气管插管术,同样获得了良好治疗效果(图1-5-2-3)。烧伤后第2~3日开始至第14日左右,患儿进入焦痂溶解期,呼吸道创面的坏死黏膜开始脱落,此时应该加强气道湿化,去除呼吸道分泌物和坏死性黏膜,保持呼吸道通畅。

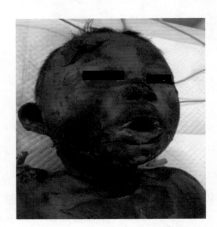
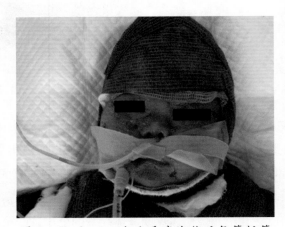

图1-5-2-2　小儿重度烧伤导致呼吸困难　　　图1-5-2-3　小儿重度烧伤后气管插管

五、Pierre-Robin 综合征围术期管理

Pierre-Robin 综合征(Pierre-Robin syndrome,PRS)又称小颌畸形综合征,由 Pierre 在 1923 年首次报道。Pierre-Robin 综合征是一种由胚胎发育障碍引起的常染色体显性遗传疾病,具体发病机制尚不完全清楚。有研究认为其可能与妊娠期巨细胞包涵体病毒感染有关。按照 Pierre-Robin 综合征分级,1 级 PRS 患儿无临床表现,3 级病情危重,预后差,可存在不同程度的呼吸及喂养困难、智力障碍、反复发作的肺部感染、窒息以及合并的其他畸形(图1-5-2-4)。目前 3 级 Pierre-Robin 综合征临床治疗仍有一定的难度。以前多予以对症治疗,牵引成骨等技术的出现,使得治疗 Pierre-Robin 综合征成为可能(图1-5-2-5)。但该类患儿术前往往基础疾病多,营养状况差,免疫功能低下,甚至需要呼吸支持(机械通气),使得围术期的治疗尤为重要。

Pierre-Robin 综合征患儿面临的两大问题为上呼吸道梗阻及喂养困难,这与患儿下颌及口腔解剖结构有关,如果处理不及时或不正确,可导致严重缺氧、呼吸衰竭、营养不良等并发症,甚至引起死亡。以往治疗

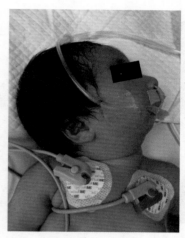
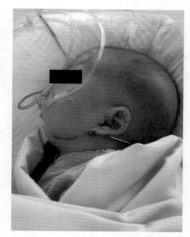

图 1-5-2-4　Pierre-Robin 综合征术前　　　图 1-5-2-5　Pierre-Robin 综合征术后

主要是对症及支持治疗,近年来,国外将下颌骨牵引成骨技术应用于治疗 Pierre-Robin 综合征。南京儿童医院沈卫民教授认为只要 Pierre-Robin 综合征患儿经保守治疗,仍存在阵发性发绀、吸气性呼吸困难及哺乳困难者,均可行下颌骨延长术,以改善症状。

但是,围术期呼吸机治疗同样很关键。该类患儿存在上呼吸道梗阻,常规氧疗不能改善呼吸症状,需要建立人工气道、机械通气纠正高碳酸血症及低氧血症。由于患儿腭弓高,常规喉镜不能很好地暴露声门,气管插管难度大。南京儿童医院 SICU 使用可视喉镜及纤维支气管镜引导下气管插管,均获得成功。呼吸机模式选择压力控制通气(PCV)或同步间歇指令通气(SIMV),尽量保留患儿自主呼吸功能。关于术后撤机时机,我们依据患儿术前或术中麻醉插管困难气道的严重程度、气管插管次数及术后氧合指数评估。插管次数越多,机械通气时间越长。南京儿童医院 SICU 总结的经验为:插管次数等于术后机械通气天数,但仍需要进一步统计学分析研究。部分患儿撤机后仍出现不同程度呼吸困难,可采用改变体位(侧卧位、头颈部后仰)、使用口/鼻咽通气管(鼻咽通气管为气管插管改良)等方法,大部分患儿能得到缓解。

严重 Pierre-Robin 综合征患儿术前由于喂养困难,均存在不同程度的营养不良,术后加强营养支持能够增强机体免疫力,促进手术创面愈合。在围手术期,胃肠道不能履行其功能时,如何适时的营养干预在临床实践中尤显重要,其积极应用可以改善临床结局。单纯选用肠外营养(parenteral nutrition,PN)和肠内营养(enteral nutrition,EN)对于危重术后患儿各有其局限性,目前比较受到关注的是营养支持三部曲:即先由全肠外营养过渡到肠外联合肠内营养,最后达到全量 EN。这对 Pierre-Robin 综合征围手术期患儿同样适用。营养是危重症小儿治疗的一个重要方面,创伤、手术、感染和其他疾病时,炎症反应和免疫系统功能变化是复杂的、多因素的,营养给予应该基于重症患儿不同的营养风险及疾病的不同进程。

患儿术后常规放置胃管,评估胃肠道功能,若患儿无应激性溃疡,无腹胀、呕吐等症状,通常于术后 6 小时开始鼻饲配方奶。鼻饲方法采用推注法,若患儿不耐受,则选用持续输注法,连续 24 小时用肠内营养输液泵输注,输液泵中的配方奶应每 3 小时内更换。在肠内营养配方选择上,选择深度水解配方奶,对于原发性或继发性乳糖不耐受新生儿,选用无乳糖配方奶。最终能量摄入目标值为 $100 \sim 130$ kcal/(kg·d)。我们在临床中遇到几例 Pierre-Robin 综合征合并新生儿坏死性小肠结肠炎病例(图 1-5-2-6),对于这类病人一定要注意评估其高危因素,调整喂养奶量及喂养方式,若合并腹胀、呕吐、大便隐血阳性,需要警惕,甚至禁食、胃肠减压。

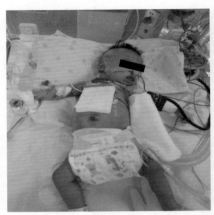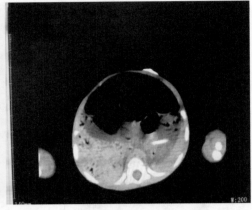

图 1-5-2-6　Pierre-Robin 综合征合并新生儿坏死性小肠结肠炎

当患儿不能完全耐受经肠道喂养时,则调整为完全或部分由静脉供给热量、蛋白质、碳水化合物、脂肪等。指南推荐选用小儿氨基酸,从 1.5~2.0 g/(kg·d)开始,可增至 3.0 g/(kg·d);脂肪乳剂从 1.0 g/(kg·d)开始,按照 0.5~1.0 g/(kg·d)速度增加,总量不超过 3.0 g/(kg·d);葡萄糖开始剂量 4~8 mg/(kg·min),按 1~2 mg/(kg·min)速度逐渐增加,最大量不超过 11~14 mg/(kg·min)。热卡在足月儿能量达到 70~90 kcal/(kg·d),早产儿 80~100 kcal/(kg·d)。需要每日评估胃肠功能,并逐步过渡到肠内营养。

Pierre-Robin 综合征患儿多存在支气管肺炎,部分因重症肺炎术前即机械通气,由于呼吸机相关性肺炎、广谱抗生素的使用,患儿可能出现多重耐药菌或侵袭性真菌感染,增加了抗感染治疗的难度。围术期需要通过定期痰培养和药敏结果指导抗生素的使用。有效的抗感染治疗除了合理使用抗生素以外,还需要加强呼吸道的管理,包括改变体位、拍背、使用化痰药物,促进痰液的引流。

Pierre-Robin 综合征多合并有其他器官畸形,常见包括:复杂性先天性心脏病、支气管肺发育不良、喉软骨发育不良等,若患儿术后呼吸机撤机困难,需要进一步排除该类疾病。南京儿童医院 SICU 目前常规术前完善颅面、气管支气管三维 CT,心脏超声,纤维支气管镜检查,以评估手术指征。

Pierre-Robin 综合征病情往往较为严重,影响了婴幼儿生长发育。目前下颌骨牵引成骨手术能够治疗该类疾病,获得较好的预后,但围术期的呼吸和营养支持尤为重要,是保证严重 Pierre-Robin 综合征患儿救治成功的重要因素。

第三节　ICU 常用于小儿整形外科的监测技术

一、中心静脉压监测

中心静脉压(central venous pressure,CVP)是指腔静脉与右房交界处的压力。它反映右心前负荷,是评价重症患儿血流动力学的重要指标。CVP 与血容量、静脉张力、右心功能等有关,正常值为 5~

$12 cmH_2O$,但有时存在很大的个体差异。

适应证:严重创伤、各种休克及急性循环功能衰竭的危重患儿;各类大手术;需要大量、快速输血、补液的患儿。

临床意义:CVP的正常值为 $5\sim12 cmH_2O$。低于 $5 cmH_2O$ 表示心室充盈欠佳或血容量不足,高于 $12\sim15 cm H_2O$ 提示右心功能不全,但CVP不能完全反映左心功能。机械通气患儿,由于正压通气及呼气终末正压的影响,CVP可明显升高。输液过多、过快可使CVP增高。心功能、静脉血管张力、腹内压、胸内压、血管活性药物均可影响CVP。

二、有创动脉血压监测

有创动脉血压监测是重症患儿血流动力学监测的主要手段之一。将动脉导管插入动脉内直接测定血压,为动脉血压直接测定法。与袖带测量法相比,又称为"有创动脉血压监测"。动脉血压直接测定法比袖带测量法更为准确。

有创动脉血压监测的临床意义:① 有创动脉血压监测可提供准确、可靠和连续的动脉血压数据;② 有创动脉血压监测导管的留置为动脉血气标本的留取提供了便利,特别是需要每天动脉血气分析检查的患儿;③ 压力上升速率(dP/dt)是反映心肌收缩性的指标,可通过动脉血压波描记并计算,方法简单易行。

三、呼气末 CO_2 分压监测

呼气末 CO_2 分压($PetCO_2$)监测是近年来应用于临床的一种无创监测技术,可反映机械通气状态下 $PaCO_2$ 的动态变化,且 $PetCO_2$ 的监测具有无创、方便快捷、及时反映代谢变化的特点,可以连续监测,从而减少动脉血气的采样次数。

临床意义:① 代谢监测:CO_2 是人体新陈代谢的产物,$PetCO_2$ 可反映人体代谢状况,用来监测引起人体代谢变化的一系列疾病和病理生理状态;② 循环监测:如果通气功能保持不变,心排血量减少,由外周转运至肺的 CO_2 量减少,可导致 $PetCO_2$ 降低,因此 $PetCO_2$ 可反映循环状况,用于循环监测;③ 呼吸监测:能判断气管内导管位置,判定通气状况,并指导机械通气参数设置。

四、血气分析

血气分析是测定血液中的氧分压、CO_2 分压和氢离子浓度的监测方法。其中氧分压、CO_2 分压是反映患儿换气功能和通气功能的指标,而 CO_2 分压和氢离子浓度是判断酸碱平衡紊乱的重要参数。

血气分析的临床意义:① 判断呼吸功能:动脉血气分析是判断呼吸功能的客观指标,根据动脉血气分析结果可以将呼吸衰竭分为Ⅰ型呼吸衰竭和Ⅱ型呼吸衰竭;② 监测组织氧合状态:组织氧合状态的监测包括氧输送、氧耗量、氧摄取率、动脉血氧分压、血乳酸水平等;③ 判断酸碱平衡紊乱:依据血气分析可判断酸碱平衡紊乱状态;④ 检测电解质、血糖、胆红素等。

五、床旁超声

烧伤整形科患儿病情复杂、进展快,需要随时监测容量及脏器功能状态。因为病情危重、接受器官支持、留置各种管道等因素,很多患儿离开 ICU 存在很大风险,不能耐受 CT、MRI 等检查。床旁超声作为一种方便、快捷、准确的检查手段,在 ICU 使用越来越普及。

床旁超声的临床意义:① 床边心脏超声检查了解心脏解剖及功能,排除复杂性先天性心脏病;② 动态评估患儿容量状况,指导液体治疗;③ 血管超声检查指导静脉穿刺置管。

(陆魏峰　吴四海)

参考文献

[1] 沈卫民,崔杰,陈建兵,等.牵引成骨术治疗新生儿 Pierre-Robin 综合征呼吸阻塞[J].中华整形外科杂志,2010,26(1):4-7.

[2] 胡亚美,江载芳.诸福棠实用儿科学[M].7 版.北京:人民卫生出版社,2006,2683.

[3] R S,A MP.Role of SOX9 in the Etiology of Pierre-Robin Syndrome[J].Iran J Basic Med Sci,2013,16(5):700-704.

[4] Yasmin,Opdenakker,Gwen,et al.Postoperative Respiratory Complications After Cleft Palate Closure in Patients With Pierre-Robin Sequence:Operative Considerations[J].The Journal of craniofacial surgery,2017,28(8):1950-1954.

[5] Manica D,Schweiger C,Sekine L, et al.The role of flexible fiberoptic laryngoscopy in Robin Sequence:A systematic review[J].J craniomaxillofac surgery,2017,45(2):210-215.

[6] Robert JT,Daniel LP,Eric JM.Mandibular distraction osteogenesis to relieve Pierre-Robin airway obstructiong[J].Am J Otolaryngol Head Neck Surg,2006,27(6):436-439.

[7] 中华医学会肠外肠内营养学分会儿科学组,中华医学会儿科学分会新生儿学组,中华医学会小儿外科学分会新生儿外科学组.中国新生儿营养支持临床应用指南[J].中华小儿外科杂志,2013,34(10):782-787.

[8] Mehta NM,McAleer D,Hamilton S,et al.Challenges to optimal enteral nutrition in a multidisciplinary pediatric intensive care unit[J].J Parenter Enteral Nutr,2010,34(1):38-45.

[9] 蔡威,汤庆娅.重视外科危重儿围术期营养支持的重要性[J].中华小儿外科杂志,2014,35(11):801-802.

[10] 蔡威,汤庆娅,王莹.中国新生儿营养支持临床应用指南[J].临床儿科杂志,2013,31(12):1177-1182.

第六章
小儿整形外科整体护理

第一节　小儿整体护理的历史

早在现代护理学形成之初,护理奠基人南丁格尔就十分重视对患儿的整体护理,她认为护士应重视患儿的护理,而且应注意饮食、病房环境对患儿康复的影响。20世纪,医学发展步入了快速轨道,医学模式也发生了巨大的改变,从远古时代的神灵主义医学模式发展为现代的生理-社会-心理医学模式。现代护理学也经历了以疾病为中心、以患儿为中心和以人的健康为中心的3个阶段,其框架由人、健康、环境和护理4个基本概念组成。

1994年,美国乔治梅森大学护理与健康科学学院院士袁剑云博士先后在北京、济南、上海等地讲学,她根据了解到的中国护理临床和教育实际,提出了符合我国国情的"以患儿为中心"的"系统化整体护理"工作模式,开启了我国护理事业伟大改革的篇章。系统化整体护理是以"整体人"为服务对象的护理理念,引导护士运用科学的方法和程序去观察、分析和解决患儿生理、心理、社会、文化、精神诸方面存在的影响健康的问题。护士的角色不再是单一的"医生助手",而是专业护士的多重角色,有提供照顾者、决策者、管理者和协调者、沟通者、促进康复者、教师与顾问和研究者。

一、小儿整体护理的发展历史

20世纪70年代,美国、英国的研究者开始认识到"以患儿为中心"护理的不足,"以患儿为中心"只考虑到了患儿个体,尤其在儿科,没有考虑到家庭在其疾病康复中的重要作用,开始提出开展"以家庭为中心护理"的护理模式,以最大限度地满足、保证、支持小儿的需求。1987年,美国儿科健康护理联合会(ACCH)为该方法作出定义:一种认可与尊重家庭在有特殊健康需求的小儿中所起的关键作用,支持家庭各自承担独特的护理角色,对监护者与护理专家在提供各层次护理中一视同仁的护理模式。即医务人员不再像以前那样单纯地把小儿作为一个临床病例看待,而是认识到小儿是属于一个家庭、一个社区、一种生命或文化的特殊形态,不仅对其医疗问题给予较多重视,而且充分考虑到家庭是影响小儿健康的重要因素,在综合考虑小儿及其家庭成员的生理、心理和社会各方面状况与相互关系的情况下,为小儿及其家庭成员提供全面的健康维护。

2010年卫生部在全国范围内开展"优质护理服务示范工程"活动,马晓伟副部长对护理工作提出要求,并指出加强管理、改善服务是服务医改大局的需要,护理工作在改善服务,为人民群众送温暖、送方便、送关爱、送扶助,提升人民群众满意度方面具有优势,大有作为。同年,在全国儿科护理学术交流大会上,儿科专业委员会首次提出在儿科医院开展"以家庭为中心护理"的优质护理服务努力为小儿提供安全、优质、满意的护理服务,以最大限度地满足、保证、支持小儿的需求,保障医疗安全,此建议的提出得到了与会专家学者的一致赞成,并迅速在各大医院得到贯彻与落实。

二、小儿健康护理目前所面临新的问题和挑战

小儿健康护理目前所面临新的问题和挑战突出表现在环境因素、社会因素、行为和生活方式对小儿健康的影响,WHO指出"21世纪个体、家庭和社会在决定和满足其健康需求方面将扮演重要的角色,自我护理正成为一个发展的趋势"。现在的儿科护理以小儿生存、保护和发展为宗旨,家庭和社区将成为重要工作场所,小儿、家长、社区服务工作者、幼托机构人员和中小学教师是护理服务的重点人群。在这种社会背景下"以家庭为中心护理"成为了儿科的标准模式。FCC的护理理念是儿科护理专业发展的趋势,它不仅为现代医学开拓了广阔的空间,也给现代护理赋予了更丰富的内涵,为医患关系的和谐发展提供了平台。

国内外文献报道,实施以家庭为中心的儿科护理能提升小儿、家长及医护人员的满意度,减轻小儿及其家长的焦虑,改善医护人员与小儿及家长之间的沟通,使医护人员对家庭的影响力有更多理解,对小儿及其家长的需求也有更多的回应和支持、营造一个相互支持的工作环境,更有效、更高效地利用医疗护理资源,减少医疗护理费用,缩短住院时间,减少法律诉讼案件的数量。

第二节 小儿整体护理的概念

"以家庭为中心的护理"(family-centered care,FCC)在内涵上秉承了系统化整体护理的概念,同时又是系统化整体护理的深化和发展。更加强调家庭在小儿疾病治愈过程中的作用和地位。其中所涉及的"家庭"不只包括与小儿有血缘关系的家庭,而且囊括了为疾病康复提供支持和心理安慰的所有人员。医护作为人类健康的促进者、教育者、指导者,在开展FCC工作中起着协调、指导的重要作用。

一、以家庭为中心的护理概念

"以家庭为中心的护理"它的定义是指在护理小儿的同时关注整个家庭的重要作用,既要满足小儿的情感和发展需要,还要鼓励家庭参与健康照顾的各个方面,即与家庭建立信任、尊重的合作关系,共享信息,支持家庭参与护理,给予选择权,了解他们的知识和技能、尊重他们的文化和信仰,培养他们的独立性,让小儿和家庭参与到医疗护理的计划、实施和评价的各个过程。其核心是承认家长能满足孩子的心理社会需求,能照顾好孩子,所有家长希望能够自己照顾孩子。

二、以家庭为中心的护理特征

"以家庭为中心的护理"是以建立小儿、家庭和照顾者之间的良好关系为基础,传递健康信念,尊重小儿和家庭的选择权,并强调三者间的协作。

三、小儿整体护理的 8 个基本原则

1. 家庭与小儿存在基本的情感联系、对其影响是基本恒定的,家庭成员之间的联系纽带远远超过家庭之外,而为人们提供健康服务的体制或人员却是短暂和不定的。

2. 无论是单个小儿还是医疗计划或政策层面,家庭与医务人员的合作应该是全方位的。

3. 小儿家庭种族、伦理、文化以及社会经济的多样性应该得到尊重。

4. 小儿家庭的力量和个体性应被承认,不同的家庭应采用不同的处理方式。

5. 鼓励小儿及其家庭成员参与医疗护理方案的制订,尊重小儿及其家庭对医疗护理方案的选择权利。

6. 小儿家庭与家庭之间的相互支持应得到鼓励和支持。

7. 青少年和婴幼儿家庭的意见应得到理解,并被整合到护理计划中。

8. 政府应贯彻给予家庭情感和经济上支持的政策或计划。

第三节　护理对象的特点

小儿整形外科护理的服务对象为身心处于不断发展的先天或后天存在各种畸形的小儿,他们具有不同于成人的特征及需要。

1. 根据小儿生长发育不同阶段的特点,将小儿年龄划分为胎儿期、新生儿期、婴儿期、幼儿期、学龄前期、学龄期、青春期(少年期)7 个时期,各期之间既有区别又有联系,整形的目的不可违背小儿生长发育的特

点,应以整体、动态的观点来考虑小儿的健康问题,并采取相应的护理措施。

2. 小儿身心未成熟,缺乏适应及满足需要的能力,依赖性较强,合作性差,需特别的保护和照顾;同时小儿好奇、好动、缺乏经验,容易发生各种意外,其心理发育过程易受家庭、环境的影响,在护理中应以小儿及其家庭为中心,与其父母、幼教工作者、学校教师等共同合作,根据不同年龄阶段小儿的心理发育特征和心理需求采取相应的护理措施。

3. 家庭是小儿活动的主要中心,小儿与其家庭成员的关系是影响其身心健康的重要因素,其中所涉及的"家庭"不只包括与小儿有血缘关系的家庭,而且囊括了为疾病康复提供支持和心理安慰的所有人员,因此应根据家庭成员的不同知识层次、价值观、信仰和文化背景采取相应的护理措施给予选择权,建立信任、尊重的合作关系,共享信息,支持家庭参与护理,培养他们的独立性,让小儿和家庭共同参与到医疗护理的计划、实施和评价的各个过程。

因此,小儿整形外科的整体护理要求必须达到以整形为目的,以保障和促进小儿健康为目标的"以家庭为中心"的身心整体护理,并取得社会各方面的支持。

第四节　护理特点

小儿整形外科是以小儿先天性畸形或后天获得性畸形所致的组织或器官的外形异常或功能缺陷为研究和治疗对象,以组织移植、修补、重建等外科手术来恢复或改进其正常外形和功能的外科分支邻域。外科手术主要通过组织移植(自体的各种组织移植,如皮肤、皮瓣、软骨、骨、脂肪、黏膜、神经等)、组织代用品植入(钛钉、钛板等)为主要手段对人体组织、器官缺损、畸形进行修复和再造,以达到形态的改善和美化及功能的重建。经过治疗,使因先天性畸形、疾病、创伤造成的组织、器官缺损或畸形的小儿,达到"残者不废、伤者不残"。因此,小儿整形外科的护理特点包括:

1. 专科护理特色强　手术治疗是整形外科的主要方法,组织移植为治疗的重要手段,临床护理与其他外科有不同之处,从术前准备、术中配合到术后的观察与护理,均有其专科的特色和要求。例如,术前、术中及术后均存在供区与受区两个范围的护理工作,其护理质量直接影响手术效果。因此,要求护士必须掌握组织移植术的基本知识,以及对各种整形手术的护理。

2. 病种复杂,手术涉及范围较广,专科护理面广　小儿整形外科几乎包括了全身各个部位,特殊的治疗手段与其他多个专科均有交叉和联系,如眼、耳鼻喉、口腔、神经外科、胸外科、妇科、泌尿外科、肿瘤科及皮肤科等。专科护理工作量大、难度高,要求护士掌握多专科的护理技能。

3. 功能锻炼是小儿整形外科治疗的重要环节,整形手术只是为恢复功能创造了条件,只有术后坚持正确的功能锻炼,才能达到治疗的预期效果。

4. 护理对象为身心处于不断发展的先天或后天性畸形的小儿,他们自我照顾能力差,整形专科护理还需兼顾儿科护理,心理护理与生活护理所占的比例很大而且内容多、范围广、持续时间长。

5. 家庭及社会支持系统的参与及帮助影响着整形小儿的疾病恢复的全过程。

第五节　护理道德

小儿整形外科的护理应遵守的护理道德规范主要包括：

1. 思想道德素质　热爱护理事业、高度的责任感和同情心，爱护小儿，对来整形科接受手术的小儿及其家庭，应给予充分的理解和尊重，主动给予同情和帮助，绝不能鄙视他们。自信、独立、严格、自律，能吃苦、任劳任怨，具有奉献精神。

2. 科学文化素质　护理人员具备一定的文化素养和自然科学、社会科学、人文科学和心理医学、法学等多学科知识。

3. 专业素质　具备护士专业执业资格，具备扎实的普通外科基础及相关学科知识，丰富的专科护理知识和相关专业护理知识，较强的护理实践技能，观察力敏锐、综合分析判断能力强，具备整体护理观念，能应用护理程序解决小儿健康问题。

4. 身体心理素质　护理人员具有健康的身体，良好的心理素质，乐观、开朗、稳定的情绪，宽容豁达的胸怀，有较强的自我控制及应变能力，具备一定的沟通能力。

5. 积极配合医生共同完成治疗计划　在小儿整形外科的治疗中存在着"同病异治"和"异病同治"的特点，治疗方案常因人而异，尤其是多期手术的小儿，在其整个治疗过程中，医生会随时调整治疗方案。为此，护士要与医生密切联系，熟悉小儿的全面治疗计划，随时掌握当前阶段的治疗目的，以配合医生，共同完成治疗计划。

第六节　实施过程

在小儿整形外科中实施"**以家庭为中心**"护理模式的实践过程中，应充分考虑小儿及其家庭的知识层次、价值观、信仰和文化背景。按照护理程序的 PDCA 循环思维轨迹做出科学的判断，与小儿及其家庭进行有效的沟通，鼓励和支持小儿及其家庭参与治疗和护理计划的制订，听取和尊重其观点和选择，并在方案的制订、实施、评估、健康教育等方面进行合作，分享完整正确的信息。

"以家庭为中心"护理模式是责任制整体护理模式的具体体现，但其工作内容和评价指标有别于成人护理模式的"加强基础护理和减少陪护率"。小儿整形外科护士需促进来自小儿家庭的陪伴，并为其提供完整的医疗、护理信息，让家庭有效地参与到医疗护理决策中，才能使家庭对小儿整形过程的正性作用得到有效发挥和维护，同时也可为小儿出院后的持续照顾创造条件。因此，小儿整形外科医护人员应与小儿、家庭之间建立起合作、尊重和支持的关系,建立一种互利的伙伴关系,从而对不同年龄段的小儿进行有针对性的计划、实施和评价,为小儿提供连续、全面、全程、专业、人性化的整体护理,真正做到让笑容在小儿及其家庭中绽放。

一、"以家庭为中心"的护理模式在小儿整形护理中实施的一般原则

1. 以小儿及其家庭为中心　家庭是小儿生活的中心,小儿整形外科工作者必须鼓励、支持、尊重并提高家庭的功能,应重视不同年龄阶段小儿的特点,关注小儿家庭成员的心理感受和服务需求,与小儿及其家长建立伙伴关系,为小儿家长创造机会和途径,让他们照顾患儿,以获得对家庭生活、专业照护的成就感;为小儿及其家庭**提供预防保健、健康指导、专科疾病护理和家庭支持等服务**,让他们将健康信念和健康行为的重点放在疾病预防和健康促进上。

2. 实施身心整体护理　护理工作不应仅限于满足小儿的整形专科护理需要、促进生理发展,还应包括维护和促进小儿心理行为的发展和精神心理的健康,除关心小儿机体各系统或各器官功能的协调平衡,还应使小儿的生理、心理活动状态与社会环境相适应,并应重视环境带给小儿的影响。

3. 减少创伤和疼痛　对于小儿来说,小儿整形外科的治疗手段是有创的、致痛的,令他们害怕。小儿整形外科工作者应充分认识疾病本身及其治疗和护理过程对小儿及其家庭带来的影响,安全执行各项护理操作,防止或减少小儿的创伤和疼痛,并应采取有效措施防止或减少小儿与家庭的分离,帮助小儿及其家庭建立成就感。

4. 遵守法律和伦理道德规范　小儿整形外科工作者应自觉遵守法律和伦理道德规范,尊重小儿的人格,保障小儿的权利,促进小儿身、心两方面的健康成长。

二、"以家庭为中心"的护理模式在小儿整形护理中的具体实施过程

1. 制订"以家庭为中心"护理模式的相关制度与措施　病房设置结构合理、病室氛围安全温馨(图1-6-6-1)、住院设施便利并有童趣(图1-6-6-2);将"以家庭为中心"的服务理念深入人心,涉及医院所有部门及各类人员;灵活的探视制度满足家庭需要,与其共同应对生理上的不适并参与护理计划的制订,尽可能为患儿提供所需或喜爱的一些简单生活护理,以消除小儿的焦虑和恐惧,减缓住院期间的行为退化;严格的隐私保护维护家庭尊严;图文并茂的宣传资料满足家庭获取信息的需求;合理的学习娱乐解决家庭后顾之忧。依据"以家庭为中心"护理模式的要求,优化流程,促使护理人员以规范、合理、有效的护理服务,为小儿及其家庭提供专业照顾以及健康指导,从而建立医护人员和小儿、家庭长期合作、尊重与支持的关系。

2. 与家长共同完成小儿的专科护理工作(图1-6-6-3)　在小儿的专科护理方面,既要保障医疗护理工作的顺利进行,又要让家长在治疗过程中感受到自己是维护孩子健康的重要参与者,即满足家长和孩子在一起的需要。因此,作为医疗护理的主体,所有的工作须由护士完成,但实践中允许家长在旁协助。如唇裂小儿切口的护理,由护士示范并指导切口护理的方法,并解释共同维护切口清洁干燥的必需性,从而不仅使家长感受到维护小儿切口清洁的使命感与成就感,也降低了小儿的不适感受;腭裂小儿的语音训练;皮肤

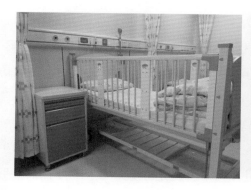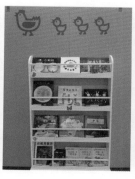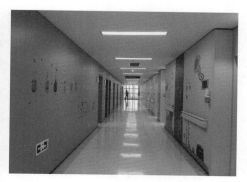

图 1-6-6-1　温馨的病房环境

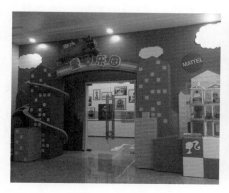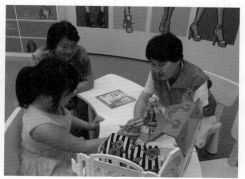

图 1-6-6-2　童趣的医院设施

软组织扩张术后的注水期的居家护理,以及注水时间的个体化安排均需家长配合共同完成。小儿整形外科的患儿年龄跨度大,生存技能需随着年龄的增长不断实践学习。因此,护士作为教学的主体,需与家长共同评估小儿的生活技能,如康复期的新生儿,应教会家长用勺喂奶、洗澡、抚触、用药等照顾方式;婴儿期则可指导家长训练小儿爬行、定时大小便的习惯;幼儿期可指导家长合理喂养的方法,培养小儿独立进餐的能力。从而满足家长参与照顾小儿的需求,为小儿回归社会、回归家庭做好充足的准备。

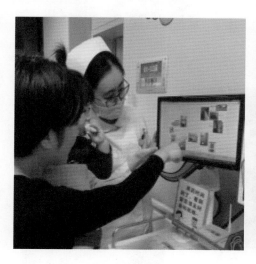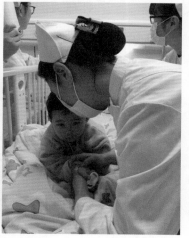

图 1-6-6-3　以家庭为中心的护理,与家长共同完成小儿的专科护理工作

3. 开展延续性护理　小儿整形外科手术常需进行多期手术,为缩短住院时间,降低住院费用,减轻家庭负担,整个治疗整复过程中有很长一段治疗时间是在院外进行的,医生会依据复诊情况随时调整治疗方案。为此,护士要与医生密切联系,需与出院后的患儿及其家长建立有效联系。一般出院后半个月内电话随访一次,了解患儿的身体状况,确定完全康复者,由主管医生负责结案;需多期手术、病程长的患儿,亦在出院后半个月内电话随访一次,根据病情需求给予健康指导,若患儿出现疑难问题,应评估问题发生的原因及具体情况,给予合理的建议或与主管医生联系,提供相应的医疗服务。特殊的病例如扩张器,延长器支具的护理都要做到细致,符合治疗要求(图1-6-6-4)。颅面部手术小儿颅面牵引成骨期较长,须携带不同的牵引器回家,严重影响小儿的居家生活,此期的居家护理尤为重要,牵引器的有效固定、切口的护理等,均需医生、护士、患儿及其家庭共同全程协作。住院期间需教会家长专业的家庭护理措施,如指导家长如何保证支具的有效固定,如何防止碰撞保证安全、如何保证切口的清洁干燥无感染发生,出院前告知患儿家长出院后定期复诊的时间,需要做的检查,需共同关注的不良反应,出现不良反应的紧急处理措施等,以确保顺利进行二期手术。每半月电话随访一次,询问小儿身、心情况同时提醒复查和随诊时间,并将记录反馈给随诊医生。此外可借助医院网络信息系统(如好医生网站),家庭互助支持系统(如各种自发的民间群组),根据疾病特点和人群特征,开展群体健康教育活动,如针对唇腭裂患儿的居家语音康复治疗训练,针对颅面畸形整复小儿的反复多次手术治疗的身心护理,针对瘢痕挛缩小儿的肢体功能锻炼等等。

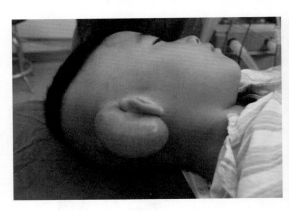
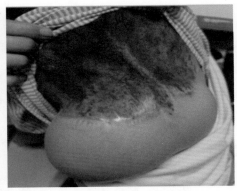

A

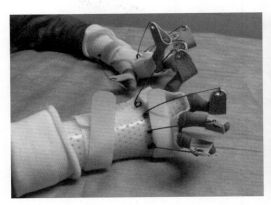
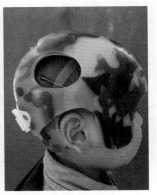

B

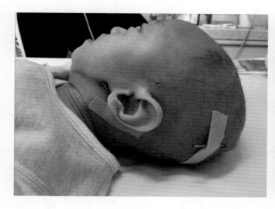

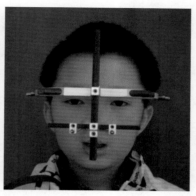

C

图1-6-6-4　小儿整形外科中特殊的治疗方法要有特殊的护理。A. 扩张器;B. 矫形器;C. 牵引器

4. 鼓励不同层面的社会支持系统的参与以提高患儿满意度,随着优质护理服务进一步向纵深开展,全面推行全国护理事业发展规划(2021—2025)提出的责任制整体护理,加强护理内涵建设,为患儿提供全面、全程、专业、人性化的护理服务要求,"以家庭为中心"护理模式是儿科临床护理工作的导航,通过贯彻"以家庭为中心"的责任制整体护理,把支持和促进小儿身心健康作为儿科护理人员的责任和目标。过去医护人员更多考虑的是如何评估疾病,如何为儿童提供医疗护理,很少考虑儿童患病后对整个家庭生活带来的困扰。经济和办事系统是主要原因,如非农村户口的城镇居民基本医疗保险(医保),农村户口的新型农村合作医疗保险(新农合),需父母任一方携带身份证、儿童户口本或新生儿出生证明到户籍所在地乡、街道办事处办理参保缴费,次年生效使用,具体实施方案根据当地医保局政策决定;各类商业保险种类繁多需自行选择缴费。目前,全国各大医院及社会各界公益救助机构特别为贫困、大病患儿开展各类医疗救助项目,护理人员在患儿入院时需主动评估其家庭经济情况,特困家庭要联系医院社会发展部或相关公益救助机构,协助提交救助申请资料,获得额外经济支持,以缓解家庭负担。同时,积极推进便捷的互联网＋护理延伸服务,线上线下建立相互信任的护患关系,不断为儿童提供优质、无缝隙的护理服务。

系统化整体护理的发展应结合中国国情,在借鉴国外先进护理模式的基础上,努力创新,走中国护理特色道路,创自己护理品牌,真正实现护理价值。小儿整形外科护理在实施"以家庭为中心"的身心整体护理模式上不可能一蹴而就,它需要树立理念、设立标准及建立制度来维持。在学习先进护理理念的基础上应结合实际情况,逐步让其制度化、规范化、标准化,真正地为患儿提供优质护理服务,全面提升临床护理工作水平,同时体现我国基于家庭的强国战略。

（马　蕾　孙小静）

参考文献

[1] 袁剑云,金乔. 论系统化整体护理与"模式病房"建设[J]. 中华护理杂志,1996(2):118-120.

[2] 何萍萍,徐丽华,沈宁,等. 家长对"以家庭为中心护理"的认识[J]. 中华护理杂志,2005,40(12):64.

[3] Cheryl,L.Hoying,Linda,et al. 以家庭为中心护理模式的探讨及安全管理[J]. 中国循证儿科杂志,

2009，4(6):481-484.

[4] 陈建军."以家庭为中心"护理模式在儿科临床护理中的应用[J].中国护理管理,2012,12(8):12-14.

[5] 崔焱.儿科护理学[M].北京:人民卫生出版社,2017.

[6] 穆雄铮,王炜,沈卫民,等.小儿整形外科学[M].杭州:浙江科学技术出版社,2015.

[7] 以患儿和家庭为中心护理过程量表研制及其信度效度评价[J].中国循证儿科杂志,2015,10(2):
136-141.

[8] 王婷,花芸,涂红星,等.华中地区儿科护士疼痛管理知识及态度的现状调查[J].中华护理杂志,2016,
51(6):681-685.

[9] 曾玉萍,牟晓颖,乔雪云,等.延续性护理服务的实践与思考[J].重庆医学,2017(46):387.

[10] 中华人民共和国国家卫生和计划生育委员会.全国护理事业发展规划(2016—2020年)[J].中国实用
乡村医生杂志,2017,24(7):13-18.

第一节 概 述

组织移植（tissue transplantation）是指将人体组织或人工材料等移植到人体中，用来修复先天性或者后天导致的畸形及组织缺损。最早文字报道的是公元前600年印度人应用上臂皮瓣修复鼻部缺损。目前为止，组织移植技术已经广泛应用于临床，已成为整形外科进行各种修复治疗的一个常用方法。

小儿需要进行组织移植的情况主要分为以下几种：① 先天性畸形：主要包括先天性面部不对称发育如进行性半面萎缩、半侧颜面短小症等，以及唇腭裂、小耳畸形、四肢骨骼发育畸形（如先天性的手指及足趾的发育不良甚至缺如）；② 后天性创伤：外伤、手术后遗留创面等。

组织的来源很多，根据来源的不同可分为：① 自体组织移植：大部分来自患儿自身，如皮片移植，皮瓣移植等；② 同种异体组织移植：肝移植、角膜移植等器官移植以及面部外伤后面部软组织移植修复创面；③ 异种（动物）组织移植：对于烧伤的患儿可采用脱细胞的猪皮覆盖创面治疗；④ 非生物性的物质：如贵金属（钛）、高分子材料（硅胶、聚四氟乙烯、涤纶等），也可作为常用的修补材料和人工代用品。自体组织移植是整形外科中最常应用的方法，由于不受免疫反应的影响，移植物可在移植区长期存活，自体移植的组织包括皮肤、真皮、筋膜、骨骼、软骨、肌腱、肌肉等。

移植方法包括游离移植、带血管或神经的移植、显微游离移植，游离移植指将组织完全脱离供区移植到受区，譬如游离皮片移植，游离肋软骨移植等；带血管或神经的组织移植指移植物带有原供区的供养血管及营养神经，初期移植时移植物靠原有的血管神经供养，待移植物与受区建立血液循环，在新的受区存活。显微游离移植指利用显微外科技术将带蒂的组织的血管神经与受区的血管神经进行吻合后，一期完成手术并存活。

本章将从小儿整形外科的角度对不同类型的组织移植进行阐述。了解小儿整形外科中组织移植的重要性，组织移植是整形治疗的手段，它是我们修复重建的物质基础。没有移植，小儿整形外科的治疗将无法进行下去。

第二节 皮肤移植

皮肤约占人体体重的 8%，体表面积达到 1.2～2.2 m²，皮肤除了防御外界的病菌侵入之外，还起到调节体温、免疫以及帮助维生素 D 的合成。皮肤的厚度为 0.5～4.0 mm，包括表皮及真皮两部分结构，表皮来源于神经外胚层，位于皮肤的最外层，主要组成为角化形成细胞。真皮由交织排列的胶原纤维网、弹性纤维网及结合水构成的致密结缔组织。同时皮肤还包括一些皮肤附属器比如毛囊、汗腺、皮脂腺等组织。在前面小儿整形外科技术和特点的章节中已经叙述，这里只做简单的介绍。

一、皮肤移植的分类

根据移植皮肤的厚度不同，分为刃厚皮片、中厚皮片及全厚皮片移植：

1. 刃厚皮片　包括表皮层和极少的真皮乳头层。它的主要优点是生存能力强，依靠血浆渗透维持生存，同时切取容易，供皮区不受限制，血运丰富供皮区（如头皮）可以反复切取，供皮区愈合迅速，不遗留瘢痕。缺点是皮片质地脆弱，缺乏弹性，不耐磨压，后期皱缩，外形不佳。刃厚皮片主要用于闭合创面，如小儿深二度及三度烧伤创面，也可用于血运较差以及细菌感染的创面，此外也可以用于修复口腔、鼻腔手术创面等。

2. 中厚皮片　包括表皮全层和部分真皮，依据厚度又分为厚、薄两种。中厚皮片的厚度介于全厚和表层皮片之间，因此兼有两者的优点，易于成活，功能较好，是临床上比较常用的皮片。但在供皮区常有增厚的瘢痕遗留及色素沉着，是其主要缺点。中厚皮片广泛地运用在各类新鲜创面和肉芽创面。

3. 全厚皮片　包括表皮和真皮的全层，为最厚的皮片。其优点为成活后瘢痕挛缩较少，色泽好，能耐磨压和负重。但全厚皮片适用于新鲜创面生长，供皮区又不能自行愈合，倘若不能直接缝合时，尚需另取非全厚皮片覆盖闭合，因此在使用面积上常受限制。全厚皮片通常用于颜面、颈部、手掌、足跖等磨压和负重多的部位。

二、皮片移植的原则

皮片移植一般遵循以下原则：① 供皮区应尽量选择在隐蔽的区域，比如耳后，腹股沟处；② 根据受区特点选择合适供皮区：颜面部植皮时多选择耳后或者锁骨上窝的区域，两者颜色相近；需要皮片大者可取自大腿外侧；③ 供皮区应选在不易受污染的部位；如幼儿不宜自臀部取皮；④ 供皮区应避免选择功能活动区域，比如关节部位应避免取厚皮片；⑤ 供皮区选择应避免影响受区的血供，同时考虑术后包扎也需避免影响植皮血运。

无菌创面一般于术后 8～10 日首次打开敷料，注意观察皮片生长情况，若皮片颜色红润代表存活良好；如植皮区有血肿、水疱等，应拆除部分缝线予以引流，首次打开敷料后需再持续加压包扎至术后 10～14 日。植皮后如有伤口剧痛、局部渗液明显，全身发热等感染征象时，应立即打开敷料观察，确有感染时应立即予清洁消毒,间断更换敷料,持续固定,应用抗生素控制感染,并严密观察皮片生长情况。供皮区一般若无明显出血、感染迹象,可在 2 周后更换敷料并观察愈合情况。

第三节　皮瓣移植

前面已经介绍了皮瓣移植,这里只做简单介绍。皮瓣是由具有血供的皮肤及其附着的皮下组织(脂肪、肌肉、骨等)所组成。皮瓣根据血供的类型分为随意型皮瓣、轴型皮瓣,随意型皮瓣包括局部皮瓣(推进皮瓣、旋转皮瓣、易位皮瓣)、邻位皮瓣、远位皮瓣。轴型皮瓣包括一般轴型皮瓣、岛状皮瓣、肌皮瓣、游离皮瓣、含血管蒂的复合组织皮瓣等。根据皮瓣组成部分又可分为肌皮瓣、筋膜瓣、骨皮瓣等。

一、皮瓣移植适应证

由于皮瓣自身有血液供应,同时又有皮下组织等优点,主要用于以下几方面:

1. 修复有深部组织(肌腱、骨、关节、大血管、神经)裸露的创面　可增加局部软组织的厚度,防止植皮导致后期瘢痕挛缩影响功能,也为后期进行肌腱、神经、骨、关节等组织的修复提供有利条件。

2. 器官再造　如鼻、耳、阴茎、手指、乳房的再造皆以皮瓣为基础,再配合其他支持组织(如软骨、骨、筋膜等)的移植。

3. 洞穿性缺损的修复　如面颊部洞穿性缺损,鼻梁、上腭等处的洞穿性缺损,阴道膀胱瘘或直肠瘘的修复。

4. 局部血运较差的慢性创面　如放射性溃疡、压疮等,创面局部营养贫乏,伤口很难愈合,通过皮瓣可改善局部血运状态,同时可伴有感觉的恢复。

二、皮瓣的设计

皮瓣移植后早期的营养供应主要依靠皮瓣蒂部血液循环供应。随意型皮瓣血供主要靠皮下血管网,因此长与宽的比例一般不宜超过 2∶1,在面颈部由于血液循环良好,长宽比例可增至(2.5~3)∶1,超过一定比例的皮瓣远端即可出现血运障碍或坏死,设计皮瓣时还应使蒂部略宽,以保证血液循环。同时需要注意保持静脉的回流通畅。术后如果皮瓣形态臃肿影响修复后的局部功能或外貌时,可在皮瓣转移成活 3~6 个月后,再分次将脂肪切除以进行皮瓣的修整。

由于受区的面积较大,供区的皮瓣移植无法满足创面修复的需求,临床上常采用皮肤扩张术,皮肤扩张术是通过在皮下埋植扩张器后逐步注水扩张,扩大其被覆皮肤面积的一种技术,皮瓣扩张后能提供更大的组织,用以修复和替代邻近的瘢痕或其他皮肤缺损及畸形。通常见于患儿烧伤后的瘢痕切除修复、小耳畸形的一期修复手术中。

第四节 脂肪移植

自 1889 年首次被报道应用于临床以来,脂肪移植目前已成为整形外科中较为常用的组织移植类型。早期的脂肪移植主要是脂肪组织块的移植,由于术后的血供较差,往往吸收较多,同时也容易出现脂肪坏死。直到 1986 年 Ellen Bogen 报道了应用颗粒状脂肪组织移植治疗组织缺损等小面积畸形,增加了脂肪移植物的存活率。

一、影响脂肪移植物存活的主要因素

1. 获取脂肪的方式以及脂肪纯度的提取 负压吸引对脂肪细胞存在不同程度的损伤,同时不同的脂肪提纯的方法也影响脂肪移植后的存活率。

2. 移植后血液循环的建立 供区血运良好,移植后的脂肪容易存活,但瘢痕、硬皮病等局部组织血运不佳,移植后脂肪坏死吸收较多。

3. 移植脂肪的数量及面积 脂肪一次注射过多容易导致脂肪缺血坏死,降低其存活率。

4. 全身情况 如个体出现感染、营养状况差等情况,移植脂肪容易坏死吸收。

二、脂肪移植在小儿整形外科中的应用

1. 先天性的面部软组织发育不良 如单侧或双侧颜面萎缩,面部软组织发育不良,局限性硬皮病、上唇过薄或人中过短等。

2. 先天性的颅面畸形 如颅面裂,可通过注射脂肪改善外形,同时可以为后期骨移植提供良好的血管床。

3. 后天性的组织缺损 面部手术或外伤所导致的凹陷、烧伤后的瘢痕挛缩。

第五节 其他特殊组织移植

一、真皮移植

真皮来源广,取材容易,血管丰富,质地富有弹性且柔韧,移植后易成活,尤其在血供不良的受区亦能成

活,是整形外科中软组织缺损充填的良好材料。适于充填浅度凹陷。当凹陷较深时,单层真皮厚度不足,可将真皮组织重叠2～3层后植入,或附带真皮下少量脂肪一并植入,通常在真皮下可植入其他(如骨组织或组织)代用品。供区常选择皮肤厚且少毛发的部位,如胸、腹、臀、股外侧部。切取真皮后将其表面的薄层表皮原位仔细缝合,尽量减轻遗留下的瘢痕,尤其在外露部位更应注意。

二、黏膜移植

黏膜主要由上皮和真皮组成,根据黏膜下有无腺体分为干燥黏膜与湿润黏膜,干燥黏膜主要包括唇红黏膜,湿润黏膜包括口鼻、结膜以及阴部的黏膜。移植方式包括游离移植、带蒂移植和复合组织移植。黏膜移植需要受区的血供良好,可以获得营养及术后的制动。临床上最为常用的为颊黏膜,因其具有良好的机械力学特性、丰富的血管以及较强的再生能力。临床上主要用于尿道再造、唇红缺损、眼睑黏膜缺损修复。术中需要注意供区的充分止血以及术后受区黏膜的加压固定。

三、筋膜移植

人体筋膜分布广泛,作为移植材料,其具有质地柔韧,良好的弹性及延展性的优点,在整形外科领域中根据移植方式可分为游离的筋膜移植及带蒂血管移植。筋膜组织主要由纤维组织组成,因此在受区组织可以很好地适应存活,同时其良好的机械力学特性可耐受不断的机械刺激。筋膜最常选用的为阔筋膜,其次为颞筋膜。前者主要用于小儿的面瘫的筋膜悬吊,上睑下垂等;后者主要在小儿小耳畸形时,用于耳再造时的肋软骨支架的包裹。除此之外,筋膜移植还可以充填面部凹陷性缺损及颞下颌关节成型术中充填截骨间隙。筋膜切取时需注意严密缝合,防止术后形成肌疝。供区术后需加压包扎及制动。

四、软骨移植

软骨由软骨细胞及其周围的基质构成,可分为透明软骨、弹性软骨及纤维软骨。① 透明软骨主要分布在关节表面以及鼻翼、鼻中隔等处;② 弹性软骨主要分布于外耳;③ 纤维软骨主要分布于椎间盘等附着于骨的地方,在整形外科中应用最多的为前两者。移植软骨主要靠吸收周围组织液成活,目前认为软骨移植时需带上软骨膜,可以保护软骨,减少吸收,同时具有一定的促软骨生成功能。软骨移植多用于耳再造及鼻翼缺损后的软骨修复,也有联合皮肤的复合组织瓣进行移植。临床上软骨多选用肋软骨及耳郭软骨。切取软骨时需注意供区胸廓及耳郭的变形。

五、骨移植

骨组织根据其组织结构可分为骨松质及骨皮质,骨组织除了可以移植到骨缺损区,与受骨形成血液循环,还可以移植至皮下及肌肉组织,形成支撑物。骨松质植入后可诱导周围间质细胞转换为成骨细胞,促进新生骨生成。临床中最常选取的供区骨组织为肋骨、髂骨、颅骨外板、腓骨。在小儿整形外科中的应用主要在以下方面:① 先天性的骨组织发育不良:先天性颅面畸形骨性缺损,如下颌骨发育畸形可选取肋骨植入修复,唇腭裂可采用髂骨的骨松质填充裂隙;② 鼻部发育不良或者外伤后,可选取颅骨外板或肋骨进行鼻部的骨性支撑;③ 外伤后或术后的四肢骨性缺损可选取骨移植进行修复。除了骨的游离移植外,还可以与肌肉及皮肤形成骨性复合组织瓣进行累及骨性缺损的创面修复。

六、肌腱移植

人体内肌腱主要包括滑液内肌腱与滑液外肌腱两种,肌腱的愈合通过细胞反应、纤维蛋白沉积与细胞迁移再塑性三个阶段完成,肌腱移植后的粘连程度与滑膜层存在与否有关,同时无创精细的手术操作也是关键,术后需要进行主动和被动的活动。临床上常用的肌腱为掌长肌腱、跖肌腱。肌腱移植主要用于肌腱的缺损以及肌腱粘连后松解。

七、神经移植

神经移植由于供区不理想在整形外科中应用发展较缓慢,神经切取后很容易出现 Waller 变性,同时也受到受区的血液循环的影响,因此临床上多采用带血管神经的移植方法,提高了受区移植术后的感觉。临床上神经移植主要应用于缺损达到 2～3 cm 的周围神经修复,常用作移植的神经为腓肠神经、隐神经等,祁佐良教授采用腹外斜肌带神经血管游离移植治疗面瘫,提高了面部的表情活动能力。

八、肌肉移植

临床上应用较多的肌肉移植为骨骼肌的移植,骨骼肌由肌纤维及结缔组织构成,骨骼肌移植后可进行肌纤维及神经再生,但需要受区提供良好的血供。临床中应用较多的为带血管神经的骨骼肌移植修复创面,可以充填创腔、恢复肌肉运动及促进神经再生。

(祁佐良)

参考文献

[1] 张涤生.张涤生整复外科学[M].上海:上海科学技术出版社,2002.
[2] 杨志明.修复重建外科学[M].北京:人民卫生出版社,2000.

第八章
皮瓣移植在小儿整形外科中的应用

第一节　概　述

皮瓣移植是小儿整形外科中的一个非常常用和重要的技术,学会和掌握皮瓣移植的要领,对小儿整形外科医生非常重要,这也是关系到小儿整形外科医生成长和发展的重要内容。

一、皮瓣的定义

皮瓣(skin flap)就是一块具有血液供应的皮肤及其附着的皮下组织。常规皮瓣是有一部分与本体相连的,此相连的部分称为蒂部。蒂部是整个皮瓣的血供来源。皮瓣的血液供应与营养在早期完全依赖于蒂部。皮瓣转移到受区,与受区创面重新建立起循环后,才完成皮瓣转移的全过程。

皮瓣的蒂部具有多种形式,如皮肤皮下蒂、肌肉血管蒂、血管蒂(含吻合的游离血管蒂)等,故可以用来作为分类的依据。

二、皮瓣使用的适应证

在小儿整形外科中皮肤软组织缺损是最常见的,游离皮片移植与皮瓣移植是两种最常选用的修复方法。而皮瓣要优于皮片,故其具体适应证如下:

1. 外伤或肿瘤切除引起骨、关节、肌肉、大血管、神经干等组织裸露以及器官外露,无法利用周围皮肤直接缝合覆盖时,应选用皮瓣修复。

2. 器官再造,包括鼻、唇、眼睑、耳、眉毛、阴茎、阴道、拇指或手指再造等,均需以皮瓣为基础,再配合支撑用的其他组织的移植。

3. 面颊、鼻、腮等部位的洞穿性缺损,除制作衬里外,亦常需要有丰富血供的皮瓣覆盖。

4. 慢性溃疡,特别是放射性溃疡、压疮或其他局部营养贫乏很难愈合的伤口,可以通过皮瓣输送血液,改善局部营养状况,因此均需选用皮瓣移植修复。

5. 烧伤后引起的负重部位的创面,需要皮瓣来修复。

6. 虽无深部组织缺损外露,但因缺损处所在的部位和家长达到较好外形和效果的要求,或为了获得满意的功能效果,也可选用皮瓣。

三、皮瓣的分类

传统的皮瓣分类方法是按皮瓣的形态来分类的,分为扁平皮瓣和管形皮瓣(简称皮管)。根据修复部位的远近可分为局部皮瓣(或称邻接皮瓣)和远位皮瓣。

20世纪70年代后,按皮瓣血液循环的类型又提出了以下分类法:即随意型皮瓣和轴型皮瓣。随意型皮瓣由肌皮动脉穿支供血,缺乏直接皮动脉。而轴型皮瓣由直接皮动脉及肌间隙或肌间隔动脉供血。

以上这些分类方法,均未包含有更多组织成分的复合皮瓣,如筋膜皮瓣、肌皮瓣、骨皮瓣和感觉皮瓣等。

目前的皮瓣分类方法是以血液供应类型为主导的分类方法。

(一)随意型皮瓣

1. 局部皮瓣(又称邻接皮瓣)

(1)滑行推进皮瓣。

(2)旋转皮瓣。

(3)交错或易位皮瓣。

2. 邻位皮瓣　此种皮瓣又可称为对偶皮瓣。

3. 远位皮瓣　可包含直接皮瓣、直接携带皮瓣、管形皮瓣或游离皮瓣等。但关于管形皮瓣、筋膜皮瓣的归属,若按血液供应情况看,既可含知名血管,也可不含知名血管。含知名血管的皮瓣属于轴型皮瓣的范畴;不含知名血管的皮瓣属随意型皮瓣的范畴。

(二)轴型皮瓣

1. 一般轴型皮瓣。

2. 岛状皮瓣。

3. 肌皮瓣。

4. 游离皮瓣,比较准确的称呼是"吻合血管的游离皮瓣"。

5. 含血管蒂的复合组织皮瓣,包括骨肌皮瓣、组合皮瓣及其他预制的轴型皮瓣等。

6. 穿支皮瓣　皮瓣内含知名血管的穿支。

第二节 随意型皮瓣

随意型皮瓣(random pattern skin flap)也称任意皮瓣。它可分为局部皮瓣、邻位皮瓣及远位皮瓣 3 大类,是利用缺损区周围皮肤软组织的弹性、松动性和可移动性实现修复的。在一定条件下,可以重新安排局部皮肤的位置,以达到修复组织缺损的目的。特别是局部皮瓣的色泽、厚度、柔软度与需要修复的受区近似,且手术操作比较简便,可以即时直接转移。手术多可一次完成,不需断蒂,一般修复效果比较理想。因而随意型皮瓣移植是小儿整形外科最基础而常用的方法。

一、局部皮瓣

局部皮瓣的血供主要依赖于皮瓣的蒂部。一个皮瓣被掀起和转移至新的部位,在与受区建立新血液循环之前,皮瓣血供只有通过蒂部获得。因此。在设计皮瓣时,必须充分考虑到皮瓣蒂部是否有足够的动脉供血及充分的静脉回流,根据皮肤组织层次与血管网形成的特点,确定好剥离的层次和平面,特别是近蒂部不能太薄,以防损伤血管网导致皮瓣血液循环障碍;除皮下蒂厚度外还需考虑蒂部的宽度,一般为 1:1。血液循环非常丰富的部位可达 1:1.5,并且蒂部不能有张力和受压。

(一)推进皮瓣

推进皮瓣是利用缺损创面周围皮肤的弹性和可移动性。在缺损区的一侧或两侧设计皮瓣。经切开及剥离掀起后,向缺损区滑行延伸以封闭创面。分两类即矩形推进和 V-Y 三角推进。

1. 矩形推进皮瓣

(1)设计与操作:即在缺损的一侧沿缺损缘上下(或左右)作平行辅助切口,从皮下浅筋膜层剥离掀起,形成一矩形的单蒂皮瓣、将皮瓣向缺损区滑行推进,覆盖创面,此时在皮瓣蒂部两侧常出现皮肤折叠(猫耳畸形)。切除一块三角形皮肤,既可消除此皮肤折叠,又能使皮瓣远端的张力减小或消失,使之在无张力下缝合及愈合。如图 1-8-2-1。

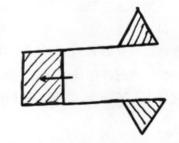

图 1-8-2-1 矩形推进皮瓣

(2)临床应用:几乎可用于全身各处的皮肤缺损的修复。

2. V-Y 推进皮瓣(三角形推进皮瓣)

在小儿整形外科中最常用,此类皮瓣适用于错位的组织复合及组织长度的延长,用横轴加长纵轴或纵轴加长横轴均可。

(1)设计与缝合:即临床常用的 V-Y 成形术或 Y-V 成形术。V-Y 成形术即在错位组织的下方作 V 形切开,并稍加剥离松解,使错位组织充分复位后,再作 Y 形缝合。如图 1-8-2-2。

(2)临床应用:唇和上下睑的外翻,可在外翻处瘢痕收缩部位的边缘作切开松解,一般均为 V 形切开松解后 Y 形缝合,即可达到较理想的矫治效果。延长鼻小柱也可用 V 形切口,作 Y 形缝合,就可延长鼻小柱和抬高鼻尖部。V-Y 成形术或 Y-V 成形术在临床上是非常有用的一种手术方法;在医疗实践中,可根据患儿的挛缩程度与具体部位进行设计。V-Y成形术有不少改良的设计方法,如N-Y及M-Y成形术等,在有些病例中的应用,可使延伸效果及外形改善的效果更优。

N-Y成形术:对鼻翼旁短痕挛缩牵拉致使左侧鼻翼下移,可设计"N"形切口,Y形缝合使瘢痕以松解,鼻翼复位且外形比较好,见图1-8-2-3。

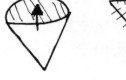 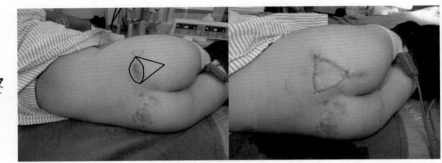

A.示意图　　　　　　　　　　B.实例图

图1-8-2-2　V-Y推进皮瓣(三角形推进皮瓣)

M-Y成形术:此种设计应用了V-Y成形术的原理,因两侧作了两个辅助切口,在松解挛缩的过程中得到更好的效果,见图1-8-2-4。

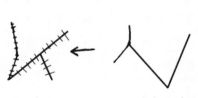　　　　　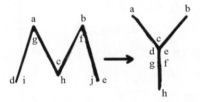

图1-8-2-3　N-Y成形术　　　　图1-8-2-4　M-Y成形术

3. 双蒂推进皮瓣

双侧推进皮瓣适用于头皮、面颈部及小腿的梭形缺损创面。

(1)设计与缝合:在创缘一侧或两侧的正常皮肤组织作切口,使皮瓣长度尽量超过缺损的下缘(即蒂的高度超出缺损的上、下线)。然后将皮瓣从深筋膜与肌膜之间分离,形成双蒂皮瓣后将靠近缺损的一侧边缘向缺损区滑行推进,松松地、无张力地覆盖创面。在小儿,皮瓣的另一端做V形切开,这样继发的创面可以直接做V-Y缝合,这样可避免植皮,减少瘢痕出现(图1-8-2-5)。

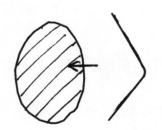　　　　　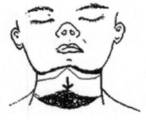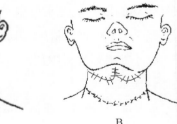

图1-8-2-5　双蒂推进皮瓣　　　　图1-8-2-6　颈部双蒂皮瓣修复下颌缘瘢痕

(2)临床应用:双蒂推进皮瓣在临床上应用较多的是用于颈部,双蒂皮瓣修复下颌缘瘢痕切除引起的缺损(图1-8-2-6)。

4. 皮下组织蒂皮瓣　皮下组织蒂皮瓣的皮下组织蒂不包含知名动脉、静脉。它的优点是充分利用了缺损区周围正常的皮肤组织。皮肤质地和受区近似,转动灵活,愈合后平整,疗程短。

(1) 设计原理与缝合:皮瓣切口呈三角形或圆形或短斧头形,在缺损区的一侧或两侧。依据皮瓣转移的方向,确定皮下组织蒂的位置及方向,可分为单蒂和双蒂(图1-8-2-7,图1-8-2-8)皮瓣,比例复合一般皮瓣,就是1∶1或1∶1.5。

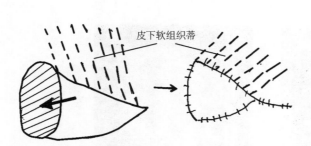
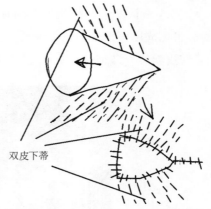

图1-8-2-7　单蒂皮下组织蒂皮瓣　　　图1-8-2-8　双皮下组织蒂皮瓣

(2) 临床应用:在面部或肢体黑痣或小肿瘤的切除都可用皮下蒂皮瓣。如图1-8-2-9所示。

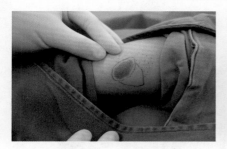
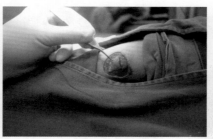
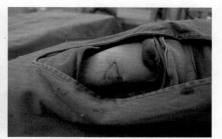

图1-8-2-9　皮下组织蒂皮瓣实例

(二) 旋转皮瓣

旋转皮瓣(rotanon skin flap)是在缺损边缘的一侧或另一侧形成一局部皮瓣,按顺时针或逆时针方向旋转一定角度后,覆盖修复缺损创面。皮瓣近端的基点即为旋转的轴点,其旋转的半径长度应超出缺损的外缘。在临床上遇到缺损面积较大,周围正常皮肤的弹性和可移动性较小,不能用滑行推进皮瓣修复的病例,可选用旋转皮瓣修复,尤其适用于圆形或三角形的缺损。

1. 设计与转移　旋转皮瓣必须根据缺损区周围正常皮肤的弹性、可移动性进行设计。可按旋转弧切口长度旋转,一般应为缺损区宽度的4倍(图1-8-2-10),皮瓣的长度(相当于旋转半径)应较创缘略长(约>20%),若等长或稍短,转移后必然会在旋转轴线上产生张力,最紧的地方通常也就是最远的地方所产生的张力最大,一般称之为最大张力线,在设计时要设法克服

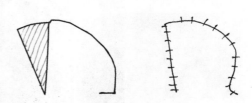

图1-8-2-10　旋转皮瓣的设计示意图

这条线上的张力。如果不超过20%,有时在转移过程中发现皮瓣尖端张力较大而引起坏死。因此,在操作中必须注意,不论逆切还是延长切口,均需仔细观察蒂部血液循环,不要损伤主要供血动、静脉,必要时可切

开皮肤,并将皮下组织向内推移,这样可以避免血管损伤。对于圆形缺损利用邻近皮肤形成旋转皮瓣的设计,关键是所形成皮瓣的旋转半径必须超出缺损的外缘。

2. 旋转皮瓣临床应用的设计   旋转皮瓣在临床应用中,依据缺损的形状、大小及周围正常皮肤情况,可有以下几种设计。

(1)单纯旋转皮瓣:可用来修复许多缺损,能够灵活运用,是一个成熟小儿整形外科医生的基本技能。可以看几个实例:一个病例是颞部缺损,可用周围组织旋转皮瓣修复缺损(图1-8-2-11)。另一个病例是下唇部缺损,可用周围组织旋转皮瓣修复缺损(图1-8-2-12)。还有一个病例是耳后部的一个缺损,可用周围组织旋转皮瓣修复缺损(图1-8-2-13)。

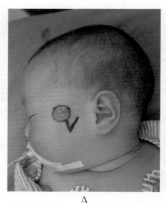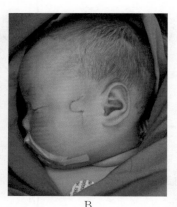

A   B

图 1-8-2-11   旋转皮瓣的实例 1
A. 术前;B. 术后

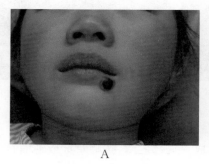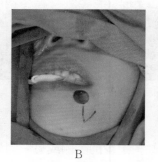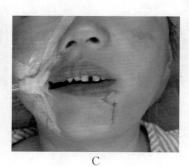

A   B   C

图 1-8-2-12   旋转皮瓣的实例 2
A. 术前;B. 术中;C. 术后

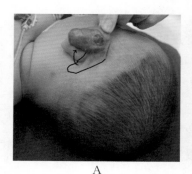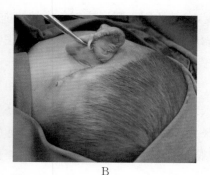

A   B

图 1-8-2-13   旋转皮瓣的实例 3
A. 术前;B. 术后

（2）双叶皮瓣：即在缺损区的附近设计两个叶状皮瓣，第1个皮瓣靠近缺损区，大小与创面大致一样或稍大，第2个皮瓣仅为第1个皮瓣的1/2左右，两个皮瓣的轴线夹角在60°～70°之间。第1个皮瓣转移至缺损区后，第2个皮瓣转移至第1个皮瓣转移后的继发缺损区，第2个皮瓣转移产生的缺损区则设法直接拉拢缝合，多用于颊面部，可不植皮而有较好的外形效果（图1-8-2-14）。

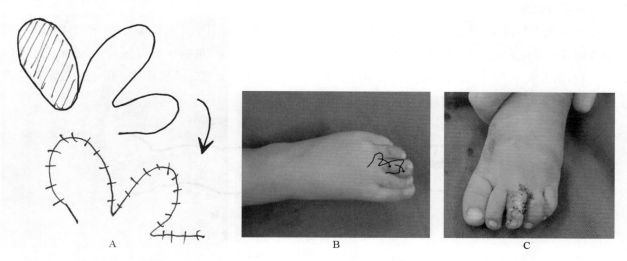

图1-8-2-14　双叶皮瓣设计：A. 设计图；B. 实例设计；C. 术后

（3）菱形皮瓣：菱形皮瓣即在梭形或菱形缺损的一边设计一菱形皮瓣，正好可转移至菱形缺损区。也有人对上述菱形皮瓣进行改良，使所需转移的角度变小，转移后的张力也减小（图1-8-2-15）。

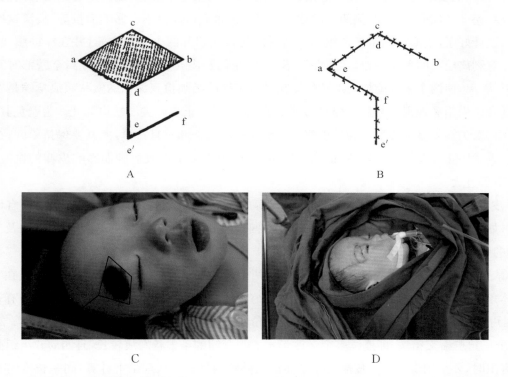

图1-8-2-15　菱形皮瓣设计和转移：A设计图，B转移后的示意图，C、D为实例的情况

（三）交错皮瓣

交错皮瓣又称对偶三角皮瓣，简称 Z 改形皮瓣，交错皮瓣是整形外科、美容外科应用最多的一种局部皮瓣，其操作简便，效果好。该皮瓣适用于蹼状挛缩畸形的瘢痕松解，亦用于条状、索状瘢痕，可达到松解挛缩的目的。另外，它可改变瘢痕的方向，使之与皮纹相吻合，还能使移位的组织、器官复位，从而达到改善功能与外形的良好效果。

1. 设计原理与操作　在条状或索状瘢痕的两侧设计一定角度的两个三角皮瓣（图 1-8-2-16），角度与轴线延长的长度有一定关系，即 30°角的皮瓣可延长 25%左右，45°角的皮瓣可延长 50%，60°角可延长 75%左右，角度大于 60°后虽然延长的百分率可更大，但因蒂部相对太宽而不易转移。但上述数字只是理论上的计算，在活体上远不能达到理论上的数值。

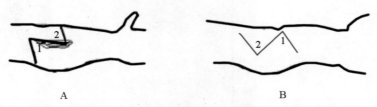

图 1-8-2-16　交错皮瓣或 Z 改形皮瓣示意图
A. 设计；B. 转移后的示意图

一些学者观察到 60°角的皮瓣仅能延长 28%~36%。在对患儿进行术前预测时，可将索条状瘢痕两侧形成的对偶三角皮瓣的垂直高度相加，即为皮瓣异位转移后的长度。

交错皮瓣操作的要求与步骤：首先检查条状、索状、蹼状瘢痕挛缩的特点，周围有无可利用的正常皮肤，是否已受牵拉，松动性如何，设计两侧两个皮瓣的蒂部有无瘢痕以及会不会影响血供等，搞清这些问题后才能进行设计，设计好了，皮瓣要画至正常组织。然后沿切口线切开两个三角皮瓣，并在深筋膜浅面剥离，将皮瓣掀起，注意剥离层次的平整一致，切勿深浅不一，以免伤及皮瓣上的血管网，分离至蒂部时宜改用小剪刀仔细地潜行剥离，使两个皮瓣能松弛地转位。在易位转移前必须检查深部的索状瘢痕挛缩是否已彻底松解，然后再缝合。采用 Z 改形术松解与修复瘢痕挛缩，需注意防止皮瓣尖端缺血坏死。为避免其发生，首先应注意基底要宽、尖端要呈钝圆形，其次，皮瓣上特别是皮瓣的蒂部不宜过紧，尤其要保持松弛；在操作上亦需十分仔细，手术中止血要完善，术后宜适当加压包扎，以免皮瓣下形成血肿而影响皮瓣的血液循环，并且缝合时张力不可过大。

2. 交错皮瓣的多种灵活形式　交错皮瓣除了对等的两个三角皮瓣转移的一般形式外，还有许多种灵活的应用方法，如不对等的三角皮瓣转移，多个三角瓣，四瓣及五瓣法，以及 W 形皮瓣成形术，以及三角形皮瓣与矩形皮瓣的联合应用等，现分述如下：

（1）不等三角瓣交错法：不等三角皮瓣即在形成两个三角皮瓣时角度可以各不相等，一般在 30°~60°之间变化，具体角度需视周围皮肤条件而定。有时在挛缩畸形的一侧完全是增生性瘢痕，另一侧有较松动的正常皮肤，此时可采用一种较独特的设计方法，即单个三角瓣插入法形成增加程度的方法（图 1-8-2-17）。

（2）多个三角皮瓣交错法：即连续多个 Z 改形术。当挛缩的条索状瘢痕较长，且四周软组织面积不够宽大、松动性有限时，要采用多个三角皮瓣交错才能达到松解的目的。从理论上计算，同一长度的挛缩采用多个三角皮瓣交错，较一对三角皮瓣交错延长的长度要更长些。此种多个三角皮瓣交错（连续多个 Z 成形术）法在四肢、颈部、腋部、手部等均较常应用，一般以挛缩的长轴为中轴形成数对三角皮瓣。该手术设计巧妙地利用局部被瘢痕拉松的组织进行转移，使挛缩得以松解改善，且这种松解后的缝合呈锯齿状，修复缝合后不会再次形成挛缩，只要保持功能锻炼，功能恢复的效果非常好。

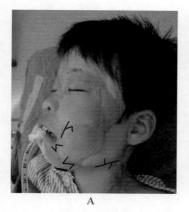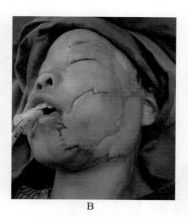

图1-8-2-17　不等三角瓣交错法

A. 术前设计；B. 术后

（3）四瓣及五瓣成形术：也是多个三角皮瓣易位交错的，为了充分利用松动的正常皮肤达到修复目的而设计的。

四瓣成形术是在挛缩部位的两侧设计一对大于60°的三角皮瓣，然后再将此三角皮瓣从中间的平分线平分为两等份。即成为4个三角皮瓣，经瘢痕松解转移后即可达到较好的松解挛缩的效果。如图1-8-2-18。

五瓣成形术多用于一边为瘢痕组织，一边有可松动的正常皮肤的蹼状瘢痕挛缩。五瓣法实际上是一对三角皮瓣交错及一个三角皮瓣推进（同V-Y原理）。其设计见图1-8-2-19。

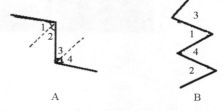

图1-8-2-18　四瓣成形术示意图

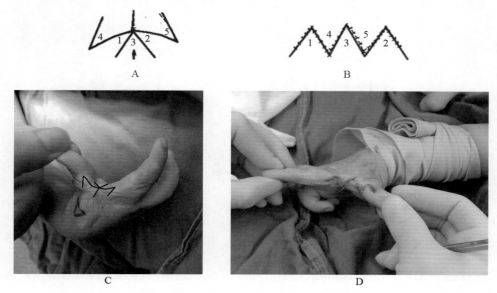

图1-8-2-19　五瓣成形术示意图和实例

A、B为示意图；C、D为实例

（4）W形（或M形）成形术：此为三角皮瓣交错的另一种切开与缝合的手术方法，可防止瘢痕挛缩，它是一串三角皮瓣，对应插入到三角皮肤间隙中。这种W形或M形成形术无松解延长瘢痕的效果（图1-8-2-20）。

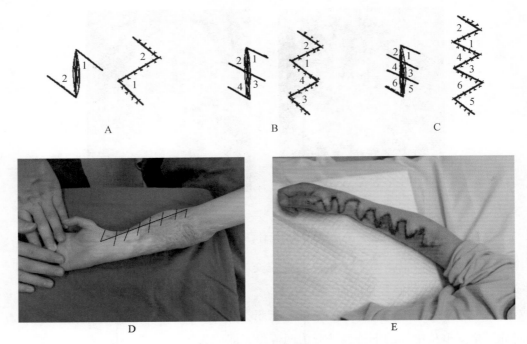

图1-8-2-20　多个"W"形（或"M"形）成形术
A、B、C为示意图；D、E为实例

（5）矩形皮瓣与多个三角皮瓣的联合应用：有时瘢痕呈片状挛缩，此类瘢痕已萎缩，质地较松软，且的确又有功能影响。此时可在其两侧松弛的正常皮肤处设计两个三角皮瓣，按设计的矩形瓣切开瘢痕使之松解后，矩形的瘢痕皮瓣退缩形成的继发创面做插入两个三角皮瓣修复。有时还可同时设计两个球形皮瓣及两对三角皮瓣。经转移后可以松解面部的挛缩，以改善头部后仰功能（图1-8-2-21）。

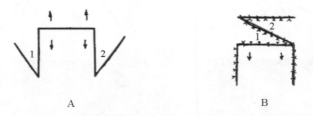

图1-8-2-21　矩形皮瓣与多个三角皮瓣的联合应用
A. 设计图；B. 转移后的情况示意图

二、邻位皮瓣

邻位皮瓣就是供皮瓣区与缺损需修复区之间有正常的皮肤或组织器官。其设计和使用与局部皮瓣相同，这里就不举例说明了。

三、远位皮瓣

当缺损区局部与邻位均无合适的正常皮肤组织可利用或局部的组织利用会破坏外形的时候,可以考虑用身体较松弛处、较为隐蔽的部位作为皮瓣供区。因为皮瓣是直接转移不到缺损区的,所以通过中间站携带转移,这种皮瓣称为远位皮瓣。

(一)适应证

1. 对于四肢特别是手部较大的缺损,局部难以修复,可用腹部的皮瓣远位携带皮瓣来修复。

2. 头面部较广泛的缺损或畸形,局部无修复条件者,可用胸部的皮肤组织,或前臂的皮瓣携带修复面部缺损。

(二)优缺点及分类

1. 优点　远位皮瓣供区虽不在缺损的附近,但通过携带转位使缺损修复获得较好的恢复,比游离皮瓣移植成功的概率要大。

2. 缺点　皮瓣较臃肿,影响面部容貌。需要两次手术断蒂并且以后要多次削薄皮瓣。

3. 分类

(1) 直接皮瓣:就是直接在供区掀起皮瓣覆盖四肢的缺损。手术也较简便。

供区的选择:手部缺损,可选择腹部、下腹部。手指可选择大鱼际。足部缺损可选用小腿的内侧等。

(2) 间接携带皮瓣:可利用上肢来作为携带体,可以把腹部上肢部的皮肤携带到面部,进行缺损修复,也可将脚的皮瓣携带转移至对侧的臀部。另外,随着扩张器的应用,上肢可以携带胸、腹部的预扩张皮瓣,这样同时施行,也是一种改进的办法,可以进一步增加所供皮瓣的面积。

(三)手术方法及注意事项

1. 皮瓣的设计　根据缺损的大小及形状,用纱巾剪样。将此剪样贴至胸、腹部的适当位置。若为直接皮瓣,即转至手部缺损区观察是否合适,并考虑蒂部的位置与方向。供皮区的继发创面能否直接拉拢缝合,这取决于缺损大小,小的拉拢缝合,大的植皮修复。蒂部创面利用缺损区边缘反折的皮瓣覆盖(图1-8-2-22)。

2. 一期手术　用1‰美蓝画出皮瓣的大小与形状,沿画线切开皮肤、皮下组织直至深筋膜浅面。用锐性剥离的方法将皮瓣掀起,然后将手部移至皮瓣处,以检查皮瓣是否能覆盖手部缺损创面,此种体位患儿能否耐受及皮瓣蒂部有无折叠等;再进行一次彻底止血。创面依次用过氧化氢溶液、1∶1000苯扎氯铵或0.2‰氯己定清洗,然

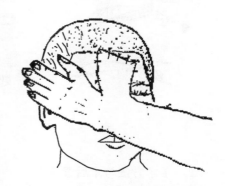

图1-8-2-22　远位皮瓣的设计

后缝合皮瓣。缝合的顺序是先缝合铰链部皮瓣边缘,之后缝合皮瓣下继发创面,若为游离植皮,则用连续缝合法先将皮片边缘缝合于铰链处,再缝合皮片与胸腹壁创缘,并在创缘四周1cm处留6~8根长线作固定包扎用,再缝合皮瓣与缺损创面的边缘,一般先用3-0线固定缝合数针,使皮瓣能平整地、无张力地完全覆盖缺损创面,然后将皮下组织与皮肤分层间断缝合。最后进行包扎固定,皮瓣下继发创面为游离植皮时,需按中厚皮片移植方法进行打包包扎。若继发创面经剥离后可直接拉拢缝合,也需减张固定缝合,并用宽胶布

固定。为防止皮瓣移位、蒂部扭曲及撕脱,采用石膏固定通常是必须的。

3. 二期手术　一般在一期术后 3 周施行二期手术。为了提前断蒂或行二期手术。可采用蒂部血液循环训练的方法或延迟术,一般蒂部阻断血液循环时间达 2 小时以上,皮瓣血管不受影响者,多能安全断蒂行二期手术。

四、管形皮瓣

(一) 概念与适应证

1. 概念　管形皮瓣(tubed skin flap)简称皮管,这是与扁平皮瓣相对而言,即在形成与转移过程中将皮瓣卷成管状而得名,这是一个古老的操作方法,但一直为整形外科传统的治疗方法,至今仍有一定的应用价值。

2. 适应证

(1) 耳、鼻等器官不全缺损的修复或耳鼻再造,可选用颈斜皮管、颈横皮管、耳前皮管、上臂内侧皮管等。

(2) 拇指或手指再造,多选用胸肩峰皮管。

(3) 外生殖器(如阴茎、会阴)再造,多选用腹部皮管,其次为大腿皮管。

(4) 头面颈或下肢较大面积缺损的修复,可选用胸腹联合皮管或背胸腹联合皮管。

常作为皮管供区的部位如图 1-8-2-23。

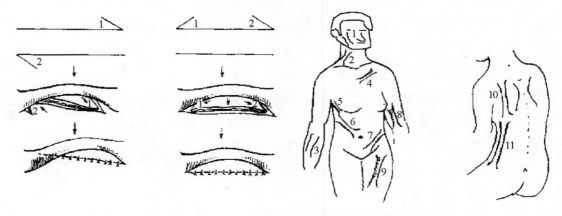

图 1-8-2-23　皮管供区的设计和可分布部位

(二) 手术方法与术后管理

1. 手术方法　蒂宽和皮瓣长遵循皮瓣的一般原理,即 1：1.5,由于有两个蒂,因此皮管的长可做到 1：3,首先设计画线。沿设计绘好的两条平行切口线切开,深达皮下脂肪层,仔细找出深筋膜平面,在深筋膜层剥离,剥离时刀片应紧贴深筋膜剥离,避免损伤皮下脂肪中的小血管。从一侧至对侧切口线剥离,到对侧时再切开对侧皮肤下脂肪组织,使两侧相通,建议术者不要从两侧切口向中央剥离,容易不在一个层次,从而造成过多的组织损伤。

皮瓣剥离完成后,剪去皮瓣边缘突出的脂肪颗粒,将皮瓣卷成一实心的管形。用丝线缝合皮肤,缝合中注意不可太紧,张力不可过大。为防止术后皮管出现血肿胀,必要时可放 72 小时引流。对于供区创面的封闭，一般拉拢缝合。

2. 术后管理　包扎时留出一段皮管观察血循环，隔日换药。一般皮管形成后在 8 小时内，出现瘀肿，需要做延迟处理，即松开皮管，缝回原处。如果皮管形成 24 小时内，多可通过拆几针缝线减压就可改善，如图 1-8-2-24 所示。

（三）转移修复

1. 血液循环训练　为了在反复转移过程中确保皮管血液循环的安全，必须对皮管进行血液循环的训练。用橡皮筋在远端扎住皮管（图 1-8-2-25），每天训练，当可以阻断皮管的血液循环 2 小时时，认为训练达到效果后断蒂；还可用带皮管的肠钳，持钳夹远端阻断皮管蒂端的血液波循环达 2 小时后即可以断蒂转移（图 1-8-2-26）。

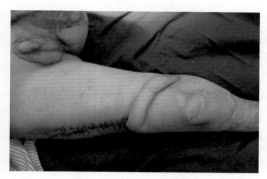

图 1-8-2-24　皮管

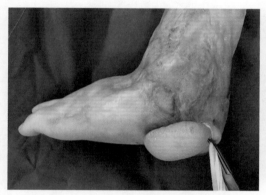

图 1-8-2-25　橡皮筋血液循环训练

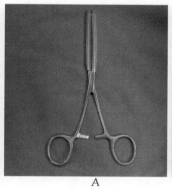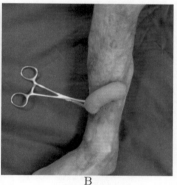

| A | B |

图 1-8-2-26　肠钳血液循环训练
A. 肠钳套橡皮；B. 肠钳血液循环训练

2. 转移　皮管形成后 3 周，经过血运阻断训练，确实皮瓣的一端切断血运后不会发生血液循环障碍了，可进行断蒂，切断皮管中心的纤维束。摊平皮管，即可转移至拟修复处，外边缝合，修复处新缝合的皮瓣下放置负压引流。因此，不难理解皮管的形成与转移，一般需经过 2～3 次手术。皮管在形成时，另一端可以直接覆盖修复缺损区从而直接转移，一般情况下，都要进行血液循环的训练，待血供建立良好后方可断蒂转移。

第三节　筋膜瓣

筋膜瓣移植是指在筋膜上切取一个有蒂的一束或一块筋膜，用来转移或充填组织。它的基础是一种新组织移植方法，主要优点是：血供丰富，供区可保留皮肤，无明显继发性影响，外观也不受影响；不臃肿，功能和外形较好。

筋膜一般是指皮肤与肌肉之间及肌肉与肌肉之间的结缔组织,包括浅筋膜、深筋膜和筋膜隔。浅筋膜即皮下组织,位于皮肤与深筋膜之间,由纤维束和脂肪组织构成,筋膜内的纤维束连接皮肤与深部的深筋膜或骨膜。浅筋膜由浅、深两层构成。浅层是脂肪层,深层为膜性层,含有弹性组织,薄而富有弹性。浅筋膜的浅、深结构紧密相贴。在浅筋膜浅、深两层之间含有浅部的血管、淋巴管和皮神经。

深筋膜又称固有筋膜,由致密结缔组织构成。它包绕体壁和肢体,是人体结构的分界平面。人体各部深筋膜的厚薄与致密度、所含的脂肪、胶原纤维和弹性纤维都不相同。四肢及颈部的深筋膜比较发达。人体多数部位,深筋膜的浅面与深筋膜之间有部分疏松结缔组织,但在骨性突起的部位则黏附在一起,难以分离。深筋膜的深面与肌肉之间存在间隙,容易分离,但在某些部位,深筋膜已成为肌肉附着的部位,则很难分离。

一、筋膜瓣的分类及命名

由于筋膜瓣研究的不断发展,其命名、分类也在不断变化。目前运用较多的是下述分类方法:

（一）按移植方式及血供形式分类

1. 带筋膜蒂移植(随意筋膜皮瓣)　移植的筋膜瓣由一定宽度的筋膜蒂提供营养。

2. 带血管蒂移植　移植的筋膜瓣仅以动静脉为蒂与供区相连。

3. 游离移植　目前通常把不带血管的筋膜瓣移植简称为筋膜移植或筋膜游离移植。移植简称为游离筋膜瓣移植或筋膜瓣游离移植。

（二）按移植的组织成分分类

1. 单纯筋膜瓣移植。

2. 复合筋膜瓣移植,包括筋膜皮瓣、筋膜骨瓣、筋膜骨膜瓣、筋膜肌瓣及筋膜神经瓣。

（三）按解剖部位分类

1. 额部筋膜瓣。

2. 耳后筋膜瓣。

3. 面部筋膜瓣。

4. 腋部筋膜瓣。

5. 胸三角筋膜瓣。

6. 背部筋膜瓣,包括肩部筋膜瓣。

7. 侧胸(前锯肌)筋膜瓣。

8. 腹部筋膜瓣,包括上腹部、下腹部及腹股沟部筋膜瓣。

9. 前臂筋膜瓣。

10. 示指近节背侧岛状筋膜瓣。

11. 股部筋膜瓣。

12. 小腿筋膜瓣。

13. 足部筋膜瓣。

14. 阴囊纵隔瓣、小阴唇返转皮瓣。虽然不是以筋膜瓣来命名,但其血供形式是依靠筋膜层的血管网,就其本质而言仍属于筋膜瓣的一类。

二、随意筋膜皮瓣

移植的筋膜瓣由一定宽度的筋膜蒂提供营养。

三、轴型筋膜瓣

1. 额部轴型筋膜瓣。

2. 耳后轴型筋膜瓣。

3. 面部轴型筋膜瓣。

4. 腋部轴型筋膜瓣。

5. 胸三角轴型筋膜瓣。

6. 背部轴型筋膜瓣,包括肩部筋膜瓣。

7. 侧胸(前锯肌)轴型筋膜瓣。

8. 腹部轴型筋膜瓣,包括上腹部、下腹部及腹股沟部筋膜瓣。

9. 前臂轴型筋膜瓣。

10. 示指近节背侧岛状筋膜瓣。

11. 股部轴型筋膜瓣。

12. 小腿轴型筋膜瓣。

13. 足部轴型筋膜瓣。

14. 阴囊纵隔瓣、小阴唇返转筋膜瓣。

第四节　轴型皮瓣

一、定义

轴型皮瓣又称动脉皮瓣,轴型皮瓣内含知名动脉及伴行的静脉系统。一般血管要作为皮瓣的轴心,使之与皮瓣的长轴平行。但近20年来,轴型皮瓣的概念又推进不少。构成轴型皮瓣的血供类型除直接皮肤动脉外,尚有其他几种类型:知名动脉下的分支皮动脉;肌间隙、肌间血管穿出的皮动脉等。轴型皮瓣修复是一种很好的修复技术,也是小儿整形外科医生的重要武器。

二、适应证

首先,轴型皮瓣由于含有与皮瓣长轴平行的知名血管,血循环丰富,其成活程度显著优于随意型皮瓣,这一点已为大量的临床实践所证实;第二,其应用方式灵活、简便,易于掌握及推广。多数情况下不仅可直接转移,甚至可以在急诊条件下使用;第三,由于轴型皮瓣血供丰富,抗感染能力强。因此,其应用范围较宽,包括有污染、有感染的创面修复,只要清创彻底、引流充分,都可以使用,而且皮瓣能够达到一期愈合。

轴型皮瓣的以上优点,使其适应证的范围较广泛。不仅可用以覆盖较深创面、修复凹陷性缺损,而且还扩展到功能重建与器官再造方面。其用于屈肘、屈指功能重建效果也明显高于皮肤移植。除鼻、阴道再造外,如口腔、咽腔、食管、乳房、阴囊等再造也可使用该方法。

三、常见的轴型皮瓣

(一)颞顶部皮瓣及筋膜瓣

1. 应用解剖和设计要点

(1)应用解剖　颞浅动脉在耳前形成颈外动脉的终末支,颞浅动脉是头皮供血动脉中最长、最大的动脉,起始于腮腺内下颌骨髁状突颈的后方,与颞浅静脉和耳额神经伴行,由腮腺上缘浅出,在耳屏前方越颧弓根部浅面,至颞部皮下,在颞浅筋膜上走行,距颧弓上 2~5 cm 处分成两支。额支稍大斜向前上走行至额部,与眶上动脉和对侧同名动脉吻合;顶支稍小,向上后走行分布于颞部和颅顶部,与耳后动脉、枕动脉和对侧同名动脉吻合。耳后为耳后动脉较短而细,为颈外动脉分支,从腮腺后缘向后上经外耳道与乳突之间,越胸锁乳突肌止端前缘浅出,至耳后皮下,分布于耳后及发际区软组织,并与颞浅动脉和枕动脉吻合。伴行的耳后神经和耳大神经为颈丛的分支,支配乳突区皮肤。

(2)设计要点　在头皮皮瓣中颞浅动脉及其分支作供血动脉的皮瓣是最常用的。该瓣旋转移位灵活,供瓣区有头发遮盖,较为隐蔽,不影响美观。在头顶部正中,两侧颞浅动脉之间有极为丰富的吻合支,可以一侧颞浅动脉为蒂设计跨越矢状中线至对侧额部的"颞—顶—颞长皮瓣",因头皮静脉无静脉瓣,故还可设计远端蒂皮瓣或逆行岛状皮瓣。局部转移时,颞浅动脉的旋转中心最低位于颧弓上缘,耳屏前方。以颧弓中央上缘至缺损作一连线,其长度即为瓣所需蒂长。皮瓣的大小和形状可根据实际需要而定,只要解剖层次正确,不必担心血供问题。若所需蒂部较长,可设计以顶支或额支作为血管蒂的以颞浅动脉与耳后动脉的吻合支作为血管蒂设计的耳后皮瓣,供区极为隐蔽。以耳后皱襞为轴心设计皮瓣,皮瓣的近端在上,远端在下。皮瓣范围包括耳郭背面及耳后无发区皮肤。根据皮瓣所需血管蒂的长短,可对颞浅动脉和耳后动脉间的吻合支进行不同的处理。颞浅动脉顶支与耳后动脉间的吻合支在耳后形成一个上窄下宽的三角形瓣区,最后两主干在顶部相交汇。在皮瓣的蒂部不需太长时,可利用下方的吻合支;皮瓣的蒂部需要较长时,可利用最后的主干吻合支。不管采用哪种方式,都必须注意使颞浅血管顶支及其吻合支包含在连接于皮瓣的蒂上,避免损伤。该瓣可旋转 360°,半径为 10~14 cm。

2. 手术方法　手术可在局部麻醉下或静脉复合麻醉下施行。患儿取仰卧位,消毒范围应包括整个头部。由于颞浅动脉的额瓣在后面额部皮瓣章节要讲,因此这里只介绍耳后瓣。

按术前划线切开皮肤,深达浅筋膜层(乳突区)和软骨膜(耳郭背面)。沿该平面从下向上,从皮瓣两侧向中央耳后皱襞剥离。当皮瓣分离到耳上发际缘时,再沿颞浅动静脉及其顶支的走行方向切开皮肤,形成包含颞浅动静脉的三角皮瓣或筋膜瓣,其底边与耳后皮瓣的近端相连,前边与颞浅动静脉血管束相连,上缘在颞浅动脉顶支上方约5cm,将顶支及其向下向后的吻合支包含在三角形的瓣内。将皮瓣连同耳后皮瓣一并掀起。继而沿颞浅血管束向下解剖,至所需血管蒂长度。即可将此颞浅血管蒂耳后皮瓣无张力转移至受区。供区的耳前和耳上发际区切口直接缝合,耳后供皮区需用游离植皮封闭。皮瓣下常规放置负压引流管或半管引流条。

（二）额部皮瓣

额部皮瓣是以颞浅动脉干额支为蒂的皮瓣。依额部皮瓣切取的范围,可分为一侧额瓣、全额瓣和正中额瓣等。额瓣的优点是内有知名的血管,走行表浅,位置恒定,血运丰富,部位邻接面部,又有一个长而松软的组织蒂,转移灵活,是修复面部及口内组织缺损理想的供区之一。额瓣切取后需行植皮,有碍面容为其缺点。

1. 应用解剖和设计要点

（1）应用解剖:额部皮瓣一般包括皮肤、皮下组织及额肌层,额肌下方为肌下疏松结缔组织层连接紧密。神经和血管均位于皮下组织内,额部的血供主要来源于颈外动脉的颞浅动脉干额支,此外颈内动脉支的滑车上动脉、眶上动脉也参与其中,血供丰富。额支十分恒定,以其定行方向分为干部与升部。干部走行在额肌表面,升部斜向前上至颞顶;静脉与其伴行。

（2）设计:额部皮瓣的分类与选择可以根据组成分为肌瓣、皮下蒂皮瓣和肌筋膜瓣,临床上根据缺损的大小可分为,全额皮瓣,即上界为发际、下界在眉缘上,中央在鼻根部可以稍低一些。两侧为额部发际线。蒂为一侧或两侧眉外侧到耳郭后2cm处,这样可含颈外血管及耳后血管在蒂内;半额瓣,即远端刚超过中线,下界同全额皮瓣,可形成岛状瓣立即转移;部分额瓣,常用于鼻部分缺损的修复,蒂部根据需要可以在一侧额或额两侧。

2. 手术步骤　额部皮瓣的分离和翻转:以面部缺损为例,皮瓣应从远侧端开始分离,若蒂部为颞浅动脉的岛状皮瓣,可将蒂部先分离出来,勿要损伤血管。翻转皮瓣应带额肌与骨膜之间的帽状腱膜下疏松结缔组织,分离时不要损伤骨膜。岛状翻转皮瓣的皮下蒂应较宽,一般与额颞的宽度基本一致,皮瓣经颞部的皮肤下打洞,皮面转向外。转移拉出用以修复面部肿瘤切除后的创面。

（三）鼻唇沟皮瓣

因肿瘤切除或外伤造成上、下唇组织缺损,可设计异唇沟瓣修复,供区可一期缝合,瘢痕小。鼻唇沟皮瓣分上侧和下侧鼻唇沟皮瓣。

1. 应用解剖和设计要点　鼻唇沟区皮肤血供主要来自面动脉及其分支,但眶下动脉、面横动脉、眼动脉也有丰富分支分布。面动脉绕下颌骨下缘在嚼肌前下角处入面部,迂回上行,在口角外侧约1.7cm处到达鼻唇沟附近,再向上到鼻翼下缘外侧约1.4cm,其末段至内眦而易名为内眦动脉,与眼动脉之鼻梁支及眶下动脉吻合交通。眶下动脉是颌内动脉第三段分支,随眶下神经出眶下孔至面部,有分支向前至鼻,向下与面动脉及面横动脉交通于鼻唇沟部。面横动脉起于颞浅动脉腮腺段,经颧弓与腮腺导管间,横过面部,在外眦外2cm垂线与鼻翼下水平线交点处分出一大支进入皮下,形成多个分支布于鼻唇沟区。眼动脉由颈内动脉海绵段发出,经眼上斜肌及内直肌之间出眶至眼睑内侧,分支有鼻背动脉与内眦动脉吻合。

2. 手术步骤

（1）鼻唇沟下侧皮瓣：在同侧鼻唇沟处设计一长方形矩形皮瓣，位于唇部的切口可一直延伸至下唇对侧的正常唇部。按设计切开皮肤及皮下组织，在深筋膜下游离皮瓣，注意将面动脉包含在皮瓣内。

（2）鼻唇沟上侧皮瓣：根据鼻旁缺损范围，自同侧设计鼻唇沟瓣，为使同侧上唇不移位，在左侧鼻翼下切除一三角形组织，并在鼻唇沟做切口。先沿鼻唇沟动脉走行切开皮肤，再把三角形组织切开，掀起皮瓣充分游离三角形组织。旋转底部可达到鼻上位置，进行转移。缝合缺损部位（图1-8-4-1）。

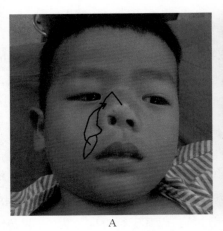 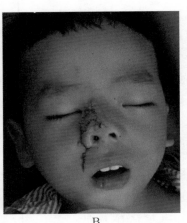

图 1-8-4-1　鼻唇沟皮瓣
A. 术前设计；B. 术后的即刻情况

（四）颈横皮瓣

颈横皮瓣由于其旋转度较大，皮瓣较长，可以很好地修复小儿面部缺损而在临床上应用较多。

1. 应用解剖和设计要点　该皮瓣的供血动脉为颈横动脉在胸锁乳突肌和肩胛舌骨肌交界处发出的皮支血管，进入颈后三角的脂肪内，于锁骨中点上约1.8 cm处进入锁骨上区皮下，并向外、向下分出2条主要皮动脉营养锁骨上、下区皮肤。皮支血管与胸廓内动脉的第Ⅱ、Ⅲ穿支及胸肩峰动脉皮支有较丰富的吻合。成人颈横动脉颈段皮支进入皮瓣之位点的体表投影位于胸锁关节旁开7.7 cm、锁骨上1.8 cm处；该皮支从颈横动脉发出点的体表投影位于胸锁关节旁开6.0 cm、锁骨上2.0 cm处；颈横动脉发出点与进入皮瓣位点的连线为皮动脉在锁骨上的体表投影。

皮瓣的回流静脉包括颈横动脉的伴行静脉、颈前静脉、颈外静脉等。颈横静脉多较细小，而颈前及颈外静脉恒定，为皮瓣的主要回流静脉。颈横神经及锁骨上神经的分支进入该皮瓣，可保证皮瓣转移后感觉良好。

2. 手术步骤　可以和扩张皮瓣一起应用，马显杰教授对其研究较多，并把扩张和颈横皮瓣应用结合到一起，获得了较好的治疗效果。

（1）扩张器植入术：患儿首先预先采用皮肤扩张术。切口多选择在肩部或胸骨中线处，术中在深筋膜下进行剥离，切勿损伤深筋膜，剥离范围上界不要超过锁骨，注意电凝或结扎胸廓内动脉的前胸穿支及胸肩峰动脉皮支。扩张器埋置术后将引流管放置于基底与扩张囊及扩张囊与皮瓣间，3日后拔除引流管并开始注水（每3日1次）扩张，注水量为扩张器容量的120%左右。扩张时间一般为2~3个月。

（2）皮瓣移植修复颈部瘢痕挛缩对于已完成预扩张的及无需行预扩张的患儿，先切除其颈前区瘢痕并彻底松解，以恢复明显的颏颈角且使头可后仰，在锁骨上、下及前胸区依颈横动脉颈段皮支的走行设计皮瓣。皮瓣的轴心点为胸锁乳突肌后缘锁骨中点上 1.8 cm 处。皮瓣范围:后界为斜方肌前缘,外侧界可达三角肌中段,内侧界为胸骨中线,下界可达乳头下 3.0～4.0 cm 处。术中先切开皮瓣外、下、内侧界,在深筋膜下剥离组织达锁骨平面,在此过程中结扎胸廓内动脉的胸前第Ⅱ、Ⅲ穿支及胸肩峰动脉皮支;过锁骨后,改为钝性分离,此时可见进入皮瓣的血管,切勿损伤之;分离至蒂部后,分离深度以皮瓣旋转后可无张力覆盖创面为度。不必观察血管的走向,皮瓣旋转 90°～180°,覆盖创面。如未行预扩张,则供区多需植皮封闭创面;预扩张皮瓣供区直接拉拢缝合(图 1-8-4-2)。

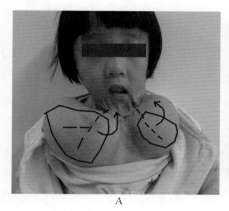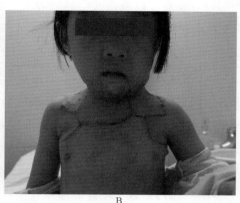

图 1-8-4-2　颈横皮瓣
A. 术前设计;B. 术后情况

(五)胸三角皮瓣及锁骨下皮瓣

胸三角皮瓣包括胸廓内动脉穿支供应的胸前皮瓣和胸肩峰动脉皮支供皮的三角肌前区皮肤。皮瓣的血供以前者血管为蒂,通过血管吻合供应后备该皮瓣皮肤区,皮下脂肪少,供区位置隐蔽,是修复口、咽、面颈部创面的理想供区。

1. 应用解剖和设计要点

(1)应用解剖:胸廓内动脉 1～4 穿支(以第 2、3 穿支出现率较高),自胸骨外侧约 1 cm 处穿出肋间隙,经胸大肌进入皮下组织,向外与皮肤平行走行,在皮下组织内可长达 10～12 cm,穿支之间及穿支与相邻的皮动脉分支之间有广泛吻合。

(2)皮瓣切取范围:上界为锁骨,下界至第 5 肋,内界为前正中线,外界为肩峰。皮瓣旋转轴位于胸骨缘外侧第 2、3 肋间处。

2. 手术步骤　先从肩峰切开皮肤,锐性分离三角肌区,连同深筋膜一起从皮瓣远端向近端分离至胸骨缘外侧 1 cm。注意勿损伤第 2、3 穿支血管。分离完成后,可将皮瓣转移至受区,供区创面用中厚皮片修复。若修复面部,可把皮瓣卷成皮管,跨越下颌部修复面部软组织缺损,术后头胸部需妥善固定。

(六)侧胸皮瓣

侧胸皮瓣位于腋下侧胸部,该皮瓣为多源性血供,皮瓣的血管外径较粗、蒂长。皮瓣薄、色泽好,可切取面积大,位置隐蔽,局部转移可修复胸、背及肩部创面。供区创面多能直接缝合。

1. 应用解剖和设计要点

(1)应用解剖:皮瓣血供来自腋动脉、胸外侧动脉、胸背动脉或肩胛下动脉发出的皮动脉。各种来源的皮动脉,均经腋前后皱襞上端连线,从这个水平穿入侧胸区,供养腋下侧胸部皮肤。

（2）设计：上界达腋毛边缘，下界达第10肋，后界达腋后线和肩胛线之间，前界至锁骨中线。根据需要设计成纵行、横行或斜行皮瓣。

2. 手术步骤　先在腋窝底部胸大肌和背阔肌相对缘之间作一横切口，分离出进入皮瓣较大的皮动静脉，选择其中较粗的1～2条作为皮瓣的血管蒂。根据皮动脉走向调整皮瓣切开线，在深筋膜下由近而远切取皮瓣。供区创面多能一期闭合。皮瓣转移可修复肩或肩胛区创面。

（七）腹股沟皮瓣

1. 应用解剖和设计要点　以旋髂浅动静脉为血管蒂的腹股沟部皮瓣，位置隐蔽、血管口径较粗大，局部转移可修复会阴部及大粗隆部创面。

（1）应用解剖：在腹股沟韧带中点下方的15 mm处，旋髂浅动脉起于股动脉后行向髂前上棘，其主干较短，平均不到1.5 mm，即分为浅、深两主支，二支走行方向基本一致，浅主支在深筋膜深面定行5 mm后穿出阔筋膜至皮下浅层。深主支在深筋膜下行走，在髂前上棘下2 cm处穿出深筋膜进入皮下。皮瓣形成通常仅需包含浅主支，若把深主支一起包含在皮瓣内，则可扩大切取范围，但皮瓣较厚。

（2）设计：以腹股沟韧带中点下1.5 cm为皮瓣设计旋转轴，以该点至留前上棘连线为轴设计皮瓣。

2. 手术步骤　先作皮瓣内侧切口，显露腹股沟韧带及股动脉，沿股动脉向远侧小心解剖并寻找发自股动脉外侧、行向外上的旋髂浅动脉。沿旋髂浅动脉向外侧解剖至浅深主支分支处，结扎切断深主支，沿浅主支由近向远顺行切取皮瓣，若皮瓣内要包含深主支，则应沿深主支在深筋膜下解剖，至深主支穿出深筋膜后，继续向远侧切取皮瓣。皮瓣切取后可移位修复受区创面。

（八）腰背皮瓣

腰背部筋膜皮瓣是一个包括同侧腰背部皮肤、皮下及深筋膜在内的宽基底皮瓣。以同侧或对侧肋间动脉和腰动脉的后支为血管蒂，主要用来治疗骶尾部脊膜膨出，大型的潜毛窦畸形。

1. 应用解剖和设计要点

（1）应用解剖：肋间动脉和腰动脉自胸主动脉或腹主动脉发出后，经胸腰椎横突间发出后支，进入能棘肌及其浅层皮肤。两侧后支有丰富的吻合支。当翻起一例皮瓣，切断同侧后支时，血流可通过对侧后支，经吻合支供应皮瓣。

（2）设计：皮瓣始于腰部创面下缘，向外走行再弧形向上，沿胁部继续向上并弯向肩胛区。

2. 手术步骤　沿切口线切开皮肤，皮下及深筋膜，在筋膜下向内翻起皮瓣，靠中线处保护进入皮瓣的后支血管。若皮瓣旋转仍不足以覆盖创面时，可切断同侧后支血管，皮瓣上端切向对侧少许，以增加皮瓣旋转度，将皮瓣向下旋转移位修复骶尾部缺损，全部创面可一期闭合。

（九）脐旁皮瓣

脐旁皮瓣是以腹壁下动脉脐旁皮穿支为蒂的轴型皮瓣。根据受区需要，可设计成横向的脐横皮瓣和斜行的胸脐皮瓣。带蒂转移可用于阴茎、阴囊、阴道再造，也可用于对侧胸腹壁、腹股沟、大腿上中段及转子区软组织缺损的修复。

1. 应用解剖和设计

（1）应用解剖：腹壁下动脉于腹股沟韧带上方1 cm处起于髂外动脉，行向内上，越过腹直肌外缘后在肌后方上升，至脐旁形成终末支与腹壁上动脉、肋间动脉外侧皮支吻合。腹壁下动脉有内、外侧穿支，外侧穿支从腹直肌鞘中1/3部穿出，呈放射状斜向外上方至皮下，一般有2～3支，其中最粗一支是腹壁下动脉终末支,称脐旁皮动脉,是脐旁皮瓣的主要供血动脉。

(2) 设计:以脐下 3 cm、旁开中线 2 cm 为起点,该点至肩胛骨下角为轴线设计皮瓣。

2. 手术方法　全层切开皮瓣外侧部分皮肤至腹外斜肌肌膜浅层,向脐掀起皮瓣。在距腹直肌鞘外侧缘 1～2 cm 处,可见脐旁皮动脉穿出前鞘进入皮瓣,避免损伤之。然后作脐下正中切口,切开皮肤至腹白线,在前鞘浅面作适度皮下分离。在所选用的脐旁皮穿支旁开 1～2 cm 处,菱形切开前鞘并向下延长切口。解剖腹壁下血管蒂,形成以腹壁下动脉为蒂的岛状皮瓣,可以旋转修复阴茎部位的缺损。

(十)前臂背侧皮瓣

以骨间背侧动脉为血管蒂的前臂背侧皮瓣,逆行转移可修复手部创面,其优点是不损伤前臂主要血管,对手的血液供应无影响,前臂背侧留有瘢痕为不足之处。

1. 应用解剖和设计

(1) 应用解剖:骨间背侧动脉穿过骨间膜的上缘至背侧,经旋后肌与拇长展肌之间行于前臂深浅两群伸肌之间,与骨间背侧神经伴行。在小指伸肌与尺侧腕伸肌之间下行,途中发出 5～13 支皮支血管营养周围皮肤。其终末支约在尺骨茎突上 2.5 cm 处与骨间掌侧动脉背侧支有弧形吻合支相连。皮瓣转移后通过该吻合支可逆行供应皮瓣。

(2) 设计:肱骨外上髁为 a 点至尺骨小头桡侧缘(b 点)的连线 ab 为皮瓣的轴心线,皮瓣旋转轴位于尺骨茎突上 2.5 cm 处,此处为 c 点。根据受区面积和旋转轴至受区的距离设计皮瓣。

2. 手术方法　沿蒂部切口切开皮肤、皮下组织和前臂筋膜。在尺侧腕伸肌与小指伸肌间寻找骨间背侧血管,该血管紧靠骨间膜背侧。在两肌间游离骨间背侧血管束及附带部分肌间隔,浅面保留 1.5 cm 宽的浅筋膜蒂。按设计切开皮瓣两侧缘,在前臂筋膜和肌膜之间锐性分离皮瓣,边分离边间断缝合皮下组织与前臂筋膜的边缘,以保护皮瓣的完整性。掀起皮瓣的两侧缘,在深、浅伸肌群之间沿蒂部向近侧分离出骨间背侧血管束的上段及附带的肌间隔,注意勿损伤皮支。用血管夹阻断皮瓣近侧血管筋膜蒂的血流,观察皮瓣血运,待确认皮瓣血运良好后切断近侧血管蒂。将皮瓣逆行旋转,经皮下或开放隧道转移,覆盖手部创面。供区剖面用全厚皮片修复。

(十一)手指背侧皮瓣

手指背侧皮瓣位于手指近节背面,皮瓣内包含掌指背动静脉及指背神经,有良好的血运和感觉,局部转移可修复拇指、虎口及指蹼处创面。

1. 应用解剖和设计

(1) 应用解剖:桡动脉深支经拇长展肌及拇短伸肌的深层到达腕部发出腕背动脉,其主干经拇长伸肌深层,在进入第一背侧骨间肌二头之间成为掌深弓之前发出第一掌骨背动脉。该血管在第一背侧骨间肌浅面,紧靠第二掌骨走行,并发出一分支进入拇指尺侧,其终支进入食指近节背侧。腕背动脉发出第二、三、四掌背动脉,行于相应背侧骨间肌浅面,在近指蹼处分为两支,分别进入相邻两指的指背面。小指尺侧指背动脉直接来自尺动脉腕背支。指背静脉经掌指关节汇成腕背静脉网。指背神经来自桡神经浅支和尺神经手背支。

(2) 设计:在食指背侧设计三角形皮瓣,皮瓣一边与虎口创面相连,皮瓣顶端应在转移后能覆盖虎口远端的创面。

2. 手术方法　在伸肌腱浅面由远而近掀起皮瓣,术中不必暴露血管蒂。在第一、二掌骨之间纵行切开挛缩的虎口,矫正拇指内收畸形,若拇收肌已挛缩或瘢痕化,应将其延长或切断。皮瓣切取后局部转移修复虎口创面,供区剖面用全厚皮片修复。

(十二) 阴股沟皮瓣

阴股沟皮瓣位于会阴与股内侧之间,以阴部外动静脉或阴唇后动静脉(或以闭孔动脉皮支和旋股内侧动脉皮支)为蒂。该皮瓣薄,质地柔软,血管口径粗,解剖容易,供区隐蔽,是修复会阴部创面,再造阴道的理想供区。

1. 应用解剖和设计

(1) 应用解剖:阴部外动脉起于股动脉,其起始处多集中在股动脉起点内侧1 cm处,向下5 cm处为圆心,半径为1.5 cm的圆圈内。阴部外动脉自股动脉发出后,向内侧行走,分为升支和降支。升支主要分布于外阴、腹股沟内侧和耻骨上区;降支发出股支分布于阴股沟区的皮肤、股支末端与阴唇后动脉(阴囊后动脉)、闭孔动脉皮支和旋股内侧动脉皮支相互吻合。阴部外静脉在汇入大隐静脉处多数位于阴部外动脉上方,少数位于下方。

(2) 设计:① 以近侧血管为蒂的阴股沟皮瓣:以阴部外动静脉为蒂的阴股沟皮瓣向近侧转移可修复耻骨上区及腹股沟部创面。根据需要以阴部与大腿间的皱襞为轴设计皮瓣。皮瓣上界齐耻骨联合,若需要可延至下腹部;下界可超过臀沟,宽度可达9 cm,长度达17 cm。② 以远侧血管为蒂的阴股沟皮瓣:以皮瓣远侧血管(阴唇后动静脉或闭孔动脉皮支和旋股内侧动脉皮支)为蒂,向远侧转移,用于再造阴道或修复肛门及会阴部创面。以阴部与大腿间皱襞为轴心,在两侧各设计一个血管蒂位于下方的阴股沟皮瓣,皮瓣宽6 cm,长13 cm左右,皮瓣下缘齐阴道的下缘。

2. 手术方法

(1) 以近侧血管为蒂的阴股沟皮瓣:取平卧位,两腿略分开。沿皮瓣近端外侧缘切开,首先寻找大隐静脉、沿其行走方向分离并找到阴部外静脉汇入处。在阴部外静脉的上或下方寻找阴部外动脉。在辨清阴部外动静脉和其在进入皮瓣后分支,切开皮瓣两侧,于深筋膜下从两侧向中间,从远侧向近侧解剖,直至皮瓣完全掀起。皮瓣切取后,以阴部外动静脉为蒂向近侧转移修复耻骨上创面,供区创面可直接拉拢缝合。

(2) 以远侧血管为蒂的阴股沟皮瓣:患儿取膀胱截石位,在阴道前庭陷凹下缘作"Y"或"X"形切口,向内在直肠与膀胱间剥离一洞穴,宽能容纳二指半到三指,深10 cm。沿设计线切开皮肤,在深筋膜下由上向下切取皮瓣,结扎切断阴部外动静脉。至蒂部时小心分离出阴唇后动脉(或闭孔动脉皮支,或旋股内动脉皮支),只要有一条血管进入皮瓣,即能保证皮瓣血供,术中应注意争取保留血管蒂周围组织,以防损伤血管。待两侧皮瓣完全掀起后,在两侧阴唇各做一皮下隧道,将皮瓣通过隧道。将两个皮瓣边缘分别缝合形成皮肤面朝内的"口袋"。将缝制的"口袋"插入扩形成的阴道腔穴内,用碘仿纱条填充,使皮瓣的肉面紧贴腔壁,两侧供区创面直接拉拢缝合。

(十三) 股前外侧皮瓣

股前外侧皮瓣位于大腿前外侧,以旋股外侧动脉降支及其肌皮动脉穿支为血管蒂。血管解剖恒定,蒂长、口径大,皮瓣切取面积大。局部转移可修复大粗隆、会阴部以及腹股沟创面。血管远侧与膝外上动脉相交通,可形成以膝外上动脉为带的逆行岛状皮瓣,用以修复膝关节周围缺损。

1. 临床解剖和设计

(1) 应用解剖:旋股外侧动脉降支在股直肌与股中间肌之间行向外下方,在股外侧肌与股直肌之间分为内外两支。外侧支沿股外侧肌与股直肌之间向外行,沿途发出分支穿过股外侧肌或肌间隙,至股前外侧皮肤。多数为肌皮穿支,少数为肌间隙皮支。以第一肌皮动脉穿支最为粗大,外径0.5~1.0 cm,是皮瓣的主要血管。

该外上动脉从膝动脉发出,除参与膝关节血管网外,该血管在股二头肌深面向上走行,供养股外侧肌,并与旋股外侧动脉降支相通。

(2)设计:旋股外侧动脉降支的第一肌皮动脉穿出点绝大部分位于髂前上棘与髌骨外上缘连线中点为圆心、3 cm为半径的圆内,且集中在外下1/4处。髂前上棘外缘A点到髌骨外缘B点作一连线,从该线中点O向腹股沟韧带中点作第二连线。OB线相当于旋股外侧动脉降支的体表投影。O点为第一肌皮动脉穿支的浅出点,皮瓣设计应使浅出点落在皮瓣的上半部靠中点附近。在AOB夹角内作皮瓣蒂部切口,以便游离血管蒂。

2. 手术方法　先作皮瓣蒂部切口,向两侧牵开股直肌与股外侧肌,在股中间肌及股外侧肌浅面及内侧即可找到旋股外侧动脉降支。沿降支向远侧解剖,可见到第一肌皮动脉穿支。发出该穿支后,旋股外侧动脉降支多已进入股外侧肌,但位置尚表浅,沿肌皮动脉走向慢慢将肌纤维分开、切断,直至深筋膜下,血管周围可保留一部分肌纤维以保护血管,将皮瓣翻向外下方,再向下找出第二、三肌皮动脉穿支,以增加皮瓣血供。最后作皮瓣外侧切口,连部分阔筋膜一并切取,皮瓣完全游离后,向近侧转移修复受区创面。

(十四)小腿内侧皮瓣

小腿内侧皮瓣是以胫后动脉皮支为血供的皮瓣。顺行或逆行转移可修复膝及小腿任何部位创面。皮瓣切取后将损伤小腿一条主要血管是其缺点。

1. 应用解剖和设计

(1)应用解剖:胫后动脉上半部位于比目鱼肌与趾长屈肌间沟内。胫后动脉较大皮支集中在小腿中下部,经肌间隙供应小腿内侧中下部皮肤血供。顺行转移时皮瓣旋转轴位于腓动脉起始部;逆行转移时旋转轴位于内踝后上缘。

(2)设计:以逆行转移修复足跟创面为例,在内踝后上缘标明皮瓣旋转轴点,根据轴点至创面最远端距离标明皮瓣最远点,以胫骨内侧缘为轴设计皮瓣,标明近侧切口线。

2. 手术方法　先作蒂部切口,切开深筋膜,在比目鱼肌与趾长屈肌间隙显露胫后动静脉及胫神经。将胫后动静脉与胫神经小心分开,注意保护胫神经。作皮瓣前缘切口,紧贴胫骨骨膜向后游离皮瓣直至胫骨内侧线。暂时缝回皮瓣,作皮瓣后缘切口达深筋膜下,为避免损伤经肌间隙发出的皮支血管,应带上比目鱼肌肌膜,在肌膜下向前游离皮瓣直至比目鱼肌与趾长屈肌间隙。确认胫后血管进入皮瓣后,紧贴胫骨内缘骨嵴切开深筋膜,使前后切口在小腿内侧肌间隙处会合。在皮瓣近侧用血管夹阻断胫后动静脉血流5~10分,如足和皮瓣血供良好,方可切断近侧血管,形成以远端胫后动静脉为血管蒂的小腿内侧岛状皮瓣。通过皮下隧道(或明道)将皮瓣移至受区。隧道要宽松,防止血管蒂卷曲、扭转。供区创面用中厚皮片修复。

(十五)足底内侧皮瓣

足跟部皮肤和足跟垫在解剖上具有特殊结构,缺损后需要用类似组织修复,才能保持良好的功能。以跖内侧动脉为血供的足底内侧皮瓣位于足底内侧非负重区。在解剖上与负重区较近似,有良好的血运和感觉,是修复足跟部创面的理想供区。

1. 应用解剖和设计

（1）应用解剖：胫后动脉经踝管进入足底，在姆展肌起点处分为跖内、外侧动脉，其血管分叉点位于内踝前缘延续线与足底内侧缘交点。前者由后内向前外穿越姆展肌深面，沿途发出肌支和皮支，供应该肌及其足底内侧皮肤。

（2）设计：用甲紫标明内踝前缘延续线与足底内侧缘支点，此为皮瓣的旋转轴。从该点至第一、二跖骨头间引一直线，为皮瓣设计的轴心线。在轴心线两侧，跖骨头后面足底非负重区设计皮瓣，从旋转轴点至皮瓣最远端距离应稍大于该点至创面最远端距离，皮瓣大小，形状与创面相似，使皮瓣转移后能无张力地覆盖创面，沿血管走向标明近侧切口线。

2. 手术方法　在跖骨头近侧先作皮瓣远侧切口，切开皮肤和跖筋膜，在姆展肌与趾短屈肌间隙内寻找跖内侧血管。在皮瓣远侧结扎、切断跖内侧血管，以此为向导由远而近在肌肉浅面分离皮瓣。逆行游离皮瓣直至跖内侧血管起始处，术中注意保护由深部血管发出通过肌间隙进入浅层皮肤的血管分支，神经留在足底，但至皮瓣的神经分支应包含在皮瓣内，并向近侧进行神经束间分离，以获得足够长度，便于皮瓣移位。足底皮下组织有众多纤维间隔相连，皮瓣切取后不易通过皮下隧道转移，需切开供区与受区间皮肤，将皮瓣移至受区。

第五节　肌皮瓣

肌皮瓣是既有肌肉又有皮肤皮下组织和恒定的动静脉供血的一种皮瓣，它的发现，对深层组织修复和器官再造起到了推动作用。但在小儿中由于肌皮瓣要破坏整块肌肉而应用的较少，但对一些特定位置的缺损，还是应该选择这一方法。

一、定义

由直接轴型血管供血的含有肌肉和皮肤皮下组织的皮瓣叫肌皮瓣。意大利外科医生 Tansini 于 1906 年首先在临床上使用了肌皮瓣，他在乳房切除后应用背阔肌肌皮瓣修复，获得满意效果。在此之前他曾应用腋窝向后背形成皮瓣修复乳房缺损，然而在多例手术后，经常有不顺利的情况，即皮瓣血供障碍，甚至 1/3 的皮瓣发生了坏死。为了探明皮瓣坏死的原因，他与解剖学教授一起研究，才发明了肌皮瓣。

二、适应证

肌皮瓣在小儿的适应证有以下几种：

1. 修复软组织缺损，特别是较深的缺损溃疡、伴有慢性骨髓炎等感染的创面。

2. 用于组织器官再造，如肢体、阴道等。

3. 用于肌肉功能的重建,如屈肘、屈腕功能等。

三、小儿常用的肌皮瓣

(一) 背阔肌皮瓣

背阔肌是人体最大的阔肌,主要血供来自胸背动脉,有同名神经伴行,解剖结构恒定,易于切取。背阔肌皮瓣移位术首先由 Schottotaedt 于 1955 年报道,用于修复胸壁软组织缺损。后由 Maxneel 于 1977 年报道,进行吻合血管的游离移植。背阔肌肌皮瓣切取面积大,局部转移覆盖范围广,向上转移可达头、颈、肩及上肢,向前达胸部,向下逆行转移可达腰部。既可修复软组织缺损,又可作为动力肌转位替代邻近瘫痪的肌肉。由于供区隐蔽,切取后对功能及外形无明显影响,组织量大,血管蒂长且恒定,至今仍是十分常用的手术之一。不仅用于创面修复,更可以作多种功能重建的动力肌,临床应用有很大的灵活性。

1. 应用解剖和设计要点

(1) 应用解剖:背阔肌为三角形阔肌,位于腰背部和腋部。它的腱膜起始于第 6 胸椎、全部腰椎及骶椎的棘突、棘上韧带和髂嵴后部,以肌质起始于肩胛下角以下 3～4 个肋骨。肌纤维自背腰部上、中、下呈扇形向外上方集中形成腋窝后皱襞,最后以扁腱止于肱骨结节间沟。肌长约 30 cm,宽约 20 cm,厚约 0.8 cm,主要功能为内收及后伸上肢。

背阔肌的血供有两个来源,即主要血管蒂和节段性血管蒂。

背阔肌的主要营养血管蒂是胸背动脉。胸背动脉是肩胛下动脉的直接延续,发自腋动脉的第 3 段,腋动脉在发出粗大的旋肩胛动脉后,主干继续下行,即称为胸背动脉,走行于背阔肌与前锯肌间沟,分出恒定的前锯肌支和不恒定的大圆肌支,最后分为内、外侧支入肌,入肌点约在肩胛下角水平。外侧支入肌后沿背阔肌外侧肌纤维纵行向下,再分成多级分支供应该肌外侧营养;内侧支入肌后斜向内偏下,主要供给该肌内侧营养。肩胛下动脉长 3.0～4.0 cm,外径为 3～4 mm。肩胛下静脉外径为 4.5 mm。胸背动脉长 9.0～10.0 cm,外径为 2.3 mm,胸背静脉外径为 3～4 mm。胸背动脉供应背阔肌约 2/3 的血循环。如果以肩胛下动脉为蒂形成肌皮瓣,其血管蒂总长度为 12.0～14.0 cm,因此,旋转半径很大。

(2) 设计要点:

1) 背阔肌皮瓣顺行移位术:由腋后皱襞最高点与髂嵴最高点画线,为胸背动脉营养血管的投影线,以此线两侧设计皮瓣,上界为肩胛下角上 3 cm,下界为髂嵴上 5 cm,内界为距脊柱正中线 5 cm,外界为背阔肌外缘 5 cm。若需超过上述界限,则需作皮瓣延迟术或作成皮肤筋膜瓣。旋转轴点在腋窝顶。根据受区需要,先定出旋转轴点与需要覆盖创面(或修复处)最远点之间的距离,在肌皮瓣所允许的范围内,按照所需要的皮瓣应比受区创面大 10%～20% 的原则设计出皮瓣的大小及形状。

2) 背阔肌肌皮瓣逆行移位术:皮瓣供血动脉主要为第 6～12 肋间血管。因此,应标出第 6～12 肋骨的体表投影。皮瓣的最远端为背阔肌止点下腋后线 10 cm 处。可设计 8 cm×20 cm 大小的皮瓣。旋转轴点在第 10、11、12 肋下缘离后正中线 5 cm 处,即相当于肋间血管的入肌处。蒂部营养血管内包含 1 条肋间血管,但肌皮瓣可切取范围较小,旋转幅度大。也可包含 2～3 支营养血管,使蒂部变宽,虽可切取面积增加,但旋转幅度受到限制。

2. 手术步骤

（1）背阔肌肌皮瓣顺行移位术：采用持续硬膜外麻醉或全麻，患儿侧卧，上肢前伸。先从腋窝顶点沿背阔肌外缘作斜形切口。为防止腋窝部切口术后有直线形瘢痕挛缩，可在腋窝处采用"Z"形切口。切开皮肤后，于皮下将皮瓣向两侧分开，显露出背阔肌外缘，并在肩胛下角平面，在距背阔肌外缘 2.3 cm 的背阔肌深面，分离出胸背血管神经束，确认神经血管束进入肌内。仔细将其和肌肉一并掀起，并向近端游离。切断并结扎胸背血管与胸外侧血管的交通支及前锯肌的分支，然后由外向内钝性分离，切断并结扎进入该肌的肋间血管分支，直到将背阔肌游离到所需的长度及宽度。再切断肌皮瓣的外侧、远端、脊柱缘及近端，此时即已形成带胸背神经血管束的背阔肌肌蒂皮瓣，待受区准备好后，即可移位至受区进行修复。供区直接缝合或用中厚皮片移植覆盖。在分离切取肌皮瓣的过程中，皮瓣边缘应不超过肌瓣边缘 3 cm，并将皮瓣与肌筋膜作数针固定缝合，以免皮瓣与肌瓣分离，并注意靠脊柱缘切口及肌深面肌间血管穿支的结扎止血，防止血管撕裂后回缩导致肋间血肿形成，甚至进入胸腔。为了使肌瓣或肌皮瓣获得更大的旋转弧，可将肋骨结节间的止点切断，做成岛状肌瓣或肌皮瓣移位。血管蒂可向近端解剖至肩胛下动脉分出处，可获得 12～14 cm 长的血管蒂，旋转移位的幅度更大。移位后的肌肉应重新建立起点和止点。若只需肌瓣移位时，背部皮肤作"S"形切口，先向两侧翻开皮肤，寻找蒂部血管方法同前。再按上述方法掀起肌瓣。若需移位背阔肌肌瓣重建屈肘、屈指、伸指等运动功能时，必须将神经血管束仔细分离包含于肌瓣内，并在肌肉远端带部分腰背筋膜，把肌肉缝成管状，以使肌力集中。待受区准备好后，即可行肌瓣移位。供区皮肤直接缝合。

（2）背阔肌肌皮瓣逆行移位术：患儿体位和上述顺行术一样，先切开皮瓣外侧皮肤，暴露背阔肌外上缘，在背阔肌与前锯肌间沟找到胸背神经血管束，并适当游离。于背阔肌深面钝性分离时，应注意背阔肌分离范围，下方应以第 12 肋骨为界，内侧以肩胛线为界，以保留肋间动脉及第 1～5 腰动脉的后外侧支、外侧支不受损伤。当背阔肌翻开后，即可见在背阔肌深面距外缘 1.2 cm 处与肌肉纵向行走的胸背动脉外侧支的搏动。然后切开皮瓣切口，沿皮瓣内侧切口自上而下切断背阔肌起于肩胛下角、第 7～11 胸椎棘突及第 9～11 肋骨的肌纤维和腱膜。第 12 肋平面以下的背阔肌肌纤维不可切断，以保证来自此处以下的节段性血管的血液供应肌皮瓣。至此，肌皮瓣已基本游离，仅剩下其上、下蒂相连，形成双蒂肌皮瓣，可平行移位修复侧胸壁及脊柱附近的软组织缺损。切断背阔肌止点。暂时阻断胸背血管 15 分钟，观察肌皮瓣血供情况，若无明显变化，则可切断胸背血管蒂，即形成以节段血管为蒂的逆行背阔肌肌皮瓣。彻底切除病变，待受区准备好后，将肌皮瓣移位至受区，分层缝合伤口并置引流条。供区皮肤直接缝合或以中厚皮片移植覆盖创面。

（二）腹直肌皮瓣

腹直肌皮瓣作为带蒂移位术是由 Brown 于 1975 年首先报道的，随着解剖学的研究及临床经验的积累，腹直肌皮瓣的设计形成有了很多进展，Dmver 于 1977 年设计了上腹直肌皮瓣；McCraw 于 1978 年设计了下腹直肌皮瓣；Hartram.P 于 1982 年设计了横形下腹直肌皮瓣等。腹直肌皮瓣不仅用于邻近组织缺损的修复，也用于乳房缺损的再造。1980 年，Pennington 用吻合血管的远位移植修复面部、锁骨部的软组织缺损。腹直肌皮瓣至今仍是整形外科常用的肌皮瓣。

1. 应用解剖和设计要点

（1）应用解剖：腹直肌起自剑突及第 5～7 肋软骨前缘，止于耻骨联合及同侧耻骨结节区。腹直肌为一带状肌，成人腹直肌全长约 30 cm，上段肌宽约 6.7 cm，下段肌宽约 2.1 cm。起始部为肌性，在耻骨的附着部为膜性。外侧借腹直肌鞘与腹外侧肌群相隔，内侧为腹白线，使两侧腹直肌分开。前面为腹直肌前鞘，有腱划与腹直肌相连,后面为腹直肌后鞘。但在半环线以下,腹直肌后鞘实际上是十分薄弱的腹横筋膜。腹直肌的主要功能是屈脊柱、降肋以辅助呼吸及增强腹压。腹直肌被切取移位后,由于有其他腹肌的代偿,临床上无明显功能障碍。腹直肌的主要血供分两部分,即上部为腹壁上动脉,下部为腹壁下动脉。腹壁上动脉是锁骨下动脉分出的乳房内动脉的直接延续,从胸肋三角处穿出,走行于腹直肌后鞘与腹直肌之间,沿途发出肌支及肌皮支进入上部腹直肌及其表面皮肤。在脐平面附近,与肌内动脉与腹壁下动脉有交通。腹壁上动脉起点于第6或第7肋间隙。血管起始部的外径平均为2.1 mm。起点至肌门的血管平均长度为4.6 cm。有两条腹壁上静脉与动脉伴行,静脉外径在肌门处为1.3 mm,在动脉起始平面处为2.8 mm。旋转轴点在胸肋三角处。腹壁下动脉是髂外动脉的分支,在腹股沟韧带上方发出者占61%,经内环口内侧,在腹膜与腹横筋膜之间斜向内上,在下部腹直肌深面入肌。在脐平面附近发出肌皮支,进入腹直肌及其表面皮肤,并与腹壁上动脉在肌内发生吻合。动脉发起点到肌门的血管长平均为10.9 cm,血管起始部外径平均为2.7 mm,起点到耻骨结节的距离平均为4.5 cm。有两条静脉与动脉伴行,在肌门处外径为2 mm,在动脉起点处为2.8 mm,覆盖在下部腹直肌表面皮肤的血供主要来自腹壁浅动脉。腹壁上、下动脉在腹壁皮下的深筋膜内,有丰富的血管丛与真皮下血管网相吻合,进而与旋髂浅动脉、第9~10肋间动脉的皮支吻合。因此,它们在皮肤内的供血范围,远远超过其覆盖在腹直肌表面的皮肤范围。可向外延伸至接近腋前线。乳房内静脉与腹壁下静脉与同名动脉伴行,回流腹直肌肌皮瓣的静脉血。腹直肌由胸7至腰1节段神经支配,肌支细小,由肌后外侧进入肌腹。手术中一般不解剖出神经支,故腹直肌常不用于移位作运动功能重建。

(2)设计要点:① 上部腹直肌肌皮瓣移位术:以腹直肌中轴为轴线,在其两侧设计需要大小的肌皮瓣。肌皮瓣的范围内侧可达中线,外侧达腋前线,上端为剑突平面,下端可达脐下,面积为8 cm×20 cm。按受区所需要组织量的多少、皮瓣的大小、移位的最远距离等来设计出含一定量的上部腹直肌及腹壁皮肤的肌皮瓣,皮瓣的内侧界不宜太靠近中线。以免切取时直接切开腹白线而进入腹腔。旋转轴点在胸肋三角、乳房内动脉穿出处。② 下部腹直肌肌皮瓣移位术:以腹股沟韧带中内1/3交点上方1 cm左右为旋转轴点,由轴点沿下部腹直肌鞘中线画线,以此线为轴设计皮瓣。皮瓣可切取范围为8 cm×20 cm。

2. 手术步骤

(1)上部腹直肌肌皮瓣移位术:手术先切开皮瓣内侧缘,直至皮下、深筋膜及腹直肌前鞘,在腹直肌内侧缘深面与腹直肌后鞘之间解剖,横断远端皮肤、腹直肌前鞘及腹直肌,切断处以不超过脐下2 cm为宜。注意勿使肌肉与皮肤分离,可先缝合几针,把皮肤和肌肉固定好。保护好肌皮血管网。然后切开组织瓣的外侧缘,逐渐向蒂部逆行游离,直到胸肋三角处。在解剖中,要紧贴腹直肌后鞘进行,并结扎、切断至后鞘的穿支血管。可顺时针或逆时针移位至受区。根据供区需要也可作成岛状肌皮瓣移位或近端肌蒂移位。修复前鞘后,供区皮肤一般可直接缝合(如图1-8-5-1)。

(2)下部腹直肌肌皮瓣移位术:首先沿设计线切开皮瓣远端皮肤、皮下直到腹直肌前、腹外斜肌腱膜。在外侧切开后由腹外斜肌腱膜浅面向内侧游离,至腹直肌前鞘时,将前鞘外侧切开,在腹直肌与后鞘之间解剖。在适当部位切断腹直肌,结扎切断腹壁上、下动脉交通支。在腹中线附近切开皮肤、皮下,将腹直肌前鞘切开,游离腹直肌。在半环线以下时,腹直肌后鞘是十分薄弱的腹横筋膜,分离时应特别小心,尽可能不损伤腹膜,以免打开腹腔,如有损伤应及时修补。保留肌止端,形成单蒂肌皮瓣,然后切断肌止端,仅以神经血管束相连,形成岛状皮瓣。可以转移修复创面,供区皮肤可直接缝合。

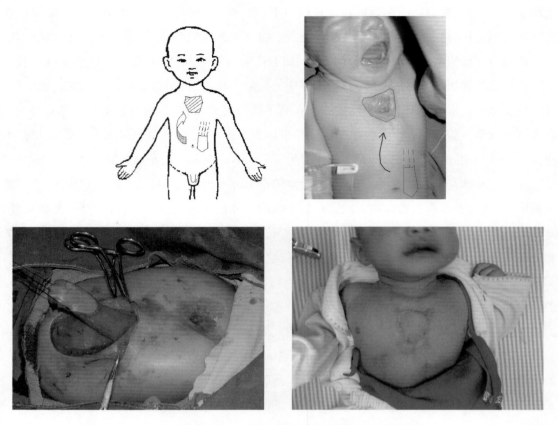

图 1-8-5-1　上腹直肌皮瓣的切取和应用

第六节　穿支皮瓣

20 世纪 80 年代末到 90 年代,先行者 Koshima,Soeda,Kroll 和 Rosenfield 介绍了基于肌皮穿支动脉的皮瓣,该种皮瓣仅由皮肤和皮下脂肪组成,只要保护并获得由下方肌肉穿出的小动脉。穿支皮瓣的这一发现及稍后应用于临床被认为是整形修复重建外科的新纪元。其优点为较少的供瓣区并发症;保留了肌肉;灵活的设计及多功能性;受区外形美观,减少了康复的时间等。这在很多比较 Diep 穿支皮瓣和 Tram 肌皮瓣的文献中均有说明。Futter 和 Cowworks 测试了 50 例乳腺癌术后乳房再造的病员,23 例应用 Diep,27 例应用 Tram,后者组分别在伸展腹部与背部时,肌力明显减弱。

一、定义及分类

1. 定义　穿支皮瓣是指仅以穿支供血,包括皮肤和皮下组织的一种轴型皮瓣,其轴心血管为穿支血管,即穿支动脉与穿支静脉。穿支皮瓣组成结构中不连带深筋膜。穿支皮瓣是仅以管径细小的穿支血管(穿过深筋膜后直径≥0.5 mm)供血的皮瓣,属轴型皮瓣的范畴。穿支皮瓣是由皮肤和皮下组织构成,由独立的穿支血管供血,这些穿支血管从所属主干发出后,从深部组织中穿出并供应浅表的皮瓣。

2. 分类　穿支皮瓣可分为两大类,肌皮穿支皮瓣和肌间隙(隔)皮肤穿支与肌间隔穿支皮瓣。

(1) 肌皮穿支皮瓣:又称间接穿支,它经过深层的肌肉后穿过深筋膜到达皮肤。

(2) 肌间隙皮肤穿支与肌间隔穿支皮瓣:又称直接穿支,它是经肌间隙穿过深筋膜到达皮肤,多存在于肌肉细长和四肢肌间隔的部位。

二、特征及手术方法

(一) 特征

1. 仅以穿支为蒂取瓣,不涉及源动脉。

2. 以穿支穿过深筋膜处为基准,应视其为一支穿支。

3. 除蒂部外,不涉及深筋膜或其他深部组织。

(二) 手术方法

1. 穿支皮瓣的转移分为带蒂转移和游离移植,在创面的周围切取穿支皮瓣局部转移,或在身体任何具有穿支血管的部位切取穿支皮瓣进行游离移植。临床常用的游离穿支皮瓣仅为 10 余个。

2. 术前确定穿支血管的位置和大小,可使用 Doppler 或 Duplex 探测。

3. 术中先做皮瓣一侧的有限切口,将皮瓣向一侧提起,寻找主要的穿支血管。根据术中穿支血管的具体情况,再将皮瓣进行调整。

4. 在发现更大的穿支血管前,保留每一个出现的穿支血管,伴行静脉的口径应至少大于 1 mm。

5. 选用最容易解剖的穿支血管,仅在皮瓣完全掀起后才切断不需要的穿支血管。

三、常见的穿支皮瓣

目前国际上最常用的穿支皮瓣为 6 种。按名称、供血动脉及穿过的肌肉分别为:① 腹壁下动脉穿支皮瓣(DIEP)、腹壁下动脉、腹直肌;② 臀上动脉穿支皮瓣(SGAP)、臀上动脉、臀大肌;③ 胸背动脉穿支皮瓣(TAP)、胸背动脉、背阔肌;④ 旋股外侧动脉降支穿支皮瓣(ALT)、旋股外侧动脉降支、股外侧肌;⑤ 旋股外侧动脉横支穿支皮瓣(TFL)、旋股外侧动脉横支、阔筋膜张肌;⑥ 腓肠内侧动脉穿支皮瓣(MASP)、腓肠内侧动脉、腓肠肌。

但在小儿最常用的是旋股外侧动脉降支穿支皮瓣(ALT)、旋股外侧动脉横支穿支皮瓣(TFL)和胸背动脉穿支皮瓣(TAP)。

(一) 旋股外侧动脉降支穿支皮瓣(ALT)

1. 应用解剖　股前外侧皮瓣(ALT)在口腔、头颈部缺损修复重建中应用越来越多,股前外侧皮瓣是穿支皮瓣的一种,在口腔头颈部肿瘤术后缺损修复中有重要的应用。既然是穿支皮瓣按照其定义肯定有穿支血管。ALT 的血管蒂是旋股外侧动脉降支的肌皮动脉穿支。先来看看这个血管的解剖:旋股外侧动脉 LCFA:旋股外侧动脉是股深动脉第一支,旋股外侧动脉通常分成升支、水平支、降支。ALT 的供血动脉通常为降支。旋股外侧动脉降支在股直肌、股中间肌之间行向外下方,在股外侧肌与股直肌之间分为内外两支。外支沿股外侧肌与股直肌之间向外行,沿途发出分支穿过股外侧肌或肌间隔,至股前外侧皮肤。

ALT 对于初学者最难以把握的就是穿支的定位,虽然超声、MRA 等可以术前定位穿支的存在,但是 LCFA 穿支的复杂性仍然使很多初学者感到困惑。临床上定位穿支常取髂前上棘和上外侧膝盖骨连线中点,穿支大多定位于该点上下 3 cm 位置处。俞培荣教授曾经研究过旋股外侧动脉降支的穿支分布情况,他发现大部分的穿支均位于该范围内。这样可以很方便地确定穿支的位置。

2. 手术方法　为降低术者不同而导致的实验误差,选择的所有皮瓣均应由同一术者实施完成。根据穿支血管的位置及创面的特征设计穿支皮瓣。采用逆行解剖法切取,首先切开皮瓣外侧缘,自阔筋膜表面分离皮瓣,确定穿支后,切开阔筋膜,放大镜下采用显微器械顺穿支向深层解剖直至所需血管蒂长度,然后切开皮瓣另一侧,同样方法分离至穿支部位和解剖穿支的另一面,以双极电凝和微型钛夹处理沿途分支血管,确定皮瓣血运可靠后离断血管蒂。皮瓣断蒂后供区彻底止血,留置引流管 1 根。可吸收线直接缝合阔筋膜。根据供区创面具体宽度,直接闭合创面或局部行带蒂皮瓣、植皮或皮肤扩张器闭合创面。

(二)胸背动脉穿支皮瓣(TAP)

1. 应用解剖　背阔肌肌肉及其表面的皮下组织、皮肤是多源性供血,以胸背动脉及其肌皮穿支为主要供血血管,同时还有肋间动脉、腰动脉、直接皮动脉支供血。胸背动脉的内、外侧支分叉点,即神经血管门,位于肩胛下角平面上方 3.66 cm(2.80～4.80 cm)处,肩胛下角垂线外侧 5.56 cm(4.43～6.12 cm)处。胸背动脉的内、外侧支起点处血管外径为:内侧支血管外径平均为 1.14±0.13 mm(0.93～1.42 mm),外侧支血管外径平均为 1.12±0.11 mm(0.86～1.36 mm)。背部区域胸背动脉发出直径超过0.5 mm的穿支血管平均有5.5支,最近端穿支一般距离背阔肌前缘 2～3 cm,并与肩胛下角平行。第 2 个穿支一般位于第 1 个穿支下方 2.5～4 cm 处,穿支的肌肉内行程平均为 5 cm,走向比较恒定,最大穿支一般位于腋后壁下方 8 cm 处。胸背动脉内、外侧支的肌皮穿支外径大于 0.5 mm 的穿支血管主要集中在距神经血管门下约 8.5 cm(变化在 6.4～9.2 cm之间)范围内。或将神经血管门(位于肩胛下角平面上方 3.66 cm,肩胛下角垂线外侧 5.56 cm)设计 a 点,髂后上棘水平线与脊柱正中垂线的交点为 b 点,肩胛下角的水平线与 ab 轴的交点为 c 点,以 c 点为圆心,3.0 cm 为半径画圆,该圆内即是直径大于 0.5 mm 的肌皮穿支血管的集中区域。供区病损小,若制作成"扇形"瓣,在不增加供区病损的情况下,所能提供修复的受区缺损面积更大,且外形美观。

2. 手术方法　从皮瓣的前缘切开,自筋膜下、背阔肌肌膜浅层锐性剥离,一直到所选择的穿支点,一般选择直径超过 0.5 mm、搏动良好的穿支点,仔细地将穿支血管从背阔肌中分离至胸背动脉的外侧支,如选择 2 个穿支,则需将 2 个穿支间的肌肉切断,注意保留胸背神经,一直追踪到胸背动脉主干,以分离足够长的血管蒂备用,切断穿支点至背阔肌前缘之间的肌束。然后取出扩张器,制备供区至乳房创面的皮下隧道,将皮瓣通过隧道转移至乳房创面。供区直接拉拢缝合。

(沈卫民)

参考文献

[1] 王炜. 整形外科学[M]. 杭州:浙江科学技术出版社,2018.

[2] Peter.C.Neligan, et al. Plastic Surgery[M]. Elsevier Saunders,2013.

第九章
皮肤扩张器在小儿整形外科中的应用

皮肤软组织扩张术(skin soft-tissue expansion),简称皮肤扩张术,是将皮肤软组织扩张器(skin soft-tissue expander)置入正常皮肤软组织下,通过增加扩张器内的液体容量,对表面皮肤软组织产生压力,使其扩张产生新的"额外"的皮肤软组织,利用新增加的皮肤软组织转移覆盖创面、修复缺损的一种方法。皮肤软组织扩张术始于1976年,经过40多年的发展,已广泛应用于整形外科的许多领域,成为继植皮和皮瓣转移之后整形外科发展起来的又一项最基本的组织修复技术。皮肤软组织扩张术是整形外科领域中一项革命性的成果,对于推动现代整形外科的发展发挥了十分重要的作用,这项技术的应用使许多患儿的治疗结果得到了显著的提高。

第一节　皮肤软组织扩张器使用的原则、方法及注意事项

一、皮肤软组织扩张器使用的原则

(一)扩张器的选择

扩张器首先必须选择质量优良、有生产批号的正规的医用硅胶产品,以确保该项技术的安全性。另外,还需根据需要修复的部位、形态、病变范围选择不同类型、不同形状、不同大小的扩张器。对于一些特殊部位,则可选择一些特殊类型的扩张器。如并指畸形在指缝隙间需要的细长型扩张器,颈面或眼睑部位需选用小型的扩张器(容量为80～120 ml),阴囊部需要球形或半球形的扩张器。

扩张器的容量一般取决于需要修复的面积大小,和可供扩张正常皮肤面积的大小。根据空军军医大学西京医院整形外科研究所30余年使用的经验总结,修复缺损面积按1 cm^{2}计算,在不同部位有所不同,在头部皮肤扩张容量为3.5～4.0 ml。在面部需要的扩张容量为6～8 ml,颈部需要12～14 ml,躯干需要4～

6 ml,四肢需 6~8 ml,全鼻再造需要 200~300 ml,全耳再造（耳后不植皮者）需 80~100 ml。

（二）扩张区域的选择

扩张区域就是埋置扩张器的部位，也是未来皮瓣的供区，其选择的原则应以修复区的相邻区域为首选，因为与将要修复部位的皮肤软组织色泽一致，质地、毛发分布最相似。如头顶部位的瘢痕性秃发，选择靠近秃发区的颞顶部有发区为最佳。面部的瘢痕或体表肿瘤可选择颊部、下颌缘及颈部为扩张区，耳郭再造则选择耳区及耳后区为供区。鼻再造与修复首选额部为埋置扩张器的供区，其次前臂及面颊也可为供区。肢体、躯干也是首选病变相邻的正常皮肤为供区。只有在病变周围没有正常皮肤软组织的时候才考虑远位供区扩张，然后通过带蒂转移或吻合血管游离皮瓣转移的方式来修复缺损。另外，在大面积严重烧伤皮源严重不足时，除了利用正常皮肤为供皮区外，还可利用浅二度烧伤的愈合区作为供皮区，也不失为一种增加皮源的好办法。

二、扩张器的置入手术方法及注液扩张

（一）扩张器置入手术方法

在手术前术者应了解患儿的病情特点，细致地考虑手术方案。扩张区域选定后，在实施时还需要缜密地考虑未来扩张皮瓣切取转移的方法和转移后皮瓣边缘所处的位置，考虑扩张区域皮肤血液的来源及走行方向，以后的血管蒂的位置，注意皮肤转移后不损伤重要的组织、不影响功能、不引起周围器官变形。

1. 切口的选择　扩张器置入时切口的选择要根据扩张器埋置的部位而定。如果在病变的邻近区域埋置扩张器，则切口可选择在正常组织与病变交界处，或病变组织一侧距离交界处 1~2 cm。如果病变组织两侧均埋置扩张器，而病变组织又不太宽，可在病变组织中央作切口，向两边分离埋置扩张器。如果是远位埋置，则切口宜选择在比较隐蔽的部位（如额部扩张时作头皮内切口，或选择在二期转移扩张皮瓣的边缘）。切口选择最重要的原则是不损伤蒂部的血供。

切口一般与扩张器的边缘平行。切口的长度以能充分暴露拟剥离的腔隙而又不越过病变范围为度。对于增生性瘢痕，切口宜选择在正常皮肤的边缘。

2. 扩张器埋置层次　头皮扩张时扩张器一定要埋置于帽状腱膜深面、骨膜表面。额部宜置于额肌深面。面颊部宜在皮下组织深面、SMAS 层浅面。耳后位于耳后筋膜深面。颈部位于颈阔肌的浅面或深面。在躯干和四肢时，扩张器一般置于深筋膜的浅面，部分可埋置在深筋膜深层肌膜的表面。

3. 扩张器埋置腔隙的剥离　首先将扩张器放于拟埋置部位的皮肤表面，用美蓝画出手术切口线、扩张囊埋置的位置。其中扩张囊埋置的组织腔隙剥离的范围应比扩张囊周边大 0.5~1 cm。

切开皮肤时刀口须垂直于皮肤表面，一直切到需要剥离的平面。剥离一般采用剥离剪钝性剥离。头皮、额部、耳后区一般层次较清楚，完全以钝性分离即可完成，这些部位也可用尿道探子或手指推开。颈前部、躯干和四肢组织分层也较清楚，应以钝性剥离为主，但需注意分离结扎沿途遇到的深部血管穿支，其中结扎与电凝不要离表面的组织太近，以防影响其血液循环。面颊部和侧颈部组织分层不十分清楚，剥离时先用剥离剪钝性分离形成若干个腔道，钝性分离不开的部位可剪开。剥离尽可能在直视下进行，光源可直接从切口射入，有条件时可用带冷光源的拉钩将光线射入。术者必须对埋置扩张器部位的组织解剖非常熟悉，以免损伤重要的组织器官。剥离过浅可导致皮肤坏死，而剥离过深将有可能伤及重要神经、血管组织，特别是在面颈部时更应仔细操作。

剥离过程中遇到较大的血管或活跃的出血点应立即止血。剥离完后可用温盐水纱布填塞压迫5~10分钟。如果是分离多个腔隙,可在分离完每一个腔隙后立即检查有无出血点,并及时止血。然后用湿盐水纱布填塞,全部分离完后再依次止血。大的活跃出血点应结扎或缝扎,小的出血点可电凝止血,肾上腺素盐水纱布压迫止血应慎用,以防术后反弹出血。埋置腔隙的剥离是一期手术的关键环节,一定要熟悉局部解剖知识,避开血供丰富的区域,防止术后渗血及继发性出血。

4. 扩张器置入和切口关闭　放置扩张器前应在手术台上向扩张器内注入适量生理盐水(扩张器容积的10%),再次检查扩张器是否有渗漏。置入的扩张器应充分展平,注射壶外置,扩张器置入后在扩张器下面放置剪有数个侧孔的负压引流管,负压引流管远端必须放置到组织腔隙的最底部。

缝合切口时先在距切口边缘0.5~1.0 cm处将皮瓣组织与深部组织缝合数针,以防扩张器移位到切口深面,然后分层缝合切口(图1-9-1-1)。缝合需在直视下进行,以防刺破扩张器,负压引流管应回抽检查,看能否形成负压,发现问题可在术中及时进行处理。

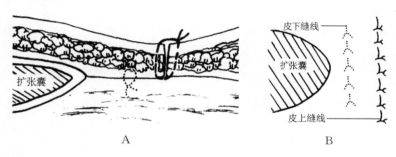

图 1-9-1-1　切口的关闭
A. 切口边缘皮瓣与深部组织缝合(断面观);B. 皮下缝线、皮肤缝线(表面观)

5. 扩张器置入术后处理　术后早期扩张器埋置区可适当加压包扎。面颈部埋置扩张器者,术后3日内最好进流食。全身应用抗生素24小时。负压引流管连接于20 ml的注射器上抽真空并应保持持续负压,引流管中的引流液从血性变为淡黄色后即可拔除引流管。如果切口位于正常组织内可按时拆线,如位于瘢痕病变组织内,拆线时间可推迟至术后12~14日。

(二)注液扩张

扩张器最常选用的注射液是注射用生理盐水。扩张囊为半透膜,小分子物质在渗透压的作用下可自由进入,因此,注射液应为等渗溶液。

1. 注射时间　实际上在置入扩张器的一期手术时,即已开始了注液扩张。手术中注液量应根据扩张囊内注射量与扩张器容量、表面皮肤的松弛度和注射液对切口张力影响的大小而定,一般为额定容量的10%~15%,最多可达80~160 ml。

术后开始注液的时间,在对切口张力影响不大的前提下,一般宜早不宜晚,多数情况下可于术后5~7日注液,即尚未拆线前就可注液。但如果注液对切口张力影响比较大,应推迟注液的时间。每次注液的时间间隔目前尚未有统一标准。有用微量注射泵持续注液的方法,我们现在采用每天向扩张囊注液扩张法,患儿感觉良好。

2. 注射量　每次向扩张器内注射的量取决于表面皮肤的松弛度和扩张器的容量。每次注液时,以扩张囊对表面皮肤产生一定的压力而又不阻断表面皮肤的血流为度,压力不应高于 5.3 kPa(40 mmHg)。如果注射后表面皮肤变白,充血反应消失,或用激光多普勒血流仪、经皮氧分压等仪器测定发现血流被阻断,应等待 5~10 分钟,如血流仍不能恢复,则要回抽部分液体,直到表面皮肤血流恢复。

3. 注入方法 注入方法有内置阀门注液和外置阀门注液两种。

(1)内置性阀门注液:常规消毒注射壶表面皮肤及操作者左手食指和拇指,用左手食指和拇指固定注射壶,右手持注射器,选用 4 号半小注射针头,垂直刺入,对准注射壶阀门中央部位,通过皮肤达到有金属抵触感为止,缓缓推入注射液。如果要继续注射,应将注射器拔下,抽液后再注射。注射完拔出针头后局部再用酒精消毒,并轻压一段时间,直至无渗血渗液为止。

(2)外置性阀门注液:去除导管末端阀门的保护帽,用碘酒、酒精消毒注液阀门后,将已消毒的注射器前端的乳头与注射阀门连接,将溶液推入,拔掉注射器,阀门自动关闭,戴好阀门保护帽。目前多数单位应用的是将注射阀门外置体外,用时消毒后即可注液。

历史上,曾以内置阀门注液为主。但研究发现,外置阀门注射法在感染率等并发症出现概率上与内置法并无区别,且外置法避免了反复针刺皮肤的痛苦,同时免除了注射壶埋置和取出时的剥离,减少了创伤和出血。因此,现在常规应用外置阀门注射法。

注液扩张是皮肤扩张术为达到治疗目的所采取的关键步骤。首先要掌握皮肤扩张的规律。动物实验及临床观察均发现,当扩张达到一定容量后,再注液扩张就比较困难,易出现局部皮肤苍白及疼痛等症状,局部耐受张力及压力的能力逐渐下降至最低点。在一般部位,在注射扩张 4 周后即出现以上情况,故随着注射次数的增加,应注意控制每次注入的容量,以注液后囊内即刻压力不超过 40 mmHg 为宜。否则极易出现扩张区毛细血管扩张、潮红,若再不注意,毛细血管进而发生栓塞,继而发生局灶性皮肤坏死,皮肤出现破溃,扩张器外露,导致失败的结果。因此,遇到上述情况时就应该回抽部分注射液,暂停或减慢扩张速度,同时要保护局部防止摩擦及外伤,并要解除外界持续性压力,若原来是加压敷料包扎者,此时应将其完全松解。

经过 30 多年的临床实践表明:① 首先要严格注液扩张的无菌操作,确保在注液期间不发生感染;② 注液扩张要视不同病种、不同埋置部位、不同层次、不同要求而灵活操作,对要求越高的,适宜采用慢速扩张的办法,每次注液量较少,张力不大,也就更安全,切忌操之过急。

第二节　扩张器取出和扩张后皮瓣转移术

当皮肤软组织经过充分扩张达到预期时,即可施行二期手术,即取出扩张器,用扩张所获得的额外皮肤形成扩张后的皮瓣,对受区及供区两个部位同时进行修复。若在一次扩张后,扩张后的皮瓣还是不足以修复受区的全部创面时,此时可以先修复一部分,然后在移位后的扩张皮瓣下再次埋入扩张器,进行接力式的扩张(也称重复扩张)。当然也可分次治疗,此次治愈了一部分,经过一段时间的康复后再次手术继续治疗。

一、扩张后皮瓣的设计

扩张后皮瓣的设计方式取决于受区的要求（包括受区的部位、范围的大小、形态、病变的性质等）和供区的条件。设计时应遵循以下原则：① 扩张皮瓣的设计同样应该遵循常规皮瓣设计的一切原则；② 充分舒张具有立体形态，呈半球面体的扩张后皮瓣，最大限度地利用扩张获得的组织；③ 尽可能地减少辅助切口，或将辅助切口置于相对隐蔽的位置，尽可能与皮纹方向一致；④ 顺血供方向设计皮瓣，如为轴型皮瓣则不应超出其血供范围，如为任意型皮瓣，其长宽比例可比未扩张皮瓣略大一些，但不能过大；⑤ 皮瓣远端携带的未扩张皮瓣不宜超过 3～5 cm，最好不要超过扩张区的边缘。

二、具体皮瓣

（一）滑行推进皮瓣

以顺血供一端为蒂，皮瓣远端与受区接壤。切口线分别设计在扩张区与受区交界处与扩张部位的两侧，使扩张皮肤形成一矩形瓣，直接向受区滑行推进。此法设计简单，使用方便，一般一个 140～200 ml 容量的扩张器扩张后，头皮部皮瓣滑行推进时可向前滑行 4～7 cm，颌颈部皮瓣可向上滑行 5 cm 左右。为增加皮肤的修复面积，皮瓣远端两侧可以携带部分未扩张的远端宽度，以扩大覆盖面积（图 1-9-2-1）。滑行推进皮瓣在设计与实施时既可以设计成直线形、弧形切口线，也可以设计成一个或数个三角形，这样皮瓣形成后在前进中可与受区边缘相互交错，不仅延长了长度，还可避免直线瘢痕挛缩。

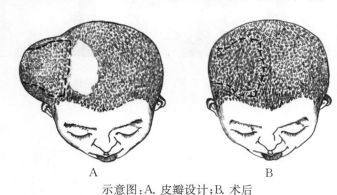

示意图：A. 皮瓣设计；B. 术后

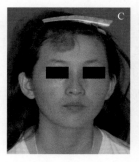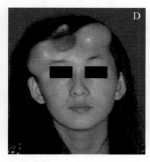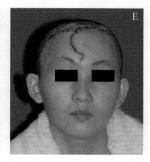

临床病例照片：C. 术前；D. 扩张术后；E. 术后

图 1-9-2-1　滑行推进皮瓣

（二）旋转皮瓣

皮瓣设计以邻近修复区的一侧为蒂，形成一个依一定轴线旋转的皮瓣。皮瓣长宽大小依受区所需面积和皮瓣血运允许范围而定。旋转角度以不大于120°为好，以便减少转移后形成的"猫耳朵"。设计时皮瓣远端较蒂部可略宽一些，以利于旋转（图1-9-2-2）。

旋转皮瓣应用较简便，辅助切口少，并可以与滑行推进皮瓣同时应用，相互弥补不足。旋转皮瓣的主要缺点是扩张形成的半球形皮瓣很难完全舒平。

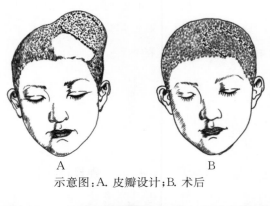

示意图：A. 皮瓣设计；B. 术后

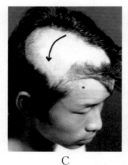 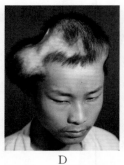 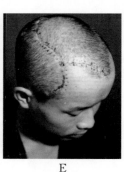

临床病例照片：C. 术前；D. 扩张术后；E. 术后

图1-9-2-2　旋转皮瓣

（三）易位皮瓣（交错皮瓣）

以顺血供的一侧为蒂，形成一个较长的三角皮瓣（或舌形或长方形皮瓣）。其蒂部一侧靠近受区，皮瓣远端位于远离受区的部位。所形成的皮瓣与受区之间有一部分扩张与未扩张的正常皮肤相隔，形成的皮瓣插入受区，这样扩张后的皮瓣可得到充分利用。该皮瓣多用于发际、鬓角、眼睑、上下唇等部位。这里需要说明的是在易位皮瓣中，细分起来实际上有一种如上所描述的我们称之为单蒂易位皮瓣（也可称单蒂插入皮瓣），如图1-9-2-3所示。

另一种则是交错皮瓣，此皮瓣适用于受区两侧相对应的部位有两个扩张区，扩张完成后在应用时，将一侧扩张的皮瓣形成一个三角形或矩形或舌形的皮瓣，在受区的另一侧形成一个蒂在相反方向的皮瓣，此2个皮瓣相互交错覆盖受区创面。有时虽然只有一个扩张区，与受区对应的正常皮肤也可形成一个三角形或矩形皮瓣相互交错，修复缺损。

总之，易位皮瓣在扩张皮瓣的应用中最大的优点是：① 可以充分舒展已扩张的半球形皮瓣；② 对已扩张的皮瓣利用率最高，且可避免"猫耳朵"等缺点。

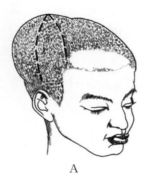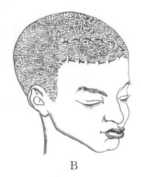

示意图：A. 皮瓣设计；B. 术后

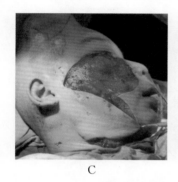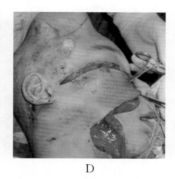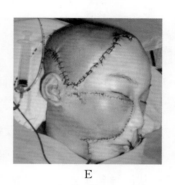

临床病例照片：C. 在扩张后的皮瓣上设计易位皮瓣；D. 比试；E. 术后

图 1-9-2-3　易位皮瓣

（四）皮下血管蒂岛状皮瓣

皮下血管蒂岛状皮瓣可用于邻近处转移或远位转移。如额部扩张后的皮瓣转移至鼻尖、鼻翼部修复缺损或全鼻再造，又如胸三角区皮肤扩张后转移至面颊部或口底部的修复均属于这种岛状皮瓣。此外，这种扩张后的岛状皮瓣还可以通过血管吻接的方法作游离皮瓣修复受区缺损。

在实际操作中，多种局部皮瓣的应用方式不是决然分开的，往往是二种或三种方式的综合，特别是在缺损较大，埋置多个扩张器时，在应用中既有滑行推进皮瓣，又有旋转皮瓣，还有易位交错皮瓣，总的目的是将扩张后的皮瓣加以最充分的利用，切口尽量少，浪费尽量少，又能达到完美的创面覆盖，且不产生大的张力。

三、手术方法与步骤

1. 先取出扩张器，其切口可以是原先埋置时的切口，也可位于正常组织与病变组织交界处，也可以是设计皮瓣的边缘。切开皮肤、皮下组织直达纤维包膜的表面，用电刀切开纤维包膜取出扩张器。

2. 扩张囊基底部周边形成的横断面为三角形的比较厚的纤维环，对皮瓣的舒展有影响，应将其切除。对于囊壁上的纤维包膜是否去除，要视具体情况而定。如果影响皮瓣的舒展，要仔细剥除或多处切开，否则可留于原位待其自行吸收。

3. 二期手术时须先取出扩张器形成扩张后皮瓣，根据皮瓣大小决定病变组织切除面积，以防止先切除病变组织后扩张皮瓣不足而陷于被动的局面。

考虑到扩张过程中皮肤软组织需持续保持一定的张力,皮瓣转移后亦应保持一定的张力,如果皮瓣太松而回缩率过高,有可能导致皮瓣中的静脉迂曲而影响血液循环。所以扩张皮瓣下应放置负压引流管,术后适当加压包扎。

伤口愈合后,应采取预防瘢痕增生、对抗皮瓣挛缩的措施,如应用弹力套、颈托、支架等。术后早期扩张皮瓣较硬,并有回缩的趋势,一般术后 6 个月左右其能够软化并恢复自然弹性。

第三节　皮肤软组织扩张术并发症及其防治

皮肤扩张术相对于一般的手术而言,整个治疗过程长达 3～4 个月,需两次手术,还有 2 个月左右的注液扩张期,整个疗程涉及的环节比较多,并发症发生的概率也较高,如果稍有不慎即可发生并发症。因此,需高度重视并发症的发生及防治。并发症可发生于第一期手术埋置扩张器时(如血肿、感染、切口不愈合、扩张器破损、渗漏),也可发生于注水扩张的过程(如由于一次注射液过多,囊内压过大阻断表面皮肤血液循环而引起坏死,从而导致扩张器外露或感染)。也有少数患儿并发症发生在第二期手术取出扩张器转移扩张皮瓣时,发生血肿和皮瓣坏死。因此,在行皮肤软组织扩张术的全过程中,任何一个环节的处理欠妥或失误都有可能导致并发症的发生。

空军军医大学西京医院整形科自 1985 年 10 月开展此项工作以来,至 1993 年 12 月共计 1101 例次(2175 个扩张器)的并发症总发生率为 18.8%。2005 年进行 20 年回顾总结时,共 1737 例次(3620 个扩张器),总治愈率为 96.6%。效果欠佳或需要更换其他治疗方法者为 3.4%,并发症的发生率已降至 11.4%。并发症发生的部位以面颊部及颈部(29.6%)耳部(28.2%)发生率最高,然后依次为上肢(18.2%)、额部(8.5%)、躯干(6.7%)、乳房(4.8%)、头皮(4.0%)。各种并发症的发生率以扩张器外露(3.6%)为最多,然后依次为出血血肿(3.2%)、感染(2.8%)、皮瓣坏死(1.1%)及扩张囊未扩张(0.7%)等,总计为 11.4%。

一、血肿

血肿是皮肤扩张术早期最危险的并发症。血肿多数发生于扩张器埋置后 24 小时内,少数患儿发生在术后 14 日以内。无论采用哪种扩张器埋置法都可能发生,即使是很熟练的医生也无法完全避免血肿并发症。血肿处理是否成功关系到整个治疗程序能否继续进行。

1. 造成血肿的主要原因有　①局部的解剖特点。面颊部和颈部血管密集,循环丰富,与身体其他部位比较,组织解剖分层不明显,有较多的由深而浅的穿支血管。分离埋置扩张器的腔隙时许多血管被切断。而头皮多在帽状腱膜下,额部在额肌下,躯干和四肢在深筋膜平面分离、穿支血管少,因此对血管的损伤也较轻。②止血不彻底或盲视下操作,出血点不易发现,不易止血。埋置扩张器时如果切口过小,不能直视操作,或单纯采用肾上腺素止血,压迫止血,遗漏出血点。③引流不通畅,术后未采取有效的引流措施,或引流管堵塞。④ 有全身出血倾向。少数患儿虽然术前检查凝血时间正常，但埋置扩张器后由于表面光滑的扩张器作为异物存于体内，组织间不能很快形成粘连，如果凝血机制不好，也易形成血肿。血肿形成后只要得到及时正确处理，不会对治疗结果造成影响。通常，有血肿形成的部位，扩张器外纤维包膜多较厚，影响扩张后皮瓣的制作及转移。预防血肿的关键是彻底止血和充分引流。

2. 临床表现　缝合口可有全血渗出。局部张力大，有难以承受的胀痛，皮肤表面青紫，有皮内瘀斑，严重时出现表皮水疱。

3. 预防措施　为防止术后血肿的发生，针对上述引起血肿的原因，应注意以下几点：① 及时完善术前检查，高度警惕有出血倾向的患儿，必要时延期手术，术中慎用肾上腺素；② 最好能在直视下剥离，情况允许时，可采用比较大的切口，最好能有两处光源，一处用于垂直照射剥离区域的表面皮肤，一处用于从切口射入，充分暴露和显示剥离形成的腔隙，条件允许时可借助内镜观察及止血；③ 止血力求彻底，当剥离完成后，仔细检查所有的创面（包括掀起皮瓣的下方），大的出血点必须结扎或缝扎，小的出血点可用电凝止血，反复检查见止血彻底后方可置入扩张器；④ 负压引流管要放置到剥离形成的腔隙的最底部，多开几个侧孔，引流管侧孔区不能太长，引流管固定要牢靠，伤口关闭后用注射器抽吸确定负压已形成后再包扎伤口，发现漏气需及时处理，保持持续的负压引流，引流液清淡后再拔管；⑤面、颈部埋置扩张器时要高度重视血肿的预防，注意剥离的层次尽可能均匀一致；⑥ 术后 3 日局部制动，面颈部手术后进流食，必要时适当加压包扎，也可全身或局部应用止血药为主的各种止血措施。

4. 处理方法　如局部肿胀、瘀血不严重，应密切观察局部情况，保持负压引流通畅，或行扩张器腔隙内冲洗，引出积血局部适度加压包扎。如血肿明显，须急诊手术无菌条件下行血肿清除彻底止血处理，结扎或电凝任何活跃或可疑的出血点，确认无出血、渗血后再将扩张器置入。数日后表面皮肤色泽恢复正常。

二、血清肿

1. 表现　血清肿在扩张中后期出现，多认为是轻度炎症反应，也有人认为是扩张器引起的异物反应，两种反应引起的皮下间隙渗出增加而形成血清肿。主要表现为局部皮肤发红，置管引流可见到皮下间隙内有较多淡红色或淡黄色透明的液体。

2. 预防措施　注意注水扩张中的无菌操作。埋置注射壶的部位和外置导管开口处定期消毒。

3. 治疗方法　皮下间隙内置入引流管，反复冲洗，持续负压引流即可控制血清肿。

三、感　染

扩张器作为异物置入人体，在任何一个环节由于无菌操作不严格，或机体免疫力低下均易引发感染，感染多数发生于第一期埋置扩张器手术后和扩张过程中，少数病例发生在第二期皮瓣转移手术后，由于皮瓣坏死而继发感染。感染可以原发，但也可由于血肿、扩张器外露和皮瓣坏死而继发感染。

1. 造成感染的原因主要有以下几点　① 切口附近有感染灶，如术区毛囊炎，术前未及时发现处理；② 扩张器消毒不彻底；③ 术中无菌操作不严格；④ 扩张器外露；⑤ 血肿未及时处理；⑥ 切口愈合不良或裂开；⑦ 术后引流管拔除不及时，引发逆行感染；⑧ 向扩张囊内注水过程中或更换负压引流瓶时无菌操作不严格；⑨ 全身抵抗力低下所致的血源性感染。

2. 为预防感染的发生应注意以下几点　① 严格无菌操作，扩张器消毒应彻底，术后换药、注水扩张等每一个环节都应严格遵守无菌操作原则；② 及时拔除引流管；③ 术区有感染灶应暂缓埋置扩张器；④ 扩张器周围或全身有感染灶时应积极处理；⑤ 积极处理血肿及扩张器外露等并发症。

一旦扩张器周围出现红、肿、热、痛等局部表现，引流液混浊，有的患儿甚至发烧，淋巴结肿大，血象分析白细胞及中性粒细胞比例升高，均应考虑有感染发生。此时应积极采取措施，但感染处理起来比较棘手，具体的措施包括：① 全身大剂量应用敏感有效的抗生素；② 引流管未拔除时，可通过引流管对扩张囊周围进行冲洗，若放有 2 根引流管，可采用抗生素液体滴注引流的方法控制感染；③ 将新鲜的蒲公英捣碎后用酒精浸泡或用中药如意金黄散敷于扩张皮肤表面。

任何部位皮肤扩张器的感染并发症都应积极处理，但初期不宜轻易取出扩张器并终止治疗。如果感染控制困难，可经小切口取出扩张器，反复清洗皮下间隙，再重新置入新扩张器，持续滴注引流，多能将感染控制。如感染在 2～3 日后仍不能有效控制，只有提前取出扩张囊进行二期手术，取出扩张器后感染一般可得到控制。

四、扩张器外露

1. 扩张器外露主要有两种情况　① 第一期手术埋置扩张器后切口愈合不良从而导致切口外露；② 扩张过程中表面皮肤坏死引起的扩张器外露。扩张器露出部分按出现机会大小依次为，手术切口→ 扩张器折角形成区→ 扩张器低位受力区→ 扩张器表面软组织剥离损伤区→扩张器顶部受力区。

2. 扩张器外露与以下因素有关　① 切口位置选择不当：扩张器位于切口下或距切口太近、切口过长、切口在瘢痕处愈合不良等。② 注水扩张因素：经平行式长切口埋置扩张器，注水过早导致切口裂开。后期注水速度过快，切口裂开。注水扩张时间过长，皮肤软组织毛细血管扩张、瘀血进而引起血管栓塞，引起扩张器顶部局限性干性坏死。一次注水过多引起皮肤张力过大，缺血继而水疱形成，水疱区干性坏死致扩张器外露。③ 感染性因素：伤口感染、皮下间隙感染可导致切口裂开或皮肤薄弱区破溃，诱发扩张器外露。④ 手术操作因素：皮下间隙内出血点止血不良形成术后血肿，血肿引起切口裂开和扩张器外露。手术剥离皮下间隙，致潜行皮瓣某部位操作损伤形成薄皮区，扩张至一定时间，此区易出现干性坏死，导致扩张器外露。瘢痕内切口缝合过密过紧，引起瘢痕缘坏死，切口裂开和扩张器外露。⑤ 扩张器因素：扩张器质硬，形成折叠尖角顶破皮肤，致局部皮肤破损扩张器外露。⑥ 局部皮肤因素：扩张器表面皮肤有薄皮区，形成不均匀扩张，而薄皮区抗扩张能力差，易出现破损，扩张器外露。⑦ 物理性因素：扩张器内液体达到一定量后，产生明显的重力作用，使扩张器表面皮肤受力不均，低位皮肤受力过大引起破损导致扩张器外露。⑧ 意外损伤也可导致扩张器外露，如冬季的冻伤和相邻扩张区的皮肤摩擦伤。

3. 预防措施　① 尽量选择质地柔软的优质扩张器：避免因扩张器质量问题引起的扩张器外露。② 注意皮肤切口的选择与保护：合理选用平行式长切口和微小切口，在不影响操作的前提下切口长度越短越好。切口位置距扩张区边缘 1.5 cm 左右，切开时务必垂直切入并达拟埋置的层次后再剥离，剥离过程中避免用锐利的器械对切口缘的组织反复牵拉。切口在瘢痕内时,创缘剥离不宜过浅,以免引起瘢痕区切口愈合不良。③ 剥离层次要清楚:结扎或电凝止血时离表面皮肤有一定距离;皮下间隙剥离要充分,分离的腔隙周边要比扩张器大 1 cm,以利于扩张器置入后能充分展开。④ 关闭切口时应分层缝合:瘢痕内切口缝合时针距和边距适当并且在距切口 1 cm 左右处将皮瓣与深部组织缝合固定几针,以防止扩张器移位到切口下;瘢痕内切口的缝合不宜过密过紧,以免引起瘢痕皮缘坏死。⑤ 注水扩张时,一次注液量不可过多,以避免伤口张力性裂开和皮肤软组织血运障碍。如发现表面皮肤颜色苍白,充血反应消失,等待 5 分钟后不能恢复正常,应立即回抽部分液体直到血循环恢复,也可在注射过程中使用经皮氧分压仪或激光多普勒等仪器监测微循环。⑥ 如果注液过程中发现扩张囊有折叠成角现象,应加快注液的速度使其尽快展平。⑦ 及时有效地处理血肿、感染和伤口愈合不良并发症,避免发展成扩张器外露。

4. 治疗方法　① 如果扩张器从切口外露,应积极处理诱因(血肿、感染、张力过大、皮缘坏死等),局部条件允许时,予以清创,在最小张力下重新缝合切口。如扩展器从伤口露出且有皮下间隙窄小的情况,则作进一步剥离后将扩张器向深部埋置。② 如果扩张器表面皮肤破损导致扩张器外露,则应终止扩张,尽早手术作病变部分切除修复;如继续扩张会引起皮肤破损伤口越来越大,导致扩张器脱出,达不到预期的治疗目标,因此应暂时终止治疗,改用其他方法或等待数月后再重新埋置扩张器。

五、扩张器不扩张

扩张器埋入皮下间隙后可能出现多种故障,导致注水扩张困难或扩张器不扩张。如果及时排除故障,基本不影响治疗效果。

1. 扩张器不扩张见于以下情况　① 术前扩张器(含扩张囊、导管及阀门)已破裂,由于未检查或检查不仔细而未发现;② 术中刺破扩张器,扩张器与锐利手术器械放在一起,或是缝合关闭切口时缝针刺破扩张器又未发现;③ 扩张器质量不佳,注液过程中压力过大致破裂或粘接部质量不佳而裂开或脱离;④ 术中扩张器放置时扩张器或导管折叠又未发现;⑤ 两个扩张器一起埋置时,注水过程中一个扩张器压迫另一个扩张器的导管。

2. 预防措施　预防的关键是:① 术前选购优质扩张器;② 术中操作过程中避免锐器与扩张器接触;③ 埋置前向扩张器内注入 10～20 ml 生理盐水检查有无渗漏;皮下间隙剥离要充分,扩张器置入后要充分展开;④ 注水导管尽量不要折叠成锐角,避免导管折叠;⑤ 切口关闭后再次通过注射壶向扩张囊内注水,以检查导管是否通畅。

3. 治疗方法　如果确认扩张器已破裂,早期可再次手术更换扩张器,扩张后期出现破损时应立即进行二期手术。

六、皮瓣坏死

扩张皮瓣坏死主要因皮瓣血液循环障碍引起,包括一期扩张过程中出现的皮瓣坏死及二期转移后出现的皮瓣坏死。

1. 扩张过程中出现皮瓣坏死的主要原因有　① 剥离层次过浅或对扩张皮瓣损伤过大,特别是电凝对皮瓣的损伤;② 扩张器折叠成角,造成表面皮肤血供障碍;③ 包扎过紧从而导致表面皮肤坏死;④ 扩张器与皮瓣间血肿;⑤ 注液超量或过快,压力过大导致表面张力过大致血流中断。

2. 二期转移术中及术后皮瓣坏死的主要原因有　① 皮瓣设计不合理,长宽比例过大,或蒂部过窄、过紧、受压或血管损伤造成缺血;② 皮瓣转移后张力过大或过于松弛,引起血运受阻或静脉回流不畅;③ 皮瓣远端携带的未扩张组织过多,皮瓣下形成血肿,过分扩张引起皮瓣局部皮肤过薄及皮下血管栓塞,导致形成皮瓣后远端得不到血液供应;④ 皮下间隙有感染或扩张区皮肤软组织有深在的瘢痕或损伤存在。

3. 预防措施

(1) 在一期扩张过程中预防措施有:① 合理确定剥离层次,不宜过浅;② 止血时电凝器输出功率不宜过大;③ 剥离腔隙应大于扩张器范围,扩张器埋置时,应避免折叠成角;④ 慎用加压包扎,加压力度应适当;⑤ 注意防止血肿的发生;⑥ 合理掌握注水量,避免扩张皮肤表面张力过大;⑦ 二期手术前要了解扩张形成的额外皮肤是否够用,若不够应继续注水,暂缓二期手术。皮瓣扩张应充分,宁多勿少。

(2) 二期手术过程中预防措施有:① 严格遵守整形外科皮瓣设计的原则确定安全的长宽比例。如果要设计制作大型扩张后皮瓣或制作特殊形状皮瓣,于皮瓣转移 5～7 日前应做皮瓣延迟术,以提高皮瓣移植的安全性。② 皮瓣远端尽可能不要超过扩张区。③ 剥离纤维囊壁时要十分仔细,勿伤及主要供血血管。正确处理纤维包膜,如皮瓣长宽比例小,皮瓣较厚时可切除部分或全部纤维囊,但若皮瓣较薄,长宽比例大,则不宜将纤维包膜去除,以免在去除纤维囊壁时损伤血管破坏血供。一般情况下,将扩张区周边形成的纤维包膜环去除即可,主要目的是利于皮瓣展开,并降低皮瓣周边部厚度。④ 扩张皮瓣要充分展开并保持一定的张力。⑤ 包扎时蒂部勿过度受压。⑥ 如果皮瓣远端出现青紫等回流不畅的表现时,可在皮瓣远端打包轻微加压包扎以利回流,并及时全身应用地塞米松。

4. 治疗方法　如果出现皮瓣远端血运障碍,则应积极处理,血运障碍区与正常血运区一旦出现分界线,血运障碍区极易出现整块坏死。出现静脉回流障碍时,作者的处理方法如下:在皮瓣远端边缘作 2～4 个微小创口(3～4 mm)并向创口组织内注入少量肝素,数分钟后伤口自动流血不止,皮瓣血运可以得到快速改善。出血自动停止后如果皮瓣血运仍有障碍,则用大针头轻刮皮瓣远端边缘创口并再次注入小剂量肝素,再次作放血处理,此操作可重复多次,总放血时间一日到数日不等,直到皮瓣血运障碍消除。皮瓣血运障碍治疗中,可全身应用扩血管药(山莨菪碱、妥拉苏林、丹参、小剂量阿司匹林),注意术区保温。血运障碍区用凡士林油纱保护,防止表皮干结、破溃、术区适当加压包扎以利于血液回流。

如果出现皮瓣坏死,待周围伤口良好愈合后作清创治疗,彻底清除坏死组织。如果局部条件好,可采用皮片移植修复坏死区。

七、疼痛

向扩张器内注液扩张可引起疼痛,成人多见,多见于头皮、额部和四肢,而其他部位则不明显,成人头皮扩张疼痛最常见,且多比较严重,主要发生在扩张后期或一次性注水过多时。轻的引起恶心呕吐,重的疼痛难忍,有的患儿在未能达到设计的扩张量时即要求停止扩张。

1. 预防方法　向扩张器内注射液体,如果疼痛特别明显甚至难以忍受,可在注射完毕后立即回抽数毫升液体以缓解症状,如果疼痛实在无法忍受的可停止扩张。也可采取少量多次缓慢注射。

2.持续注射或扩张注射液中加入利多卡因以及局部神经封闭等方法缓解疼痛　对于反复出现的剧烈疼痛,患儿无法坚持治疗时,应采用以下措施:① 注液前行阻滞麻醉;② 将注射液换成局部麻醉药,用的较多的是利多卡因;③ 改成少量缓慢扩张的方法;④ 如到扩张中期,也可提前行二期手术作皮肤病变部分修复。

八、妊娠纹样改变

妊娠纹是妇女怀孕时由于腹部膨隆引起的胶原纤维和弹力纤维断裂所致。扩张皮肤表面出现类似于妊娠纹样改变,是由于皮肤扩张引发真皮胶原和弹力纤维断裂所致,仅见于部分的病例,可见于胸三角区皮肤扩张和大腿前外侧皮肤扩张。

九、头发脱落

此并发症见于头皮扩张患儿。脱发分为两类:① 可逆性脱发:由于头皮扩张过快,囊内压过高压迫导致毛囊缺血所致,扩张时间过长致头皮过薄、头皮下间隙严重感染或头皮扩张皮瓣移植后轻度血运障碍引起,属营养不良性脱发,此类脱发逐渐发生,可在扩张过程中脱发,也可在皮瓣移植完成后脱发。二期手术后3个月,新发可逐渐再生,6～12个月后完全恢复正常。② 不可逆性脱发:发生于分离头皮置入腔隙层次过浅,位于帽状腱膜上,直接损伤头皮毛囊,或扩张后头皮瓣发生严重血运障碍,皮瓣组织部分或全部坏死,最后植皮或瘢痕愈合,此类脱发不能恢复。

预防措施:埋置的层次在帽状腱膜下,勿损伤毛囊,如采用快速扩张不能过急。头皮区埋置扩张器要严格消毒备皮,防止感染发生。头皮扩张后皮瓣设计要注意保持皮瓣的良好血运。可逆性脱发患儿主要是及时发现,不要再造成缺血性损伤。

治疗方法:扩张速度过快者,减少扩张容量及减慢扩张速度后能自行恢复。对于不可逆性脱发,有条件的患儿可作第二次头皮扩张修复秃发区,或者行毛发种植术修复。

十、其他并发症

1.骨质吸收　扩张器埋置于骨质表面,由于压迫可造成骨质吸收。最常见于头皮和额部扩张时,是由于扩张囊底部环形加厚的区域或阀门形成局部压迫造成的,一般二期手术取出扩张器后可自行恢复,不需任何处理。

2.骨质增生　见于头皮扩张病例,原因是埋置扩张器手术中,皮下间隙剥离时广泛损伤骨膜,扩张器埋置在骨膜下层,扩张器周边部发生骨膜反应,形成毛刺状新骨。

预防措施:头皮区埋置扩张器要注意保护骨膜,尽可能不损伤颅骨骨膜。

治疗方法:扩张器二期手术中将增生的骨质清除,创面电凝止血。

3.肢体水肿　发生于前臂和小腿皮肤扩张病例,为少见并发症。扩张器埋置术后早期的肢体远端肿胀为正常的手术后反应,7～10 日后可自动消退。注液扩张期水肿的主要原因是扩张器注液过多或过快造成压迫,导致静脉和淋巴回流障碍,引起肢体远端肿胀,暂缓注液并减慢注液扩张速度。二期手术取出扩张器后肢体远端水肿可自行消退。

4. 神经麻痹与损伤　扩张器埋置于神经主干周围时,由于牵拉压迫可造成短暂的神经麻痹症状,主要发生于肢体,出现肢端的麻木,面颈部偶有发生,可造成一过性面瘫。取出扩张器行二期手术后神经麻木感一般可以消失。而神经损伤则包括感觉神经损伤和运动神经损伤,可以出现于扩张器埋置术中,也可以出现于扩张皮瓣移植术后。如头皮瓣移植后感觉恢复不全;额部一侧扩张,皮瓣移植后出现额肌运动障碍。

5. 颈部压迫症状　此并发症见于颈部扩张患儿,症状包括颈动脉窦受压引起的恶心、呕吐、面色苍白、血压下降等症状和体征,很少见,多发生在注液扩张时,回抽部分液体后可恢复。

6. 皮肤水疱形成　较为少见,出现于扩张早期。主要诱因为皮下间隙巨大血肿形成或早期扩张注液量过多,其本质是局部血运障碍,且主要是静脉回流障碍。表现为一个或多个皮肤水疱形成,可进行性加重。

预防措施:避免血肿形成和单次注液扩张量过大。

治疗方法:如为皮下血肿引起,则要清除皮下间隙血肿。如为过度注液扩张引起,则抽出部分扩张液。表皮水疱一旦形成,暂停扩张 7～10 日。在无菌条件下用注射器抽出水疱液,保护水疱皮,表面涂抹抗菌素软膏,待水疱区自然愈合。如水疱区保护不良露出真皮,可出现局部皮肤干性坏死,最终导致扩张器外露。

第四节　皮肤软组织扩张术在头部的应用

头皮扩张术的适应证包括瘢痕性秃发、头皮及颅骨部分缺失、头皮肿瘤以及其他原因所致的秃发。头皮扩张尽管毛囊的数量并没有增加,在扩张后的皮瓣上,实际上是剩余毛发的再分布,术后供区头发变得稀疏,但由于分布均匀,效果仍较满意。

由于头皮层次较清楚,较其他部位剥离要容易些。头皮扩张术在皮肤软组织扩张术中的效果最佳,并发症最少。对于较大面积的秃发区一次扩张术难以修复所有秃发区时,可采用再次置入扩张器行重复扩张,可修复头皮 2/3 面积的秃发区。

一、头皮扩张器的埋置

根据秃发区形态、面积选择扩张器的型号及容量。预扩张的总容量根据临床经验,按每平方厘米,扩张容量为 3.5～4.0 ml 计算,如秃发面积为 100 cm² ,拟定注射扩张容量为 350 ml 以上。

切口线一般选于正常头皮与秃发区交界处瘢痕侧,如颅骨外露可选在距颅骨缘 1.5 cm 处的正常头皮内。如同时埋置几个扩张器时,两个部位可共用一个切口,遇有瘢痕区柔软且松弛者,可于瘢痕中央作部分切除,以缩小秃发区。头皮扩张器应埋置于帽状腱膜深面,骨膜表面。埋置腔隙的剥离范围应略大于扩张囊周边 1 cm 左右。

二、头皮扩张二期手术

扩张后的头皮由于扩张囊形态的不同而各异,圆形扩张囊扩张后头皮呈半球形,肾形与长柱形扩张囊扩张后的头皮呈半柱面形,其长轴与秃发区长轴平行。要充分利用被扩张的头皮,设计应遵循轴型皮瓣顺血运的原则。由于头皮血运较丰富,必要时亦可横行和逆血运设计。设计时要考虑到扩张后头皮形态的各自特点,使所形成的皮瓣能最大限度地利用扩张后头皮。要设法利用扩张所获得的"额外"头皮,同时修复秃发区和供瓣区两个部位。对同时有几个扩张区者,可分别设计,总体规划。术中按先后次序形成几个皮瓣,每形成一个皮瓣均试行转移,以后每个皮瓣应根据前一皮瓣的覆盖秃发区的情况给予调整。能修复多少面积的瘢痕再切除多少瘢痕,切忌先将所有瘢痕切除,然后出现修复面积不够的局面。皮瓣设计有以下几种。

1. 滑行推进皮瓣　皮瓣多以顺血运的近侧端为蒂,靠近秃发区一侧为皮瓣的远端。切口设计在扩张区的两侧及秃发区边缘。使扩张头皮形成一个矩形瓣,或形成远端蒂部窄的梯形瓣,直接向秃发区滑行推进。为增加皮瓣远端的宽度,设计时可于皮瓣前端两侧携带部分超出扩张范围的正常头皮,用以提高修复面积。为使扩张后头皮中央最松弛部分展平,皮瓣得以充分的利用,需要在皮瓣边缘每侧设计垂直于边缘的辅助切口1～2条。在施行辅助切口时,应翻开头皮从内侧面看清皮瓣内所包含的主干血管的走向,避免行辅助切口时伤及主干血管而危及皮瓣远端的血运。此法设计简单适用,一般可向前滑行推进5～7 cm,最长可向前推进10 cm。小儿头皮较松弛,同等容量的扩张后效果较成人好。此种皮瓣多用于秃发面积较大,秃发区周围同时有2个以上扩张区者。滑行推进不形成供区的缺损,对供区处理较容易,故此法应用最多。

2. 旋转皮瓣　此皮瓣设计时,形成依一定轴线旋转的皮瓣。亦可将远端设计的较宽并携带部分为扩张的正常头皮,所携带部分可位于皮瓣尖端,亦可位于皮瓣远端的外侧角。此皮瓣多为斜形或横行设计,但应尽量不做逆行设计。所形成的皮瓣要有足够的长度和宽度,转移后皮瓣远端应无张力。该型皮瓣多用于仅一个供区的中小面积圆形或三角形秃发区的修复。

3. 易位皮瓣(亦称对偶三角皮瓣)　其设计是以靠近秃发区顺血运一端为蒂,形成一个较长的舌状皮瓣,其皮瓣远端则远离秃发区部位,可形成一个蒂在另一端的三角形皮瓣。此皮瓣的修复原理与不等Z形皮瓣相似,只是两个皮瓣均在秃发区的一侧,蒂位于一侧的两端。此法多用于秃发区位于发际缘或鬓角缺损的患儿。此皮瓣设计时应注意到皮瓣远端具有一定的逆血运情况,故其长宽比例不要过大,以免影响皮瓣远端血运。

第五节　皮肤软组织扩张术在颌面部的应用

颌面部埋置扩张器的适应证:① 创伤或烧伤、烫伤引起的各类较大瘢痕,单纯切除不能缝合修整的;② 位于眼周、口周的瘢痕挛缩,虽然瘢痕小,但引起睑外翻、口唇移位的(这种瘢痕松解后组织缺损量较大);③ 较大的皮肤肿瘤、色素痣切除术后遗留的创面,不能通过拉拢缝合或局部皮瓣转移修复的;④ 严重的面部先天性畸形（如面裂），软组织缺损范围较大，不能通过局部皮瓣转移进行重建的；⑤ 各类原因导致的眼睑、鼻、口唇、耳缺损或缺失的重建；⑥ 颌面部骨结构缺损再造时，伴有较大软组织缺损的；⑦ 其他特殊情况下，需要较大面积皮肤软组织进行修复整形的。

颌面部位于颜面暴露部位，皮肤色泽、质地要求高，有眼、鼻、口唇等器官位于其中，且功能与外形均很重要，因而对切口的选择、扩张器埋置部位、二期手术附加切口设计、面部分区等技术要求高。因此，治疗方案必须全面考虑，按步骤实施。

由于面部存在不同的解剖分区，各分区对扩张器的埋置、切口的设计、二期手术时皮瓣设计方法有不同的要求，下面就其各自的特点，分别介绍常用手术设计。

一、额区

额部位于面上区，呈长条形，上界有规则分布的发际线，双侧有颞部的皮肤和鬓角，下方有双侧对称分布的双眉。因此，扩张器埋置和手术设计必须确保外形美观，尤其要考虑双侧的对称性，避免发际和眉的不对称。对于鬓角的位置、毛发的方向，以及瘢痕的位置和方向也必须注意。

额部的层次由浅及深为皮肤、皮下脂肪、额肌、骨膜。包含的重要结构有位于眉外上 1 cm 处的面神经额支，可支配额部运动，手术时应尽可能避免损伤。位于眉头部位的眶上神经和滑车上神经、血管，可以制备以眶上和（或）滑车上血管为蒂的预扩张的动脉岛状皮瓣。此外，双侧由颞浅神经血管发出的额支，同时供应额部血运，可以制备以单侧颞部血管为蒂的预扩张的动脉岛状皮瓣。

基于以上特点，扩张器一期置入时，置放位置可根据病变的范围、大小来决定，同时还要充分考虑二期转移皮瓣设计时的解剖分区和瘢痕走向。

（一）额中部

如果病变小于 3～4 cm，建议采用病变下扩张的方法，二期手术时可以横行切除，直接拉拢缝合。如果病变大于 4 cm，建议采用病变单侧和（或）双侧正常额部皮肤扩张，二期手术时应用滑行推进皮瓣修复，使切口尽可能在发际和眉上。在治疗额中部巨大病变时，如巨痣，虽然应用单个局部皮瓣或远位皮瓣重建全额部较困难，甚至多数情况下是不可能的，但扩张术使得仅用额部供区就可修复成为可能，而不需要破坏邻近的眶周、颊部或面中部的解剖结构，当然这需要应用重复扩张的方法。

需在正常一侧额部皮肤软组织进行扩张，通常要进行重复扩张，避免术后对眉的牵拉变形。二期手术时多应用滑行推进皮瓣转移修复，注意逆回切切口尽量短。

（二）半侧额部

需在正常一侧额部皮肤软组织进行扩张，通常要进行重复扩张，避免术后对眉的牵拉变形。二期手术时多应用滑行推进皮瓣转移修复，注意逆回切切口尽量短。

（三）眶上和颞部

眶上和颞部可将部分病变一同扩张，二期手术时多应用滑行推进皮瓣加易位皮瓣转移修复。如果病变涉及头皮毛发，应另行颞部头皮扩张，范围不大，二期手术时单纯应用滑行推进皮瓣转移修复；范围较大，二期手术时应用滑行推进皮瓣加易位皮瓣转移修复。注意再造新发际线时位置应双侧对称，眉上应有充足扩张的皮瓣组织量以避免眉的牵拉移位。一般不需重复扩张。

二、腮腺咬肌区及颧颞区

在腮腺咬肌区及颧颞区内的病变切除后的创面修复主要有以下几种途径：① 颧颊部扩张：对于缺损范围不大或呈纵行分布者，采用在其前方颧颊部扩张，皮瓣推进转移后，可以使术后切口线位于耳前隐蔽处，有较好的外形效果；② 耳后皮瓣预扩张：扩张以耳后动脉为蒂的耳后皮瓣，经过易位转移跳转到耳前区，是修复同侧中下面部皮肤缺损的良好供区；③ 颊颈区扩张：在病变邻近的颊颈部形成扩张皮瓣，该部位由于有下颌骨骨性结构为基底，皮肤软组织较易充分扩张，能形成较大的扩张皮瓣，足够进行大部分面部的整复；④ 额颞部扩张：由于此区正常皮肤面积相对较小，扩张出的"额外"皮肤量有限，主要适用于联合面颈部扩张，作为适当的补充。

三、颊区及眶下区

颊区及眶下区位于颊部前部和眶下，主要依靠颌颈部组织的预扩张，二期手术时通过以颌外动脉为蒂形成旋转或逆行回切的易位皮瓣转移达到修复缺损的目的（图1-9-5-1）。由于此区前上方是内外眦和下睑，要求皮瓣要有足够的组织扩张量，避免对内外眦和下睑产生牵拉。

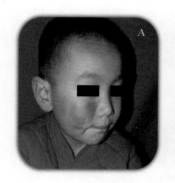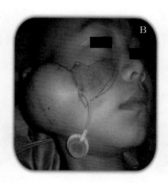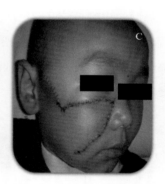

图1-9-5-1　易位扩张皮瓣修复颧颊区皮肤病变
A. 颧颊部皮肤病变；B. 扩张器扩张完成及术前设计；C. 皮瓣转移术后

四、鼻背，鼻唇沟及眉间区

鼻背，鼻唇沟及眉间区最佳的供区为额部组织，原因是面颊部组织扩张难以到达此区，而且也不符合面部分区处理的原则。

修复方式有两种。一是病变位于眉间和（或）鼻背上部，采用额部正中皮肤扩张，二期手术通过滑行推进皮瓣，修复缺损区，切口线在眉上和鼻旁。二是以眶上动脉或滑车上动脉为蒂的额部皮瓣预扩张，二期手术形成岛状或带蒂皮瓣，适用于修复全鼻背或鼻背下部的组织缺损（图1-9-5-2）。切除此区病变时，应注意按分区操作，即以眉间、鼻旁分区线对称切除，更有利于美观。切除时不必担心遗留少部分瘢痕或切除部分正常组织，这种牺牲对于术后获得的美容效果来说是值得的。

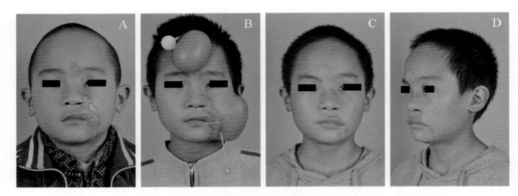

图 1-9-5-2　额部轴形扩张联合局部扩张修复鼻唇沟区瘢痕
A. 鼻唇沟区瘢痕；B. 额部及颊区扩张完成；C. 修复完成后正面观；D. 侧面观

五、口周区

口周区上下唇位于组织的游离端，此处的瘢痕挛缩、巨痣等松解或切除后遗留的创面，如果用传统的植皮术治疗，效果很难令人满意，必须用皮瓣修复才能达到功能和美观的要求。但由于缺损范围大，通常的局部皮瓣修复面积不足，扩张皮瓣可以达到很好的治疗效果。

扩张的鼻唇沟皮瓣是较好的供区。扩张器置入时，切口选择在鼻唇沟处，此切口隐蔽，可作为二期手术皮瓣游离端，不增加新的瘢痕。皮瓣采用易位三角形皮瓣向中线转移，两侧在中线处汇合，瘢痕相对隐蔽。埋置扩张器的大小和数目根据缺损区范围决定。也可以选择将扩张器埋置于颏下区，以颏下动静脉为蒂的扩张皮瓣修复口周病变（图 1-9-5-3）。

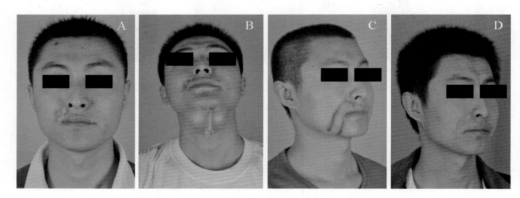

图 1-9-5-3　颏下扩张皮瓣修复上唇瘢痕
A. 右侧上唇瘢痕；B. 颏下区扩张完成；C. 皮瓣带蒂转移术后；D. 修复完成

六、全面颊区

全面颊区病变切除后创面的修复是颌面部扩张术治疗的难点，通过临床医生多年的探索和不懈努力，已经达到了很好的治疗效果，主要方法有：

1. 颌颈部扩张　颌颈部皮肤由于与面颊部邻近，质地、色泽均很相似，是修复面颊部首选供区，尤其是皮肤软组织扩张术的应用增加了颌颈部可供利用的皮肤，扩大了其修复颌面部瘢痕和先天性皮肤软组织畸形的范围。颌颈部扩张应选择足够大的扩张器，超量注液，常需重复扩张才能达到较好的治疗效果。此外，还可联合耳后扩张皮瓣，皮瓣形成双叶皮瓣接力向前转移。

2. 胸三角皮瓣预扩张　胸三角皮瓣以胸廓内动脉第 2、3 穿支为蒂，是面、下颌、颈部修复再造的良好供区。西京医院对胸三角皮瓣修复面颊部缺损进行了大量的基础和临床研究。结果表明，胸三角皮瓣是修复面部大范围缺损的有效手段，最大修复面积可以达到上至额部，前到鼻旁，后至耳前，下至下颌缘及颏颈部的整个面、颈部。缺点是皮瓣需带蒂转移，断蒂前患儿生活不便，而且与面颊部皮肤色泽略有差异。

手术需分三期进行。一期扩张器置入，选择 200～400 ml 扩张器，置入范围上止于肩三角肌区，前以胸骨旁开 1.0～1.5 cm 为界；切口选择在腋前线或锁骨下区；剥离平面在胸大肌表面，若所需皮瓣面积不大，只需要较薄的皮瓣可在深筋膜与肌膜之间剥离。若需要扩张面积较大，最好能在肌膜深面置入。二期手术皮瓣带蒂转移，根据缺损大小、形状划定供区皮瓣切取范围，供区拉拢缝合，低头位固定头部。通常皮瓣上端要达内外眦水平，避免术后收缩牵拉使眼角变形。三期断蒂，术后 3 周，切除皮瓣所能覆盖范围内的病变，将皮瓣舒平、缝合（图 1-9-5-4）。如果皮瓣较大，需提前行皮瓣延迟术，减少末端血运障碍可能。

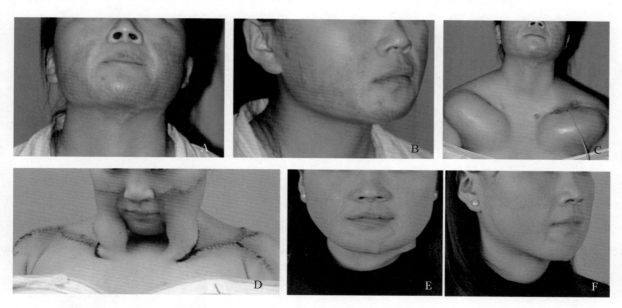

图 1-9-5-4　胸三角皮瓣修复面颊颈部瘢痕
A. 术前正面观；B. 术前侧面观；C. 扩张后；D. 皮瓣带蒂转移后；E. 术后正面观；F. 术后 3 个月

3. 颈横动脉颈段皮支皮瓣预扩张　颈横动脉颈段皮支皮瓣以颈横动脉颈段皮支为蒂，血管蒂稳定可靠，包含 1 根动脉，2 根静脉。临床研究证明，预扩张的颈横动脉颈段皮支皮瓣为颌面部缺损修复提供了一个色泽、质地优良，厚薄适中的超大皮瓣，术后无供区畸形，形成岛状皮瓣带蒂转移，使手术时间缩短，是全颜面、颈部修复重建的又一个理想选择。手术分两期进行，基本操作与胸三角皮瓣类似，只是二期手术形成岛状皮瓣带蒂转移（图 1-9-5-5），直接修复缺损区。

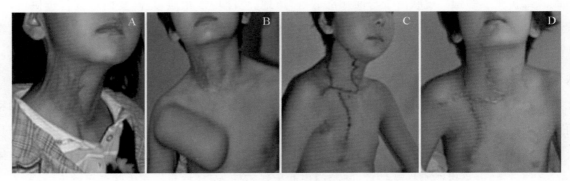

图1-9-5-5 颈横皮瓣修复颈部瘢痕
A. 颈部瘢痕;B. 颈横皮瓣扩张完成;C. 皮瓣转移完成;D. 术后1个月

第六节 皮肤软组织扩张术在颈部的应用

一、颈部皮肤软组织扩张术的适应证

颈部皮肤软组织扩张术的适应证有:① 颈部烧伤后瘢痕;② 巨痣:面积大于 5 cm² 者;③ 皮肤肿瘤如草莓样毛细血管瘤、鲜红斑痣等;④ 外伤性文身;⑤ 作供区修复下颌部瘢痕,即颈部扩张作为供区,修复下颌缘及下面部的缺损。

颈部扩张器的埋置层次在颈阔肌浅面或深面。浅层剥离最好能用局麻药扩张,易于剥离,深层较疏松,易剥离,但注意,剥离中有时会将颈外静脉暴露在腔隙内,如妨碍扩张器的埋置,可将其结扎。剥离的腔隙视情况,一般应大于扩张器 1.0 cm,如以颌底为供区修复颈部瘢痕,不可以剥离到颈部,不可将颌颈角同时扩起,否则二期修复时很难形成颌颈角。

二、颈部扩张器二期手术的皮瓣转移方式主要有以下几种

1. 直接滑行推进皮瓣 由于颈部血供丰富,所以扩张后皮瓣蒂部可设计在侧面,上、下均可。设计皮瓣时,可携带 3～4 cm 未扩张皮瓣,一般不影响皮瓣成活,可增大修复面积。在设计辅助切口时,一定要注意皮瓣血供,否则一味追求修复面积,致皮瓣部分坏死则得不偿失。单纯滑行推进,如扩张完全者,可前移 4～5 cm。滑行推进不形成供区缺损,不用过多考虑供区的修复,但修复的效果有限(图1-9-6-1)。

2. 旋转皮瓣 用颈横动脉颈段皮支皮瓣或颈胸扩张皮瓣转移至颈部多采用旋转移植修复的办法,效果也比较理想。

3. 易位皮瓣　由于颈部皮肤扩张后，横径增大，单纯采用直接推进不但浪费扩张的皮肤，且外形不美观，为了克服这一不足，可将颈部扩张后皮瓣采用易位皮瓣原则，向中线和上方滑动，即将较大横径变成纵径，既可弥补纵径的不足，又充分利用扩张后皮瓣，修复的缺损面积大，颈部外形更加理想。

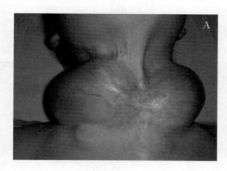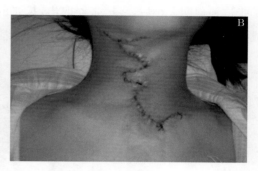

图 1-9-6-1　颈部瘢痕扩张后皮瓣直接推进修复
A. 颈部瘢痕周围扩张后；B. 扩张皮瓣直接滑行推进修复后

第七节　皮肤软组织扩张术在躯干的应用

躯干是指胸、腹、背、臀、会阴等部位。因胸、腹、背、臀部位面积广又相对隐蔽，故常作为修复材料的供区。同身体其他部位相比，躯干面积大而相对平坦，因此皮肤软组织扩张器在躯干的应用有以下特点：① 扩张器二期手术设计相对简单，只要做到"点对点，线对线"，就能较好的达到术前设计意图；② 更能体现几何设计原理在扩张器中的应用；③ 对于较大面积的缺损或者受区，往往需要多次反复扩张。

一、肿瘤切除后创面的覆盖

常见的体表肿瘤在躯干有巨痣、血管瘤、神经纤维瘤及瘢痕恶变等。扩张器技术出现以前，传统都是采用肿瘤彻底切除＋游离皮片移植或者皮瓣转移的手段进行修复。而扩张器出现后，这一局面大为改观——采用扩张器将肿瘤周围的正常皮肤软组织预先扩张，肿瘤切除后可以同期用扩张后的皮瓣直接转移覆盖切除产生的创面。不但不增加新的供区瘢痕，也大大提高了局部修复的质量和治疗效果。唯一不足之处是需要 2 次手术，疗程较长。但考虑到治疗的远期效果，扩张术还是值得推荐的。

二、烧伤后增生性瘢痕的治疗

烧伤后躯干部后遗瘢痕增生及挛缩畸形并不少见，尤其是小儿被烫伤后或广泛大面积深度烧伤的病例均可见到。颈胸部的严重瘢痕增生与挛缩畸形可致两肩向前倾、肩胛突出、胸部狭窄、平坦而不能充分舒展挺胸；女患儿的乳房发育也会受到严重影响。广泛而严重的胸廓瘢痕挛缩，在青少年发育期还可影响脊柱的正常发育，造成严重的脊柱后凸畸形。背臀部大片增生挛缩性瘢痕还可影响弯腰下蹲及坐下等动作。另外,胸、腹部若增生性瘢痕连接成片或呈环形,常使患儿有一种紧束感,痛苦不堪,有迫切治疗要求。腰臀部的瘢痕挛缩或瘢痕增生可致局部瘢痕隆起、痛痒不适甚至弯腰受限,坐凳不便等。在未成年患儿将影响其发育,故需要治疗。对这类患儿采用在瘢痕周围正常皮肤或二度烧伤愈合后的皮肤下埋置扩张器的方法。待这些部位扩张达到预期大小后,将扩张器取出,扩张的额外皮肤可形成滑行推进皮瓣、旋转皮瓣、交错皮瓣修复或形成三角形、舌形、矩形皮瓣易位转移插入挛缩的瘢痕之间(图1-9-7-1)。

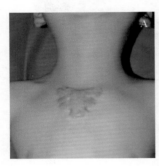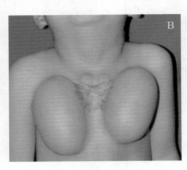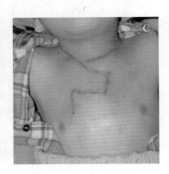

图1-9-7-1　胸部瘢痕扩张后皮瓣修复
A. 术前;B扩张后;C. 修复术后

第八节　皮肤扩张术在肢体整形中的应用

四肢扩张区组织应为正常组织,各种创伤及肢体血管性疾病造成的局部组织变硬、血管狭窄、栓塞等会增加手术并发症的发生率,应视为禁忌。另外,当四肢病变范围过大,其横径超过肢体周径的一半时扩张器的埋置,会影响肢体静脉、淋巴回流,影响手术效果。

一、肢体扩张器的埋置

扩张器埋置时,单个扩张器尽量按肢体纵轴方向放置于病变一侧,但如按肢体纵轴方向埋于病变下方,软组织扩张及使用效率较低,难以完全修复缺损。而多个扩张器通常应放射状地埋置到缺损周围;切口的选择一般位于病变与正常组织交界处,有时会选择病变区切口,在不影响二期手术的前提下切口可尽量大些,有利于直视下剥离、彻底止血及减少皮神经损伤。

肢体扩张囊的埋置平面一般位于深筋膜深层、肌肉表面。采用钝性分离,剥离层次清楚,操作比较容易。注意切忌剥离层次深浅不一,造成术中出血及术后皮瓣血运障碍。在肌间隔表面剥离时有一定难度,应尽可能结扎从肌间隔穿出的血管及肌皮穿支血管,防止术后血肿的发生。同时也应注意保护从肌间隔穿出的皮神经,以防术后肢体感觉障碍。扩张囊埋置时应避开神经主干易受压部位,如腓骨小头、尺神经沟等处,以防压迫神经引起麻痹。埋置部位较深时,应避免扩张囊直接置于大血管表面,防止术后肢体血液循环受影响。

二、肢体扩张器二期手术

在扩张充分、能够产生足够的"额外"皮肤时可实施扩张器二期手术以修复缺损。如果扩张的组织量不够而勉强手术,即使能够关闭创面,术后也会因切口张力过大而形成明显的瘢痕,影响治疗效果。由于肢体血液循环相对较差,设计时多采用滑行推进皮瓣,并尽量减少辅助切口(图1-9-8-1)。皮瓣两侧呈"锯齿状"切开,采用多个三角皮瓣易位推进的方法,利于充分舒展具有三维空间结构的半球形的扩张组织,使皮瓣能够更充分地向前滑行推进。易位皮瓣虽然修复创面的效率更高,但在转移后容易出现皮瓣血运障碍,致皮瓣远端坏死,故设计使用应当慎重。在关节部位,应避免与肢体纵轴方向平行的切口瘢痕的形成,防止直线瘢痕挛缩导致的关节活动受限。在肢体应用扩张术设计时,尽量考虑到在二期手术形成推进皮瓣时,皮瓣的推进方向与肢体长轴垂直,也就是所谓的横行推进。如设计成与长轴方向一致的纵行推进则推进幅度明显减少,其修复效果远不如横行推进皮瓣修复效果好。

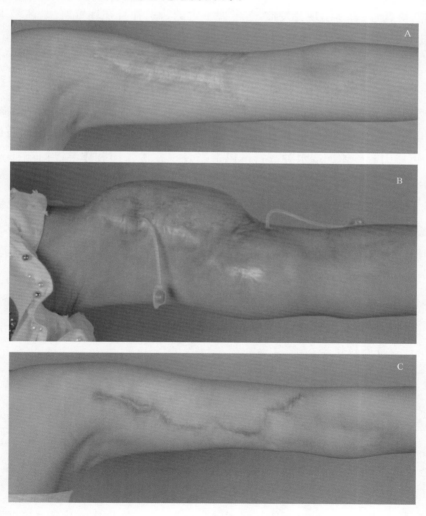

图1-9-8-1　上臂扩张皮瓣修复瘢痕

A. 术前;B. 扩张完成后;C. 术后半年

三、肢体扩张术的并发症

早期文献报道,四肢应用皮肤软组织扩张术的并发症发生率很高,以下肢最为常见,并以扩张器外露为主。随着扩张术的广泛应用,扩张器制作工艺的不断改良,医生操作熟练程度及临床经验的不断提高与完善,并发症发生率在逐渐减少。Meland 在 1992 年报道了皮肤扩张术在肢体的应用,其中上肢并发症为25%、下肢为33%,而且全部发生于膝部以下及足背。Borges 认为扩张器在下肢应用中,埋置部位越靠近大腿及臀部,并发症发生率越低。Zhernov 认为上肢扩张器并发症比例低于下肢,上肢畸形矫正效果较好,其中早期有 83%患儿外形及功能得以良好改善,晚期改善率为 75%。西京医院 30 年来实施肢体扩张器手术91 例,其中发生扩张器外露 7 例、感染 1 例、皮瓣远端部分坏死 2 例,无血肿发生,并发症发生率约为 11%,低于面颈部。总结国内外文献,关于肢体扩张术的并发症有以下几个特点:

1. 肢体扩张易出现并发症的观点是不正确的　临床实践表明,其发生率远低于面颈部。只能说过去未掌握四肢功能与解剖特点时,容易出现并发症,若掌握了它的特点并且在埋置层次、注液速度与注液量方面适当注意,又注意其他护理保护措施,四肢的并发症也可以很低。

2. 下肢尤其是膝部以下并发症发生率明显高于上肢。

3. 扩张器外露发生率远高于其他并发症　四肢血运较差尤其是膝部以下部位,注液量过大或注射周期较短容易导致局部皮肤坏死。另外,在扩张期下肢负重行走易引起血液及淋巴系统回流障碍,切口裂开的可能性增加,臀部和下肢易于出现外力碰撞挤压。预防措施主要是避免注液过快、限制肢体活动。

4. 扩张器压迫可能引起肢体远端水肿　行淋巴造影发现在扩张期肢体淋巴回流部分受阻。一般水肿通过减少注液量、肢体制动、抬高患肢即可缓解,严重时取出扩张器后肿胀逐渐消失。

5. 扩张器埋置于神经主干周围时,由于牵拉压迫有时会引起神经牵拉痛及神经麻痹症状。下肢较上肢多见,尤其是在腓肠神经支配区域。其他如膝内侧上部扩张痛可能与隐神经受牵拉有关,上臂内侧扩张后手尺侧麻木与尺神经受压有关。最好的解决方法就是抽水减压、延长注液周期,一般在取出扩张器行二期手术后症状会消失。

6. 曾经的肢体创伤会增加扩张手术的风险　在四肢,皮肤撕脱伤的发生率远高于身体其他部位,撕脱伤可引起周围组织淋巴和血管系统的损伤,皮肤扩张手术会加重肢体回流障碍并可能引起周围血管继发性栓塞,这明显增加了并发症的发生率。

(马显杰　肖　博　丁健科)

参考文献

[1] Austad, E D, Rose, G L. A self-inflating tissue expander[J]. Plast Reconstr Surg, 1982,70(5): 588 - 594.

[2] 鲁开化,艾玉峰,郭树忠.新编皮肤软组织扩张术[M].上海:第二军医大学出版社,2007.

[3] 鲁开化,郭树忠,韩岩,等. 皮肤软组织扩张术临床应用经验总结[J]. 中国美容医学, 2007,16(11): 476 - 480.

［4］李江，王标，陈明福，等.导管外置扩张器及其临床应用评价［J］.中国美容医学，2003，12（1）：43－44.

［5］马显杰，郑炜，夏文森，等.组织扩张术治疗大面积头面部瘢痕［J］.中华整形外科杂志，2008，24（6）：447－449.

［6］马显杰，郑岩，夏炜，等.扩张后皮瓣在面部美容整形中的应用［J］.中华医学美学美容杂志，2008，14（4）：217－219.

［7］Pepper JP，Baker SR. Local flaps：cheek and lip reconstruction［J］. JAMA Facial Plast Surg.2013，15（5）：374－382.

［8］马显杰，董立维，李杨，等.额部和面部联合扩张修复鼻部及下睑区病损切除后创面［J］.中华医学美学美容杂志，2015，21（4）：205－207.

［9］Li HD，Cai G，Li B. Reconstruction of upper lip scar using tissue expander advancement flap［J］. J Craniofac Surg，2015，26（2）：158－160.

［10］高银光，范飞，尤建军，等. 颏下皮瓣的应用解剖学研究［J］. 中国临床解剖学杂志，2006，24（1）：54－56.

［11］侯春林，顾玉东. 皮瓣外科学［M］.上海：上海科学技术出版社，2006.

［12］马显杰，夏炜，郑岩，等.扩张后胸三角皮瓣修复面颈部瘢痕［J］.中华烧伤杂志，2008，24（3）：207－209.

［13］马显杰，鲁开化，夏炜，等.应用扩张后胸三角皮瓣修复颜面部大面积瘢痕［J］.中华医学美学美容杂志，2009，15（3）：170－172.

［14］Ma X，Zheng Y，Ai Y，et al. Repair of faciocervical scars by expanded deltopectoral flap［J］. Ann Plast Surg，2008，61（1）：56－60.

［15］马显杰，鲁开化，艾玉峰.颈横动脉颈段皮支皮瓣的显微外科解剖［J］.中国临床解剖学杂志，1994，12（2）：81－84.

［16］马显杰，鲁开化，艾玉峰，等.颈横动脉颈段皮支皮瓣的临床应用［J］.中国美容整形外科杂志，2006，17（4）：265－267.

［17］夏东胜，张旭东，茅东升，等.颈横动脉颈段皮支岛状扩张皮瓣修复颈部瘢痕挛缩［J］.中华医学美学美容杂志，2009，15（4）：234－236.

［18］Ma X，Zheng Y，Xia W，et al. An Anatomical Study With Clinical Application of One Branch of the Supraclavicular Artery［J］. Clinical Anatomy，2009，22（2）：215－220.

［19］李波涛，李瑛，吴桐，等.颈横动脉颈段皮支岛状瓣在治疗颈部瘢痕挛缩中的应用［J］.中国伤残医学，2011，19（6）：3－4.

［20］马显杰，李杨，王璐，等.颈横动脉颈段皮支皮瓣修复颈部瘢痕挛缩［J］.中华烧伤杂志，2012，28（4）：256－259.

［21］Ma X，Li Y，Wang L，et al. Reconstruction of Cervical Scar Contracture Using Axial Thoracic Flap Based on the Thoracic Branch of the Supraclavicular Artery［J］. Ann Plast Surg，2014，73：S53－S56.

第一节 概 述

一、定义

显微外科即外科医生在手术显微镜下进行的各类手术。它是一门技术,可用于各个外科领域。显微外科是二十世纪的一项重要发明。它的出现,使得许多学科得到了长足的发展。尤其是器管移植。对小儿整形外科的影响也是非常巨大,因此它是小儿整形外科医生所必需掌握的一门技术。

二、显微外科发展史

1921 年,瑞典耳科医生 Nylen 和 Holmgren 首先使用手术显微镜做了内耳手术,以治疗耳硬化症。1946 年,美国的 Peitt 应用此技术缝合角膜。1960 年,Jacobson 与 Suarez 在手术显微镜放大下对直径为 1.6~3.2 mm 的细小血管进行缝合,奠定了显微外科基础。之后从最初的断指(肢)移植、再造逐步发展到兼顾功能、外观的组织修复与功能重建,显微外科是 20 世纪外科技术发展的里程碑。

在我国显微实验外科的发展最早开始于 20 世纪 70 年代初,由上海中山医院的崔之义与汤别献,在自制的 10 倍手术显微镜下进行小血管吻合,并探讨了影响小血管吻合通畅率的各种因素。1962 年,陈中伟等因首先在世界上进行断手再植获得成功而闻名于世界。显微外科的应用涉及整形外科、骨科、手外科、心胸外科、耳鼻喉外科、口腔颌面外科、泌尿外科、器官移植外科等诸多领域。血管吻合技术作为显微外科的核心,是决定显微修复与再造成败的关键。

伴随显微手术器械、显微缝线和手术显微镜技术的不断发展,手工小(微)血管吻合技术逐渐成熟,可吻合血管的口径越来越细。小血管吻合的方法包括两定点法、三定点法、连续缝合、褥式缝合等,以及基于这些方法改良的手工缝合法,如梯形二等分叶法等。尽管,改良显微血管吻合技术日益发展(如微血管吻合器),但手工缝合法至今仍是显微血管吻合的"金标准",应用手工缝合法的游离(肌)皮瓣移植成功率在 95% 以上。但是手工缝合存在固有缺陷,包括缝针对血管内膜造成损害、缝线暴露于管腔内干扰正常血流、吻合口内翻等,均增加了血管栓塞的风险。所以说精湛的显微血管吻合技术是显微外科的基础,优良的血管吻合是决定显微修复与再造成败的关键。

第二节 显微外科基本技术

一、吻合血管前的准备

适当修剪血管外结缔组织和外膜,以防止血管外膜嵌入血管腔内,是预防术后血管栓塞的重要准备措施。血管吻合前,常规修剪吻合口周围的血管外膜 4～6 mm,但要注意避免修剪过度,否则会使血管吻合部位过薄从而形成假性动脉瘤,只要清除外膜充分,在吻合血管时不被带到管腔内就行。修剪外膜的方法有两种:一种是用镊子提起吻合口周围的外膜,将外膜拉出吻合口外,予以剪除,剪除后外膜自然回缩到离吻合口 4～6 mm 处;另一种是用镊子提起吻合口周围的外膜,予以剪除 4～6 mm。

二、吻合血管的注意事项

1. 无张力吻合,避免血管的扭曲和受压 吻合血管的张力过大,易致血管壁损伤,严重时可引起吻合口撕裂。但当张力太小时,则会产生吻合血管的折叠和血流不畅。吻合口的扭曲,是由于血管的两个吻合口对位不良产生的。吻合口周围的压力过大,加上术后肿胀和血肿,均可导致血流不畅甚至闭塞,如果有皮肤缺损,创面难以覆盖,可以用植皮或其他生物敷料覆盖也优于勉强缝合造成的吻合血管受压阻塞。

2. 吻合口外翻对合 吻合口向内翻入管腔会导致血栓形成、血管阻塞,故术者在助手的配合下使吻合口外翻可有效保证吻合口的通畅度。为使吻合口外翻对合,措施有两个:一是进针时缝针与血管壁之间夹角为 30°～45°,而不是通常的垂直进针,这种方式的缝合可使血管外膜的边距少一些,内膜的边距大一些,在打结后内膜外翻;二是打结时术者轻轻提起缝合针线,助手用镊子的两尖端轻压缝合线处的血管壁,可保证血管内膜外翻。

3. 减少刺激,缓解痉挛 任何机械刺激、化学刺激和寒冷等均可引起血管痉挛。术中局部温生理盐水湿敷可以缓解血管痉挛,增加血流量。采用局部软组织浸润注射罂粟碱或对痉挛血管湿敷丁卡因也能有效缓解血管痉挛。血管吻合后对于可能导致血管痉挛的因素都要合理控制,广泛采用的方法如:卧床;制动 3～5 日,室温不宜过于寒冷,对于再植或足趾移植的情况要求室温在 26℃ 以上;充分止痛;禁忌引起血管痉挛的食物,如含咖啡因的食物和巧克力等。

4. 准确进针,针距、边距均匀 血管吻合时进针应一次完成,切忌反复穿刺血管壁。针穿过血管壁时应用下压旋转的动作而不是上拉,当针穿过血管壁时不要提拉针,进针和出针时要顺着针的弧度穿出血管壁,确保针完全穿过内膜。吻合血管的针距和边距视血管直径和管壁厚度而定。一般针距为 0.3～0.5 mm,边距为 0.2～0.4 mm。血管直径超过 1 mm 时,针距及边距可再大一些。静脉吻合时,边距也可大一些。当针距增大时,边距也应增大,方可使吻合口对合良好。管壁厚的血管,边距也可大于 0.4 mm。

三、吻合血管方法

采用 9-0 至 11-0 的单丝尼龙无损伤线缝合血管。直径 1 mm 以上的血管吻合用 9-0 线,直径小于 1 mm 的血管吻合用 11-0 线。缝合方法有单纯间断缝合、单纯连续缝合、间断褥式缝合及连续褥式缝合等几种。单纯间断缝合法是最常用、最安全的缝合方法,操作简单,吻合口对合准确,术后通畅率高。单纯连续缝合法常被胸外科医生应用于大血管的血管吻合修复,该方法缝合速度快,吻合后吻合口漏血现象很少发生,但缝线易被抽紧,造成吻合口狭窄,操作时也难以做到血管吻合口的准确外翻对合,故这种缝合不适用于 2 mm 以下的血管吻合。对于直径 2 mm 以上的血管,可采用分段连续缝合或联合吻合法,即将全吻合口分成 2 段或 4 段连续缝合,即先应用两针或四针间断定位缝合,定位缝合打结后留下缝线,然后进行定位点之间的连续缝合,该方法既提高了吻合速度,又可防止吻合口狭窄。

间断褥式缝合法是使血管吻合口外翻对合的缝合方法,因此可防止术后血栓形成。但由于操作较困难,平时较少采用。遇有两吻合口血管直径不等,或管壁厚度相差较大时,为了准确地使血管吻合口外翻对合,可使用此法。连续褥式缝合法最易造成血管吻合口狭窄,在临床上已很少应用。

(一)端-端吻合法

端-端吻合(termino-terminal anastomosis)恢复了血液的正常流向,能保持血液的最大流速及流量,是最常用的血管吻合方法,适用于对两端口径相近的血管进行吻合(两端口径之比不宜超过 1.5:1)。为避免血管吻合时发生扭曲或吻合口对合不良,常采用二定点或三定点法端-端缝合。四定点缝合技术,因为定点缝线太多,影响手术操作,已很少应用。三定点缝合适用于管壁薄、内径小、前后壁呈贴合状态的血管吻合,如内脏静脉的吻合等。

1. 二定点端-端缝合方法 将两吻合的血管端-端对合后,调整血管夹使得吻合部位没有张力后开始进行血管吻合。在吻合口缘 0°及 180°的部位,各缝 1 针,分别打结,留有 10～15 mm 长的尼龙线,作为牵引,以利于其余缝合的操作。在第 1、2 针之间的中点。缝合第 3 针,再在第 1、3 针间的中点及第 3、2 针的中点,分别缝第 4、5 针。然后牵引第 2 针的牵引线,使血管翻转 180°,让血管吻合口的后壁缘暴露。在第 2、1 针间的中点,缝第 6 针,再在第 1、6 针间及第 6、2 针间,缝合第 7 与第 8 针。至此血管缝合结束。检查吻合口对合是否良好,如有不佳,可加缝合。剪除牵引线。最后放松血管夹,如吻合口有少量漏血,用温热盐水纱布轻压吻合口片刻,即可控制漏血。如有搏动性的喷射状出血,则应在相应位置加缝 1 针。一般直径 1～2 mm 的血管均缝 8 针。直径小的血管边距小一些,而直径大的血管边距应大一些(图 1-10-2-1)。

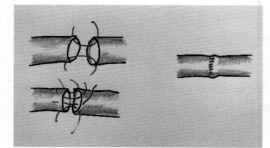

图 1-10-2-1 二定点端-端缝合方法

二定点顺序缝合法是二定点缝合法的改进,在技术熟练后可采用此法。第 1、2 定点缝合仍在 0°及 180°进针,第 3 针位于第 1、2 针间的上 1/3 部分,第 4、5 针进行连续缝合,留长线,剪断后间断打结。这种缝合方法加快了吻合速度,而且在作第 4、5 针连续缝合时,吻合口的两边缘张开,有足够的视野,可见到对侧管壁,以防止缝合到后壁上。后壁缝合同前壁缝合,第 7、8 针做连续缝合,分别打结。另外尚可采用"不等距二定点缝合",先缝 0°及 135°,或 0°及 225°部位,使血管的前后壁周边长度不等而自然下垂,在缝合时可防止缝住对侧的血管壁。这种缝合方法的定点不易掌握,初学者不宜采用。

此缝合法的最后一针缝合很关键,以下方法可以避免缝到对侧壁:① 邻近两针可以留长的牵引线,牵引使待缝合的血管壁绷起来便于缝合最后一针;② 拉起对侧壁上正对最后一针的牵引线,使对侧壁远离;③ 将针穿出吻合口一侧出针,然后牵起并外翻吻合口向另一侧进针。

2. 三定点端-端缝合方法　在两吻合血管口缘的 0°、120°及 240°方位各缝 1 针,使吻合口妥帖对合后打结,每结均剪去一根缝线,留下 10~15 mm 尼龙线作牵引。然后再在第 1、2 针间,第 2、3 针间及第 3、1 针间,视管径大小,各缝 1~2 针。三定点缝合法有 3 个方向的牵引线,可防止缝合到对侧管壁上,特别适用于管壁很薄的内脏静脉的缝合。但对于技术不够熟练的医生,其定点不易准确掌握。

3. 后壁先缝缝合方法　应用于血管管径比较一致,且不易翻转暴露血管后壁的缝合方法。这种方法不易将前后血管壁缝到一起,在缝合时应先缝合离术者最远的后侧壁,一定要把结打到管腔外。最初的一针应把线留长一些,以便于牵引和旋转血管。血管后壁缝合完成后,再缝合前壁,最后一针要在第一针的对侧,这样可以不必进行血管翻转,直到缝合最后一针之前都可以看到吻合口内的情况。

4. 等弧端-端吻合缝合方法　适用于吻合口两端血管直径相差较大的情况下,两端血管直径之比不超过 1.5:1,可采用等弧端-端吻合缝合方法。血管直径较大的一侧针距宽一些,血管直径较小的一侧针距窄一些,但两者针距弧度相等。这样可使直径大的一侧吻合口缩小,直径小的一侧吻合口扩大,使两个口径不等的吻合口妥帖对合,防止吻合口漏血或形成血栓。

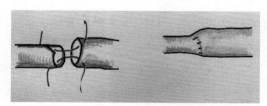

图 1-10-2-2　斜口对端吻合缝合方法

5. 斜口对端吻合缝合方法　当端端吻合的两条血管直径比超过 1.5:1 时,可将较细的血管吻合口剪成斜面,以增加吻合口周径,再与口径较大的血管吻合(如图 1-10-2-2)。

(二)端-侧吻合法

端-侧吻合(end-side anastomosis)于两吻合血管口径悬殊太大,或受区血管不宜被切断作端-端吻合时使用。有学者认为端-侧吻合的通畅率优于端-端吻合,理论上来说这是由于动脉壁横行切断时有缩窄的倾向,进行血管的纵行切开会切断动脉的环形肌肉层,因此可有效地维持吻合口的通畅率。

1. 吻合口的制备　端-侧吻合通常以供区血管的末端与受区血管的侧壁裂孔吻接。供区血管端剪成斜面,实验及临床实践均证明斜面的夹角以 45°~60°为最佳,斜面应是顺血流方向,这样既便于吻合,通畅率又高。受区血管侧壁造成的裂孔为椭圆形,裂口的周径宜略大于供区血管的吻合口周径。在受区血管侧壁上开口制作裂口是手术操作中非常重要和困难的步骤,而且是不可逆的。可用显微血管镊子提起血管壁,先去除外膜,再用显微血管剪刀,在侧壁上剪出椭圆形裂孔。也可用 7-0 至 8-0 无损伤缝针,在血管侧壁上缝合一针作为牵引,提起血管壁将其牵拉成圆锥形,再用显微血管剪刀,在侧壁上剪出椭圆形裂孔。以刀片在血管侧壁上作纵切口代替椭圆形裂孔是不可取的,因为血管壁的纵切口往往因血管壁的弹性而自然闭合,容易引起吻合口狭窄或栓塞。

2. 端-侧吻合的缝合方法　多数情况下,受侧血管可以翻转,即缝合时血管前后壁易暴露,可采用二定点缝合法,即先缝合前壁翻转后再缝合后壁。如果供血侧血管位置比较深、受血侧血管翻转困难,即吻合血管后壁不易显露时,可选择先缝合后壁再按顺序缝合前壁,如图1-10-2-3。

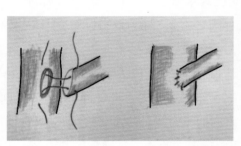
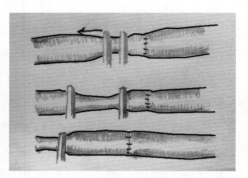

图1-10-2-3　端-侧吻合的缝合方法　　图1-10-2-4　吻合血管的勒血实验

(三) 检验吻合通畅的实验——过血或勒血实验

吻合后检查血管畅通的方法见图1-10-2-4,用两把显微镊子距血管吻合口一端1~2 cm处夹住,轻轻排空中间的血液。然后放松其中一把镊子。在动脉侧先放开近心端镊子,静脉侧则先放开远心端镊子,观察血液通过吻合口的速度和充盈程度,这样可以判断吻合口的通畅程度,此法较为实用。

(四) 血管移植

在显微外科临床中一个重要的关键点是吻合口无张力,勉强在高张力下缝合,必然导致血栓形成,手术失败。无论是断肢(指)的再植、血管创伤的修复、皮瓣的游离移植或其他各类组织器官的移植,常会遇到吻合血管短缺的情况,必须采用血管移植修复。

在实践中,应将血管切断后的自然张力回缩与血管缺损区别开来。正常情况下,动脉切断后间隙在1 cm以内时,两端血管对合是无张力的。如果是血管缺损,则其间隙往往超过1 cm,术者将两端血管对合时,会出现张力。这时可通过使两端血管长距离游离,改变血管的行径,变"弯路"为"直路",使两断端接近,便于吻合。但一般有经验的临床医生,仍愿意尽早采用血管移植修复缺损。

1. 血管缺损的修复包括动脉缺损和静脉缺损的修复　显微动脉移植在临床上较少被选用,有关文献报道也较少。动脉移植除了供区较少外,切取下来的移植动脉有时呈现严重痉挛,不易解除,在临床上,多半选用废弃的手指或肢体的动脉作移植,以修复动脉缺损。

血管移植最为常见的是用静脉移植修复动脉或静脉缺损。因为静脉移植供区广泛,取材技术简便,有各种口径的血管可供切取,且切取后对供区损害较小,而且移植静脉的血管痉挛易于解除。直径1 mm以上的小静脉移植后,血管吻合的通畅率可达100%。

2. 可供移植的静脉几乎遍及全身　在手部的显微外科手术中,常在前臂屈侧或腕部屈侧切取静脉,此处静脉多,直径有粗有细,分支较少,血管壁较薄,较少受到静脉穿刺的损害。同时,前臂屈侧或腕部屈侧作移植静脉的供区时,可采用横切口,术后瘢痕少。前臂伸侧,腕部伸侧也有较多的静脉可供移植,但此处静脉直径较大,管壁也较厚。相对而言,前臂伸侧作供区时术后瘢痕较为显露。

在下肢或躯干部作显微外科手术时,足背浅静脉的分支,或是大隐静脉、小隐静脉及其属支,均可供移植。由于大隐静脉为下肢浅静脉,切除后一般不会导致下肢回流障碍,且大隐静脉有取材方便,抗感染能力强,通畅率高,并发症少等特点,故基本能满足小腿和上肢的不同口径血管要求。当选取的大隐静脉较细时,可以将大隐静脉剪成斜面与血管作端-侧吻合。但大隐静脉脉管壁肌层很厚,容易发生血管痉挛,不适合腕部以远端的血管修复移植。

3. 静脉移植的外科技术和注意事项　① 移植静脉的切取宜就地取材,并应选择身体的隐蔽区域,以免切口瘢痕过于醒目。在肢体或身体其他部位用美蓝描绘出要切取静脉的行径路线,采用符合于皮纹的切口或"Z"形切口暴露静脉;② 如果移植静脉的供区在肢体时,应采用止血带,保证手术在无血下进行。切取静脉时要锐刀开放切割,不宜剥净血管周围筋膜,防止挫伤血管壁尤其是血管内膜;③ 如果移植血管太短,吻合口会出现张力,如移植血管太长,动脉断端回缩会发生管腔缩窄,导致移植静脉发生迂曲,所以确定移植静脉的长度至关重要。移植静脉切取后,其长度有 30% 左右的回缩。因此,当修复动脉缺损时,移植静脉的长度应约大于动脉缺损的实际长度的 30%。又由于静脉本身具有 22% 的伸展性(Pribaz,1983)。因此,当修复静脉缺损时,移植静脉的长度只需略长于放松状况下静脉缺损的间隙即可;④ 供区静脉的直径应与受区缺损血管的直径相近。一般而言,移植静脉的直径宜略大于缺损血管的直径,避免管径偏小。实验研究显示,如果静脉管径明显细小则血栓发生率高;⑤ 所有移植静脉都要标记近远端,修复动脉时要翻转方向,防止因移植静脉内静脉瓣的存在,影响血流通过,用于修复静脉时,则其方向不变。静脉移植时,应避免在血管吻合口处有静脉瓣存在;⑥ 动脉缺损行静脉移植时先吻合近端再吻合远端,并开放止血带或血管夹冲出血管内凝血块。静脉缺损行静脉移植时先吻合远端再吻合近端;⑦ 跨越关节的静脉移植,除了要适当增加移植血管的长度外,术后应制动,可用夹板或克氏针内固定 7~10 日。

四、肌腱和神经吻合

1. 肌腱的显微镜下吻合　在显微镜下对较细的肌腱可以通过常规缝合后进行显微外科吻合。先对肌腱做 8 字缝合。再对肌腱表面缝合两针,间断缝合 2~4 针后,将肌腱翻转 180°,缝合对侧肌腱。

2. 神经的显微外科吻合　周围神经断伤后修复的效果与缝接技术有密切关系,而神经的显微吻合有两种方式:即神经外膜缝合术和神经束膜缝合术。

(1) 神经外膜缝合术:显露神经断端,用锐利剃刀先切除受损神经端或神经瘤,将神经两断端置于松弛状态,在手术显微镜观察下在神经断端两侧神经外膜各缝一针固定位置,再在二固定缝线之间等距离缝合几针。对调固定缝线,将神经翻转 180°,缝合对侧神经外膜。这样即缝合完毕。

(2) 神经束膜缝合术:和外膜缝合是一样的,基本操作相同。

五、血管危象

1. 概念　血管危象是指手术吻接的血管发生循环障碍,从而危及再植(移植)组织成活的一种病理现象。造成血流障碍的原因有时是多方面的,有的发生于血管本身,如血管痉挛、血栓形成、血管吻合口破裂出血、血管扭曲或张力,有的为血管外因素,如血肿、组织水肿,通过血管蒂的隧道过分狭窄,皮肤缝合张力过大等,都可压迫血管蒂,造成血流障碍。制动不牢固、体位改变使吻合口张力增加甚至撕裂,也是造成血流障碍的原因之一。

血管危象的严重程度和持续时间长短,是影响处理效果的关键问题。长期的血流障碍,造成血管段广泛的栓塞或血液淤滞,可使移植再植物细胞缺氧水肿,导致毛细血管循环阻力增加。这种血管危象,虽经积极处理也常难以逆转,即出现所谓的不复流现象。

由于血管本身的问题而发生血管危象者,大多在术后 24 小时之内。此时是血管损伤后血内有形成分积聚的高峰阶段,而 24 小时以后这种现象开始逐渐减退。血管外因素造成的血管危象,则无一定规律,但都有一定的诱因或征象可查及,如水肿、感染、体位突变等。一般来说,术后 3 日,血管危象的发生是较为少见的。

2. 血管危象的表现　① 移植组织的皮肤颜色改变,由正常肤色变发绀,或苍白;② 移植物皮肤温度降低,与健侧对照,降低 2～4℃以上;③ 移植毛细血管充盈缓慢或消失;④ 静脉回流中断;⑤ 吻接动脉阻塞;⑥ 激光多普勒检查发现移植物血流中断;⑦ 经皮氧分压较健侧明显降低等。以前 5 种表现最为直接,且无须重要仪器设备,有经验的外科医生一般均能掌握。

3. 血管危象的判断　血管危象的病因判断最为重要,病因包括血管痉挛及吻合血管栓塞。按发生时间分术中危象(血管痉挛与血管栓塞共存),术后早期危象(24 小时内以血管栓塞为主),术后晚期危象(48 小时后以血管痉挛为主)。显微血管外科手术的血管直径一般在 1～3 mm 之间,这些血管称为肌性血管,它对各种物理化学刺激具有高度的敏感性,极易发生痉挛。吻合血管外因性痉挛的原因有:室温低于 20℃、患儿肢体固定不良、环境嘈杂、吻合血管受压等。吻合血管内因性痉挛的原因有:血管吻合不良、患儿精神紧张、睡眠不良、患儿血容量不足、应用了引起血管痉挛的药物等。血管直径越细,则血流量越小,血流对栓子冲刷的机会越小,形成血栓的机会就越多。另外,血管越细,吻合时血管内皮细胞损伤的面积相对就越大,吻合口形成血栓栓塞的机会也越多。

一旦发生血管危象,需进行密切监护,每 10～30 分钟做 1 次记录,在严密观察下,血管危象经积极处理 1～2 小时完全没有解除者,即刻手术探查,进行对症处理。血管危象出现后经过积极处理,时有缓解,但逐步恶化,经 3～4 小时没有改变者,也应手术探查。

4. 血管危象的处理　在血管危象处理方法的选择上,有时是相当困难的,很难用某些标准来决定手术探查的指征。处理血管危象的步骤一般是:① 确诊血管危象的病因,进行对症处理;② 发现血管危象的征象后采取积极治疗,包括体位调整、保暖措施、抗痉挛和抗凝药物的应用等,并严密观察处理后的反应,同时积极作好手术探查的术前准备;③ 经上述处理半小时后,病情仍持续恶化者,应立即手术探查;④ 处理后 1～2小时病情未继续恶化,但又未见明显好转者,也应立即手术探查。持续不解除的严重血管痉挛,也有手术探查和处理的必要。因此,一旦发生血管危象,其中多数都需进行手术探查,如为血管栓塞,去除栓塞后如出现血管缺损,则应行血管转移或血管移植,不能勉强吻合;吻合血管的皮瓣或复合组织瓣移植,隧道应宽松,血管无张力,无组织交叉压迫血管;即使探查时没有发现吻合血管发生血栓,也有助于作出明确的判断、制订积极的治疗措施以及对预后作出估计,以便做好善后处理。

第三节　临床应用

显微外科主要用于移植,应用得最多的就是皮瓣游离移植。皮瓣是由具有血液供应的皮肤及其附着的皮下组织所组成。20 世纪 50 年代以前主要是带蒂转移的随意型皮瓣;20 世纪 50～60 年代出现了肌瓣和轴型皮瓣移植;到 20 世纪 70 年代初中国和美国医学家才先后应用小血管吻合技术首创应用髂腹股沟游离皮瓣移植获得成功。自此,吻合血管的游离皮瓣、肌皮瓣和肌骨皮瓣等获得了发展。

皮瓣转移的血供有两种形式:一种是皮瓣有一个或两个蒂部与供区相连,称之为带蒂皮瓣;另一种是皮瓣与供区无蒂部相连,直接转移至受区后与受区的血管吻合重新建立循环,称为游离皮瓣。吻合血管的游离皮瓣应包含可供吻合的蒂血管,直径＞0.5 mm。尽管 0.5 mm 直径的血管从技术层面上吻合并不困难,但其血流量很难满足较大的皮瓣需求,故游离皮瓣血管口径在 1.0 mm 时具有较高的安全性。小儿和成人是一样的,选择血管也在 1.0 mm,安全性较高。

随着显微外科技术的应用和普及,使得游离皮瓣移植的成活率可达 98％以上。人体可供选择的游离皮瓣供区有数百之多,其选用原则是以次要组织修复重要组织;先带蒂移位,后吻合血管;先分支血管,后主干血管;先简后繁,先近后远;重视供区美观和功能保存。随着临床实践的发展,一些血供可靠、安全简单、部位隐蔽、破坏损失少的皮瓣供区,逐渐成为临床应用的首选;而一些综合效益不佳的皮瓣供区,则逐步被遗忘和淘汰。目前,临床上选用较多的几个游离皮瓣供区是:① 股前外侧皮瓣;② 背阔肌皮瓣;③ 腓动脉外踝上后穿支皮瓣;④ 尺动脉腕上支穿支皮瓣等。

一、股前外侧皮瓣

1984 年,我国学者徐达传、罗力生等首先报道以旋股外侧动脉降支为血管蒂的股前外侧皮瓣(anterolateral thigh flap,ALTF)的解剖学研究和临床应用。该皮瓣具有血管蒂长、口径粗、皮瓣血运丰富,抗感染能力强、为肢体的非主干血管、血管变异小、操作简便、无须改变体位、可切取面积大,可供组织量大、部位隐蔽、有感觉神经及皮瓣切取后对供区功能影响小等优点,在国内外得到了广泛应用,股前外侧皮瓣因此被称为多功能皮瓣。

(一)皮瓣的应用解剖

旋股外侧动脉降支及其伴行静脉是股前外侧皮瓣的供养血管;股外侧皮神经是该皮瓣的感觉神经。

1.肌肉　股外侧肌是股四头肌的一部分,该肌上 2/3 与深面的股中间肌有较明显的界限,但肌下 1/3 与股中间肌混在一起不易分开。股外侧肌上部浅层因与股直肌和阔筋膜张肌来的肌皮支有广泛的吻合,使该肌远端可携带一个岛状瓣。

2.血管　股前外侧区的皮肤是由旋股外侧动脉降支及其发出的股外侧肌皮动脉穿支和肌间隙皮支供养的。旋股外侧动脉发自股深动脉或股动脉,分为升支、横支和降支,其中最粗大的分支为降支。旋股外侧动脉降支在股直肌与股外侧肌之间下行,体表定位可在腹股沟韧带中点至髂前上棘与髌骨外上缘连线(髂髌线)中点的连线上,这一连线的下 2/3 段即为旋股外侧动脉降支的体表投影。旋股外侧动脉降支在股直肌深面,沿股前外侧肌前缘向外下方走行,在距其起始处约 9.0 cm 处分为内侧支和外侧支。内侧支主要供养邻近股中间肌和股内侧肌,外侧支为降支主干的延续,在股外侧肌中上 1/3 稍上方穿入其内侧面,供养股外侧肌及股前外侧部皮肤。旋股外侧动脉降支的外侧支的终支与膝上外侧动脉在股外侧肌内吻合,下行达膝关节附近,参与膝关节动脉网的形成。

降支在股外侧肌中段肌内行走的全程发出 6～7 支肌支或肌皮支,在肌间隙中可以作为皮瓣血管蒂的长度为 8～12 cm。临床报道股前外侧皮瓣切取的最大面积可达 400 cm^2。降支对股前外侧皮肤的血供主要以肌皮动脉穿支和肌间隙皮支为主。肌皮动脉穿支是从降支发出小分支血管,穿过股外侧肌实质后至皮肤;而肌间隙皮支是降支发出小分支,从股直肌与股外侧肌间隙浅出直接穿筋膜至皮肤。

第 1 肌皮动脉穿支或肌间隙皮支是皮瓣的主要分支血管。旋股外侧动脉降支的第 1 肌皮动脉穿支最粗且较为恒定,常作为皮瓣的主要供血动脉。以多普勒超声血流仪测定第 1 穿支,血流速度每秒在12 cm以上。有学者研究发现该声点常出现在以髂髌连线中点为圆心,3.0 cm 为半径的范围内,以外下象限最多,其次是外上象限,再次是内下象限,最少是内上象限。但可能在这区域范围内测不出肌皮动脉穿支声点,对于髂髌连线中点附近无粗大的肌皮动脉穿支者,要考虑高位肌皮动脉穿支型,或有穿支缺如的可能。

所有肌皮动脉穿支都有伴行的静脉,多数为一条。旋股外侧动脉降支则多数为两条伴行静脉,外径分别为 2.3 mm 和 1.8 mm。皮瓣区浅层,相当于旋股外侧动脉降支附近,还有股外侧浅静脉干,外径为 3.5～5.5mm。肌皮动脉穿支的伴行静脉、降支动脉的伴行静脉与股外侧浅静脉属支之间,在皮瓣区内有许多交通支,股外侧浅静脉与深静脉之间也有很多交通支,这些丰富的交通支在任何节段都存在而且无瓣膜。此外,降支动脉的两条伴行静脉之间,全长也有 3～4 处存在交通支,降支静脉在接受肌皮穿支静脉注入处及其以下段,也未见明显的瓣膜,这些都有利于皮瓣的静脉回流。

3. 神经　股外侧皮神经是该皮瓣的感觉神经,它从腰丛发出后,穿过腹股沟韧带,分为前支和后支。前支在缝匠肌与阔筋膜张肌之间的浅沟内下行,继而穿过深浅两层阔筋膜之间,在髂前上棘的前下方 7～10 cm 处穿出深筋膜。后支在髂髌连线内外 1 cm 范围下行,进入股前外侧皮肤。在髂髌连线中点,即第 1 肌皮动脉穿支浅出点附近,可见纵形的股外侧皮神经,呈扁平状,横径为 1.0～1.5 mm。以髂髌连线上 1/3 段作为定位标志,可找出此神经近端,并作为皮瓣神经蒂而制备带感觉的皮瓣。

(二)皮瓣切取

1. 皮瓣设计　以髂前上棘外侧缘(称 A 点)至髌骨外上缘(称 B 点)的连线为轴线,从该线中点(称 O 点)向腹股沟韧带中点(称 F 点)作第 2 条连线,FO 线的下段相当于旋股外侧动脉降支的体表投影,在以 O 点为圆心的 3 cm 半径范围内用多普勒血流探测仪可探测到第一肌皮动脉穿支的浅出点。皮瓣应按照旋股外侧动脉降支的体表投影,根据皮肤软组织缺损的形状和大小设计,设计皮瓣大于受区20%。皮瓣纵向 2/3 应在旋股外侧动脉体表投影的外侧,横向 1/3 在 O 点之上。股外侧皮神经在髂前上棘内侧 1 cm 处从腹股沟韧带深面至股部,主干及前支约在髂前上棘下方 7～10 cm 处穿出深筋膜,其前支的体表投影为髂前上棘与髌骨外上缘的连线,可以设计为皮神经营养血管皮瓣,旋转点可设计为旋股外侧动脉第 1 肌皮穿支部位处。

2. 切取　切开皮瓣内侧缘及血管蒂部达深筋膜下，分离股直肌与股外侧肌间隙，向内牵开股直肌，找到旋股外侧动脉降支，顺行向远端探查寻找肌皮穿支或肌间隔皮支血管。切开皮瓣外缘及远端，在深筋膜下向内掀起皮瓣，观察皮穿支血管，一般为2～3支。沿皮穿支血管方向将肌纤维分层切断，采用会合法从皮瓣内外侧解剖出皮穿支在股外侧肌内的走行部分，包括2支皮穿支。此时皮瓣仅有皮穿支血管与血管蒂相连，向近端分离血管蒂，原位保留股神经外侧肌支，防止肌肉失神经支配。切开皮瓣近端，寻找并游离股外侧皮神经，注意保护神经。下面是对一例额部缺损骨外露患儿采用股前外侧游离皮瓣移植修复的实例，从设计到治疗，如图1-10-3-1。

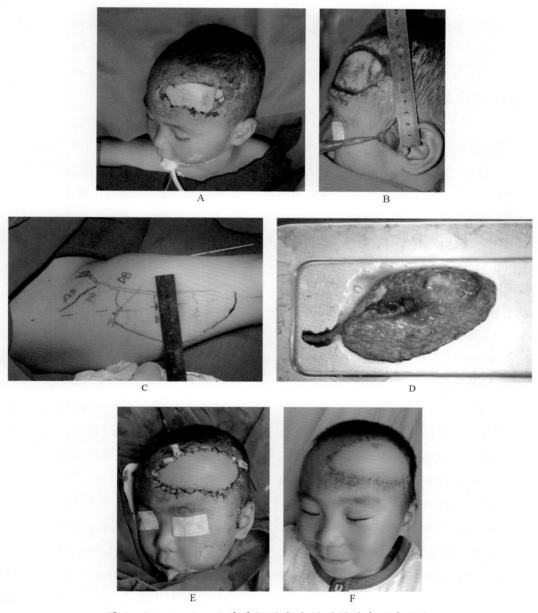

图1-10-3-1　股前外侧游离皮瓣移植修复额部缺损
　A. 术前的头额部缺损；B. 术前头额部缺损的测量；C. 皮瓣设计；D. 切取下的皮瓣；E. 游离皮瓣移植后的情况；F. 术后6个月复查时的情况

（三）注意事项

1. 术前最好先利用超声多普勒血流仪找出旋股外侧动脉降支肌皮动脉的穿出点，术中耐心、细心寻找和游离肌皮动脉穿支。

2. 在切取皮瓣时，注意保护皮瓣的血管蒂，避免牵拉和过度分离损伤，游离时尽可能多带血管蒂周围的筋膜组织以保护血管蒂。

3. 股前外侧皮瓣若宽度小于 8 cm，则供瓣区可以直接拉拢缝合，不遗留明显畸形和瘢痕。若皮瓣宽度大于 8 cm，则需要游离植皮覆盖供区，供区并发症主要与股外侧肌肉的损伤和植皮瘢痕有关，小儿的股前外侧皮瓣切取后对发育的影响等尚有待于进一步探讨。

4. 皮瓣下脂肪组织相对较厚，如移植到头面部、手背则显臃肿。部分男性患儿大腿外侧多毛，影响外观。

二、背阔肌肌皮瓣

背阔肌肌皮瓣（latissimus dorsi musculo cutaneous flap）作为最早的肌皮瓣在 1896 年被 Tansini 首次提出。1912 年，D'Este 用该皮瓣行乳腺根治术后的乳房再造，1976 年 Baudet 首先报道了背阔肌肌皮瓣游离移植成功的经验。该皮瓣优点多，皮瓣血管分布恒定、供吻接的胸背动、静脉外径在 1.5 mm 以上。移植皮瓣的血管带可长达 6～8 cm、可供移植的皮肤面积可达（8～23）cm×（20～40）cm，是人体可供游离移植或带蒂移植范围最广、功能最多的皮瓣之一。小儿血管供应范围基本和成人一样，只是小儿胸背动、静脉外径在1.0 mm 以上。

（一）应用解剖

胸背动、静脉是背阔肌肌皮瓣的供养血管；运动神经是与血管伴行的胸背神经。

1. 肌肉　背阔肌是背部一块扁平且范围宽广的三角形肌肉，位于胸侧部及背下半部。背阔肌起始部分的腱膜为腰背筋膜的后层，起于下部 6 个胸椎、全部腰椎及骶椎和棘上韧带，以及髂嵴的后部。其腱膜部分在季肋下部移行于肌腹部分，呈扇形向上，止于肱骨小结节及大圆肌前的结节间沟。背阔肌起于胸椎部分的腱膜为斜方肌所覆盖，背阔肌前缘下部与腹外斜肌及前锯肌交锁，中下部附着在前锯肌表面及下 4 根肋骨。背阔肌中部以上的前缘下方，为疏松的结缔组织，易与前锯肌分开，并构成腋后线的隆起；肌肉前缘向上只有疏松结缔组织与胸壁相连，并构成腋窝后壁，肌腹继续向上呈一束肌肉及肌腱，止于肱骨。背部背阔肌的上缘部分肌束起于肩胛下角。肌肉长 10～30 cm，宽 15～20 cm。

2. 血管　肩胛下动脉在腋动脉下方约 3 cm 处分出旋肩胛动脉及胸背动脉 2 个终末支，胸背动脉的外径为 1.0～1.5 mm，有 2 条伴行静脉，外径 2～3 mm。胸背动、静脉在背阔肌的内表面肌膜下行走，于肌腹前缘后方 2～3 cm 处下降，分为外侧支及内侧支两大分支，分布于背阔肌的内侧或外侧。内侧支及外侧支各有 2～3 个分支，在背阔肌肌腹中部内表面的肌腹下前进，被称为胸背动脉的节段动脉及伴行的节段动、静脉，构成背阔肌各自独立又互相吻合的血供系统。胸背动、静脉及其内外侧分支在背阔肌内表面肌膜下有数十条可见的小分支进入肌腹，并穿过肌腹进入皮下，滋养皮肤，这是制成背阔肌肌皮瓣的解剖学基础。背阔肌肌皮瓣的主要静脉是胸背静脉及其属支。内、外侧支的伴行静脉常是 2 条或 1 条，位于动脉的两侧，其外径略粗于动脉，长度与伴行的动脉相同。胸背静脉 1 条的占 85%，2 条的占 15%。胸背静脉外径约 1.5

(1.0～1.5)mm,由胸背静脉再汇成肩胛下静脉,肩胛下静脉注入腋静脉。

胸背动、静脉尚有 2～3 支直接皮动脉经过肌腹进入皮肤,可制成没有肌肉的"肌皮瓣",实际上应称之为胸背动脉皮瓣,供移植。Angrigiani(1995)发现第一直接皮支位于腋后壁下 8 cm,背阔肌前缘后方 2～3 cm 处,穿过肌腹进入皮肤,血管直径为 0.4～0.6 mm;第二穿支位于第一穿支下方 2～3 cm 处,直径为 0.2～0.5 mm,有时还会有第三支直接皮动脉出现。

胸背动脉与胸外侧动脉、旋肩胛动脉、胸肩峰动脉、颈横动脉的降支、肋间动脉、腰动脉、腹壁上下动脉、旋髂浅及深动脉、腹壁浅动脉的分布区所供养的皮肤、皮下组织、筋膜、腱膜组织以及肌肉和骨组织之间有互相交叉的供养关系,这种血供结构使应用背阔肌肌皮瓣移植时,可联合上述动脉供养的组织块一并移植,构成范围更为广阔、种类更多的联合组织移植供区。背阔肌还直接接受来自肋间动脉及腰动脉的供养,特别是第九、第十、第十一肋间后动脉的外侧支及肋下动脉,这是外径较粗的皮动脉,有时可达 1 mm 以上,可应用此动静脉制成吻合血管的侧腹壁游离皮瓣供移植。因此,以肋间后动脉外侧支的穿出处为轴心,可制成逆行旋转的背阔肌肌皮瓣,修复胸腹壁或乳房的组织缺损。

3. 神经 背阔肌的支配神经来自臂丛后束的胸背神经,在肩胛下肌表面下降,在胸长神经的后方,位于胸背动脉的后外侧,在背阔肌的内表面肌膜下方,与动静脉紧紧伴行下降。胸背神经也同样分出内侧支与外侧支,内、外侧支又分出 2～3 支背阔肌节段神经,支配背阔肌各个部分。由于神经紧随动静脉分布于肌肉内。因此,在手术过程中只要保护好动静脉不受损害,即可使神经受到保护,制成带血管神经的节段肌瓣供移植。

4. 血管神经蒂 胸背动、静脉及神经的起始部分,构成移植背阔肌的血管神经蒂。通常情况下,其蒂长为 5～8 cm,易于游离移植。应用节段背阔肌肌皮瓣移植时,其血管神经蒂较长。血管神经蒂包括胸背动、静脉及神经主干,也包括其内侧支或外侧支和部分节段动静脉、神经在内,因此可制成 12～17.5 cm 长的血管神经蒂部,用于晚期面神经瘫痪的面部肌肉动力重建。

（二）皮瓣切取

胸背动脉的体表投影:胸肱联合处的下方 1.5 cm 处为胸背动脉穿出点,此点与背阔肌髂嵴附着点的连线为该动脉的体表投影。

1. 切口设计 沿胸背动脉体表投影线设计肌皮瓣,皮瓣切取范围较受区缺损范围大 1.5～2.0 cm。皮瓣上端与胸背动脉穿出点的连线为肌皮瓣的蒂部切口线。

2. 显露血管 沿胸背部切口线切开皮肤和肌肉,注意缝合皮缘及肌筋膜。在背阔肌与前锯肌之间的疏松结缔组织中找到胸背动脉并加以保护。

3. 切取皮瓣 沿皮瓣内侧切口切开皮肤及肌肉,在背阔肌下向外分离。切开蒂部皮肤,分离肌皮瓣至蒂部,直至所需长度。

4. 皮瓣转移 断去部分肌肉,以利于肌皮瓣顺利转移。

（三）注意事项

1. 背阔肌肌皮瓣移植后供区功能障碍虽不明显,但该肌是维持脊柱稳定平衡及臂内收内旋功能的肌肉,而且为呼吸的辅助肌肉,对某些功能不全的患儿,此肌的存在是有意义的。切取该肌后,可能使脊柱两侧肌肉失去平衡,引起或加重原有的脊柱侧弯,因此在小儿期,应用此皮瓣移植时应慎重考虑。

2. 尽可能多吻合静脉,背阔肌肌皮瓣移植大多切取面积大,胸背动脉只要吻合技术过关,不易发生血管危象,而胸背动脉伴行静脉多为1支,部分患儿术后皮瓣肿胀严重,容易继发静脉危象,因此在皮瓣解剖时要有意识多保留几支皮下静脉,移植皮瓣面积越大,吻合回流静脉的数量相应越多,可以有效预防或减少血管危象的发生。

3. 供区创面宽度在8～10 cm以内均可经潜行游离,直接缝合,大于10 cm则可行游离植皮封闭创面。由于背阔肌肌皮瓣本身较厚,转移到面颈部后显臃肿,需要二期手术祛脂修薄。

三、腓动脉外踝上后穿支皮瓣

腓动脉外踝上后穿支皮瓣因其供血血管为腓动脉在外踝处发出的最下一个肌间隔穿支(外踝上后穿支,postero-lateral supramalleolar perforator)而得名,与腓肠神经营养血管关系密切,常形成腓肠神经营养血管皮瓣(sural nerofasciocutaneous flap)。1983年,Donski首先报道了小腿后侧依据腓动脉发出的穿支血管切取的远端蒂腓肠筋膜皮瓣,他利用的血管是腓动脉在外踝上5～10 cm发出的小腿后肌间隔穿支。1992年,Masquelet通过血管解剖,发现腓动脉有3～5个肌间隔穿支与腓肠神经血管轴(腓肠浅动脉)吻合,但以其最远侧的肌间隔穿支与腓肠神经距离最近,吻合最密切,提出了切取远端蒂神经血管轴皮瓣或神经皮瓣修复小腿下1/3和足踝部创面的新方法。1994年,Hasegawa指出腓动脉与腓肠浅动脉的最远侧吻合支在外踝上5 cm(4～7 cm)左右处。1999年,钟世镇对其进行了详细的解剖学研究,将这一皮瓣命名为腓肠神经营养血管皮瓣,临床上多制成远端为蒂的腓肠神经营养血管皮瓣,将近侧的小腿供区组织带蒂转移至远侧受区,这对远侧缺乏软组织而创伤又十分多见的足踝部位,极具临床实用价值。

(一)皮瓣解剖
腓动脉在小腿后外侧肌间隔中发出的最下一支肌间隔穿支及伴行静脉是腓动脉外踝上后穿支皮瓣的供血血管。

1. 血管 腓动脉走行于腓骨后方,被跗长屈肌覆盖,位置深。腓动脉于外踝尖上约8 cm处形成3条主要终支:① 腓动脉交通支(外径1.6 mm),与胫后动脉交通支(外径1 mm)汇合后,走行于外踝后方,成为腓动脉终末支;该终末支在经过外踝后方时发出外踝后动脉,向前分布于外踝;腓动脉终末支绕过外踝后,行于跟骨外侧,称为跟外侧动脉。② 腓动脉前穿支,约在外踝上5 cm处向前穿骨间膜,于小腿前外侧肌间隔中穿出,外径1.5 mm,分为升支和降支,是腓动脉外踝上前穿支皮瓣的轴心血管。③ 腓动脉在小腿后外侧肌间隔中发出的最下一个肌间隔穿支,起于外踝后上方5 cm(4～7 cm)处,外径1.2 mm,出肌间隔并穿过深筋膜后加入浅层的腓肠神经营养血管丛,是腓肠神经营养血管皮瓣的轴心血管。向上与腓肠肌皮穿支及腘窝中间皮动脉的下行支相吻合,构筑腓动脉穿支蒂腓肠神经营养血管供血系统。

腓动脉末段在离开小腿后外侧肌间隔后,行于外踝后方的间隙中。该间隙长约4 cm,前界为外踝及腓骨长短肌腱,后界为跟腱,表面为深筋膜覆盖,间隙内充满疏松脂肪组织。在外踝后间隙内走行的腓动脉终末支及其延续的跟外侧动脉,共发出2～3条皮肤穿支,直径0.1～0.8 mm,一般0.5 mm以上的穿支血管总能找到1条。外踝后间隙内的穿支血管恒定出现,只是直径粗细有别。该穿支血管是设计外踝后穿支皮瓣的解剖学基础。而且,外踝后间隙内穿支血管与上方腓动脉最远侧肌间隔穿支血管间,遵循着明显的"压力平衡规律",以保证该区域血供稳定。即在直径方面,如果上方的腓动脉最远侧肌间隔穿支位置较高且直径细小,则下方的外踝后穿支直径代偿性的增大,且与其间距较小。相反,如果上方腓动脉最远侧肌间隔穿支位置较低且直径较大,则下方的外踝后穿支则相应的细小且间距较大。外踝后穿支血管的定位:上下在外踝尖平面至其上 4 cm,多在 1～2 cm 间;前后在跟腱与腓骨肌腱鞘之间,多在腓肠神经小隐静脉血管束的正下方或略前方,靠腓骨肌腱鞘近些。

穿支血管有 1～2 条直径相当的伴行静脉,穿过深筋膜注入深静脉系统,有时外踝后间隙中尚有连接小隐静脉与深层腓静脉的直接交通支出现。有学者认为在以远端为蒂的腓肠神经筋膜皮瓣带蒂转移修复远侧受区时,小隐静脉不能帮助皮瓣的静脉血逆向回流,应在远端蒂部予以结扎,阻断倒灌。

2. 神经　在腘窝内腓总神经发出的腓肠外侧皮神经,和发自胫神经的腓肠内皮神经汇合成腓肠神经,分布于小腿后区,是腓动脉外踝上后穿支皮瓣的皮神经。小腿后侧的腓肠神经筋膜血管轴、腓动脉肌间隔穿支血管及其二者之间的交通吻合是皮瓣血供的保障,扩大了皮瓣面积,增加了修复范围和距离。腓肠神经在出深筋膜前,位于腓肠肌内外侧头中间的肌间沟中,位置表浅,仅被深筋膜或少部分肌纤维覆盖。筋膜下段的腓肠神经血管轴与两侧的腓肠肌内外侧头肌支间各有 2～4 个交通吻合,直径均不超过 0.5 mm。每一吻合动脉均有一伴行静脉。腓肠神经穿出深筋膜后,仍有 4～7 cm 的长度走行于腓肠肌表面。筋膜上段的腓肠神经血管轴与两侧的腓肠肌肌皮穿支间各有 2～3 个交通吻合。在腓肠肌(无论内外侧)腱腹交界近侧 2～4 cm 内,恒定有 1～3 支肌皮穿支血管与腓肠神经血管轴相交通吻合。因此,即使需要切取的皮瓣较短,亦可携带腓肠肌肉,这一解剖特点对切取带深层肌肉的远端蒂腓肠神经筋膜肌皮瓣非常有利。

(二)皮瓣切取

1. 切口设计　根据受区创面的具体部位和大小,按"点、线、面、弧"的原则设计这一远端蒂穿支皮瓣。① 点:即旋转轴点,是皮瓣血供的来源。在外踝后上方 0～4 cm 的范围内。术前可用多普勒超声协助定位,但更重要的是在术中仔细观察,再对皮瓣的上下界进行适当的调整。② 线:轴心线即腓肠神经的走行线,位于腘窝中点至跟腱与外踝连线的中点上。轴心线是链式血管吻合的方向,是皮瓣血供的生命线。因腓肠神经与小隐静脉有良好的伴行关系,可以小隐静脉的方向帮助确定轴线。③ 面:一指切取面积,以缺损创面的大小再加上 2 cm² 确定为皮瓣的面积;二指切取平面在深筋膜下间隙,此为肢体皮瓣掀起的"外科平面"。④ 弧:根据旋转轴点至缺损远端的距离再加上 2 cm,在轴心线上反向画出,即为皮瓣的旋转弧。

2. 切取　患肢不驱血,抬高 3～5 分钟后在大腿气囊止血带控制下手术。按设计画线先从跟腱一侧切开皮肤直至深筋膜,将二者固定几针后向前掀起。观察腓动脉最远侧肌间隔穿支血管的位置(外踝上 4～7 cm)和外径大小(1.2 mm 左右)。保留该穿支(P1)为切取皮瓣的后备血管,如远侧没有合适的皮肤穿支,则以该血管为蒂在同一供区设计切取外踝上后肌间隔穿支皮瓣,而不必改变手术方案。向下在外踝后间隙的脂肪组织中仔细解剖,注意观察由深向浅走行的皮肤穿支血管,完全看清后,再决定血管蒂的取舍。根据术中所确定的旋转轴点,再对皮瓣的切取范围做适当调整。一般外踝后穿支(P2)血管的外径应在 0.5 mm 左右,太细则供血能力有限,并不可靠。最好选用下方的穿支血管为蒂,以减少对小腿供区的损害。这是因为该皮瓣是以远端为蒂向足踝转移的,蒂部有重叠,皮瓣旋转轴点(P1～P2)每下降 2 cm,在小腿近侧切取的皮瓣长度就可减少 4 cm。但下方的外踝后穿支血管的外径,一般均较腓动脉最远侧的肌间隔穿支细,供血量不如后者。

旋转轴点确定后,再将皮瓣从四周切开,将腓肠神经和小隐静脉包含在皮瓣内,远近两端均切断。在深筋膜下间隙将皮瓣由近及远向蒂部掀起,仅需电凝遇到的一些穿支血管。注意随时将皮肤与深筋膜缝合固定几针,防止二者脱离。一般30～45分钟即可将皮瓣游离。放松止血带,观察血运,1分钟内皮瓣末端即有鲜红渗血。因小隐静脉两端均切断结扎,不存在足部静脉血倒灌入皮瓣的问题。将穿支蒂部筋膜组织作显微分离,切断紧张的纤维束带,仅保留1条穿支动脉及其伴行的2条穿支静脉为蒂。修整受区创面后,将皮瓣无张力下转移至受区。小腿供区创面拉拢缝合;如直接闭合有困难,则两端拉拢缝合后,中间行断层植皮覆盖。

（三）注意事项

1. 寻找穿支血管时牢记"压力平衡"规律,即某一特定区域的正常血供量是基本稳定的。因此,其供养血管在直径和间距方面互有代偿性,如果一条血管直径细小,那么相邻的另一条血管直径则相应的代偿粗大,间距则相应的代偿缩短。根据术中观察到的穿支血管外径情况,尽量确定较下方的一支为旋转轴点,再对皮瓣的切取范围做适当的调整。

2. 腓肠肌肉可根据需要全层切取(全厚度),亦可切取其浅层(部分厚度),肌肉血供不受影响。因携带的腓肠肌肉失去了运动神经支配,不久就会萎缩,隆起的皮瓣即会逐渐平坦,受区外观亦较满意。

3. 结扎两端小隐静脉,防止足部静脉血倒灌,去除浅静脉干的不良影响。

4. 将腓肠神经包含在皮瓣内切取,在供区予以牺牲;如将腓肠神经从皮瓣中分出保留在原位,势必损害皮瓣的血供。如果修复足跟等摩擦受压部位,则将腓肠神经与受区的神经支(胫神经或其足底分支,隐神经)进行端-侧或端-端吻合,以恢复保护性感觉功能。

四、尺动脉腕上支穿支皮瓣

1989年,张高孟等首先将尺动脉腕上支穿支皮瓣应用于临床,该皮瓣不损伤主要血管,位置恒定,血供较为确切,临床用来修复手及腕部皮肤缺损是一种较为简单而有效的方法。依据尺动脉腕上支的上行支和下行支分别可制备尺动脉腕上支上行穿支皮瓣和尺动脉腕上支下行穿支皮瓣。

（一）应用解剖

尺动脉腕上支穿支皮瓣的供血血管是尺动脉腕上皮支,它在豌豆骨上方(3.7±0.6)cm处发自尺动脉,发出一支者占92.5%,两支者(间距小于0.5 cm)占7.5%。该穿支多起自尺动脉内侧壁,行于尺侧屈腕肌下方,为尺动脉所属皮支中最粗的一支,起点处直径(1.3±0.1)mm。腕上皮支血管蒂长度为(1.2±0.2)cm,解剖位置恒定。皮瓣切取范围较大,近端可到肱骨内上髁肘横纹处,两侧可达前臂掌背侧中线,远端可至豌豆骨,可修复手掌侧、背侧、尺侧的皮肤软组织缺损。尺动脉腕上皮支起始后,在尺神经表面跨过,向内垂直或呈45°～60°向内下穿过尺侧腕屈肌深面,紧贴尺骨骨膜,向背侧走行,浅出至深筋膜至皮下组织,恒定的纵向分为上、下两支。下行支较粗大,与尺神经手背支相伴下行,近尺骨茎突下行支分为内、中、外三束,主要分布至腕背手背皮肤,可以此为营养血管制成尺动脉腕上支下行穿支皮瓣。上行支较细小,起点处直径为(0.8±0.1)mm,斜向内上穿深筋膜进入皮下组织,沿前臂尺侧缘上行,可以此为营养血管制成尺动脉腕上支上行穿支皮瓣。上行支沿豌豆骨与肱骨内上髁连线方向向前臂近侧延伸,直接行径可达(9.6±3.1)cm。腕上支有2条伴行静脉,外径约1.5 mm,静脉血回流于深侧的尺侧静脉。另外,前臂贵要静脉在皮瓣的轴心线上,故皮瓣的回流静脉同标准皮瓣,有深、浅两套静脉回流系统。

尺动脉腕上支下行穿支皮瓣的感觉神经为尺神经手背支,其与腕上皮支下行支伴行、在尺骨茎突处分出内、外侧支,其中内侧支向内下走行至小指尺侧指背;外侧支在第4、5掌骨基底处又分为2支,分别支配中指尺背侧缘及环指桡背侧缘皮肤感觉,内侧支1支行于第4、5掌骨间,也分为2支,分别支配环指尺背侧缘及小指桡背侧缘皮肤感觉,而该皮瓣供区主要支配神经为尺神经手背支内侧指的手背分支。

尺动脉腕上支上行穿支皮瓣的感觉神经是前臂内侧皮神经的后支,与贵要静脉伴行,术中在贵要静脉旁较容易找到。

下行支是尺动脉腕上皮支的直接延续,管径较上行支粗,但以下行支为供血动脉设计下行穿支皮瓣,供区正好位于腕关节处,此区域皮肤滑动度小,切取皮瓣宽度在2 cm以上者常难以直接缝合,并且腕关节处瘢痕愈合后可能影响腕关节的功能;上行支分布的区域皮肤松弛,可切取长度较长,切取小于5 cm宽度的皮瓣能直接闭合伤口,皮瓣供区隐蔽;上行支相对恒定易于暴露,即使血管变异也相对容易追踪、解剖,下行支的变异有时是先穿至组织深处再浅出皮肤,分离血管相对困难,所以选择上行支为供血动脉设计上行穿支皮瓣在临床上较为常用。

(二)皮瓣切取

1. 尺动脉腕上支下行穿支皮瓣　① 皮瓣设计:前臂中立位,以豌豆骨与肱骨内上髁连线为轴线,以豌豆骨上4.0 cm点与第五掌骨头尺侧缘为皮瓣轴线设计。尺动脉腕上皮支下行支于豌豆骨上4.0 cm处自尺动脉发出,皮瓣远端可达手背第五掌骨头近端1.5 cm平面,近端位于皮支穿出点平面,也可上移1.0~2.0 cm,皮瓣宽度于轴线两侧2.0 cm以内,也可适当加宽,按创缘大小精确测量、设计皮瓣面积。② 皮瓣切取:沿尺侧腕屈肌桡侧缘作切口,暴露尺侧腕屈肌,将该肌向尺侧牵开,于距豌豆骨上4.0 cm处可见尺动脉腕上皮支及上、下行支。确认下行支进入皮瓣后,于深筋膜深面切取皮瓣,注意保留皮瓣的浅静脉,并保护好伴行静脉。在显微镜下仔细解剖游离尺神经手背支,在找到进入皮瓣内尺神经手背支分支后,向近端游离支配皮瓣感觉的尺神经手背支分支到合适长度后予以切断备用。皮瓣宽度在2.0 cm以内供区可直接缝合。

2. 尺动脉腕上支上行穿支皮瓣　① 皮瓣设计:豌豆骨与肱骨内上髁的连线为皮瓣轴线,豌豆骨上4.0 cm处为腕上支入皮点,以此点为中心,在轴心线略偏背侧设计皮瓣,皮瓣两侧的宽度尽量不超过4 cm,否则难以直接缝合,按照皮肤缺损的面积设计皮瓣,皮瓣略大于创面。② 皮瓣切取:沿皮瓣桡侧缘切开皮瓣,显露出尺侧腕屈肌腱,将其拉向桡侧,即可见由尺动脉发出的腕上支及上、下行支,确定上行支进入皮瓣后,切开皮瓣尺侧缘,于深筋膜深面切取皮瓣,保留浅静脉,需要重建感觉,将前臂内侧皮神经分支携带入皮瓣,此时皮瓣已游离,仅血管蒂相连,小心分离腕上支上行穿支,为了尽可能保留血管蒂长度,于上行穿支发出点将其切断并保护伴行静脉,结扎近端。

(三)注意事项

1. 尺动脉腕上皮支有一定变异可能　一般有皮支的发出位置、皮支数量、皮支来源、皮支缺如等几种情况。术前采用超声多普勒探测,若缺如则改在他处设计皮瓣,若术中发现尺动脉腕上皮支来自骨间掌侧动脉,则不影响皮瓣的设计与切取。

2. 尺动脉腕上皮支的穿出点及走行方向均为尺侧腕屈肌与尺骨的间隙,皮瓣设计也应以此为轴线。尺动脉腕上皮支皮瓣的设计轴线是豌豆骨与肱骨内上髁的连线,但此线并不与上行支的走行完全吻合,尤其是在腕上部较尺动脉腕上皮支的穿出点和尺动脉腕上皮支上行支的走行偏前2 cm左右,如果皮瓣切取面积较大,这种偏差造成的影响可以忽略,但若切取的皮瓣面积较小,如仍以豌豆骨与肱骨内上髁的连线为轴线设计皮瓣,则尺动脉腕上皮支上行穿支深筋膜点有可能不在皮瓣切取范围内,导致手术失败。

3. 上行穿支皮瓣的供瓣区超过 5 cm 时,直接拉拢缝合若存在少许张力,可切除部分尺侧腕屈肌肌腹进行缝合,若切除部分腕屈肌肌腹后仍有加大张力时,果断采取游离植皮方式闭合创面,以免造成尺神经卡压。下行穿支皮瓣切取跨越腕关节时,切口线要设计成弧形,以预防术后瘢痕挛缩。

4. 制取下行穿支皮瓣时,皮瓣上只需携带一支尺神经手背分支,尽量不要切取和损伤尺神经手背支主干,避免术后手背侧皮肤感觉的消失。

(章一新　崔　杰　高庆文　沈卫民)

参考文献

[1] 张涤生.显微修复外科学[M].北京:人民卫生出版社,1985.

[2] 顾玉东.显微外科基本理论与操作[M].上海:上海医科大学出版社,2000.

[3] Singh K,Rohilla R,Singh R,et al. Outcome Of Distally Based Sural Artery Flap For Distal Third Of Leg And Foot Defects[J].J Ayub Med Coll Abbottabad,2017,29(3):462-465.

[4] Copcu E,Sivrioglu N,Aktas A,et al. The creation of new rotation arc to the rat latissimus dorsi musculo-cutaneous flap with delay procedures[J]. BMC Surg,2003,10(3):11.

[5] Xu H,Feng S,Xia Y,et al. Prefabricated Flaps:Identification of Microcirculation Structure and Supercharging Technique Improving Survival Area[J].J Reconstr Microsurg,2017,33(2):112-117.

第十一章
牵张成骨技术及其在小儿整形外科中的应用

第一节　概　述

牵张成骨技术(distraction osteogenesis，DO）是一种内源性骨组织工程技术（endogenous bone engineering），是通过将骨骼切开，在切骨线两侧安放特制的牵张器，经过一定的延迟期后（5～14 日），缓慢牵张切骨间隙（1～1.5 mm/日），使切骨间隙不断增宽，并激发机体组织再生的潜力，在牵张间隙内不断形成新生骨组织，同时使骨骼周围的肌肉、神经、血管、皮肤等同期延长，从而达到延长骨骼的目的。近几年来已经在各个领域发挥到了极致，它是再生医学的典型技术，由于它的使用解决了许多以前无法解决的医学问题，也给人们带来了许多新的治疗方法，下面就这一技术的研究进展和在各个领域的治疗进展作介绍。

一、牵张成骨技术的发展简史

牵张成骨术的概念首先由 Codivillal 于 1905 年提出，并进行了试验，后经不断研究改进，都未有大的突破，至 20 世纪初才逐渐被用于骨科临床。但到了 20 世纪 50 年代，俄罗斯学者 Ilizarov 通过大量实验和临床研究使之发生了巨大的变化，提出了一系列临床应用的基本原则和技术细节，如张力-拉力法则、牵引速度和频率等，被称为 Ilizarov 理论。迄今为止，这些基本原则仍是指导各国学者临床应用牵张成骨技术时所遵循的基本准则。此后该技术开始广泛应用于骨外科，主要用于延长长骨。到 21 世纪已基本用于骨科的全部领域，包括手外科，骨创伤等。

Ilizarov 理论在骨科的应用虽带动了颅颌面外科的发展，但由于颅颌面骨的特殊解剖结构与功能，至 20 世纪 70 年代才开始有人在颅颌面领域进行牵张成骨的实验研究。美国盐湖城犹他大学医学院荣军医院 Snyder 报道了 DO 技术延长犬下颌骨的动物实验。20 世纪 90 年代初，McCarthy、Contantino、Karp 等学者进行了下颌骨牵张延长的系列动物实验研究，并取得了成功。他们认为该技术在颌面外科方面主要用于局限性下颌骨方块截骨术后、外伤、骨质愈合不良造成的区域性缺损;遗传性缺陷,如半侧颜面部萎缩与 Treachet-Collins 综合征伴错殆畸形等。

二、牵张成骨技术在颅面外科上的发展简史

1992 年,McCarthy 等学者首次报道了把外牵张器应用在人的下颌骨上并进行了成功的延长。随后又有许多这方面的病例报道。1996 年,法国学者 Diner 等使用口内牵张器应用牵张成骨技术修复了 9 例患儿的下颌骨,避免了面部瘢痕。其中 7 例患儿为半侧颜面萎缩,另外 2 例分别为下颌升支过短和 Treacher-Collins 综合征。之后牵张成骨技术得到了广泛的应用。

由于在颌面外科的应用,促使人们开始思索,牵张成骨技术能否在颅骨上应用。Polley 等在 1995 年;Cohen 等在 1998 年;Denny 等在 2003 年;Fearon 在 2005 年分别都进行了颅骨的延长,并取得了成功。Chin 设计了内置式的延长器,而 Kubler 则设计出了 red 外延长系统,获得了显著的效果,并一直沿用至今。

第二节　牵张成骨技术的原理及成骨机制研究

一、牵张成骨的早期理论

开展牵张成骨的成骨机制研究最早的是 Ilizarov,他通过一系列动物实验,建立了基本理论,解答了牵张成骨的成骨机制,其理论内容主要包括:采用骨皮质切开术、保护骨膜及周围软组织、稳定的三维固定方式、骨质切开后需要延迟期、逐渐牵张、使组织自身成骨、牵张完成后需要一定的固定期使新生骨成熟。在该理论指导下,Ilizarov 设计出了牵张成骨器,如图 1-11-2-1。并在临床上广泛开展了四肢长骨的牵张延长术,取得了空前的成就。

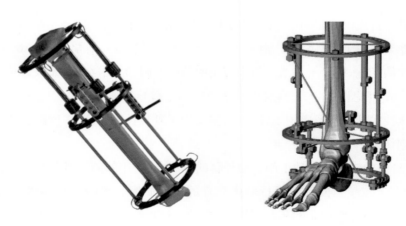

图 1-11-2-1　Ilizarov 设计的牵张成骨器

颌面部牵张成骨多借鉴于该理论,McCarthy 最早研制出了颌骨的牵张成骨器如图 1-11-2-2,可分为骨切开、延迟期、牵张期、固定期 4 个阶段。每 1 cm 新骨生长在小儿所需时间通常为 1 个月,成人则需要 2~3 个月。

目前认为牵张成骨机制是通过牵张装置使骨切开处的骨组织受到缓慢而稳定的牵张和张力,激活细胞的增殖与合成功能,促使组织的再生,从而达到增长和延长骨骼的目的,但其具体的启动方式尚不十分明确,仍需要进一步研究。Lee 等将 96 只兔分为 4 组,拉伸速度为 0.35~1.4 mm/d,拉伸 2 周后,拉伸速度最快的一组已出现体感诱发电位的显著降低,这能激活细胞的增殖。有研究表明该过程可能与骨折后内固定的骨愈合过程大致相似,外固定技术通过缓慢牵拉产生应力,刺激自身

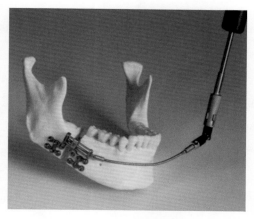

图 1-11-2-2 按 McCarthy 的颌骨牵张原理制成的内置牵张成骨器

局部组织细胞的分裂再生潜能,可达到畸形矫正、感染愈合、组织缺损修复等治疗目的。对长骨的研究表明,人为造成的骨折,在骨折断 1 周左右,骨断端间的血供即可重建,故多选 7~14 日为原发固定期。一般认为安全而理想的牵张速度为 1 mm/d,也有研究表明:牵张速度在 0.5~1.5 mm/d 之间均可。牵张速度过慢,易发生骨性愈合;过快则易形成骨断端间的空隙,造成非骨性愈合。一般牵张频率为每日 2~3 次。牵张结束后要求固定 6~8 周,防止骨段移位,利于继续生成新骨,完成改建和骨化,四肢长骨是软骨成骨。

颅颌面部的成骨方式和长骨成骨有所不同,所以学者们对颌面部牵张成骨的机制进行了系列研究。Karp、Schmelzeisen 等对猪的下颌骨进行截骨延长研究,采用颌下切口,确定了环皮质截骨的原则并注意保护下颌骨周围软组织(骨膜、神经、筋膜、肌肉);选择延迟期为 7 日,牵张速率 0.5~1.5 mm/d,频率 1~2 次/日,共牵张 21 日,愈合期 8 周后,牵张区成骨效果良好。他们认为 DO 引起膜状成骨,骨外膜比骨内膜在骨再生中作用更大,而不像长骨的成骨。Contantino 等应用牵张成骨技术进行节段性下颌骨再造的实验研究。选用犬作为实验对象,造成下颌骨 2.5 cm 标准下颌骨缺损模型,在近心骨段形成 1.5 cm 左右的游离或被盖骨膜的骨转运盘,采用外置式固定装置,延迟期 10 日,转运盘以 1 mm/d 的速率,4 次/d 的频率转移。牵张结束后将移动盘的远端与远截骨段的近端之间再次手术切除其间的软组织,然后用牵张器维持固定 8 周。结果在牵张 25 日后缺损完全修复,而对照组仅有少量骨质沉积。该实验设计了下颌骨完全截骨术后的牵张延长,术中用摆动锯切断下颌骨管包括下齿槽神经血管束。牵张结束后组织学观察到胶原纤维网架结构沿牵张轴向排列与钙化的表现,他们认为截骨残段骨内膜成骨活动非常重要,并据此提出了对 DO 中骨外膜成骨唯一性的怀疑。Komuro 等研究发现膜内成骨与软骨成骨的过程都存在,他从牵张延长下颌骨的动物实验研究的组织学切片研究中得出结论,可将成骨分为四期:① 纤维形成排列期,胶原纤维增生且随牵张定向排列;② 膜内骨化期,纤维组织出现骨基质沉积,骨小梁形成直至骨重建开始后的一段时间;③ 骨重建期,新骨重建开始,破骨细胞活动活跃,骨新生与骨吸收同时存在;④ 骨成熟期,板层骨出现,此期直至 1 年以后新生骨完全成熟。另外,骨断端在外界施加的张力作用下,骨细胞有丝分裂增多,分化为成骨细胞或软骨细胞,形成大量细小的编织骨和一些短小的板状骨排列成骨小梁,表面成骨细胞活跃。

二、牵张成骨技术的机制和基础研究

对牵张成骨技术的机制以及如何提高成骨的质量一直是研究的热点问题,如何提高新骨的质与量,缩短患儿治疗时间,仍然是现在乃至将来的重点。归纳有几种研究的内容,一是各种细胞因子在牵张成骨中的作用,二是牵张区应用膜技术,三是干细胞和基因研究在牵张成骨中的作用,四是物理因素促进牵张成骨的研究。

(一)细胞因子在牵张成骨中的作用及其临床应用

1. 转化生长因子 β(transforming growth factor β,TGF-β) TGF 家族包括 TGF-α 和 TGF-β。TGF-α 是由 79 个氨基酸组成的多肽,通过与表皮生长因子(EGF)的受体结合而发挥作用,它与 EGF 基本相同。TGF-β 为 25 kD 的多肽,能调节多种细胞,包括成骨细胞、软骨细胞和成纤维细胞的增殖、分化、黏附,并能促进骨桥蛋白和 I 型胶原的表达。在骨基质中,TGF 的积聚程度很高,对低分化的骨膜细胞有微弱的促有丝分裂作用。目前已发现 5 种类型,$TGF-\beta_1$ 至 $TGF-\beta_5$,其中 $TGF-\beta_1$ 的作用最重要,能促进胶原产生,延迟胞外基质分子降解,刺激骨前体细胞活性,抑制破骨细胞活性,在骨、软骨损伤修复中发挥重要的作用。在鼠的颌骨牵张成骨的实验研究中,Gosain、Mehrara、Steinbrech 等学者建立了鼠下颌骨骨折牵张成骨模型,对牵张愈合过程进行了研究,发现 $TGF-\beta_1$ 在骨折早期主要在骨折边缘、骨膜以及周围软组织内和 MC3T3 骨细胞内有表达,骨折愈合期主要在新生骨基质和改建区有表达;而其受体 $TGF-\beta-R II$ 和 GAPDH 基因在骨折早期主要在骨折间隙内的炎细胞、骨膜细胞以及周围软组织内有表达,进而在骨折间隙内的成骨细胞和间质细胞内都有表达,骨折愈合期主要在骨细胞、成骨细胞、新生骨膜内有表达。这表明 $TGF-\beta_1$ 参与延长过程的骨折愈合,并可调整成骨细胞的迁移、分化、增殖。从组织形态学上研究发现,$TGF-\beta_1$ 改变骨膜的细胞构成和成骨细胞的结构,诱导骨基质形成和矿化。另外,Sojo 等研究证明 $TGF-\beta_1$ 能通过调节 VEGF 和 bFGF 等血管生成肽来推动新生血管形成。Rauch 在对兔的长骨延长后的 $TGF-\beta_1$ 的研究中也得出了其在骨细胞和间质细胞内有高表达的结论。Zimmermann 的研究可以证明,一个合适的机械张力可以增加成骨细胞 $TGF-\beta_1$ 的表达水平。促进人类成骨样细胞 SaOS-2 产生基质并矿化,Cillo 等通过对该细胞进行张力刺激,8 小时后 $TGF-\beta_1$ 表达升高,提示 $TGF-\beta_1$ 可能是牵张成骨过程中成骨的一种促进因素。之后,Tavakoli、Haque、Yeung、Yates、Ozkan 等学者对牵张成骨过程中牵张区 $TGF-\beta_1$ 的表达进行了检测,均发现牵张区 $TGF-\beta_1$ 在骨细胞、成骨细胞内表达增高。

2. 骨形成蛋白(bone morphogenetic protein,BMP) 骨形成蛋白有 20 多种,它是一种疏水性的酸性糖蛋白,其主要生物学作用是诱导未分化的间充质细胞分化为软骨或骨细胞,即所谓诱导成骨作用。目前文献报道的较多的是 BMP-2、BMP-4 和 BMP-7 三种骨形成蛋白。BMP-2 具有促进成骨细胞分化并且能够诱导体外成骨,BMP-4 的结构与功能和 BMP-2 相似,其成骨能力较 BMP-2 弱;BMP-7 又称为骨蛋白(OP-1),有很强的成骨作用。BMP 的受体是 TGF-β 受体超家族的成员,具有丝氨酸/苏氨酸蛋白激酶结构。各种免疫组织化学及分子生物学研究表明:在骨折早期骨痂的成骨细胞、破骨细胞和间充质细胞中 BMP 呈高效表达;随着骨折的愈合 BMP 只在有新骨形成和改建区域内的成骨细胞和破骨细胞中有表达;而在骨折愈合后期其表达类似于正常骨。Rauch 等通过新西兰白兔胫骨牵张延长实验,研究了 BMP-2、

BMP－4、BMP－7 的时间和空间表达,发现 BMP 在整个牵张期维持高表达,在骨成熟期逐渐恢复正常水平。这就表明牵张产生的机械力与生物反应相关,而 BMP 担当了信号通路作用。Yates 等通过猪下颌骨牵张延长模型研究发现牵张区内为膜内成骨,并且在牵张期及固定早期可以检测到 BMP 的表达,因为猪的下颌骨在形态与生理上与人类相似,故更有实际意义。Yazawa 等对 23 只兔进行下颌骨牵张延长,观察到牵张区同时存在软骨内成骨和膜内成骨,BMP－2、BMP－4、BMP－5、BMP－6 自牵张开始就高表达。而 BMP－7 表达相对较弱;牵张期,BMP－3 的表达未升高,但在固定期 2 周内高表达。该实验证明:牵张延长时,膜状骨与长骨 BMP 的表达方式相似,但膜状骨在牵张完成后 BMP 表达还要维持 2 周左右。Farhadieht 等研究了下颌骨牵张成骨过程中 BMP 与 Smads 的表达,证明机械力引起的膜内成骨过程与 BMP、Smads 相关。总之,BMP 能促进软骨内成骨和膜内成骨。

3. 胰岛素样生长因子-1(insulin-like growth factor,IGF－1)　胰岛素样生长因子是一类对机体生长发育起重要调节作用并具有胰岛素样代谢效应的因子。现已鉴别出两种 IGF,即 IGF－1 和 IGF－2,分别为含有 70 个和 67 个氨基酸的单链多肽。成骨细胞可产生 IGF－1 并以自分泌方式刺激成骨细胞增殖和基质合成,IGF－2 的生理作用与 IGF－1 相似但作用较弱。目前对 IGF－1 的研究较多,认为它能刺激成骨细胞分裂、促进胶原合成从而促进骨生成,并且在应力作用下骨细胞 IGF－1 表达上调。Cillo,Farhadieh 等通过对人类成骨样细胞 SaOS－2 进行体外张力刺激和牵张时,发现 IGF－1 表达升高,提示 IGF－1 可能是牵张成骨过程中成骨的推动因素。Eingartner 等对 3 个进行牵张成骨的患儿进行了牵张区活检术,组织学研究发现牵张区中部发现未成熟的编织骨,改建区钙化程度增高出现板层骨;检测 IGF－1 及 PCNA 发现,IGF－1 在整个牵张区都为阳性。提示 IGF－1 与细胞增殖活动相关,参与了成骨过程。Kaspar 等研究分析了 9 个骨折患儿外固定前后血清对 SaOS－2 细胞系增殖的影响,发现外固定 1 周内的血清减弱了 SaOS－2 细胞系的增殖,而外固定前的血清以及外固定 4～5 周后的血清增强了该细胞系的增殖,这与血清内 IGF－1 的水平正相关。还发现进行牵张成骨患儿的血清同样可以刺激 SaOS－2 细胞系增殖,而骨折坚强内固定患儿的血清却不能。提示牵张力及外固定时骨段之间的相互运动使骨痂产生了刺激细胞分裂的因子,如 IGF－1 及 TGF－β_1。

4. 血管内皮生长因子(vascular endothelial growth factor,VEGF)　VEGF 是一类糖蛋白,广泛分布于人和动物体内的脑、肾、肝、脾、肺、骨骼等组织。它能促进内皮细胞分裂、增殖及迁移,在新生血管形成过程中起重要作用。Hu,Pacicea 等在研究中发现在牵张区的组织中 VEGF 有高的表达,说明其也参与了牵张成骨。

5. 碱性成纤维细胞生长因子(basic fibroblast growth factor,bFGF)　bFGF 又称 FGF－2,是成纤维细胞生长因子家族的成员之一,存在于包括骨在内的大多数组织中。其受体 FGFRs 属免疫球蛋白超家族成员,目前已确定 4 种受体,即 FGFR1～FGFR4,其中 FGFR1 是 bFGF 的高亲合性受体。bFGF 及其受体在骨折愈合过程中起多种生理功能,在牵张成骨中也起重要作用。Haque,Tavakoli 等用免疫组化方法证明牵张成骨区内 bFGF 表达增高,可能在牵张后骨再生的血管生成和新骨形成过程中起非常重要的调控作用。

以上是各个细胞因子在骨延长过程中的作用。通过对这些因子作用的研究,人们由此想到能否使用外源性生长因子促进成骨呢?国内外学者从动物实验开始研究,并逐渐应用于临床。Rauch 等研究了局部应用 TGF-β 对牵张成骨的作用。实验中他们对 61 只兔的胫骨进行了截骨并牵张延长,速度 0.25 mm/12 h,牵张期 21 日,对牵张区通过埋在皮下的微泵分别给予不同量的 TGF-β(分别为 0、10、20、40 ng/d)。固定期 21 日后取材,生物力学结果表明:应用 TGF-β 后,牵张区新生骨载荷反而低于未使用者;组织学研究发现 TGF－β 组,牵张区纤维组织增加。这表明牵张成骨过程中局部应用 TGF－1 不利于成骨。王志国等的研究也得出这个结论即局部应用 TGF－1,IGF－1 没有促进牵张成骨的作用。Bernstein 等证明 IGF－1 和 TGF－1 结合一起用可增强成骨作用。Kim IS 等把 BMP 及壳聚糖植入到犬的下颌骨进行牵张的牵张区,牵张速度 2 mm/d,牵张期 5 日。固定期 7 周后,BMP 组及壳聚糖组动物编织骨贯穿整个牵张区,但前者明显多于后者;而对照组仅在牵张区边缘见到新生骨,表明牵张成骨过程中局部应用 BMP 有效。Rachmiel 等把 rhBMP－2 用于绵羊的牙槽骨牵张增高术,实验组动物牵张中期于牵张区注入 rhBMP－2,结果表明达到了提高成骨质量、缩短固定期的目的。Okazaki 等对兔胫骨进行骨切开后牵张延长,实验组在牵张的最后一天注入 200 mg 重组人成纤维细胞生长因子(rh－bFGF),结果发现该组动物骨矿含量明显增高。胡静等对 8 只兔进行双侧下颌骨牵张延长术,牵张长度 6 mm,把 bFGF(剂量:20 ng/ml)注入实验组动物的牵张区,不注射 bFGF 的动物作为对照。固定期 4 周后处死所有动物,结果发现局部给予 bFGF 的动物下颌骨牵张后新骨生成速度和数量优于对照组动物,提示:外源性导入 bFGF 可能有促进下颌牵张成骨的作用。

(二)牵张区应用膜技术

1982 年,Nyman 提出了引导组织再生(guided tissue regeneration)的概念,至今已有许多学者从组织学研究和临床追踪观察,证实了引导骨再生膜在促进骨缺损修复、扩大牙槽嵴、促进牙种植体骨整合及牙周组织再生中的作用。目前,多种引导骨再生膜已被广泛用于动物实验和临床实践,该技术能否与快速牵张成骨结合呢? 牵张过快或骨膜缺失时,牵张过程中牵张区可能会有纤维结缔组织,如果使用膜技术阻挡纤维组织进入牵张间隙就可以促进牵张间隙内成骨。Elshahat 对新西兰白兔分两组进行下颌骨牵张延长,一组在截骨线外放置胶原膜,另一组常规牵张。牵张速度 2 mm/d,连续牵张 5 日。固定期 5 周后发现两组牵张区成骨均较好,提示骨外膜缺失情况下可以使用膜技术,防止纤维组织介入牵张区。美国斯坦福大学的 Fang 等对 SD 大鼠进行下颌骨牵张延长术,分为四组:常规牵张组、即刻牵张组、即刻牵张＋pLA PGA 复合膜组。结果发现即刻牵张＋pLA PGA 复合膜组成骨优于即刻牵张组,但较常规牵张组差;随着固定期延长成骨质量可进一步提高。

(三)牵张区骨髓基质干细胞移植和基因研究

骨髓基质干细胞作为种子细胞广泛应用于组织工程研究中,具有多种潜能,当然也具有成骨潜能。可以向成纤维细胞、软骨细胞以及成骨细胞分化,能够促进牵张成骨的骨生长,在骨愈合过程中起重要作用。新鲜骨髓中还含有一定数量的成骨前体细胞,经皮注射骨髓细胞能促进骨缺损区及骨折部位成骨。Qi MC 等在兔下颌骨牵张间隙内注入培养的自体骨髓间充质干细胞悬液,提高了牵张成骨的效果。Kim IS 等进行了实验得出了相同的结果。Ma L 等研究了兔牵张成骨中血管生成和成骨因子的基因表达,发现都有高的表达。Long J 等用 BMP－2 基因放入牵张成骨区,观察效果,结果发现能增加成骨效果。Zheng LW 等对兔的下颌骨牵张成骨连续和间断牵张的成骨基因表达进行了研究,认为连续牵张成骨有高的表达。

(四)物理因素刺激应用

超声波刺激超声波能对骨的效应已经研究了很长时间,已经证实低强度超声波有多种作用,如增加骨痂的抗弯强度、加速软骨痂形成和骨痂骨化、刺激基因表达、调节 TGF-β 合成、加强钙化等。Shimazaki 等用日本白兔进行胫骨牵张延长,采用不同的牵张参数,部分动物使用低能超声波刺激牵张区,剂量为 30 mW/cm²,20 分钟/日。结果发现使用超声波组动物成骨明显优于未使用者。Tis JE、Machen 以及日本学者 Sakurakichi 等分别使用低能脉冲超声波(LIPU)对兔胫骨牵张区进行刺激,发现 LIPU 可以增加骨痂产生,但不能增强新生骨的机械强度与骨密度。Sakurakichi 的研究还表明只有在牵张期使用超声波才有效。使用电磁刺激,日本学者 Hagiwara T 等对兔下颌进行牵张成骨术,在不同时期使用 10 mA 的电流刺激牵张区,结果表明牵张成骨固定期的早期阶段电流刺激可促进成骨。埃及学者 E1-Hakim 等使用山羊下颌牵张成骨模型,实验组分别在固定期、牵张期使用 10 mA 的电流刺激牵张区,与对照组相比较,表明电流刺激可增加成骨效果。美国学者 Fredericks 等使用低波幅低频率的脉冲电磁场(PEMF)对兔胫骨牵张延长区进行刺激,1 h/d。牵张结束 16 日后,PEMF 刺激组新生骨达到正常骨的生物力学强度;而空白对照组 23 日后仍未能达到正常生物力学强度。这提示每天短时应用 PEMF 刺激牵张区可促进新生骨矿化。其他刺激因素有实验证实,牵张区早期承担负荷能提高成骨效率。Aronson 对杂种犬胫骨的干骺端进行牵张延长术,应用定量放射性核素锝扫描术检测胫骨血流,发现在牵张期牵张区血流量是对侧的 10 倍,术后 2 周血流达到峰值;之后逐渐下降,但仍然是对侧的 4.5 倍;在固定期,牵张区血流量是对侧的2.3 倍;胫骨的远端血流量较对侧也有明显增加。Minematsul 等用同样的方法检测了 27 例患儿牵张成骨区及周围组织的血流,发现牵张区血流率为 1.70±0.7(牵张区血流与对侧之比值)。患儿中有 7 例为恶性肿瘤术后经化疗的患儿,该组患儿血流率虽明显低于其他未经化疗的患儿,但牵张成骨使血流达到了正常值或更高。

第三节　牵张成骨器的类型

牵张成骨器自有了牵张成骨技术后而产生,它的研究一直是跟随着这一技术展开的。在不同领域有不同的类型和专门的用途。因此,它的分类和不同学科都存在不同。

一、牵张成骨器的分类

牵张成骨器按照植入体内或放在体外分为两类,即分为内延长器和外延长器两类。

(一)骨科的牵张成骨器分类

骨科同样也分为内置延长器和外置延长器,但根据使用部位分为脊柱用牵张器,手牵张成骨器和四肢牵张成骨器。

(二)颅颌面外科的牵张成骨器分类

同样也是分为内外两类,上颌骨的外牵张成骨器分为 red 和 blue 两类(图 1-11-3-1),下颌骨也有外牵张成骨器(图 1-11-3-2)。内牵张成骨器有不同部位的牵张成骨器,如上颌骨的和下颌骨的牵张成骨器(图 1-11-3-3)。

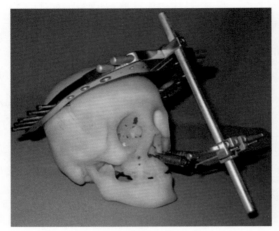

A. red 牵张成骨器

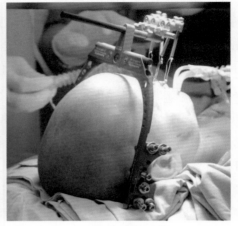

B. blue 牵张成骨器

图 1-11-3-1　red 牵张成骨器和 blue 牵张成骨器

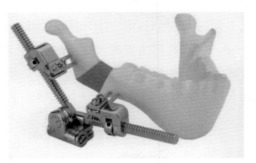

图 1-11-3-2　下颌骨外牵张成骨器

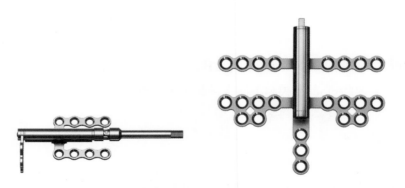

A. 上颌骨内牵张成骨器

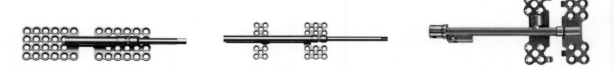

B. 下颌骨内牵张成骨器

图 1-11-3-3　上下颌骨内牵张成骨器

第四节　临床应用

一、牵张成骨技术在手外科中的应用进展

1. 并指畸形矫正　传统治疗并指畸形的手段是直接切开分指。尽管可以采用各种巧妙的皮瓣设计来修复分开后的侧方皮肤缺失，但此类患儿多为幼儿，皮肤紧凑无弹性，或者因为多指并指，皮肤并不富裕。所以，大部分患儿如果常规分指，仍需接受植皮手术。术后皮肤粘连、局部瘢痕、色素沉着、感觉差，甚至有手指坏死的可能，分离后的手指外观和功能常常不满意。延长技术采用 Ilizarov 外固定器治疗并指畸形，令人耳目一新。通过在患指的掌、指骨上分别穿上橄榄针，术后依靠外固定器上的螺栓和螺帽旋转在冠状位牵伸并指，使包裹并指的皮肤被延展，并指被完全分离，手指之间能再生多余的皮肤和指蹼。二期在去除外固定器的同时，再切割分离并指间皮肤，由于皮肤延展后非常充分，术后不再植皮，而且指蹼和指功能的重建也很满意。该技术的优势还在于，不仅能治愈严重的多手指并指畸形，还使并指畸形治疗年龄大大提前，也有效避免了强行分指造成血管神经损伤的可能。

2. 残指延长　对外伤后的残指矫正，有了延长器，可以采用残端延长的方法，而非显微外科重建或再造，延长后的残指长度增加，辅以良好的功能康复措施，能完全满足患儿的日常生活需要。对手指中节以远的残指延长后可以在指端背侧重塑甲床，使手指外观更加惟妙惟肖。这种重建方法非常适合体力劳动者和年龄较大者，或者因医疗条件所限无法开展显微移植手术者。

3. 修复指骨缺损　手外伤后形成的骨缺损、骨不连很常见，应用特制的外固定支架截骨延长指骨的残端，能重建缺损的指骨，可以避免取髂骨植骨带来的并发症和痛苦。指骨延长到位后，通过支架加压，能让相抵的两断端在高压力下直接愈合。在延长骨缺损的同时还可以将短缩的手指延长，因为支架跨关节固定，能保留相邻关节，最大限度恢复手指功能。

4. 短指延长　和残指延长一样，短指症也可用延长器延长，短指症是指因为手指序列中的掌骨或者三节指骨中的其中一个先天性骨骺早闭形成的短缩畸形。既往文献报告不多，我国学者对该病的病理机制进行了深入研究，发现了致病基因，但相关的治疗手段少有研究。采用单边式外固定器只能延长短小的掌骨，而对由于指骨短缩后形成的短指症则束手无策，因为指骨本身太短，无法安装单边式外固定器。Ilizarov 手部外固定器可以跨关节安装，从而克服了单边支架无法安装的缺点，可以延长短趾症中的任何一个部位的短缩。

5. 指骨骨折的治疗　对指骨和掌骨骨折的治疗，可采用闭合复位 Ilizarov 外固定器固定，骨折绝不开放复位，由于不显露骨折断端，完好保存了骨干的血供；而外固定器通过多根细钢针来固定骨折，这种固定是多平面的三维立体固定，即使是靠近关节骨折的部位也能达到牢固的固定，术后骨折愈合很快。实践证明，这种方法的效果显著优于传统的钢板固定，符合当今生物接骨术（biological osteosynthesis，BO）的治疗理念，值得推广应用。

二、牵张成骨技术在小儿整形外科中的应用——小儿颅颌面外科中的应用进展

1. 颅骨延长　牵张成骨技术对许多颅面畸形都可以使用,可用在非综合征型的颅缝早闭,也可用在综合征型的颅缝早闭。如 Crouzon 综合征,Apert 综合征,按颅骨延长的方式分别有内延长法和外延长法。颅外延长法多在 Le Fort Ⅲ 型截骨之后再安装外延器,进行长术:种类有 blue 延长器或 red 延长器,一般术后第三日开始延长,每日延长 3 次,每次 0.4～0.5 mm,一般总延长 1.5～3 cm。固定 3 个月后拆除。还可以进行内延长,同样的是进行 monobloc 截骨,然后,再放置延长器,使用内延长器进行延长,开始延长的时间和每日每次延长的距离和外延长是一样的。现在可以进行治疗的颅面畸形有十几种,而且,越来越多的颅面外科医生已经接受这种微创的再生手术。

2. 颌骨延长　牵张成骨技术在唇腭裂及其继发畸形中的应用已有许多年,DO 可以同时解决骨质缺损和软组织的不足,能够改善面部凹陷、咬颌关系及面型。对阻塞性睡眠呼吸暂停综合征患儿均有有效呼吸道增加及临床症状的改善。牵引完成后所有患儿后气道间隙值增大,睡眠呼吸暂停综合指数下降,血氧饱和度增加,阻塞性睡眠呼吸暂停症状消失或减轻,面部畸形得到明显改善。对下颌畸形和半侧颜面发育不全患儿,牵张成骨术可以矫治青少年下颌骨发育性畸形,具有重要的临床意义。DO 治疗下颌骨颏部后缩,效果满意,避免了传统颏成形术所导致的软组织阶梯状外形;牵引完成后所有患儿面部畸形得到明显改善,下颌骨牵引延长 17.6～28.0 mm,平均 23.4 mm,牵引区形成骨形态和质地理想,症状完全得到改善。对颞下颌关节(TMJ)强直用牵张成骨技术治疗能够使双侧下颌骨升支高度,同时,促进颌骨的发育、颞颌关节功能、咬殆关系,但治疗仍在探索中。

三、牵张成骨技术在骨科中的应用进展

1. 肢体延长　Ilizarov 技术应用于肢体延长,并发症少,效果可靠,是肢体延长的最理想选择。可用于增高整形,也可用于治疗各种肢体不等长。新的支架如新型 Taylor 立体外固定器(TSF)使其应用更加灵活,更加科学。TSF 带有精巧的智能电子调控装置,接受 TSF 治疗的患儿在术后进行加压、延长或角度变动时不需要自行操作,因为 TSF 上的智能电子调控装置在调整开始之前已与计算机系统连接,并将医生设计好的治疗计划(调整时间、角度、牵伸频率、速率和距离等数据)传送给智能电子调控装置,医生不需要花时间进行调控,也不需要教会患儿及家属如何调控,这样既节省医生的时间,又避免患儿因遗忘、错调等因素而影响治疗效果。

2. 骨缺损修复　可用于急性骨髓炎治疗不当、开放性骨折伴软组织严重损伤及医源性因素等可导致慢性骨髓炎引起的不同程度的骨缺损。Ilizarov 技术可治疗不同长度的骨缺损。多数专家认为 Ilizarov 环形外固定架治疗慢性骨髓炎伴骨缺损的疗效可靠,恢复快,住院时间短,可获得优异疗效,可临床推广应用,认为此技术效果可靠,疗程短,安全实用,可广泛应用于临床。对于复杂性骨折,开放性骨折的治疗现在也首选外固定架,处理原则首先是彻底清创,因为细菌感染多源于患儿体内非健康或失活的组织,彻底清创是防止感染的最根本手段;其次为妥善处理骨折,旨在消除骨折端对皮肤与软组织的损伤威胁,减少感染扩散机会,便于处理软组织损伤、闭合伤口及消灭创面;再应用 Ilizarov 环形外固定架治延长可以改变成角畸形和

骨不连。

目前 Ilizarov 环形外固定架在复杂性骨折中的应用不断增加,适应证越来越广。Ilizarov 环形外固定架闭合复位穿针固定方法,不论是术中利用橄榄针的阻挡作用,还是术后应用铰链系统,均可很方便地矫正任何成角畸形;手术操作基本不干扰骨折端,最低限度地影响骨外膜、骨内膜和骨髓腔的血运。骨折断端达到较强稳定性,并且橄榄针的阻挡作用使螺旋骨折和斜形骨折精确复位并紧密接触,是 Ilizarov 环形外固定架系统的最主要优点,小的骨段可贯穿多根钢针并支撑,达到骨端坚强固定;早期负重的轴向加压作用能显著降低骨延迟愈合和不愈合的发生率,有利于最大限度地恢复关节功能,便于二期处理。在骨不连的治疗上能够从根本上解决再生的困难。骨不连的并发因素(骨感染畸形、短缩、骨缺损)越多,治疗难度相应越大。严重骨不连患儿多伴有缺损范围广、残端骨硬化、骨质疏松、局部感染、血供差等病理特征,均缺乏内固定条件。然而,Ilizarov 外固定技术治疗骨不连具有创伤小,不干扰骨不连周围软组织,能纠正畸形并提供稳定外固定,减少断端剪切、旋转和分离的力量等独特优势。另外 Ilizarov 技术还可应用于治疗临床常见肢体畸形,如先天性马蹄内翻足、髋内翻、肱骨头内翻、肘内翻、小腿内外翻、各种原因所致的屈膝畸形、小儿麻痹后遗症及痉挛性脑瘫后遗症等,适应证较广,具有明显的优势。Ilizarov 技术是一种微创,并发症少、安全有效的治疗各种肢体畸形的实用方法。

四、在胸外科中的应用进展

目前已有几篇文献报道,还需要进一步研究探索。在这一领域还有很多的荒地,需要开发,有人用牵张成骨技术治疗肋胸发育不良,用于增大胸腔和延长胸骨,取得了较好的效果。

五、牵张成骨技术存在的问题和展望

1. 牵张成骨技术的发展趋势　　目前,牵张成骨技术的发展趋势是由单焦点向双焦点、三焦点发展;由单一方向(平面)牵张向多方向(平面)牵张发展;牵张与正畸和其他治疗同时进行。还有牵张成骨的基因治疗。

随着基因治疗技术的发展,基因治疗已经不再局限于治疗遗传性基因缺陷性疾病。将外源基因导入目的细胞并有效表达成为基因治疗的新切入点。胡静等通过建立大鼠下颌 DO 模型,于牵张结束最后 1 日,实验组大鼠牵张间隙内注射转染重组质粒 pEGFP - BMP7 的自体骨髓 MSCs,对照组大鼠注射转染 pEGFP - N1 空质粒的 MSCs,结果显示实验组牵张间隙内新骨形成和骨痂密度均明显高于对照组($P<0.01$),提示基于 MSCs 的 BMP - 7 ex vivo 基因治疗可有效促进 DO 新骨形成,为缩短骨量不足的种植患儿牵张成骨固定期提供了一个极具价值的策略。

2. 牵张成骨技术存在的问题和展望　　虽然牵张成骨技术在外科中应用较久,较其他增骨方法有很多优势,但也有许多问题尚未解决。固定期长便是限制其广泛应用的缺点之一。咀嚼功能异常,谢曼等测量比较了重度下颌骨高度不足垂直牵张成骨种植患儿组和正常健康组的咀嚼效率,统计学结果显示重度下颌骨高度不足垂直牵张成骨种植患儿组咀嚼效率虽已达到正常健康组的 85% 以上,但与正常健康组的咀嚼效率有显著性差异($P<0.05$)。还有复发的问题有待解决,有学者对 8 例半侧颜面发育不全的患儿(平均 5~6 岁,且都大于 5 岁)进行了下颌骨牵张成骨并进行了平均时间为 5~8 年的随访,发现患儿下颌骨的畸形得到

部分改善,但后来又复发,他们认为这是受到发育型的影响,也可能是附着其上的骨骼肌发育型间接导致骨发育障碍。还有就是口外牵张器影响美观、可能导致皮肤瘢痕;可出现感染、牵张器脱落;在一些部位,新骨形成差,可复发。如何提高成骨质量?如何预防牵张成骨对神经、关节可能产生的损伤;以及如何减少一次手术的损伤等都是该技术存在的问题,有待进一步研究。

　　牵张成骨的远期效果及其后续种植体的长期稳定性有待观察。其他尚有研究对骨质疏松患儿及放疗后患儿是否可行牵张成骨术及后续是否可行种植术提出质疑。与牵张成骨有关的一系列基础研究同样需要长期化、全面化及定量化的数据。牵张成骨技术的发展在很大程度上取决于牵引装置的发展,个体化、三维化的牵引装置发展已是必然趋势,而新材料、新技术的应用将会为牵张成骨技术在各个领域中的应用带来新的突破。与牵张成骨相关的一系列基础研究虽已取得一定进展,但具体作用机制尚未明了,向临床过渡为时尚早。基础研究的不断深入将使得牵张成骨技术在临床应用中扬长避短,对各科治疗的高质量、低成本、短疗程、长疗效的追求会推动牵张成骨技术在各个领域中的应用不断地发展,应用范围也会越来越广。

(沈卫民　王有晶)

参考文献

[1] Codivilla A.On the means of lengthening in the lower limbs,the muscles and tissues which are shortened through deformity[J]. American Journal of Orthopedic Surgery,1905,2:353 - 369.

[2] Anderson WV.Leg lengthening[J]. J Bone Joint Surg,1952,34B:150.

[3] Aronson J,Harp JH.Mechanical forces as predictors of healing during tibial lengthening by distraction osteogenesis[J]. Clin Orthop Relat Res,1994,(301):73 - 79.

[4] The biology of distraction osteogenesis,In:Maiocci AB and Aronson J,Operative principles of Ilizarov[J]. Williams and Wilkins,Baltimore,1991,4:42 - 52.

[5] Snyder CC,Levine GA,Swanson HM,et al.Mandibular lengthening by gradual distraction:preliminary report[J]. Plastics Reconstruction Surgery,1973,51(5):506 - 508.

[6] Karp NS,McCarthy JG,Theme HM,et al. Bone Lengthening in the Craniofacial Skeleton[J].Annals of Plastic Surgery,1990,24(3):231 - 237.

[7] Constantine PD,Shybut G,Friedman CD,et al.Segmental mandibular regeneration by distraction osteogenesis:An experimental study[J]. Arch Otolaryngol Head Neck Surg,1990,116(5):535 - 545.

[8] Karp NS,McCarthy JG,Schreiber JS,et al.Membranous bone lengthening:A serial histological study[J]. Ann Plast Surg,1992,29(1):2 - 7.

[9] Costantino PD,Friedman CD.Distraction osteogenesis.Applications for mandibular regrowth[J]. Otolaryngol Clin North Am,1991,24(6):1433 - 1443.

[10] Constantino PD,Friedman CD,Shiado ML,et al.Experimental mandibular regrowth by distraction osteogenesis:long-term results[J]. Arch Otolaryngol Head Neck Surg,1993,119(5):511 - 516.

[11] McCarthy JG,Schreiber JS,Karp NS,et al.Lengthening the human mandible by gradual distraction[J]. Plast Reconstr Surg,1992,89(1):1 - 10.

［12］Perrott DH，Berger R，Vargervik K，et al. Use of a skeletal distraction device to widen the mandible：a case report［J］. J Oral Maxillofac Surg，1993，51(4)：435－439.

［13］Moo re MH，Guzman—Stein G，Proudman TW，et al. Mandibular lengthening by distraction for airway obstruction in Treacher-Collins syndrome［J］. J Craniofac Surg，1994，5(1)：22－25.

［14］Pensler JM，Goldberg DP，Lindell B，et al. Skeletal distraction of the hypoplastic mandible［J］，Ann Plast Surg，1995，34(2)：130－137.

［15］Klein C，Howaldt HP. Lengthening of the hypoplastic mandible by gradual distraction in childhood～a preliminary report［J］. J Cranio maxillofac Surg，1995，23(2)：68－74.

［16］Rachmiel A，Levy M，Laufer D. Lengthening of the mandible by distraction osteogenesi S：report of cases［J］. J Oral Maxillofae Surg，1995，53(7)：838－846.

［17］Kocabalkan O，Leblebicioglu G，Erk Y，et al. Repeated mandibular lengthening in Treacher Collins syndrome：a case report［J］. Int J Oral Maxillofac Surg，1995，24(6)：406－408.

［18］Shvyrkov MB，Sumarokov DD，Shamsudinov AH. Osteoplasty of the mandible by local tissues［J］. J Craniomaxillofac Surg，1995，23(6)：377－381.

［19］Klein C，Howaldt HP，Correction of mandibular hypoplasia by means of bidirectional callus distraction［J］. J Craniofac Surg，1996，7(4)：258－266.

［20］Diner PA，Kollar E，Martinez H，et al. Submerged intraoral device for mandibular lengthening［J］. J Craniomaxillofac Surg，1997，25(3)：116－123.

［21］Polley J，Figueroa A，Charbel FT，et al. CohnMimis M：Monobloc craniomaxillofacial distraction in a newborn with a severe craniofacial synostosis：a preliminary report［J］. J Craniofac Surg 1995(6)：421－423.

［22］Cohen SR，Boydston W，Burnstein FD. Monobloc distraction osteogenesis during infancy：report of a case and presentation of a new device［J］. Plast Reconstr Surg，1998，101：1919－1924.

［23］Denny AD，Kalantarian B. Rotation advancement of the midface by distraction osteogenesis［J］. Plast Reconst Surg，2003，111(6)：1789－1799.

［24］Fearon JA：Halo Distraction of the Le Fort Ⅲ in syndromic craniosynostosis：a long term assessment［J］. Plast Reconst Surg，2005，115：1524－1536.

［25］Chin M，Toth BA：Le Fort Ⅲ advancement with gradual distraction using internal devices［J］. Plast Reconstr Surg，1997(100)：819.

［26］Amnson J. Experimental and clinical experience with distraction osteogenesis［J］. Cleft Palate Craniofac J，1994，31(6)：473－482.

［27］Ilizarov GA. The tension-stress effect on the genesis and growth of tissues：Part Ⅱ. The influence of the rate and frequency of distraction［J］. Clin Orthop Relat Res，1989(239)：263－285.

［28］Ilizarov GA. The tension·stress effect on the genesis and growth of tissues. Part Ⅰ. The influence of stability of fixation and soft—tissue preservation［J］. Clin Orthop Relat Res，1989(238)：249－281.

［29］Lee DY，Han TR，Choi IH，et al. Changes in somatosensorye-voked potentials in limb lengthening. An experimental study on rabbits 7 tibiae[J]. Clin Orthop Relat Res,1992(285):273 - 279.

[30] Kubler AC, Speder B, Zoller JE. Fronto-orbital advancement with simultaneous Le Fort Ⅲ-distraction[J]. J Cranio-Maxillofac Surg 2004(32): 241.

[31] Komuro Y'Takato T,Harii K,et al.The histologic analysis of distraction osteogenesis of the mandible in rabbits[J]. Plast Reconstr Surg,1994, 94(1):152 - 159.

[32] Komuro Y, Akizuki T, Kurakata M, et al. Histologiical examination of regenerated bone through craniofacial bone distraction in clinical studies[J]. J Craniofac Surg,1999,10(4):308 - 310.

[33] Aronson J,Harrison BH,Stewart CL,et al.The histology of distraction osteogenesis using different external fixators[J]. Clin Orthop Relat Res,1989(241):106 - 116.

[34] Karaharju-Suvanto T, Peltonen J, et al. Distraction osteogenesis of the mandible. An experimental study on sheep[J]. Int J Oral Maxillofac Surg,1992,21(2):18 - 21.

[35] Gucrrissi J, Ferrentino G, Margulies D, et al. Lengthening of the mandible by distraction osteogenesis:experimental work in rabbits[J]. J Craniofac Surg,1994,5(5):313 - 317.

[36] Luchs JS,Stelnicki EJ,Rowe NM,et al.Molding of the regenerate in mandibular distraction:Part 1: Laboratory study[J]. J Craniofac Surg, 2002,13(2):205 - 211.

[37] Schmelzeisen R, Neumann G. Distraction osteogenesisin the mandible with a motor-driven plate: a preliminary animal study[J].Br J Oral Maxillofac Surg,1996,34:375 - 378.

[38] 李继华,王大章,胡静,等.牵张成骨术在延长下颌骨中新骨生成方式的研究[J].中国修复重建外科杂志,2002,16(2):83 - 85.

[39] Samchukov ML,Cope JB,Harper RP,et al.Biomechanical considerations of mandibular lengthening and widening by gradual distraction USing a computer model[J]. J Oral Maxillofac Surg, 1998, 56(1):51 - 59.

[40] B raumann B,Niederhagen B,Schmolke C. Mandibular distraction osteogenesis. Preliminary results of an animal study with a dentally fixed distraction device[J]. J Orofac Orthop,1997,58(6):298 - 305.

[41] McCarthy JG,Staffenberg DA,Wood RJ,et al. Introduction of an intraoral bone—lengthening device [J]. Plast Reconstr Surg, 1995,96(4):978 - 981.

[42] Annino DJ Jr,Goguen LA,Karmody CS. Distraction osteogenesis for reconstruction of mandibular symphyseal defects[J]. Arch Otolaryngol Head Neck Surg,1994,120(9):911 - 916.

[43] Mehrara BJ,Rowe NM,Steinbrech DS,et al. Rat mandibular distraction osteogenesis:Ⅱ.Molecular analysis of transforming growth factor beta - 1 and osteocalcin gene expression[J]. Plast Reconstr Surg,1999,103(2):536 - 547.

[44] Gosain AK,Song LS,Santoro T,et al. Effects of transforming growth factor-beta and mechanical strain on osteoblast cell counts: an in vitro model for distraction osteogenesis[J]. Plast Reconstr Surg, 2000 Jan;105(1):130 - 136; discussion 137 - 139.

[45] Steinbrech DS, Mehrara BJ, Rowe NM, et al. Gene expression of TGF-beta, TGF-beta receptor, and extracellular matrix proteins during membranous bone healing in rats[J]. Plast Reconstr Surg, 2000

May;105(6):2028 - 2038.

［46］Sojo K,Sawaki Y,Hattori H,et al. Immunohistochemical study of vascular endothelial growth factor (VEGF) and bone morphogenetic protein - 2, - 4 (BMP - 2, -4) on lengthened rat femurs[J]. J Craniomaxillofac Surg, 2005 Aug;33(4):238 - 245.

［47］Rauch F,Lauzier D,Travers R,et al. Effects of locally applied transforming growth factor-beta 1 on distraction osteogenesis in a rabbit limb-lengthening model[J]. Bone. 2000 Jun;26(6):619 - 624.

［48］Zimmermann G,Moghaddam A,Reumann M,et al. [TGF-beta 1 as a pathophysiological factor in fracture healing][J]. Unfallchirurg. 2007 Feb;110(2):130 - 136.

［49］Cillo JE Jr,Gassner R,Koepsel RR,et al. Growth factor and cytokine gene expression in mechancally strained human osteoblast-like eells:implications for distraction osteogenesis[J]. Oral Sure Oral Med Oral Pathol Oral Radio l Endod,2000,90(2):147 - 154.

［50］Tavakoli K,Yu Y,Shahidi S,et al. Expression of growth factors in the mahdibular distraction zone:a sheep study[J]. Br J Plast Surg,1999,52(6):434 - 439.

［51］Haque T,Amako M,Nakada S,et al. An immunohistochemical analysis of the temporal and spatial expression of growth factors FGF 1, 2 and 18, IGF 1 and 2, and TGF beta 1 during distraction osteogenesis[J].Histol Histopathol. 2007 Feb;22(2):119 - 128.

［52］Yeung HY,Lee KM,Fung KP,et al. Sustained expression of transforming growth factor-beta1 by distraction during distraction osteogenesis[J]. Life sci,2002,71(1):67 - 79.

［53］Yates KE,Troulis MJ,Kaban LB, et al. IGF-I, TGF-beta, and BMP - 4 are expressed during distraction osteogenesis of the pig mandible[J]. Int J Oral Maxillofac Surg,2002,31(2):173 - 178.

［54］Ozkan K, Eralp L, Kocaoglu M,et al. The effect of transforming growth factor beta1 (TGF-beta1) on the regenerate bone in distraction osteogenesis[J]. Growth Factors. 2007 Apr;25(2):101 - 107.

［55］Issa JP, Nascimento C, Lamano T,et al. Effect of recombinant human bone morphogenetic protein - 2 on bone formation in the acute distraction osteogenesis of rat mandibles[J]. Clin Oral Implants Res. 2009 Nov;20(11):1286 - 1292.

［56］Speetor JA,Luchs JS,Mehrara BJ,et al. Expression of bone morphogenetic proteins during membranous bone healing[J]. Plast Reconstr Surg,2001 Jan;107(1):124 - 134.

［57］Kloen P,Di Paola M,Borens O,et al. BMP signaling components are expressed in human fracture callus[J]. Bone,2003,33(3):362 - 371.

［58］Bouletreau PJ,Warren SM,Spector JA,et al. Hypoxia and VEGF Up regulate BMP - 2 mRNA and protein expression in microvascular endothelial ceils:implications for fracture healing[J]. Plast Reconstr Surg, 2002,109(7):2384 - 2397.

［59］Cho TJ, Gerstenfeld LC, Einhorn TA. Differential temporal expression of members of the transforming growth factor beta superfamily during murine fracture healing[J]. J Bone Miner Res, 2002,17(3):513 - 520.

［60］Rauch F,Lauzier D,Croteau S,et al.Temporal and spatial expression of bone morphogenetic protein -

2,－4,and－7 during distraction osteogencsis in rabbits[J]. Bone,2000,27(3):453－459.

[61] Yazawa M,Kishi K,Nakajima H,et al. Expression of bone morphogenetic proteins during mandibular distraction osteogenesis in rabbits[J]. J Oral Maxillofac Surg,2003,61(5):587－592.

[62] Farhadieh RD，Gianoutsos MP,Yu Y，et al. The role of bone morphogenetic proteins BMP－2 and BMP－4 and their related postreceptor signaling system(Smads)in distraction osteogenesis of the mandible[J]. J Craniofac Surg,2004,15(5):714－718.

[63] Liu Z,Luyten F P,Lammens J,et al. Molecular signaling in bone fracture healing and distraction osteogenesis[J]. Histol Histopathol,1999,14(2):587－595.

[64] Farhadieh RD,Dickinson R，Yu Y，et al. The role of transforming growth factor-beta,insulin-like growth factor I,and basic fibroblast growth factor in distraction osteogenesis of the mandible[J]. J Craniofac Surg,1999,10(1):80－86.

[65] Eingartner C,Coerper S,Fritz J,et al. Growth factors in distraction osteogenesis. Immuno—histological pattern of TOF-betal and IGF—I in human callus induced by distraction osteogenesis[J]. Int Orthop,1999, 23(5):253－259.

[66] Kaspar D,Neidlinger—Wilke C,et al. Mitogens are increased in the systemic circulation during bone callus healing[J]. J Orthop Res,2003,21(2):320－325.

[67] Hu J，Zou S,Li J，et al. Temporospatial expression of vascular endothelial growth factor and basic fibroblast growth factor during mandibular distraction osteogenesis[J]. J Craniomaxillofac Surg,2003, 22(1):123－134.

[68] Pacicea DM,Patel N,Lee C,et al. Expression of angiogenic factors during distraction osteogenesis[J]. Bone,2003,33(6):889－898.

[69] Rauch F,Lauzier D,Travers R,et al. Effects of locally applied transforming growth factor—betal on distraction osteogenesis in a rabbit limb-lengthening model[J].Bone,2000,26(6):619－624.

[70] 王志国,胡静,邹淑娟,等.局部应用转化生长因子对兔下颌牵张成骨的影响[J].口腔医学研究,2002, (18)4:227－230.

[71] Bernstein A，Mayr HO，Hube R. Can bone healing in distraction osteogenesis be accelerated by local application of IGF－1 and TGF－beta1[J]. J Biomed Mater Res B Appl Biomater. 2010 Jan;92(1): 215－225.

[72] Kim IS,Park JW,Kwon IC,et al. Role of BMP,betaig－h3,and chitosan in early bony Consolidafton in distraction osteogenesis in a dog model[J]. Plast Reconstr Surg,2002,109(6):1966－1977.

[73] Rachmiel A,Aizenbud D,Peled M. Enhancement Of bone formation by bone morphogenetic protein－2 during alveolar distraction experimental study in sheep[J]. J Periodontol,2004,75(11):1524－1531.

[74] Okazaki H,Kurokawa T,Nakamura K，et al. Stimulation of formation by recombinant fibroblast growth factor • 2 in callotasis lengthening of rabbits[J]. Calcif Tissue Int,1999,64(6):542－546.

[75] 胡静,王志国,高占巍,等.成纤维细胞生长因子对兔下颌牵张成骨的影响[J].临床口腔医学杂志,2002, 18(1):6－7.

［76］ Nyman S,Lindhe J,Karring T,et al. New attachment following surgical treatment Of human perledontal disease［J］.J Clin Periodontol,1982,9(4):290－296.

［77］ Elshahat A,Inoue N,Marti G,et al. Role of guided bone regeneration printiple in preventing fibrous healing in distraction osteogenesis at high speed:experimental study in rabbit mandibles［J］. J Craniofac Surg,2004,15(6):916－921.

［78］ Fang TD,Nacamuli R,Song HJ,et al. Guided tissue regeneration enhances osteogenesis in a rat mandibular distraction osteogenesis model Journal of the American College of Surgeons,2004,199(3,supp 1):49.

［79］ Qi MC, Zou SJ, Han LC,et al. Expression of bone-related genes in bone marrow MSCs after cyclic mechanical strain: implications for distraction osteogenesis［J］. Int J Oral Sci. 2009 Sep;1(3):143－150.

［80］ Kim IS, Song YM, Hwang SJ.Osteogenic responses of human mesenchymal stromal cells to static stretch［J］. J Dent Res. 2010 Oct;89(10):1129－1134.

［81］ Ma L, Zheng LW, Sham MH, et al. Effect of nicotine on gene expression of angiogenic and osteogenic factors in a rabbit model of bone regeneration［J］. J Oral Maxillofac Surg. 2010 Apr;68(4):777－781.

［82］ Long J, Li P, Du HM,et al. Effects of bone morphogenetic protein 2 gene therapy on new bone formation during mandibular distraction osteogenesis at rapid rate in rabbits.Oral Surg Oral Med Oral Pathol Oral Radiol Endod［J］. 2011 Jul;112(1):50－57.

［83］ Zheng LW, Ma L, Cheung LK. Comparison of gene expression of osteogenic factors between continuous and intermittent distraction osteogenesis in rabbit mandibular lengthening.Oral Surg Oral Med Oral Pathol Oral Radiol Endod. 2009 Oct;108(4):496－499.

［84］ Shimazaki A,Inui K,Azuma Y,et al. Low·intensity pulsed ultrasound accelcrates bone maturation in distraction osteogenesis in rabbits［J］. J Bone Joint Surg Br,2000,82(7):1077－1082.

［85］ Tis JE,Meffert CR,［noue N,et al. The effect of low intensity pulsed ultrasound applled to rabbit tibiae during the consolidation phase of distraction osteogenesis［J］. J Orthop Res,2002,20(4):793－800.

［86］ Machen MS,Tis JE,Inoue N,et al. The effect of low intensity pulsed ultrasound on regenerate bone in a less than rigid biomechanical environment［J］. Biomed Mater Eng,2002,12(3):239－247.

［87］ Sakurakichi K,Tsuchiya H,Uehara K,et al. Effects of timing of Low-intensity pulsed ultrasound on distraction osteogenesis［J］. J Orthop Res 2004,22(2):395－403.

［88］ Hagiwara T, Bell WH. Effect of electrical stimulation on mandibular distraction osteogenesis［J］. J Craniomaxillofac Surg,2000,28(1):12－19.

［89］ El-Hakim IE,Azim AM,E1·Hassan MF,et al. Preliminary investigation into the effects of electrieal stimulation on mandibular distraction osteogenesis in goats［J］. Int J Oral Maxillofac Surg,2004,33(1):42－47.

［90］ Fredericks DC,Piehl DJ,Baker JT,et al. Effects of pulsed electromagnetic field stimulation on distraction osteogenesis in the rabbit tibial leg lengthening model[J]. J Pediatr Orthop,2003,23(4): 478-483.

[91] Leung KS,Cheung WH,Yeung HY,et al. Effect of weightbearing on bone formation during distraction osteogenesis[J]. Clin Orthop Relat Res,2004(419):251-257.

[92] Aronson J.Temporal spatial increases in blood flow during distraction osteogenesis[J]. Clin Orthop Relat Res,1994,30(1):124-131.

[93] Minematsu K,Tsuchiya H,Taki J,et al. Blood flow measurement during distraction osteogenesis[J]. Clin Orthop Relat Res,1998,34(7):229-235.

[94] 李汶洋,蒋校文,祝颂松,等.BFGF-in vivo 基因治疗促进兔下颌牵张成骨的实验研究[J].口腔医学研究,2011,27(7):552-554.

[95] Li CF,Hughes—Fulfofd M. Fibroblast growth factor-2 is an immediate-early gene induced by mechanical stress in osteo-genic cells[J]. J Bone Miner Res,2006,21: 946-955.

[96] 胡静.戚孟春.韩立赤,等.BMP-7基因促进大鼠下颌牵张成骨的研究[J].实用口腔医学杂志,2006, 22(5):635-638.

[97] 康庆林. Ilizarov 技术在手外科中的应用现状[J]. 实用手外科杂志,2011,25(1):4-5.

[98] 黄鹤,李光早.牵张成骨在颅颌面外科的实验及临床应用进展[J]. 中华全科医学,2008,6:516-518.

[99] 穆雄铮,俞哲元,韦敏,等.中面部外置式牵张成骨治疗 crouzon 综合征.中华整形外科杂志,2007, 23(4):277-280.

[100] Nishimoto S, Oyama T, Shimizu F, et al. Fronto-facial monobloc advancement with rigid external distraction(RED Ⅱ) system[J]. J Craniofac Surg, 2004,15(1):54-59.

[101] 艾克拜尔·艾西热甫,艾合买提江·玉素甫. Ilizarov 环形外固定架临床应用进展[J]. 国际骨科学杂志,2010,31:371-373.

[102] Conroy E, Eustace N, McCormack D. Sternoplasty and rib distraction in neonatal Jeune syndrome [J]. J Pediatr Orthop, 2010 Sep;30(6):527-530.

[103] 谢曼,胡敏,黄旭明,等.牵张成骨增高下颌后牙区牙槽嵴实验动物模型的建立[J].军医进修学院学报,2001,22:122-124.

[104] 杨朝晖,潘朝斌,张彬. 牵张成骨术矫正青少年半侧颜面发育不全 7 例[J].广东医学,2007,28: 420-422.

第十二章
3D 数字化技术和人工智能在小儿整形外科中的应用

第一节 概 述

随着近年来计算机技术的快速发展,3D 数字化技术的研发与应用已经走过了前期摸索研发阶段,技术的成熟度、完善度、易用性、人性化、经济性等,都已经取得了巨大的突破;随着计算机网络应用的快速普及,就 3D 数字化技术应用而言,更是成为人们像轻松驾驭的基本计算机工具,像计算机打字一样逐渐变为一种工具;通过 3D 数字化技术做出来的游戏、电影、大厦、汽车、手机、服装等,已经成为了普通大众工作和生活中的一部分。3D 数字化技术已成为推进工业化与信息化"两化"融合的发动机,是促进产业升级和自主创新的推动力,是工业界与文化创意产业广泛应用的基础性、战略性工具技术,嵌入到了现代工业与文化创意产业的整个流程,包括工业设计、工程设计、模具设计、数控编程、仿真分析、虚拟现实、展览展示、影视动漫、地产宣传片、3D 立体画、电子楼书、教育训练等,3D 数字化技术在医疗上的应用,使疾病诊断和治疗更加精准。3D 数字化技术已成为各国以及各行各业争夺行业制高点的竞争焦点。

一、3D 数字化技术的由来

3D 是 three-dimensional 的缩写,在计算机里显示 3D 图形,即在平面里显示三维图形。它是把现实的三维世界改写为虚拟的三维世界,又不像现实世界里真实的三维空间,有真实的距离空间。计算机里只是看起来很像真实世界,因此在计算机显示的 3D 图形,就是让人眼看上去就像真的一样。人眼视物有一个特性就是近大远小,就会形成立体感。计算机屏幕是平面二维的,之所以能欣赏到真如实物般的三维图像,是因为图片显示在计算机屏幕上时色彩灰度的不同而使人眼产生视觉上的错觉,而将二维的计算机屏幕感知为三维图像。基于色彩学的有关知识,三维物体边缘的凸出部分一般显高亮度色,而凹下去的部分由于受光线的遮挡而显暗色。这一认识最早被广泛应用于网页或其他应用中对按钮、3D 线条的绘制。比如要绘制的 3D 文字,即在原始位置显示高亮度颜色,而在左下或右上等位置用低亮度颜色勾勒出其轮廓,这样在视觉上便会产生 3D 文字的效果。具体实现时,可用完全一样的字体在不同的位置分别绘制两个不同颜色的 2D 文字,只要使两个文字的坐标合适,就完全可以在视觉上产生出不同效果的 3D 文字。

有了虚拟的三维世界,如何再利用计算机还原出真实的三维世界呢,3D 打印技术应运而生,通过虚拟的数据,和灰度的调节,以堆积的方式打印出真实立体的实物。这就是从虚拟走向真实的 3D 数字化技术,它在生物医学和现代医学中得到广泛的使用。

二、3D 技术的应用

1. 3D 电影　利用光学偏光原理制作出 3D 立体电影,可以使人们看到虚拟的立体世界,目前广泛采用的是偏光眼镜法。它模拟人眼观察景物的方法,利用两台并列安置的电影摄影机,分别代表人的左、右眼,同步拍摄出两条略带水平视差的电影画面。放映时,将两条电影影片分别装入左、右电影放映机,并在放映镜头前分别装置两个偏振轴互成 90°的偏振镜。两台放映机需同步运转,同时将画面投放在金属银幕上,形成左像右像双影。当观众戴上特制的偏光眼镜时,由于左、右两片偏光镜的偏振轴互相垂直,且与放映镜头前的偏振轴相一致;致使观众的左眼只能看到左像、右眼只能看到右像,通过双眼汇聚功能将左、右像叠加在视网膜上,由大脑神经产生三维立体的视觉效果(图 1-12-1-1),展现出一幅幅连贯的立体画面,使观众感到景物扑面而来、或进入银幕深凹处,能产生强烈的"身临其境"感。

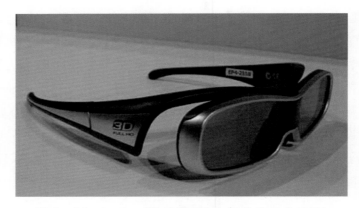

图 1-12-1-1　3D 眼镜(图片来源于百度网站)

国际上以 3D 电影来表示立体电影。人的视觉之所以能分辨远近,是靠两只眼睛的差距。人的两眼分开约 5 cm,两只眼睛除了瞄准正前方以外,看任何一样东西,两眼的角度都不会相同。虽然差距很小,但经视网膜传到大脑里,脑子就用这微小的差距,产生远近的深度,从而产生立体感。一只眼睛虽然能看到物体,但对物体远近的距离却不易分辨。根据这一原理,如果把同一景象,用两只眼睛视角的差距制造出两个影像,然后让两只眼睛一边一个,各看到自己一边的影像,透过视网膜就可以使大脑产生景深的立体感了。各式各样的立体演示技术,也多是运用这一原理,我们称其为"偏光原理"。

2. 3D 计算机虚拟技术　3D 计算机虚拟技术经过多年的快速发展与广泛应用,日渐成熟与普及;一个以 3D 取代 2D、"立体"取代"平面"、"虚拟"模拟"现实"的 3D 浪潮正在各个领域迅猛掀起。把现实的 3D 世界转换为计算机内的 3D 平面。有面向影视动画、动漫、游戏等视觉表现类的文化艺术类产品的开发和制作，有 3D 软件行业、3D 硬件行业、数字娱乐行业、制造业、建筑业、虚拟现实、地理信息 GIS、3D 互联网等，也有面向人与环境交互的虚拟现实的仿真和模拟等。3D 游戏是数字娱乐行业中发展最快的行业，3D 游戏即三维游戏，是在游戏中使用 3D 模型来制作人物、场景等物体，使玩家可以在游戏中体会到长宽高三种度量，让玩家可以 360°旋转视角，从各个角度来进行游戏，这大大增加了游戏的自由度、趣味度及真实性。目前 3D 游戏已经成为时下最主流的游戏类型。当前也出现了一种 2D＋3D 的伪 3D，也被称为 2.5D 的技术，其实就是通过 2D 与 3D 数字化技术的结合来满足不同需求的客户。但由于 3D 模型的面数及复杂程度等问题，3D 游戏对于显卡运算能力要求远远高于 2D 游戏。因此，很多 3D 游戏都需要较高配置的独立显卡来完成流程精彩的 3D 游戏体验。此外在画面的精细度方面也较 2D 游戏有所欠缺。

统计表明，在现代工业产品开发生产过程中，70％错误在设计阶段就已经产生，而 80％的错误往往在生产或是更后续的阶段才被发现并进行修正。3D 的突出优势在于能最大化的对产品进行仿真设计并和用户沟通，尽可能早地将错误和需求变更解决在设计阶段，使产品开发周期缩短、生产成本降低，提升企业市场竞争优势。

在发达国家，3D 已成为产品设计、制造、管理、市场、服务、消费等领域的创新基础和新的竞争高地，而掌握最前沿 3D 数字化技术，也为他们把控产业链、获取巨额利润提供了依托。当前全球近 80％的飞机与 50％的汽车都是使用法国达索系统的 3D 软件设计制造的，欧特克更是在 3D 数字娱乐等众多领域引领全球创新。

欲善其事，先利其器。作为信息化条件下新的基本"语言"、"工具"和"平台"，3D 数字化技术的研发与应用关系着中国产业结构的提升，以及在下一波世界竞争中占据怎样的位置。没有 3D 数字化技术与人才的支撑，产业升级、自主创新、文化软实力打造等将无从做起，"中国创造"将成为一句空话。把 3D 数字化技术渗透到工业化与信息化"两化融合"的实践中，渗透到文化创意产业创新发展的实践中，渗透到新一代创新型实用人才培养的实践中，渗透到持续推动自主创新的进程中，不仅是技术能力建设，更是国家创新能力与文化软实力建设上的重要基础。目前 3D 数字化技术在医学中的应用也非常广泛，3D 诊断技术可以在直视下提高对疾病的诊断，使疾病能够早期发现和早期治疗，极大地提高了医疗技术水平。

3. 3D 打印技术　是以计算机三维设计模型为蓝本，通过软件分层离散和数控成型系统，利用激光束、热熔喷嘴等方式将金属粉末、陶瓷粉末、塑料、细胞组织等特殊材料进行逐层堆积黏结，最终叠加成型，制造出实体产品。与传统制造业通过模具、车铣等机械加工方式对原材料进行定型、切削以最终生产成品不同，3D 打印将三维实体变为若干个二维平面，通过对材料处理并逐层叠加进行生产，大大降低了生产制造的复杂度。这种数字化制造模式不需要复杂的工艺、不需要庞大的机床、不需要众多的人力，直接从计算机图形数据中便可生成任何形状的零件，使生产制造得以向更广的生产人群范围延伸。有面向汽车、飞机、家电、家具等实物物质产品的设计和生产。当然 3D 的发展也使实物材料，建筑等得到了发展。

立体印刷品具有图片新颖、极强的视觉冲击力等特点，从而达到醒目的效果，是当前一种图像表现形式。它是印刷品的延伸品，因而凡印刷品适用的范围，产品匀适用；同时又具有广告和防伪功效。

3D 打印技术在医疗中应用更加广泛，有 3D 打印的医用植入材料，使材料可以变为和人体结构相一致的植入物,有使用 3D 打印出的模拟数据导板,还有生物 3D 打印,可以直接打印出生物的三维结构,为组织工程提供了更好的手段。

4. 3D 全息投影技术　3D 全息投影技术是一种利用干涉和衍射原理记录并再现物体真实的三维图像,是一种无须配戴眼镜的 3D 数字化技术,观众可以看到立体的虚拟人物。这项技术在一些博物馆应用较多,3S 动漫正是以这种全新的事物改变着人们对那些传统舞台的声光电技术的审美态度。适用范围有产品展览、汽车、服装发布会、舞台节目、互动、酒吧娱乐、场所互动投影等。3D 全息立体投影设备不是利用数码技术实现的,而是使用投影设备将不同角度影像投影至 MP 全息投影膜上,让你看不到不属于你自身角度的其他图像,因而实现了真正的 3D 全息立体影像。

第二节　3D 数字化技术的原理

一、3D 数字化技术起源及原理

人眼产生 3D 视觉的秘密就是偏光原理:人眼在看任何物体时,由于两只眼睛在空间有一定间距约为 5 cm,即存在两个视角,这样造成左右两眼所看的图像不完全一样,称为视差。这种细微的视差通过视网膜传递到大脑里,就能显示出物体的前后远近,产生强烈的立体感。这是 1839 年,英国科学家温斯特发现的一个奇妙的现象,至今为止几乎所有 3D 影像技术都是基于这个原理开发的。

二、3D 数字化技术发展状况

(一)3D 成像技术种类

3D 成像技术有很多种,如不闪式 3D 数字化技术、互补色技术、时分法技术、光栅式技术、普式技术、全息式技术等。其中以时分法最常用,而不闪式技术和互补色技术也有着较为广泛的应用。为了方便说明我们用互补色技术解释立体电影的形成(光的三原色原理——红、绿、蓝)。

1. 互补色技术是目前较多电影院采用的技术,依据人眼的成像原理,以两台摄影机模拟人眼左右眼所成的像。再在放映过程中使用两台放映机,将不同视角上的成像用不同的颜色印刻在同一幅画面下,互补色 3D 眼镜采用的技术是色分法,色分法会将两个不同视角上拍摄的影像分别以两种不同的颜色印制在同一幅画面中。在这样的情况下,我们直接用肉眼去观看红蓝、红绿等多种模式类的电影,就会出现模糊的重影图像。这样我们就无法观看到红蓝、红绿等多种模式类的电影的立体效果。但通过红蓝立体镜片可以观看到立体效果。由于技术成熟而且眼镜造价相对低廉,广为当今的电影院所接受。

2. 时分法即是(快门法)通过提高屏幕刷新率把图像按帧一分为二,形成左右眼连续交错显示的两组画面,通过快门式 3D 眼镜的配合,使得这两组画面分别进入左右双眼,最终在大脑中合成 3D 立体图像。计算机可以用显卡将普通2D影像生成3D效果,成为用户接触3D视觉的主流设备。它也包括红蓝色分法,但这只是为了让不具备硬件条件的用户也能体验3D视觉的次级方案,它主要还是利用快门原理的时分法技术。时分法3D视觉体验的质量取决于镜片液晶的偏转频率。要获得理想的视觉效果,显示器至少需要120 Hz的刷新率,分配到每只眼睛上的图像刷新率是60 Hz。这样视网膜影像残留效应,人就很难感觉出来。

3. 不闪式3D电视方式,是使用特殊薄膜分离左右影像来体现3D影像。把分离左侧影像和右侧影像的特殊薄膜贴在3D电视表面和眼镜上,通过电视分离左右影像后同时送往眼镜,经眼镜的过滤,把分离左右影像送到左右眼,大脑再把这两个影像合成高清晰3D影像。因为不闪式3D能够体现1秒钟240张3D合成影像,没有重叠画面和拖拉现象,所以不闪式3D也被称作世界唯一的240 Hz 3D电视。

(二) 裸眼3D显示技术

目前3D立体显示技术,大部分要依赖特制的眼镜,长时间的戴镜观看人会有恶心眩晕等感觉,舒适度大大降低。在以下这两种技术(视差障壁,柱状透镜技术)的基础上改良而成的裸眼3D显示技术能较好解决这些问题,代表了3D立体显示技术的发展前沿。

1. 视差障壁技术　在显示器和眼睛之间设置一个栅栏式的挡板,就可以改变奇、偶列图像的光线走向,使之分别送达左、右眼,形成立体视觉效果。这种方法的双眼视图也是位于屏幕上的奇列和偶列分区,实施是用一个开关液晶屏、偏振膜和高分子液晶层,利用液晶层和偏振膜制造出一系列方向为90°宽几十微米的垂直条纹。通过它们的光就形成了垂直的细条栅模式,称之为"视差障壁"。通过一系列的缝隙来观看奇、偶列图像,这样的装置使左、右眼能分别看到对应的图像,形成立体视觉效果。

缺陷:由于视差障壁,亮度会降低,分辨率也降低,导致图像清晰度将降低。

2. 柱状透镜技术　在显示器前面板镶上一块柱透镜板(透镜板由细长的半圆柱透镜紧密排列构成)组成裸眼立体显示的光学系统,像素的光线通过柱透镜的折射,把视差图像投射到人的左、右眼,经视觉中枢的立体融合获得立体感。

优点:亮度不受到影响,3D显示效果更好。

缺点:相关制造与现有LCD液晶工艺不兼容,需要投资新的设备和生产线。

为了克服上述不足,还有一些改进版的新技术:

3. MLD技术—微位相差板法　使用微位相差板改变光的偏极态来分离左、右眼视图,即使用视差图像来实现立体场景,两幅图像分别显示在奇列分区和偶列分区。

优点:观看3D影像时,不会产生眩晕、头疼及眼睛疲劳;分辨率高;可兼容文字等二维影像和3D影像;可视角度大。

4. 指向光源技术　这种裸眼立体显示器在LCD像素后面使用线光源提供背光照明,密集的线光源照明使奇、偶列像素的图像传输路径产生分离,分离后的视差图像能分别到达对应的眼睛,全部像素被分为奇、偶列交错的两个显示单元,用来显示具有视差的立体图像。

优点:分辨率、透光率较高,能沿用现有的设计架构,3D显示效果出色。

缺点:技术产品还不成熟。

5. 3D全息影像技术

由于人类的双眼是横向观察物体的,且观察角度略有差异,图像经视并排,两眼之间有6厘米左右的间隔,神经中枢的融合反射及视觉心理反应便产生了三维立体感。根据这个原理,可以将3D显示技术分为两种:一种是利用人眼的视差特性产生立体感;另一种则是在空间显示真实的3D立体影像,如基于全息影像技术的立体成像。全息影像是真正的三维立体影像,用户不需要佩戴立体眼镜或其他任何的辅助设备,就可以从不同的角度裸眼观看影像。全息显示技术的问世给真正的立体三维电视带来了希望。全息电视与立体电视相比,其优越之处不仅仅在于立体三维图像更接近于物体自身,而且还要从人眼对物体深度感在生理上的心理暗示来加以考虑。

(1) 3D全息影像技术简介:全息影像技术最早是应用在照相上的。它利用光的干涉原理,把物体特有的光波资讯记录在感光材料上,经过显影定影处理后,得到一张全息图。这张全息图上面是没有图像的,要想看到图像,就要使光波重现。重现的图像与原物一模一样,如同透过窗口观看外面的景物一样,移动眼睛可以看到物体的不同侧面。观看前后不同距离的景物时,效果更加出色,与看话剧演出没什么两样。世界上最酷的透明玻璃电视—CLARO推出了一款以前从未见过的显示器——透明玻璃电视,名为"Holoscreen"。它不同于现在的任何一款电视,是全息技术与视觉审美无瑕结合的产物。它可以接受所有输入格式,从电视、DVD、录影、个人计算机到笔记本,都能使用,可称得上是显示技术的大革命。

(2) 3D全息影像技术产品:全息投影3D全息立体投影设备不是利用数码技术实现的,而是投影设备将不同角度影像投影至MP全息投影膜上,让你看到不属于你自身角度的其他图像,因而实现了真正的3D全息立体影像,是近期非常流行的技术。可实现的全息投影从技术上分为三种:1) 空气投影;2) 激光束投影;3) 日本公司研制的一种利用激光束来投射实体的全息影像投射方法。以360°全息成像为例,是由透明材料制成的四面锥体。当观众的视线透过椎体的一个面时,通过表面镜射和反射,能够从椎体内的空间里看到自由飘浮的影像。2010年上海世博会中,多个国家馆就采用了全息投影技术,可以把远处的人或物以三维形式投影在空气之中,其亦幻亦真的感觉,带给人全新的视觉体验。《阿凡达》视觉团队把这一技术应用在湖南卫视2012跨年演唱会的舞台上,不必借助3D眼镜、IMAX屏幕,如幻似真的奇幻场面就呈现在舞台现场。全息投影技术本质上是通过空气或其他特殊的介质形成立体的影像,突破了传统的声、光、电等介质的局限性,成像色彩鲜艳,对比度、清晰度都非常高,强烈的空间感和透视感是这种技术最具魅力之处。全息投影有望超越当前的各种3D数字化技术,成为终极立体显示解决方案。

(三) 3D打印技术

3D打印技术是把虚拟的3D图像转变为现实的立体实物,这是3D数字化技术的一个飞跃,是实现人类精准的一个转折点,在后面章节将重点阐述。

(四) 3D数字化技术发展前景

在激光全息技术中,全息显示技术由于更接近于人们的日常生活而备受关注。它不仅可制出惟妙惟肖的立体三维图片美化人们的生活,还可用于证券、商品防伪、商品广告、促销、艺术图片、展览、图书插图与美术装潢、包装、室内装潢、医学、刑侦、物证照相与鉴别、建筑三维成像、科研、教学、信息交流、人像三维摄影及三维立体影视等众多领域,近年来还发展成为宽幅全息包装材料而得到了更广泛的应用。白光再现全息技术可在白昼自然环境中或在普通白光照射条件下观看物体的三维图像,一直是研究全息技术的最新发展及运用,期待大家的努力能使得全息显示技术得到迅速地发展。

第三节　3D数字模型和虚拟成像

3D数字建模就是在虚拟坐标系下建立的3D模型并赋予相应的模拟灰度,当然也可以赋予真实的纹理信息以达到更真实。如果用立体成像的方式,那么是用立体摄影机采集,最后生成立体成像,并选择一种平面的立体观测的方式进行呈现(比如红绿分光),这个过程就是模拟人眼立体观测的过程。当然立体像对采集的平面信息在一定条件下也可以还原成三维信息,然后按第一种方式建模,这就是3D数字建模。

全息技术同时记录光波的振幅信息(光强)和相位信息,一般来说需要特殊的记录系统(如全息底片),最终依靠记录在全息底片上的相位信息和振幅信息还原出物光波,以呈现立体感;普通立体成像是不会记录相位信息的。也称虚拟成像技术是利用干涉和衍射原理记录并再现物体真实的三维图像的记录和再现的技术。裸眼3D则是利用光栅原理。两者采用的原理不同,效果也不同。全息投影观看角度没什么特殊要求,裸眼3D则对观看角度和距离都有比较严格要求。

虚拟成像系统是用一种将三维画面悬浮在柜体实景中的半空中成像系统。虚拟成像系统由柜体、分光镜、射灯、视频播放设备组成,基于分光镜成像原理,通过对产品实拍构建三维模型的特殊处理,然后将拍摄的产品影像或产品三维模型影像叠加进场景中,构成了动静结合的产品展示系统。虚拟成像不需要人们佩戴任何偏光眼镜,在完全没有束缚下就可以尽情观看3D幻影立体显示特效,给人以视觉上的冲击,具有强烈的纵深感。

一、虚拟成像介绍

虚拟成像是基于"实景造型"和"幻影"的光学成像结合,将所拍摄的影像(人、物)投射到布景箱中的主体模型景观中,演示故事的发展过程。绘声绘色,虚幻莫测,非常直观,给人留下较深的印象。由立体模型场景、造型灯光系统、光学成像系统、影视播放系统、计算机多媒体系统、音响系统及控制系统组成,可以实现大的场景、复杂的生产流水线、大型产品等的逼真展示。北京第一家虚拟成像展厅摩三视图动漫设计已完工。

二、虚拟成像原理

虚拟成像系统是一种将三维画面悬浮在柜体实景中的半空中成像系统。虚拟成像系统由柜体、分光镜、射灯、视频播放设备组成,基于分光镜成像原理,通过对产品实拍构建三维模型的特殊处理,然后将拍摄的产品影像或产品三维模型影像叠加进场景中,构成了动静结合的产品展示系统。它不需要人们佩戴任何偏光眼镜,在完全没有束缚下就可以尽情观看3D幻影立体显示特效,给人以视觉上的冲击,具有强烈的纵深感,如图1-12-3-1所示。

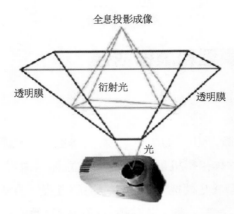

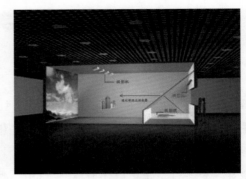

360°虚拟成像原理图　　　　　　　　　180°虚拟成像设计图

图 1-12-3-1　虚拟成像原理图(图像来源于百度)

三、系统构成

虚拟成像系统简单可以概括为主体模型场景、灯光系统、光学成像系统、影视播放系统、计算机多媒体系统、音响系统以及控制系统。

【主体模型场景】为光学成像创造环境空间,可设置4~6个不同场景,配合4~6场剧情设计,场景在剧间受可编程控制器控制可自动更换。

【造型灯光系统】根据场景造型的要求和剧情需要,在可编程控制器的伺服控制下,配合音乐、图像在场景上产生气氛光,以达到增强展示气氛,烘托展示效果的目的。

【光学成像系统】完成活动三维立体视频在场景造型上的再现,使立体影像与周围的人造景观背景有比较"真实"的结合。

【影视播放系统】数字高清多通道硬盘同步播放,单通道支持108°P高清显示输出,N通道支持(N×1920)×1080高分辨率显示。

【计算机多媒体系统】利用先进的多媒体技术和计算机控制技术,可以实现大的场景、复杂的生产流水线、大型产品等的逼真展示。

【音响系统】旁白和音乐的播放。

【控制系统】完成多机同步控制、活动模型控制、灯光控制、电源控制、播放控制等。

四、系统工作过程

幻影成像系统的主体模型场景,为光学成像创造环境空间。造型灯光系统根据场景造型的要求和剧情的需要,在可编程控制器的伺服控制下,配合音乐、图像在场景上产生气氛光,以达到增强展示气氛,烘托展示效果的目的。光学成像系统与影视播放系统完成活动三维立体视频在场景造型上的再现,使立体影像与周围的人造景观背景有比较"真实"的结合。音响系统完成旁白和音乐的播放;控制系统完成多机同步控制、活动模型控制、灯光控制、电源控制、播放控制等工作,用计算机来加以处理,制成光盘,由控制仪来操作,工作人员只需按一下开关就可以完成全过程。

通过计算机影视后期制作技术,编辑、剪接,可以利用较小空间取得大量的信息,跨越时空,范围更广,利于表现故事内容,提高观众的参观兴趣。

(一)系统设计特点

采用"虚拟成像深度控制技术",可实现成像画面的纵深空间感,使影像及背景场面完美融合,使真假画面完美结为一体,展现出最炫的三维景象。

(二)虚拟成像的优势

人物高度可以做到 50～180 cm(根据用户需求调整人物成像高度);人物画面五官清晰、肤色还原正确、丝丝头发清晰可见;灰度等级连续、视觉层次感好、立体感强;人物轮廓边缘没有锯齿、无镶边、无闪烁、色彩柔和自然;背景道具可以按真实的空间位置摆布,使多种视觉元素在真实环境下按照真实的空间位置关系透视关系表现出来,视觉内容丰富,场景的立体感强。背景光效可任意设置、画面层次感与纵深感强。

(三)虚拟成像的应用

1. 新产品发布会,例如在汽车、手机、电器、服装、机械、地产等产业中应用新的虚拟成像系统。

2. 各种展馆、例如纪念馆、文化馆、科技馆、博物馆等一些文化科技旅游的相关行业。

3. 各种文化演出、舞台走秀,大型演唱会以及公司展示文化创意的临时表演活动。

第四节　模拟手术刀

计算机辅助外科是基于计算机对大量数据信息的高速处理,通过虚拟手术环境为外科医生从技术上提供支援,使手术更安全、更准确。模拟手术刀是在虚拟成像技术上出现的一种技术,它可以让术者在术前就可以模拟手术,也可在术中模拟手术切开和旋转,以选择手术切口和切除的大小。它的出现为医疗手术提供了精准的治疗,可以减少并发症的出现,同时也是训练下级意识的一种培训工具。

随着 CT 成像技术的发展使计算机虚拟现实技术在颅面外科中的应用得到了飞速的发展。三维 CT 图像对术前设计有明显优势。三维 CT 显示了全身各个部位的三维结构,明确了其空间解剖关系。在三维图像上进行直接设计,确定手术部位,切除肿瘤的大小,以及骨组织手术的截骨位置、截骨量,骨段移动的距离和方向,比经过立体摄影形成的面部表面三维图像更准确、更容易。采用针刺取点法构建切割平面与颅骨面相交的方法,模拟手术刀轨迹并显示切割情况,预测手术效果,这就是模拟手术刀技术。

1. 软组织模拟手术刀技术或是仿真手术刀　通过三维 CT 和核磁进行三维建模,再把手术路径的数据输入到幻影成像系统就可以在计算机内显示我们要手术的真实景象。通过手势或鼠标可以逐层调节观看手术进行的步骤。

2. 骨性结构的模拟手术刀　这在小儿整形外科中应用较广泛,尤其是小儿颅颌面外科。它是利用三维重构技术得到颅骨表面的三角面数据和对应的法向量数据,用 OpenGL 三维显示。采用针刺取点法,将用户在屏幕选中的点的二维坐标变换到体数据坐标系中得到其深度坐标,依据此三维坐标搜索出相应的骨组织节点,得到对应的骨组织体数据和三角面片数据,对其实施操作。为了保证精度,这里采用直线切割骨组织而不是任意"曲线",当用户用鼠标模拟手术刀在屏幕切割骨组织的同时,系统得到鼠标点对应在设备坐标系中的坐标,然后将这些坐标映射到颅骨上就可确定一个切割平面,将切面经过的三角面片重绘,这样就完成了颅骨面的虚拟切割,从而完成了虚拟截骨并模拟手术刀轨迹,达到模拟手术刀效果。

第五节　人工神经网络及其在医学影像处理上的应用以及对小儿整形外科的影响

人工神经网络是机器学习和认知领域的一个重要分支,是一种通过模仿生物神经网络行为特征进行信息处理,从而拟合出一种函数关系,用于对目标输出进行估计或形成近似的数学模型或计算方法。

一、人工神经网络模型

人工神经网络模型使用单元节点模拟神经元,通过外界信息调整神经网络内部大量节点(神经元)之间相互关联的权重来达到处理信息的目的,是一种自适应系统,通俗地说就是具备学习功能的系统。

(一)神经网络的内容

一个简单的神经网络通常包含三个部分:输入层、隐含层与输出层,输入层和输出层的节点一般是固定的,隐含层的节点则可以自由变动。图1-12-5-1是一个简化的神经网络结构示意图,图中的圆代表神经元,箭头表示信息特征的流向与计算方向,每根箭头的连线上都对应一个不同的权重,权重是网络通过自行学习得到的。

(二)神经网络的特征

典型的神经网络具有以下3个特征:

1. 网络结构　神经网络的结构指定了网络中的变量和它们的拓扑关系。

2. 激励函数　激励函数可以理解为一个短时间尺度的动力学规则,用来定义神经元激励值的变化。一般的激励函数需要依赖网络中的权重(网络参数)。

3. 学习规则　学习规则指定了网络中的权重如何随着目标与网络输出的差值进行调整,这一般被看作是一种长时间尺度的动力学规则。学习规则依赖于监督者提供的神经网络的损失函数。

二、卷积神经网络在小儿整形医学图像处理中的应用

1. 图像分类　医学图像分类可以分为图像筛查和对目标或病灶分类。图像筛查是人工神经网络在医学图像分析领域中最早的应用之一,是指将一幅或多幅待处理图像作为输入,通过训练好的模型对其进行预测,输出一个表示是否患某种疾病或严重程度分级的评价指标,例如通过卷积神经网络对眼底彩照上的

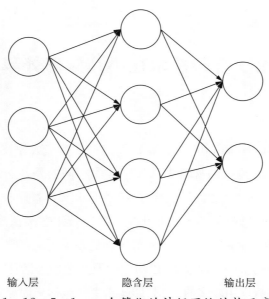

输入层　　　　　　隐含层　　　　　　输出层

图1-12-5-1　一个简化的神经网络结构示意图

小儿糖尿病性视网膜病变进行分期。

　　目标或病灶的分类可以辅助医生对疾病进行诊断。其处理过程通常首先通过预处理的方法识别或标记出医生们感兴趣的特定区域,然后再对该区域的目标或病灶进行分类。精确的分类不仅需要病灶外表的局部信息,而且还需结合其位置的全局上下文信息。目前,卷积神经网络正逐渐成为图像筛查、目标或是病灶分类中的标准技术。

　　2. 图像的定位与检测　准确地在医学图像中定位特定目标或是病理结构,在临床治疗中具有非常重要的意义,有时可能直接影响到治疗效果的好坏。而医学图像的感兴趣目标或病灶检测的关键是区分目标区域的前景与背景信息。目前主流的目标定位检测算法主要分成两大类:① 分部检测算法,其将检测问题划分为两个阶段,首先产生候选区域,然后对候选区域分类,这类算法的典型代表是基于区域建议的R-CNN系列算法,如R-CNN,Fast R-CNN,Faster R-CNN等;② 单部检测算法,其不需要区域建议阶段,直接产生物体的类别概率和位置坐标值,比较典型的算法如YOLO和SSD。卷积神经网络在医学图像的定位与检测中应用极为广泛,例如对视网膜黄斑裂孔的检测与脉络膜新生血管(CNV)的定位。

　　3. 图像分割　医学图像分割的任务通常被定义为识别组成感兴趣对象的轮廓或内部的体素集,它是深度学习应用于医学图像分析领域的论文中最常见的主题。医学图像中器官及其子结构的分割可用于定量分析体积和形状有关的临床参数,如心脏的心室体积和收缩射出率。另一方面,通过计算机分割来自手术和活检组织标本的图像特征可以帮助预测疾病侵袭性的程度,从而进行疾病诊断和分级,这些预测器的关键组成部分就是从组织病理图像中提取的图像特征。目前绝大多数组织病理学图像和显微镜图像分割的方法都是基于卷积神经网络的。人工神经网络在此任务中应用依旧非常广泛,主要应用于组织病理学图像和显微镜图像分割,视网膜OCT图像病灶的分割以及心脏心室分割等领域。

　　4. 人工神经网络及其对医学影像的处理在小儿整形外科中的展望　一是可以在一些先天疾病中建立人工神经网络,通过网络可以建立一些疾病的数字模型。二是还可以建立医学影像处理网络系统,可以对皮瓣以及一些基础的技术进行研究达到更精准以辅助手术。

第六节 3D 打印技术在小儿整形外科中的应用

3D 打印技术(three-dimensional printing),是将计算机三维数字成像技术和多层次连续打印技术相结合而产生的一种新兴应用技术,与传统的材料去除加工方法不同的是,它是由计算机计算,并通过分层加工、叠加成型的方式,逐层增加材料来完成 3D 实体模型的打印。3D 打印技术极大地做到了对复杂产品的精准打印,具有成型精度高、重复性好、可实现产业化生产等传统工艺无法比拟的优点,目前已广泛应用于医学各个领域。而 3D 生物打印技术是一种跨学科、跨领域的新型再生医学工程技术,其在传统 3D 打印技术的基础上,利用组织工程及干细胞研究的成果,以活细胞及其他细胞活性成分作为打印原料,最终实现生物活性组织的打印和制作。目前,应用较多的 3D 打印技术主要包括光固化立体印刷(SLA)、选择性激光烧结/熔化(SLS/SLM)、熔融沉积制造(FDM)和三维喷印(3DP)等。

自 1992 年 Stoker 等首次将该技术引入至整形外科领域以来,经过 20 多年的发展与完善,3D 打印技术已成为当前医学整形行业炙手可热的应用技术。3D 打印技术应用广泛。

目前,3D 打印技术经历了从假体制作到生物活性打印的发展过程,最终有望进入器官打印阶段,它的发展或有可能彻底解决自体或同种异体移植所存在的局限。3D 生物打印利用组织工程及干细胞研究的成果,以活细胞及其他细胞活性成分作为打印原料,最终实现生物活性组织的打印和制作。现阶段使用广泛的是 3D 打印的材料打印,假体个性化打印,在颅颌面骨重建、耳鼻再造、皮肤打印及乳房重建等方面的应用也较为广泛,特别是制作骨替代品及个性化假肢、假体方面技术已相当成熟。

一、小儿颅颌面骨重建

先天畸形、肿瘤、炎症或创伤等多种因素均可破坏颅颌面骨的连续性及完整性,从而导致颅颌面部外观异常或功能障碍。传统修复方法主要包括骨移植和骨替代品植入,但颌面部解剖结构复杂,个体差异明显,标准化骨替代品无法与每个患儿高度贴合,易造成植入物功能受限和不服帖,以及植入物使用寿命偏短等问题。自体骨移植往往手术耗时长,外形雕塑无对照,易发生术区感染、疼痛等并发症,以至术后外观恢复较差。而 3D 打印技术的出现弥补了传统术式的缺点和不足,目前该技术在颅颌面骨修复重建的应用已逐步趋于成熟。

3D 打印技术不仅可以打印畸形模型,用于术中对照,而且可以打印个性化植入物。以下颌骨为例,重建时不仅要考虑患儿颜面形态美观,同时更要精确地构建面下部的解剖标志以及牙列和牙咬颌关系,恢复呼吸、语言、吞咽、咀嚼等基本生理功能,从而提高患儿的生活质量。2011 年,全世界第一例 3D 打印下颌骨移植术成功开展,术前首先要对建模部位进行 CT 扫描,并将所得数据以特定格式导出进行 CT 的三维重建;通过软件设置使低密度的肌肉和软组织从高密度的骨组织中分离出来,再利用"蒙板设计"去除内部空腔;将上述完成的数字化的导航模板数据文件输入快速成型机,再使用高分子材料,利用光固化成型技术(SLA)

将数字化个体导航模板制作出来,从而形成骨实物模型。再利用熔融沉积成型技术(FDM)将数字化个体导航打印出植入物。在本例个案中,基于患儿(侵袭性骨髓炎)自体下颌骨的测量数据,由钛材料制作出完整的下颌骨代替品;再通过手术将该替代品与自身骨和肌肉进行连接,完成下颌骨重建,该替代品能够完美匹配患儿自身颅颌面构造,手术取得了巨大成功。

随着材料学和生物技术的发展,目前已经出现很多具有生物相容性的人工材料,这些材料可在体内安全降解,同时能模拟人体组织本身的化学和生物特性,弥补了传统材料的诸多不足。以聚醚酮为例,其不仅具有生物相容性,并可在体内引导成骨细胞沉积,并与最终形成的正常骨细胞黏附整合为一体。目前Oxford Performance Materials公司已经获得授权,可以将该材料用于颅颌面骨替代品的打印制作。而生物活性材料的出现为3D打印原料提供了更好的选择,以生物活性物质作为植入物的主体支架,其内的孔隙为种植细胞的增殖和分化提供适宜的环境,再提取患儿自体骨髓或脂肪组织干细胞,将其植入打印的支架后,最终可培育形成新生骨。这种骨替代品具有良好的生物相容性,可与正常组织整合,同时使用寿命长、术后并发症少,是今后研究的方向。

美国华盛顿大学和维克森林再生研究所采用上述方法在动物体内进行3D打印物的植入试验,并对最终形成的"骨组织"进行评估检测,发现其与正常骨组织的密度相当,并可模拟正常骨组织的生物化学特性。3D生物打印骨替代品可精确复制原始模型,同时可与正常组织整合,能在保证使用寿命的前提下,更好地改善功能和外观。但该技术目前尚处于动物试验阶段,其在人体应用的安全性及适用范围尚待进一步研究确认。

二、耳和鼻再造

目前使用3D打印定制个性化耳鼻假体技术已较为成熟。经过摄影测量设备采集数据后,利用便携台式3D打印机,在短时间内便能完成高质量硅胶软性假体制作,与传统假体相比,3D打印使用的纳米复合材料,在耐用度及外观色泽等方面都拥有巨大的优势。在亚洲国家中,韩国已率先在软骨再生研究方向取得一定进展,其使用人工PCL材料构建植入物支架,其内填充成纤维细胞及软骨细胞,并将其植入在兔鼻背上,经过培育所得软骨组织,其细胞构成及性质与人体软骨组织基本相同。

而英国伦敦大学学院则采用更为轻质的人工材料作为支架,其内填充成软骨细胞后被埋植在患儿手臂皮下组织内,经过一段时间的生长,待软骨组织基本成形后,将其取出通过手术移植到患儿身上。目前在英国和印度等国家,该技术已经进入临床试验阶段,若结果理想,很多先天性耳鼻畸形如无耳畸形和小耳畸形患儿均能得到有效治疗。

三、乳房整形与重建

在乳房整形与重建中主要用于测量和假体制作,进行乳房重建前,首先精确测量双乳的各个美学指标,如位置、体积、乳房高度、乳头乳晕复合体的位置等,是保证术后乳房形态自然美观的必要前提。通过CT或MRI三维成像测量的结果较为准确,并可完成对双乳对称性的估测和调整。另外通过建立3D打印实物模型,可通过触摸反馈进行手术指导。

利用 3D 打印技术进行假体的制作,可通过密度分层堆积实现体积和形状的精确控制。密度分层堆积使基底更加稳固,同时保证假体内容物与胸壁的韧带分布相匹配,从而为假体提供向上的提拉力,保证乳房微微外倾、上挺的状态。美国德克萨斯大学与 TeVido 生物器材公司合作,使用 3D 打印机制作出乳房及乳头乳晕复合物假体,并成功用于乳腺癌术后乳房的重建,极大地降低了术后并发症的发生率,同时术后乳房外观自然美观,患者满意度高。目前澳大利亚昆士兰科技大学正全力研发一种生物可吸收性乳房支架。该支架以 MRI 三维重建数据为模板,经过 3D 打印制作后被置入乳房内,经过 2～3 年时间,乳房自身的脂肪组织再生并堆积在支架内,从而能实现乳房重建,而支架也将在这段时间里自行降解。新近出现的生物假体利用可吸收生物基质为支架,其内植入自体腹部脂肪细胞,可根据实际需求进行大小形状调整。同时假体内具有微脉管系统,可为脂肪细胞的存活提供氧气和营养物质,这也解决了传统脂肪移植术后脂肪细胞不易存活的难题。目前该理论还处于动物试验阶段,现阶段需要解决的主要问题是,如何使生物假体置入后乳房外观自然,同时保证内在结构稳固坚实,避免短时间内出现乳房下垂等情况。

四、皮肤打印

皮肤是烧伤、创伤等过程中最先损伤的器官,大面积皮肤缺损会导致体液丧失,进而引起低蛋白血症、水电解质紊乱,甚至出现严重感染等,而皮肤移植是解决这一问题的关键。由于自体/异体皮肤来源和应用受到限制,科学家们一直在寻找理想的皮肤替代物。目前应用较多的组织工程皮肤,由于缺乏表皮或者真皮成分的支持,移植后容易出现感染和瘢痕挛缩等并发症,并没有真正实现皮肤的重建,因此目前最佳的皮肤替代物依然是自体皮片。而 3D 打印皮肤的出现,给皮肤替代物的研究提供了新方向。通过 3D 扫描仪对皮肤的组织层次以及特定细胞的位置进行测量记录,并以此合成人工皮肤,可用于临时创面覆盖。英国利物浦大学和曼彻斯特大学正合力研发一种高分辨率扫描及摄像系统,该扫描仪可以更准确地收集诸如皮肤纹路、皮下血管、色素沉着等皮肤特征,从而更好地模拟患儿皮肤的颜色和质地。这些特征对面部皮肤移植显得尤为重要。在美国维克森林再生医学研究所的试验中,其使用喷墨打印机在患儿创面内进行细胞成分高速堆积,打印时两个阀门交替开放,一个喷出凝血酶,另一个喷出细胞、胶原蛋白和纤维蛋白原组成的混合物,直接在创面进行"皮肤打印",完成创面的修复。这种方式可促进细胞在创面内逐层有序沉积,同时保持完整细胞活性和功能。而加拿大多伦多大学研发出一种 3D 生物打印机,可以自主选择对各层次不同细胞的打印,通过使用患儿自体角质形成细胞和成纤维细胞,逐层堆积制作出水凝胶生物活性复合物,同时保证细胞的连续性和完整性,很好地还原了正常皮肤的表皮以及真皮结构。另有一款名为 Print-Alive3D 的生物打印机,可直接从墨阀中喷出水凝胶(凝胶由生物聚合物、角质形成细胞和成纤维细胞混合而成),并将其打印成类似于蜂窝形状的模型结构,以模仿真实皮肤的组织层次。3D 皮肤打印通常采用自体角质形成细胞及成纤维细胞成分,有研究从羊水中提取胚胎干细胞,并以此培育出完整的皮肤组织,这也为器官打印研究提供了方向。目前,3D 打印皮肤仍存在较多缺陷,其韧性及机械性能同正常在体皮肤仍有较大差距,也不具有毛囊、血管、汗腺等皮肤附属器官,同时缺乏黑色素细胞、朗格罕氏细胞等成分。因此,建立与正常皮肤结构和功能相近的人工皮肤,同时包含皮肤的附属器官,这是皮肤 3D 打印及生物组织工程下一步需要攻克的难题。

第七节　3D计算机技术在颌骨畸形诊治中的应用

颌骨形态呈左右对称，但单侧形态不规则，上附牙齿，外撑面下部，内含上气道。临床上矫正治疗时不仅要考虑骨块的对称性，还要对单侧骨形态、上下颌骨对应关系、牙齿、表面软组织、肌肉附着、上气道等方面进行考虑。对于婴幼儿，还要特别考虑到对发育的影响。因此，只有充分应用3D计算机技术，才有可能达到形态、功能、美学的统一。

临床上，对婴幼儿下颌骨进行整形在外科治疗中更为多见。以下主要讨论在下颌骨畸形整形中，3D计算机技术的应用。

一、3D计算机影像重建——下颌骨畸形的诊断

由于下颌骨外覆肌肉、筋膜、脂肪、皮肤，医生在做视诊主观判断的时候主要根据的是患儿面型。面型判断主要从两个维度：前后向、左右向，分别判断面型的侧面和正面。前后向即侧面，初步判断下颌骨前突畸形或是后缩畸形；左右向即正面，判断偏颌畸形（图1-12-7-1）。影像学诊断方面，常规头颅正侧位片或头影测量片正在被螺旋CT或者锥体束CT（CBCT）逐渐取代。特别是CBCT，以辐射小、拍摄速度快、软件应用丰富、价格低廉等特点，已开始在一二线城市口腔科普及。

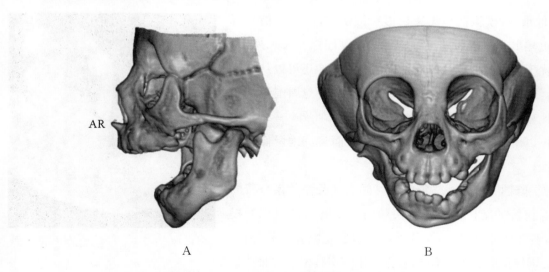

图1-12-7-1　偏颌畸形的CT　A. 侧位；B. 正位

1. 3D计算机影像学的特点　人体结构非常复杂，医学影像信息必须经过处理，才能为临床医生所用。模拟信号的图像处理是通过改变患儿拍摄体位、多角度拍摄、断层拍摄、造影等技术获取临床关注的主要信息。对于颌面部复杂的骨结构、软组织，模拟信号图像不能获得理想的清晰信号，干扰信息较多。计算机影

像诊断首先是将人体组织影像数字化,根据临床诊断不同方面的需求和侧重点,对数字信息进行进一步处理,实现图像的重建和拼接,突出诊断要素,方便医生诊断。这样,无须患儿拗造型,也不用多次拍摄,大大缩短了总体拍摄时间,简化了拍摄过程。所获得的数字信息还可以根据不同用途反复用不同方法处理。计算机处理的影像有如下特点:

(1) 断层图像清晰:和模拟信号 X 线光片相比,数字化的 CT 图像更为清晰。一方面因为模拟信号断层片单纯依靠信号源的运动实现,缺乏后期处理能力。另一方面,数字设备的技术进展较快,例如:较新型的 CT 采用非晶硅平板探测器(图 1-12-7-2A),较以往的增感屏或 CCD 增感器(图 1-12-7-2B),清晰度明显提高。

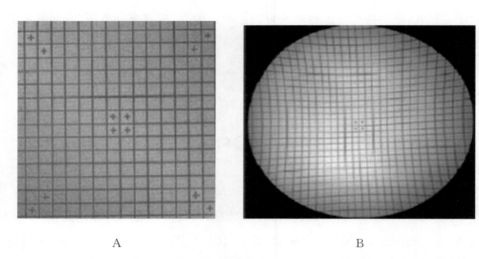

A   B

图 1-12-7-2   CT 探测感应器   A. 非晶硅平板探测器;B. CCD 增感器

(2) 3D 图像重建:模拟信号无法拍摄三维图像,但数字信号可以通过计算机重建出不同组织的三维图像。三维图像在展示外形、空间关系方面优于二维图像。计算机生成的三维图像还可以从任意角度反复观看,使医生对骨的形态、牙齿的位置、病灶与周围组织的关系等都能有比较直观的理解(图 1-12-7-3)。此外,三维重建的数字信息还可以用作三维打印的数据来源,从而将三维影像转换为三维实物模型。

(3) 3D 断层重建拼接:X 线头影测量是颌面部骨骼关系分析的重要技术手段。传统的定位侧位片是头颅两侧所有软硬组织的投影,重叠组织影不仅有骨组织,也有软组织。口腔正畸和正颌外科、整形外科所需的影像重点也有所不同,直接采用暗房技术也很难调整

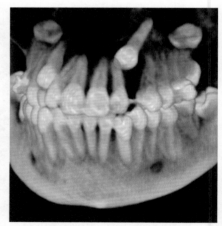

图 1-12-7-3   直观的牙骨形态

影像兼顾所有重点(图 1-12-7-4A)。下图中将不同层面的断层图像(颏部、牙列、下颌骨升支)拼接在同一层面,虽然不是真实状态,却更符合临床诊断需要(图 1-12-7-4B)。

(4) 3D 空间测量:计算机数字图像不仅可以做定性判断,更重要的是可以提供二维、三维的定量测量。例如,判断重要解剖结构位置,判断缺牙部位与邻牙、对颌牙关系,提供手术导板的精确定位,牙列重排、牵引模

拟,手术模拟和面形预测,判断埋伏牙与神经管、邻牙、牙胚关系,气道形态及容积分析,肿瘤形态及容积分析(图1-12-7-5)。

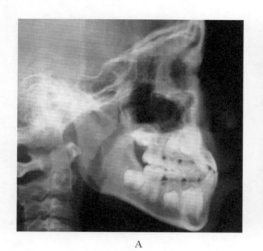 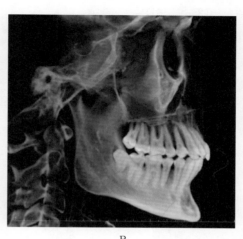

A

B

图1-12-7-4　3D断层重建拼接　A. 一般CT影像;B. 断层拼接图像

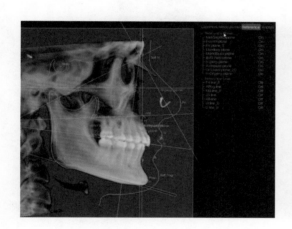 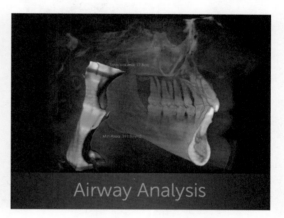

图1-12-7-5　3D空间测量

2. 下颌骨畸形的形态分类　下颌骨畸形,特别是先天的颌骨畸形,可以根据外形进行分类,并且依据不同临床治疗需求,又可分别从二维和三维的角度做不同分类。

(1)二维分类:皮罗序列征的下颌畸形,主要症状是下颌骨发育不良。临床治疗目的是改善下颌骨矢状面的发育不足。下颌骨冠状面的对称性、水平面的拱形弧度相对矢状面突度而言,对患儿影响相对较小。从矢状面对下颌骨可作如下分类:

Ⅰ型:下颌体部过短,升支基本正常,下颌骨升支长轴与体部长轴的夹角基本正常。下颌骨升支与体部的比例较大,前牙区超颌明显。是临床最多见的一型,约占下颌骨畸形病例的27%(图1-12-7-6A)。

Ⅱ型:下颌骨升支与体部均发育不良,但下颌骨升支与体部的比例可能正常,下颌骨升支长轴与体部长轴的夹角也基本正常。由于升支过短,可能存在开口受限或前牙区开颌。此型约占24%(图1-12-7-6B)。

Ⅲ型:下颌骨升支过短,体部基本正常,下颌骨升支长轴与体部长轴的夹角正常或偏大。下颌骨升支与体部的比例较小,可存在开口受限。此型约占17%(图1-12-7-6C)。

Ⅳ型:无论下颌骨升支、体部是否正常,或下颌骨升支与体部的比例是否正常,下颌骨升支长轴与体部长轴的夹角偏大,少数病例接近180°,常伴有下颌角异常突出,形成反曲下颌骨。可存在前牙区开颌。此型约占13%(图1-12-7-6D)。

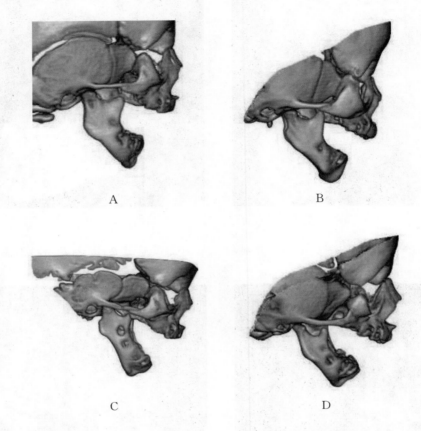

图1-12-7-6　皮罗序列征的二维分类
A. Ⅰ型;B. Ⅱ型;C. Ⅲ型;D. Ⅳ型

Ⅴ型:下颌骨因水平面或冠状面的异常而不宜归入上述4型者,约占19%。

半侧颜面短小:半侧颜面短小畸形的下颌骨表现,主要为一侧下颌骨发育不良,严重者可以包括但不限于同侧上颌骨、颧骨、颞骨及外耳、中耳发育不良。尽管半侧颜面短小存在左右不对称的情况,但分类一般无须考虑左右侧,仍按照下颌骨矢状面的表现进行分类。与皮罗序列征不同,半侧颜面短小的下颌骨发育不良主要为升支和关节部分,分类也是按照这一区域畸形的严重程度进行分类(图1-12-7-7)。

M0:正常下颌骨。

M1:患侧下颌骨升支、体部及髁状突形态基本正常或较健侧稍短小,功能正常,可合并面部轻微软组织畸形,如患侧面部瘘管,患侧副耳等。

M2a:患侧下颌骨升支、体部及/或髁状突形态较健侧明显短小,但各解剖结构存在,能维持对称的下颌运动,可合并轻至中度面部软组织畸形,如患侧面横裂等。

M2b:患侧下颌骨升支、体部及/或髁状突形态与健侧相比明显变异,各解剖结构不完整或消失,无法维持正常的下颌运动,合并中至重度面部软组织畸形,如患侧严重面横裂、患侧外耳道闭锁、小耳畸形等。

M3:患侧下颌骨升支、体部及髁状突缺如,合并患侧颅颌面软硬组织严重畸形。

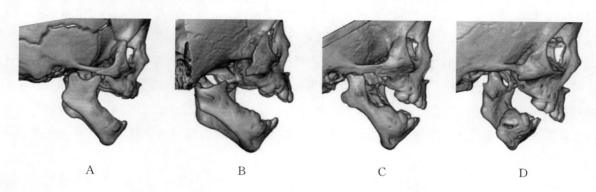

A   B   C   D

图 1 - 12 - 7 - 7　半侧颜面短小的分类
A. 是 M1 型;B. M2a;C. M2b;D. M3 型

(2)三维分类:下颌骨畸形中最常见的是对称性异常。如半侧颜面短小就是以下颌骨对称性异常为重要表现的。但也有双侧均为畸形的下颌骨,如皮罗序列征的下颌骨。在考虑如何评估下颌骨畸形时,我们首先放弃了考察下颌骨对称性。通常我们会认为有些畸形下颌骨具有一个"患侧",一个"健侧"。考虑到下颌骨是双侧联动的,不论畸形下颌骨的"健侧"看起来多么正常,只要一侧出现畸形,必然影响到另一侧。因此,不存在完全意义上的健侧(图 1 - 12 - 7 - 8)。于是我们又放弃了"健侧"的概念。最终,我们选择按空间三个维度考察下颌骨畸形的表现。

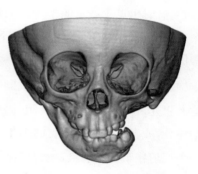

图 1 - 12 - 7 - 8　三维分类

Ⅰ型表现:下颌骨两侧在矢状方向出现畸形。如半侧颜面短小,在矢状方向上,一侧下颌升支明显不同于另一侧,且知道其中一侧是"健侧"。但这个"健侧"会向患侧偏斜,并不在正常位置上。对于那些健侧不明显或没有健侧的疾病,如皮罗序列征,尽管没有健侧,但两侧畸形程度仍可以有区别。

Ⅱ型表现:下颌骨两侧在冠状面出现畸形。在下颌骨体部多表现为体部高度、厚度异常/不对称;在下颌升支可表现为两侧升支平面与矢状面夹角异常/不对称或升支高度异常/不对称;此外还包括下颌平面不与水平面平行、两侧颞下颌关节连线不与水平面平行;当然也存在同时具有前面几种表现中两种或两种以上表现的。

Ⅲ型表现:下颌骨两侧在水平面出现畸形。下颌骨两侧体部长轴与矢状面夹角异常/不对称或下颌弓拱形弧度异常/不对称;下颌骨体部长度异常/不对称;兼有前述表现的。

根据上述三个方面的表现,我们把下颌骨畸形分为三类:① 具有上述一种类型表现的;② 具有上述任意两种类型表现的;③ 具有上述所有三种类型表现的。

3. 上下颌关系(𬌗、关节)

(1)前牙开𬌗:上下牙弓及颌骨垂直方向上发育异常,上下颌牙在正中𬌗位及下颌功能运动时无𬌗接触。

(2)前牙超𬌗:前牙深覆盖是指自上前牙切端至下前牙唇面的最大水平距离超过 3 mm 者。对于无牙颌尚无明精确定义。

（3）前牙反颌：上下牙弓近远中关系异常，可表现为下颌前突，近中错咬颌及前牙反咬颌。

（4）后牙开颌：多为一侧上下牙弓及颌骨垂直方向上发育异常，致使一侧上下颌后牙在正中颌位及下颌功能运动时无颌接触。

（5）后牙锁颌：根据上下后牙的颊舌位置关系，锁颌在临床上可分为正锁颌和反锁颌。正锁颌是指上颌后牙舌尖的舌斜面位于下颌后牙颊尖的颊斜面的颊侧，颌面无咬颌接触，临床较为多见；反锁颌是指上后牙颊尖的颊斜面位于下后牙舌尖舌斜面的舌侧，颌面多无咬颌接触，临床上较少见。

（6）偏颌：偏颌畸形是指上下颌侧方关系不调，牙中线不一致，颏部偏斜为主要临床特征的一类复杂畸形，是颌骨畸形中极为常见的一类。

4. 气道　这里所讨论的气道指上气道。不排除少数患儿同时具有下气道的疾患，但暂不将其列入讨论范围。

（1）气道狭窄与梗阻：上气道狭窄与梗阻多见于皮罗序列征、喉软化，有时也见于严重的半侧颜面短小。上气道的狭窄多发生于三个部位：口咽、会厌和声门。第一个气道狭窄位于口咽部，多见于皮罗序列征，是舌体后坠，贴近咽后壁形成的，在仰卧位会加剧。临床上根据这个特点，通过改变体位侧卧来减轻气道梗阻的程度。但重症的患儿可能存在完全的梗阻，需要人工开放气道。对于伴发腭裂的患儿，或者舌体发育不良的患儿，有时这个狭窄反而相对较轻。第二个气道狭窄位于会厌，大约在舌骨水平。由于下颌骨后缩，舌骨位置也后移；或者由于喉部软骨发育不良，造成气道塌陷，在此处形成狭窄。皮罗序列征和喉软化都可在此处存在狭窄。第三个狭窄位于声门，一般见于喉软化。这三处狭窄形成的气道梗阻主要是吸气性梗阻，在呼气时一般没有梗阻（图1-12-7-9）。

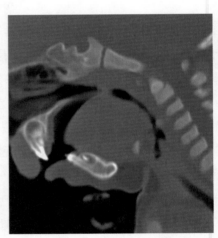

图1-12-7-9　图示三处狭窄的情况

（2）吸气相与呼气相：设备不同，CT拍摄的时间从几秒到几十秒不等，而一次呼吸动作只有约不到3秒。特别是婴幼儿，呼吸频率快而又无法主动控制呼吸动作，有一定概率拍摄到患儿呼气的过程，即呼气相。上面所讨论的气道梗阻都是吸气性的梗阻，呼气时气道是开放的，并且由于呼气的气压，气道较静止时更为开放。呼气相的图像可能引起临床医生误判气道没有狭窄。呼气相的存在使术前术后气道评估存在一定的系统误差。

二、计算机 3D 打印——下颌骨整形手术的设计与实施

计算机 3D 图像使患儿信息以二维透视的方式形成三维视觉感受，并没有在真实空间的三维呈现。而医生并不能单纯通过视觉估算完成手术设计。计算机 3D 打印技术的出现解决了这个问题。3D 打印是快速成型技术的一种，它是一种以数字模型文件为基础，运用粉末状金属或树脂等可黏合、融合材料，通过逐层打印的方式来构造物体的技术。设计软件和打印机之间协作的标准文件格式是 STL 文件格式。通常 CT 不直接输出 STL 文件，需要进行格式转换。3D 打印通常是采用数字材料打印机来实现的。3D 打印对颌骨

畸形手术个体化、精准化设计和实施有着重要作用。

1. 3D打印下颌骨手术设计与模型外科

（1）3D模型打印范围：为了准确的手术设计，3D打印的模型应该至少包括如下范围：全部下颌骨，向上至少包括眶下缘（眶下缘有畸形者应包括眶上缘），向后至少应包括外耳道（无外耳道者应至少包括乳突）。

（2）打印材质：常见的打印材质有以下几种：

1）ABS材料是（fused deposition modeling FDM，熔融沉积造型）快速成型工艺常用的热塑性工程塑料，具有强度高、韧性好、耐冲击等优点，正常变形温度超过90℃，可进行机械加工（钻孔、攻螺纹）、喷漆及电镀。

2）PC材料高强度、耐高温、抗冲击、抗弯曲，可以作为最终零部件使用。PC材料的颜色比较单一，只有白色，但其强度比ABS材料高出60%左右。

3）尼龙玻纤是一种白色的粉末，与普通塑料相比，其拉伸强度、弯曲强度有所增强，热变形温度以及材料的模量有所提高，材料的收缩率减小，但表面较粗糙，冲击强度降低。

4）PC-ABS材料是一种应用最广泛的热塑性工程塑料。PC-ABS具备了ABS的韧性和PC材料的高强度及耐热性，使用该材料配合FORTUS设备制作的样件强度比传统的FDM系统制作的部件强度高出60%左右。

5）Polycarbonate-iso（PC-ISO）材料是一种通过医学卫生认证的白色热塑性材料，具有很高的强度，广泛应用于药品及医疗器械行业，用于手术模拟、颅骨修复、牙科等专业领域。

6）POLYSULFONE（PSU）类材料是一种琥珀色的材料，热变形温度为189℃，是所有热塑性材料里面强度最高，耐热性最好，抗腐蚀性最优的材料。

7）光敏树脂即ultraviolet rays（UV）树脂，由聚合物单体与预聚体组成，其中加有光（紫外光）引发剂（或称为光敏剂）。在一定波长的紫外光（250～300 nm）照射下能立刻引起聚合反应完成固化。光敏树脂一般为液态，可用于制作高强度、耐高温、防水材料。常见的光敏树脂有somos NEXT材料、树脂somos11122材料、somos19120材料和环氧树脂。

8）其中somos NEXT材料为白色材质，类PC新材料，韧性非常好，基本可达到（selective laser sintering SLS，选择性激光烧结）制作的尼龙材料性能，而精度和表面质量更佳。somos NEXT材料制作的部件拥有目前最优的刚性和韧性，同时保持了光固化立体造型材料做工精致、尺寸精确和外观漂亮的优点。

上述打印材质并不都适合颌骨3D打印，合适的颌骨模型打印材质应具备：较好的精密度，打印表面细致；适当的强度、韧性，不易破碎，易于机械加工；不易变形；无毒；廉价；有包括透明在内的多种颜色选择。

（3）3D颌骨模型的设计流程：

1）恢复正常的牙颌关系和颞下颌关节位置。不论患儿是否有牙齿萌出，都应当考虑恢复患儿的正常牙颌关系和颞下颌关节位置。对于颞下颌关节异常的患儿，恢复牙颌关系更加重要（图1-12-7-10）。

2）模型截骨线的选择。根据前文所述下颌骨畸形分类，模型截骨线一般选择下颌角附近，由后下向前上走行。截骨线应尽量避开牙胚，远离髁状突颈部（图1-12-7-11）。对于下颌骨升支和体部长轴夹角过大的病例，应考虑圆弧形截骨线。

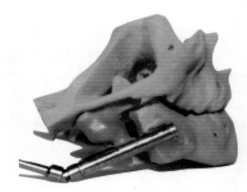

图 1-12-7-10　3D 模型

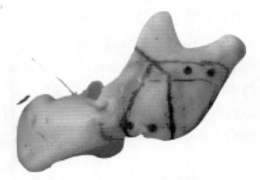

图 1-12-7-11　下颌截骨线设计

3) 按截骨线截断模型下颌骨后,再一次确定牙颌关系和颞下颌关节位置。由此确定下颌骨移动路径,即颌骨牵张器牵引部的安放位置。记录该位置及移动路径方向。

4) 完成上述记录后,将下颌骨拼回术前状态,再放置事先 3D 打印好的原始手术导板,将下颌骨牵张器安放位置转移到原始手术导板,完成手术导板制作,备术中使用。

(4) 3D 颌骨模型设计的一般原则　① 设计有效牵张距离、准确的牵张角度;② 恢复正常的牙颌关系、颞下颌关节位置;③ 保护髁状突颈部、牙胚等组织、器官;④ 充分考虑模型和真实颌骨的机械力学差异。

2. 3D 打印手术导板的应用　颌骨 3D 打印模型设计与模型外科完成后所获得的数据,如何在术中准确地转移到患儿自身的真实颌骨上,这需要应用 3D 打印外科手术导板。与颌骨不同的是,手术导板没有原始数据,要在颌骨数字化 3D 模型的基础上进行计算机设计。

(1) 3D 打印手术导板的设计:3D 打印手术导板要考虑导板位置、大小、厚度,尽可能不因为放置手术导板而扩大术野。应平衡术野显露与导板定位的关系。一般而言,导板放置在骨面具有明显标志的地方,导板面积制作较大,则定位比较稳固,反之则容易移位。导板的厚度与定位关系不大,但过薄的树脂导板可能在使用过程中断裂。较厚的手术导板有助于确定钻孔角度,这在牙种植外科中应用广泛。不过,考虑到真实下颌骨与 3D 打印材料机械性能毕竟不同,术中有可能对钻孔角度稍加调整,事先确定钻孔角度意义不大。导板设计软件多数使用 mimics 软件,可以直接生成 STL 文件用以打印(图 1-12-7-12)。

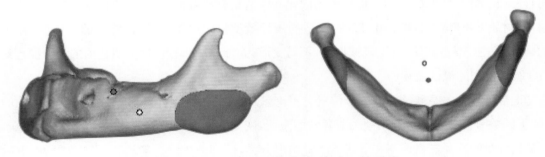

图 1-12-7-12　3D 打印前的三维图像

(2) 3D 打印手术导板的材质:导板的打印材质可以和模型的打印材质相同,也可以不同。不论同与不同,都要具有无毒、可高温高压消毒、不易变形、损坏、易机械加工、不宜残留碎屑等特点。

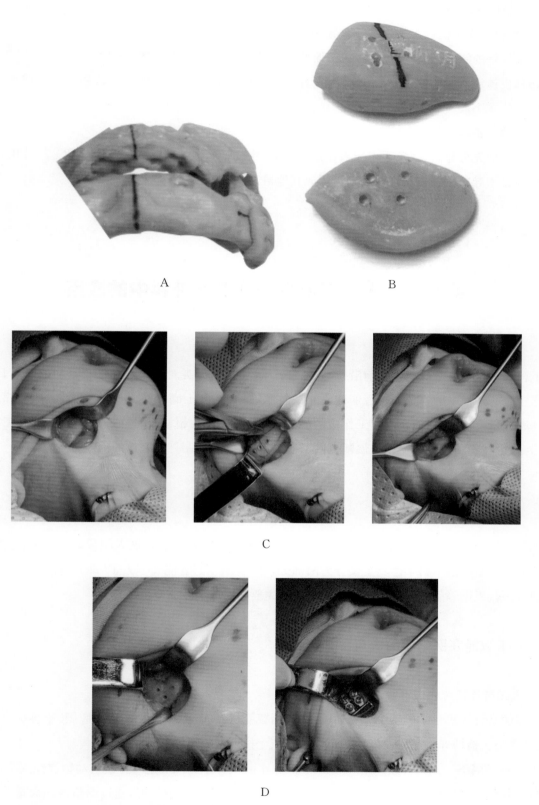

图1-12-7-13　3D打印手术导板的实例

A. 手术导板放在模型上；B. 手术导板；C. 把导板放在患儿下颌骨上；D. 安装延长器的情况

（3）3D打印手术导板的使用流程（图1-12-7-13）：

1）设计、打印无定位标志的原始手术导板。

2）将设计好的颌骨模型拼回原位，再把原始手术导板放置在模型上（图1-12-7-13A）。

3）转移设计定位标志，一般是固位钉孔，有时也可标志截骨线。原始导板转移标志后成为手术导板（图1-12-7-13B）。

4）灭菌消毒备术中使用。

5）术区骨面充分显露，放置手术导板在预定位置，并按照标志在骨面钻孔（图1-12-7-13C）。

6）取下手术导板，截骨，常规安放牵张器或其他植入器材（图1-12-7-13D）。

（陈亦阳）

第八节　人工智能在小儿整形外科中的应用

人工智能是现今科学探究中的前沿技术，随着社会的进步，人类对于医疗和健康方面的需求日趋旺盛，在对医疗领域的开发中融入了人工智能这一相关技术，一定程度上满足了人们的需求，也使医疗工作更加便捷地开展。目前，人工智能在医疗工作中的应用包括X光片、B超检查、核磁共振检查等，人工智能技术的应用，为医生在诊断过程中的精准诊断提供了依据，从而为患儿制订更有效的治疗方案。

一、人工智能的概念

人工智能（artificial intelligence，AI）是研究、开发用于模拟、延伸和扩展人的智能的理论、方法、技术及应用系统的一门新的技术科学。其定义分为两部分，即"人工"和"智能"。"人工"即人为制造，"智能"，涉及诸如意识、自我、思维等问题。因此人工智能的研究主要是对人的智能本身的研究。

二、人工智能在医学中的应用

（一）人工智能研究领域

人工智能是计算机科学的一个分支，其研究包括智能机器人、虚拟现实技术与应用、系统仿真技术与应用、智能计算与机器博弈、计算机神经网络、建筑智能化技术与应用等诸多领域。

1. 人工神经网络　人工神经网络（artificial neural networks ANN）是一种模仿动物神经网络行为特征，进行分布式并行信息处理的算法数学模型。这种网络依靠系统的复杂程度，通过调整内部大量节点之间相互连接的关系，从而达到处理信息的目的，并具有自学习和自适应的能力。

2. 专家系统　专家系统是一个具有智能特点的计算机程序，其智能化主要表现为能够在特定的领域内模仿人类专家思维来求解复杂问题。因此,专家系统必须包含领域专家的大量知识,拥有类似人类专家思维的推理能力,并能用这些知识来解决实际问题。如在医疗中,一个医学专家系统就能够像医生一样起到模拟医疗诊断的作用,是医生的得力帮手。

(二)具体应用分析

1. 基于人工神经网络技术的专家系统 通过收集大量的信息样本,并且引入恰当的算法进行自主提升,系统通过模拟人脑神经网络在系统内部建立神经元的连接权值,具有人类思维、处理、学习、推理等能力。如图 1-12-5-1 是基于人工神经网络技术的专家系统可选择多种算法相结合,运用多种技术建立不同侧重点,特别是 ANN 的自我适应、强大的处理分析和学习能力,应用在医学上取得了很大的成功。

2. 专家系统推理机的设计 在设计过程中需要预先设定相关函数值。以疾病推理机的设计为例,首先,要代入现有的医学病例,即对患儿的各项生命体征的数据进行输入,将输入信息存放在临时信息表中,此时在推理机的推理系统中可以得到一系列的相关信息,这些信息即反映了患病原因。根据推理机的设计思想,在进行系统推理中,根据推理规则将条件录入,进而顺着规则进行推导。在得出推理结论之后要对结论进行审核,利用反向推理的方式核实结果的准确性。

3. 医学影像诊断中的应用 现代医学技术中影像技术占据了重要的部分,尤其是一些成像设备比如核磁共振、CT、超声等。人工智能应用主要在一些特定的成像技术,比如针对 X 线研究、对 CT 成像的分析、对血液疾病影像的判断,还有超声波影像的应用研究等,这些方面结合人工智能已经得到了很大的进步和发展。系统通过人工智能技术对数据库和往期病例,采用两个阶段进行,分别是图像识别和深度学习。在阶段一进行影像对比过程中,首先进行影像的细加工,再进行影像提取和判断。而在阶段二的深度学习过程中,由阶段一提取的多项数据都存储进患儿病例库和其他医疗数据库中,这样的数据库可以包含数百万的临床病例案例,为深度学习过程提供判断依据。通过一定的技术原理建设分析,进行诊疗,可以产生一系列的诊断效果,从而使人工智能影像检测具有精准的特点。

三、机器人在整形外科中的应用

近年来,人工智能技术和机器人工程技术的快速发展,使得医疗机器人技术得到了长足的进步,同时伴随精确化、标准化、数字化诊疗理念的不断成熟,促使越来越多的具有不同功能的机器人在整形外科领域得到应用,并取得显著成绩。Selber 等使用 Da Vinci 手术机器人进行了 5 例肿瘤术后口咽缺损重建手术,并于术中完成了微血管吻合,结果均恢复良好,未出现并发症,手术为经口腔入路,避免了下颌骨劈开或咽侧切开,同时 Da Vinci 手术机器人可有效过滤术者手部的震颤,提高了手术精细度。之后在乳房重建和颌骨手术中都有医生使用 Da Vinci 手术机器人进行。

四、人工智能在小儿整形外科中的应用前景

人工智能技术和机器人工程技术的快速发展,使得医疗机器人技术得到了长足的进步,对小儿整形外科也不例外。将来各种手术均可用机器人来参与,手术会做到越来越精准。专家系统的人工智能开发会提

高各种疾病诊断的精准度以及可以在下级医院使用,使各种疾病能够达到及时的诊断治疗。

(沈宇禾)

参考文献

[1] 张晓媛.裸眼立体显示技术的研究.天津理工大学硕士学位论文.

[2] 孝晶,雷曼平,黄耀熊,等.计算机手术模拟系统中的快速三维骨组织分割[J].第四军医大学学报,2001,22(18):1667-1670.

[3] Computer Graphics Laboratory,Institute of Scientific Computing.ETH Zurich Methods for Physics Based Facial Surgery Prediction[Z]. Diss ETH No 13912,2001.

[4] 耿国华,李小群,周明.全交互式空间三维距离测量[J].西北大学学报(自然科学版),2000,30(4):245-261.

[5] 刘力强,周明全,耿国华.一种平行透视下的三维拾取方法[J].西北大学学报(自然科学版),2002,32(1):39-42.

[6] Cohen A,Laviv A,Berman P,et al. Mandibular reconstruction using stereolithographic 3-dimensional printing modeling technology[J]. Oral Surg Oral Med Oral Pathol Oral Radiol Endod,2009,108(5):661-666.

[7] Stoker NG,Mankovith NJ,Valentino D. Stereolithographic models for surgical planning:preliminary report[J]. J Oral Maxillofac Surg,1992,50(5):466-471.

[8] Brydone AS,Meek D,Maclaine S. Bone grafting,orthopaedic biomaterials,and the clinical need for bone engineering[J]. Proc Inst Mech Eng H. 2010,224:1329-1343.

[9] 孙坚,沈毅,李军,等.腓骨肌(皮)瓣平行折叠结合人工关节重建下颌骨缺损[J].中国口腔颌面外科杂志,2007,5(4):48-51.

[10] Nickels L. World's first patient-specific jaw implant. Metal Powder Rep. 2012,67:12-14.

[11] Lam CXF,Hutmacher DW,Schantz JT,et al. Evaluation of polycaprolactone scaffold degradation for 6 months in vitro and in vivo. J Biomed Mater Res A.2009,90A:906-919.

[12] Woodruff MA,Hutmacher DW. The return of a forgotten polymer—polycaprolactone in the 21st century. Prog Polym Sci. 2010,35:1217-1256.

[13] Son J,Kim G. Three-dimensional plotter technology for fabricating polymeric scaffolds with micro-grooved surfaces. J Biomater Sci Polym Ed.2009,14:2089-2101.

[14] Petrochenko PE,Torgersen J,Gruber P,et al. Laser 3D printing with submicroscale resolution of porous elastomeric scaffolds for supporting human bone stem cells. Adv Healthc Mater. 2015,4:739-747.

[15] Pati F,Song TH,Rijal G,et al. Ornamenting 3D printed scaffolds with cell-laid extracellular matrix for bone tissue regeneration. Biomaterials. 2015,37:230-241.

［16］Castilho M，Moseke C，Ewald A，et al. Direct 3D powder printing of biphasic calcium phosphate scaffolds for substitution of complex bone defects. Biofabrication.2014,6：015006.

［17］Tarafder S, Bose S. Polycaprolactone-coated 3D printed tricalcium phosphate scaffolds for bone tissue engineering：in vitro alendronate release behavior and local delivery effect on in vivo osteogenesis. ACS Appl Mater Interfaces.2014,6：9955－9965.

［18］Bose S，Vahabzadeh S, Bandyopadhyay A. Bone tissue engineering using 3D printing. Mater Today. 2013,16：496－504.

［19］Fielding G，Bose S. SiO$_2$ and ZnO dopants in three-dimensionally printed tricalcium phosphate bone tissue engineering scaffolds enhance osteogenesisand angiogenesis in vivo. Acta Biomater.2013,9：9137－9148.

［20］Tarafder S，Davies NM，Bandyopadhyay A，et al. 3D printed tricalcium phosphatebone tissue engineering scaffolds：effect of SrO and MgO doping on in vivo osteogenesisin a rat distal femoral defect model. Biomater Sci.2013,1：1250－1259.

［21］De Coppi P, Bartsch G, Siddiqui MM, et al. Isolation of amniotic stem cell lines with potential for therapy. Nat Biotechnol.2007,25：100－106.

［22］Erickson B, Chao D, Grace L，et al. Rapid and cost-effective orbital prosthesis fabrication via automated non-contact facial topography mapping and 3－D printing. Am Soc Opththalmic Plast Reconstruct Surg.2014.

［23］He Y，Xue GH, Fu JZ. Fabrication of low cost soft tissue prostheses with the desktop 3D printer. Sci Rep.2014,4：6973.

［24］Reiffel AJ, Kafka C, Hernandez KA，et al. High-fidelity tissue engineering of patient-specific auricles for reconstruction of pediatric microtia and other auricular deformities. PLoS One. 2013, 8：e56506.

［25］Markstedt K，Mantas A，Tournier I,et al. 3D Bioprinting human chondrocytes with nanocellulose-alginate bioink for cartilage tissue engineering applications. Biomacromolecules. 2015,16：1489－1496.

［26］Xu T, Binder KW，Albanna MZ，et al. Hybrid printing of mechanically and biologically improved constructs for cartilage tissue engineering applications. Biofabrication.2012,5：015001.

［27］Visser J，Melchels FP，Jeon JE，et al. Reinforcement of hydrogels using threedimensionally printed microfibres.Nat Commun.2015,6：6933.

［28］Kim YS，Shin YS, Park do Y，et al. The application of three-dimensional printing in animal model of augmentation rhinoplasty. Ann Biomed Eng. 2015,43：2153－2162.

［29］Lee CH，Rodeo SA，Fortier LA，et al. Protein-releasing polymeric scaffolds induce fibrochondrocytic differentiation of endogenous cells for knee meniscus regeneration in sheep. Sci Transl Med.2014,6：177－266.

［30］Rimann M, Graf-Hausner U.Synthetic 3D multicellular systems for drug development. Curr Opin

Biotechnol.2012,23: 803 - 809.

[31] Lee W,Debasitis JC,Lee VK,et al. Multi-layered culture of human skin fibroblasts and keratinocytes through three-dimensional freeform fabrication. Biomaterials. 2009,30: 1587 - 1595.

[32] Rimann M, Bleisch M, Kuster M, et al. Organomimetic skin model production based on novel bioprinting technology. CTI Medtech Event. 2011.

[33] Keriquel V, Guillemot F, Arnault I, et al. In vivo bioprinting for computerand robotic-assisted medical intervention: preliminary study in mice. Biofabrication.2010; 2: 014101.

[34] Lee V,Singh G,Trasatti JP,et al. Design and fabrication of human skin by three-dimensional bioprinting. Tissue Eng Part C Methods.2014,20(6): 473 - 484.

[35] Cheng X,Yoo JJ, Hale RG. Biomask for skin regeneration.Regen Med.2014,9:245 - 248.

[36] Jemal A, Bray F, Center MM, et al. Global cancer statistics [J]. CA Cancer J Clin. 2011, 61(2): 69 - 90.

[37] Youl PH, Baade PD, Aitken JF, et al. A multilevel investigation of inequalities in clinical and psychosocial outcomes for women after breast cancer. BMC Cancer.2011,11: 415.

[38] Chae MP, Hunter-Smith DJ, Spychal RT, et al. 3D volumetric analysis for planning breast reconstructive surgery. Breast Cancer Res Treat.2014,146: 457 - 460.

[39] Henseler H, Smith J, Bowman A,et al. Subjective versus objective assessment of breast reconstruction. J Plast Reconstr Aesthet Surg.2013,66: 634 - 639.

[40] Xi W,Perdanasari AT, Ong Y,et al. Objective breast volume, shape and surface area assessment: a systematic review of breast measurement methods. Aesthetic Plast Surg. 2014,38: 1116 - 1130.

[41] Pacifico MD, See MS, Cavale N, et al. Preoperative planning for DIEP breast reconstruction: early experience of the use of computerised tomography angiography with VoNavix 3D software for perforator navigation. J Plast Reconstr Aesthet Surg. 2009,62: 1464 - 1469.

[42] De Luca-Pytell D, Piazza R, Holding J, et al. The incidence of tuberous breast deformity in asymmetric and symmetric mammaplasty patients. 2005,116(7):1894 - 1899; discussion 1900 - 1901.

[43] Rohrich RJ, Hartley W, Brown S. Incidence of breast and chest wall asymmetry in breast augmentation: a retrospective analysis of 100 patients. Plast Reconstr Surg. 2006,118: (7 suppl): 7S - 13S.

[44] Khan UD. Breast and chest asymmetries: classification and relative distribution of common asymmetries in patients requesting augmentation mammoplasty. Eur J Plast Surg. 2010,34: 375 - 385.

[45] Grewal NS, Fisher J. Why do patients seek revisionary breast surgery? Aesthet Surg J. 2013,33: 237 -244.

[46] Rengier F, Mehndiratta A. 3D printing based on imaging data: reviewof medical applications. Int J Comput Assist Radiol Surg. 2010,5: 335 - 341.

[47] Evans KK, Rasko Y, Lenert J, et al. The use of calciumhydroxylapatite for nipple projection after failed nipple-areolar reconstruction. Ann Plast Surg. 2005,55:25 - 29.

［48］Yanez M，Rincon J，Cortez P，et al. Printable cellular scaffold using self-crosslinking agents. J Imaging Sci Technol. 2012,56:1－5.

［49］Bita N. Absolutely bio-fabulous：'bioprinting' to regrow damaged body parts. Australian，2014.

［50］Sandi Findlay. Application of artificial intelligence in medicine ［J］. Medical Technology & Application 2014,6(1):63－67.

［51］王弈,李传福.人工智能方法在医学图像处理中的研究新进展［J］.中国医学物理学杂志,2013,(03):4138－4143.

激光与半导体、核能、计算机一样,是 20 世纪人类科技进步的成果之一,激光医学是由此派生出的一门新兴的边缘学科。1960 年 9 月,世界上第一台医用激光器在美国诞生。从此以后,激光生物学作用机制的研究与激光医疗设备的开发突飞猛进,带动了激光临床应用范围的迅速拓展,尤其在整形美容领域内,一些以往在治疗上缺乏良策的疾病终于有了新的解决之道。比如,葡萄酒色斑、毛细血管扩张等浅表血管性疾病的治疗,太田痣、咖啡牛奶斑等先天性色素增多类疾病的治疗,以及人工文身或浅表的外伤性文身的消除等,激光都是这些疾病的首选治疗方法。激光的最初中文名叫作"镭射"、"莱塞",是它的英文名称 LASER 的音译,取自英文 light amplification by stimulated emission of radiation 的各单词的头一个字母组成的缩写词,意思是"受激辐射的光放大"。激光的英文全名已完全表达了制造激光的主要过程。1964 年我国著名科学家钱学森建议将"光受激发射"改称"激光"。激光是人类的又一重大发明,被称为"最快的刀""最准的尺""最亮的光"和"奇异的激光"。激光作为整复外科的一种不可忽视的新的治疗手段,已经为一些棘手问题的解决提供了良好的方向,为整复外科提供了一个新的发展点。随着激光技术的发展与普及,其已经纳入整形外科的常规治疗范畴。因此,整复外科医生需要掌握更多的相关知识,并结合传统的手术治疗,才能为患儿选择更合理、更全面的治疗方案。

第一节　激光的基本原理

一、激光产生的原理

一个诱发光子可以使处在上能级上的发光粒子产生一个与该光子状态完全相同的光子,这两个光子又可以诱发其他发光粒子,产生更多状态相同的光子。因此,在一个入射光的作用下,可以引起大量发光粒子产生受激辐射,并产生大量运动状态相同的光子。这种现象称为受激辐射光放大,这便是激光放大的基本原理。即使没有入射光,只要发光物质中有一个频率合适的光子存在,便可像连锁反应一样,迅速产生大量相同光子态的光子,形成激光,类似于核裂变一样的道理。

二、激光的基本特性

激光和普通光源(如太阳、白炽灯等)所发出的光在本质上没有什么区别,但是激光具有普通光源望尘莫及的特性。普通光是物质自发辐射产生的,而激光是由物质受激辐射产生的。激光是一种可控的电磁波,是一种高亮度、单色性和方向性极好的相干光束。激光的基本特性可概括为高方向性、高单色性、高相干性及高亮度四个方面。

(一)高方向性

激光的高方向性主要指其光束的发散角小,激光的方向性好意味着在激光束传播到很远的距离后其仍能保持极大的强度。在各类激光器中,气体激光器的方向性最好,固体激光器次之,半导体激光器最差。

(二)高单色性

一个光源发射的光所包含的波长范围越窄,其单色性越好。自然光的波长范围较宽,如太阳光经棱镜分光后可见到多种颜色组成的光谱带。而激光是由原子受激辐射产生,谱线极窄,几乎都是单一波长的光。就单色性而言,气体激光器的单色性比固体激光器好,半导体激光器单色性最差。

(三)高相干性

激光是一种相干光,是通过受激辐射产生的,每个光子的运动状态(频率、相位、偏振态、传播方向)都相同,类似于磁铁内部分子的排列一样。而普通光为非相干光,这是激光与普通光源重要的区别。

(四)高亮度

光源的单色亮度是指光源在单位面积、单位频带宽度和单位立体角内发射的光功率。激光的高方向性、单色性等特点,决定了它具有极高的单色定向亮度。但应认识到,这里的亮度是指辐射亮度,与人眼对不同波长的感光灵敏度(即光亮度)无关,它反映了激光的高能量特性。在医学领域内,激光的这种高能量特性可以用于多种疾病的治疗,如病灶切除,皮肤色素和血管性疾病的治疗等。

总而言之,激光的四大特性之间不是相互独立的,而是相互联系的。但对某个具体的激光器而言,它不可能同时具备以上所有的特性,在激光的实际应用过程中应根据不同的目的选择或研制不同特性的激光器。

三、激光器的基本结构

激光器有五个基本结构,即工作介质、激光谐振系统、电源系统、冷却系统和控制系统。工作介质是指激光器中受特定外源性能量激发后能产生激光的物质,物质特性决定了输出的激光的波长、功率、能量等。由于并非所有用于激发工作介质的能量都能转化为激光,其中大部分转化为热能从而导致工作介质温度升高,所以必须通过冷却系统把工作介质的温度控制在许可温度之内。目前在整复外科应用的激光器还多配备微型计算机控制系统,通过控制面板调整输出功率与参数。此外,激光器的工作介质需要外来能源激发才能进入激发态,固态光源常由闪光灯、弧光灯或另一种激光作为泵浦源,该过程称为光学泵浦,气体激光则选择高压电源作为泵浦工作介质。

四、临床常用的激光物理量

基本的激光物理量包括波长、频率、功率、能量密度等。波长是光在一个振动周期内所传播的距离,以纳米(nm)为单位,临床上往往依据波长与吸收组织的特性相结合来决定治疗的靶组织。波长同时也决定了光在组织中的穿透深度。在可见光范围内,反射随波长增加而增加,投射也随波长增加而增加,但吸收则随波长增加而减少。功率反映了一定时间内所做的功的大小,或能量传递的速率,单位是瓦(W),即焦/秒(J/s)。能量密度是在 1 秒的持续照射时间里,在单位面积内传递的能量的大小,以焦/平方厘米(J/cm^2)为单位。上述情况在日常的激光操作中均可以使用。

五、激光器的分类

激光器的分类方式很多,但按工作介质分类是最常用的分类方法。根据工作物质的不同,激光器可分为固体、气体、液体、半导体和自由电子激光器。其中在整形外科领域常用的激光器包括:固体激光器中的Nd:YAG 激光器、红宝石激光器和翠绿宝石激光器,气体激光器中的 CO_2 激光器,液体激光器中的脉冲染料激光器,半导体激光器等。

(一)Nd:YAG 激光器

Nd:YAG 激光器是固体激光器,其工作介质是掺钕:钇铝石榴石,其中钕(neodymium, Nd)是发光物质,钇铝石榴石(ytuium aluminum garnet, YAG)是基质,输出波长为 1064 nm 的近红外激光,可连续或脉冲输出,对皮肤具有良好的穿透深度,但对血管的选择性低。Nd:YAG 激光器具有连续波长、准连续波长、倍频、Q 开关和自由运行脉冲等不同模式。连续输出的功率高达数百瓦,穿透深度可达 3~5 mm,并可与光导纤维联合应用,连续输出时常用于组织汽化、血管凝固和切割,在整形外科中可用于婴幼儿血管瘤和静脉畸形的瘤体照射治疗。目前在整形外科中应用较多的是 Q 开关 Nd:YAG 激光器、Q 开关倍频 Nd:YAG 激光器以及脉冲 Nd:YAG 激光器。

倍频 Nd:YAG 激光器是通过波谐转换将 1064 nm 的基本波长转换成一半的波长,即 532 nm。这种经过双重晶体后转换成的激光是绿光。Q 开关倍频 Nd:YAG 激光除可被黑色素细胞、文身颗粒吸收外,还可较特异地被红色文身颗粒吸收。脉冲倍频 Nd:YAG 激光波长为 532 nm,脉冲宽度为 2~10 ms 可调,由于脉冲宽度可调,为根据靶血管直径选择治疗脉宽提供了可能。同时,由于其治疗用的波长在血红蛋白吸收峰的附近,因此也是葡萄酒色斑或其他浅表血管性疾病的选择性光热作用治疗的选择之一。皮肤水肿、结痂、轻度皮下纤维化和表皮肥厚是其主要的并发症。

(二)脉冲染料激光器

脉冲染料激光器(pulsed dye laser,PDL)是一种液体激光器,工作介质为染料,以脉冲闪光灯或其他激光为泵浦源。在整形外科中常用的是脉冲 585 nm、595 nm、510 nm 的激光。

　　由于血红蛋白在 585 nm 和 595 nm 附近存在能量吸收高峰,选择脉冲宽度为 450 μs、波长为 585 nm 或 595 nm 的脉冲染料激光,成为以葡萄酒色斑为代表的多种浅表血管性疾病的最常用治疗方法。近年来,新的双波长激光器整合了脉冲染料激光和 Nd:YAG 激光,使两种激光在同一个光路里发出并配合使用,表现出更有效的血管病变性和胎记的治疗结果。另一种常用的脉冲染料激光器为波长 510 nm、脉冲持续时间 300 μs 的绿色可见光,主要被黑色素细胞或文身颗粒吸收,作用原理与 Q 开关倍频 Nd:YAG 激光器相似,用于治疗体表色素性疾病或文身。此外,脉冲染料激光器发出的 630 nm 波长的红光,还可作为葡萄酒色斑、体表肿瘤等浅表血管性疾病的光动力学治疗的光敏光源。

(三)红宝石激光器

　　红宝石激光器的工作介质是固体的红宝石晶体棒,输出波长是 694 nm 的红光。Q 开关红宝石激光器的脉宽约 20～40 ns,峰值功率可达 10 MW(兆瓦)以上。该激光可被黑色素细胞或蓝黑色的异物颗粒吸收,是一种选择性较高的色素增生类疾病或文身的治疗手段。近年来脉冲红宝石激光开始用于尝试多毛症的实验与治疗,是临床上常用的脱毛激光中波长最短的一种。常用的脉冲宽度为 200～400 ms,治疗要求的能量密度较大,多在 30 J/cm^2 以上。激光脱毛的原理仍然是利用了毛囊富含的黑色素细胞对 694 nm 波长的相对高选择吸收,达到光热破坏的目的。由于红宝石激光器的波长短,穿透的深度有限,对于毛囊较深部位的患儿作用有限。同时,由于同表皮中的黑色素细胞作用易导致表皮的损伤,因此红宝石激光器仅用于皮肤白皙患儿的脱毛。此外,红宝石激光器所发射的光是通过机械臂来传导的,相对于光纤传导来说比较耐用,但是需要经常调试。

(四)翠绿宝石激光器

　　闪光灯泵浦翠绿宝石激光器与红宝石激光器相似。翠绿宝石激光器也是发射红光,使用的工作介质是翠绿宝石晶体,波长为 755 nm,脉宽 40～80 μs。该波长也易被黑色素细胞或黑、蓝、绿色异物颗粒吸收,加上 Q 开关翠绿宝石激光器提供的瞬间高能与短脉宽使组织的损伤较小,因此是色素增生类疾病与深色文身的治疗方法之一。长脉冲的翠绿宝石激光器也可用于选择性激光脱毛,缺点是它的光传输是利用光纤来完成的,光纤较容易损坏。

(五)CO$_2$ 激光器

　　CO$_2$ 激光器在医学上的应用十分广泛,也是应用最早的激光器,其最基本的应用就是通过光热作用切割组织。CO$_2$ 激光器发出激光波长为 10 600 nm 的远红外不可见光,能迅速被水吸收,使细胞内外的水分即刻加热并气化,主要用于表皮增生性疾病的治疗、组织切割、切除和表皮磨削。但连续过量的热传导导致了非特异性的周围组织损伤,易于出现增生性瘢痕等令人无法接受的并发症。近年来出现了两类较新的 CO$_2$ 激光器:一种是高能超短脉冲 CO$_2$ 激光器,在每 600 μs 至 1 ms 的脉冲时间内,能产生高达 500 MJ(兆焦耳)的高能,使照射组织瞬间完全气化,从而防止了治疗组织的残余热量的非特异性传导,使其破坏程度大大降低;另一类新型 CO$_2$ 激光器是采用通用的连续 CO$_2$ 激光器,配以微处理器控制的高速旋转镜头,输出的高能量密度的激光呈螺旋式扫描,使每照射点的时间短于皮肤的热弛闭时间,输出的每个光斑直径为 2～6 mm,完成一次旋转周期的时间约为 0.2 s。这两类新型 CO$_2$ 激光器的出现,使利用激光进行皮肤表面重塑成为可能,并可用于面部细小皱纹消除、萎缩性痤疮瘢痕的临床治疗等,而不产生在传统的皮肤磨削或化学剥脱术中常见的深度控制困难,从而减少了瘢痕形成、永久性色素改变等并发症。

（六）半导体激光器

半导体激光器的工作介质包括砷化镓（GaAs）、砷化铟（InAs）、锑化铟（InSn）等，输出波长介于可见光长波和近红外光的波长之间，其中医疗常用的激光波长为 532 nm、800 nm、810 nm、980 nm、1470 nm 等。半导体激光相较于其他激光器具有体积小巧、操作方便、效率高、输出功率稳定等优点，激光可经光纤传输，可以弯曲，可将激光传导入管腔内发挥作用。半导体激光器可用于各种腔内部位的血管瘤和静脉畸形的治疗。810 nm 和 800 nm 波长激光也可用于脱毛治疗，由于表皮黑色素细胞对此波长光的吸收少，对表皮的损伤较小，可用于各种肤色患儿的脱毛，尤其是对深色皮肤的脱毛治疗具有明显优势。

第二节　激光治疗的相关事宜

一、麻醉和冷却

激光治疗都可能产生灼伤样疼痛与不适。患儿多数难以较好地配合激光治疗，而且患儿的躁动会导致激光光斑的过度重叠甚至双脉冲，从而产生不良的后果，故而全身麻醉是患儿激光治疗的重要选择，全身麻醉既可以保证治疗过程中的顺应性和有效性，又可以减轻患儿长期的精神创伤，使其能够轻松、舒适地面对激光治疗。此外，麻醉使得患儿感觉舒适轻松，从而有利于激光治疗中心的工作人员、医生和患儿及其家属之间的沟通。但是考虑到全麻的风险评估以及条件限制，在临床实际工作中，大部分患儿还是采用的局部麻醉，如复方利多卡因乳膏进行表面麻醉，内含丙胺卡因和利多卡因，此乳膏最大用量不得超过 10 g，小于 1 岁的患儿最大用量是 2 g。如果进行一些激光切割等深部手术，则需要采用局部浸润麻醉、区域阻滞麻醉或全麻，但在小儿应用较少。

冷却是激光治疗中除麻醉外另一个保证皮肤安全性的重要环节。在脱毛和皮肤血管性病变等激光治疗中，表皮黑色素细胞对激光能量的吸收可能灼伤皮肤，引起不必要的皮肤灼伤，造成色素减褪、瘢痕等皮肤损害。冷却系统的应用可保护表皮，防止或减少表皮在治疗中的损伤，同时也可以降低患儿治疗中的疼痛感，增加治疗中患儿的顺应性和舒适性。在提高治疗能量强度时也可以减少并发症的发生，提高治疗效果。

二、安全性

激光具有方向性强、单色性好、相干性好等特点，随着激光治疗的普及，为临床医生提供了新的治疗手段，为患儿提供了新的治疗期盼。如何安全有效的使用激光仪器是临床工作中必须要关注的核心议题，必须正确认识危害发生的原因并应采取相应的应对措施。首先，正确的参数设置是保障治疗安全的首要措施，在此基础上，激光对于皮肤的伤害是十分有限的，尤其是染料激光，几乎对皮肤没有伤害。其次，治疗中对眼睛的保护是一个重要方面。激光发出的是非常强的光束，最容易受到光辐射的就是眼睛，在激光操作时所有在场人员都必须佩戴防护眼镜。再次,大功率的激光器还可造成人体其他脏器的损伤,如心血管系统、神经系统等,此类激光器应设立红色警示标志并放置在远离操作者的位置。另外,激光器引起的电击和火灾等,也是不容忽视的安全问题,应对设备电力及运行情况进行定期的维护和检测。

三、适应证及禁忌证

适应证和禁忌证都是相对的,小儿不会准确地言语表达,基本上是由家长带领来就诊的,故与家长的良好沟通非常重要。尤其是激光治疗血管瘤时,必须同患儿家属进行足够充分的沟通。血管瘤一直在生长,变化多端,全身各部位均可发生,没有统一标准。因此,医生要让家长知晓这些特性并了解激光的特性,这样才能避免不必要的纠纷。以下总结了大部分小儿时期激光治疗的相对禁忌证,提醒医生要特别注意对以下患儿进行治疗的风险,谨慎评价和衡量治疗对患儿的风险及疗效,从而选择合理的方法进行治疗。

★ 家长拒绝签订知情同意书的。

★ 对治疗期望值过高、过分挑剔的。

★ 拒绝给孩子进行术前照相的。

★ 严重的系统性疾病或免疫性疾病患儿。

★ 光敏性皮肤病、系统性红斑狼疮、卟啉病患儿或服用维 A 酸、磺胺类等光敏药物者。

★ HIV 抗体阳性者。

★ 有凝血功能障碍或使用抗凝药物者。

★ 活动期白癜风和银屑病、天疱疮等疾病患儿。

★ 术区或其周围有活动性感染或皮肤肿瘤的患儿。

★ 治疗前 1 个月内有日光暴晒史或人工晒黑史的患儿。

★ 皮肤类型在Ⅵ型以上的患儿。

★ 有恶性黑色素细胞瘤病史而要求去痣治疗的患儿。

第三节　临床应用

一、浅表血管性疾病

1963 年,Leon Goldman 医生最早将激光用于治疗血管性疾病,当时主要使用 694 nm 红宝石激光、Nd：YAG 激光和氩激光（argon laser）治疗葡萄酒色斑和静脉畸形。1981 年,Apfelberg 把氩离子激光用于浅表皮肤血管性疾病的治疗。1983 年,美国的 Anderson 和 Parrish 提出了选择性光热作用理论,首次报道了不同的激光波长被不同的靶组织吸收,造成靶组织的选择性破坏。选择性光热作用的提出为血管性疾病的激光治疗开创了新的纪元,这其中包括脉冲染料激光、倍频 Nd：YAG 激光（KTP 激光）、长脉宽 Nd：YAG 激光等。这些激光从根本上减少了血管性疾病的治疗并发症,达到了美容治疗的效果。根据此原理,近年应用 480~630 nm 波长的激光治疗浅表血管性疾病已较为普及。目前可选择激光治疗的体表血管性疾病包括葡萄酒色斑、各种类型的皮肤毛细血管扩张、婴幼儿血管瘤、充血的增生性瘢痕等。

1. 葡萄酒色斑　葡萄酒色斑(port-wine stain,PWS)又称鲜红斑痣,民间俗称"红胎记"。这是一种常见的先天性毛细血管畸形,发病率约为 0.3%。终身不消退,10 岁之前相对静止,10 岁之后开始生长,育龄期加速生长,多数病例的病理基础是在真皮的浅层或更深的层次存在畸形的毛细血管网,多数深度在 0.8 mm以内。此类疾病出生时即被部分或完全发现,以后随着身体生长而成比例扩大。病灶未发现细胞增殖存在的依据,但畸形血管随着年龄的增长,在长期异常血流动力学的作用下,可能出现不同程度的扩张,65% 的患儿在 40 岁前已出现增厚与不同程度的结节形成,以下为叙述方便,把未出现明显增厚或多发结节形成的浅表葡萄酒色斑称为普通型葡萄酒色斑,而出现增厚或多发结节的称为扩张型葡萄酒色斑。普通型葡萄酒色斑的治疗主要可以考虑选择性光热作用的激光治疗和光动力学治疗,扩张型葡萄酒色斑可选择 CO_2 激光进行治疗。

(1) 以选择性光热作用为基础的激光治疗:自选择性光热作用理论建立以来,不同波长的脉冲激光都被用于治疗葡萄酒色斑的研究,并最终确立了脉冲染料激光治疗葡萄酒色斑的经典治疗模式,选择的波长为580 nm、585 nm、590 nm、595 nm,治疗剂量为 6~9 J/cm²,临床应用取得了比较显著的疗效。脉冲染料激光治疗葡萄酒色斑的机制是激光的能量转化为血管壁的热效应和光声压效应,造成大量血红蛋白的破坏形成血栓以及血管壁内皮细胞的损伤,从而血管栓塞不通,进而达到褪色的目的。随着对激光和葡萄酒色斑二者之间相互作用的不断认识,以及各种对脉冲染料激光的改进措施的使用,脉冲染料激光治疗葡萄酒色斑的效果也在不断改善。波长、脉宽、能量、光斑大小和皮肤的冷却系统应用是影响脉冲染料激光治疗 PWS效果的几个重要因素。

尽管 PDL 治疗大多数 PWS 病灶获得了相当好的病灶清除,但仍有部分患儿的治疗效果不佳,此类患儿称为 PDL 耐受性的葡萄酒色斑患儿。这些患儿出现耐受的机制尚不清楚,可能与患儿年龄、病灶大小、部位、皮肤厚度、血管特征、治疗次数和皮肤类型等因素相关。此类患儿的治疗多需对普通的脉冲染料激光进行一定改进后使用才能取得更优的治疗效果,如采用更长波长的染料激光,使用多重激光、双脉冲间隔、序贯治疗等。此外,双波长激光、Nd:YAG 激光、翠绿宝石激光等也有被用于耐受性的葡萄酒色斑治疗的报道,取得了不同程度的治疗效果。

脉冲染料激光的治疗十分安全,易于操作,并发症少,术后可以正常工作,治疗过程短,因此是目前使用最广泛的治疗方法,尤其对学龄前小儿更适宜。另外,长脉冲的倍频 Nd:YAG 激光成为选择性光热治疗的另一选择,其原理也是选择性光热作用原理。具体实例见图 1-13-3-1 和图 1-13-3-2。

(2) 光动力学治疗:或称光化学治疗,其主要的治疗原理是光敏物质在注入血液循环后的一定时相内可在血管内存在高浓度。在恶性肿瘤组织中,血管内皮细胞和肿瘤的血管系统被认为是最重要的靶部位。此时用与该光敏物质的发射光谱相对应波长的光照射靶组织,被组织吸收的光子在光敏物质的参与下,可产生一系列的光生理与光化学作用,导致靶组织中酶的失活、细胞的破坏,进而达到破坏微小血管的目的。此种作用也可以应用于 PWS 的治疗中。目前在各种光动力学治疗中常用的光敏物质有多种,其中使用较广泛的是血卟啉衍生物。光源可选择非相干光和激光两类。非相干光即普通光源,目前仅用于面积过大的肢体葡萄酒色斑。激光是目前光动力学治疗的首选光源。激光具有亮度高、单色性好等特点,非热效应的激光光动力治疗利用激光匹配光敏剂的原理,使得在较低的光能下获得较高的光动力效应,在取得临床疗效的同时避免了激光热效应造成的皮肤损伤,成为目前治疗葡萄酒色斑的最佳选择。临床可选择的激光器包括染料激光器、铜蒸气激光器、金蒸气激光器、高功率多路并联输出的氦氖激光器、氪离子激光器等。

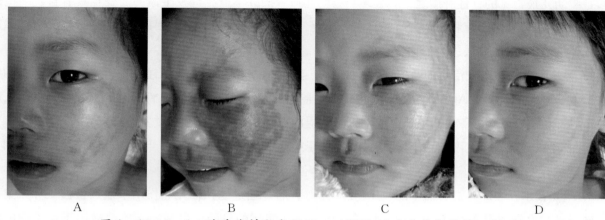

图 1-13-3-1　脉冲染料激光(595 nm)PDL 治疗左面部葡萄酒色斑
A. 治疗前;B. 治疗即刻;C. 治疗 10 次后;D. 治疗 16 次后

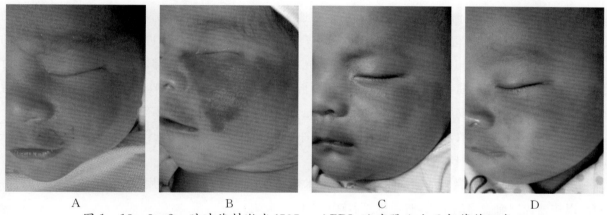

图 1-13-3-2　脉冲染料激光(595 nm)PDL 治疗婴儿左面部葡萄酒色斑
A. 治疗前;B. 治疗即刻;C. 治疗 1 次后;D. 治疗 2 次后

小面积或散在的葡萄酒色斑病灶更适合用激光治疗,婴幼儿、小儿虽然无法耐受门诊光动力学治疗,但是可以接受激光治疗。此外,一些用光动力学治疗效果不理想的病例,仍可能经激光治疗达到较好的效果。葡萄酒色斑的治疗选择尚需更多的研究才能得到明确的定论。

上述治疗对仅存在轻度病灶扩张的葡萄酒色斑仍有效,但对于畸形血管已严重扩张,病灶明显增厚或广泛瘤状结节形成的患儿,可选择氪离子激光治疗。对治疗后外观要求较低的患儿可选择非特异性光热作用治疗,如 CO_2 激光或 Nd:YAG 激光汽化等,也可达到较明显的改善效果。

(3) CO_2 激光治疗扩张型葡萄酒色斑:CO_2 激光可以用来治疗扩张型的葡萄酒色斑,主要分为治疗局部增生性血管结节和治疗整个病灶的增厚。具体方法是:采用局部浸润麻醉或局部阻滞麻醉。先将 CO_2 激光选择连续模式,在焦点平面对病灶进行汽化切割,再在超脉冲模式下进行精细的切割修正,以减少深面皮肤或黏膜损伤,避免瘢痕形成。另一种方法是采用 CO_2 激光刀对局部软组织进行整形手术。

应当认识到激光并不能完整替代手术,目前整形外科手术修复技术已经可以实现良好的手术修复效果,因此对于激光治疗效果不佳的患儿可选择手术修复实现获得良好外观改善的目的。

2. 婴幼儿血管瘤　婴幼儿血管瘤(infantile hemangioma,IH)定义为有血管内皮细胞增生的血管源性肿瘤,是婴幼儿最常见的良性肿瘤之一。大多数婴幼儿血管瘤并不产生危及生命的演变且具有自发消退的特性。婴幼儿血管瘤的治疗和干预的目的在于尽早促使血管瘤进入消退期。因此,在治疗时应严格把握适应证,选择恰当的方式、方法进行治疗。

(1)婴幼儿血管瘤激光治疗的适应证:① 瘤体快速增大伴或不伴有破溃、出血和感染;② 伴有严重的综合征,如 K-M 综合征,PHACE 综合征;③ 位于重要器官且可能影响功能的血管瘤,如眼睑、鼻部、口腔、尿道、关节等部位的血管瘤;④ 预知不消退或不完全消退的血管瘤;⑤ 合并全身重要器官衰竭的患儿。

(2)治疗原则:创伤小,副作用小,治疗效果不弱于或优于自然消退结果;恰当的选择激光器的类型和参数设定,避免并发症的发生;注意多种治疗手段的联合使用。

(3)激光技术在婴幼儿血管瘤中的应用:婴幼儿血管瘤是通过选择性光热作用于血红蛋白破坏聚集成血栓,同时破坏血管壁阻塞血管,从而达到破坏血管、消除瘤体的目的。多种激光器曾被用于血管瘤的治疗,其中脉冲染料激光、KTP 激光、Nd∶YAG 激光、点阵激光是目前治疗血管瘤的主要选择。脉冲染料激光的穿透深度表浅,仅 0.5 mm 左右,主要用于浅表型 IH 的治疗而无法用于已经增厚病灶的治疗。1064 nm Nd∶YAG 激光相较于 PDL 激光表现出更强的组织穿透深度,也可应用于大部分婴幼儿血管瘤的治疗,与动态冷却技术结合使用可取得更为满意的治疗效果。双波长激光用于治疗 IH 具有治疗次数少、效果好的优点。半导体激光的治疗波长近似 1064 nm 的近红外光波长,具有与 Nd∶YAG 激光相似的治疗效果。由于其通过光纤传输且可以弯曲,可用于眼周、口腔和鼻腔内并在的治疗。点阵激光主要用于自然消退后的永久性纤维脂肪残留以及皮肤改变治疗,主要有 CO_2 激光和 Er 激光两类,具有增加皮肤弹性、促进纤维细胞重组等表皮重建的功效。河北儿童医院使用脉冲染料激光治疗婴幼儿血管瘤疗效好,见图 1-13-3-3、图 1-13-3-4、图 1-13-3-5。

除外激光的单独应用,激光治疗尚可与药物、手术等其他治疗手段联合使用,用于复杂性和广泛性 IH 的治疗,以快速控制血管瘤的生长,避免重要器官和功能的影响。

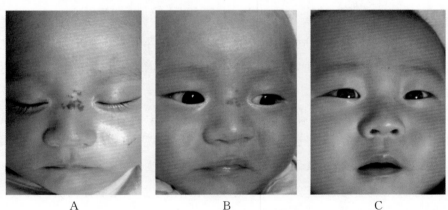

A　　　　　　　　　　B　　　　　　　　　　C

图 1-13-3-3　脉冲染料激光治疗婴幼儿鼻部血管瘤

A.治疗前,出生 2 个月时鼻根增生期 IH;B.脉冲染料激光治疗 1 次后;C.脉冲染料激光治疗 3 次后

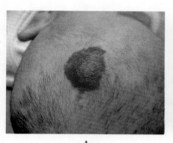 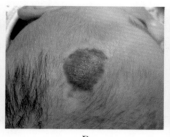 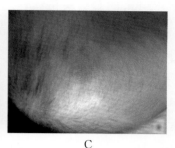

图 1-13-3-4 脉冲染料激光治疗婴幼儿头顶部血管瘤

A. 治疗前,出生 3 个月时左侧头顶部增生期 IH;B.脉冲染料激光治疗 1 次后;C. 脉冲染料激光治疗 5 次后

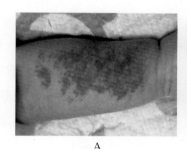 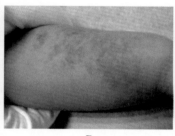 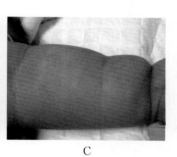

图 1-13-3-5 脉冲染料激光治疗婴幼儿四肢血管瘤

A. 治疗前,出生 1 个月时左侧前臂部增生期 IH;B.脉冲染料激光治疗 1 次后;C.脉冲染料激光治疗 3 次后

3. 浅表静脉畸形的激光治疗 静脉畸形(venous malformation,VM)是指各种较大管径的静脉发生的先天和后天获得型静脉病变,对患儿的影响主要是外观的畸形,部分疼痛、出血或合并静脉石。存在于眼睑,口腔,气道周围的病灶可能对患儿的器官功能产生不利影响。静脉畸形的激光治疗原理同其他类型的血管疾病基本相似,但需要更强的深度和能量。静脉畸形治疗的激光器包括连续的 Nd:YAG 激光、长脉宽 Nd:YAG 激光、半导体激光和 CO_2 激光。对于部分深部组织的静脉畸形可以采用手术加激光或硬化治疗加激光的联合治疗手段。

4. 其他类型皮肤血管病变的治疗 除了上面列举的三类常见皮肤血管病变外尚有血管痣、血管角皮瘤、匍行性血管瘤等其他类型的皮肤血管病变,对于这些病变激光治疗仍是重要的治疗手段。其作用原理也是通过激光的选择性光热作用,对毛细血管扩张的凝固、充血性增生性瘢痕褪色等均有明显的效果。

二、皮肤黑色素细胞增多性疾病

皮肤黑色素细胞增多性疾病可分为表皮黑色素细胞增多性疾病,如雀斑、咖啡牛奶斑、雀斑样痣等;真皮黑色素细胞增多性疾病,如太田痣、蓝痣、伊藤痣等;此外尚有部分同时累及表皮和真皮的色素性疾病,如斑痣、贝克痣等。这类疾病发生率高,过去缺乏理想的治疗手段,一直是整复外科及皮肤科的一大难题。随着激光技术的不断发展,目前激光治疗已成为治疗皮肤色素性疾病的主要治疗手段。激光针对黑色素细胞的选择性光热作用是治疗色素性疾病的主要作用原理,根据色素对光不同波长吸收的特性,选择恰当波长的激光器和设定脉宽对不同类型的皮肤色素性疾病进行针对性的治疗。目前常用的激光包括波长 1064 nm 的 Q 开关 Nd:YAG 激光、波长 755 nm 的 Q 开关翠绿宝石激光、波长 694 nm 的 Q 开关红宝石激光、波长 532 nm 的 Q 开关倍频 Nd:YAG 激光,以及相对较少使用的波长 510 nm 的闪光灯泵浦脉冲染料激光。黑色素细胞对上述较大波长范围的激光均能较好吸收,而 Q 开关激光提供的毫微秒级脉宽与瞬间高能实现了对黑色素细胞颗粒的选择性光热作用,对其他皮肤组织的损伤很小,成为色素增多性疾病与深色文身的首选治疗方法。

1. 太田痣　它是一种常见的真皮层黑色素细胞增多性疾病,发病率约为 1/500,常沿三叉神经周围分支(第一、二支)分布,单侧多见,镜下可见真皮网状层散在分布着树枝状或纺锤状黑色素细胞。约半数患儿的色素变化在出生时即已出现,个别患儿可直到青春期才逐渐显现,除皮肤外,有的黑色素细胞还同时分布于结膜、角膜及视网膜上。应用可穿透真皮的 Q 开关激光,如 Q 开关红宝石激光(694 nm)、Q 开关翠绿宝石激光(755 nm)等,对太田痣进行治疗可以达到理想的效果,实例见图 1-13-3-6。治疗的次数与病灶特点的关系最密切,而与上述激光波长的关系为次。太田痣在治疗前应注意避光或外出时使用防晒霜避免出现日晒斑,日晒斑会阻碍激光深入真皮层与黑色素细胞发生作用,还可能导致激光治疗后色素的沉着或缺失。在进行激光治疗时,多数患儿仅需外用利多卡因乳膏等麻醉剂即可,浸润麻醉或全身麻醉仅用于小儿的大范围病灶治疗。治疗的能量密度多设定在 4～8 J/cm²,以照射部位即刻皮肤发白为好,一般根据色素沉积的程度患儿多需要接受 3～7 次治疗,每次治疗间隔 3～6 个月。患儿在完成一次激光治疗后多不需进行特殊处理,仅需避光或减少日光直射,另需交代患儿家属治疗后会产生色素沉着现象,会在治疗后持续3～4 个月。

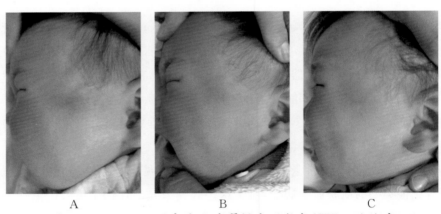

图 1-13-3-6　面部太田痣翠绿宝石激光(755 nm)治疗
A. 患儿 7 月龄,左侧颞部太田痣治疗前;B. 1 次 755 nm 激光治疗后;C. 2 次 755 nm 激光治疗后

2. 咖啡牛奶斑　咖啡牛奶斑是先天性的皮肤淡棕色斑块,主要由黑色素细胞活性亢进,黑色素细胞和角质形成细胞内黑色素细胞增多引起,与日晒无关。可在出生时即发现,也可以在出生后发现,并在整个小儿期数目增加。身体任何部位均可出现,大小不一,边界清楚,色泽自淡棕至深棕色不等,表面皮肤质地完全正常。咖啡牛奶斑可为唯一表现,也可作为多种综合征的临床表现之一,如神经纤维瘤、结节硬化病、Albright 综合征等。

咖啡牛奶斑由于存在局部黑色素细胞代谢活跃等特点,其治疗的结果有时难以预料,目前尚缺乏公认的具有确切疗效的治疗方法。激光治疗是目前治疗咖啡牛奶斑最安全且可能获得满意效果的最主要治疗方法,常用的治疗激光器有多种,包括 Q 开关 755 nm 激光(见图 1-13-3-7)、倍频 Nd:YAG(532 nm)激光、Q 开关 694 nm、强脉冲光等。但激光的疗效并不肯定,需要的治疗次数多且复发率高,部分患儿病灶在治疗后可达到完全消除,也有部分病灶可能出现反应性的色素加深,使治疗难以继续。咖啡牛奶斑目前尚无一种激光达到完全理想的治疗效果。因此,在治疗时可同时选择2~3种激光同时进行分区对比治疗,根据治疗后效果选择最优的激光类型进行治疗。

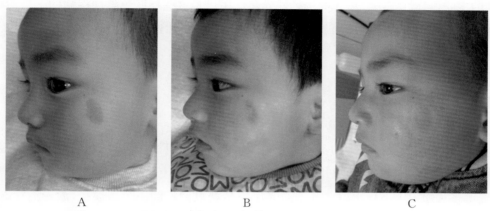

图1-13-3-7　面部太田痣翠绿宝石激光(755 nm)治疗
A. 患儿7月龄,左侧面部咖啡牛奶色斑治疗前;B. 1次755 nm激光治疗后;C. 2次755 nm激光治疗后

3. 雀斑　雀斑是一种常染色体显性遗传病,主要表现为暴露部位皮肤的褐色点状色素沉着斑,直径约3~5 mm,形态多样。雀斑在出生时并不出现,多在5~6岁时发病,并随年龄增长而逐渐加重并在青春期达到顶峰。雀斑的颜色变化与日光照射量相关,冬季颜色浅,呈淡棕色;夏季颜色加深,呈棕色或暗棕色。镜下表现为表皮基底层的黑色素细胞增多,表皮突不伸长。黑色素细胞虽体积较大,树枝状突较长,但数目正常或减少。雀斑的组织病理学改变与咖啡牛奶斑、黄褐斑几乎相似,无法区分。激光治疗是雀斑的主要治疗方式,作用原理是激光的选择性光热作用。常用的激光器主要包括Q开关倍频Nd:YAG激光(532 nm)、Q开关翠绿宝石激光(755 nm)(图1-13-3-8)、Q开关红宝石激光(694 nm)、强脉冲激光和脉冲染料激光(510 nm)。雀斑的激光治疗安全有效,多数患儿能够获得满意的治疗效果,但在治疗前仍需要提醒患儿存在治疗无效、色素沉着或复发等可能的情况。

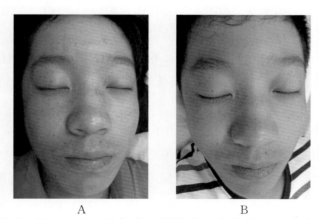

图1-13-3-8　面部雀斑翠绿宝石激光(755 nm)治疗
A. 治疗前;B. 1次755 nm激光治疗后2周

4. 蒙古斑　蒙古斑是患儿臀部区域最常见的皮肤色素性疾病之一,可见于近九成的新生儿。多数患儿病灶可在学龄前自然消退,但仍有部分不能消退或不全消退的患儿存在。在临床的诊疗中,对于消退预期

不佳或成年后仍未消退的病灶,在与家属或患儿充分沟通后可进行必要的激光治疗。蒙古斑激光治疗中激光器的选择和方法同太田痣相同,20%～40%的光斑重叠,均匀地照射在整个蒙古斑区域。

5. 其他色素性疾病　除上述常见黑色素细胞增多性疾病外,先天性色素母斑、蓝痣等色素斑也是小儿时期可以见到的皮肤色素性疾病。激光的选择性光热作用仍是这些皮肤色素性疾病的主要治疗方法,但疗效因激光器种类和患儿本身疾病特征而异,需根据病灶的临床特性选择恰当的治疗方式,以及同患儿家属做好沟通工作。

三、瘢痕

瘢痕组织是人体创伤修复过程中的一种自然产物,是真皮组织损伤后异常修复的结果,瘢痕的治疗是整形外科治疗的一大挑战。在临床上可用于瘢痕治疗的手段很多,包括手术切除、皮质激素的注射、压迫疗法、放疗和激光等多种瘢痕的治疗手段。其中激光应用是瘢痕治疗的一个新途径,激光治疗既可单独用于瘢痕的治疗和预防工作,也可与其他治疗手段相结合使用。目前可用于瘢痕治疗的激光包括:脉冲染料激光、可调节脉宽的倍频 Nd:YAG 激光、强脉冲激光、铒激光及超脉冲 CO_2 激光等多种设备。这些激光的共同作用机制都是针对不同的瘢痕造成可控范围内的热损伤,包括对瘢痕内新生血管的破坏和邻近组织的热损伤,进而影响瘢痕转归过程中的特定节点。

(一)激光治疗瘢痕的适应证和时机选择

传统的瘢痕治疗时机多选择在瘢痕产生后的 6 个月至 1 年后进行,但随着激光治疗技术的应用进展和对瘢痕治疗的进一步认识,瘢痕治疗的时间窗已经大大提前,部分学者提出激光治疗在拆线后 1 周即可进行。在相关的研究报道中提出,早期应用激光治疗可改变伤口愈合的生理过程,可以预防伤口的瘢痕增生,使伤口的瘢痕快速变软,红色减褪更接近正常肤色,不易发展为增生性瘢痕。激光治疗可应用于各类瘢痕的治疗,包括:早期红色瘢痕、陈旧性瘢痕、合并色素异常瘢痕、不稳定瘢痕、凹陷性和轻度挛缩性瘢痕等。

(二)各类激光在瘢痕治疗中的应用

1. 脉冲染料激光　脉冲染料激光在 20 世纪 90 年代即开始应用于瘢痕的治疗,是治疗增生性瘢痕最常见的一种激光器。其确切的治疗机制目前尚无统一认识,多数学者认为激光治疗中特异性作用于瘢痕的微血管,损伤瘢痕内血管,进而抑制瘢痕的生长和促进其萎缩。脉冲激光治疗瘢痕的疗效确切,治疗多采用低能量多次重复治疗,对于肤色深的患儿能量密度建议低于 10%。紫癜是脉冲染料激光治疗瘢痕后最常见的不良反应。

2. 可调脉宽的倍频 Nd:YAG 532 nm 激光　Nd:YAG 激光治疗瘢痕的主要作用是通过抑制瘢痕中胶原的合成发挥作用。在相关的比较研究中,可调脉宽的倍频 Nd:YAG 532 nm 激光具有与 585 nm 脉冲染料激光相似的治疗效果,同时其具有热损伤小、术后紫癜等不良反应风险低、恢复期短等优点,相较于脉冲染料激光其更适合于瘢痕颜色较深的患儿(图 1-13-3-9,图 1-13-3-10)。

3. 点阵激光　点阵激光是根据点阵式光热作用原理而设计的一类激光器。其主要的作用原理是点阵激光产生矩阵排列的微小光束作用于皮肤,皮肤组织的水吸收激光能量后形成多个柱形结构的微损伤区,激光照射的位置产生汽化或热变性,并对汽化或热变性周围的组织产生和热损伤。点阵激光作用于瘢痕时产生的矩阵排列微损伤会刺激皮肤重新均匀地启动修复程序,最终使包括表皮和真皮在内的全层皮肤发生重塑和重建,进而达到治疗的目的。

　　点阵激光根据是否对皮肤产生汽化作用而分为汽化型点阵激光和非汽化型点阵激光。汽化型点阵激光也称为剥脱性激光,主要包括 CO_2 激光和铒激光。点阵 CO_2 激光可用于增生性瘢痕、瘢痕疙瘩等的治疗,点阵铒激光则更多的用于表浅性瘢痕和凹陷性瘢痕的治疗。非汽化型激光主要指波长范围在 1320～1550 nm范围内的激光,主要以波长为 1550 nm 的铒玻璃激光为代表,其在改善瘢痕的色素沉着和厚度方面疗效显著,主要的不良反应是治疗中的轻到中度疼痛、红斑和水肿。

　　4. 大功率氦氖激光　氦氖激光是一种气体激光,波长为 630 nm,低强度的氦氖激光具有生物刺激效应或生物激活效应,临床上主要应用氦氖激光的这种特性治疗慢性疼痛、慢性溃疡、促进创面愈合、毛发再生以及移植皮片的成活等。高功率的氦氖激光在瘢痕治疗中的应用还有待进一步的研究。

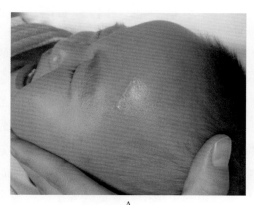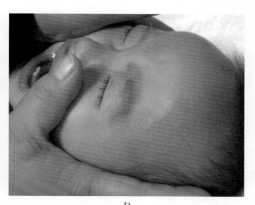

A　　　　　　　　　　　　　　　　B

图 1-13-3-9　面部瘢痕脉冲染料激光(585 nm)治疗
A. 治疗前;B. 585 nm 激光治疗后 2 个月

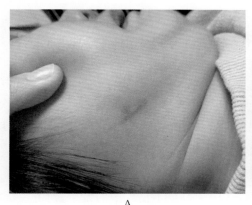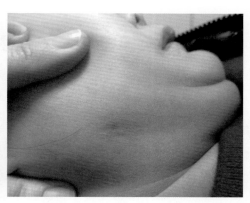

A　　　　　　　　　　　　　　　　B

图 1-13-3-10　面部瘢痕脉冲染料激光(585 nm)治疗
A. 治疗前;B. 585 nm 激光治疗后 1 个月

四、文身

　　通常所指的文身是一种人工的化装,又称人工文身。职业文身常是由专业文身人员利用专用工具将不可溶的颜料(如卡红、靛蓝、铬绿、钴蓝和汞等)刺入真皮而在皮肤内形成的各种花纹与图案,是一种永久性的色素斑。这在小儿尤其是婴幼儿中是见不到的，极少数青春期少年会有这种文身。目前常用于文身治疗的激光包括波长 1064 nm 的 Q 开关 Nd：YAG 激光、波长 755 nm 的 Q 开关翠绿宝石激光、波长 694 nm 的 Q 开关红宝石激光、波长 532 nm 的 Q 开关倍频 Nd：YAG 激光，以及波长 510 nm 的闪光灯泵浦脉冲染料激光。

小儿中最常见的文身是外伤性文身，即外伤性的粉尘沉着，主要是因为车祸、擦伤、爆炸等造成大小、密度不等的异物在皮肤及皮下色素沉着。这些色素沉着可根据异物进入皮肤的深度不同而呈现青灰色至黑色等不同的颜色。此类文身的治疗需根据异物的颗粒大小、色泽、深浅而定，较表浅的可以通过上述激光的选择性光热作用治疗达到理想的效果，但对于异物颗粒较大而密集的病例，可能难以奏效，只能选择手术治疗，甚至在影像引导下行异物取出术。

（五）激光溶脂

激光溶脂主要是利用激光的热效应而发挥作用，最常用的激光溶脂的激光是 Nd：YAG 激光器。Nd：YAG 激光的波长为 1064 nm，通过光纤将激光的能量传递至脂肪细胞，脂肪细胞在吸收了激光的能量后会发生即时或延迟的破坏。在细胞水平，特定的吸收基团吸收激光能量，在脂肪细胞、胶原纤维和血红蛋白中转化为热能，发生一系列的形态学和病理学的改变。激光溶脂的效果同激光的能量和脂肪细胞最终吸收的总能量密切相关。由于激光的穿透性和热传导，皮肤在溶脂过程中在激光作用下会发生真皮层胶原纤维的再生与重组。因此，在去除部分脂肪堆积的同时，胶原的再生也会使皮肤质地改善，达到术后收紧皮肤的效果。在激光溶脂过程中应注意能量的控制和患儿皮肤温度的变化，能量的控制多因设备不同而各异，皮肤温度的控制一般建议控制在 40℃ 以下。对于溶脂后生成的残留物可根据其容量的大小选择吸出或机体自行清理。在小儿整形的应用中，激光溶脂的使用应当慎重进行，特别是在头面部等重要神经的分布区域。

第四节　常见并发症及其处理

并发症的出现在激光治疗中并不少见，随着对激光作用原理的进一步认识以及激光设备的不断更新换代，激光治疗的相关并发症的发生已经得到了极大改善，但仍有部分并发症难以完全避免。以下将对各种治疗中的并发症进行分别论述。激光治疗的临床疗效取决于患儿的选择、病变的性质、所选择的激光及治疗参数，以及操作者的专业知识、操作技术与经验，同时，认识和避免不良反应的发生，对并发症的正确处理也是确保取得良好疗效的重要环节。

一、疼痛

疼痛是激光治疗中最为常见的并发症。减轻疼痛有助于增强患儿治疗时的舒适感，提高患儿治疗中的配合程度。治疗中对于疼痛的控制可根据治疗情况决定，对于疼痛轻微的治疗，可不采取止痛措施，而对于疼痛明显的治疗则需采取必要的止痛手段。常用的止痛手段包括麻醉药物止痛和冷却止痛两类。药物止痛包括外用表面麻醉药物、局部阻滞麻醉和全身麻醉。对于一般的色素性疾病和皮肤血管性疾病,局部麻醉可以减轻不适,外用复方利多卡因乳膏等透皮吸收较好的表面麻醉药,同时封包以提高麻醉疗效。对直径较大的皮肤赘生物可以局部注射一定的利多卡因溶液以达到麻醉的效果。对疼痛较为敏感的患儿,也可用2%利多卡因局部浸润麻醉或神经阻滞麻醉(眶上神经、眶下神经、滑车上神经、耳颞神经、颏神经等)。对较为不合作的小儿可选用静脉全身麻醉,以增加治疗的安全性。除药物麻醉止痛外,激光治疗中配备冷却系统也是减轻患儿疼痛感的重要手段。现在的冷却技术基本可以分为三大类别:接触式冷却、冷空气冷却和制冷剂喷射冷却。

二、红斑

红斑也是激光治疗后在治疗区出现的并发症之一,多在治疗后立即出现,通常可在数小时内自行消褪。后期红斑是伤口愈合过程中较常出现的,痂皮脱落后可有或轻或重的皮肤红斑,消褪需4周到数月,部分患儿红斑消褪后呈现色素沉着的表现,可以按色素沉着给予相应的处理。在红斑期,暴露部位必须做好严格防晒,以防色素沉着发生。

三、术后水肿

色素性疾病及皮肤血管性疾病激光术后会在治疗区出现水肿,进行冷敷可以改善症状,建议冷敷的温度以4℃左右为宜,以免冻伤皮肤。部分色素性疾病术后可出现渗液、渗血,一般外用抗生素软膏或者凝胶以防止感染,1~3日能干燥结痂,同时避免搔抓和强行揭开痂皮。

四、术后感染

激光治疗后术区感染发生率并不高,多发生于较大、潮湿的创面,而感染发生后一般都会形成瘢痕。因此,当激光治疗创面较大、较深,炎症反应较重时必须给予适当的预防感染的措施。可以口服抗生素,同时局部外用抗生素制剂,较干燥的创面可以外用软膏,较潮湿、有明显渗出的创面可以用溶液湿敷。对激光治疗后单纯疱疹复发者,需使用抗疱疹病毒药物进行干预。

五、色素异常

激光治疗后容易引起色素沉着,但一般都是暂时性的,大多可在4~6个月内消退。Q开关激光治疗皮肤色素性疾病所导致的色素沉着发生率约是7%,该并发症的出现与疾病种类、治疗次数无关,与治疗能量有关。因此,在对皮肤色素性疾病的治疗过程中,应根据患儿的皮肤厚薄、肤色、治疗部位选择合适的能量,脉冲重复不宜过多。脉冲染料激光治疗皮肤血管性疾病产生的色素沉着也与激光的治疗能量及疾病种类有一定的关系。铒激光磨皮术治疗黄种人面部皱纹时,色素沉着率高达37%,主要出现于肤色较深的患儿。对出现色素沉着者,可给予3%氢醌霜外搽及大剂量维生素C静脉滴注。此外,术后防晒也是重要的一个环节,可外用 SPF30 以上的防晒霜。色素减退的发生率次于色素沉着,为 1.3%~3.0%,大部分为暂时性的,3~6 个月可以消退,也可试用表皮生长因子外用制剂,在色素减退未消退之前应推迟下一次治疗的时间。

六、瘢痕形成

萎缩性瘢痕或增生性瘢痕形成的发生率为 0.2%~3.2%,其发生与激光剂量过高、术后感染有关。出现瘢痕形成是较为严重的并发症,主要以预防为主,包括适当的激光参数设置、术中和术后冰敷、预防感染、不强行揭开创面的结痂等。对于较为轻微的皮肤质地改变可以不予特殊处理,而较为明显的瘢痕则按瘢痕的治疗原则进行。

七、痤疮和粟丘疹

治疗痤疮和粟丘疹可常规口服抗生素,外用维 A 酸、α-羟酸和行皮脂剔除术。合理安排生活、加强创面的局部护理对预防痤疮和粟丘疹在术后复发是有益的。

(张文显)

参考文献

[1] Mchael LK.激光美容外科[M].叶青译.福州:福建科学技术出版社,2002.
[2] 凯勒(美)著.激光美容外科学[M].陈国章,王春榐译.北京:中国医药科技出版社,2003.

第十四章
脂肪移植在小儿整形外科中的应用

第一节 概 述

1889 年，van der Meulen 首先报道了脂肪组织的自体移植，1893 年，Neuber 应用自体脂肪颗粒移植充填软组织缺损，收到了良好的美容效果，至 20 世纪 30 年代，脂肪移植方法得到整形外科界确认。之后，脂肪颗粒注射移植术越来越受到整形外科界的青睐。近年来，随着国内微整形的流行，使得脂肪移植这一古老的技术被推向了高潮，近年来对脂肪干细胞的研究，使得这一技术又焕发出新活力，应用越来越广泛。脂肪移植就是一种组织移植，是一种整形科的基本技术。

一、脂肪移植的方法

1. 定义 自体脂肪颗粒抽吸移植术，是指将患儿脂肪较厚的部位，如腹、臀、大腿或上臂等处的脂肪，用湿性真空吸脂方法吸出，经过特殊处理成纯净脂肪颗粒后，注射到需要改变的有缺陷的受区内。改变完善受区形态的一种手术方法。

2. 供区的选择 小儿一般选择腹部和臀部。

3. 脂肪移植的方法 脂肪注射移植的方法包括三个部分，即脂肪的吸引，脂肪的清洗和筛选，脂肪注射。

（1）脂肪的吸引：① 用美蓝画出所要吸脂的范用，小儿使用全麻，但局部要做局部肿胀麻醉，使用 0.5%~1% 利多卡因在画的区域做浸润麻醉；② 肿胀麻醉液的配方为：1% 利多卡因 25 ml、1∶1000 肾上腺素（0.5 ml 肾上腺素＋生理盐水 500 ml）。所需脂肪量较少的，一般可选针管式吸脂法。所需脂肪量较多时，可使用电动机械吸脂达到量大的要求；③ 切口选择：在隐蔽的地方切 0.2 cm 长的切口。一般选择肚脐内侧或臀沟内侧；④ 针管式吸脂法：为最为常用的方法，将 20 ml 空针接吸脂针，沿切口插入皮下脂肪组以内,把注射器的拉杆向后拉出,使空注射器内产生负压,用血管钳夹住注射器拉杆,一手握住针管,在皮下均匀的连续拉锯式的抽吸,抽的手法为均匀放射状隧道式抽吸。等一次性针管内有一定脂肪后,放置一边,准备清洗备用,再用同法抽吸下一个部位。也可把充满针管内的脂肪收集于无菌杯中准备清洗(图1-14-1-1);⑤ 机械抽脂:使用抽脂仪进行吸脂。有操作手柄,吸脂管,吸脂针,接脂肪抽吸器。用不同型号的吸脂针进行抽吸,该法的优点就是量大,操作时间短。在进行抽吸时,和前面一样,在抽吸区域内打好肿胀液。在隐蔽处切一小切口,比针吸要大些,0.3~0.5 cm,针头通过切口刺入皮下脂肪内后,提起皮肤,在皮下脂肪层来回抽拉,这时可有部分血脂粒进入吸脂器,进入电动负压吸引瓶,待吸够后准备清洗。

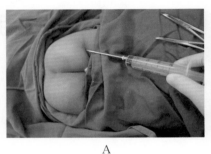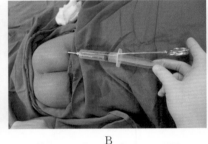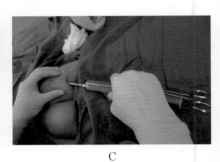

A   B   C

图 1-14-1-1   针管抽吸的脂肪

A. 插入抽吸针;B. 抽吸,用血管钳夹住空针抽吸杆,在空针中产生负压;C. 抽吸出脂肪

(2)脂肪的清洗和筛选技术:如收集的脂肪量少,可直接在注射器内抽吸生理盐水进行清洗,以清除血液及杂质,然后留下纯净脂肪颗粒准备注射用。清洗过程分两种,在注射器内清洗和容器清洗。在注射器内清洗和筛选的方法:根据盐水脂肪组织密度低,浮在水上的原理,抽吸盐水后,倒置注射器静置,来回数次,反复冲洗脂肪,去除血细胞,使注射器内留下纯净淡黄色的脂肪颗粒做备用。

如所需的脂肪量多,应将收集的脂肪用庆大霉素、生理盐水反复冲洗,并用尼龙网或50 ml针管或在负压瓶内冲洗

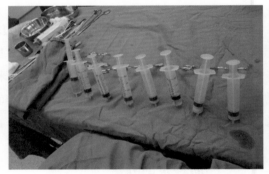

图 1-14-1-2   脂肪的清洗和筛选技术

过滤。直到注射用的脂肪内不含血、纤维蛋白、组织杂质、脂肪筋膜、结缔组织和游离脂肪酸等。在筛选过程中,如发现较大的脂肪组织需要再次剪碎,而且必须剔除结缔组织和大的血凝块如图1-14-1-2所示。

(3)脂肪注射技术:① 选择在受区周围隐蔽处进行,切一个约0.2 cm大小的切口,在切口处作浸润麻醉;② 分离充填区或凹陷区:如瘢痕凹陷或面部短小,先分离软组织一个腔隙,进行注射,用装了注射脂肪针的注射器,抽取脂肪颗粒,从小切口中插入注射脂肪针到要注射的层次,回吸无血液时,均匀的注入脂肪,直到需充填的部位隆起。脂肪注射总的原则是注射时要由远而近的边推边退,注射时要将脂肪均匀散开,注入的脂肪未散开而聚集成块,会造成不成活。注射以后,即时按摩塑型,术后适当加压包扎72小时,并可适当按摩以达到脂肪局部的隆起效果,注射应采取放射状多个平面重点注射,以保证受区的外形平和而舒展。

(4)注射后具体处理:需要考虑脂肪注射后会吸收50%~60%,故做注射的量须稍多些。

二、脂肪移植的注意事项

自身的脂肪细胞换了个地方生长,相当于二次重生。脂肪填充后移植的脂肪细胞周边需要生成大量的毛细血管,每一个脂肪细胞都是一个独立的生命,每一个脂肪颗粒都需要新鲜血液来维持它的生命。脂肪注射到受区后,要真正成为活的可以有生长趋势的脂肪,需要一个艰难的过程,小部分失活的脂肪细胞坏死、被宿主淋巴细胞给清除了,大部分活性脂肪细胞逐渐成为正常的脂肪细胞,为了提高脂肪注射的成功率应注意以下一些事项。

(1)脂肪组织抗感染能力差:因此,整个过程必须在无菌环境下操作,术后用抗生素1日。

(2)脂肪细胞成活成正常细胞和局部血运有很大关系:因此,移植床血运要好,较好的血运是做这种手术成功的前提。

(3)移植的脂肪量在尽可能的情况下应尽量比需填充量大40%～50%。

(4)移植的脂肪颗粒要尽量分层次均匀注射,使注入的脂肪能够充分接受移植部位所供给的营养,特别是血流很丰富的地区。

(5)术后3个月不可以做大量脂肪代谢的运动、节食、吃减脂药,会让脂肪过度被消耗。

(6)术后7日之内尽量避免手术部位沾水,保证伤口的清洁干燥。

(7)术后忌冰敷热敷,填充术后脂肪比较脆弱,脂肪细胞受冷、热的刺激容易凋亡。

三、脂肪移植的并发症

1. 感染

(1)原因:术中消毒不严格或冲洗脂肪颗粒没有用庆大霉素等药物处理,或移植部位有原发性炎症。感染一般在术后5～72小时后出现。

(2)防治:术中消毒要严格。每个患儿都要有严格的消毒措施。注射脂肪要均匀,手术区域的皮肤及身体隐蔽的容易藏垢的地方都会成隐患,要严格检查患儿,一旦感染,应积极用抗生素治疗换药,一般输液后症状可明显消除,严重者要切开用引流,甚至用抗生素冲洗。留置负压引流,有脓腔则需加压包扎。一般坏死组织排干净,红肿消退后就可痊愈。但移植基本要重来。

2. 供区和受区血肿

(1)原因:吸脂的时候动作粗,脂肪注射时穿断血管都可引起血肿。吸的针头太粗会引起损伤大和出血,术后引流不畅以及术后加压包扎不当,均可引起血肿。

(2)防治:吸脂动作要轻柔,穿刺时尽量避免在大的血管部位进行扎针,如果发现出血,当即加压包扎终止抽吸,发现注射时出血,需要及时加压,观察,如果不肿大就局部加压包扎,这样不会致严重的血肿。

3. 皮肤发紫青

(1)原因:抽吸后局部渗血的创面较大,或是与注射穿刺到浅表静脉引起出血有关,血凝固后,留下瘀青。

(2)治疗:皮肤瘀斑一般不需要特殊处理,可热敷或口服中药三七粉。

4. 皮肤坏死

（1）原因：术后加压包扎过重，压力过大，会出现局部皮肤坏死。一般情况下，大多发生在抽脂区，主要是由于抽脂动作粗暴破坏了真皮下血管网，再加压力过重致局部皮肤坏死。

（2）防治：抽脂时动作要轻柔，穿刺的层次一定要在浅层脂肪（约0.5 cm），否则易发生皮肤坏死，抽脂时要尽量保护好周围皮肤以免感染。

5. 局部皮肤凹凸不平

（1）原因：抽吸时抽的不均匀，没有呈放射状抽，而是在某一隧道抽吸过多，又由于抽吸是在全身麻醉的情况下进行，不易掌握抽吸层次；抽吸时连接部位间层次和每层之间都没有移行部分，都可引起皮肤凹凸不平。

（2）防治：抽脂时尽量呈放射状进行抽吸，动作要轻柔、均匀，不要反复在一个隧道内抽吸多次。注射脂肪时也要尽量保持层次准确、均匀。一般术后3~6个月，大多可恢复平整，如仍有不平整，可再次将突起的部位吸平，加以矫正。

6. 术后局部硬结（小儿主要发生在面部）

（1）原因：注射时不均匀，注射过多脂肪造成脂肪颗粒聚集成块，也有注射过浅使表皮受损出现硬结。

（2）防治：注射时将脂肪颗粒均匀散开，尽可能多层次注射，术后要揉开，使聚集脂肪散开，如果还未改善，可再次抽吸去除。

7. 吸脂后皮下积液

（1）原因：一般在术后10~20日出现。大多发生在下肢，可能与下肢循环差，下肢的静脉瓣回流差，肿胀组织可致使静脉回流受阻。抽吸时脂肪周围组织受到影响，尚未油化，伤后虽已愈合，但逐渐使损伤的组织液化，渗出液不能排出逐渐增加形成积液，还因为手术引起的一些破损坏死的脂肪细胞未能吸收，而在伤口愈合后，移植的脂肪细胞导致大量的酸性物产生、局部血浆渗出增加，在皮下形成积液。

（2）防治：① 在手术结束时用吸引管彻底抽吸掉坏死的脂肪细胞，避免液化；② 术后加压包扎到位，穿压力紧身裤，以免留有空腔。休息时，抬高患肢，促使血液回流，减少液体渗出；③ 术中抽吸应在各层次均匀用力，避免在一个部位过多抽吸，动作要轻柔、准确、到位，这样术后组织收缩时可均匀一致，不易留有空腔。对已经发生皮下积液者，可采取站立位。

8. 脂肪瘤形成

（1）原因：经皮注射的颗粒脂肪可聚积，或刺激宿主细胞增生成小的脂肪结节。

（2）防治：注射脂肪时要均匀，术中要将聚集块的脂肪揉散开。若已形成瘤样增生可将组织增生处吸除或切除。

9. 脂肪液化

（1）原因：注入失活的脂肪细胞过多或注入脂肪不均匀，同一层次的脂肪注入过多，未能分散而聚集成块，周边组织肿胀，脂肪没有营养而逐渐坏死、液化。或者移植床脂肪损伤严重，出现血肿、感染等，影响了注入脂肪的成活，也会造成脂肪的坏死、液化。

（2）防治：注射脂肪尽量能分层次注射。注入脂肪均匀分散，要让注入的脂肪充分与移植床接触，以期最大可能地接受移植床提供的营养而成活，另外脂肪冲洗、筛洗时要轻柔仔细。

10. 脂肪栓塞

（1）原因：经皮注射的脂肪颗粒由于注射通道周围的血管短裂，再加注射压力过高，使得脂肪入血循环，引起肺脑的栓塞。

（2）防治：注射脂肪时要用力均匀，术中插入皮下的隧道要避开血管，注射时要先回抽无血液后才可进行注射。

四、如何提高脂肪移植的成活率

按上述的移植手段，减少移植并发症的出现，就是提高脂肪移植成活率的方法。

第二节　临床应用

脂肪颗粒注射移植术由于其手术操作简便和脂肪取材方便以及小儿时期脂肪成活率高等优点，越来越被小儿整形外科医生所接受，而且应用范围在逐渐变宽。

一、一二鳃弓综合征的面部不对称

一二鳃弓综合征的治疗分三部分，第一部分是下颌骨的短缺，进行下颌延长术，在前面的章节已经讲过，第二部分是耳部畸形和面横裂畸形，这些也已经在相关章节论述，第三部分就是软组织缺少引起的面部不对称，这个可以通过颗粒脂肪移植进行修复。

（一）治疗方法

1. 脂肪的吸引　用美蓝在腹部画出所要吸脂的范围，选择全身麻醉，用1‰利多卡因 25 ml，1∶1000肾上腺素，做局部肿胀麻醉，切口选择在肚脐内侧，将 20 ml 空针接吸脂针，沿切口插入皮下脂肪组以内，把注射器的拉杆向后拉出，使空注射器内产生负压，用血管钳夹住注射器拉杆，一手握住针管，在皮下均匀的连续拉锯式的抽吸，抽的手法为均匀放射状隧道式抽吸。根据所需脂肪量（一般是 10~20 ml）抽取，准备下一步脂肪清洗。

2. 脂肪的清洗和筛选技术　一般直接在注射器内抽吸生理盐水进行清洗，以清除血液及杂质，然后留下纯净脂肪颗粒准备注射用。

3. 脂肪注射技术　在耳后或耳屏内侧切一个大小约 0.2 cm 的切口，在切口处作浸润麻醉。进行注射，把装了注射脂肪针的注射器，清洗好的脂肪颗粒，从小切口中插入注射脂肪针到要注射的层次，回吸无血液时，均匀的注入，直到面部和对侧基本对称为止。术后适当加压包扎 72 小时。移植的情况见图 1-14-2-1。

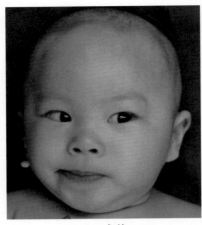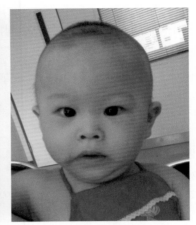

A 术前　　　　　　　　　　B 术后

图 1-14-2-1　一二鳃弓综合征的面部不对称脂肪注射治疗术前术后情况

（二）注意事项

1. 注射的部位和穿刺点的选择，原则是选择隐蔽的部位，但是要避开重要血管神经的位置。

2. 脂肪注射的层次和数量，一般在面部肌层的表面，基本上达到和对侧外形相等，不要超过 40%～50%，因为一旦移植的脂肪都成活，就会造成新的不对称，而给下一步治疗带来麻烦。

二、面部瘢痕性凹陷

（一）治疗方法

1. 脂肪的吸引　用美蓝在腹部画出所要吸脂的范围，选择全身麻醉，用 1% 利多卡因 25 ml，1：1000 肾上腺素，就是 0.5 ml 肾上腺素，加入生理盐水 500 ml，做局部肿胀麻醉，切口选择在肚脐内侧，将 20 ml 空针接吸脂针，沿切口插入皮下脂肪组以内，把注射器的拉杆向后拉出，使空注射器内产生负压，用血管钳夹住注射器拉杆，一手握住针管，在皮下均匀的连续拉锯式的抽吸，抽的手法为均匀放射状隧道式抽吸。根据所需脂肪量（一般是 5～10 ml）抽取，准备下一步清洗。

2. 脂肪的清洗和筛选技术　一般直接在注射器内抽吸生理盐水进行清洗，以清除血液及杂质，然后留下纯净脂肪颗粒准备注射用。

3. 脂肪注射技术　在耳后或耳屏内侧切一个大小约 0.2 cm 的切口，在切口处作浸润麻醉。如瘢痕凹陷或面部短小，先分离软组织一个腔隙，进行注射，用装了注射脂肪针的注射器，抽取脂肪颗粒，从小切口中插入注射脂肪针到要注射的层次，回吸无血液时，均匀的注入，直到需充填的部位隆起。注射总的原则是注射时要由远而近的边推边退，注射时要将脂肪均匀散开，注入的脂肪未散开而聚集成块，会造成不成活。注射以后，即时按摩塑型，术后适当加压包扎 72 小时。

（二）注意事项

1. 注射的部位要浅，穿刺点要离开凹陷远一些。

2. 脂肪注射的数量依凹陷的程度而定，宜多 40% 左右。

三、Poland 综合征的胸部发育不全的充填

Poland 综合征即为胸大肌缺损并指综合征,于 1841 年伦敦的医学生 Poland 在做尸体解剖时发现并首次报道,是一种特征为单侧胸肌先天性发育不良或缺失(少见双侧)并伴发同侧手指并指现象的罕见的先天性缺陷症。此症状一般多发于身体右侧,已发现的患儿中男性多于女性。缺损的胸大肌和胸部凹陷可以用脂肪移植来充填。

(一)治疗方法

1. 脂肪的吸引　用美蓝在腹部和臀部画出所要吸脂的范围,选择全麻,用 1‰利多卡因 25 ml,1∶1000 肾上腺素 0.5 ml,加入生理盐水 500 ml,做局部肿胀麻醉,切口选择在肚脐内侧,将 20 ml 空针接吸脂针,沿切口插入皮下脂肪组以内,把注射器的拉杆向后拉出,使空注射器内产生负压,用血管钳夹住注射器拉杆,一手握住针管,在皮下均匀的连续拉锯式的抽吸,抽的手法为均匀放射状隧道式抽吸。胸部缺少的脂肪量多,一般需要 20～10 ml 不等,因此,对于小儿可以选择两个部位抽取,抽取完成后准备下一步清洗。

2. 脂肪的清洗和筛选技术　一般直接在注射器内抽吸生理盐水进行清洗,以清除血液及杂质,然后留下纯净脂肪颗粒准备注射用。

3. 脂肪注射技术　在腋下切一个大小约 0.2 cm 的切口,在切口处作浸润麻醉。先经腋下往胸部分离软组织一个腔隙,然后进行注射,用装了注射脂肪针的注射器,抽取脂肪颗粒,从小切口中插入注射脂肪针到要注射的层次,回吸无血液时,均匀的注入,直到胸位隆起。注射总的原则是注射时要由远而近的边推边退,注射时要将脂肪均匀散开,注入的脂肪未散开而聚集成块,会造成不成活。注射以后,即时按摩塑型,术后适当加压包扎 72 小时,移植的情况见图 1-14-2-2。

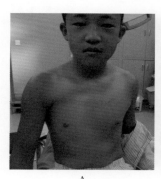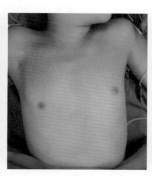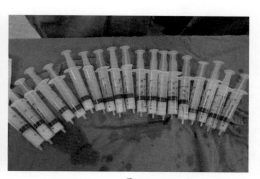

A B C

图 1-14-2-2　Poland 综合征的胸部发育不全的脂肪充填前后情况
A. 术前右胸部凹陷;B. 注射脂肪后的情况;C. 抽吸的脂肪

(二)注意事项

1. 胸部注射的脂肪量大,因此需要多点分层注射,不能集中在一点而造成结节或脂肪瘤的发生。穿刺点的选择可以在腋下,也可以在乳头下,男孩也可以在锁骨下。

2. 分离层次时,要用电刀电凝使血管闭塞,以免因注射压力过高而使脂肪入血,从而引起脂肪栓塞而出现严重的并发症,甚至死亡。

(沈卫民)

参考文献

［1］唐梦遥,张余光.面部自体脂肪移植的现状和发展［J］.中国美容整形外科杂志,2010,(21)9:562-563.

［2］刘锋,石恒,王志军.自体脂肪移植的研究现状［J］.中华整形外科杂志,2018,(34)2:152-156.

［3］Sinnno S,Mehta K,Reavey PL,et al.Current trends in facial rejuvenation:an assessment of ASPS members'use of fat grafting during face lifting［J］.Plast Reeonstr Surg,2015,136(1):20e-30e.DOI:10.1097/PRS.0000000000001329.

［4］Rohfieh RJ,Sorokin ES,Brown SA.In search of improved fat transfer viability:a quantitative analysis of the role of centrifugation and harvest site［J］.Plast Reconstr Surg,2004,113(1):391-397.

［5］Bogusiak K,Puch A,Arkuszewski P. Goldenhar syndrome:current perspectives［J］. World Journal of Pediatrics Wjp,2017,13(5):1-11.

［6］Yamaguchi K,Lonic D,Ko EW-C,et al. An integrated surgical protocol for adult patients with hemifacial microsomia:Methods and outcome［J］. PLoS ONE,2012(8):e0177223.

［7］Fisher C,Grahovac TL,Schafer ME,et al. Comparison of harvest and processing techniques for fat grafting and adipose stem cell isolation［J］. Plastic and Reconstructive Surgery,2013,132(2):351-361.

［8］Athanasios Christopoulos,Christina Ligoudistianou. Panagiotis Bethanis.Successful use of adipose-derived mesenchymal stem cells to correct a male breast affected by Poland Syndrome:a case report［J］. Journal of Surgical Case Reports,2018,35(7):1-4.

第十五章
干细胞技术在小儿整形外科中的应用

第一节 概 述

干细胞(stem cell，EC)是一类原始的、未分化的细胞，且具有自我更新、多谱系分化和主动迁移到受损组织促进再生的能力。"干细胞"一词是由德国生物学家赫克尔在 19 世纪晚期提出的，它有两个意义：受精卵和进化出所有多细胞生物的单细胞生物。干细胞可以从胚胎、胎儿、成人(或出生后的体细胞)组织中获得。胚胎和胎儿组织，虽然提供了具有高增殖分化潜能的全能或多能干细胞，但也引发了潜在的伦理问题以及对可能诱发肿瘤的担忧。因此，目前的干细胞研究主要集中在更为接受的成体干细胞，即间充质基质细胞/干细胞。在过去十年中，成体干细胞在越来越多组织的分化细胞中被发现与分离，如骨髓(间充质干细胞和造血干细胞)、脂肪(脂肪衍生干细胞)、上皮(上皮衍生干细胞)和脐带(脐带血干细胞)。成体干细胞的分离与培养技术的发展大大提高了细胞的产量，下一步的研究将集中于对细胞增殖和分化为所需细胞类型的操控。近年来，细胞重编程技术使得诱导多能干细胞(induced pluripotent stem cell，iPSC)的制备成为可能，iPSC 是成熟的分化细胞恢复到多能性和多谱系潜能的状态。就像人类胚胎干细胞一样，iPSC 可以诱导分化成三个胚层的细胞，也可以在间充质分化后形成骨细胞。因此，它创造了一种潜在的无限的可以容易获取干细胞来源，但也不是没有缺点。重编程细胞已经引起了关于表观遗传效应的问题，在诱导多能性的过程中出现了 DNA 错误，而且，在植入 iPSCs 基因工程组织的小鼠中诱发出了一种意想不到的 T 细胞介导的免疫反应。因此，深入了解每种干细胞类型的特性及优缺点可以为应用于临床医学领域提供最佳的细胞选择和促进完善培养条件，以培养出特定的组织类型。

第二节　干细胞的生物学特性

一、胚胎干细胞的特性

只有来自桑葚胚的胚胎干细胞是全能的,能够分化成包括胎盘细胞在内的所有生物细胞。来源于胚胎发育后期的胎盘的胚胎干细胞可以诱导分化成除了胎盘以外的任何组织细胞。胚胎干细胞表达早期胚胎细胞的阶段特异性表面抗原(stage specific embryonic antigen,SSEA)以及转录因子 Nanog 和 Oct‐4。从胎儿直接获得的干细胞通常是有专能性,只能分化为有限数量的特殊细胞类型,虽然在某些特殊组织中也发现了具有多能性分化的干细胞,如睾丸和肺。然而,多能性干细胞通常是从体外组织中获得的,尤其是羊膜、羊水、绒毛膜和脐带。来自羊膜和绒毛膜的细胞表达 SSEA‐3 和 SSEA‐4 抗原,特定组织限制性抗原 TRA‐1‐60 和 TRA‐1‐81,以及转录因子 Nanog、Sox2、Oct‐4、Klf4 和 Lin28。从羊水和人脐带沃顿式胶中获得的细胞也表达多能性干细胞标志物,而脐带血中获得的干细胞则具有一定的专能性。

二、诱导多能干细胞的特性

诱导多能干细胞(iPSC)通常是由四个转录因子的异位表达产生的多能性干细胞,这些转录因子包括 c‐Myc、Klf4、Sox2 和 Oct3/4 或 Sox2、Oct4、Lin28 和 Nanog。其相对于胚胎干细胞而言,来源非常丰富,可以避免收集人类胎盘引发的伦理学问题,同时,采取患儿自体细胞制备的 iPSC,可以避免采用胚胎干细胞治疗可能带来的免疫排斥问题。然而,iPSC 毕竟是通过人工再编程技术使分化细胞诱导成类似于胚胎干细胞的状态,而且这一过程通常由病毒载体完成,其生物安全性还有待深入研究。近年来,为了消除通过病毒整合而可能出现基因突变和潜在致瘤性的风险,开始研究替代的非病毒重编码因子,包括各种转录因子的混合物,以及各种小的化学分子作为特定信号或表观遗传调节因子的抑制剂,甚至是广泛使用的膳食补充剂,如维生素 C 和其他抗氧化剂,当被加入重编程诱导剂中时也被发现可以改善 iPSC 的基因学和表观遗传学特性。然而,小的化学分子还是会对细胞和组织产生不利的影响,如丙戊酸会引起胚胎和胎儿发育的严重异常。因此,还开发了其他方式来诱导 iPSC,例如用小的非编码 RNA 分子来处理细胞,小的非编码 RNA 在 RNA 沉默和基因表达的转录后的控制方面起着重要作用。其他可能的方法包括细胞核转移,即将体细胞的细胞核转移到卵母细胞,甚至是卵母细胞的孤雌生殖细胞。

三、间充质干细胞的特性

成体干细胞,也就是间充质干细胞,位于人体几乎所有的器官和组织中,如皮肤、大脑、心脏、胃肠道、肝脏、肾脏、生殖器官、血管、骨骼肌、脂肪组织和骨髓,它们也存在于体液中,如血液和尿液。间充质干细胞不仅不受人类卵子、胚胎和胎儿来源干细胞的使用所带来的伦理和法律问题的影响，而且也没有 iPSC 相关的基因突变和其他不良反应。间充质干细胞是一类免疫缺陷细胞，具有低免疫源性，可以抑制 T 细胞的增殖与活化，并通过可溶性因子的介导来发现免疫调节功能。间充质干细胞具有多向分化潜能，不仅可以分为从骨、软骨、脂肪、肌腱等中胚层组织细胞，也可以向心肌细胞、干细胞等内胚层细胞以及神经细胞等外胚层细胞分化。加之其具有在体位容易扩增的特性，间充质干细胞可以被认为是细胞治疗和再生医学最有利的干细胞类型。

尽管经过了几十年的间充质干细胞研究，对于一个能够区分间充质干细胞和其他细胞类型的专用标记仍不清楚。间充质干细胞早先被认为是具有成纤维细胞样形态的黏附细胞，在体外培养过程中能够形成成纤维细胞的菌落形成单位。到 2006 年，国际细胞治疗协会又增加了两个新的标准。间充质干细胞阳性表达 CD73，CD90 和 CD105 抗原，而 CD45、CD34、CD14 或 CD11b、CD79a 或 CD19 和 HLA - DR 抗原则不表达。此外，间充质干细胞应至少能分化为三系细胞，即成骨细胞、软骨细胞和脂肪细胞。与此同时，间充质干细胞也表达多能性干细胞的标志物 Oct - 4、Nanog 和 Sox2，这可能会表明其未分化干细胞的状态。

第三节　临床应用

干细胞的生物学特性使它们在小儿整形和重建手术领域也非常具有吸引力。以下主要从瘢痕修复、脂肪移植、创面愈合和再生医学四个方面介绍和讨论干细胞在小儿整形外科中的临床应用潜力。

一、瘢痕修复

病理性瘢痕是烧伤、外伤和手术后的主要并发症。当正常的胶原沉积被修复性纤维化，成纤维细胞过度增殖就形成瘢痕。功能组织被转化成一组无组织的基质成分和成纤维细胞。瘢痕组织缺乏皮肤附属物，如毛囊和汗腺。严重的瘢痕会导致组织功能丧失、运动功能受限、美学及心理影响严重。病理性瘢痕主要有两类，一类是在原有的伤口边界内过度的生长被称为肥厚性瘢痕，这类瘢痕则更大，瘢痕周边延伸到创口边界以外，另一类瘢痕则会随着肌成纤维细胞在伤口中的持续存在而产生挛缩。

值得注意的是，早期胚胎的伤口愈合时没有瘢痕，这同时表明在成体中也存在再生的基因程序。此外，在哺乳动物（包括人类）的特定解剖部位，完整的功能性和无瘢痕再生已有报道。例如，兔子耳朵上的创口可以在 2 个月内完全再生，主要通过一种独特的表皮下生长机制，从边缘移动到伤口中心。对小鼠进行截趾后通过募集干细胞短暂的形成芽胚，并进一步再分化成原有的足趾形态。了解这种无瘢痕性愈合的再生机制是如何被激活的已经成为一个主要的研究方向。在伤口无瘢痕愈合中转化生长因子 β_1（transforming growth factor beta - 1, TGF - β_1）低表达而高表达 TGF - β_3。TGF - β 超家族通过调控成纤维细胞以及基质的形成促进创口的修复（TGF - β_1、TGF - β_2）或再生（TGF - β_3）。干细胞不仅可以通过旁分泌方式对创面愈合相关细胞因子进行调控，还具有更强的增殖能力和效应能力，并启动与再生相关的信号通路。此外，在人类组织修复中,间充质干细胞可以通过细胞动员和调控胶原生成来帮助更有效的瘢痕修复。应用间充质干细胞皮下注射治疗瘢痕时发现其可以释放相关生长因子并促进Ⅲ型胶原蛋白向Ⅰ型胶原蛋白转化,从而显著改善瘢痕的修复。

　　另一种基于间充质干细胞的细胞疗法,是在严重面部创伤的患儿创面愈合初期,应用干细胞以防止瘢痕形成。在一项临床研究中,应用基质血管成分增强的自体脂肪移植治疗面部创伤的患儿,治疗结果与用自体脂肪组织移植治疗的患儿进行比较,两组患儿的临床症状均有显著改善。结果表明,自体脂肪组织移植可能是修复面部瘢痕的有效方式,可替代传统的瘢痕手术切除。进一步研究证实了间充质干细胞及其分泌的生长因子在其中起到重要作用。然而,为了更好地了解导致瘢痕修复的机制以及更可靠的临床实践,还需要进一步的相关前瞻性研究。

二、脂肪移植

　　在1893年的德国全国外科协会第22次会议上,诺伊贝尔首次描述了游离脂肪移植,用于修复面部缺陷和乳房重建手术。由于脂肪移植后患儿出现了多种并发症,例如油脂形成、感染、脂肪坏死等,这一手术随即停止。直到1977年皮下吸气-吸脂技术的发现而使得脂肪移植再次复苏。此外,在20世纪90年代早期,意大利和法国引入的新型超声辅助抽脂技术,能够在微创条件下去除过多的脂肪沉积和身体轮廓。2006年,科尔曼开发了一种特殊的注射器系统,此后在世界范围内被整形外科医生推广和使用。这项技术是基于将脂肪组织从身体某一部位抽出,然后再进行离心分离,分离出活性成分,然后移植到身体的不同部位。他还对吸力及吸力技术、肿胀溶液、脂肪移植的浓度和技术、脂肪细胞存活和含量的影响进行了十分详尽的研究。脂肪移植可以广泛应用于小儿整形外科领域,如颜面部软组织的发育不全、乳房发育不全等,它可以帮助修复缺陷和增加软组织含量。

　　脂肪移植过程补充间充质干细胞可以改善脂肪移植的存活率。此外,间充质干细胞还表达和分泌多种生长因子,包括转化生长因子、胰岛素样生长因子和血管内皮生长因子,这对血管重建和愈合过程至关重要。使用细胞辅助抽脂-脂肪移植方法可以提高脂肪移植的存活率。这种方法结合了浓缩的脂肪干细胞和抽脂的技术,是一种富含脂肪干细胞的脂肪移植,该方法可以显著改善植入脂肪的生存率,减少不良反应和囊肿的形成。骨髓源间充质干细胞和循环祖细胞,可以上调血管生成生长因子的表达,增加移植脂肪新生血管的数量,从而提高移植物的存活率。

三、创面愈合

　　慢性创面普遍存在于小儿严重的烧烫伤、电击伤以及车祸伤创面愈合过程中。虽然针对于慢性创伤的治疗有进展,但仍缺乏更好的治疗难治性创面的方法。因此,创面愈合治疗研究中也关注间充质干细胞在其中应用的潜力。间充质干细胞可以直接或通过旁分泌机制调节和协调过度的炎症反应,包括血管新生和免疫调节,并在不过度纤维化的情况下加速愈合。在一组动物模型上发现,直接在皮内注射脂肪组织衍生干细胞,激活了真皮成纤维细胞和新生血管的生成,增加了皮肤厚度,提高了胶原密度。而在多项临床研究中都证实了间充质干细胞在放疗后创面、慢性下肢溃疡、糖尿病足部溃疡等创面愈合治疗中起到了显著疗效。间充质干细胞的应用可以直接局部使用，也可以通过支架，如纤维蛋白胶或透明质酸，或与生长因子或血小板富集血浆相结合。间充质干细胞加速了慢性伤口愈合的过程，已被越来越多的动物实验和临床研究所证实。

此外，间充质干细胞在治疗慢性瘘管方面也有一定的前景。在小儿整形外科中，腭裂修复后或与腔隙或辅助放射治疗相关的皮瓣重建中，瘘管的发生十分常见，而且，慢性瘘管的难治性使得传统治疗常常具有高复发率。一些前期的病例报道和临床研究证实了间充质干细胞的疗效，其临床表现有显著改善，包括复发率降低。最近，有研究报道在术后肠内瘘患儿中移植脂肪组织间充质干细胞后 4～12 周时，瘘管闭合率为 83.3%，而到了 24 周时其闭合率达到了 100%。所有患儿均未观察到与此过程相关的严重不良反应。

利用 iPSC 技术，可以由分化成熟的细胞生成非免疫原性的自体多能干细胞群。iPSC 的优点使其成为一种治疗慢性创面的很有前途的工具。伊藤以及同事在体外培养出三维皮肤组织，其中包括了由人的 iPSC 衍生的角质形成细胞和成纤维细胞。iPSC 的潜力还包括在伤口愈合过程中创面的再生和再血管化。一项研究表明，从人的 iPSC 衍生的间充质干细胞中提取的外泌体能促进胶原合成和血管生成，从而促进皮肤创面愈合。这些发现强调了在基于 iPSC 的治疗中潜在的皮肤干细胞使用，它可以被纳入组织工程的皮肤支架，也可以产生所有的细胞类型和成分，包括皮肤附件，用于治疗慢性伤口和其他皮肤病。尽管基于 iPSC 技术的创面愈合治疗未来前景美好，但也需要进一步提高其安全性，并注重应用效率和成本效益。

四、再生医学

再生医学是整形外科领域下一个前沿方向，再生医学研究的重点是激活内源性愈合和促进骨、软骨和软组织再生的方法。其策略主要包括组合或单独使用干细胞、生物合成支架、生长因子以及微环境。

1. 干细胞来源　干细胞是组织工程和再生医学治疗的首选细胞来源，因为它们具有较高的效应力和增殖扩充能力。当代研究主要集中在成体干细胞或用于组织工程的祖细胞。而骨髓和脂肪中提取的间充质干细胞是目前临床应用最广泛的干细胞。骨髓衍生干细胞可以分为骨、脂肪、软骨和肌肉，这在动物模型中也得到了很好的证明，而且最近的临床研究表明，骨髓衍生干细胞可以增强脂肪移植效力并促进下颌骨缺损的牙槽骨再生。骨髓浓缩技术是一种利用针吸和随后的骨髓过滤来获取骨髓干细胞的技术。骨科医生已经成功地运用这种技术治疗不愈合和延迟愈合的骨折，也被用于治疗下颌骨坏死后缺损。骨髓衍生干细胞在临床上的局限性包括供体部位的并发症和骨髓中骨髓衍生干细胞的低浓度。脂肪干细胞也具有间充质性，科尔曼描述了最常用的获取脂肪干细胞的方法，其中包括吸脂和离心法生成 3 个不同的层，中间层是包含脂肪干细胞的基质血管成分。虽然在体外和动物模型中已经做了大量的研究，已显示脂肪干细胞能够支持骨与软骨的形成，但在人类中，这种经验还是非常有限的，需要我们进一步的研究和证实。近期，在对小鼠颅面复合体的研究中发现了一类颅缝间质细胞，其不仅具有分化为成骨细胞、软骨、脂肪、骨膜及硬脑膜的能力，还高度表达间充质干细胞标志物，进一步研究证实了这类多能干细胞可用于颅骨缺损的再生治疗。颅缝作为颅骨的生长中心，需要持续保持着未分化性及自我更新并不断分化为成骨细胞，调控颅骨生长并保持着颅缝开放的状态。过早的颅缝融合导致颅缝早闭症的发生，进一步研究发现，体内实验中消除小鼠颅缝间质干细胞可诱导颅缝早闭的发生，从而抑制了头颅生长。我们也在小儿早闭及正常颅缝中发现了这类细胞，并证实了其间充质干细胞特性。综上所述，颅缝间质干细胞不仅可以应用于颅面骨大的缺损修复,还可能利用干细胞技术重建早闭的颅缝,这些都是我们今后需要研究和努力的方向。

2. 支架　支架是可以植入的含或不含细胞和(或)生长因子来修复或再生组织的结构。它们作为细胞组织生长的模板,类似于细胞外基质。因此,支架应具有生物相容性,支持细胞黏附和增殖,与周围组织具有相似的力学性质,并具有一定程度的生物降解能力,以允许自体组织的最终生长。支架一般可分为生物支架和合成支架,合成支架有聚乳酸(polylactic acid,PLA)、聚乙醇酸(polyglycolic acid,PGA)、聚乙二醇衍生物(polyethylene glycol derivatives,PEG),生物支架则包括纤维蛋白、弹性蛋白、胶原、藻朊酸盐和琼脂糖。利用植入支架可以减少自体移植的需要量,并实现复杂的三维解剖形态。整形外科领域中,在骨、软骨和软组织重建中均有使用合成支架的报道。早在 2001 年就有一项关于 PLA 植入物的研究报道,作为一种在颅面骨折、骨再生和软组织扩增中进行可吸收植入的方法。越来越多的研究报道应用合成支架及脂肪衍生干细胞制作成类似人类耳朵结构,这些都给小儿整形外科的发展带来了巨大的潜力。除了骨与软骨再生方面的支架应用,可吸收的网状支架可用于浅表肌肉腱膜系统以改善除皱术的效果。理查森等人最近描述了一种应用真皮再生支架结合延迟刃厚皮片植皮,治疗大面积的全厚头皮缺损的重建。在骨再生方面,在体内和体外实验中都显示支架上结合生长因子有或没有干细胞均能诱导骨形成。近年来,细胞片层技术在心肌梗死、肝功能衰竭、骨缺损等方面的应用越来越受到关注,细胞片层技术主要是通过培养皿材料对温度敏感性变化,从而得到整片完整的细胞层,含有完整的细胞间连接、细胞外基质、生长因子受体、细胞表面蛋白等。这些都是传统单个细胞消化悬浮后再应用所欠缺和制约的,而且,通过和各种组织工程学材料相结合可大大拓展其应用范围。进一步的工作将探讨不同材料对支架的疗效,并探讨细胞和生长因子结合支架的临床效果。

3. 生长因子及微环境　生化状态下的三维环境对组织工程至关重要。细胞不仅需要支架进行结构和生物的支持,而且还需要一个环境来确保正确的生长、分化信号、营养血液的灌注、气体的交换、pH 的调节和一定的机械力。分子和机械信号在组织工程结构的生长和分化过程中起着关键作用。除了众所周知的生长因子,如骨形态发生蛋白、血管上皮生长因子、成纤维细胞生长因子和转化生长因子,还包括氧分压、机械力、电刺激等都调节着后续的细胞增殖和分化。细胞在其巢内或定居的组织中参与多方向相互作用的环境网络。细胞不仅对多种刺激有反应,而且对环境本身也有直接的影响,这是很复杂的过程。通过使用生物反应器模拟所需的条件,以及专业的生物反应器帮助设计一系列的三维组织结构在近年来已经发展起来。生物反应器越来越多地被用于提供更复杂的环境,将细胞暴露在一系列可控的电子、电磁、生物分子和机械信号中,而观察不同的细胞间或细胞与基质间的相互作用,这些都是将来再生医学研究中的重心与方向。

第四节　结　语

再生医学使用干细胞,各种支架和生物活性分子已经开始成为治疗不同类型患儿的选择,也包括小儿整形外科领域。在瘢痕修复、脂肪移植、慢性创面与瘘管的治疗以及骨、软骨等组织的再生方面,有很好的前景来逐步扩大干细胞治疗策略。然而,细胞移植的副作用,肿瘤生长的可能性以及长期随访结果也应该得到重视,需要警惕仍然存在的许多与生物危害有关的潜在问题。为了使干细胞治疗成为更成熟的标准治疗,更多的临床研究是必不可少的。进一步的研究应主要集中于生物和肿瘤学方面安全的间充质干细胞的应用。此外,对 iPSC 的研究也将有影响,这不仅可以用于个体化医疗,也可以用于疾病模型的建立,以获取更多的疾病相关信息,这些信息可能会促进新药的发现和新的治疗策略的发展。

(孔亮亮)

参考文献

[1] Ramalho-Santos M, Willenbring H. On the origin of the term "stem cell"[J]. Cell Stem Cell, 2007, 1(1):35 - 38.

[2] da Silva Meirelles L, Caplan AI, Nardi NB. In search of the in vivo identity of mesenchymal stem cells [J]. Stem Cells, 2008, 26(9):2287 - 2299.

[3] Stock UA, Vacanti JP. Tissue engineering: current state and prospects[J]. Annu Rev Med, 2001, 52(1):443 - 451.

[4] Takahashi K, Yamanaka S. Induction of pluripotent stem cells from mouse embryonic and adult fbroblast cultures by defned factors[J]. Cell, 2006, 126(4):663 - 676.

[5] Hayden EC. Stem cells: the growing pains of pluripotency[J]. Nature, 2011, 9:272 - 274.

[6] Zhao T, Zhang ZN, Rong Z, et al. Immunogenicity of induced pluripotent stem cells[J]. Nature, 2011, 474(7350):212 - 215.

[7] Kucia M, Wu W, Ratajczak MZ. Bone marrow-derived very small embryonic-like stem cells: their developmental origin and biological significance[J]. Dev Dyn, 2007, 236(12):3309 - 3320.

[8] Jean C, Aubel P, Soleihavoup C, et al. Pluripotent genes in avian stem cells[J]. Dev Growth Differ, 2013, 55(1):41 - 51.

[9] Bacakova L, Zarubova J, Travnickova M, et al. Stem cells: their source, potency and use in regenerative therapies with focus on adipose-derived stem cells-a review[J]. Biotechnol Adv, 2018, 36(4): 1111 - 1126.

[10] Takahashi K, Tanabe K, Ohnuki M, et al. Induction of pluripotent stem cells from adult human fibroblasts by defined factors[J].Cell, 2007, 131(5):861 - 872.

[11] Yu J, Vodyanik MA, Smuga-Otto K, et al. Induced pluripotent stem cell lines derived from human somatic cells[J]. Science 2007, 318(5858):1917 - 1920.

[12] Singh VK, Kumar N, Kalsan M, et al. Mechanism of induction: induced pluripotent stem cells (iPSCs)[J]. J Stem Cells, 2015, 10(1):43 - 62.

[13] Visvader JE, Clevers H. Tissue-specific designs of stem cell hierarchies[J]. Nat Cell Biol, 2016, 18(4):349 - 355.

[14] Dominici M, Le Blanc K, Mueller I, et al. Minimal criteria for defining multipotent mesenchymal

stromal cells. the international society for cellular therapy position statement[J]. Cytotherapy, 2006, 8(4):315 - 317.

[15] Jackson CJ, Tønseth KA, Utheim TP. Cultured epidermal stem cells in regenerative medicine[J]. Stem Cell Res Ther, 2017, 8(1):155.

[16] Goss RJ, Grimes LN. Epidermal downgrowths in regenerating rabbit ear holes[J]. J Morphol 1975, 146(4):533 - 542.

[17] Fernando WA, Leininger E, Simkin J, et al. Wound healing and blastema formation in regenerating digit tips of adult mice[J]. Dev Biol, 2011, 350(2):301 - 310.

[18] Larson BJ, Longaker MT, Lorenz HP. Scarless fetal wound healing: a basic science review[J]. Plast Reconstr Surg, 2010, 126(4):1172 - 1180.

[19] Aust MC, Reimers K, Kaplan HM, et al. Percutaneous collagen induction regeneration in place of cicatrisation? [J]. J Plast Reconstr Aesthet Surg, 2011, 64(1):97 - 107.

[20] Gentile P, De Angelis B, Pasin M, et al. Adipose-derived stromal vascular fraction cells and platelet-rich plasma: basic and clinical evaluation for cell-based therapies in patients with scars on the face[J]. J Craniofac Surg, 2014, 25(1):267 - 272.

[21] Pallua N, Baroncini A, Alharbi Z, et al. Improvement of facial scar appearance and microcirculation by autologous lipofilling[J]. J Plast Reconstr Aesthet Surg, 2014, 67(8):1033 - 1037.

[22] Weyand B, Vogt PM. Potential of mesenchymal stem cell applications in plastic and reconstructive surgery[J]. Adv Biochem Eng Biotechnol, 2013, 130:55 - 67.

[23] Boháč M, Csöbönyeiová M, Kupcová I, et al. Stem cell regenerative potential for plastic and reconstructive surgery[J]. Cell Tissue Bank, 2016, 17(4): 735 - 744.

[24] Lee SK, Kim DW, Dhong ES, et al. Facial soft tissue augmentation using autologous fat mixed with stromal vascular fraction[J]. Arch Plast Surg, 2012, 39(5): 534 - 539.

[25] Zhao J, Yi C, Zheng Y, et al. Enhancement of fat graft survival by bone marrow-derived mesenchymal stem cell therapy[J]. Plast Reconstr Surg, 2013, 132(5): 1149 - 1157.

[26] Ulicna M, Danisovic L, Vojtassak J. Does cell therapy and tissue engineering represent a promising treatment of diabetic foot ulcers? [J].Bratisl Lek Listy, 2010, 111(3):138 - 143.

[27] Kim JH, Jung M, Kim HS, et al. Adipose-derived stem cells as a new therapeutic modality for ageing skin[J]. Exp Dermatol, 2011, 20(5):383 - 387.

[28] de la Portilla F, Alba F, García-Olmo D, et al. Expanded allogeneic adipose-derived stem cells (eASCs) for the treatment of complex perianal fistula in Crohn's disease: results from a multicenter phase Ⅰ/Ⅱa clinical trial[J]. Int J Colorectal Dis, 2013,28(3):313 - 323.

[29] Ciccocioppo R, Gallia A, Sgarella A, et al. Long-Term Follow-Up of Crohn Disease Fistulas After Local Injections of Bone Marrow-Derived Mesenchymal Stem Cells[J]. Mayo Clin Proc, 2015, 90(6):747 -755.

[30] Mizushima T, Takahashi H, Takeyama H, et al. A clinical trial of autologous adipose-derived regen-

erative cell transplantation for a postoperative enterocutaneous fistula[J]. Surg Today, 2015, 46(7): 835-842.

[31] Itoh M, Umegaki-Arao N, Guo Z, et al. Generation of 3D skin equivalents fully reconstituted from human induced pluripotent stem cells (iPSCs)[J]. PLoS ONE, 2013, 8: e77673.

[32] Yang R, Zheng Y, Burrows M, et al. Generation of folliculogenic human epithelial stem cells from induced pluripotent stem cells[J]. Nat Commun, 2014, 5: 3071.

[33] Terella A, Mariner P, Brown N, et al. Repair of a calvarial defect with biofactor and stem cell-embedded polyethylene glycol scaffold[J]. Arch Facial Plast Surg, 2010, 12(3): 166-171.

[34] Jianhui Z, Chenggang Y, Binglun L, et al. Autologous fat graft and bone marrow-derived mesenchymal stem cells assisted fat graft for treatment of Parry-Romberg syndrome[J]. Ann Plast Surg, 2014, 73(suppl 1): S99-S103.

[35] Hernigou P, Guissou I, Homma Y, et al. Percutaneous injection of bone marrow mesenchymal stem cells for ankle non-unions decreases complications in patients with diabetes[J]. Int Orthop, 2015, 39(8): 1639-1643.

[36] Coleman SR. Long-term survival of fat transplants: controlled demonstrations[J]. Aesthetic Plast Surg, 1995, 19(5): 421-425.

[37] Bariana M, Dwivedi P, Ranjitkar S, et al. Biological response of human suture mesenchymal cells to Titania nanotube-based implants for advanced craniosynostosis therapy[J]. Colloids Surf B Biointerfaces, 2017, 150: 59-67.

[38] Zhao H, Feng J, Ho TV, et al. The suture provides a niche for mesenchymal stem cells of craniofacial bones[J]. Nat Cell Biol, 2015, 17(4): 386-396.

[39] Teven CM, Fisher S, Ameer GA, et al. Biomimetic approaches to complex craniofacial defects[J]. Ann Maxillofac Surg, 2015, 5(1): 4-13.

[40] Al-Himdani S, Jessop ZM, Al-Sabah A, et al. Tissue-Engineered Solutions in Plastic and Reconstructive Surgery: Principles and Practice[J]. Front Surg, 2017, 4: 4.

[41] Moe KS, Weisman RA. Resorbable fixation in facial plastic and head and neck reconstructive surgery: an initial report on polylactic acid implants[J]. Laryngoscope, 2001, 111(10): 1697-1701.

[42] Angelos PC, Brennan TE, Toriumi DM. Biomechanical properties of superficial musculoaponeurotic system tissue with vs without reinforcement with poly-4-hydroxybutyric acid absorbable mesh[J]. JAMA Facial Plast Surg, 2014, 16(3): 199-205.

[43] Richardson MA, Lange JP, Jordan JR. Reconstruction of full-thickness scalp defects using a dermal regeneration template[J]. JAMA Facial Plast Surg, 2016, 18(1): 62-67.

[44] Chen G, Qi Y, Niu L, et al. Application of the cell sheet technique in tissue engineering[J]. Biomed Rep, 2015, 3(6): 749-757.

[45] Hansmann J, Groeber F, Kahlig A, et al. Bioreactors in tissue engineering-principles, applications and commercial constraints[J]. Biotechnol J, 2013, 8(3): 298-307.

第十六章
内镜技术在小儿整形外科中的应用

内镜外科技术(endoscopic surgical techniques)是指将内镜通过人体正常通道或人工建立的通道送到或接近体内病灶处,在内镜直视下或X线透视或B超辅助下,对局部病灶进行观察、止血、切除、清除结石、引流或重建通道等手术,以达到明确诊断、治愈疾病或缓解症状的目的。

内镜技术现代微创外科技术将更多地取代传统手术,并正在发生着日新月异的变化,其中内镜技术的应用具有更重要的意义,被誉为"人类的第三只眼睛",是一项集"检查-诊断-治疗"为一体的"光导纤维"无创设备,是目前国际医学治疗领域最先进的技术之一,是人类医学史上首次利用光导纤维的突破性进展。

第一节 内镜技术的发展历史

世界上第一个内镜是1853年法国医生德索米奥创制的。内镜是一种常用的医疗器械,由头端、弯曲部、插入部、操作部、导光部组成。使用时先将内镜导光部接到配套的冷光源上,然后将插入部导入预检查的器官,控制操作部可直接窥视有关部位的病变。

最早的内镜被应用于直肠检查。医生在患儿的肛门内插入一根硬管,借助于蜡烛的光亮,观察直肠的病变。这种方法所能获得的诊断资料有限,患儿不但很痛苦,而且由于器械很硬,造成直肠穿孔的危险很大。尽管有这些缺点,内镜检查一直在继续应用与发展,并逐渐设计出很多不同用途与不同类型的内镜。

1855年,西班牙人卡赫萨发明了喉镜。德国人海曼·冯·海莫兹于1861年发明了眼底镜。

1878年,爱迪生发明了灯泡,特别是微型灯泡出现后,使内镜有了很大发展,临时安排的手术内窥也可达到非常精确的程度。

1878年,德国泌尿科专家姆·尼兹创造了膀胱镜,用它可以检查膀胱内的某些病变。

1897年,德国人哥·基利安设计了支气管镜。

1862 年,德国人斯莫尔创造了食管镜。

1903 年,美国人凯利创制了直肠镜,但是直到 1930 年后才开始普遍使用。

1913 年,瑞典人雅各布斯改革了胸膜镜检查法。

1922 年,美国人欣德勒创立了胃镜检查法。

1928 年,德国人卡尔克创立了腹镜检查法。

1936 年,美国人斯卡夫进行了脑室镜检试验,直到 1962 年,才由德国人古奥和弗雷斯梯尔创立了脑室镜检法。从此形成一整套镜检法系列。

1963 年,日本开始生产纤维内镜。

1964 年,研制成功纤维内镜的活检装置,这种可取活检的特别活检钳能够有合适的病理取材而且危险小。

1965 年,纤维结肠镜制成,扩大了对于下消化道疾病的检查范围。

1967 年开始研究放大纤维内镜以观察微细病变。光纤内镜还可以用来做体内化验,如测量体内温度、压力、移位、光谱吸收以及其他数据。

1973 年,激光技术应用于内镜的治疗上,并逐渐成为经内镜治疗消化道出血的方法之一。

1981 年,内镜超声波技术研制成功,这种把先进的超声波技术与内镜结合在一起的新发展,大大增加了对病变诊断的准确性。

第二节 内镜简介

一、分类

根据内镜的结构特点,内镜可分为刚性硬质内镜,软性纤维内镜和胶囊镜三种。按学科分类,有消化内镜、胸腔镜、腹腔镜、呼吸内镜、膀胱镜、肾盂镜、宫腔镜、关节镜、脑室镜、鼻咽镜、血管镜以及心镜等。其中消化内镜应用较广泛,按其功能和技术难度又分为胃肠道内镜(食管镜、胃镜、结肠镜等)、胰-胆管内镜(十二直肠镜、胆道镜、胰管镜等)。虽然内镜种类很多,但不同专业学科的内镜在操作方法、手术技巧和器械应用等方面却具有共同性。内镜最能体现外科技术进步的是在微创中的各种应用,在肝胆外科、胸科、妇产科、泌尿外科、骨科、整形外科等广泛应用。

二、内镜的特点及优势

内镜技术有别于传统外科手术,它是使内镜前端抵达患儿体内的病灶部位,在内镜直视下进行治疗操作,完成全部手术过程。内镜治疗可以主动而有效地解决内科保守治疗难以解决的问题,如急性食管胃底静脉破裂出血;可以简化复杂而危险的治疗方法或替代某些手术,如急性化脓性胆管炎、肝内胆管结石等。它可在明确诊断的同时进行治疗,具有简便、快速、高效、安全、不需要麻醉、对患儿损伤小、并发症少、死亡率低和总耗费低等特点，为广大患儿，特别是急诊危重、高龄多病者所接受。内镜外科技术对于良性疾病具有治愈性作用；对于恶性肿瘤患儿可以有效地解除或减少痛苦，提高患儿生存期间的生活质量。

三、内镜技术的原理

内镜外科的基本工具包括三部分：内镜系统、手术设备和手术器械。

通过冷光源镜头、纤维光导线、图像传输系统、屏幕显示系统，采用激光照明，将待查部位的图像转化为数字化的光纤信号，图像通过光纤传送至仪器显示屏，并使疾病病变点的图像得以贮存、再现。该系统包括内镜、主机-光源和内镜监视器。在结构上，内镜主要有光学和机械两部分。光学部分用以照明，内镜光源内发出冷光，经过镜身传至镜端，由镜端物镜或微型摄像镜头进行取"景"，术者即可通过目镜（光导内镜）或经主机处理摄影图像使之显示在荧光屏上。机械部分包括插入部和手控操作部。插入物为软性物，可以弧形弯曲，其外径因内镜类型和功能而有所不同（3～5 mm），前段（镜筒约 10 cm 长，不同类型内镜可有所不同）称之为蛇骨管段，可以调节完成各种方向的运动。手控操作部有左、右和上、下两个旋钮以及充水、充气和吸引两个接头，用以调节内镜前端方向和冲洗清洁及显露视野。电子内镜还具有调节光亮度、色彩、对比度、图像大小和锁定图像的按钮。内镜具有 1 个或 2 个工作通道进入人体内。不同用途内镜的通道直径有所不同，如诊断胃镜直径为 2.8 毫米，治疗胃镜为 3.7 mm，十二指肠治疗镜为 4.2 mm，超声内镜的镜端安装有一微型超声探头，既具有内镜的基本结构和功能，还能同时进行局部超声检查，由此可观察到表面（内镜直视）和深部管壁及临近结构（超声扫描）。超声内镜不仅可以进行疾病诊断，同时也可以在超声引导下完成内镜治疗。

四、基本操作技术

内镜外科手术的基本操作技术包括：

1. 注射术　使用内镜注射针，在内镜直视下对病灶，如出血点、病灶基底、肿瘤瘤体等，穿刺注射药物以达到止血、托起病灶、使肿瘤坏死或局部封闭等目的。

2. 钳夹术　使用内镜止血夹，对准出血点、息肉基底或裂开的黏膜边缘钳夹，起到止血、预防出血或闭合创面的作用。

3. 切除术　使用内镜圈套器，直接或剖开病灶表面的黏膜后将病灶套住，接通高频电流，以切除病灶。

4. 导线置入或扩张术　在内镜直视下将导线前端对准狭窄的腔道口，捻动导线，依据阻力感觉盲视下或在 X 线透视监视下使导管通过狭窄段。然后在导线引导下用探条扩张器或气囊扩张器在内镜直视下或 X 线监视下对狭窄部位进行逐步扩张，以重建通道。

5. 支架放置术　在单独内镜或内镜联合 X 线监视下，对狭窄的通道置入塑料或金属支架以维持管腔的通畅性。

6. 氩气刀凝切术　使用 APC 探头，在内镜下对准目标物（肿瘤、狭窄环、出血点及异物等）行凝切，使目标物凝固、坏死和气化。

7. 超声内镜穿刺术　使用内镜穿刺针，在超声内镜下确定目标物，在单独超声内镜或联合 X 线监视下对目标物进行穿刺，以针吸组织、注射药物或建立通道。

第三节 内镜的日常管理

一、维修保养

内镜医疗检测仪与内镜影像工作站等仪器设备投资大,系统复杂,科技含量高,工作环境要求高,对其安装操作使用等方面均有严格要求;保证仪器经常处于良好工作状态,发挥其应有效能,对提高医疗服务质量和实现预期效益意义重大。因此积极搞好设备维修工作,就尤为重要。根据防治结合,以防为主的维修新观念,维修应包括维护保养和故障检修两个部分。

和其他的医疗设备一样,为了保证医疗内镜设备的精准性,日常的维护保养工作是很重要的,维护保养属于主动维修,又称超前维修,预防性维修。

内镜的使用,日常维护一般由使用科室和操作人员完成,它是一项每天都要进行的工作,应该制度化,日常维护内容应写进操作规程和注意事项,使用科室应选派1名懂得一定仪器知识,责任心强的技术员担任专职或兼职仪管员,协助和指导操作人员做好这一工作。

(一)日常维护工作的内容

1. 机房及仪器设备的保洁;观察调整机房温度、湿度,并保持稳定。

2. 检查机器的机械、转动、气路、水路,螺钉、螺母等部位是否正常。

3. 检查仪器表面的开关、旋钮,指示灯、仪表及显示参数是否正常。

4. 正式工作前,利用仪器自检程序检测仪器各部分的状态情况。

5. 注意仪器在运行过程中是否有异常气味和声音,图像质量是否正常。

6. 检查操作人员操作仪器是否符合规程,并及时纠正。

(二)内镜使用和维修要求

由于医用内镜是一种侵入式检测工具和治疗技术,因此,使用医用内镜的医务人员都需经过严格培训和考核。

内镜故障检修又称被动维修(内镜维护保养属于主动维修,又称超前维修,预防性维修)。医学内镜影像系统工作站也同其他仪器一样,在长期使用过程中,由于种种原因,出现故障是不可避免的。故障维修仍然是设备管理和工程技术人员的一项重要工作。

二、内镜的清洗消毒

在使用医疗光学内镜之前,一定要认真阅读相关使用手册,在了解内镜的设计、制作工艺、性能等方面的同时,也要注意相关使用操作说明和警告提示文字,除了要正确使用外,在消毒清洗和存储保养等方面也要注意。下面,主要从内镜的使用环境要求,手术前后的使用操作,以及术后的清洗消毒方面来谈谈医用光学/光纤内镜清洗、消毒、维护等相关问题。

（一）一般的清洗消毒

将擦干后的内镜置于多酶洗液中浸泡,时间按使用说明。

使用后立即用流动水彻底清洗,并擦干。

器械的轴节部、弯曲部、管腔内用软毛刷彻底刷洗,刷洗时注意避免划伤镜面。

彻底清洗内镜各部件,管腔应当用高压水枪彻底冲洗,可拆卸部分必须拆开清洗,并用超声清洗器清洗5～10分钟。

光纤内镜的消毒灭菌方法:消毒应用 WAYWIN2000 医用灭菌器灭菌,时间为 30 分钟;或用环氧乙烷消毒、灭菌。近年来更多的医疗机构选用低温甲醛蒸汽灭菌器,特点是灭菌可靠,对镜头不钝化影响。

适于压力蒸汽灭菌的内镜或者内镜部件应当采用压力蒸汽灭菌,注意按内镜说明书要求选择温度和时间。

不能采用压力蒸汽灭菌的内镜及附件可以使用 2% 碱性戊二醛浸泡 10 小时灭菌。

用消毒液进行消毒、灭菌时,有轴节的器械应当充分打开轴节,带管腔的器械腔内应充分注入消毒液。

（二）医用内镜清洗维护

医用内镜操作时动作要轻柔,旋转弯曲角手柄要缓慢地操作,用力要均匀,勿用暴力或操作力量过大。弯曲部在被"固定"的情况下,不要转动弯曲手柄,否则将折断牵引钢丝。手持摄像头时,要紧握摄像头及柄的关节位,忌握线束和垂吊关节位,否则将损坏玻璃纤维束。

在手术过程中光纤内镜器械使用后应及时用无菌水擦净血迹,切忌将器械拆开浸泡以免丢失或遗留体内。

（三）术后内镜清洗维护

配备相应的清洗设备与物品、器械清洗液、溶酶、去锈液及润滑液等。清洗设备包括:流动水清洗消毒槽(三槽:清洗槽、酶洗槽、除锈槽)、高压水枪、干燥设备、计时器、通风设施、各种刷子、纱布、棉棒。

残留物的冲刷水洗:内镜及器械手术完毕后立即卸开可拆卸部分,在清洗槽内用流动水彻底清洗,除去血液、黏液等残留物质并擦干;曲卡及各类手术钳、剪类器械、关节脱卸用软毛刷子刷洗,高压水枪冲洗各腔道、导管、管腔等。

消毒酶洗:将擦干后的内镜及器械置于 1∶270 全效酶洗液槽中浸泡、浸泡时间为 30 分钟或用超声清洗机振动清洗 5～10 分钟。

冲洗:经全效酶洗液浸泡后的内镜及器械放冲洗槽中用流动水彻底清洗,有管腔器械在清洗过程中应用高压水枪喷射冲洗,以去除管道内的全效酶洗液及松脱的污物。清洗拆卸部分的器械时不但要冲洗器械的外表面,器械的轴节部、弯曲部、管腔内也要用软刷子彻底刷洗,刷洗内镜时避免划伤镜面。

防锈去锈:器械经上述处理后,放入配好的 1∶7 去锈液内浸泡,浸泡时间为 10 分钟,浸泡完后用清水冲洗。

润滑维护:冲洗后的器械放入 1∶15 润滑液内浸泡,浸泡 2～3 分钟后捞起晾干或燥干即可。

在使用内镜的时候,尽量由专业人士进行操作,适当的条件下可以进行相关人员的培训工作。光纤内镜属于精密、贵重设备器械,应有专人管理,使用前严格按生产厂家的说明书进行岗前培训,熟悉其性能、特点、原理、操作规程、使用及保养方法以减少对仪器的损坏。

三、内镜故障检修

（一）在组织管理方面

如划分专业组，一专多能；计算仪器复杂系数，合理分担；分科室或仪器到人，包干负责；组织故障会诊；总工程师负责制等。

（二）在人才培养方面

如引进和培养相结合，逐步形成人才梯队，在职提高和外送培训相结合，基础理论深入和专业技术提高相结合等。

（三）在维修程序方面

先了解仪器故障起因，熟悉仪器的工作原理，然后运用自己掌握的基础理论知识针对仪器的电路图分析故障产生的可能部位，逐步检测排查，从中找出故障的真正部位，最后修复或更换故障部件，并完成局部或整机调试。

（四）维修方法

应遵循先询问，后诊断；先直观，后测查；先全面，后局部；先传动，后电路；先独立，后整机；先外围，后芯片；先控制，后数据；先定性，后定量等辩证关系的原则。

故障部位一般有机械部分比电路部分多；强电部位比弱电部位多；高温部分比低温部分多；电源部分比主体部分多，传动部位比静止部位多，按插部位比固定部位多，阻容器件比半导体器件多，模拟电路比数字电路多等客观规律，检测方法有敲击法、直观法、测量法、比较法、替换法、变温法、信号追踪法、信号输入法、前后合追法、负荷分离法等实用方法。

四、内镜的定期保养

医疗用内镜设备定期保养一般由仪管员配合工程技术人员完成，它是一项不断循环进行的有组织有计划的维修措施，定期保养有利于掌握仪器的运行规律，有利于出现故障后的查找。在医院各科室中，医疗用内镜的使用极其严格。

（一）一般内镜保养和放置设置

1. 内镜对使用环境的要求　室内环境以暗室环境为主，避免强光直射，手术开始关闭日光灯，用无影灯照明，术前室内的温度保持在 $22 \sim 25 ℃$、湿度 50% 左右、防酸、防碱、防蒸汽。避免强电、电磁场的干扰。手术中确保电压稳定，连续稳压器维持电压 220 V 以免损坏精密仪器。

2. 室内仪器定位放置　手术间的电源插座应为屋顶悬挂式，避免因工作人员走动碰脱电源插座而使电源线受干扰，保证手术的顺利进行，同时也避免由于电压不稳而造成仪器损坏。

3. 监视器　一般监视器在安装时已经由相关技术人员经过测试并调整到了最佳显示状态，所以不建议使用者自行调试。如果监视器不显示，请检查插线板和电源线的连接，检查显示器开关是否处于打开状态、摄像系统是否处于打开状态、摄像系统的输出是否正确的连接到监视器的输入端口。颜色失真后可将摄像系统的光学接口对准颜色比较鲜明的物体或图片，通过监视器上的菜单进行对比度、饱和度、亮度的调节。

避免强磁物体靠近监视器,定期作消磁保养,当磁化严重或消磁失效的时候,请联系厂家技术人员。

4. 摄像系统和光源 虽说很多医疗内镜声明光学接口是防水的,但光学接口和连接线不建议消毒,可用防菌套套上,每次使用时消毒防菌套,这样可以大大增加光学接口的使用寿命,如必须消毒宜用低温熏蒸的方法。插口不能强插拔,要对准十二点的位置进行直插、直拔轻拿轻放,定期作白平衡校准。防止光学接口接触液体,即使声称是防水的设备,所以不要将调焦头及连线浸泡消毒,如不慎接触葡萄糖一类的液体请手术后立即用干布擦干净光学接口表面液体。防止卡口结晶致运动不灵活,如果出现异常请不要勉强使用。光缆不可用浸泡方式或高温高压方法消毒,如需消毒宜用低温熏蒸或低浓度乙醇擦拭表面的方法进行消毒。使用者要细心记录光源灯泡的使用时间,临近使用寿命时准备备用灯泡。光源灯泡有使用寿命的限制,建议不使用时立即关闭光源。

(二)内镜的保养周期

定期保养的内容和时间,不同仪器有不同的做法,一般可以分3个等级:

1. 一保 一般可以1个月至1个季度进行一次,主要内容除了日常维护的工作外,可以拆开机壳,清除各处积尘、污垢、异物、紧固螺丝、添加润滑剂;检查各器件、元件有无磨损、变形、烧蚀、击穿、松动、受潮、老化、接地不良等情况;检测各组电源电压及纹波,检查高压部件运行和接触情况等。

2. 二保 一般可以半年至1年进行一次。主要内容除做好一保外,可以对整机控制台上的各个仪表及操作控制系统的灵敏度、精度进行测试校正和计量检定,更换高压发生器绝缘栅等到期的损耗品,对电路中各测试点的电压,波形进行系统检测和做拉偏试验。

3. 三保 一般可以2~4年进行一次。主要内容除做好二保外,必要时可以将整机进行全部拆卸予以清洗检修,超过使用期的元器件应尽量更换或修复,应对仪器进行较为全面彻底的调试,恢复其工作精度和性能,达到或超过新机的程度是完全有可能的。

第四节 临床应用

内镜技术应用于整形外科已有十几年的历史。由于其微创性和切口隐蔽性,已成为整形外科学发展史中的又一里程碑。它在小儿整形外科中也得到了广泛的应用。

一、内镜在小儿体表肿瘤的应用

内镜在小儿体表肿瘤治疗的辅助,是通过把切口隐蔽在头发或皮肤皱襞处,通过内镜器械达到肿瘤部位,产生第四视腔,用内镜器械进行切除肿块或肿瘤。

(一)体表囊肿

1. 技术操作

(1)操作的布置:分为手术者,一助和二助,一般需要3个人来完成。二助负责牵拉缝线和拉钩,产生第四视腔，一助负责拿内镜和吸引器，(如图1-16-4-1)。

(2) 手术操作：用注射器抽取盐水加副肾素(1万:2万)20 ml在发际上1～2 cm注射深达帽状腱膜下方，把头皮打肿胀，直到眶上(颞、额交界处)的皮样囊肿处，如图1-16-4-2A所示，在发际上1～2 cm处作纵行一个1 cm长和一个0.5 cm长的切口，深达帽状腱膜下方，用骨膜剥离器在帽状腱膜和骨膜之间做潜行盲剥，剥离时要使两切口剥离层次在一个平面，到病变部位之后即用"U"型拉钩导入30°角内镜，在肿块体表缝两针，带线提起皮肤

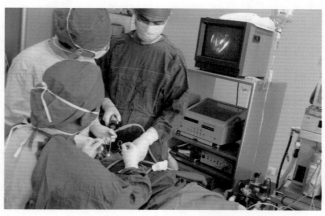

图1-16-4-1　手术操作的布置和个人的分工

和皮下组织，以更好地显露肿块，在显示屏图像指引下，从肿块上方继续分离直至其完全显露，用剪刀在肿块边缘剪开骨膜提起做牵引，用剪刀在肿块边缘剪一圈，将病损与周围组织充分游离，顺利摘除肿块。止血后一期缝合切口，局部加压包扎。中、下面部的肿块在口腔内避开腮腺导管取切口1～2 cm。潜行盲剥至体表，在内镜指引下切除体表肿瘤(如图1-16-4-2B、C)。

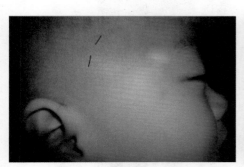
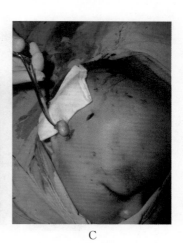

图1-16-4-2　内镜辅助体表肿瘤切除术
A. 术前切口设计在发际线内；B. 术中内镜所见囊肿；C. 切除的囊肿

2. 小儿内镜整形手术的优点

(1) 切口小且隐蔽，瘢痕轻。

(2) 手术中创伤小：通过内镜手术区域的组织结构图像得到了实时放大，手术中就可能避免损伤血管、神经。有时术后有面神经额支损伤症状，考虑为术后额部加压包扎局部水肿引起，经神经营养治疗康复。因此，这种手术创伤达到了微创。

3. 手术注意事项

(1) 小儿内镜整形手术年龄在一岁以下要慎作，因为这个年龄的小儿皮肤薄，皮下组织少，易发生皮肤与筋膜的粘连。但对生长快的肿块仍可手术，只是手术时隧道要打深些。

(2) 小儿内镜整形手术与体腔内镜手术不同，前者是在组织间剥离出来的间隙操作，这种剥离腔隙被

称为第四种视腔（visual cavity），所以内镜整形手术的成功关键在于：① 手术中视腔的形成和保持。采用在肿块表面与周围组织之间注水，使肿块与周围组织分开，同时在内镜上加"U"形拉钩和手术部位的皮肤缝合做外牵引拉线，取得了满意效果。但有时我们手术前在肿块远端缝一针作标记，在手术剥离时可以明确剥离到位；② 如何牵拉肿块，直接牵拉肿块肿块易破，造成手术失败，我们的经验是在肿块的近端留一块筋膜组织做牵拉附着点，小心分离肿块，直至切除肿块；③ 剥离囊肿时要在囊肿外一层假包膜做剥离。

（二）内镜在小儿淋巴管畸形中的应用

淋巴管畸形是小儿整形外科的常见病。以往均采用注射手术治疗，疗程长且易复发。内镜的使用可以在隐蔽切口辅助淋巴管畸形的注射治疗和贯通烧灼再加加术后平阳霉素注射。

1. 淋巴管畸形的负压吸引加贯通烧灼再加术后平阳霉素注射手术方法　静脉全身麻醉，以腋下部淋巴管畸形手术为例。切口选择腋窝横切口，长约 3 cm。一直切入淋巴管畸形内，用吸引器吸光淋巴液，用"U"形拉钩导入 30°角的内镜。在显示屏图像指引下从肿瘤上方探查，用分离剪一边电烧，一边打开淋巴管畸形内的分隔。直到打开超检查划定的肿瘤区域内的所有肿块。用吸引器吸光淋巴液，并检查是否贯通了整个淋巴管畸形。用电凝由肿瘤内壁上方向下烧灼整个瘤体内壁。再用 3% 的碘酊一次烧灼内壁一周，缝合切口，放负压吸引流管。缝合固定吸引管，接负压吸引瓶。术后 3 日用无水酒精冲洗，每日一次。7 日拔管出院（如图 1-16-4-3 所示）。

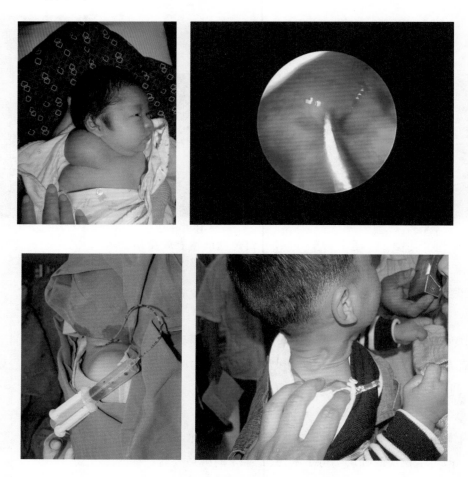

图 1-16-4-3　淋巴管畸形的负压吸引加贯通烧灼再加术后平阳霉素注射术

2. 优点和术中注意事项

（1）优点：损伤小，通过微小的切口，就可在内镜辅助下清晰地看见瘤壁。因此，可以准确完整地烧灼淋巴管畸形的内壁。疗程短，一般只用1个月的治疗时间，操作简单，复发率低。经过内镜辅助烧灼淋巴管畸形内壁，使淋巴管畸形腔闭合粘连，不再产生淋巴液，是一种较好的治疗淋巴管瘤的方法。可减少神经损伤。由于内镜的放大作用，可以更清楚地分辨神经和血管。

（2）注意事项：要完全打通淋巴管畸形中的隔膜才能减少复发。因此，术前B超检查诊断划定肿块区域必不可少，要耐心地完全地烧灼淋巴管畸形囊壁，这是减少复发的关键（负压装置要定时检查，保持一定的负压，使瘤壁紧贴粘连以减少复发）。

二、内镜在小儿颅颌面外科中的应用

用内镜治疗颅缝早闭症已有十余年，而且对其适应证和治疗结果都得到了肯定。

1. 颅面外科中的内镜选择　一般选择为30°和60°的内镜，直径一般4～5 mm均可，最好是多角度镜头，这样更为清晰，单镜头则中间区域不太清晰。

2. 颅面外科中的内镜操作　手术在全身麻醉下进行。以斜头畸形为例，用注射器抽取盐水加副肾素（1万∶2万）20 ml在发际上1～2 cm注射深达帽状腱膜下方把头皮打肿胀，直到眶上（颞、额交界处）在发际上1～2 cm处作纵行一个2 cm长和一个2.5 cm长的切口，深达帽状腱膜下方，用骨膜剥离器在帽状腱膜和骨膜之间做潜行盲剥，到眶上1.5 cm处切开骨膜，剥离至眶缘，同时用"U"形拉钩导入30°角内镜，进入剥离的腔隙内，在直视下切开颅骨，在显示屏图像指引下，用剪刀和气动力装置剪开患侧骨缝，把剪下的骨板拖出切口，在眶缘部用内镜辅助切开颅骨，前推额骨板，安装延长器或术后用矫形帽佩戴。

值得注意的是颅面外科的内镜均是在人为制造的腔隙中使用的。因此，操作空间有限，术者须先训练内镜操作，等熟练后方可进行人体治疗。

（崔　杰　沈卫民）

参考文献

［1］沈卫民，王顺荣，崔杰，等.内镜辅助下切除小儿面部体表良性肿瘤［J］.中华医学美学美容杂志，2009，15（03）：200－201.

［2］沈卫民，陈建兵，崔杰，等.内镜下烧灼术加术后负压吸引治疗淋巴管瘤［J］.组织工程与重建外科杂志，2007，3（4）：219－221.

［3］Barone CM，Jimenez DF. Endoscopic craniectomy for early correction of craniosynostosis［J］. Plast Reconstr Surg，1999，104：1965－1973.

［4］Tobias JD，Johnson JO，Jimenez DF，et al. Venous air embolism during endoscopic strip craniectomy for repair of craniosynostosis in infants［J］. Anesthesiol，2001，95：340－342.

［5］Jimenez DF，Barone CM，Cartwright CC，et al. Early management of craniosynostosis using endoscopic assisted strip craniectomies and cranial orthotic molding therapy［J］. Pediatrics，2002，

110 (11):97 - 104.

［6］Stelnicki EJ. Endoscopic treatment of craniosynostosis［J］. Atlas Oral Maxillofac Surg Clin North Am，2002,10:57 - 72.

［7］Mavili E,Akyurek M,Kayikcioglu A［J］. Endoscopically assisted removal of unilateral coronoid process hyperplasia. Ann Plast Surg,1999,42:211 - 216.

第十七章
微创整形技术在小儿整形外科中的应用

第一节　概　述

微创整形（minimally invasive plastic surgery）直译为：最小侵及入路和损伤的整形美容外科技术。

整形美容外科的微创概念是医学领域中基于人的生物、生理和心理意义上选择最小创伤的诊疗观念。而狭义的"微创"概念是采用最小侵及入路和组织损伤的诊疗技术、方法和手段。微整形技术的概念应该是使用微创式无创进行轻微的改变形体的技术，临床上常理解为利用高科技的医疗技术，微创或不需要开刀，短时间就能改变外形，使不美或有缺陷的部位变美或变年轻的一种技术。由于微创技术的迅猛发展，其逐渐取代过去一些烦琐的整形外科手术，具有安全、没有伤口、或小切口、伤口恢复期短的优点。微整形的出现让整形如同做美容皮肤护理一样简单，同时整形效果和传统整形完全一样。临床上常用的微整形包括的项目类别很多，如 A 型肉毒素、透明质酸注射、美白针、溶脂针等。由于操作便捷，手术时间通常0.5～1小时。

微整形通常是非永久性的整形疗法，但是不需要开刀，修饰缺点和畸形的速度较快，比较及时方便，除了 3D 聚左旋乳酸因刺激自身胶原蛋白增生需一个月见效外，一般在一个星期内可以达到明显效果。微整形效果好，不用开刀，很多追求美貌者认为其安全性比较高，微整形虽然不用动刀，但是仍然属于医疗行为范畴之内，存在医疗风险，尤其是使用的注射产品要有保障，进货渠道要正规，注射位置、剂量要准确，否则会给人体造成伤害，如注射肉毒素位置不当、剂量不当，可能导致表情僵化、面孔左右大小不对称等；注射违规产品，更可能出现全身系统副反应，甚至因此而丧命。

近几年，由于微整形的盛行，市场乱象问题也很严重，根据相关规定，我国只有具备医疗美容资质的医院，方可进行注射整形。然而，随意开诊的不在少数。注射医生缺乏资质、注射治疗环境未经消毒、无限夸大疗效……医疗行为中的不规范做法，导致一系列问题不断出现，为消费者安全带来隐患。

微整形到底有没有风险，只要选择了正规的医疗机构，注射针剂的材质、注射部位、注射适应证等均有保障,效果、安全也就不必担忧。"微整形"由于药物的可分解性,三个月到半年的时间基本上就可以恢复到原来的状态,但是一定要注意这是在接受正规治疗的基础上才会被人体组织正常的代谢分解,如果注射的材料或者药品不正规,就会出现很多不适,甚至引起面瘫之类的后果。所以微整形注射药品质量和医生技术都很关键。

小儿能不能微整形? 它能否改变小儿的轻微畸形。一般认为,小儿可以使用脂肪自体移植,尽量少用异体物质注射治疗。如果使用,需要谨慎的使用。应该在小心监护的情况下使用副作用小的物质进行充填和注射治疗,目前肉毒素在小儿先天性挛缩症中已经应用广泛,还有瘢痕治疗等。

第二节 微创整形美容外科的范畴

根据治疗手段把微创整形美容外科的范畴分为手术和非手术两种形式。

一、手术

通过简化切口(小切口、内镜辅助)、简化术式、介入术、组织工程技术,产生较先前更小的创伤。

1. 简化切口

(1)微小切口:由于微创理念是整形外科的精髓,所以许多整形手术操作本身就是以皮肤的微小切口对皮肤下层的组织进行手术操作,目前已应用于身体各个部位。例如利用小切口进行松解粘连、组织剥离、切断深层肌腱等,微创除皱术、眼部微创手术、鼻微创手术、颊脂垫去除术、腋臭的微创治疗、小切口负压脂肪抽吸、男乳吸脂合并小切口切除术等。同时运用精巧的手术器械,小切口面部除皱以及埋线、重睑、缝线悬吊面部提升术。

(2)内镜技术:20世纪90年代初,美国的Vasconez等开始研究将内镜引入整形外科,成功实施内镜额眉上提术。继而,内镜技术逐渐扩展到全面颈、乳房、腹部整形、移植组织的切取、皮肤扩张器置入、先天性畸形的矫正等广泛领域,例如内镜除皱术,小腿祛神经(小儿麻痹症),隆乳(Poland综合征),内镜辅助采取供移植用的血管或神经甚至肌瓣、耳屏前小切口内镜辅助颧弓骨折的复位内固定、腹腔镜下带血管蒂回肠移植阴道成形术等。内镜技术将传统的大切口、直视下操作转变为小切口、借助内镜器械远距离间接操作,正符合整形外科手术注重外形的要求。内镜技术不可替代和独到的优势已逐步显现,它必将成为微创整形美容外科不可缺少的技术之一。在保证质量的前提下,有了内镜技术使切口减小成为可行。

(3)机器人辅助微创技术:早期传统的内镜技术逐渐进展到由影像学、信息科学、遥控技术等高新技术组合的机器人(Robotics)辅助微创术。相比传统的内镜,机器人技术实现了外科医生与患儿空间的分离,消除了人手的震颤,提高了动作的精度,并在操作时具有三维视野、感觉反馈等功能,可以达到最佳的路径、最小的伤害、最高的精度及最好的结果。但机械手也有其局限性,它只有7维自由度而人手可以做出多于20维自由度的动作。其进一步的完善有待于力量反馈技术、远程网络通信与协作技术、虚拟现实等技术的发展。借助机器人进行手外科神经、血管的吻合、皮瓣切取。机器人技术的诸多优点使其有望成为未来微创整形外科领域的一员,希望该技术将可用于整形外科复杂路径的精确制导、定位切除、定位分离、管腔疏通、管腔栓塞、管腔吻合、组织移植等微观领域。

(4)非切开:借助特殊器械或材料完成手术操作,避免切开。常用的器械有小针刀、埋没导引针、铜针,材料有锯齿线、普通缝线。例如利用埋没导引针进行鼻翼软骨与鼻侧软骨的缝合悬吊,抬高塌陷的鼻翼,鼻翼面角成形,使鼻翼内收、埋线荷包缝合法加外牵引矫正乳头凹陷,铜针治疗海绵状血管瘤。

2. 简化术式 微创整形美容手术除了和手术切口大小、切开与否有关,还可以更广泛地解读为手术方式的改进,是和手术次数、供区与受区创伤大小、总创伤大小、并发症发生率、功能损伤代价、生命质量代价、心理创伤代价等因素有关的诊疗方法的变革。如岛状皮瓣游离移植相对于皮管移植技术、扩张器供皮区处理与断层皮片供皮区处理、牵张成骨与一次性骨移植成形、穿支皮瓣与传统肌皮瓣的改进。

特别是显微外科技术,因其使供区破坏损失小,受区修复重建好,成活可靠,操作简单易行,正符合微创整形美容外科的内涵。随着组织工程、干细胞技术及微血管吻合技术的进步,显微外科将为微创整形外科的治疗带来更多的福音。

3. 介入术

(1)CT:在 CT 引导下作病灶的介入治疗。

(2)数字减影血管造影(DSA):通过选择性血管内给药或注射栓塞剂治疗巨大体表肿瘤(如神经纤维瘤)及血管疾病,减小手术的创伤。

4. 组织移植与组织工程学 组织移植的范畴包括皮肤、黏膜、脂肪、筋膜、肌腱、硬膜、血管、淋巴管、软骨和骨等,广义的组织移植还包括细胞移植,例如脂肪干细胞移植、自体成纤维细胞移植。组织移植在微创整形美容外科中的常见应用是自体脂肪移植进行面部软组织填充及隆胸。

组织工程学技术是应用工程学及生命科学的原理,产生一种可以恢复、维持或者改善受损组织和器官功能的新的组织或器官的技术,其意义在于可从根本上摆脱整形外科治疗中"拆东墙补西墙"的尴尬局面,即用尽可能少的原位组织通过体外培养方式获得大量可作为修复材料的组织。创面治疗是第一个得益于组织工程的领域。利用组织工程制得的人成纤维细胞经过相应处理可做成真皮(dermagraft - TC)用于治疗严重烧伤患儿。此外还有软骨、骨、肌腱及神经组织工程,但仍处于实验到临床的过渡研究中。

二、非手术

目前非手术治疗在微创整形美容外科中占很大比重。常用技术主要包括光电技术、注射美容、其他物理和化学治疗方法,以及未来将引入基因治疗和细胞移植。

(一)注射方法

注射在整形美容外科中是指用精确传递介质的方法来控制组织容积、组织功能强度、组织代谢以及管道通畅性,如自体脂肪填充面部凹陷、玻尿酸填充除皱是改变了组织容积;肉毒素注射是改变肌肉的功能;皮质类固醇类激素治疗瘢痕、肿瘤则是改变了组织代谢;平阳霉素注射治疗血管瘤是对管道通畅性的控制。

在对注射材料的分类中,从用途上可概括为填充材料类、神经毒素类、药物类等。从材料类型上可分为可降解的填充材料、半持久性(暂时性)填充材料、永久性填充材料。此外还有无机非金属类及金属类生物材料,以及未来兼具更多功能的杂合材料、智能材料及梯度功能材料。随着生物工程技术的发展,注射材料未来可能的发展方向:① 生物型填充材料与其他材料的组合使用,以延长疗效的持久性;② 从分子水平上改善材料的生物学性能,降低高敏反应发生率,增强安全性;③ 提高分离、扩增、培养、合成等制备技术;④ 进一步开发新型填充材料,对新材料开展更多的基础实验和临床验证。

常用的注射微整形美容分为异体物质注射和自体脂肪填充注射。

1. 异体物质注射

(1) A 型肉毒素除皱和瘦脸:注射 A 型肉毒素后不影响工作和生活,为"零恢复期",仅过去一年美国就有超过 100 万人次注射。脸部的皱纹去除,包括鱼尾纹、抬头纹、皱眉纹等,另外可以改善肌肉肥大所导致的国字脸,肌肉性眼袋,萝卜腿等问题;现在更应用到脸部与颈部松弛肌肤的拉提。

(2) 填充剂注射:主要是胶原、玻尿酸等的填充,可以维持 1 年左右,是可逆而安全的,一般用于填充皱纹、丰唇等。小儿使用玻尿酸及胶原是安全的。

2. 自体脂肪填充注射

(1) 自体脂肪移植充填:适用于面颊部、颞区、上睑凹陷的人群。该方法无须开刀,肿胀期短,不会产生排斥反应。小儿可以用来治疗一侧脸不对称,和一些瘢痕凹陷。

(2) 面部微吸脂(溶脂):面部肥胖下垂会让人显得臃肿和衰老,通过小针眼祛除多余的脂肪,创伤小且效果明显,特别适合治疗双下巴者。

(二) 热效应技术(光-电技术)

热效应技术主要依据不同组织对不同波长光的选择性吸收特性,在局部组织产生高能量,利用其热效应对特定组织进行破坏、清除,或刺激各种组织再生(增生)机能使组织容积增加、质地年轻化。自 20 世纪 80 年代激光技术应用于医学领域并获得巨大成功后,强脉冲光、射频、等离子及新型激光如溶脂激光、半导体激光等的出现逐渐完善和发展了光-电技术在整形美容外科的应用。例如点阵激光治疗痤疮瘢痕和面部皱纹,射频技术改善皮肤松弛,等离子皮肤再生技术(plasma skin regeneration,PSR)改善皮肤质地、延缓老化,光动力疗法治疗血管瘤、瘢痕、痤疮等。激光微整形治疗也非常常用。目前先进的激光设备可以刺激胶原新生、重塑,达到紧致皮肤、除皱美白的效果。而光子嫩肤可以改善皮肤状况,小儿激光可以脱毛,可以治疗血管瘤、血管畸形和体表小肿物等。

(三) 其他物理治疗或者化学治疗

其他物理治疗还包括冷冻疗法、电治疗,微晶磨削,化学治疗包括化学剥脱。

冷冻治疗是利用低温介质作用于皮损,使之坏死,并且诱发一系列的生物学效应和免疫反应。冷冻治疗无须局麻,冷冻的局部不需作一般消毒。常用的冷冻方法有接触冷冻、冷冻头插入贯穿冷冻、液氮灌入癌腔或直接喷涂病变区等,可用于体表肿瘤。电外科包括电烙术、电解术、电灼术、电干燥术、电凝术和电切割术等多项技术。这些技术的差异在于采用的电流、电压和电极形式不同。主要适应证为浅表肿物去除、脱毛(电解)、手术切割和止血。微晶磨削术是应用二氧化硅(或三氧化二铝)晶粒经真空密闭系统导引,高速喷射至手术部位,使手术部位组织剥脱,一般磨至稍许点状出血,磨削后的组织及其边缘的正常皮肤形成新的创面,利用表皮再生爬行覆盖创面,使创面愈合,改善瘢痕形态。

化学剥脱术即针对皮肤缺陷,通过化学试剂破坏一定深度的皮肤,让相应层次皮肤组织重新修复,以达到调整肤质、恢复皮肤正常外观的目的。最常用的换肤剂为果酸、复方无痛酚液。治疗痤疮和某些色素性疾病。

(四)再生医学与干细胞技术

再生医学(rengenerative medicine,RM)是通过研究机体正常的组织特征与功能、受创后修复与再生机制以及干细胞分化机制,寻找有效的生物治疗方法,促进机体自我修复与再生,或构建出新的组织器官以改善或恢复损伤组织或器官功能的科学。简而言之,是通过改变组织环境因素激发组织自身的再生潜力,从而达到组织创伤自我修复的目的。再生医学的核心是干细胞技术。

(五)基因治疗

基因治疗(genetherapy)是将基因转入细胞内以治疗疾病或防止疾病发生。目前在整形外科的主要应用包括组织创伤修复,如表皮生长因子(EGF)、胰岛素样生长因子-1(IGF-1)促角质形成细胞增殖和迁移;血管内皮细胞生长因子(VEGF)促血管生成;t-PA基因转染防止血管吻合口血栓,降调TGF-β表达以减少瘢痕生长等。

基因治疗需要解决的问题包括:基因转染的高效性和靶向性、基因表达可控性、基因治疗的疗效和安全性等,随着基础与临床研究的不断进展,基因治疗必将在不久的未来在整形外科领域大放异彩。

综上所述,广义的微创整形美容外科的范畴可定义为:凡采用较先前整形美容外科方法创伤(躯体和身心)更小并能达到甚至超过其疗效的治疗手段或方法均属微创范畴。而狭义微创整形美容外科的范畴为采用最小侵及入路和组织损伤的诊疗技术、方法和手段,其内容可暂界定如下:小切口、非切开、闭合式手术、埋线、悬吊、激光、抽吸技术、注射、埋没导引针技术、介入技术、铜针治疗等具体手术或非手术手段、技术等方法的综合。

总的来讲,微整形就是利用高科技的医学整形技术,对身体缺陷很微小的部位通过注射、美容线、美容针等经过非用手术开刀的方法在短时间内获得美观改变效应的特性,属于非永久性的疗法。它的优点是微创或无创、安全、伤口小或没有伤口、短期内就能恢复正常、容易修复和调整;缺点是技术操作要求高,持续时间短,要维持效果要再次治疗。微整形项目具有不动刀、流血少,效果立竿见影,手术时间短、恢复快等优点,是真正意义上的"午间美容",这些都是微整形深受追求美貌者欢迎的原因,因此微整形能掀起美丽风潮也就不奇怪了。

三、微整形在小儿整形外科中的特点

1. 与成人的微整形一样,小儿微整形通常是非永久性的整形疗法,不需要开刀,主要用于修饰小儿先天性的缺损,改变外形速度较快,比较及时,整形效果最慢的一般也会在一周内可见。

2. 相对于传统手术失败很可能会造成永久性定型的缺陷,微整形的手术更加安全。而且外形不满意后,可观察一段时间后再次微整形进行改变外形的治疗。

3. 微整形对于小儿的优点是可以没有整形手术留下的明显痕迹,手术瘢痕这一点,一直以来都是家长对整形讳忌莫深的原因,很多家长都碍于孩子整形后会留下明显痕迹而遭遇诸多谈论,不敢尝试进行整形手术。微整形手术就解决了这一难题。

第三节　临床应用

随着科技的进步,整形也进入微创时代,微整形用很小的创口就能达到美丽的目的,别人会觉得你变美了,但具体说不出来你到底哪里有了变化,因此微整形就成了一个发展方向。但小儿年龄阶段能否进行微整形呢? 我们认为是可以进行的。而且,微整形在小儿整形外科中应用越来越广。

一、小儿瘢痕的治疗

在成人中,用肉毒素治疗瘢痕已经有许多经验,肉毒素治疗瘢痕主要是因肌肉瘫痪引起皮肤松弛,使切口在无张力情况下愈合,减少瘢痕产生。当然对于小儿也会出现同样效果。小儿的唇裂经手术后会有一些瘢痕产生。可以使用肉毒素进行分点注射,使上唇松弛,起到减少瘢痕的作用。

1. 小儿肉毒素注射治疗手术和预防瘢痕产生　近年来,肉毒素也被应用于小儿瘢痕和瘢痕疙瘩的治疗中,包括应用在手术前后,以及患儿随访中,防止和减少手术瘢痕、术后或创伤后瘢痕疙瘩的形成。

(1) 肉毒素在瘢痕治疗中的作用机制:肉毒素对瘢痕的作用机制包括两部分:一是减少瘢痕的张力,二是抑制成纤维细胞的增生和促进成纤维细胞的凋亡。

(2) 小儿肉毒素注射治疗瘢痕的时间点:术后即刻注射肉毒素引发肌肉麻痹,减少伤口张力。或在瘢痕形成前 3 日注射肉毒素。

(3) 注射剂量和次数:注射总量为 $1 \sim 2$ U/kg,浓度为 25 U/ml。

2. 早期肉毒素注射治疗小儿烧伤瘢痕　瘢痕疙瘩是指皮肤损伤之后纤维增生形成的组织超出伤口界面,是一种过度愈合的生理产物。瘢痕疙瘩不但影响皮肤美观,同时增加皮肤溃烂、炎症发生率;其不但具有发生率高的特点,且常伴随顽固性痛痒,严重影响小儿的生长发育。因此,有人使用肉毒素治疗瘢痕疙瘩,以缓解部分症状。它的具体疗法为:A 型肉毒素加入 0.9% 生理盐水配置成 25 U/ml 的 A 型肉毒素注射液,第二次治疗注射量为 50 U/ml。每次注射剂量不得超过 55 U,1 个月内注射总剂量不得超过 200 U。病情反复或加重者,可以不定期注射,但单次注射剂量不得超过 55 U。当瘢痕呈现膨隆且苍白,表面为橘皮样时可以停止注射。2 周 1 次,连续用药 4 周。

3. 唇裂的辅助治疗

(1) 肉毒素选用和浓度的配置　选用 A 型肉毒素(兰州生物制品研究所生产)为结晶状冻干制剂,每支

100 U,因药效不稳定,应置于低温(－20～－5℃)冰箱中保存,使用时以生理盐水稀释,每0.1 ml中含2.5 U为宜。

（2）治疗方法:术前3日在唇裂裂隙边缘的口轮匝肌内和鼻翼外1 cm处注射A型肉毒素,单侧唇裂选择五点,为A、B、C、D、E。双侧选择十点,如图1-17-3-1所示。注射时避开血管、垂直进针,准确注入肌肉层内。注射总量为1～2 U/kg,浓度为25 U/ml。A、B、C、D四点剂量相等,E点剂量是其他每点剂量的两倍。

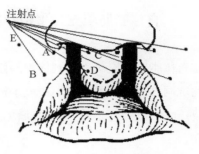

图1-17-3-1　肉毒素注射点

二、小儿先天性挛缩症的治疗

1. 原理　使挛缩的肌肉麻痹松弛。

2. 治疗方法　向家长说明肉毒素的治疗机制及注射过程中可能出现的不良反应,家长同意后可实施。采用A型肉毒素100 U/支,治疗前用0.9%生理盐水稀释至4 ml。由于痉挛性斜颈一般是多肌群受累,最常受累肌肉包括胸锁乳突肌、斜方肌、头颈夹肌、半棘肌、肩胛提肌、斜角肌等,不同斜颈类型受累肌群各异。采用1 ml注射器进行多点注射,若病灶较深,可接2 ml注射器针头进行注射,一般每点注射0.2～0.3 ml。注射总量为1～2 U/kg,可在注射2～3周后对残存痉挛肌肉补充注射1次,剂量同上。一般胸锁乳突肌注射5点,斜方肌注射5～8点,头颈夹肌注射5点,后颈部深肌注射5点,肩胛提肌注射3点,斜角肌注射3点。

三、汗腺分泌过剩(腋臭)

腋臭可以进行肉毒素注射,小儿效果更佳。目前使用的方法是:1～1.5 cm间隔注射,每点2个单位。4～14个月重复注射一次。一般在小儿逐渐成长过程中,轻度的腋臭可以治愈,而重度的需要一直终身使用。

四、咬肌肥大的治疗

咬肌肥大如果在青少年就开始治疗,将取得较好的效果。Castro对6个16～18岁孩子进行了治疗,效果肯定。

1. 原理　使肌肉麻痹松弛,最后萎缩。

2. 治疗方法　剂量是每侧总剂量在50～75 U。4～14个月可以重复注射一次。对小于10岁的小儿剂量仍为1～2 U/kg。

五、偏头痛

小儿的偏头疼目前没有较好的方法进行治疗。2010年,美国FDA允许使用肉毒素进行治疗。注射为疼点注射,剂量为1～2 U/kg。

六、自体脂肪填充注射治疗缺损

自体脂肪填充可以达到体积的修饰。在前面章节已经讲述先天缺损的脂肪移植。但对一些微小的瘢痕的坑洞、外伤、手术造成的瘢痕未提及，其实也可以通过自体脂肪填充注射填补重建。对青年人鼻子的高低、鼻孔的外形、耳垂的大小、嘴唇的外形等，都可因人而异做调整，先天的脸型轮廓也可以轻易地通过填充改变。

七、微整形的不良反应

1. 肉毒素注射的不良反应

（1）肉毒素的注射部位超过"安全区"，则很可能造成眉毛下垂、眼睑下垂、眼袋翻出等，会引起过敏。严重者还会出现发烧、乏力、呼吸困难等症，甚至危及生命。还有注射点出血，皮下淤血，注射点感染等。

（2）不适用人群：重症肌无力患儿、过敏体质者、上睑下垂者和心、肝、肺、肾等内脏疾病患儿都不能使用肉毒素。

2. 脂肪充填的副作用　自体脂部填充并非绝对安全，也会有许多副作用。但只要很好的预防，是可以避免的。

（1）术后早期（术后 1～7 日）可能发生疼痛、水肿、瘀青、血肿、感染等症状。

（2）术后 1～3 个月内可能发生色素沉着、移植量过多或不足、移植区结节等情况。

（3）局部凹凸不平：一般术后 3～6 个月可自行调节，若还未完善应入院予以矫正治疗。

（4）吸脂后皮下积液：由于静脉回流不畅造成。

（5）脂肪液化：注入脂肪过多，或注入后脂肪自然聚集成块，以致注入的脂肪未能成活，造成脂肪的坏死、液化而发生脂肪液化。

（6）脂肪钙化：如果脂肪注射后不能生成新的毛细血管传送营养，那么新的脂肪颗粒只能暂时的停留，形成脂肪钙化结节。

（7）脂肪团化：因为钙化脂肪过多，并且比较密集的情况下致使脂肪移植失败，大量的团化脂肪在皮下结块，整体凋零。脂肪充填虽然存在风险，但通过合理规避，还是可以大大降低风险。

（8）脂肪栓塞：脂肪栓塞常见于早期吸脂技术不全面和液化脂肪细胞方法不能较好液化，形成脂肪栓塞。还有注射入血管，直接形成脂肪血管栓塞和肺栓塞。

（李　东　沈卫民）

参考文献

[1] Xiao ZB, Zhang MB. Intralesional botulinum toxin type A injection as a new treatment measure for keloids[J]. Plast Reconstr Surg, 2009, 124(5): 275 - 277.

[2] Lee BJ, Jeong JH, Wang SG, et al. Effect of botulinum toxin on a rat surgical wound model[J]. Clin

Exp Otorhinolaryngol,2009,2(1):20-27.

[3] Wolfram D,Tzankov A,Pülzl P,et al. Hypertrophic scars and keloids:A review of their pathophysiology, risk factors, and therapeutic management[J]. Dermatol Surg,2009,35(2):171-181.

[4] 王琳,邰宁正,傅敏刚,等. A 型肉毒素注射治疗瘢痕疙瘩顽固性痛痒的临床研究[J]. 组织工程与重建外科杂志,2015,5(5):286-288.

[5] Tsui JKC,Eisen A,Stoessl AJ,Double-blind study of botulinum toxin in spasmodic torticollis[J].Lancet,1986,2:245.

[6] 汤晓芙,王荫春.肉毒素临床治疗手册[J].北京:人民卫生出版社,2005,104-105.

[7] Jankovic J.Botulinum toxin therapy for cervical dystonia[J]. Neurotox Res,2006,9:145-148.

[8] Lee IH,Chang CS. The finding and evaluation of EMG—guided BOTOX injection in cervical dystonia [J].Acta Neurol Taiwan,2004,13:71-76.

[9] Suskind DL,Tihon A. Clinical study of botulinum. A toxin in the treatment of sialorrhea in children with cerebral palsy[J]. Laryngoscope,2002,112:73-81.

[10] Naumann MK,Lowe NT. Effect of botulinum toxin type A on quality of life measure in patients with excessive axillary sweating:a randomized controlled trial[J]. Br J Dermatol,2002,147:1218-1226.

[11] 胡必越,邵宇权,王瑾.肌电引导局部注射 A 型肉毒素治疗颈部肌张力障碍交叉对照研究[J].临床神经病学杂志,1999,12:236-237.

[12] 郑定逸,邵宇权,胡兴越.痉挛性斜颈 36 例临床诊治分析[J].浙江临床医学,2002,11:820-821.

[13] 陈嫩,乔凯,江文秀,等.肌电引导下 A 型肉毒素治疗痉挛性斜颈 146 例临床研究[J].中国临床神经科学,2006,14:175,178.

[14] 万新华,汤晓芙.国产 A 型肉毒素与进口 Botox 治疗痉挛性斜颈对比分析[J].中华医学杂志,1998,78:131-134.

[15] 谢洋春,宋业光.内镜在整形外科应用的进展.中华整形烧伤外科杂志[J],1998,14(2):1-3.

[16] 易成刚.基因治疗在整形外科中的应用[J].中国美容医学,2003,12(3):328-331.

[17] 马恩庆.整形外科进展的回顾与展望[J].中国烧伤疮疡杂志,2000,1:47-50.

[18] Mustoe TA, Han H. The effect of new technologies on plastic surgery[J]. Arch Surg. 1999,134(11):1178-1183.

[19] 李青峰,张涤生.整形外科研究进展[J].中华实验外科杂志,2011,28(3):327-328.

[20] 李航.皮肤外科系列讲座(十二)[J].中国美容医学,2009,18(8):1173-1175.

[21] 惠俐,王连唐,杨峥.微晶磨削术修复皮肤浅表性瘢痕[J].中华整形外科杂志,2005(21):194-196.

[22] 李航.皮肤外科系列讲座(八)[J].中国美容医学,2009,18(3):391-393.

[23] 唐建兵,李勤.光-电技术在整形美容外科的应用及进展[J].中国美容整形外科杂志,2012,23(2):65-67.

[24] 王晓琳,崔磊,李学拥.光动力疗法在整形外科的研究进展[J].中华整形外科杂志,2011,27(1):77-80.

[25] 高景恒,白伶珉,李孟倩.强脉冲光在美容外科应用的文献复习[J].实用整形美容外科杂志,2003,14(1):30-41.

[26] 刘春利,高景恒.激光技术在整形美容外科的应用[J].实用美容整形外科杂志,2000,11(3):113-114.

[27] 颜薇,赵振,石兵.生物型软组织填充材料在整形外科的应用及进展.中华医学美容杂志,2011,17(3):238-240.

[28] 高景恒,白伶悯,李孟倩.无创或微创美容医学技术的最新进展.中国美容整形外科杂志,2008,19(1):49-52.

[29] 侯典举,等.微创整形美容外科系列讲座(九)-微创注射美容术.中国美容医学,2010,19(8):1383-1387.

[30] Pham C,Greenwood J,Cleland H,et al. Bioengineered skin substitutes for the management of burns:a systematic review. Burns. 2007,33(8):946-957.

[31] 张涤生.显微外科的历史回顾和展望.中国显微外科杂志,2006,29(1):1-2.

[32] 侯春林.带血管蒂组织瓣移位的历史、现状与展望.中华显微外科杂志,2006,29(4):243-244.

[33] 李比,朱力,夏有辰,等. 铜针栓塞术治疗皮肤软组织内大面积海绵状血管瘤.中国微创外科杂志,2005,5(3):235-238.

[34] Mu D,Luan J,Mu L,et al. A minimally invasive gradual traction technique for inverted nipple correction. Aesthetic Plast Surg. 2012,36(5):1151-1154.

[35] 李森恺,王原路,徐军,等.埋没导引缝合针和埋没导引缝合法[J].中华整形外科杂志,1994,10(3):230-231.

[36] Genden EM,Kotz T,Tong CC,et al. Transoral robotic resection and reconstruction for head and neck cancer[J]. Laryngoscope. 2011,121(8):1668-1674.

[37] 徐兆红,宋成利,闫士举.机器人在微创外科手术中的应用[J].中国组织工程研究与临床康复,2011,15(35):6598-6599.

[38] Grunwald T,Krummel T,Sherman R. Advanced technologies in plastic surgery:how new innovations can improve our training and practice[J]. Plast Reconstr Surg. 2004,114(6):1556-1567.

[39] 王田苗,等.矫形微创外科手术与导航技术研究进展[J].高技术通讯,2005,15(4):102-106.

[40] 林良明.机器人辅助微创外科手术的发展[J].中国医疗器械信息,2003,9(2):16-18.

[41] 余力.内镜整形美容外科[J].组织工程与重建外科杂志,2005,1(3):170-175.

[42] 谢洋春,宋业光.内镜在整形外科应用的进展[J].中华整形烧伤外科杂志,1998,14(2):1-3.

[43] 贾学峰.内镜在美容整形中的应用.国外医学(外科学分册),2004,31(4):225-227.

[44] 陈文奇.微创技术在整形美容外科的应用[J].中国医学美学美容杂志,2006,12(1):60-62.

[45] 林晓曦. 面部年轻化:手术和非手术技术的融合[J].中国美容整形外科杂志,2010,21(3):132-135.

[46] 沈卫民,崔杰,陈建兵. 婴儿Ⅲ度唇裂术前注射肉毒素 A 术后减张[J].中华整形外科杂志,2008,24(4):320-321.

[47] Katherine JF,John FT,Matthew RG. Botulinum Toxin Use in Pediatric Plastic Surgery[J].Ann Plast Surg,2015.

第十八章
负压技术在小儿整形外科中的应用

第一节　概　述

负压技术是一项较成熟的技术,在成人外科中使用已经较广泛,但是在小儿整形外科中的如何应用,在小儿、新生儿治疗中到底使用多大的负压,仍在研究中,但该技术在小儿整形外科中的使用日益增多,因此,也是从事小儿整形外科的医生需要掌握的技术之一。

一、负压技术的概念

负压技术,全称为负压创面治疗技术(negative pressure wound therapy,NPWT),是一种加快患儿伤口愈合的新型方法,由于其具有引流充分、可减少渗液积聚、增加局部血流量、促进细胞增殖和肉芽组织生长从而加速创面愈合的作用,且临床应用便利,在国内外已被广泛应用于各种创面的治疗。近年来,随着NPWT的不断发展和完善,在小儿的四肢创伤、烧伤整形、胸外和普外科等领域也逐渐被广泛使用。

二、负压技术的发展历史

1983年,美国医生Chariker等,开发出一套独特的器材用于治疗创面,他们用纱布包裹一根扁的外科引流管,将它们放进伤口内,盖上透明的密封贴膜,并用贴膜包裹引流管,将引流管连接到负压泵,并于1985年发表了他们的研究结果"封闭吸引伤口引流系统,对腹部外伤后合并肠瘘的处理"。1986年,俄罗斯的Kostiuchenok使用了负压吸引治疗创面,发表了一篇文章,证明用负压吸引与外科清创来治疗化脓的感染创面,能显著的降低创面的细菌负荷,明显提高创面愈合的速度和愈合的质量。1993年,Fleischmann

首次将负压应用于治疗四肢软组织创面感染,得到肯定效果,该方法很快被推荐到各种软组织缺损和感染的临床治疗中。

1997 年,Morykwas 研究发展了负压创面治疗技术,他们运用动物模型比较负压创面治疗技术与盐水纱布敷料对慢性伤口的疗效,结果显示,NPWT 法在增加创面局部血流量、促进成纤维细胞生长、降低创面细菌数量等方面显著优于对照组。1995 年,NPWT 疗法被美国 FDA 正式批准使用,以后有许多的应用出现,如 Heugel 治疗跟腱外露,Herseovici 治疗深部创面,Blume 把负压用于糖尿病足的治疗等扩大了负压技术在各个领域内的应用,2004 年,Gupta 等讨论并制定"Vacuum assisted closure(VAC)治疗压疮的临床指南",该指南可指导护理人员对压疮治疗做出恰当的决策,合理使用 VAC。Masden 报道在外科手术中,如果患儿同时有多重合并症,伤口关闭后使用 NPWT 与传统敷料覆盖相比感染率、发生感染的时间、切口裂开率和裂开时间、再手术都没有统计学差异。再加上单纯使用 NPWT 可减少伤口的革兰氏阴性菌感染,却可能增加革兰氏阳性球菌的感染。Streubel 认为 VAC 结合其他方法的综合治疗比如使用抗生素滴注、银离子浸染的海绵等是否更有疗效,需进一步研究观察。

三、NPWT 的应用目的

1. 及时排除体腔、器官或组织中的脓性积液、坏死组织、异物、异常积聚的血液等有害物质,以减低压力消灭死腔,使被引流区内达到"零积聚",创面能很快获得清洁的环境,从而消除对机体的炎性刺激和抑制局部细菌繁殖,改善创面微循环,促进创面愈合。

2. 保证植皮区或缝合部位的正常愈合,减少并发症的发生。

3. 便于根据观察引出物的量与性状来判断被引流区内的情况。

(沈卫民)

第二节 负压技术的结构与作用原理

一、NPWT 的作用原理

1. NPWT 属于全方位的引流,是将传统的点状或局部引流,变为了面状引流,能及时清除渗液和坏死组织,创造了清洁且密闭的负压环境,使创面与外界隔绝,破坏了细菌生长繁殖的环境,有效地防止了污染与交叉感染,并可有效抑制感染创面继发性坏死;同时,封闭的负压环境能防止细菌侵入,抑制细菌生长,从而促进创面愈合。

2. 增加创面血供量和血管生成,改善创面微循环,促进肉芽组织生长 创面局部血运障碍或缺血是阻碍创面愈合的重要原因。负压下创面血流量增加,并可能通过调节提高 VEGF 和 Ang1 和下调 Ang2,使血管床增加并促使新生血管发育和肉芽组织的生长。

3. 减轻创面组织水肿、降低血管通透性　创面组织水肿也是阻碍伤口愈合的一个原因,组织肿胀后可以加大组织细胞间的距离,并压迫创伤局部的微血管,阻碍了细胞间的物质交换,导致创面缺血低氧,从而抑制创面的愈合。而负压吸引能清除伤口渗出液和坏死组织,减轻了组织间压力,缩小组织细胞间隙,增加局部血流量,从而缓解组织水肿。

4. 负压引起的机械应力促进细胞增殖、组织修复　负压在创面上产生一种机械应力,这种力作用于细胞膜上,能将物理的牵张力转化成生物化学变化,从而促进创面细胞增殖、血管生成,修复受损组织进而加速创面愈合。

5. 其他机制　包括减轻创伤后的免疫抑制,使 VEGF 和 EGF 等增加,促进修复细胞增殖、微血管形成,抑制细胞凋亡,调节慢性创面中明胶酶的活性,改善创基内微循环,促进胶原合成,上调 bFGF 和 ERK1/2 信号通路等促进创面愈合的作用。

二、负压装置的结构

NPWT 装置是用医用泡沫敷料覆盖或填充皮肤、软组织缺损的创面,再用生物半透膜进行封闭,形成一个密闭空间,通过吸盘或敷料内包埋的多侧孔硬质管,经引流管出口接可调节负压值的负压源完成和维持引流区的创面负压状态的系统装置。它由三部分组成,即负压材料、吸盘及封闭膜和负压源。

（一）NPWT 所需的材料

医用泡沫是直接置入被引流区的部分,要求无毒性、无刺激性、无抗原性、柔软且有足够强度、耐腐蚀、有良好的可塑性和透水性。目前多用成分为聚乙烯醇的泡沫型合成敷料（PVA 泡沫）,海绵样,质地柔软富有弹性,抗张力强,其内密布大量彼此相通的直径 0.2～1.0 mm 的空隙,有良好的可塑性和透水性及组织生物相容性,使用时可根据创面大小进行修剪。

（二）吸盘及封闭膜

1. 吸盘装置或多侧孔引流管,引流管要求 14～18 号的硅胶硬管,包埋段有密集的侧孔,以确保高负压下仍通畅引流不塌陷。

2. 透性粘贴薄膜　有类似皮肤水分子透过性的低致敏型半透膜,无色透明,具有良好的生物相容性和屏障隔离作用,用以封闭被引流区域与外界隔绝。

（三）负压源

提供引流动力,保证被引流区内应被引出物的引出。

整个负压装置的结构图以 VAC 为例,如图 1-18-2-1 所示。

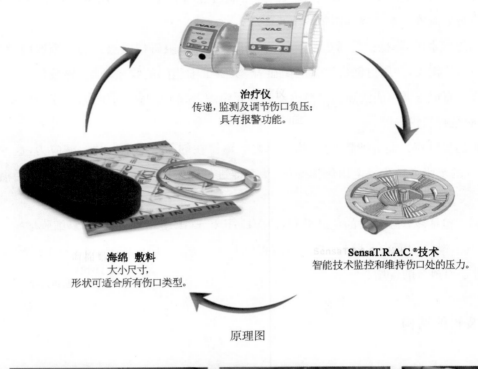

治疗仪
传递，监测及调节伤口负压；
具有报警功能。

SensaT.R.A.C.®技术
智能技术监控和维持伤口处的压力。

海绵 敷料
大小尺寸，
形状可适合所有伤口类型。

原理图

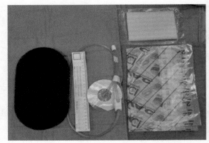 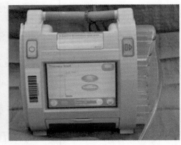 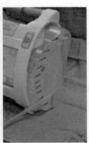

实物图

图 1-18-2-1 VAC 负压装置结构图

三、负压技术的命名

目前，国内外对封闭式负压技术还没有规范的命名，一般沿用几个英文的缩写，有如下几种：

RNPT：regulated negative pressure treatment.

SWCT：suction wound closure therapy.

NPWT：negative pressure wound therapy.

VAC：vacuum assisted closure.

VSD：vacuum sealing drainage.

（陈后平）

第三节　分　类

负压辅助愈合治疗系统是一个非侵入性的伤口闭合系统，它通过可控的局部负压，帮助促进各种急慢性伤口愈合。但维持负压有一些不同，因此，早期使用的是二维的负压，就是 VSD。而吸盘改革后出现了多方向的吸引，也就出现了三维负压系统。因此，负压技术分为两类：

外置吸盘式封闭负压技术——三维负压系统。

内置吸管封闭负压技术——二维负压系统。

（沈卫民）

第四节　操作方法

一、引流物的放置

（一）清创

彻底清除创面的坏死失活组织或容易坏死的组织，异常分泌物和异物等，开放所有腔隙，确保皮瓣、软组织和骨组织床的血供，清洗创面周围皮肤。

（二）准备引流物

按创面大小和形状设计修剪带有吸引管的医用敷料。

（三）填充

覆盖填充敷料，把设计好的医用敷料加以缝合固定，使敷料完全覆盖和填充创面，不留死腔。

二、封闭和接负压

1. 封闭　擦干净创面周围皮肤，用具有生物透性粘贴薄膜封闭医用敷料覆盖整个创面，粘贴敷料完成密封工作，半透膜的覆盖范围应包括创面周围健康皮肤 2 cm 以上的范围。

2. 接负压　将引流管出口接负压装置，开放负压。将负压调节在 $75\sim125$ mmHg 的压力，负压有效的标志是填入的医用泡沫敷料明显瘪陷，薄膜下无液体积聚。

三、术后管理和观察

确保负压封闭引流正常后,应术后观察并记录负压状况及引流出物的性状和数量,检查医用泡沫是否恢复原状,薄膜下积液,负压源是否正常,管道是否通畅等。检查创面,如果肉芽组织生长饱满,鲜红嫩活,随即植皮闭合创面,否则可重新填入敷料继续引流,有时要更换敷料2～3次,多时甚至4～5次,直至创面新鲜再行植皮手术,修复创面(图1-18-4-1)。

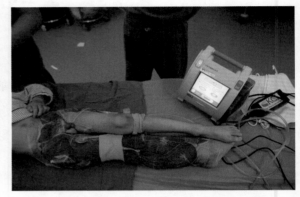

图1-18-4-1 负压装置安装完成的情况

四、小儿使用负压的压力

2岁以上小儿将负压调节在75～125 mmHg的压力,新生儿为50～75 mmHg,1岁以内50～75 mmHg,1～2岁使用50～100 mmHg。

五、操作时常见问题处理

1. 堵塞 引流物黏稠(3日更换),凝血块(术中彻底止血),未及时接高负压(注意负压值变化)。

2. 出血 创面大、深负压过大、血友病(清创时注意止血及对症治疗)。

3. 皮肤张力性水疱(避免过度牵拉创面周围皮肤)。

4. 近关节部和骶尾部膜下积液(及时更换薄膜、敷料)。

5. 特殊感染,阴性杆菌效果差,皮下窦道(及时清理)。

(沈卫民 陈后平)

第五节 适应证及优、缺点及禁忌证

一、NPWT 的适应证

1. 体表慢性创面,如压疮、溃疡、整形植皮区和整形术后创面。

2. 烧伤感染创面。

3. 重度软组织挫裂伤及软组织缺损。

4. 陈旧性血肿或积液。

5. 骨筋膜室综合征。

6. 开放性骨折可能或合并感染者。

7. 关节腔感染需切开引流者。

8. 急慢性骨髓炎需开窗引流者。

9. 体表脓肿和化脓性感染。

10. 手术后切口感染。

二、NPWT 的优点和缺点

(一) 优点

1. 加快创面愈合,缩短治疗周期,减少对小儿生长发育及学习生活的不利影响。

2. 减少患儿的疼痛刺激,减轻心理创伤,同时也减轻了家长和医务人员护理负担。

3. 有效地避免交叉感染,NPWT 是在一个密闭的系统内进行,负压引流使引流区的渗出物和坏死组织被及时清除,使引流区内达零聚积。而且亦能有效防止创面污染,充分引流和刺激创面肉芽组织快速和良好生长。加快感染创面愈合,减少抗生素的应用。

4. 促进肉芽生长,降低组织和皮瓣移植率,提高皮瓣移植的成功率:小儿由于血管纤细,且生性好动,难以保持肢体长期制动,对治疗的依从性差,行皮瓣转移或移植手术难度大,成功率较低。在 NPWT 敷料下负压使敷料对皮片产生正向压力作用,随体表改变外形曲度,使得皮片与创面更紧密均匀的牢固的黏合在一起,及时从创面获得营养,营养供应良好,减少了皮片缺血缺氧时间,利于皮片的成活及恢复。

5. 高效、全方位、零积聚,保证引流效果促进创面血运采用持续负压吸引的方法,变被动引流为持续主动吸引,不留任何腔隙,其压力的高低基本符合生理条件的要求,故不影响血运。更重要的是,持续负压吸引促进了创面组织的体液向引流管方向不断流动,为创面的血运提供了有效的、持续的、辅助的动力。

(二) 缺点

1. 小儿生性好动,容易拉扯引流管、撕扯半透膜导致装置漏气,负压消失,引流不畅。

2. 发生于四肢的创伤,如创面大小和深浅不规则,置入敷料时不易充分接触创面。

3. 有肢体外固定装置的病例,严密封闭创面困难。

4. 大面积软组织缺损患儿引流量多,蛋白质丢失,且伤后进食少,易出现负氮平衡,水电解质平衡紊乱。要根据患儿年龄、创面部位适当调整负压强度,防止过度吸引,并加强营养支持,必要时给予静脉营养。

5. 对于骨外露的感染创面,NPWT 只是一个过渡手段,待创面感染控制、肉芽生长后还需应用其他方法覆盖创面。

6. 费用较贵。

三、禁忌证

1. 出血性疾病。

2. 对海绵和塑料过敏性疾病。

3. 恶性肿瘤的创面。

（沈卫民　陈后平）

第六节　注意事项和护理

一、NPWT 使用注意事项

1. 要彻底、反复多次清创,虽然 NPWT 有一定的清创功能,但不能替代清创,手术时应尽可能彻底清除创面内的坏死组织和异物,不留死腔,彻底开放,保证引流充分。

2. 在无菌条件下按创面大小和形状修剪高分子泡沫材料,务使泡沫置入创面后能充分接触整个创面,创面较大时可使用多块材料,均应使泡沫材料充分接触创面。

3. 密封创面,维持负压　创面封闭要严密,封闭创面关系到负压能否保持,因而需要细致耐心的操作,并且要密切注意观察引流液的量和性状。检查密封性和调控负压大小。

4. 接通引流管的负压可用吸引器,优点是封闭不够严密时仍有足够的负压引流,缺点是患儿行动不便;也可用负压瓶,优点是患儿行动方便,缺点是如封闭不严密,负压很快消失。有效负压的可靠标志是泡沫材料明显收缩变硬(可通过薄膜观察触摸到),必须注意的是负压一旦消失,要立即检查封闭是否严密,必要时加以弥补,否则创面处于封闭而无负压环境中,可能很快感染恶化。

5. 创面一旦清洁,即可进行二期缝合、游离植皮或组织瓣移植。若创面较大或感染严重,第一次可在 3~7日后更换敷料再作第二次负压封闭。通常,第二次封闭时所用泡沫材料的面积可以是第一次的 2/3~3/4,更有利于肉芽生长和填充死腔。

6. 合理抗感染治疗　依据引流液培养及药敏结果,合理选用抗生素,抗厌氧菌治疗不应忽视。

7. 高负压下的引流可能导致创面出血,因此清创时止血要彻底,避开血管,术后要观察出血情况,必要时对症处理。

8. 小儿的大面积软组织缺损 NPWT 治疗可能有引流量多,蛋白质丢失,如再有患儿伤后进食少,易出现负氮平衡,水、电解质平衡紊乱。故应根据患儿年龄、创面部位适当调整负压强度,防止过度吸引,并加强营养支持,必要时给予静脉营养。

二、NPWT 管理和护理

1. 术后观察与处理　注意观察体温、脉搏、创面周围皮肤等情况。

2. 负压效果观察,透明膜下 PVA　首先要确保压力合适。其次,要确保各管道通畅、紧密连接,并妥善固定引流管。如果瘪陷表示有效,如果恢复原状,表明膜下积液,负压失效。如引流不畅可用 20 ml 注射器向外抽吸或用 0.9％生理盐水 10~20 ml 冲洗管道,必要时予更换引流管。

3. 密封管理　定期检查各接口,特别是近关节大创面、手、足及会阴等处。

4. 疼痛观察　了解疼痛的性质、程度,正确评估疼痛的水平,了解其影响因素,必要时给予一定量的镇痛药或应用利多卡因局部止痛,可使用放松疗法以分散患儿注意力。

5. 引流量与时间观察　引流3～7日后拔除或更换,更换时如肉芽新鲜则行二期缝合或植皮。

6. 营养的观察与护理　根据不同年龄段婴幼儿和小儿,给予或进食易消化食物,保障身体充足的水、蛋白质、热量和维生素等营养成分,以促进创面愈合,减少并发症的发生。

7. 指导和鼓励患儿加强功能锻炼　对于卧床患儿指导其做肢体的肌肉收缩运动、关节屈伸等功能锻炼,防止肌肉萎缩或关节僵硬等并发症。

8. 心理护理　关注患儿心理变化,向患儿与家长详细介绍NPWT治疗创面的应用内容,消除患儿与家长的紧张心理,安慰鼓励患儿配合治疗。

(陈后平)

第七节　临床应用的实例

例一　新生儿腹壁坏死缺损的治疗

患儿,男,1个月29日,因"肠旋转不良术后3日"入院。患儿入院前3日因"持续腹胀1个月余,阵发性哭闹伴便血12小时"于当地医院行Ladd's术+腹腔引流术,术中见腹腔内大量乳糜样液体,肠管扩张,肠壁及肠系膜血管呈缺血性改变,术后重度贫血及低蛋白血症,予以输血、抗感染、胃肠减压、补液等对症治疗(具体不详)。因患儿一般情况较差,遂转至南京市儿童医院继续治疗。病程中患儿精神反应一般,有间断发热,峰值38.9℃,偶有咳嗽,呕吐黄绿色液体,禁食中,大便为黄绿色稀水便,小便外观无异常,睡眠较差。入院专科检查:腹膨隆,全腹至会阴部均红肿,腹部手术切口感染裂开,皮下可及坏死组织,可见黄白色脓性渗出(图1-18-7-1),测

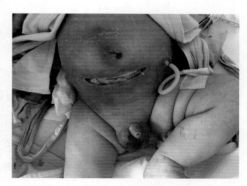

图1-18-7-1　腹壁坏死时的情况

腹围49.5 cm。辅助检查:血常规:CRP 183 mg/L,WBC 3.69 * 10^9/L,L 20.9%,N 55.8%,Hb 89 g/L,PLT 64 * 10^9/L;血生化:ALT/AST:21/8 U/L,A/G:34.5/16 g/L,TP 22.2 μmol/L。

入院后给予注射用亚胺培南西司他丁钠(泰能)、注射用万古霉素(稳可信)抗感染支持对症治疗,入院后6日查血常规CRP 24 mg/L,WBC 15.27 * 10^9/L,L 35.4%,N 52%,Hb 96 g/L,PLT 141 * 10^9/L;分泌物培养回报:大肠埃希菌;血培养阴性。经每日常规换药,腹壁红肿范围缩小,但腹部切口裂开宽度增加,创基坏死物较前脱落,呈现明显的凹陷,创基底可及肉芽组织生长,表面仍残留有坏死物,测腹围47 cm。入院后10日予VAC负压辅助愈合治疗(KCI USA,Inc),开始清创(图1-18-7-2),之后安装负压装置(图1-18-7-3)。50 mmHg持续低负压模式。

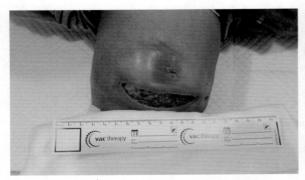

图 1-18-7-2　清创完成后的腹壁缺损

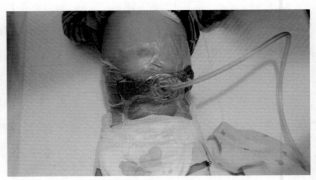

图 1-18-7-3　安装负压装置,使用 50 mmHg 持续低负压模式

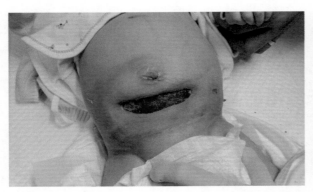

图 1-18-7-4　行第二次负压治疗前的情况

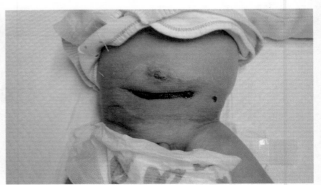

图 1-18-7-5　第二次负压治疗 1 周后,进行 3 次负压前的情况

负压吸引 1 周后更换 VAC 负压,查见腹壁红肿明显好转,原手术切口裂开创面基底肉芽新鲜,创口较前缩小(图 1-18-7-4),测腹围 45 cm,行第二次负压治疗,模式同前。

第二次负压治疗 1 周后,再次更换 VAC 负压,查见腹部创面明显缩窄,基底肉芽生长与皮肤基本齐平(图 1-18-7-5),测腹围 44 cm,再次行 3 次负压治疗,之后痊愈(图 1-18-7-6)。

例二

患儿,女,11 个月,因法洛四联症于南京市儿童医院胸外科接受开胸手术治疗,手术顺利。术后 12 日时换药发现胸部切口部分皮肤及皮下组织坏死,切口裂开,少部分创面深达胸骨表面,胸骨未及裂开,可见明显渗出,未见明显脓性分泌物(如图 1-18-7-7)。予以换药治疗 5 日未见明显好转。遂予以油纱布覆盖创面,黑色敷料覆盖后予以 VAC 负压吸引治疗(如图 1-18-7-8)。持续负压吸引,压力值设置为 50 mmHg,共引出暗红色液体约 15 ml。7 日后换药治

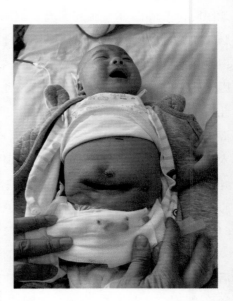

图 1-18-7-6　负压治疗痊愈

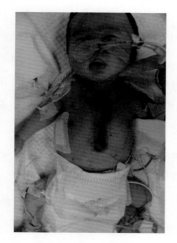 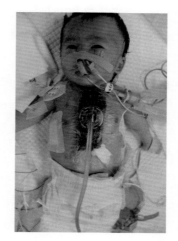

图 1-18-7-7　切口裂开,分泌物多　图 1-18-7-8　安装 VAC 的情况

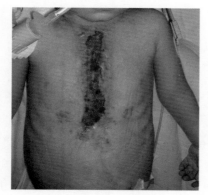 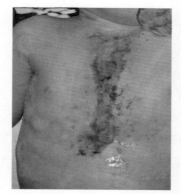

图 1-18-7-9　去除 VAC 的情况　　图 1-18-7-10　创面愈合的情况

疗,可见创面组织肉芽覆盖(图 1-18-7-9),无明显水肿,未见明显渗出。予以清创植皮治疗。术后 10 日打开创面见植皮存活良好。创面基本愈合(图 1-18-7-10)。

（高庆文　严　俊）

参考文献

[1] Chariker ME,Jeter KF. Effective management of incisional and cutaneous fistulae with closed suction wound drainage [J]. Contemporary Surgery,1985(34):59-63.

[2] Fleischmann W,Strecker W,Bombelli M,et al. Vacuum sealing as treatment of soft tissue damage in open fractures[J].Unfallchirurg, 1993,96(9):488-492.

[3] Morykwas MJ,Argents LC,Shelton-Brown EI,et al.Vacuum-assisted closure:a new method for wound control and treatment:animal studies and basic foundation[J]. Ann Plast Surg,1997,38(6):553-562.

[4] Heugel JR,Parks KS,Chdstie ss,et al.Treatment of export Achilles tendon using negative pressure wound thempy:a casereport[J]. J Bum Care Rehabil,2002.23:167-171.

［5］ Herseovici D,Sanders RW,Scaduto JM,et al. Vacuum,Assisted wound closure(V.A.C.therapy)for the management of patients with high—energy soft fissure injuries［J］.Orthop Trauma,2003,17（10）：683－688.

［6］ Blume PA,Waltem J,Payne W,et al. Comparison of negative pressure wound thempy using vacuum—assisted closure with advanced moist wound therapy in the treatment of diabetic foot ulcers：a muhi-center randomized controlled trial［J］. Diabetes Care,2008.31：631－636.

［7］ Gupta S, Baharestani M,Baranoski S,et al. Guidelines for managing pressure ulcers with negative pressure wound therapy［J］. Adv Skin wound Care. 2004,17（suppl2）：12－16.

［8］ Masden D,Goldstein J,Endara M,et al. Negative pressure wound therapy for at-risk surgical closures in patients with multiplecomorbidities：A prospective randomized controlled study［J］. AnnSurg,2012,255（6）：1043－1047.

［9］ Streubel PN,Stinner DJ,Obremskey WT. Use of negative-pressure wound therapy in orthopaedic trauma［J］. J Am Acad Orthop Surg,2012,20（9）：564－574.

［10］ Howe LM. Current concepts in negative pressure wound therapy［J］. Vet Clin North Am Small Anim Pract 2015, 45（3）：565－584.

［11］ Orgill DP, Bayer LR. Negative pressure wound therapy：past, present and future［J］. Int Wound J 2013, 10 Suppl 1：15－19.

［12］ Gudmundsdottir I, Steingrimsson S, Valsdottir E, et al. Negative pressure wound therapy-review［J］. Laeknabladid 2014, 100（4）：219－224.

［13］ Poulakidas SJ, Kowal-Vern A, Atty C. Pediatric Frostbite Treated by Negative Pressure Wound Therapy［J］. J Burn Care Res 2015.

［14］ Fox CM, Johnson B, Storey K, et al. Negative pressure wound therapy in the treatment of ulcerated infantile haemangioma［J］. Pediatr Surg Int 2015, 31（7）：653－658.

［15］ McBride CA, Stockton K, Storey K, et al. Negative pressure wound therapy facilitates closure of large congenital abdominal wall defects［J］. Pediatr Surg Int 2014, 30（11）：1163－1168.

［16］ Kawajiri H, Aeba R, Takaki H, et al. Negative pressure therapy for post-sternotomy wound infections in young children［J］. Interact Cardiovasc Thorac Surg 2014, 19（1）：102－106.

［17］ Hoeller M, Schintler MV, Pfurtscheller K, et al. A retrospective analysis of securing autologous split-thickness skin grafts with negative pressure wound therapy in paediatric burn patients［J］. Burns 2014, 40（6）：1116－1120.

［18］ Rentea RM, Somers KK, Cassidy L, et al. Negative pressure wound therapy in infants and children：a single-institution experience［J］. J Surg Res 2013, 184（1）：658－664.

［19］ Gutierrez IM, Gollin G. Negative pressure wound therapy for children with an open abdomen［J］. Langenbecks Arch Surg 2012, 397（8）：1353－1357.

［20］ Choi WW, McBride CA, Kimble RM. Negative pressure wound therapy in the management of neonates with complex gastroschisis［J］. Pediatr Surg Int 2011, 27（8）：907－911.

［21］康映泉，邱宏，何少华，等. 负压封闭引流在小儿四肢软组织缺损治疗中的应用［J］. 创伤外科杂志，2013(5)：425－427.

［22］Horch RE. Incisional negative pressure wound therapy for high-risk wounds［J］. J Wound Care 2015，24(4 Suppl)：21－28.

［23］Schwartz JA，Goss SG，Facchin F，et al. Single-use negative pressure wound therapy for the treatment of chronic lower leg wounds［J］. J Wound Care 2015，24 Suppl 2：S4－9.

［24］Yao M，Fabbi M，Hayashi H，et al. A retrospective cohort study evaluating efficacy in high-risk patients with chronic lower extremity ulcers treated with negative pressure wound therapy［J］. Int Wound J 2014，11(5)：483－488.

［25］In：Negative Pressure Wound Therapy for Managing Diabetic Foot Ulcers：A Review of the Clinical Effectiveness，Cost-effectiveness，and Guidelines. edn［J］. Ottawa (ON)，2014，112.

［26］Li X，Liu J，Liu Y，et al. Negative pressure wound therapy accelerates rats diabetic wound by promoting agenesis［J］. Int J Clin Exp Med 2015，8(3)：3506－3513.

［27］Anesater E，Borgquist O，Hedstrom E，et al. The influence of different sizes and types of wound fillers on wound contraction and tissue pressure during negative pressure wound therapy［J］. Int Wound J 2011，8(4)：336－342.

［28］Xia CY，Yu AX，Qi B，et al. Analysis of blood flow and local expression of angiogenesisassociated growth factors in infected wounds treated with negative pressure wound therapy［J］. Mol Med Rep 2014，9(5)：1749－1754.

［29］McNulty AK，Schmidt M，Feeley T，et al. Effects of negative pressure wound therapy on fibroblast viability，chemotactic signaling，and proliferation in a provisional wound (fibrin) matrix［J］. Wound Repair Regen 2007，15(6)：838－846.

［30］Suh H，Lee AY，Park EJ，et al. Negative Pressure Wound Therapy on Closed Surgical Wounds With Dead Space：Animal Study Using a Swine Model［J］. Ann Plast Surg，2016，76(6)：717－722.

［31］Yang SL，Han R，Liu Y，et al. Negative pressure wound therapy is associated with up-regulation of bFGF and ERK1/2 in human diabetic foot wounds［J］. Wound Repair Regen 2014，22(4)：548－554.

［32］Lavery LA，La Fontaine J，Thakral G，et al. Randomized clinical trial to compare negative-pressure wound therapy approaches with low and high pressure，silicone-coated dressing，and polyurethane foam dressing［J］. Plast Reconstr Surg 2014，133(3)：722－726.

［33］汪华侨，常湘珍，朱庆棠，等. 负压封闭引流技术专题座谈会专家意见［J］. 中华显微外科杂志，2014，37(3)：209.

［34］应灏，焦勤，罗义. 小儿创伤负压封闭引流技术应用中，存在的问题［J］. 中国医生进修杂志，2012，35(2)：68－70.

［35］Szabo L，Szegedi I，Kiss C，et al. Excessive pediatric fasciitis necrotisans due to Pseudomonas aeruginosa infection successfully treated with negative pressure wound therapy［J］. Dermatol Ther 2015，28(5)：300－302.

[36] Contractor D，Amling J，Brandoli C，et al. Negative pressure wound therapy with reticulated open cell foam in children：an overview[J]. J Orthop Trauma 2008，22(10 Suppl)：S167－176.

[37] 白明，赵茹，王智，等. 创面负压治疗技术对体表创面治疗效果的 Meta 分析[J]. 中国组织工程研究，2013(46)：8108－8115.

[38] Kim YH，Hwang KT，Kim JT，et al. What is the ideal interval between dressing changes during negative pressure wound therapy for open traumatic fractures[J]，J Wound Care 2015，24(11)：536，538－540，542.

[39] Agrawal V，Wilson K，Reyna R，et al. Feasibility of 4% Topical Lidocaine for Pain Management During Negative Pressure Wound Therapy Dressing Changes in Pediatric Patients：A Case Study[J]. J Wound Ostomy Continence Nurs 2015，42(6)：640－642.

[40] Upton D，Andrews A. Pain and trauma in negative pressure wound therapy：a review[J]. Int Wound J 2015，12(1)：100－105.

第十九章
小儿整形外科中的伦理和医患纠纷问题

第一节　小儿整形外科中的伦理问题

医学伦理学是规范医疗行为、促进医学健康发展的重要理论基础。由于小儿医学的特殊性，小儿外科涉及的伦理问题较为复杂。如何在临床工作中把握好并处理好各类伦理问题，是摆在医务工作者面前的重要课题。目前世界上公认的生命伦理原则为"比-丘四大原则"，即：自主原则、不伤害原则、行善原则、公正原则。

一、自主原则

自主就是自己做主，在医疗过程中，应尊重患儿的自愿决定。施行者应向患儿或受施者说明医疗手段的目的、好处，可能发生的结果以及出现不良结果时可以采取的预防措施，由患儿自主作出决定。自主原则是对患儿自身价值的尊重，同时也可以最大限度地得到患儿配合，便于患儿自我管理和监督；智力减弱、自主能力欠缺的受施者的自主权，则应受到监护人的协助和保护。

相对于成人医疗活动，自主原则在小儿医学中有着特殊性。小儿是未成人，那么，针对小儿的医疗手段，是否要听从小儿本人的决定？西方的现代儿科学比较强调小儿在医疗选择上的自主权，而在中国，通常认为孩子应该听大人的。伦理学认为，一个行为个体是否应该具有医疗选择的自主权，并不取决于行为个体的年龄，而取决于行为个体是否具有行为能力。

小儿整形外科临床中，会遇到很多涉及自主原则的情形。要尽可能地确保小儿的知情权，并进行充分的解释，以获得小儿的理解和配合。例如，如果需要对头皮瘢痕的小儿进行扩张器植入治疗，应该通过家长告知患儿扩张器植入后造成的局部外形变化。临床中，还要充分尊重小儿的自主意愿。例如，有不少家长出于美容目的要求对孩子的皮肤痣进行切除，或者要求对孩子进行重睑美容术。家长此种要求，严重违背了小儿的自主意愿。对于未成人的美容手术，一般均应予以拒绝。

二、不伤害原则

不伤害指对人体施行医疗或者临床实验时，不让患儿或受试者身心受到伤害。理解这一原则的前提，是必须清楚地认识到"伤害"的范畴。对于患儿的伤害包括：身体、心理、声誉、经济等。目前小儿医学中，由于小儿的表达能力有限等一些因素，常常忽略一些"伤害"的发生。

疼痛可以对人体生理功能和心理产生长期不良影响。对于婴幼儿来说，"记忆性疼痛"对其心理所产生的不良影响尤为明显和严重，对小儿发育过程中的心理机能、学习能力和性格塑造等方面产生长期显著的或潜在的影响。有些医护人员对于小儿疼痛的关注并不多，这其实是一种伤害。小儿整形外科临床中，应该尽力减轻和避免患儿的疼痛。

保护患儿的隐私，也是避免患儿遭受伤害的重要举措。小儿的隐私保护亦是应该注意的领域。特别是对于青春期的小儿，更容易出现羞愧的心理。在临床检查和治疗中，应该注意考虑患儿的感受，避免其隐私部位的暴露。

三、行善原则

行善原则，又称有利或有益原则。行善指直接或间接履行仁慈、善良，是对生命或患儿有利的德行。具体到临床医学上，就是要通过医疗技术、心理干预、经济支持等手段对患儿进行帮助。行善原则，很好地反映了众所周知的医学名言"有时，是治愈；常常，去帮助；总是，去安慰"所提倡的人文思想。

医疗理念不断更新，医疗技术不断发展。行善原则，要求我们要给患儿提供最符合时代理念的诊疗技术。对于小儿整形外科医生来说，行善原则要求我们，不仅要做好，还要考虑怎样可以做得更好。例如，在小儿整形的时机问题上，理念在不断地更新。除了要考虑生理功能和发育的影响，现在还主张注重患儿心理。先天性畸形的患儿4～6岁时就会意识到自己的形体缺陷，还会关注周围人的评论。因此要尽量在此之前进行整复手术。

医学不仅仅是自然科学，更是社会科学。医学也担负着很大程度上的社会义务。近年来，国内医疗机构也在重建社会服务部。对于一些贫困家庭患儿给予人道帮助，也是"行善原则"的要求。

四、公正原则

公正，是指在社会或人际之间，必须公平和正义，以保证社会能够在秩序化和合理化中运转。要求不论个人的种族、性别、宗教、社会地位，以及智力如何，均应得到相同的对待。

目前，在儿科资源紧张的情况下，公正原则更为重要，例如"先来先服务"、"急症与重症优先"等。但这些原则往往由于社会制度、经济水平、卫生资源不足而受到制约。在特殊情况下，公正原则的执行也变得相对困难。近年来，在伤医事件高发的情形下，出现了一些特殊情况，如在家长有不理智的过激举动之后，医务人员拒绝给患儿诊疗。我们认为，这种"株连"的做法是不恰当的，不符合公正原则。

第二节　小儿整形外科中的医患纠纷问题

近十余年来,医患纠纷形势较为严峻,儿科则是医患纠纷的高发学科。造成医患纠纷高发的原因很多,其中有些是医疗体制性问题。医务人员必须正确地认识医患纠纷问题。第一,医患纠纷的严峻形势将持续较长的一段时间,必须把预防医患纠纷作为日常工作来抓。第二,虽然医患纠纷的高发与医疗体制有一定关系,但也必须清醒地认识到,医患纠纷中有相当比例的原因是医疗质量、医疗安全、医疗服务等方面的失误和缺陷。因此,通过质量持续改进活动以改变"微环境",对于减少纠纷是非常有意义的。

如同应对疾病一样,医患纠纷重在预防。我们可以参考疾病的三级预防理论,对医患纠纷的预防工作进行简单的探讨。

一级预防是病因预防,是在疾病尚未发生时针对致病因素采取措施。人类健康四大基石"合理膳食、适量运动、戒烟限酒、心理平衡"是一级预防的基本原则。在当前一个时期,医患纠纷的一级预防就是指,认真把好医疗安全关、避免过度医疗、合理控制医疗风险,同时调整心态,善待患方、避免任何形式的冲突。

二级预防亦称"三早"预防,即"早发现、早诊断、早治疗",是防止或减缓疾病发展而采取的措施。医患纠纷的二级预防就是指,及时发现纠纷隐患,及时干预。临床上一旦出现并发症或不良事件,应及时与患方进行沟通,并及时治疗,避免纠纷出现。

三级预防亦称临床预防。三级预防可以防止伤残和促进功能恢复,提高生存质量,延长寿命,降低病死率。医患纠纷的三级预防就是指,在纠纷发生之后,妥善应对,避免纠纷升级以及出现极端事件。应对纠纷,应该在保证安全的前提下,通过合理合法的途径与患方沟通或者谈判,化解纠纷。

（杨　震）

参考文献

[1] 杨震,汪玲.小儿整复外科心理、行为问题及其对策[J].中国行为医学科学杂志,2006,15(10):947-949.

[2] 沈晓明.儿科医学中的伦理学问题[J].中华儿科杂志,2004,42(5):321-323.

[3] 王多友,程守权.小儿疼痛治疗:疼痛性记忆与记忆性疼痛[J].医学与哲学,2015,36(10):21-23,31.

[4] 张文显,曹利静.小儿整形外科手术时机的选择[J].中华医学美容美学杂志,2011,17(6):459-460.

第二篇　小儿烧伤

第一章
概　论

第一节　致伤原因

烧伤是小儿体表外伤中最重要的创伤,系指由热力引起的组织损伤。它既可发生于体表,包括皮肤、皮下组织、肌肉等,也可发生于其他部位,如眼、口腔、呼吸道、食管、胃等,最常见于皮肤。任何热源能达到的地方都可发生烧伤,因此各器官组织都有发生烧伤的可能。常见的致伤原因分为火烧类和热液类。当然还有一些特殊热源引起的烧伤如电烧伤和化学烧伤。常见的烧伤有如下种类。

一、火烧类

火烧类是指火焰烧伤,有火直接烧伤,也有电弧烧伤以及火炭的烫烧伤。

二、热液烧伤

热液烧伤系指由于热液,如沸水、沸油、沸汤、热蒸汽等所引起的组织损伤,它只是热力烧伤的一种。对于小儿来讲,多为热液烫伤。

三、低温烫伤

热水袋引起的烫伤多为低温烫伤,就像烤红薯,外硬内软,这类烫伤一般非常深,而且愈合很慢,这类烫伤是小儿烫伤的又一新的原因,需要加以防范。

四、强光照射

小儿在强的光照下,也会发生日光性皮炎进而出现皮肤烧伤。因此,为了给孩子补钙而进行的超时间晒太阳,也会引起烧伤。

五、其他

临床上,由于电流、化学或放射物质所致的组织损伤与热力引起的病理变化和临床过程有相近的方面,故将它们也归于烧伤一类。但它们又有各自的特殊性,故在诊断、分类上仍应加以区分,如电烧伤、化学烧伤和放射性烧伤。

第二节 小儿烧伤的特点

小儿好奇心强、活动频繁、运动的协调能力差,容易被热液烫伤。烧伤以夏季发病率最高,中小面积烧伤占大多数,且以头颈、手、四肢等暴露部位居多。故对大多数烧伤患儿来说,恢复外观及功能是其重要问题。小儿的生理特点决定其烧伤具有如下的特点:

1. 小儿全身血容量以体表面积计算较成人低,因此相同面积烧伤小儿较成人更容易发生低血容量性休克。

2. 小儿出生后头大、下肢短小,随着年龄的增长,其比例不断变化并逐渐接近成人,其体表面积计算与成人不同,因此要掌握小儿准确的体表面积,才能准确的补液。

3. 小儿皮肤较成人薄,加之其自我保护能力差,同样致伤条件下烧伤创面较成人深。因此,治疗时要充分估计小儿的烧伤深度,指导液体治疗。

4. 小儿免疫系统发育不成熟,抗感染能力较成人差,烧伤后容易发生感染。因此,在大面积烫伤时,抗菌力度要较成人强。

5. 小儿神经系统发育不完善,大脑皮层的兴奋和抑制容易扩散,皮质下中枢兴奋很多,烧伤后容易发生呕吐、惊厥;体温调节中枢不稳定,极易发生高热。

6. 小儿消化系统尚未发育成熟,烧伤后容易发生腹胀、腹泻及营养不良;也易较早出现消化功能障碍,对此应该较早地进行防护。

7. 小儿处于生长发育期,烧伤容易发生瘢痕增生及挛缩。

(沈卫民 齐鸿燕)

第一节 烧伤严重程度的估计

一般而言,烧伤的严重程度与烧伤面积和深度有密切关系。因此正确认识和估计烧伤面积和深度,是判断伤情和治疗烧伤的重要依据。

一、烧伤面积的估计

(一)中国九分法

九分法是我国创用的,根据大量实测我国人体体表面积而获得的估计方法,因此较切合我国人体实际。九分法即将全身体表面积划分为若干9%的等分,便于记忆。成人头颈部占体表面积9%;双上肢各占9%;躯干前后(各占13%)及会阴部(占1%)占3×9(27%);臀部及双下肢占5×9%+1%(46%)。

小儿的躯干和双上肢的体表面积所占百分比与成人相似。特点是头大下肢小,并随着年龄的增长,其比例也不同。估计烧伤面积时应予注意。可按下列简易公式计算:

$$头颈部面积\% = 9 + (12 - 年龄)$$

$$双下肢面积\% = 46 - (12 - 年龄)$$

另一种记忆法:小儿躯干前后(包括颈臀)共4×9,双上肢为2×9,另加会阴1%,共55%,为各年龄固定不变值。头面部为9及双下肢为4×9共45%,须随年龄互变大小。按以下公式计算:头颈部面积%=9+(12 - 年龄);双下肢面积%=36-(12 - 年龄)。

(二)手掌法

手掌法即小孩五指并拢,手掌面积等于体表面积的1%(图2-2-1-1)。此法用于小片烧伤的估计或辅助九分法的不足。例如：除一上肢烧伤外，胸前尚有一小片烧伤，约 2 掌面积，则烧伤面积为 9+2=11%；又例如全身大部烧伤，仅余头顶及腰部约 5 掌面积未烧伤，则烧伤面积为 100-5=95%。

二、烧伤深度的估计

对烧伤深度的判断过去一直沿用三度四分法，目前仍被普遍采用，即根据烧伤的深度分为Ⅰ度、浅Ⅱ度、深Ⅱ度、Ⅲ度。2004 年 10 月第七次全国烧伤学术会议(武汉)通过了采用四度五分法，即将深及肌肉、骨骼或脏器者定为Ⅳ度烧伤。

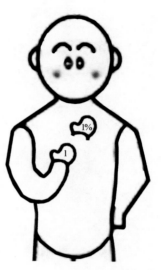

图 2-2-1-1　手掌法烧伤面积评估法

(一)三度四分法的组织学划分

临床上，三度四分法已应用较长时间。

Ⅰ度烧伤：一般包括表皮角质层、透明层、颗粒层的损伤。有时虽可伤及棘状层，但生发层(亦称基底层)健在，故再生能力活跃，常于伤后 5～7 日脱屑痊愈，不遗留瘢痕。有时有色素沉着，但绝大多数可于短期内恢复至正常肤色。

Ⅱ度烧伤：根据伤及皮肤结构的深浅又分为两类：

浅Ⅱ度：包括整个表皮直至生发层及真皮乳突层的损伤。由于生发层部分损伤，上皮的再生有赖于残存的生发层及皮肤的附件，如汗腺管及毛囊等的上皮增殖。如无继发感染一般经过 1～2 周愈合，亦不遗留瘢痕，有时有较长时间的色素改变。

深Ⅱ度：包括乳突层以下的真皮损伤，但仍残留有部分真皮。由于人体各部分真皮的厚度不一，烧伤的深浅不一，故深Ⅱ度烧伤的临床变异较多。浅的接近浅Ⅱ度，深的则临界Ⅲ度。但由于有真皮残存，仍可再生上皮，不需要植皮，创面可自行愈合。这是因为真皮的下半部的网状层内除仍存有毛囊、汗腺管外，尚分布着为数较多的汗腺，有时还有皮脂腺。它们的上皮增殖就成为修复创面的上皮小岛。也因如此在增殖上皮小岛未被覆以前，已形成了一定量的肉芽组织，故愈合后，多遗留有瘢痕，发生瘢痕组织增生的机会也较多。如无感染，愈合时间一般需 3～4 周。如发生感染，不仅愈合时间延长，严重时并可将皮肤附件或上皮小岛破坏，创面则需植皮方能愈合。

Ⅲ度烧伤：系全层皮肤以下的损伤，表皮，真皮及其附件全部被毁外，有时烧伤可深及皮下脂肪、肌肉甚至骨骼、内脏器官等。由于皮肤及其附件全部被破坏，已无上皮再生的来源，创面修复必须有赖于植皮或上皮自周围健康皮肤长入。具体分度的解剖表现见图 2-2-1-2。

(二)三度四分法临床特征如下

Ⅰ度：又称红斑性烧伤，表皮层除基底细胞以外受损，真皮乳头血管网有充血，表现皮肤发红，干燥，可有轻度肿胀，疼痛明显，但不起水疱(图 2-2-1-3)。由于皮肤基底细胞未受损害，伤后 2～3 日红肿痛消失，5～7 日表皮皱缩脱屑，不留疤痕。

浅Ⅱ度：包括表皮和真皮乳头层损伤，其特点为表皮与真皮之间有血浆样液体积聚，形成水疱，故称水疱型烧伤。去除水疱后可见淡红色基底，基底上有均匀的鲜红色斑点如图 2-2-1-4。由于神经末梢裸露，疼痛明显。伤后 10～14 日由皮肤附件上皮增殖愈合。

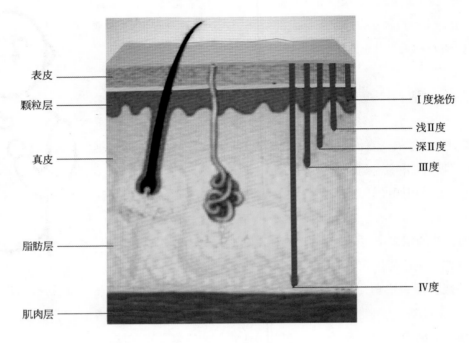

表皮

颗粒层

真皮

脂肪层

肌肉层

Ⅰ度烧伤

浅Ⅱ度

深Ⅱ度

Ⅲ度

Ⅳ度

图 2-2-1-2　三度四分法

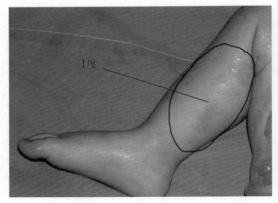

Ⅰ度

图 2-2-1-3　Ⅰ度烧伤

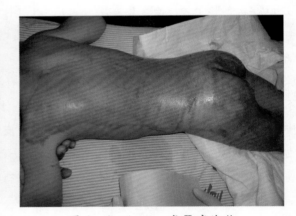

图 2-2-1-4　浅Ⅱ度烧伤

深Ⅱ度:损伤已达真皮深层,移去分离的表皮后可见基层微湿,苍白质地较韧,感觉较迟钝,有淡红色小点,于伤后12～24小时最明显,形成红白相间的基底如图2-2-1-5。若热力损伤真皮与皮下脂肪交界处,可见细小的网状梗塞血管。伤后3～4周由残余的皮肤附件上皮在肉芽组织创面增殖愈合,留有瘢痕。

Ⅲ度:皮下组织受累,也可深达肌肉、骨骼,有焦痂形成。皮肤呈皮革状、为蜡白、焦黄或炭黑色。创面基底干燥,无水疱。表浅静脉枝有静脉栓塞,呈树枝状,局部疼痛消失,如图2-2-1-6。焦痂脱落后形成肉芽创面,需植皮覆盖创面。

一般烧伤后36～48小时创面渗液达最高峰,水肿最明显。如无创面感染,48小时后渗液逐渐回收,水肿消退。

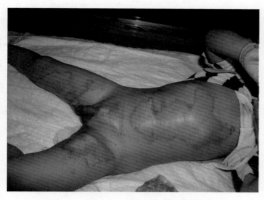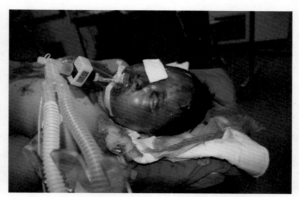

图 2-2-1-5　深Ⅱ度烧伤　　　　　　　　　图 2-2-1-6　Ⅲ度烧伤

第二节　小儿烧伤严重程度分类

了解小儿烧伤的面积和深度,是为确定小儿烧伤的程度做准备的。了解烧伤程度又是为治疗做准备的。不同程度的烧伤治疗方法是不一样的。

一、1970 年全国烧伤会议通过小儿烧伤严重程度分类标准如下

1. 轻度烧伤　烧伤面积在 5% 以下的Ⅱ度烧伤。

2. 中度烧伤　烧伤面积在 5%~15% 之间,Ⅲ度烧伤面积在 5% 以下,或Ⅱ度烧伤在头面部、手足、会阴部。

3. 重度烧伤　烧伤面积在 15%~25% 之间,或Ⅲ度烧伤面积在 5%~10% 之间;或烧伤面积不足 15%,但有下列情况之一者仍属重度烧伤:① 全身情况较重或已有休克;② 有严重创伤或合并化学中毒;③ 重度吸入性损伤;④ 婴儿头面部烧伤超过 5% 者。

4. 特重烧伤　烧伤面积在 25% 以上,或Ⅲ度烧伤面积在 10% 以上。

二、估计烧伤严重程度时的注意事项

1. 上述烧伤严重程度分类方法并非完善。烧伤的预后或严重性涉及许多因素,如年龄、伤前的健康状况等,因此考虑烧伤严重程度时,必须将这些因素考虑进去。同时,不管任何分类法,均系人为,只是便于组织抢救、后送等,而不是治疗的标准或等级。具体治疗措施还必须结合患儿具体情况。

2. 不论用哪种方法估计面积,均为近似值,除总面积外,应将各度的面积分开计算,以便于治疗参考;① Ⅰ度烧伤不计入烧伤面积,吸入性损伤另予注明,不计算面积;② 要反复核对,一般小儿特别是有头面部

烧伤者,易将烧伤面积估计偏低,尽量将误差控制在±5%以内。

3. 烧伤深度的估计主要根据临床表现。全身各部位皮肤厚度等有时可使深度的估计发生困难或错误。在同一条件下的烧伤,皮肤较厚的部位烧伤即较浅。例如在一般情况下,足底,躯干部特别是肩背部,Ⅱ度烧伤的深度较四肢为浅。又例如手背皮肤较薄,是该部位烧伤容易偏深的原因之一。小儿烧伤,往往将深度估计偏浅。由于小儿皮肤较薄,即使深Ⅱ度烧伤,渗出至浅层(坏死皮肤下)的体液仍较多,故水疱较大,如果单凭水疱较大即判断为浅Ⅱ度,则往往容易出现错误。此外,如果继发感染,小儿烧伤也较成人容易加深。烧伤原因不同,临床表现也不尽一致。例如酸烧伤后,表面蛋白凝固,变色,容易估计偏深;碱烧伤往往有继续加深的过程,如不反复观察,则容易估计过浅。Ⅲ度烧伤偶尔亦可出现水疱。见之于两种情况:一种是温度很高但作用时间短暂,致真皮内的水分迅速蒸发,积于表皮下形成水疱。这种水疱大部分很小,常为多发,弄破后,液体很少,创面基底发白。另一种是温度较低而作用时间较长,常见的是未保护好的热水袋,置于麻醉未苏醒病儿或新生儿皮肤上,或瘫痪的肢体上。开始时只是浅Ⅱ度烧伤,局部出现大水疱,但由于患儿失去知觉或不会申诉(如婴儿),任热水袋继续在局部作用,往往造成深度烫伤。这类水疱较大,多为单发,弄破后,液体较多,创面较一般浅Ⅱ度苍白,常经久不愈。

三、烧伤的预后

烧伤的治愈率涉及的问题较多,诸如烧伤面积、深度、年龄、有无复合伤,伤前的健康状况,急救和早期处理是否及时和恰当等均有关。兹就几个主要方面,阐述如下:

1. 与烧伤面积有关 一般来说,烧伤面积愈大,病死率也愈高。

2. 与烧伤深度有关 烧伤深度不同,治愈率也差异很大。深度烧伤面积越大,治愈率越低。

3. 与烧伤患儿年龄有关 烧伤也和其他创伤或疾病相同,与年龄有密切关系。在小儿烧伤中更为明显,年龄越小,治愈率越小。

4. 与有无吸入性损伤有关 有无吸入性损伤,在很大程度上影响治愈率。关于吸入性损伤的病死率各家统计不一,多数在40%~60%。有吸入性损伤的病死率约13倍于无吸入性损伤者。

5. 与有无复合伤有关 与其他损伤一样,复合伤加重了烧伤的严重性和复杂性,无疑要降低烧伤治愈率。但由于复合伤的性质,严重程度不同,所造成的影响也不同。烧伤复合伤的结果除与复合伤的性质和严重程度有关外,尚受其他许多因素的影响,诸如年龄、伤前健康状况等。更重要的是烧伤本身的严重程度。同样性质的脑外伤,对于中小面积烧伤来说,影响可能少一些,治疗也会顺利些;但对一些重度烧伤,则不仅增加了治疗的复杂性,而且严重地影响其预后。

6. 与早期处理是否恰当有关 早期处理及时而又恰当的伤员,预后就要好一些。无论休克、败血症和内脏并发症发病率均较低,治愈的可能性也高。早期处理包括的范围较广,环节较多,诸如急救、后送、复苏、创面的保护和处理,感染预防等,均应及时予以注意。

四、后遗症

烧伤患儿的治疗,除抢救生命外,另一重要工作是如何减少后遗症,最大程度恢复功能。

烧伤后遗症涉及的范围较广,概括起来,主要有两方面:一是各系统和内脏后遗症;二是由于瘢痕增生、瘢痕挛缩以及骨关节障碍等所引起的功能障碍和毁容等。

严重烧伤患儿常常在病程中并发各系统和各类内脏并发症,如心功能障碍,应激性溃疡,肝、肾功能不全,严重贫血等。这些并发症可在烧伤创面愈合后持续较长一段时间,往往可影响患儿的身心健康,但大多数的后遗症患儿,经过一段时间的休养后可逐渐恢复健康,特别是内脏功能障碍者,包括应激性溃疡,肺部感染,心肌损害,肝、肾功能不全等均能在创面愈合后不久逐渐恢复。有的后遗症,如大面积深度烧伤患儿创面愈合后的较长一段时间内,由于大部分汗腺被毁,散热的能力差,故对热的耐受性差,但经 2～3 年或更长时间,往往也能逐步适应和代偿。然而有些后遗症,如颅骨大块缺损,腹壁缺损和腹壁疝,深部静脉栓塞,骨、关节畸形(化脓性感染,骨骼生长发育畸形,骨关节溶解等引起)等,需要一定的治疗和处理,才能康复或症状减轻。

常见有大量的后遗症是由于瘢痕增生和瘢痕挛缩所造成的功能障碍。严重的可导致继发性骨关节畸形,特别是在小儿时期,由于瘢痕挛缩限制了软组织使其不能与骨骼同步生长,骨关节畸形更易发生而且严重。烧伤后瘢痕挛缩畸形,有些是由于严重深度烧伤直接破坏所致,如手指烧焦坏死;或由于伤情过重,自体皮有限,例如大面积深度烧伤,只有依靠小片自体皮的方法消灭创面。有的则由于瘢痕体质以致形成瘢痕增生或瘢痕疙瘩,导致畸形。在这些情况下发生的功能障碍,目前尚难完全避免。然而某些瘢痕挛缩畸形与早期治疗不当有密切关系(此处早期治疗的含义包括烧伤后至创面愈合以及愈合后的一段时间)。如处理适当,是可以避免发生或减轻其功能障碍程度的。

第三节　早期治疗对瘢痕畸形产生的影响

创面处理的早晚和好坏直接影响瘢痕的形成。因此,早期治疗至关重要。

一、创面处理不当

这是早期治疗中影响功能最多者。概括起来,有如下几个方面:

1. 早期未及时抓紧创面处理,因而发生感染,使浅度创面加深。残留的上皮组织被破坏,创面在较长一段时间坏死组织较多,脱落未尽,不能接受植皮,肉芽组织增多,以致愈合缓慢,以后虽经植皮,但由于局部肉芽组织多,加之皮片本身也易挛缩,故形成的瘢痕机会增多。

2. Ⅲ度创面,延误了植皮时机,使肉芽组织水肿或增生,植皮存活差,虽经反复多次植皮而愈合,但瘢痕组织已增多。

3. 对功能部位的深度烧伤创面处理认识不够。有的是因为未能创造条件及早进行切痂植皮,有的则虽然及早进行了切痂植皮,但未采用大张皮而是采用邮票植皮法,致瘢痕增多。另一种情况是,创面由于全身或局部的原因,未能及早进行切痂植皮,而是采用的蚕食脱痂,脱痂后未及时进行植皮,以致肉芽水肿、苍白,植皮成活率低,瘢痕多。

4. 中小面积的深Ⅱ度烧伤,未积极地进行切痂植皮,而是采用自溶脱痂的办法,任其自然愈合。这类深Ⅱ度创面如果处理得当,是可以借助残留的上皮岛扩散而愈合,但瘢痕增多。瘢痕增生也多见于采用此类方法愈合的创面。如果在溶痂过程中,感染严重,将残留的上皮岛部分或全部破坏。创面加深,肉芽组织更加增多,愈合缓慢,需反复植皮才能愈合,遗留瘢痕多。故中、小面积的深Ⅱ度烧伤,由于自体皮源充足,应及早进行切痂植皮,特别是功能部位,可减少瘢痕挛缩和瘢痕增生的机会,不宜采用蚕食脱痂,任其自行愈合。

5. 中小面积的Ⅱ度烧伤,特别是功能部位,处理不当。其一是未能及早进行切痂植皮,而采用脱痂植皮的方法,如上述第二项一样,常因感染而使肉芽组织增生和水肿,虽经植皮后愈合,但瘢痕较多,易发生挛缩。其二是虽及早进行了切痂植皮,然而选用的植皮方法不适当,也按大面积烧伤Ⅲ度的处理方法,采用点状皮,网状皮或自体、异体皮相嵌移植,而不是采用大张自体皮或邮票状自体皮密集移植,全覆盖创面的方法。

二、供皮区处理和选择不当

有一些瘢痕增生发生在供皮区。除个别所谓瘢痕体质外,大都因为供皮区取皮过深或感染引起。特别是感染后创面加深,愈合延迟,瘢痕增多。因此切取自体皮时切忌过深,严格注意无菌操作技术,防止感染。必须强调的是:切取过深,常是供皮区发生感染的重要原因。

关于薄断层皮供皮区选择问题,应尽量应用头皮。头皮供皮有如下优点:① 头皮血液循环好,毛囊、皮脂腺,汗腺多而较深,上皮相对较厚,不仅再生能力较强、可以反复切取,而且很少发生严重感染;② 即便有瘢痕也不影响容貌。在小儿,由于头大下肢短小,利用头皮薄断层皮片反复切取修复大面积深度烧伤是可行的。

三、肢体环状深度烧伤减张不及时

肢体环状深度烧伤特别是电击伤或热压伤,常伤及肌肉,致深筋膜下张力增高,造成筋膜腔综合征,如减张不及时可致深层肌肉、肌腱、神经、远端肢体等坏死,导致残废和功能障碍。因此早期减张十分必要。

四、治疗和创面愈合过程中未注意将肢体置于功能位,以致畸形愈合

常见的是足下垂、腕下垂,还有拇内收,指背屈和掌指关节过伸等。必要时,应用夹板和支架等以保持功能位。

五、未能及早开始康复锻炼以减少或预防瘢痕挛缩、蹼状瘢痕形成、关节僵直、瘢痕粘连等

功能锻炼在不妨碍创面愈合的情况下应及早开始,并持续至创面愈合后相当一段时间。

六、已形成畸形后处理不及时

原则上,一般待瘢痕较稳定后再进行整形,手术效果较好。但是某些功能部位障碍如睑外翻,手挛缩畸形等,如果等待时间太久,可能导致其他后果,如睑外翻所造成的角膜溃疡甚至穿孔;手挛缩畸形造成手骨关节变形,导致以后整形的困难等。在小儿,由于瘢痕不能与骨骼同步增长,时间越长,挛缩畸形越严重,甚至造成永久性畸形,因此功能部位瘢痕挛缩,整形手术不宜等待过久,术后辅以康复锻炼可减少畸形和最大限度地恢复功能。

（沈卫民　齐鸿燕）

第三章
烧伤的临床表现与病理生理

和成人一样,根据烧伤的病理生理和临床特点,一般将小儿烧伤临床过程分为三期:体液渗出期,急性感染期和修复期。

第一节　体液渗出期

除损伤的一般反应外,无论烧伤的深浅或面积的大小,伤后迅速发生的变化为体液渗出。对于较小面积的浅度烧伤,体液的渗出主要表现为局部的组织水肿,即使有时渗出体液较多,但经过人体的代偿,对有效循环血量不造成明显影响。当烧伤面积较大(一般指小儿Ⅱ/Ⅲ度烧伤面积在 10% 以上者),尤其是当抢救不及时或不当,人体不足以代偿迅速发生的体液丢失时,有效循环血量明显下降,导致血液动力方面的改变,进而发生休克。因此就较大面积烧伤而言,又称此期为休克期。

导致体液渗出的主要病理生理变化为烧伤区及其周围或深层组织的毛细血管扩张和通透性增加,大量血浆样液体自血液循环渗入组织间隙形成水肿或自创面渗出,因而全身循环系统中丧失了大量的水分、钠盐和蛋白质(主要为白蛋白)。这些变化,在严重烧伤时,不仅表现在局部,亦可不同程度地见于身体未烧伤部位及内脏。同时因烧伤深度不同,局部表现也不一致,一般烧伤越深则水肿越重。烧伤水肿的严重程度尚因部位与组织结构而异,例如身体低垂部位水肿较明显;头颈部血液循环丰富且组织疏松,故水肿较剧。

烧伤的渗出与水肿原本都是等张血浆样液体。然而在毛细血管通透性改变的同时,烧伤区及其周围组织,或因热力损伤并未致死,或因水肿压迫、血栓形成等而缺血缺氧,以致发生细胞膜功能的改变与细胞代谢障碍,无氧代谢增加,钾离子自细胞内移出,细胞内液离子减少成为低张,而使细胞外张力相对较高,使水分由细胞内进入细胞外,导致细胞间质也出现低张水肿。大量水分及钠离子外渗丢失使血容量减少、血液浓缩。严重者可以导致有效循环血量减少、组织血液灌注减少、组织缺血缺氧,进而加重水、电解质代谢与酸碱平衡的失调。组织缺血缺氧严重者,可有大量血管活性物质、凝血活酶等释出,进一步使毛细血管扩张与通透性增加,血流缓慢,淤滞,渗出更加增多,导致有效循环血量进一步减少,组织缺氧更加严重,甚至导致血管内凝血、微循环障碍。它们又反过来加重组织缺氧,形成恶性循环。此外,由于皮肤被破坏,失去了控制水分蒸发的屏障,故在大面积烧伤中,从 II/III 度创面蒸发的水分量甚大,也是引起体液丧失不可忽视的因素。

由于大量体液外渗,烧伤休克为低血容量休克。表现为低血浆容量、血液浓缩、低蛋白血症,低钠血症,代谢性酸中毒等。其发生的机理与血液动力方面的改变,诸如因循环血量下降所引起的心输出量降低、血压下降以及组织灌注不良、微循环的变化等,与失血性休克基本相同。但不同的是烧伤后体液从毛细血管渗出以致大量丧失时为一逐渐发展的过程。因此,为人体的代偿和治疗赢得了时间。人体的代偿方式大致有:① 通过主动脉弓和颈动脉窦的反射,以及释放大量儿茶酚胺等,使心率增快,周围和内脏血管收缩,以增加回心及有效循环血量;② 醛固酮分泌增多,使钠排出减少,间接地有利于血容量的维持;③ 由于小动脉收缩后,毛细血管内静水压降低;同时由于水和电解质从血管内渗出的速度较蛋白质为快,胶体渗透压暂时相对较高,有利于从未烧伤区域内将组织间液转入血管内;④ 抗利尿激素增多,使尿量减少;⑤ 由于口渴,饮水量增多等。

本期的关键是休克的防治。在积极维护人体本身调节功能的基础上,及早进行补液治疗迅速恢复循环血量仍是当前防治烧伤休克的主要措施。烧伤后,体液丧失的速度一般以伤后 6~8 小时内为高峰;至伤后 18~24 小时速度减缓。当然烧伤面积越大,丧失速度也越快,休克发生的时间也越早。因此要争取时间,在休克未发生或未发展至严重阶段前,积极进行治疗,迅速补充血容量,增加心输出量等,以改善组织灌流情况,休克多可得到纠正或防止。

此期中常见的并发症为急性肾功能衰竭、肺部并发症(肺水肿、急性肺功能不全等)、脑水肿、应激性溃疡等,应注意防治。但它们的发生多与严重休克有关,因此积极防治休克的本身,也是预防这些内脏并发症的重要措施。III 度烧伤时,红细胞因热力直接破坏,除可导致继发性贫血外,尚可由于严重血红蛋白尿,加重早期肾功能障碍,甚至引起急性肾功能衰竭,应及早防治。

体液渗出持续时间一般为 36~48 小时;严重烧伤时可延至 48~72 小时。随着应激反应的减弱,血液动力方面逐渐趋于稳定,毛细血管通透性逐渐恢复正常。水肿液开始回吸收,水肿逐渐消退,创面变干燥。此时临床上习惯称"水肿回收期"。在大面积烧伤,血液可出现稀释现象,尿量与尿钠排出增多。此时如不注意,仍继续大量输液,则有发生循环血量过多和脑水肿与肺水肿的危险。回收时间因烧伤严重程度及有无继发创面感染而异。没有感染的小面积烧伤,2~3 日即可完成;大面积深度烧伤特别是并发感染者有时可延续 2~3 周。

第二节 急性感染期

烧伤创面的坏死组织和含大量蛋白质的渗出液是细菌的良好培养基。在深度烧伤区的周围还因为血栓形成,局部组织发生缺血和代谢障碍,人体的抗感染因素如白细胞、抗体和抗感染药物均难以到达局部,更有利于细菌的繁殖。因此继休克后,急性感染是对烧伤患儿的另一严重威胁。烧伤越深、面积越大,感染机会也越多、越重。

创面感染的主要原因为伤后污染,包括接触环境和伤员本身呼吸道、消化道细菌污染等。其中又以接触污染为多;其次是残留在残存毛囊、皮脂腺和周围健康皮肤褶皱中的细菌。它们一经在创面立足(最早可在伤后6~8小时开始)便迅速繁殖。开始表现为急性蜂窝织炎、急性淋巴管炎等局部感染。如果烧伤面积较小较浅,局部感染经过适当处理后可被控制,3~5日自行消退。否则感染可继续发展,向面深部健康组织侵袭形成所谓烧伤创面脓毒症。如果进入血液循环将导致全身侵袭性感染。伤后3~10日,正值水肿回收期,患儿经休克打击后,内脏和身体各种功能尚未调整,局部自然屏障丧失,与抗感染能力密切相关的免疫系统的各组成部分伤后遭受不同程度的损害。凡此种种是导致机体对入侵微生物易感性增加、使感染易于发生,而一旦发生又难以控制的主要原因。

水肿回收期是急性感染的高发时段。随后其发生率虽有所下降,但紧接着伴随坏死组织的溶解脱落进入溶痂期,此时富含蛋白的溶解组织是细菌生长的良好条件。一直延续到伤后3~4周,待健康的肉芽屏障形成后,感染发生与扩散的机会才逐渐减少。

感染的预防,尤其是全身性感染的预防是此期的关键。但此期内脏并发症也最多见,常见的有肺部感染、因感染所引起的肾功能障碍、心功能不足,烧伤应激性溃疡、急性化脓性静脉炎等。它们往往与全身性感染互为因果,彼此又互相关联,故在此期中并发症的防治也占有重要地位。

第三节　修复期

修复期包括创面修复期与功能修复期。创面修复过程在创面出现炎症改变后不久就开始。Ⅰ度烧伤3~5天痊愈,脱屑,无瘢痕。浅Ⅱ度烧伤,由于生发层仅部分被毁,如无感染,2周左右痊愈,也不遗留瘢痕,但可能遗留色素改变。深Ⅱ度烧伤,如无感染,经3~4周后,仍可依靠残存皮肤附件的上皮再生将创面覆盖愈合,但由于创面在未被增殖的上皮小岛覆盖以前,已有一定量的肉芽组织形成,故愈合后,可产生瘢痕。而Ⅲ度烧伤或严重感染的Ⅱ度烧伤,由于皮肤附件完全被毁,创面只能由四周创缘的上皮向内生长覆盖。因此,创面较大时,如不经植皮,多难自愈,有时可形成顽固性慢性溃疡,愈合后生成大量瘢痕。

临床上称深Ⅱ度烧伤的坏死组织为痂皮,Ⅲ度者为焦痂。它们大都在伤后2~3周或更长一些时间开始与肉芽组织分离,自溶脱痂。已如前述,此时不但感染机会增多,而且脱痂后大片肉芽组织外露,大量体液丧失,可能造成代谢紊乱,如脱水、缺钾,低蛋白血症、贫血等。如不及时用植皮等方法消灭创面,将影响人体抵抗力,促使全身性感染的发生。促使创面早期愈合是本期的关键。加强控制感染、加强营养和支持、机体功能修复等都很重要。

深度创面愈合后产生的瘢痕,有痛性瘢痕、瘢痕疙瘩、挛缩畸形等,均需要有一个功能锻炼和整形矫正的过程以恢复功能。内脏也需要一个修复过程。此外,大面积深度烧伤愈合后,由于大部分汗腺损毁,人体散热调节体温能力减退,更需要一个调整适应过程。因此,创面愈合以后的过程临床上称为"功能恢复期"或"康复期"。故有人将此期分为两期,即"创面修复期"和"功能恢复期"。此期长短不一,依病情而异。有的需要数月或数年。少数患儿尚可发生并发症或后遗症,例如骨、关节畸形、心功能障碍、脑病、瘢痕恶性病变等。

烧伤临床过程较复杂,三期之间互相重叠、互相影响。例如:在体液渗出期不久,急性感染期与修复期即已开始,不能截然分开;严重休克往往易导致全身性感染的发生,而急性感染发生后又可影响休克的发生与发展;增加其严重性和处理的困难;没有感染的创面愈合早、瘢痕也少,相反,则愈合延迟,瘢痕增多。分期的目的是便于临床观察和处理有所侧重。抗休克、抗感染与创面处理是烧伤治疗的三个主要问题,而其中创面处理又是贯彻始终的,尤其对于抗感染的效果和功能的恢复有决定性意义。

总之,小儿烧伤也和成人一样要经过三关,即休克,感染和皮肤缺损三关。

(齐鸿燕)

第四章
小儿烧伤的救治与液体疗法

第一节　概　述

烧伤的急救处理是否及时得当,不仅对以后的治疗有重要影响,也关系到患儿的生命安全。

一、现场急救

目的是迅速消除致伤原因,脱离现场,并及时予以适当治疗,尽可能地使伤情减轻。

热力烧伤时,应尽快脱去着火或沸液浸渍的衣服。如来不及脱去着火衣服时,应迅速卧倒,慢慢就地滚动,压住火焰,或用手边不易燃的材料如棉被等,迅速覆盖着火处,使之与空气隔绝,也可以用水将火浇灭。务必制止小儿奔跑呼叫或用双手扑打火焰,以免助长燃烧引起头面、呼吸道和双手烧伤。去除热源后,面积不大的肢体烧伤可用冷水或冰水浸泡 1 小时。此法可以缩短高热的作用时间,减轻损伤和疼痛,效果较好。

去除直接致伤原因后,对于病情复杂者,首先是对危及患儿生命的一些情况如大出血、窒息、开放性气胸、中毒等迅速进行抢救。然后简单估计烧伤面积和深度并检查有无吸入性损伤。对复合的其他创伤、骨折等应进行包扎固定。精神正常的患儿,可及时给一些口服烧伤饮料(含食盐,碳酸氢钠等),或含盐饮料。如有腹胀、呕吐或休克征象者,不便口服,应尽早进行静脉输液。

二、后送

原则上是争取就近治疗。对严重烧伤患儿应争取在休克已被控制、病情较稳定后,方可转送至专科医院。运送前及途中应注意如下事项:① 有发生休克可能者,应在途中继续静脉输液;② 镇痛、镇静。对严重烧伤患儿,应避免应用冬眠合剂,以防途中因体位改变引起体位性休克;③ 现场急救已妥为包扎的创面可不打开,以免增加污染机会;未经包扎或包扎不妥者,应重新包扎或加固。但不进行清创,创面水疱皮也不移除;④ 保持呼吸道通畅,必要时给予吸氧,有呼吸道梗阻者应及时进行气管切开;⑤ 对严重烧伤应留置导尿管,观察尿量,有助于了解休克情况;⑥ 口服或注射抗菌药物;⑦ 有其他创伤或骨折时,应检查固定、止血情况是否妥当,并予纠正处理再后送;⑧ 详细记录及填写医疗文件。

第二节　烧伤的早期处理

当患儿到医院后,医生应即向负责(亲)人迅速了解伤情,包括扼要的病史询问、烧伤面积和深度的估计、已知的体检情况等。首先要确定有无休克、吸入性损伤、呼吸道梗阻、复合伤或中毒。然后根据病情进行早期处理。主要目的是防治休克和安排必要的创面处理。

一、轻度烧伤的早期处理

1. 一般处理　Ⅱ、Ⅲ度烧伤面积在 5% 以下的小儿早期体液量丧失较少,经代偿后多无严重循环紊乱,故一般不需静脉输液,口服含盐饮料或饮食即可。如已发生休克,则需用静脉输液。小儿头面部烧伤,有时虽面积小,也可发生休克,应予警惕。此外,应注意镇静止痛。不能合作的患儿(特别是家长要求很高),最好在镇静下进行检查和处理。创面污染较重、烧伤面积在 5% 以上,特别是有Ⅲ度烧伤时,应立即常规注射破伤风类毒素加强免疫,非新鲜烧伤则需进行破伤风抗毒血清预防注射。此外,根据病情及时选用抗菌药物。

2. 创面初期处理　先擦洗干净周围健康皮肤,然后用灭菌水或消毒液(如络合碘、1∶1000 新洁而灭、1∶5000 洗必泰等)冲洗创面,注意尽量保护创面,忌刷洗或擦洗。除浅Ⅱ度创面的完整水疱皮可予保留外,已脱落及深度创面上的疱皮均予移除,据情予以包扎或暴露。处理创面时,需予镇痛、静麻或麻醉。小面积可用贴敷或喷雾局麻,稍大的面积、或较小年龄,可用吸入或静脉麻醉。处理后必须给口服持续止痛药 1～2 日,抗菌药 3～7 日。

3. 包扎疗法　首先,创面先放一层吸水干纱布或中草药纱布(如紫草烧伤膏或归黄油等),再用厚 2～3 cm(不宜太薄)的吸水棉垫覆盖,范围要超过创面周围 5 cm,然后用绷带自肢体远端开始,均匀地加压包扎,肢端如无烧伤应予露出以观察肢端血液循环情况。包扎疗法有保护创面、防止再损伤,减轻疼痛、减少污染和及时引流创面渗液的作用。适于四肢烧伤、环形浅度烧伤,便于不合作的小儿护理中约束固定。但厚层敷料散热差,不适于炎热季节或地区。

包扎肢体应适当抬高并制动。包扎后应逐日检查:敷料有无松脱或被渗液浸透情况。

有无臭味或疼痛,以及肢端循环情况等。如有高热,白细胞计数增高,剧痛,恶臭等感染迹象时,应及时更换敷料;敷料浸湿后亦应及时更换,但如无感染,内层可不更换。浅Ⅱ度烧伤可 1 周左右更换外层敷料,若无上述情况,内层敷料延至伤后 10～14 日更换,争取一次包扎后创面愈合。深度烧伤如无污染应在 2～3 日后更换敷料,以便判断深度情况,调整治疗方案。每次换药均应在充分止痛镇静或麻醉下进行。

4. 暴露疗法　目的是将烧伤创面暴露于空气中后,使创面渗液和坏死组织逐渐干燥,形成痂皮(焦痂),以暂时保护创面免遭再损伤和污染。此外干冷(低于体温)环境也不利于细菌繁殖。施行暴露疗法的早期,除及时用消毒棉签轻轻擦拭创面周围外,可用低温、低速吹风机或烤灯协助创面干燥。也可喷抗菌或杀菌药物,如1%硝酸银、1%磺胺嘧啶银混悬液等。暴露疗法适用于各部位烧伤,特别是头颈、会阴等不便于包扎的部位。当然,暴露的创面必须加强护理,保护清洁,避免损伤。能正常活动的小儿,小面积可包扎的烧伤,尽可能不用暴露法。

二、中重度烧伤的早期处理

1. 处理程序　一般按下列程序进行:① 询问病史,迅速估计伤情。应注意是否有休克、复合伤、中毒、吸入性损伤等;② 确定是否需要紧急气管切开;③ 镇静止痛可静脉持续泵入镇痛剂。已有休克者,应由静脉给药;④ 行静脉穿刺建立通畅的输液通道;同时进行交叉配血和必要的生化检查;⑤ 留置导尿管,记录每小时尿量、比重、酸碱度,并注意有无血红蛋白尿、血尿;定时送检尿液常规;⑥ 制订补液计划;⑦ 破伤风预防注射和选用抗菌药物。病情平稳后行创面初期处理。

2. 烧伤休克防治　烧伤休克主要在于预防,力求避免显性及隐匿性休克的发生。如已发生,则应迅速将其控制,切忌待陷入重度休克后再行纠正,此时不仅救治困难,且并发症多,给以后抗感染及创面治疗等增加困难。对于已发生休克者关键在于早期诊断。烧伤休克为低血容量休克,系由于大量血浆样体液丧失所致,临床症状与失血性休克基本相似:早期主要表现为口渴、烦躁不安,周围血管收缩,皮肤苍白,发凉、出冷汗,心率增快,脉压差变小,尿少等。如果密切注意病情发展情况,一般诊断不困难。但小儿休克早期,血压常不降低。而一旦血压(收缩压)下降,多为早期症状。烧伤休克的防治措施主要有如下几项:

(1)补液治疗:烧伤休克虽与失血性休克基本相同,但又不尽相同。这是因为烧伤休克主要是由于烧伤后毛细血管通透性的改变,大量血浆样体液从血管内丢失,故一般其早期体液渗出量与烧伤严重程度,特别是烧伤面积成正比。体液渗出的速度也不像大量失血那样突然,而是渐进的,一般在伤后6~8小时达到高峰,但以后仍持续渗出至伤后36~48小时。对其渗出量,可事先根据经验予以补充,以遏制烧伤休克的发生和发展。补液量计算公式是:伤后第一个24小时每1%烧伤面积每千克体重需补充胶体和电解质液量2 ml(成人1.5 ml),大面积烧伤为3 ml。如有特重烧伤或头面部烧伤,其至1%烧伤面积输液量需要补充给予3~4 ml液体。胶体和电解质(或平衡盐溶液)的比例为0.5:1,严重深度烧伤可为1:1。补液速度:开始时应较快,伤后8小时补入总液量的一半,另一半于以后16小时补入。能口服者争取口服。伤后第二个24小时的胶体和平衡盐溶液量为第一个24小时的一半。输液时应交替给予晶体和胶体液,慎防一段时间晶体液输入过多,向组织间漏出,增加水肿,并造成低渗状态。

烧伤补液应根据烧伤原因、烧伤深度、年龄及输液后的病情变化适当调整,以下的临床指标可供输液参考:① 尿量,尿量反映有效的循环血量,反映内脏血液灌注状态。尿量要求达到15 ml/h以上,婴幼儿达到10 ml/h;尿比重达到1.010~1.015。遇有血红蛋白尿或肌红蛋白尿应当增加尿量并碱化尿液;② 患儿神志烦躁不安、口渴反映血容量不足、缺氧。如已给足量输液,则宜补输胶体液;③ 心率和血压,争取婴幼儿心率<140次/分,3~7岁小儿心率<130次/分,心率加快表示血容量不足。争取达到血压12.0/8.0kPa(90/

60 mmHg)。要求患儿肢端温暖,足背动脉搏动有力。

血容量补足后仍有少尿或无尿则提示肾功能障碍。可用利尿合剂解除肾血管痉挛,或用20%甘露醇,25%山梨醇利尿,每次0.5~1 g/kg,15分钟快速静脉滴注完。患儿有高热、昏迷或抽搐,可能为输液不当引起稀释性低钠血症,脑水肿。应及时测定血钠并纠正。一般治疗,除进行降温、止痉、甘露醇脱水外,可用地塞米松2.5~5 mg静脉滴注,加强消肿。大面积烧伤后组织大量破坏,产生血红蛋白尿与肌红蛋白尿,刺激肾血管产生痉挛,并在酸性环境中沉淀堵塞肾小管。出现明显代谢性酸中毒或血红蛋白尿时,部分平衡盐溶液可改用单纯等渗碱性溶液(1.25%碳酸氢钠或1/6 M乳酸钠溶液),以纠正代谢性酸中毒或碱化尿液减少肾小管堵塞。同时用利尿剂稀释尿液,并适当增加补液量,以利蛋白质排出。

适当补给胶体溶液。静脉输入液体的种类视病情而定。水分除口服外,可用10%葡萄糖溶液补充。胶体一般以血浆为首选,也可采用5%白蛋白和全血。一般不必输血,面积较大的深度烧伤可补充部分全血。血浆来源困难时,可选用血浆增量剂,如右旋糖苷等。应用平衡盐溶液的目的是:一方面可避免单纯补充盐水时,氯离子含量过高导致高氯血症;另一方面可纠正或减轻烧伤休克所致的代谢性酸中毒。若深度烧伤面积较大,任何公式只能作为参考,不能机械执行。要避免补液量过少或过多。过少往往使休克难以控制,且可导致急性肾衰竭;过多则可引起循环负荷过重及脑、肺水肿,并促使烧伤局部渗出增加,反而有利于细菌的繁殖和感染。

(2)保持良好的呼吸功能:休克时,特别是伴有吸入性损伤者,气体交换功能多受抑制,严重者可并发急性呼吸功能衰竭。因此,维持良好的呼吸功能是防治烧伤休克的重要措施。主要是保持呼吸道通畅。如经常抽吸呼吸道内的痰液、脱落黏膜等以排除机械性梗阻;头颈部深度烧伤水肿或吸入性损伤发生呼吸困难时,应及时施行气管切开。如有缺氧则应给氧,严重者可用呼吸器辅助呼吸。

(3)镇静、镇痛药物的应用:烧伤后剧烈疼痛和患儿恐惧是对中枢神经系统的强烈刺激,故镇痛、镇静对休克的防治有一定作用。可口服美林或静脉给予曲马多、吗啡等镇痛剂,应用异丙嗪(非那根)、地西泮(安定)、水合氯醛等药物镇静。需要注意因血容量不足而烦躁不安时,加大镇静剂并不能使患儿安静,有时还可由于用量过大抑制呼吸、增重脑缺氧,反而使患儿烦躁加重,甚至呼吸停止。

(4)其他应急抢救药物治疗:原则上,只有经过上述积极措施后,休克仍不能得到应有的控制时,才考虑其他药物治疗。包括强心药物、血管活性药物、肾上腺皮质激素等。

第三节　全身性感染的治疗

全身性感染,泛指败血症(含脓毒血症,较少见)和创面脓毒症。后者的特点是:创面感染严重,全身症状明显,而血培养多属阴性。如果将创面组织进行检查则发现感染侵入邻近健康组织,细菌多在血管周围,致病菌多为革兰阴性杆菌,以铜绿假单胞菌为最常见。

全身性感染是烧伤病程中较常见的并发症,也是当前大面积烧伤死亡的主要原因。

全身性感染的发生时机多数在伤后1周内。一般来说,烧伤面积越大,深度越深,休克期度过越不平稳的患儿,发生越早。严重病例,在休克期尚未度过或刚度过,即可暴发全身感染(所谓暴发型败血症),最早的病例血培养可在伤后8～12小时出现阳性。这类病例休克期度过极不平稳,甚至迅速死亡。早期发生全身性感染的原因主要有三:① 由于人体受严重烧伤或严重休克打击后,内环境受到的严重扰乱尚未恢复稳定,全身抵抗力低下;② 创面坏死组织和渗出液利于细菌繁殖,而创面肉芽屏障又未及时建立,细菌容易入侵;③ 水肿回收有利于细菌播散,且可能吸入某些组织分解产物或"毒素",进一步削弱人体防御功能。此期发生的全身性感染来势较凶猛,发展迅速,病死率也高。

全身性感染,特别是败血症,尚可发生于脱痂溶痂时期,即伤后2～3周。其发病率较早期发生者为低,这是由于肉芽屏障已逐渐形成,人体内环境渐趋稳定,故病程较长。病死率与前者比较也相对较低。脱痂溶痂时,大量组织分解,利于细菌繁殖,如果再有某些附加因素,如局部引流不畅,大量痂下积液积脓;脱痂溶痂过速、面积过大,大量毒素被吸收或大面积裸露体液丧失较多,机体抵抗力削弱或降低;有严重内脏并发症等,也会导致全身性感染。

细菌尚可经由其他途经入血,如化脓性静脉炎,深部的肌肉坏死感染(电烧伤、环状焦痂紧缩致肌肉缺血坏死、挤压伤等),呼吸道、泌尿系统感染、肠(内)源性感染等。

其中仍以创面为细菌的主要入血途径。如果创面感染不严重、接近愈合或已愈合而发生败血症时,要特别警惕深部化脓性静脉炎的存在。此外,关于内源性感染的问题已越来越受到人们的重视。不少实验证明,当严重烧伤休克时,肠黏膜因缺血坏死,失去屏障作用,大量肠内细菌可透过肠壁进入门脉系统;并由于缺血缺氧,肝枯否细胞吞噬功能降低,细菌可进一步由门脉系统进入肺循环、体循环和组织内,而导致暴发性或早期败血症的发生。故这类败血症的致病菌多属肠道阴性杆菌。当然,对吸入性损伤患儿,呼吸道也可成为细菌入侵途径。大面积严重烧伤本身可使人体防御系统功能降低,以致抗感染的能力减弱。免疫系统中很多组成部分均受到影响,包括特异性和非特异性免疫,细胞和体液免疫等。这是导致大面积严重烧伤患儿发生全身性感染,特别是早期或暴发型败血症的重要原因。烧伤后免疫系统受抑制的原因,目前尚不清楚,可能与抑制性T细胞(Ts)增多和被激活有关,也可能与血清中出现某些免疫抑制因子有关。

由于大多数全身性感染系由创面入侵,故全身性感染的常见致病菌与创面发现的菌种大同小异,主要为金黄色葡萄球菌、铜绿假单胞菌和肠道革兰阴性杆菌。此外真菌和厌氧菌感染的发生率也逐步增多。

一、临床表现

因为血培养需要一定的时间,有时甚至是阴性,所以全身性感染的早期诊断主要依靠临床表现。然而由于致病菌及个体反应多不同,表现也不尽一致,且病情往往又急剧多变,故还需要连续密切观察,详细记录,前后对比,才能获得早期诊断。体温变化为较早的表现。一般小儿全身性感染多表现于体温、精神及食欲方面。有持续高热、体温骤升骤降,尤其是伴有寒战者,应予注意。低温较多见于阴性杆菌感染。体温变化的同时除伴有低温时心率变化可能不明显外,多有心率增快,尤其是突然增快者,值得注意。精神反应及食欲是诊断的重要依据,如果突然出现精神异常烦躁、食欲减退,要警惕有全身性感染的可能。创面早期的改变为创面周围急性炎症的明显浸润,创面出血点增多或出现出血斑,并逐步增大,随之渗出增多。创缘变锐、创面加深、上皮生长停滞、腐败、恶臭,变为"烂糟糟"或干枯。创面急剧恶化是全身性感染的严重表现。

小儿绿脓杆菌感染时在创面和健康皮肤均可出现出血坏死灶,可能还会出现严重腹胀、腹泻,白细胞计数的骤升或骤降,这些症状常伴随体温、心率的改变而出现。

二、预防和治疗

烧伤感染应以预防为主,力求避免全身性感染的发生,如已发生,则应及时诊断,及早治疗。主要有如下五方面的措施:

1. 积极防治休克　对大面积烧伤患儿,积极防治休克以减轻休克的程度和缩短休克的过程,是维护患儿本身抗病能力的重要前提。

2. 加强营养　烧伤患儿消耗大,积极补充营养防止发生贫血和低蛋白血症,可予输血或给白蛋白增加抵抗力和愈合能力,有条件者建议采用静脉营养支持。

3. 维持水与电解质平衡　对大面积烧伤患儿,水与电解质代谢的紊乱,除见于体液渗出期外,以后尚可由于种种原因发生,常见的有脱水、低钾血症、代谢性酸中毒等。应予积极防治,以维持人体内环境的相对稳定。

4. 及时消除与杜绝感染源　这是防治全身性感染的关键。常见的感染源中以创面为主。创面感染又以深度烧伤者威胁更大。这是因为烧伤越深,皮肤防御屏障损害越重,坏死组织越多,邻近血液循环障碍也越重,有利于侵袭性感染的发生与发展。所以积极处理创面,尤其是烧伤深度者,及早将其覆盖封闭,是消除与杜绝感染源最重要的措施。深部烧伤(多见于电烧伤),环状焦痂缩窄压迫以及复合挤压伤患儿的深部肌肉往往发生坏死,成为隐藏的感染灶,如不加注意,易被忽略。这类患儿在早期多有血红蛋白尿或肌红蛋白尿,随后有进行性加重的毒血症症状,并常有代谢性酸中毒、氮质血症与贫血等;局部探查时,可见筋膜下张力增加,有时并散发刺激性臭味。一旦发现,应尽早将坏死肌肉切除;对已有大片肌群坏死严重威胁患儿生命者,应进行截肢。对大面积严重烧伤患儿,及早应用强有力的广谱抗生素是合理的。除上述常见的感染源外,其他内脏器官(呼吸道、泌尿道等)的感染以及医疗措施失当,如输血、输液的污染等均可成为败血症的来源,也应严加注意,并予以防治。

5. 抗菌药物的合理应用　小面积浅度烧伤一般可不用抗菌药物,需要时,可选用针对化脓性球菌的药物,多不超过5~7日。大面积深度烧伤一般应及早开始用抗菌药物。通常需要用药的时机为:① 体液渗出与“回收”阶段,这一阶段波动较大,炎性浸润较急剧,肉芽防御屏障尚未健全,全身感染或早期败血症发生率最高,预后也较严重。较多见的是金黄色葡萄球菌、大肠杆菌或其他阴性杆菌感染。可选用头孢类静脉滴注;② 广泛溶痂阶段,可根据创面的主要菌种选药;③ 发生全身性感染时,足量用药,一般用二联或三联,病情转趋稳定后应考虑及时停药或减药。为了避免再次发生全身性感染应着重抓紧创面处理和植皮,不能寄托于长期应用抗菌药物。发热一般不是应用或不停用抗菌药物的依据;④ 广泛手术前后,可短期用药;⑤ 并发其他感染疾患时,如肺炎、化脓性静脉炎等。抗菌药物的选择应强调针对性并避免其副作用。有条件时应做细菌学和敏感度检查。作为选用药物的参考,并随时根据致病菌种及其敏感情况的变化,予以调整。缺乏细菌检验时,可参照创面和分泌物的性状进行分析选用抗菌药物。

第四节 并发症的处理

严重烧伤的伤情重、病程长、治疗也较复杂,故并发症较多,几乎包括各种系统的并发症。伤情越重,其发生率越高。一般多发生在烧伤面积达 30% 以上的小儿。伤后任何时间均可发生,但又以与休克或全身性感染同时发生者居多。它们的发生往往又加重了休克和全身性感染的严重性。烧伤并发症的诊断与治疗原则基本上与非烧伤者相同。

一、肺部并发症

烧伤肺部并发的发病率较高,居各类并发症的首位。以伤后二周内发生较多,与吸入性损伤、休克和全身性感染等有关,大多数为肺部感染与肺水肿,其次为肺不张,少数为肺梗死、胸膜炎、肺出血等。肺部感染中又以支气管肺炎占大多数,少数为大叶性肺炎、多发性肺脓肿、肺真菌病、脓胸等。所以,首要是早期预防:如果能平稳地度过体液渗出期,不发生严重休克或全身性感染,则不仅肺部并发症而且其他内脏并发症都显著减少。第二是早期诊断,早期治疗。烧伤后肺部并发症的诊断并无特殊,但在严重烧伤,由于体位关系,胸部体检往往难以全面进行,加之胸部痂皮的掩盖,致某些体征不易早期获得。为达到早期诊断,务必提高警惕,特别是有上述致病原因或临床上有不明原因的呼吸或心率增快时,应经常进行胸部检查。如有怀疑,有条件时应经常进行 X 线胸片或 CT 检查和血气分析。第三是加强对呼吸道的管理。它既是预防,也是治疗措施。务必保持通气与排痰顺畅。对紫绀、呼吸困难的患儿,应给予吸氧,必要时进行人工辅助呼吸。其他治疗,如适当控制补液量,选用有效抗菌药物等与非烧伤者相同。

二、肾功能不全

导致烧伤后肾功能不全的主要原因为休克和全身性感染,其次为药物毒害(包括化学药物、抗生素等)和输血溶血反应。近年来,由于休克防治的进步,少尿型急性肾衰竭已少见。然而非少尿型者,逐渐增多,已引起业内学者注意。单纯因休克引起的急性少尿型肾衰竭已少见,大都见于合并有血红蛋白尿及肌红蛋白尿者。对此类患儿,为了避免急性肾衰竭的发生,应竭力避免低血压时间过长(但切忌用去甲肾上腺素等类加压药物),适当增加输液量并及早应用利尿剂以增加尿量,以及碱化尿液等均甚为重要。如已发生,则应及早处理,适当控制输液量,并按急性少尿型肾衰竭治疗。

因全身性感染所致肾功能不全多为非少尿型,其特点为:① 肾小球滤过率随全身性感染的加重而逐渐下降,内生肌酐清除率降低,血尿素氮增高;② 肾小管对电解质调节功能一般保持正常,病情严重时有对钠、氯重吸收功能亢进现象,可出现高钠血症与高氯血症,血钾正常或偏低;③ 尿量正常或偏多,比重一般不低;④ 尸检主要发现为肾小球急性肾炎样病变,而肾小管可以正常。本症预后较差,但如能及早控制全身性感染,肾功能障碍也可以恢复。

三、烧伤应激性溃疡

以往称为克林(Curling's)溃疡。多见于严重休克和败血症病患儿,多发生在胃部、十二指肠,亦可发生在食管和小肠。多数是多发性。早期除偶有腹部隐痛和黑便外,其他症状甚少,多在发生大出血或穿孔后才被发现。出血和穿孔时间多在烧伤后 1～3 周。防治应从多方面着手。首先是避免发生严重休克和败血症。对严重烧伤患儿,无论有无症状,可常规给予抗酸、抗胆碱药物以保护胃黏膜。以及甲氰米胍等抗 H_2 受体药物,并口服或肌内注射维生素 A(5 万～10 万 IU)、每日 1～2 次。如并发穿孔,一般应采用手术治疗。大出血的非手术疗法与一般胃、十二指肠溃疡相同。

四、脑水肿

烧伤后脑水肿发生原因较复杂,可能为多因素造成。除烧伤的全身影响,广泛的充血水肿外,尚可由缺氧、酸中毒、补液过多(尤其是水过多)、中毒(一氧化碳;苯、汽油中毒等)、代谢紊乱(如尿毒症、低钠血症、血氨增高等)、严重感染、头面部严重烧伤、肾功能障碍、复合脑外伤等引起。尤多见于小儿。早期症状为恶心、呕吐,嗜睡,舌根后缀、鼾声或反应迟钝,有的则表现为激动或烦躁不安,甚至出现精神症状,小儿则可出现高热、肌肉抽搐;严重者发生心律失常、呼吸不规则或骤停、昏迷甚至突然死亡。

注意控制输液量,必要时及早应用利尿脱水剂,保持呼吸道通畅以预防其发生。一般来说,烧伤越严重,发生机会越多,但对于小儿亦可发生在小面积者,应予注意。早期还应注意与休克鉴别,不要因为患儿有烦躁不安、呕吐等症状即认为休克严重而加速输液。脑水肿往往在输液已达到一定量或休克情况已趋平稳后发生,尿量有时偏多,比重偏低,以及高热(尤其是小儿)血压上升或偏高等,可资鉴别。如已发生脑水肿,处理方法与一般非烧伤者同,重点仍在于去除病因。

五、肝功能不全

烧伤后出现肝功能不全,并非少见。严重烧伤患儿除早期由于烧伤本身的影响以及休克所致缺血、缺氧性损害外,还可由化学烧伤(如磷烧伤)、手术麻醉、药物(某些抗生素、外用药物,止痛镇静药等)、严重感染、大量输血等引起肝细胞损害以致肝功能不全。因此,临床上决不能因为肝功能正常而不予重视。肝脏的功能是多种的,也是多方面的,特别是关系到营养代谢和免疫功能。而烧伤后肝功能的损害,有可能引起全身免疫功能的低下,导致全身性感染。亦有可能引起全身性营养代谢障碍,多脏器的功能失代偿和全身性抵抗力低下。必须及早注意肝功能的保护。应当指出的是:肝脏代偿能力较强,无论动物实验还是烧伤人体尸检均发现,伤后 3～4 日,肝脏切片即可显示有肝细胞再生现象。如果治疗及时且适当,肝功能迅速恢复的可能性是存在的。

烧伤后肝功能不全表现包括有黄疸或无黄疸。但有无黄疸不能代表病变的严重性,而只能与病变部位有关。如果病变部位能引起胆汁郁滞,则出现黄疸。有时严重局灶性肝细胞坏死,也可能不出现黄疸。对于烧伤患儿,常见的原因系由于输入大量库存血引起。

肝功能不全的治疗,与一般内科患儿相似,应当指出的是预防。当然最好预防其不发生,如已发生,则要预防其继续加重。因此对肝功能有损害的一些情况,如缺血、缺氧、感染、某些对肝脏有损害的药物(如氯丙嗪,某些抗生素等)和外用药,手术麻醉,其中特别重要的是缺氧和严重感染,要注意预防。外用中药大都含有鞣酸,不论是缩合型或水解型,对肝脏均有一定的损害。因此外用中药面积不宜太大,特别是已发现有肝功能损害时,应予避免。

六、心律失常和心功能不全

烧伤后心脏的并发症并非少见。病变的种类甚多,涉及的范围也较广。主要临床表现为心律失常(不齐)和/或心功能不全。从预防观点出发,平稳度过休克期(争取不发生休克或休克程度较轻,时间较短)和防止严重感染,特别是全身性感染,是减少或防止心脏并发症发生的关键。心律不齐和心功能不全的诊断治疗同一般内科疾病。治疗主要在于去除病因,特别是心律不齐,一旦去除原因,多不需特殊处理症状即消失。

七、钾代谢异常

在烧伤患儿中,常见的是低钾血症。导致低钾血症的常见原因是:① 丢失增多,主要是从创面丢失,创面渗出的血清样液体,所含钾量与血清成分相近,故创面越大,丢失越多。其次是从尿中丢失,如果患儿有腹泻,呕吐,则每日丢失钾基可更多;② 摄入减少,烧伤患儿由于休克、严重感染等,常有消化道功能紊乱、食欲差、恶心、腹胀等。有的则因为消化吸收功能减退,或有腹泻;③ 需要增多,见于烧伤后期,进入合成代谢后,无论从葡萄糖转化为糖原,或合成蛋白质,均需要大量钾离子,如果摄入不够,常易发生低钾血症;④ 其他原因,例如大量注射葡萄糖、碱中毒等,钾离子从细胞外转移至细胞内(称钾离子异常转移),可导致或促进低钾血症。因此烧伤患儿,特别是大面积者,在整个烧伤过程中,无论早期或后期,均可发生低钾血症。

低钾血症的临床表现和诊断方法与非烧伤者相同。但严重大面积烧伤患儿常有严重毒血症或败血症,许多症状如食欲不振,恶心呕吐、腹胀、烦躁不安、神志恍惚等,与低钾血症者相似,易发生混淆,或被掩盖。因此对烧伤患儿,尤其是大面积者,经常进行血清钾检查,对及早诊断低钾血症十分重要。必要时尚可对照心电图和尿钾含量进行诊断。

由于在烧伤病程中的任何阶段均可发生低钾血症。因此,低钾血症的预防十分重要。当然首先是去除病因,但大面积烧伤患儿,引起低钾血症的原因甚多,有的目前尚不能有效地控制,如尿钾排出增多,创面渗出等,因此及早进行钾的补充很必要。

八、糖代谢异常

高糖血症多见于烧伤后早期(体液渗出期),多数仅维持 1～2 日,即开始下降,3～5 日后即可接近正常水平。故有人称之为一过性高糖血症,与其他严重创伤一样,发病机制较为复杂,主要为烧伤后的应激反应,致垂体及肾上腺机能亢进所致。这种暂时性高血糖一般无明显临床症状,不需特殊处理,除非血糖过高,需要减少葡萄糖摄入量外,一般也非继续输入葡萄糖的禁忌。但必须继续观察血糖和尿糖发展情况,因为有少数病例可发展成为持续性严重高糖血症。持续性严重高糖血症,较少见,但一旦发生,应及早处理,否则,常不易控制。此症大都在烧伤后1～2周发生,患儿多有严重感染甚至全身性感染。有的病例持续性严重高血糖症系暂时性高血糖症的继续。有的则是早期出现高血糖,一度自行降低至正常或接近正常,以后再出现持续高血糖。有的则早期血糖基本正常,烧伤1～2周后才出现持续高血糖。

　　持续性严重高血糖症的发病机理尚不十分清楚,除严重感染所引起的应激反应外,往往尚有一些诱发因素,如广泛切痂手术、静脉营养或进食过多致糖分进入太多等。临床上,除高血糖及尿糖外,由于细胞外液高渗,故有多尿、尿比重高、血与尿渗透压高、高渗性脱水、氮质血症、精神症状、高烧或低温,严重者患儿迅速出现休克、昏迷甚至死亡。但高血糖症不同于糖尿病、无酮体症,故又称假性糖尿病或烧伤应激性假性糖尿病。因其昏迷系由高渗性脱水引起,故又称高渗性非酮性昏迷。处理原则是:① 去除原因:如控制感染、减少额外刺激(大面积手术切痂,控制大出血)等;② 控制血糖水平:一般先限制糖的摄入,如血糖仍持续上升,应加入适量胰岛素;③ 纠正高渗性脱水:口服水分或静脉输注5％葡萄糖液。应予注意的是,此类患儿由于血糖过高,可出现替代性或假性低钠血症,如误认为低渗脱水(低血钠),而输入高渗盐水,可导致死亡。

九、化脓性静脉炎

　　严重烧伤多需长时间静脉输血输液及注射药物等,因此静脉血栓形成可引起肢体肿胀,肺梗死等严重并发症。静脉炎如并发感染则可形成化脓性血栓性静脉炎(简称化脓性静脉炎)。如不及时处理,可成为全身化脓性感染的病灶,后果往往极为严重,尤其是深静脉炎。化脓性静脉炎主要在于预防。包括严格无菌操作、静脉插管不宜时间过长、尽量避免注射高渗和有刺激性药物(如需注射应尽量稀释、每次量不要太多、时间不要过长,完毕后用等渗溶液快速输注)、不要反复拔动导管刺激或损伤静脉内膜。如发现有静脉炎症应立即停止输液,另换其他通道。局部可应用理疗和热敷等,并全身给予抗生素,以控制感染。深静脉血栓形成应及早切开静脉,去除血栓或将近端静脉结扎。化脓性静脉炎,特别是怀疑为败血症病灶时,应尽早在病灶两端正常静脉处进行结扎,将病变静脉切除,局部伤口敞开引流。如静脉切除有困难时,可将整个静脉广泛切开引流。并将脓液进行培养,作为选用抗生素的参考。

(齐鸿燕)

烧伤创面的治疗是贯穿于烧伤救治全过程的一个重要环节。小儿的皮肤薄而嫩,皮脂腺发育不全,皮肤的屏障作用及对感染的抵抗力差,但小儿处于生长发育阶段,相对于成人其创面愈合的能力也较强。小儿烧伤创面的处理始终要求做到及时、正确、认真,以便充分利用小儿创面愈合能力强的优势,使患儿早日康复、痊愈。

第一节　创面的早期处理

一、清创的目的与时机

烧伤创面早期处理的目的是移除致伤物,减轻损伤,清洁创面,减少创面污染,防止感染,保护创面,减轻疼痛。预防由烧伤创面引起的并发症并为促进创面愈合打下基础。未发生休克的中小面积烧伤患儿,伤后可立即清创,应在伤后 12 小时内进行。若患儿已出现休克,一般应在休克控制后进行清创,如立即行早期清创,则会加重休克,给后续治疗带来不利。对烧伤后发生严重休克的患儿需待血压、尿量正常后稳定一段时间再清创,若急于清创,很可能会导致再次休克,增加抗休克治疗的困难。

二、早期清创法

近年来一般应用"简单"清创法。"简单"清创法系采用冲洗的方法清洁创面及正常皮肤,浅 II 度烧伤创面水疱皮除污染过甚者,一般不予移除,不需要满足清创后细菌培养阴性的要求,通常不用麻醉。必要时可给予镇痛剂。而彻底清创法,是在麻醉下采取刷洗的方法清洁创面及正常皮肤,去除全部水疱,并要求清创后皮肤及创面尽可能达到细菌培养阴性。有研究发现,无论采用彻底或简单清创方法,清创前后创面细菌培养阳性率无明显差异,伤后脓毒症发生的时间高峰基本一致(均在1周内)。彻底清创,不但不减轻创面感染,对患儿来说,是一次严重的骚扰和打击。另外由于刷洗对创面的损伤,使创面加深,进一步破坏创面防御功能,反而使全身性感染或脓毒症来得更为迅猛。因此,除污染较重的小面积烧伤尚可用彻底清创外,一般宜用简单清创法,对于大面积烧伤后休克严重者,若创面清洁、污染不重,亦可不清创,而只做一般清洁,进行暴露疗法。清创时如无灭菌水,也可用自来水或清洁水。

三、简单清创法

1. 清创应在适当的镇痛、镇静药物下进行。烧伤合并颅脑伤、呼吸道烧伤、婴幼儿忌用吗啡。

2. 为了尽量减少对患儿搬动和其他刺激,在较为清洁的环境中,如病房、换药室即可进行清创,不必在手术室内进行。清创时仍应严格执行无菌原则,并注意预防交叉感染,即床垫与消毒床单之间应备置橡皮布等防渗漏材料。对大面积烧伤患儿清创时要穿无菌手术衣和戴橡胶手套。

3. 注意保暖,清创环境温度应保持在28~30℃。操作应轻柔、细致、迅速,清创前做好术前准备,以缩短清创时间和减少对患儿的刺激,也可根据病情分区、分批清创。

4. 剃除创面及其附近的毛发,剪除指(趾)甲,以防止来自毛发、毛囊、汗腺、皮脂腺的细菌污染及抓伤创面。

5. 根据创面污染情况进行消毒,如污染较重者先用肥皂水及过氧化氢清洗,以利去污。用1:1000新洁尔灭或1:2000洗必泰液清洗创面及正常皮肤或清洗创面后湿敷。必要时再用75%乙醇或0.5%~1%碘伏等消毒Ⅲ度烧伤创面及其周围皮肤,但注意不要揭剪Ⅱ度烧伤创面,以免引起剧痛。冲洗及消毒后的创面用无菌纱布敷贴吸干。剪除脱落的腐皮或分离的水疱皮,浅Ⅱ度烧伤创面完整的水疱皮一般可不剪除,只行疱液抽吸或低位引流。

6. 清创后根据烧伤的部位、面积、深度、创面污染程度等具体情况,分别采用暴露疗法或包扎处理。

四、清创中的注意事项

1. 清创后在创面深度尚不能确定前,不要在创面上涂擦色素性药物(如龙胆紫、红汞等)和油膏状烧伤创面外用药(如诸多的民间自配药物、湿润烧伤膏等),以免对深度辨认造成一定的困难,另外还会影响创面分泌物的引流,使痂皮液化并容易发生感染。

2. 爆炸烧伤散布嵌入创面表浅的异物(砂土尘粒、煤渣或创面污染后陷入创面的其他异物)。不易剔除时,不要勉强行机械性清创,以免局部感染向深部发展。但颜面部创面内异物应尽量小心细致地剔除,以免创面愈合后影响外观。

3. 深Ⅱ度及Ⅲ度表面的坏死表皮,应清除干净,若不予清除则使深Ⅱ度痂皮或Ⅲ度焦痂不易干燥,易招致感染。Ⅱ度及Ⅲ度烧伤创面表层坏死的腐皮应彻底剪除,以利痂皮或焦痂干燥,防止感染加重。因为深Ⅱ度和Ⅲ度坏死的表皮除了不能保护创面外,还可与创面渗出物及液化坏死的创面浅层组织形成良好的细菌培养基,反而会加重创面局部感染或发生全身侵袭性感染。

4. 在进行烧伤创面清创时必须注意小儿的情况变化,以防因清创而再次出现休克。

第二节　创面包扎和暴露法

包扎与暴露疗法主要是针对烧伤创面的治疗而言,两种创面治疗方法运用得当,处置正确,无须讳言会促进创面早期愈合或为手术治疗奠定良好的基础。

一、包扎法

适用于中、小面积烧伤;手、足、四肢的创面;寒冷季节不适于暴露疗法者;需要转运的患儿;烦躁不安或哭闹躁动而无法行暴露疗法的患儿。

(一) 方法

1. 包扎所用的内层敷料有不同选择,浅度、新鲜创面选用引流良好的薄层油纱布(凡士林、石蜡油按1:1配制)或生物性敷料如辐照猪皮、甲壳胺膜等,和各种新型敷料如半透膜、水凝胶、水胶体等。深度烧伤创面及感染创面选用局部抗菌药物纱布,安置内层敷料后,外加多层脱脂纱布或棉垫,均匀加压包扎,厚度以外层敷料能保持干燥不被渗液浸湿为好。

2. 包扎范围宜超出创缘 5 cm,各层敷料要平整,有时为使创面压力均匀,也可将纱布完全抖松包扎。包扎时应均匀加压,不宜太紧,以免影响肢体血液循环,或在躯干时,影响进食、呼吸;也不宜太松,以免敷料松脱、创面外露。包扎肢体时,应从远端开始,伤肢远端即使没有烧伤也应一并包扎。否则,因肢体远端回流不畅,易导致肢体肿胀。指(趾)末节应外露,以便观察血液循环。

3. 关节部位的包扎　应注意保持在功能位置。如上臂外展 90°,髋关书伸直位,膝关节伸 150°,踝关节背曲 90°。手包扎不能采用通常的功能位,应采取拇指外展对掌、掌指关节屈曲 80°各指关节伸直的姿势,指间用纱布隔开,虎口填塞纱布。

4. 敷料更换　更换敷料的间隔时间视创面深度、清洁或创面感染、敷料被渗透和污染程度而定。应用局部抗菌药物则需根据药物的药代动力学决定换药间隔时间。包扎后敷料渗湿,如有臭味,体温升高,患儿哭闹不安,白细胞计数增高等均示有感染存在,应及时更换敷料。

(二) 优缺点

1. 优点　包扎法用消毒吸水的敷料包扎固定烧伤创面,使之与外界隔离,免受外界微生物的污染,并具有减轻创面疼痛、保暖和制动的作用。包扎还便于创面应用药物,保证药物与创面能充分接触而发挥作用,也可避免因患儿躁动可能造成的创面擦伤性损害。创面的渗液或分泌物被吸水性敷料吸收,获得引流,包扎使创面保持湿润,与暴露方式比较,局部湿润的微环境有利于修复。

2. 缺点　不便于观察创面,更换敷料时可因疼痛引起患儿哭闹,容易引起创面出血等,深度烧伤创面包扎后痂皮过早溶解,加之创面温度和湿度高,利于细菌或真菌生长,易招致感染。此外,包扎疗法不适于高热患儿。

二、暴露法

（一）方法

创面清创后直接暴露于温暖、干燥的空气中，不覆盖任何敷料，经 48～72 小时后可结痂，达到保护创面防止感染的目的。保持室温在 28～30℃，湿度在 40％～60％，若创面有霉菌，绿脓杆菌感染时，湿度以 40％为宜。室内应定时消毒，床上的无菌单也应定时更换，可以用远红外线照射仪或民用烤灯进行直接的创面照射，但应注意灯泡的温度及与创面的距离，以免局部温度过高发生新的创伤等。避免创面受压和潮湿，要求定时更换体位或翻身。进行适当的固定、制动，防止小儿因疼痛躁动哭闹而自行抓损创面。关节部位须制动，避免因关节过度活动致下肢裂开而成为感染途径。皮肤皱褶处，如颈、腋、腹股沟及关节等处的创面应尽量伸展，使其充分暴露。随时注意观察有无痂下感染，对已有感染处应及时清创引流。创面应定期作细菌培养和药物敏感试验。

（二）优缺点

暴露疗法适应于气候炎热季节的大面积深度烧伤患儿；尚未形成肉芽创面而有严重铜绿假单胞菌或真菌感染的创面，或疑有厌氧菌感染者；头面、颈部、躯干、会阴和臀部等不适宜包扎及容易被大小便污染的部位或其他部位的深度烧伤创面，早期清创不好或不及时，已有潜在感染若行包扎疗法会导致大量毒素吸收而加重病情或使创面恶化者。有研究表明暴露方式处理的创面愈合后表皮层明显薄，表皮与真皮间的界限不清，创面愈合质量差。鉴于这些弊端，暴露疗法仅适用于铜绿假单胞菌感染或真菌感染的创面，而不适于浅 II 度烧伤创面，肉芽创面更禁忌暴露。在传统上因不便包扎而采用暴露方式的头面、颈、肩、腋窝、会阴、腹股沟等处创面，现主张选择使用方便、牢固可靠的各种新型敷料替代之。

三、半暴露疗法

半暴露是我国业内人士的习惯称谓。半暴露疗法介于包扎和暴露疗法之间，创面上仅覆盖单层药液或薄油纱布或其他生物敷料，不包扎。

（一）适应证

适用于头面、须、会阴、臀部等不便包扎部位的创面；腐皮脱落或溶痂后较清洁的 II 度烧伤创面，处在上皮化的深度烧伤创面；采用暴露方式处理的创面有小范围痂皮下积脓，可剪去这部分痂皮、引流脓液；大面积烧伤躯干创面不易包扎。

（二）方法与注意事项

1. 敷料覆盖的范围纱布应与创面等大，但也不宜超过创缘，以免浸渍软化周围皮肤和焦痂，引发毛囊炎，加重周围痂下感染。

2. 抗菌药物溶液纱巾 1～2 层，紧贴创面，不覆盖外敷料，任其干燥，每次仅更换潮湿部分；一般每日或隔日更换 1 次敷料。

3. 纱布与创面必须贴紧，勿留空隙，以免存积脓液；去痂的深 II 度烧伤创面半暴露时，除深 II 度烧伤创面较浅且感染不重有希望痂下愈合外，常易发生纱布下积脓，应及时引流，先用淋洗、浸泡、湿敷等方法使创面脓液减少后再实施半暴露疗法。

4. 不宜在痂皮、焦痂上实施半暴露疗法；Ⅲ度烧伤创面溶痂后，原则上应及早植皮，创面还不具备受皮条件时可用半暴露疗法，作为植皮前覆盖肉芽的临时措施，但切忌时间过长。感染重，分泌物多，创面有加深时，应立即停止半暴露疗法，改为湿敷包扎的方法以加强引流控制感染，待创面适宜植皮时应及时植皮。

四、负压封闭引流技术在烧伤创面的应用

负压封闭引流技术(vacuum sealing drainage，VSD)是利用负压吸引装置与特殊材料连接，材料作为创面与引流管的中介物，可达到全创面的引流，并使引流物经材料与引流管隔开，不易堵塞引流管。完全封闭是持续负压引流的前提。同时，薄膜使创面与外界隔开，防止污染和感染。目前，负压封闭引流技术在烧伤创面处理中，应用渐趋普遍，在小儿多用于Ⅱ度烧、烫伤创面、感染创面、慢性溃疡创面、扩创后创面、深度烧伤切痂或削痂术后不能同步植皮创面。负压治疗操作步骤及注意事项如下。

1. 使用负压前局部需要消毒清创，尽可能清除创面坏死组织，尽量保留完整的表皮或引流后的水疱皮，尽量保留间生态组织。

2. 在无菌条件下按创面大小和形状修剪引流材料，较大创面可多块材料拼接，保证引流敷料置入后能与创面充分接触。使用生物半透性薄膜封闭负压材料。将侧孔引流管的 Y 形头连接至负压吸引装置，检查气密性及通畅性。治疗期间采用医院中心负压吸引装置，维持压力 16 kPa 行持续负压治疗。

3. 强烈的负压可损伤组织，负压的强度与间歇的时间可根据创面情况调节。急性期和渗出较多的创面，采用持续负压吸引；当创面有血管外露特别是血管有损伤时，负压过强可造成血管破裂出血，应适当调整压力。

4. 渗出物中含大量蛋白质，负压引流会导致机体体液丢失、负氮平衡，引流量较大时应注意患儿的水电解质平衡和蛋白质补充。

第三节　各类不同创面的处理

一、浅Ⅱ度烧伤创面的处理

为保护创面，防止感染，促进创面愈合，清创后除面、颈和会阴等部位，一般采用包扎疗法。采用包扎疗法时，因渗出多，第 1 次包扎治疗的敷料要适当加厚，肢体抬高以利消肿。为防止感染，一般在伤后 48 小时后进行第 1 次敷料更换，以后根据创面情况酌情处理。如无感染迹象，创面可继续包扎直至愈合(7～14日)；如患儿高热，创面有持续性跳痛，敷料有异味、臭味等，应及时更换敷料，视感染情况进一步处理(见感染创面的处理)。对于面、颈和会阴等不便包扎部位的浅Ⅱ度烧伤创面，如腐皮完整，宜采用暴露疗法，但应经常用消毒棉球或纱布拭干渗出液，外用碘伏消毒，保持干燥，使之迅速结痂，获得痂下一期愈合。若发现

痂下积脓,应将分泌物洗净后改为半暴露疗法。对于不便包扎、腐皮脱落的浅Ⅱ度烧伤创面,宜采用半暴露疗法,保持干燥,亦可获得一期愈合。

二、深Ⅱ度烧伤创面的处理

深Ⅱ度烧伤损及真皮深层,创面血循环处于淤滞状态,处理正确与否关系着淤滞带的转归。深Ⅱ度烧伤创面的愈合,有赖于真皮深层残存的毛囊、汗腺和皮脂腺的上皮再生。这些残存上皮的再生,除与全身因素和烧伤深浅有关外,也与创面处理方法有关。局部创面的处理方式对深Ⅱ度烧伤创面的转归有明显影响。

1. 大面积深Ⅱ度烧伤创面清创时要注意去除剥脱但仍黏附在创面上的坏死表皮,并应尽可能采用暴露疗法。

2. 功能部位,特别是手、腕、肘、足、踝、膝关节以及偏深的深Ⅱ度创面可进行切削痂移植自体皮。

3. 接近于Ⅲ度的深Ⅱ度创面,特别是在皮肤较厚及毛囊位置较深者,如年龄较大小儿的背部皮肤,可以依靠真皮深层残存的皮肤附件生长而愈合,但愈合后的上皮薄且较脆弱,易摩擦溃破或感染而再次形成创面,故对这样的创面应特别注意保护,清洁及防止受压溃破和感染。如果3周左右还无愈合趋势或愈合进展缓慢的深Ⅱ度创面,应该植皮,否则易致创面老化,影响植皮成活及愈合时间或发展成经久难愈的慢性残余创面。

三、Ⅲ度烧伤创面的处理

Ⅲ度烧伤为全层皮肤缺损,缺乏残留上皮成分的创面而不能自愈。Ⅲ度烧伤创面处理的目的早期是保持焦痂完整、干燥,防止创面感染,然后通过手术有计划、有步骤地积极进行削痂、切痂等去痂植皮手术,最终达到消灭Ⅲ度烧伤创面的目的。Ⅲ度烧伤创面强调早期积极去痂,其目的主要是为了减少创面毒素的吸收和感染的发生率。

去痂植皮的具体方法如下:一为先保痂,待焦痂分离后逐步清除焦痂予以植皮,也可先保痂一段时间,再根据具体情况,有意识、有计划地应用一些脱痂药物如胶原油(Santyl®)、菠萝蛋白酶(Dcbrase®),促使焦痂较早分离,坏死组织去尽后再经短期创面准备后植皮。以上两种方法的主要缺点为去痂过程长,机体消耗大,患儿全身反应重,创面覆盖迟,自体皮需要量大,创面感染机会多,且容易使创面大范围的暴露等。另一种方法是尽可能早期切痂植皮,封闭创面。但对深度烧伤面积大的患儿必须根据全身情况,深度创面的分布范围及是否感染等具体问题安排治疗,力争早日去痂消灭创面。往往可把手术去痂与自然去痂二者有机地结合起来或二者结合偏重一方来进行处理。另外对于影响肢体血液循环和呼吸运动的环形缩窄焦痂要即刻进行切开减张术,减张要充分,必要时可切开肌膜行肌间隔减张。

四、感染创面的处理

创面的存在是感染的基础。发生烧伤创面感染,和机体局部抗感染微环境被破坏及全身免疫系统遭到损害不能抵御细菌繁殖和侵袭密切相关。小儿烧伤创面感染常见的细菌有铜绿假单胞菌、大肠杆菌、金黄色葡萄球菌和表面金葡菌、产气杆菌等。由于广谱抗生素的应用,特别是抗革兰氏阳性菌的药物的使用,溶血性链球菌感染明显减少,而真菌、病毒感染却有增加倾向。

（一）创面感染的临床表现

1. 创面周围蜂窝织炎明显,创面渗出物增多,呈脓性,散发异味;创面加深和愈合停滞,浅烧伤创面加深演变成为Ⅲ度(或深度)烧伤创面、坏死组织意外地迅速分离、创缘明显炎症反应、创面出现大片暗红色和出血点、呈现"烂糟糟"外观等。

2. 皮片生长不良,甚至已存活皮片又有侵蚀现象。

3. 若焦痂未脱落,或焦痂发黑、凹陷,外观也可无异常,必要时应行焦痂开窗探查。

4. 痂下菌量计数有一定参考意义,每克组织菌量超过 10 万,可诊断为创面脓毒症。

（二）烧伤创面感染防治的基本原则

1. 改善局部微环境和提高全身抗感染能力,同时要兼顾以免妨碍创面愈合。

2. 用恰当方法去除创面坏死组织,并有效封闭创面,促使创面早日愈合。

3. 优化应用局部抗菌药物,控制创面感染。

4. 防治烧伤创面脓毒症。

（三）感染创面的处理方法

1. 浅Ⅱ度创面感染　应将烧伤水疱皮全部去除,以碘伏或常用盐酸盐或 0.05％洁尔灭(苯扎氯铵)溶液彻底清洗创面,引流脓液,外敷含银离子或莫匹罗星软膏纱布半暴露或包扎;肢体抬高,躯干避免受压,创面多可自行愈合。

2. 深Ⅱ度创面感染　除局部按浅Ⅱ度感染创面处理外,对已经加深为Ⅲ度,难以愈合的创面,待局部炎症控制后尽早行切(削)痂自体皮移植术。有全身感染症状时要全身应用有效抗生素控制感染。

3. Ⅲ度创面感染　焦痂已开始自溶时,应及时剪除或剥除焦痂,彻底引流痂下积脓,对已形成肉芽的创面,用抗生素溶液纱布湿敷,尽早植皮封闭创面。对大面积侵袭性感染创面湿敷要慎重,需防止感染扩散引起致命后果,尤其绿脓杆菌感染时,不可湿敷包扎。对焦痂尚未脱落的Ⅲ度烧伤感染创面,可采用莫匹罗星软膏或其他有效抗生素湿敷控制感染,有计划地分批脱痂,为植皮创造条件。

五、残留创面处理

（一）常见原因

1. 深度创面切痂后,移植自体小皮片的间隙过大或皮片较薄,瘢痕增生。

2. 患儿有严重营养不良,致使创面愈合不佳而形成残留创面。

3. 深Ⅱ度偏深创面勉强自愈,愈合质量差,表皮菲薄,与真皮连接不良,不耐外力。因擦伤、搔痒等原因使上皮溃破而重新形成创面。

4. 创面感染形成难愈创面或已愈合的创面破溃形成新的创面以及愈合的创面上又有感染。

（二）防治方法

1. 植皮间隙不能过大,皮源不足不能同步移植自体皮片的创面,先覆盖生物敷料(同种异体皮、脱细胞真皮基质),等待供皮区能再次供皮时更植自体皮片。

2. 重视已愈合创面的皮肤,特别是切痂创面的清洁及保护,避免摩擦起疱及溃破。特别要注意患儿大小便后已愈合创面皮肤的清洁护理。创面愈合后表皮角质层在表面形成痂壳、应尽量去除,否则易造成痂下感染,可先用消毒石蜡油涂于表面,待痂壳软化后再揭除,注意不要损伤新生表皮。

3. 对小儿采取适当的措施如睡觉时双手的包裹与制动等,以防止小孩将已愈的创面重新抓破而形成新创面。

4. 可应用抗耐甲氧西林金黄色葡萄球菌(MRSA)的药物,如百多邦;浸泡对于防止和控制残余创面金黄色葡萄球菌感染有一定效果。

5. 局部营养不良、愈合迟缓的创面可选用外源性生长因子,以促进上皮组织生长加速愈合,也可应用全身营养药物或人重组生长激素。

6. 经处理仍久不愈合或已形成溃疡的创面,在控制感染或切除溃疡后,移植自体皮片或皮瓣修复创面。

第四节　切削痂术

深度烧伤区存在焦痂,焦痂是像皮革样的凝固坏死组织,缺乏残留上皮成分,创面不能自愈,必须移植自体皮片完成修复。应用手术的方法去除焦痂组织,及时覆盖创面,可使病程缩短。去除焦痂的方法包括切痂术、削痂术等。

一、切痂术

切痂术(excision of eschar)是指将烧伤焦痂切除,以达到减轻中毒、控制感染、缩短疗程、恢复功能的目的。

(一)切痂的层次

1. 浅筋膜层切痂　这主要指切除坏死组织的平面停留在浅筋膜的层次上。因真皮层与浅筋膜之间仅有一层结构比较致密,很薄的一层结缔组织。该平面小血管穿支较多,故手术时出血较多,故此种切痂仅适用于面部、手及功能部位等面积不太大的皮肤全层烧伤而未累及浅筋膜及真皮下组织之深部组织。优点是可以保留较多的仍有活力的软组织,坏死组织完全切除植皮后,局部外观饱满程度及轮廓变化不甚明显,且弹性较好,功能恢复也较满意。

2. 脂肪层断层切痂　是指切除坏死的皮肤全层及部分失活的脂肪层,而保存仍有活力的脂肪组织。过去曾认为脂肪层组织血循环较差,再生能力弱,受皮后存活力低,因而不管烧伤深浅及部位,只要是Ⅲ度烧伤创面需切痂者,脂肪层均属切除范围,并且务求切除彻底、干净,特别是面部、臀部、手掌及足底部。临床实践证明,有活力的脂肪组织创面移植皮片后也可以成活,与浅筋膜上或深筋膜上切痂植皮的效果比较,无明显差异。

3. 深筋膜层上切痂　是指切除烧伤坏死组织的平面在深筋膜层上。深筋膜上切痂时脂肪层与深筋膜之间解剖层次清楚,出血少,容易手术操作。尤其适用于烧伤深度波及全层皮肤及部分皮下组织的Ⅲ度以上烧伤创面,如严重电烧伤和热压伤等。缺点是组织缺损较多,创面愈合后外形变化太大,烧伤后期整形修复的难度较大。

4. 深部坏死组织切除 即根据烧伤毁损的严重程度和累及的组织甚至器官,而对坏死组织进行切除。凡烧伤毁损的组织,除焦痂和痂下脂肪需切除外,有时还需切除深部坏死的肌肉、筋膜、死骨等。

(二)切痂的时机与范围

1. 切痂的时机 要根据患儿的入院早晚、病情、手术条件的准备等具体情况而定。一般来说小面积Ⅲ度烧伤、无休克症状且创面集中者可在伤后立即行切痂手术。中度烧伤如已发生休克,经过抗休克治疗病情稳定伤后 48 小时内即可进行手术。大面积Ⅲ度烧伤,一般认为在伤后 3~5 日是手术切痂的最佳时机。对于入院晚,已发生创面脓毒症的患儿,创面需急症"抢切",去除感染病灶,以挽救生命。如果切痂手术需分次进行尽可能在 10~14 日全部完成,手术间隔时间要根据患儿对首次手术后的反应、移植皮片的成活情况,及异体(种)皮来源等情况综合分析,一般为 3 日左右。

2. 范围 15%以下的Ⅲ度烧伤,创面集中且不位于头部时可以一次完成。但对于大面积或特大面积的Ⅲ度焦痂,因种种因素,如自体皮源、异体(种)皮源、血源及患儿对手术的耐受程度等,首次切痂只能限定到一定范围。一般成人一次切痂范围宜在 15%~30%之间,多为 20%左右,最多不超过 50%。小儿切痂范围掌握在 5%~20%之间,年龄越小切痂范围应相对越小,手术时间应越短,不足 3 岁的小儿切痂范围为 5%~10%,4~10 岁小儿为 10%~15%,10~15 岁小儿为 15%~20%。

(三)切痂的方法及创面覆盖

手术区域消毒清洁。在焦痂四周与正常皮肤或浅度创面的交界处切开,达深筋膜平面,用组织钳钳夹焦痂端分离并掀起,暴露深筋膜,然后根据烧伤深浅以及部位来选择切痂的层次。分离时手术刀刃应向皮下面,以免切痂过深;怀疑有肌肉坏死的,需要切开深筋膜进行探查,将坏死肌肉一并切除。分离焦痂时应随时结扎穿支血管、否则动脉断端缩入组织内不易止血。钝性分离可减少对组织及血管的损伤。焦痂去除后,应该仔细止血。肢体切痂应上止血带。清除坏死肌肉应在放松止血带后进行,以便于准确判断肌肉组织的活力。躯干切痂、手背手掌(足背足底)切削痂移行处、指(趾)切痂等不易止血的部位,可用电刀切痂或电凝止血。彻底止血后,创面用无菌盐水冲洗,抗生素盐水冲洗,后覆盖创面。

切痂后创面的覆盖小面积可用整张自体皮;切痂面积小于 20%TBSA、非功能部位移植自体网状皮片;特大面积烧伤因自体皮源不足,切痂创面必须应用同种异体皮或异种(猪)皮暂时覆盖、然后分期再植自体皮或采用自体皮、同种异体皮或异种(猪)皮混合移植;切痂创面因基底残留坏死组织或止血不满意,预计移植自体皮难以成活,需要暂时覆盖同种异体皮或异种(猪)皮,或用封闭负压引流处理创面,待确定创面具有受皮条件时再植自体皮片。保留烧伤肌肉、骨骼的创面游离植皮不能成活,需用皮瓣或皮肌瓣修复。植皮后注意加压包扎,以防皮片移动。

(四)切痂术前准备

1. 术前病情交代 必须向患儿家长详细说明手术的理由、方法、麻醉及术中、术后可能出现的问题,要求家属能理解并征得其同意,并必须履行签字手续,家长不同意或含糊其词的不得进行手术。

2. 患儿的准备 包括患儿全身情况与局部创面的准备。全身情况方面要求维持内环境稳定,纠正休克,保证有效循环量,纠正酸中毒,保持水、电解质平衡,无全身侵袭性感染,心肺功能及精神、神态较好,无胃肠功能紊乱,无贫血及低蛋白血症。术前的准备还应包括可靠的静脉通路,及呼吸道的通畅。局部创面的准备要求术前始终保持焦痂的干燥,不受压,无裂开,无感染。

3. 其他条件的准备　包括手术力量的组织方面,覆盖物的准备以及血源的准备三方面。

（五）术后处理

1. 严密观察患儿的一般情况与对手术的反应,大面积切痂植皮术后应继续使用适当的抗生素。

2. 术后 4 小时内应复查红细胞及血红蛋白,评估术中输血量和失血量间是否平衡,以决定术后是否再输血及输入量。

3. 要观察包扎外层敷料有无渗血的情况,肢体手术观察手术肢体末梢循环,不明原因的疼痛加剧,应考虑因包扎受力不均致肢端缺血,要及时拆除敷料、重新包扎。

4. 术后制动,避免移植皮片移位导致手术失败和供皮区因摩擦继续渗血。

5. 注意保暖。

二、削痂术

削痂术(eschar shaving)是切痂的改良方式,采用滚轴刀削除烧伤创面的坏死组织,最大限度地保留有活力的上皮组织或脂肪组织。适用于深Ⅱ度烧伤创面或一些介于深Ⅱ度与Ⅲ度之间的所谓混合度或Ⅲ度烧伤创面。因深Ⅱ度创面在削痂后基底仍残留坏死组织或创面未用合适覆盖物、术后皮片固定不良、皮片下血肿、创面感染等原因均可导致削痂手术失败。

（一）削痂的时机

伤后 3～5 日是削痂的最好时机。过早削痂,因坏死组织与正常组织的界限不清,常常容易发生削痂过浅,需进行第二次削痂。渗出期削痂,大量渗液经削痂创面丢失易加重休克;削痂过晚,焦痂组织变硬易致削痂过深,且此时坏死组织下的健康组织中可能已有细菌侵袭,削痂不易去除感染源,手术易失败,从而失去了削痂手术的优势。

（二）削痂方法及创面覆盖

削痂的操作与滚轴刀取皮相似。削痂区域的宽度超过滚轴刀的宽度,需多刀削痂,每一刀削痂创面需互相衔接,不残留烧伤创面。肢体削痂也应抬高驱血后在止血带下进行,凹陷部位可注射无菌生理盐水填充创面平坦后再进行削痂。削痂创面出血较多,术中要注意止血彻底,为避免电凝止血可造成大片组织再损伤,多采用热生理盐水纱布垫或 0.05% 肾上腺素溶液纱布压迫止血。Ⅲ度创面削至脂肪层,出血不多,小血管结扎止血。术后包扎时施加的压力要能够阻止继续渗血,否则造成皮下血肿影响移植皮片成活。

削痂基底同切痂基底一样必须被覆盖。削痂后基底如有较多的上皮组织残存,可选用合适的生物敷料覆盖,创面经上皮化自行修复;残存上皮组织较少或基底为脂肪组织的创面,移植自体皮片一次封闭创面,不能一次全部以自体皮片覆盖的应暂时用异体(种)皮覆盖未植皮创面,再分期移植自体皮片或者用异体(种)皮加自体微粒皮移植;延迟削痂的创面,因感染或创面渗血较多,不适合自体皮移植,除可暂时用异体(种)皮或其他合适的生物性敷料覆盖外,也可选择封闭负压引流,在确定创面具备受皮条件时,再移植自体皮片。

（三）削痂的深度

既彻底消除烧伤创面的坏死组织，又保留有活力的上皮组织是削痂手术的目的。这需要术前正确判断烧伤深度和在术中准确辨别削痂平面组织的活性。

削痂深度一般通过肉眼判断。在止血带下，创面基底呈瓷白色，组织致密，湿润而光泽，则为正常组织；基底干燥、无光泽、呈灰或棕色，甚至可见栓塞的血管、瘀斑等表示创血仍残留坏死组织，需再削除。混合度和浅Ⅲ度烧伤创面削至健康的浅筋膜层或脂肪层。正常基底应湿润有光泽，呈现黄色透亮的脂肪组织和充盈的血管网。未上止血带的削痂基底呈现均匀密集出血点或散在点状出血，判断相对容易。

（四）术前准备、术后处理同切痂术

三、常用创面局部抗菌药物

1. 银制剂　几个世纪以来，银离子（Ag^+）的杀菌作用已被人类广泛接受，成为最常用的烧伤创面局部抗菌药物。常见银制剂有：磺胺嘧啶银（SD-Ag）、含银敷料（爱银康、美皮康银、Actisorb® Silver 220、Aquacel® Ag）等。

2. 磺胺米隆　磺胺米隆（SML）抗菌谱广，包括铜绿假单胞菌、梭形芽孢杆菌和其他烧伤创面感染常见的细菌。常用剂型为10％磺胺米隆霜剂和5％～10％磺胺米隆溶液。溶液用于湿敷，霜剂直接涂于创面或涂于纱布上，半暴露或用绷带包扎固定。

3. 莫匹罗星　莫匹罗星（百多邦）的化学结构及抗菌机制与其他抗菌药物不同，莫匹罗星通过抑制异亮氨酸tRNA合成酶的活性，而有效地抑制细菌蛋白质和RNA合成，导致细菌死亡。莫匹罗星对革兰阳性球菌，特别是对耐甲氧西林金黄色葡萄球菌（MRSA）有很高的抗菌活性。百多邦可作为烧伤创面金葡菌感染，尤其是MRSA感染的首选局部抗菌药物，最大用药面积不宜超过20％体表面积。应用时将软膏涂于创面或涂在纱布上，包扎，每日换药1～2次。该药副作用小，代谢产物经肾脏排泄，有中度或严重肾功能损害者应慎用。

4. 复合溶菌酶　复合溶菌酶（百克瑞）是应用基因重组技术人工合成的生物复合酶制剂，主要由溶菌酶和溶葡萄球菌酶组成。对G^+、G^-和真菌感染均有效，尤其对耐甲氧西林金黄色葡萄球菌感染有效。应用时在常规清创后，以生理盐水清洗创面，创面敷以单层无菌纱布，将药物溶解于10 ml生理盐水中，用注射器均匀喷在纱布上，以纱布全部浸湿为度，勿使溢出，凡士林纱布覆盖，无菌纱布包扎。

（郭雪松）

参考文献

[1] 张家平，黄跃生.实用烧伤临床治疗学[M].郑州：郑州大学出版社，2013，64.

[2] Winter G D, Scales J T. Effect of air drying and dressing on the surface of a wound[J]. Nature 1963,197.

[3] 乐嘉芬，吴娟.许伟石，等.烧伤创面修复[M].武汉：湖北科学技术出版社，2013，139.

[4] Sehintler MV, Negative pressure therapy: theory and prac[J]. Diabetes Metab Res Rev, 2012, 28

（Suppl 1）：S72 - S77.

［5］Suissa D，Danino A，Nikolis A. Negative-pressure therapy versus standard wound care：a meta-analysis of randomized trials［J］. Plast Reconstr Surg，2011，128（5）：498e - 503e.

［6］申传安，柴家科，庹晓晔，等. 应用负压治疗技术修复小儿浅Ⅱ度烫伤创面的效果观察［J］. 中华烧伤杂志，2013，29（1）：14 - 17.

［7］Rosenberg L，Lapid O，Bogdanov-Berezovsky A，et al. Safety and efficacy of a proteolytic enzyme for enzymatic burn debridement：a preliminary report［J］.Burn，2004，30（8）：843 - 850.

［8］邢继平，武秀平.小儿烧伤与整形临床问答［M］.北京：人民军医出版社，2000，93.

［9］李志清，王甲汉，吴起，等.烧伤后期特大未愈创面伴脓毒症患儿的救治［J］.中华烧伤杂志，2012，28（6）：460 - 461.

［10］邢继平，武秀平.小儿烧伤与整形临床问答［M］.北京：人民军医出版社，2000，124 - 125.

［11］Steiert A E，Gohritz A，Schreiber T G，et al. Delayed flap coverage of open extremity fractures after previous vacuum-assisted closure（VAC） therapy-worse or worth？［J］.Plast Reconstr Aesthet Surg，2009，62（5）：675 - 683.

第六章
小儿特殊原因烧伤

小儿时期也会发生一些特殊原因的烧伤,常见的是电损伤和化学烧伤。

第一节　电损伤

电损伤(electric injury)指电流通过人体所引起的损伤,又称电流损伤。可以是全身性和/或局部性损伤。其严重程度取决于电流的强度和性质(交流或直流、频率)、电压、接触部位的电阻、接触时间的长短和电流在体内的经路等因素。一般而言,直流电比交流电危险;低频率比高频率危险;电流强度越大,接触时间越长越危险。而电流的强度与电压及电阻有关(电流等),特别是接触部位的电阻低,进入体内的电流强度大时,往往可立即致死。人体各组织的电阻不同,依大小顺序为骨、脂肪、皮肤、肌腱、肌肉、血管和神经。皮肤的电阻又因表皮的厚薄和干湿情况而不同。角质层较厚的手掌和脚掌的电阻高;皮肤潮湿、出汗时电阻低。如果其他条件不变,皮肤电阻大时(产生热量多)局部损伤较重;阻力小时易发生严重全身性损伤。电流穿过皮肤后,即迅速沿电阻低的体液和血管运行,不仅可导致全身性损伤,而且使局部邻近的血管壁发生变性和形成血栓。血管损伤是引起局部组织进行性坏死和继发性出血的重要原因之一。电流可引起肌肉痉挛,故手掌触电常引起手指屈曲,抓住电线不放,增加接触时间和危险性。电流通过身体的经路是一重要因素,如果电流通过重要器官如脑、心等,就有生命危险。但临床上很难从电流的出入口来判断电流的经路。此外个体差异也是一个因素。人体体质较差者,易发生严重全身性损伤。

一、临床表现

因损伤的严重程度而异,全身性损伤又称电击伤。轻度者仅表现有恶心、心悸、头晕或短暂的意识丧失,恢复后,多不遗留症状。严重者可引起电休克、心室纤颤或呼吸、心跳骤停。如抢救不及时,可立即死亡。电休克恢复后,患儿在短期内尚有头晕、心悸、耳鸣、眼花、听觉或视力障碍等,但多能自行恢复。少数患儿以后可发生白内障,多见于电流通过头部者。电击伤也可引起内脏损伤或破裂,局部损伤主要表现为烧伤。

（一）电烧伤原因

触电引起的烧伤有三种原因:

1. 由于电流通过人体直接引起　这是真正的电烧伤或电流烧伤,临床上一般所称的电烧伤即此。为了区别起见可称为电接触烧伤或电流烧伤。此类电烧伤有入口与出口,通常入口的损伤较出口严重。皮肤烧伤面积不大,大都呈椭圆形。一般局限于与导电体接触的部位和附近组织,但实际破坏较深,可达肌肉,骨骼或内脏。烧伤外表早期呈灰黄色、黄色或焦黄,中心稍下陷,严重者组织可以完全炭化,凝固、形成裂口,边缘较整齐。干燥,少有水肿,疼痛较轻。早期从外表很难确定损伤范围和严重程度。24～48小时后,周围组织开始发红、肿胀。炎症反应和深部组织水肿较一般烧伤为重。按压水肿区多无凹陷。伤后1周左右开始进行性广泛的组织坏死,往往有成群肌肉坏死,骨骼破坏或肢体坏死,或发生继发性大出血。感染多较严重,尤其是厌氧性细菌感染,有的可并发气性坏疽。坏死组织脱落后,所遗留的肉芽创面愈合缓慢。导致成群肌肉或肢体坏死的主要原因有三:① 血管损伤和血栓形成;② 骨组织电阻较大,电流通过时产生热量较多,致骨周围组织变性,坏死;③ 由于上述原因,引起筋膜腔内水肿,压力增高,形成所谓筋膜腔综合征,加剧了创面坏死过程,如果继发感染,发展更迅速。

2. 由于电弧或电火花引起　可单独发生或与电接触烧伤同时发生。多为Ⅱ度烧伤,但亦可较深。有时由于肢体触电时,肌肉强烈收缩,故在关节的屈面,如肘窝、腋窝、腘窝、腹股沟等处形成短路,发生火花,引起多处烧伤。这种电火花烧伤多为强度,严重的亦可深及肌肉、关节腔等。

3. 由于电火使衣服燃烧引起　烧伤面积较大,一般较浅,有时也可为Ⅰ度烧伤。

（二）电烧伤引起的负损伤

由于触电时肢体肌肉强烈收缩,有时可发生骨折或脱位。此外,尚可由于意识丧失或肌肉收缩被弹离电源,致跌倒或高处坠下,复合其他创伤。严重电接触烧伤患儿,由于深部组织广泛损伤、水肿,体液的丧失远较以体表烧伤面积估计为多,休克也较严重,加之广泛肌肉损伤和红细胞破坏所引起的肌红蛋白尿和血红蛋白尿,故易并发肾功能不全。

二、处理

急救时应迅速使患儿脱离电源,用不导电的物体,如干木棒、竹竿等将电源拨开,立即关闭电闸等。如发现呼吸、心搏已停止应立即进行口对口人工呼吸和胸外心脏按压等复苏措施。这是关系到患儿能否抢救成功的重要步骤。开始越早,抢救成功的机会就越多。

电烧伤的全身治疗基本与一般烧伤相同。由于电接触烧伤深且水肿较广泛,因此补液量较同等面积烧伤为多,可根据患儿全身情况及尿量调整。同时由于广泛肌肉和红细胞的破坏,释放出大量肌红蛋白和血红蛋白,为了避免急性肾功能衰竭的发生,除适当增加输液量以增加尿量外,可选择利用利尿剂(如甘露醇等)和碱化尿液。

为了预防感染,应常规进行破伤风抗毒血清注射,并及早选用有效抗菌药物,特别要注意厌氧性细菌感染的防治。此外,急救和早期处理过程中,要注意发现复合伤并及早处理。

肢体电接触烧伤出现明显水肿时,应尽早进行筋膜腔切开减压,往往是挽救肢体坏死的重要措施。局部治疗以采用暴露疗法为好。电火花和火焰致伤者,局部治疗原则同一般烧伤。电接触烧伤应尽早(伤后3~5日内)将坏死组织切除植皮。对范围较小的电烧伤,可采用一次切除植皮,切除范围可广泛一些,并尽可能彻底,包括坏死肌肉,甚至骨骼,依情况进行自体游离植皮、皮瓣(邻近、远位或游离)移植。如果对切除后的组织健康情况仍有怀疑,最好进行皮瓣移植。有时看来不健康的创面组织,经皮瓣移植后,可以达到早期愈合。至于那些范围较广的电接触烧伤,由于一次切除往往不易彻底,多不能立即进行自体皮移植,且又不容许进行皮瓣移植时,可采用纱布湿敷、包扎,或最好用异体皮覆盖,以减少创面感染机会。2~3日后,再打开观察。如创面已无坏死组织或异体皮已存活,则可进行自体皮游离移植;如创面有坏死组织,可再按前法进行清创和其他处理,直至创面组织健康或移植的异体皮存活后,再进行游离植皮。有时需反复清创2~3次。清创时如发现有不健康的血管,应在健康部位进行结扎,以防继发性出血。平常亦应经常警惕继发出血的发生,床旁要常备止血带。如发生大出血,应争取在血管健康部位进行结扎。不得已时,才做局部贯穿缝扎,但再次出血机会较多。腕部双血管损伤时,结扎后远侧肢体发生坏死机会较多,如有条件,可争取进行血管(自体静脉)移植术,以挽救肢体。有些特别部位的电接触烧伤,可酌情予以处理。例如大片头全层烧伤切除后,无法行局部皮瓣转移时,可进行游离皮瓣移植或先进行带血管蒂的游离大网膜移植,然后再在其上移植自体皮;如伤及颅骨,也可将颅骨(或颅骨外板)一并切除后,按上法处理。

第二节 化学烧伤

可导致烧伤的化学物质不下数千种。化学烧伤(chemical burn)的特点是某些化学物质在接触人体后,除立即损伤外,还可继续侵入或被吸收,导致进行性局部损害或全身性中毒。损害程度除与化学物质的性质有关外,还取决于剂量、浓度和接触时间的长短。处理时应了解致伤物质的性质,方能采取相应的措施。由于可致伤的化学物质种类繁多。故仅就化学烧伤的一般处理原则和平时最常见的类型简述如下。

一、一般处理原则

1. 急救时应迅速将残余化学物质清除干净,包括解脱被污染或浸渍的衣服,越快越好。无论是何种化学物质致伤,最简单而可行的方法是以大量水将其冲去或稀释,时间不少于半小时。在急救时使用对抗剂或中和剂,不仅不实际,往往会因此耽误抢救时机,而如果溶液种类或浓度选择不当,以及在化学中和反应中产热等,尚有加重组织损害的可能。头面部烧伤时应检查有无角膜及其他五官损害,并予优先冲洗。

2. 如果化学物质有继续侵入的可能或已经侵入深部组织,继续造成广泛损害时,则应考虑对抗性处理或其他措施。手术切痂为防止化学物质继续深入损害和被吸收中毒的可靠方法,如无禁忌,应尽早施行。

3. 不少化学物质不仅从创面吸收,尚可从呼吸道吸入,消化道吞入或甚至被健康皮肤黏膜吸收引起中毒,同时局部的损害往往有一渐进过程,不一定立即显露出来。因此询问病史时要予以注意,并密切观察,不可因局部损害看来不严重而有所忽视。如有全身中毒的可能,应根据该化学物质的性质和毒理及早防治,不要待临床表现明显后才进行处理,贻误治疗时机。如一时无法获得解毒剂或肯定致毒物质时,可先应用大量高渗葡萄糖和维生素 C 静脉注射、给氧、输注新鲜血液、输液等,如无禁忌,并可及早开始应用利尿剂。然后再根据病情选用解毒剂。

4. 其他处理同热力烧伤。

二、常见的化学烧伤

1. 酸烧伤　常见的是硫酸、硝酸、盐酸烧伤。它们的特点是使组织脱水,组织蛋白沉淀、凝固,故一般不起水疱,迅速成痂。因此,也限制了它们继续向深部侵蚀。硫酸损害皮肤后的痂为深棕色,硝酸者为黄棕色,盐酸者为黄色。一般烧伤越深,痂色越深,韧性越硬,痂皮内陷也越深。但由于痂皮的掩盖,早期对深度的判断较一般烧伤困难,不能因无水疱即判为深度烧伤。早期感染较轻,浅Ⅱ度者多可在痂下愈合;深度烧伤脱痂较迟,脱痂后肉芽创面愈合较慢。烧伤波及甲下时,应拔除指(趾)甲。焦痂应考虑早期切除。

石炭酸的腐蚀,穿透性均较强。人体吸收后主要对肾脏产生损害。为了减少残存石炭酸的继续损害,急救时在大量冲洗后,应再用 70% 乙醇包敷或清洗(如现场有乙醇,最好立即用乙醇清洗),深度烧伤者应考虑早期切痂。吸入强酸的蒸汽和烟尘,可引起呼吸道强烈的刺激,甚至有腐蚀和吸入性损伤。如患儿有呼吸困难,应尽早进行气管切开。

2. 碱烧伤　常见者为苛性碱、氨、石灰及电石烧伤等。强碱可使组织细胞脱水并皂化脂肪。此外,碱离子与蛋白结合形成可溶性蛋白,能穿透到深部组织。因此,如果早期处理不及时,创面可继续扩大或加深,并引起剧痛。

苛性碱烧伤创面呈粘滑或皂状焦痂,色潮红,有小水疱,一般均较深。焦痂或坏死组织脱落后,创面凹陷,边缘潜行,往往经久不愈。浅度的氨烧伤有水疱;深度者干燥后创面呈黑色皮革样焦痂。石灰烧伤创面较干燥呈褐色。电石烧伤实际上是热力与石灰烧伤,即电石遇水后产生乙炔和氢氧化钙(石灰)并释放出大量热。石灰碱烧伤后急救时的冲洗要尽早,时间要求长些,有人甚至主张在流动清水中冲洗 24 小时。一般也不主张用中和剂,其余处理同一般烧伤。最好采用暴露疗法,以便观察创面的变化。

(齐鸿燕)

小儿特殊部位烧伤指头面、五官、呼吸道、手、足、会阴、骨、关节等部位,较常见且后果较严重为:头面、五官、呼吸道、手、足、会阴、骨、关节等部位,由于解剖、生理功能的特点处理上有其特殊性。

第一节　呼吸道与肺烧伤

呼吸道烧伤又称吸入性损伤。较常见,尤多见于有头面部烧伤者。大多数为吸入火焰、干热空气、蒸汽、有毒或刺激性烟雾或气体所致。故包括了热力的作用和烟雾中有害气体的化学损伤作用,严重者尚有全身性中毒,如一氧化碳中毒等。此类损伤多发生在密闭空间的爆炸性燃烧,衣着燃烧后站立或奔跑呼叫,以及长时间处在密闭火灾现场等情况,为高温液体或化学物质直接灌入呼吸道引起,例如掉入沸水或化学药物池中,液体灌入呼吸道。

一、呼吸道烧伤的分度

由于烧伤部位的不同,吸入性损伤可分为三类:① 轻度:烧伤在咽喉以上,表现为口鼻、咽黏膜发白或脱落充血水肿、分泌增多、鼻毛烧焦、刺激性咳嗽、吞咽困难或疼痛等;② 中度:烧伤在大支气管以上,除有上述轻度的症状外尚有声嘶和呼吸困难,早期痰液较稀薄,往往包含黑色炭粒。肺部听诊一般较清晰,偶有哮鸣或干啰音。严重呼吸困难经气管切开后往往多可改善;③ 重度:烧伤深及小支气管以下,除上述症状外,呼吸困难发生较早而且严重,往往不能因气管切开而改善,肺水肿出现亦较早,肺部呼吸音减低并有干湿啰音。

二、诊断

根据受伤史和临床表现,吸入性损伤的诊断一般并无困难。但应注意,有时烟雾吸入性损伤患儿,可能无面、颈部烧伤,甚至无口、鼻、咽黏膜的损伤,即或有也较轻微,患儿无喉痛、吞咽困难或刺激性咳嗽或呼吸困难,易被忽略,有时在发生呼吸窘迫现象或肺水肿(多在伤后12~24小时发生)时,还误认为系休克或其他原因引起。因此,对那些有吸入烟雾,特别是那些发生在密闭空间或有丧失知觉的患儿,尽管无面、颈部烧伤,也应警惕吸入性损伤的可能。可进行胸部X线摄片(正位和右前斜位)检查。吸入性损伤时,可发现气管腔变窄、管壁增厚、黏膜不规则,有时隆突处成漏斗形,重度损伤时,小支气管周围可出现透明带,以及肺水肿(大多为中央型)等,特别是连续检查具有诊断意义。有条件者可进行纤维支气管镜检查、肺CT检查以及肺表面活性物质的动态观察(吸入性损伤时下降)等。

三、处理

吸入性损伤经确诊后,应迅速进行处理。轻度患儿主要是局部清洁,可用双氧水等清洗漱口。中度患儿除局部清洁外,应密切观察,如出现呼吸困难,特别是呼气困难时,应尽早行气管切开,给氧并保持呼吸道通畅。重度患儿应立即进行气管切开,并进行间断加压给氧或人工辅助呼吸。并给予利尿、解痉、扶助心强心力等药物,必要时可全身应用激素,多巴胺或小剂量血管扩张药物以减少肺血管痉挛。可加用大剂量的654—2,除解痉外,尚可改善微循环状况。全身应用抗生素。为了减少肺部并发症的发生,呼吸道护理,尤其是在气管切开以后,十分重要,要严格无菌技术、保持黏膜湿润、应用有效抗生素及小剂量激素等以解痉并控制局部炎症、保持呼吸道通畅。吸痰时操作应轻柔,尽量避免损伤气管黏膜,如有支气管黏膜坏死脱落不易吸出,可用支气管镜吸出或行支气管内灌洗。

第二节 头面部烧伤

一、头面部烧伤的特点

1. 头面部组织较疏松,血液循环丰富,烧伤后水肿较严重,与同等面积其他部位烧伤比较,发生休克的机会较多,尤以小儿为甚。

2. 深度烧伤时,由于焦痂缺乏弹性,水肿可延及颈部软组织和后咽部,导致呼吸道梗阻或压迫颈静脉使脑部产生淤血或诱发脑水肿。愈合后常引起严重面部畸形,影响功能。

3. 烧伤除波及五官外,尚可因热力等直接作用引起吸入性损伤。严重头皮烧伤可深及颅骨甚至颅内组织。

4. 由于毛发的存在,加之水肿以及五官分泌物较多,创面不易清洁,易导致感染,脱痂较早。但由于血液循环丰富,创面如无感染或感染控制后,愈合能力较强。

二、处理

处理基本原则与一般烧伤相同,但也有特殊性。首先要注意有无吸入性损伤和角膜烧伤,并密切观察有无脑水肿和休克并及时处理。创面早期宜采用暴露疗法,头皮和接近头发的面部烧伤应剃除头发,注意清洁,随时拭净分泌物和渗出物,以保持创面干燥。Ⅱ度创面争取痂下愈合,如痂下感染或积脓时,应及时用湿敷脱痂引流,以免创面加深。Ⅲ度烧伤由于早期深度不易辨认,且头面部血液循环丰富,毛囊较多较深,有时会误判为Ⅲ度;也可自行愈合,故头面部烧伤早期切痂,应予慎重。即便确定为Ⅲ度,治疗也必须根据烧伤部位、患儿情况及技术条件而异。

1. 头皮烧伤 由于头皮是良好的自体皮供皮源,可以反复切取,争取浅度烧伤早期愈合,甚为重要。处理头皮烧伤的重点是清洁。剃净烧伤部位及其周围的头发,使之不与渗出物黏着、结痂而妨碍引流。烧伤部位防止长期受压。头皮烧伤虽适于暴露疗法,但浅度烧伤难以形成干燥完整的痂皮,这是因为尽管创面头发已剃尽,但剩下的发茬仍不断往外生长,将已形成的痂皮向外顶出,致痂下渗液瘀积,使痂皮软化形成痂下积脓或脓痂。因此,每日用抗菌溶液湿敷或淋洗,使创面清洁,十分重要,否则创面可反复感染、加深。但由于头皮血液循环丰富,只要经常保持创面清洁,Ⅱ度创面愈合较其他部位为快。头皮不仅血液丰富,而且毛囊、汗腺、皮脂腺也较多,深Ⅱ度烧伤后,上皮再生的来源较多,创面上皮岛扩张、愈合较快。但愈合后,由于残存在真皮内的上皮可以成为反复发作的脓疱或残余创面,因此即便头皮已经愈合,仍要注意清洁,避免脓疱或残余创面的发生。

头皮Ⅲ度烧伤常可波及颅骨,甚至脑膜、脑组织、故处理较为复杂。① 单纯头皮Ⅲ度烧伤:尽可能争取早期切除,若任其自然分离,有使骨质外露、外板坏死的风险。切除后可在健康的骨膜上进行游离植皮,但最好是行局部转移皮瓣(单蒂或双蒂)或游离皮瓣移植,效果较可靠;② 颅骨烧伤:争议较多,如果焦痂切除较早,局部尚无感染迹象时可不将烧伤骨板切除,可留作支架,进行局部带蒂皮瓣或游离皮瓣移植。手术较简单,尤其是在颅骨中线附近烧伤,可以避免切除颅骨时损伤矢状窦大出血。但往往由于患儿全身情况或其他原因,早期不允许或未能进行切痂植皮,局部已有明显感染。此时切痂后,如果不切除坏死颅骨而进行皮瓣移植,由于颅骨感染,易招致手术失败。如果切除颅骨,特别是大面积切除者,则可增加骨髓腔感染或使感染扩散。故一般可任其自然分离,待死骨脱落或移除后,在骨质或硬脑膜肉芽创面上植皮。当然,如果Ⅲ度烧伤和骨坏死比较局限,局部感染较轻,仍可以考虑切除Ⅲ度焦痂和坏死的颅骨(外层或全层),行皮瓣移植。大块颅骨坏死自然分离需时甚久,故待局部感染控制后,可手术一次将坏死骨质凿除,并在新鲜骨质创面上植皮,范围较小者,也可考虑皮瓣移植。如果坏死限于外板且范围较大时,可用骨钻多处钻孔(孔距和孔径均为 0.5 cm),钻至出血的健康骨质或骨髓腔为止,待肉芽生长后,再行植皮。如果在等待自然分离过程中,特别是颅骨全层坏死时,发现由于骨坏死引致的硬脑膜外感染或脓肿时,应及时多处钻孔引流,待肉芽组织生长后,再行植皮或带蒂游离。为了判断是否颅骨全层坏死,可试行钻孔,如果外板钻通后,未见出血即为颅骨全层坏死,但钻孔试验不宜过早施行,以防继发性感染。颅骨缺损过大的修补,应待全部伤面愈合后择期进行;③ 脑膜和脑组织烧伤:多见于电接触烧伤。早期由于正常脑实质和坏死组织界限不清,不宜进行切除,如有颅骨下感染,可行钻孔引流,待肉芽形成后,移除颅骨,行游离或带蒂植皮。有的病例可遗留脑脊髓液瘘,脑脓肿、脑膨出、癫痫或其他精神、神经症状,可酌情处理。

2. 面部烧伤 面部血液循环好,且便于暴露,一般来说,发生严重感染的机会较少,即便是深Ⅱ度烧伤有时也可获得痂下愈合。但应予注意的是,面部肌肉活动较多,如眼、嘴的活动,痂皮或焦痂常易发生裂缝渗液。此外,眼泪、唾液、鼻涕、饮食等将眼角、嘴、嘴周围痂皮、焦痂变湿、变软。因此,应及时将渗液、分泌物移除,使创面干燥,减少痂下感染机会。面部Ⅱ度烧伤,一般不采用早期切痂植皮。这是因为早期深度不易分辨,有时认为是Ⅱ度烧伤,但却自行愈合。且面部切痂平面不够清楚,加之面部血液循环丰富,切痂时出血多。然而一旦焦痂开始分离时,应迅速脱痂或在浅麻醉下剥除焦痂,用大片游离自体皮移植消灭创面。如果创面感染较重或坏死组织较多时,可用湿敷,每日更换2~3次,或用异体皮,每2~3日更换一次,清洁创面,肉芽新鲜后再进行植皮。也有主张,将肉芽削除、彻底止血后,立即植大片自体皮,这样可减少面部瘢痕。

无论早期切痂或中期剥痂后,均应采用大张自体皮移植,以减少面部畸形及功能障碍程度。皮片的排列,一般主张分区移植,日后面部表情和功能较好。但近年来也有人主张用整张皮移植,以减少分区植皮缝接处的瘢痕,但缺点是这样植皮后患儿的面部表情恢复较差。

面部深度烧伤所遗留的畸形和功能障碍,一般于6~12个月后方可进行整形手术。但如果功能障碍严重,如口周瘢痕挛缩妨碍进食者,可行小口加大。鼻孔窄小影响呼吸,可行鼻孔开大整形术等。

第四节 眼烧伤

眼烧伤较常见,多见的是眼睑烧伤。这是由于受伤瞬间,眼睑反射性闭合,故眼球烧伤较少见。眼球烧伤常因高温或电接触,化学药品溅入及热蒸汽等引起。轻者为结膜损害或角膜表浅溃疡;重者可使整个眼球毁形,见于高温金属损害或电接触伤。结合膜和角膜上皮与内皮细胞为亲脂性,而角膜基质和巩膜则具亲水性。所以,水溶性化学物质如酸,与眼组织接触后,短时间内即形成痂膜,不易再向深层穿透;而脂溶性物质如碱,则可使组织皂化,形成胶样的碱性蛋白化合物,致碱液能继续穿透深层组织,引起角膜穿孔、虹膜睫状体炎、白内障、青光眼、眼球萎缩,甚至化脓性全眼球炎。二氧化硫和氨溶于水和脂肪,危害性亦大。电接触烧伤,尤其头颈伤,虽电极未接触眼部有时亦可引起白内障。

一、症状

眼球烧伤常同时有眼睑烧伤。眼睑烧伤后,水肿发展较快且严重,睁眼困难,因此常影响眼球的检查。可用眼睑牵开器将上下眼睑拉开,详细检查眼球情况。眼球烧伤后,常有流泪、怕光、异物感和视力减退等症状。眼烧伤轻度者,结合膜充血水肿,部分角膜上皮脱落,如无感染,一周左右痊愈,不留瘢痕。重度者,结合膜坏死,角膜深层混浊,毛玻璃状,2~3周后愈合,遗留白斑或薄翳,影响视力。严重者并发角膜深层溃疡、穿孔。更为严重者,结合膜凝固坏死,伤后立即或数日后溃破,眼球内容物脱出,可并发化脓性葡萄膜炎。此外,角膜烧伤易并发感染,特别是铜绿假单胞菌感染,角膜软化,形成葡萄膜炎或前房积脓,严重者可致全眼球感染,甚至颅内或全身性感染。眼睑深度烧伤由于焦痂或痂皮干燥收缩或愈合后瘢痕形成与挛缩,致使眼睑外翻,不能闭合,角膜外露,易引起眼暴露性角膜炎。并且由于眼分泌物较多,易使眼周围创面潮湿软化,发生感染,进而引起结膜炎、角膜炎甚至全眼球炎。

二、处理

1. 一般原则　急救同一般烧伤和化学性烧伤。处理的关键在于预防感染,特别已有眼球烧伤者。眼部操作必须严格遵守无菌原则,防止交叉感染,床旁应备一治疗盘,不用时用无菌巾遮盖,每日更换治疗盘一次。治疗前,必须洗手。眼周围分泌物,应经常用棉签轻轻吸去,防止痂皮或焦痂软化、感染、操作宜轻,切忌挤压眼球,以防角膜穿破。

2. 眼睑烧伤　浅度者不需特殊治疗,但当痂皮干燥后,妨碍眼睑闭合,以致患儿睡眠时,角膜外露,易发生暴露性角膜炎。应在睡前,结膜囊内,用眼膏涂布,外用消毒油纱布将眼遮盖。对深度眼睑烧伤,如病情允许,可行早期切痂植皮(中厚或全厚)。如系上、下眼睑切痂,可用整张皮、中间切口,缝于睑缘上。火焰烧伤时,由于患儿反射地紧闭双眼,故睑缘常留有一窄条未烧伤皮肤,可将皮片与之缝合,早期未切痂者,宜及早脱痂、植皮。愈合后发生严重眼睑外翻时,为了预防发生暴露性角膜炎,应及早切除眼睑瘢痕、植皮。外翻不严重者,可待半年至一年瘢痕软化后再行整形。

3. 眼球烧伤　化学烧伤时,无论急救时是否用大量等渗盐水或清水冲洗,入院后仍须用大量等渗无菌温盐水冲洗结膜囊。无论何种烧伤均应仔细检查结膜囊和角膜。由于眼球烧伤后,常有羞明、流泪和睑痉挛等症状,可用1%地卡因滴入眼内,麻醉后,用眼拉钩轻轻牵开眼睑,仔细检查。如有异物,可用温盐水棉签轻轻将其移除;对嵌入组织内的异物,可用刀尖或针尖轻轻挑出;如有铁屑,可用医用吸铁石吸除;若为石灰碎粒,可用蘸油的棉签拭除清洗后,及早用抗生素液滴眼,1～4小时1次,并间以抗生素眼膏,防止感染。如感染严重,特别是铜绿假单胞菌感染,可在结膜下注射庆大霉素,并用灭菌等渗盐水洗眼,每1～4小时1次。此外用0.5%阿托品点眼散瞳,每日3～4次,防止并发虹膜睫状体炎,为了防止睑球粘连,每日用玻璃棒分离2～3次,粘连范围广泛时,可在坏死结合膜剪除后行黏膜移植,以减轻睑球粘连。其他处理同一般眼球感染。

第五节　耳烧伤

小儿耳部烧伤发生较多且处理困难,处理不好将会丧失外耳。

一、病因

外耳道深居颅底,少被烧伤,但有时亦可被高温液体、气体或化学液灌入而烧伤。烧伤后局部肿胀,耳道闭塞,引流不通畅,易于感染,严重者可导致化脓性中耳炎,故处理上重在引流,保持局部清洁与干燥。一般可用5%双氧水拭洗干净,局部置棉条引流,并随时更换。肿胀严重者,可置入漏斗状多孔塑料管,管内放一棉条引流。棉条潮湿后及时更换,塑料管每日更换数次。在愈合期间及愈合后,应长时间放入塑料或橡皮管作为支撑架,防止瘢痕收缩致耳道缩窄或闭锁,如已发生,可及早修复。如并发化脓性中耳炎,则按中耳炎处理。

耳郭暴露而突出,易遭受烧伤,而且由于耳郭皮肤及皮下组织甚薄,烧伤后常易累及耳软骨。Ⅰ度烧伤直接伤及软骨常造成干性坏死和耳郭脱落;Ⅱ度烧伤,特别是深Ⅱ度,一经感染,则易发生化脓性耳软骨炎,导致耳郭畸形。耳郭除易受压潮湿外,且由于高低不平,患儿仰卧时,眼部烧伤后分泌物和眼泪常积于耳郭窝内,易于感染。此外,耳郭烧伤后局部肿胀,血液循环不良,致耳软骨缺血,更易招致感染。故耳郭烧伤后,主要是保持局部干燥,避免长期受压,及时清除分泌物,局部可撒用抗生素粉,以防止感染。痂皮开始分离时,可用抗生素液湿敷促其迅速分离脱落,以减轻水肿、感染。局部可采用异体皮覆盖或用油纱布半暴露。

耳部持续性剧痛是化脓性耳软骨炎较早出现的症状,局部肿胀、压痛明显。数日后局部变软,有波动感。自行溃破后,疼痛减轻,但由于引流不畅或坏死软骨未清除,可反复发作,波及全耳软骨。因此化脓性耳软骨炎一旦诊断确立,当外耳有明显肿胀、压痛时,不要等待出现波动感,即应行切开引流。切口要够大,将坏死软骨切除且引流要彻底,以防止复发,必要时可置小引流管于脓腔内,便于灌洗、引流和防止切口过早封闭。

耳软骨炎愈合后所遗留的耳郭畸形,日后可酌情进行耳郭再造。

第六节　手烧伤

手是劳动器官,结构精细,深度烧伤后如果处理不当常遗留畸形和功能障碍,严重者可丧失劳动和生活能力。手烧伤多发生在手背,手掌角质层较厚,故深度烧伤较少。

1. 处理原则　基本同一般烧伤。浅度烧伤若能避免感染,多能自愈,不留瘢痕和功能障碍,采用暴露或包扎疗法均可。

为了尽可能保存手的功能,手背深Ⅱ度或Ⅲ度烧伤,在烧伤面积不是太大,有足够的供皮区,且患儿全身情况允许下,均应争取早期切(削)痂植皮并优先处理。如因故未能行早期切(削)痂时,亦应争取及早脱(剥)痂,必要时可将较老的肉芽组织刮除或削除,然后植皮。手掌局限的Ⅲ度烧伤亦应争取早期切痂植皮。为了最大限度地恢复手功能,应注意:① 无论脱痂或削痂后,均争取用大张中厚皮片游离植皮,最好用L形或T形皮片;② 切(削)痂时尽量保存指蹼皮肤(该处一般少有深度烧伤),如必须切除,则应用三角皮片覆盖,以保存指蹼间隙;③ 手指切痂远侧应超过束节指关节,两侧应超过指中线,切口线应是锯齿状,以免将来发生直线瘢痕收缩影响功能;④ 手背深Ⅱ度切痂只达浅筋膜平面,以利于手指静脉回流;⑤ 缝线拆除后尽早开始活动,防止关节强直。

2. 特殊情况的处理　上述处理原则适用于大多数手烧伤,但有时可能遇到一些情况,需要特殊对待。

（1）严重大面积烧伤患儿，由于患儿全身情况较差，早期进行身体各部位切痂时，为了缩短手术时间，减轻患儿对手术的负担，不可能同时进行手部切（削）痂。即手部切（削）痂手术必须延长。此时应注意：① 防止感染：由于感染后不仅使创面加深，严重者可毁损肌腱或并发化脓性关节炎等，而且可使手部水肿增重。这些渗出液常沉积于肌肉、关节囊和关节周围，继而纤维化，使手指肿胀、关节强直、功能障碍。主要措施是减轻局部水肿和保持局部干燥。手应适当抬高以利局部静脉回流。采用暴露疗法使焦痂迅速干燥，暴露时将手指分开，并随时将分泌物用灭菌棉签吸尽。局部可用远红外线照射促使焦痂干燥和炎症水肿吸收。如焦痂已开始分离，应及时将焦痂剪除引流，暴露出的肉芽组织可暂用异体皮覆盖。待整个手背脱痂后，及时清除坏死组织并及早进行大张自体皮全覆盖，如果自体皮源不够，亦可用条状或邮票状自、异体皮片相间植皮。但必须将创面全覆盖；② 保持手功能位：手烧伤后的功能位与一般不同。腕关节在单纯手背烧伤时宜掌屈，手掌烧伤时则背屈，全手烧伤则保持于中间位。手背烧伤时，掌指关节屈曲80°～90°，指间关节伸直或屈曲5°～10°，拇指宜保持外展对指位。

（2）手指背部或环形深度烧伤，由于水肿压迫指动静脉，常可引起指端坏死。此类患儿入院后，不论其是否进行手部切痂，均应及早进行手指两侧焦痂切开减张术，以减少指端坏死的风险。减张切开口应在手指侧中线靠掌侧，呈波浪或锯齿形。切开伤口可用碘仿纱条填塞。

（3）手掌Ⅲ度烧伤，一般多较局限，虽亦可自愈，但往往遗留严重瘢痕挛缩畸形，影响手的功能。一般亦应早期切痂植皮。Ⅲ度较浅者，焦痂切除后，掌腱膜纤维应切断或切除，然后进行游离植皮以防术后挛缩。有时烧伤已深及掌腱膜以下，切除坏死组织后，已有肌腱、神经、血管裸露或损伤时，则需带蒂皮瓣移植，不但保证存活，而且可以保护暴露的神经、血管和肌腱，减少坏死机会，也为以后神经、肌腱的整复创造条件。若无上述情况仍可行中厚或全厚皮片移植。

（4）手背Ⅲ度烧伤，若已深及肌腱甚至骨骼，常见于热压伤（手压于炽热的物体中）。清创后，往往肌腱、关节囊外露，游离植皮多无法存活。故应采取皮瓣移植。有时即便肌腱等已有一定损害，皮瓣成活后，也可避免或减少肌腱坏死。如果肌腱已经坏死被移除，创面经皮瓣移植成活后局部瘢痕少，也可为今后肌腱移植手术创造条件。

（5）晚期入院手部已有明显感染的患儿，是处理较棘手的一类。当然感染不甚严重，仍应在局部和全身（抗生素的应用等）准备后，争取切痂，彻底清除坏死组织，并立即植皮（条状自体皮或大张自体皮全覆盖），大都可以存活，保存了手的大部分功能。困难的是已有严重感染，此类手背切痂植皮后，往往成活率低，而且手指及手肿胀明显，创面分泌物多，移植的皮片，也可部分存活，但不健康，也不向四周生长上皮，创面经久不愈。此类感染较重的手烧伤最好是先对局部感染进行控制，包括彻底暴露、局部抬高、远红外线照射、浸泡等，待感染控制后，再进行切痂植皮，或待焦痂自然分离后，在肉芽上或将肉芽刮除后，进行大张自体皮移植，亦可获得较好的功能。

3. 手部切（削）痂术后处理　手切（削）痂术后的处理十分重要，关系到皮片的成活和手功能的恢复。基本原则同一般整形和切（削）痂手术，但应注意如下几点：

（1）止血要彻底：手术切（削）痂术，一般在止血带下进行。切（削）痂后，用热纱布垫加压包扎，再放松止血带。数分钟后再由近端开始，逐段松开压力包扎，分段彻底止血。然后用整张中厚自体皮片覆盖创面，皮片边缘用皮夹或丝线缝合。缝合时，注意皮片应略有张力，紧贴创面不留空隙，以免术后皮片下渗血或积液影响皮片成活。

(2)妥为包扎:术后包扎对保证皮片的存活甚为重要,宜用吸水纱布和棉垫均匀加压包扎。包扎时,手指分开,指蹼处用小纱布或棉片填塞,手指最好环形包裹数层纱布,应特别注意手指间加压,使皮片紧贴刨面,但压力不可过大,以免影响血液循环,手置功能位,手指尖外露,便于观察血液循环。

(3)早期活动:术后一般可不更换敷料,7~8日拆线。拆线后即开始自动活动。但若术中止血不彻底疑有血肿形成或有感染迹象时,应手术后2~4日更换一次敷料。如发现皮片已存活无皮下血肿或感染时可重新包扎即可。若有皮下血肿或积液应切一小口引流。若有感染冲洗干净后,局部可撒抗生素粉后重新包扎,以后及时换药。

第七节 会阴部烧伤

会阴部较隐蔽,多由于站立时患儿下肢火焰烧伤或臀部坐在高温热源所致。会阴部烧伤,包扎不便,且敷料易被大小便污染,容易感染,故一般采用暴露疗法。双下肢应分开,使会阴部能充分暴露,注意干燥。每日用消毒液冲洗2~3次,大便后及时清洗。会阴部手术出血较多皮片不易固定,存活率低,故一般不用早期切痂。多采用剥痂或脱痂后肉芽创面游离植皮。皮片宜密植,术后予以暴露,及时清除分泌物,植皮前灌肠,术后进无渣饮食。

在会阴部烧伤愈合过程中,应注意防止臀沟两侧的粘连愈合,形成蹼状瘢痕甚至假性肛门狭窄或阴道闭锁。伤后分开双下肢,臀沟部置引流物,并及早植皮,减少愈合后的瘢痕。

阴囊烧伤后,由于阴囊皮肤皱缩,有伸缩性,故烧伤后凭借上皮生长和瘢痕收缩,多能自行愈合,一般不需切痂植皮,少数需在脱痂后移植小片自体皮,阴茎环形深度烧伤,可移植整张皮片予以缝合固定。若包皮较长,可在背侧切开,利用其未烧伤的内层皮肤,翻转移植于创面上。女性外生殖器烧伤应注意分开阴唇,防止粘连后阴道瘢痕闭锁。

患儿会阴部瘢痕挛缩畸形或假蹼形成影响功能者,应尽早手术,以免影响外生殖器和肛门发育。

第八节 足部烧伤

足部烧伤亦如手烧伤,以足背部多见。由于足底角质层甚厚,即便烧伤也较浅。

足部烧伤常波及踝部,故足部深度烧伤所造成的畸形主要有两类:一类是由于足背和踝部前侧深度烧伤愈合后瘢痕挛缩所引起的背屈畸形。除踝部背屈外,严重者足趾亦背屈,趾跖关节囊脱位,或伴有足内翻畸形;另一类是由于足跟腱部深度烧伤愈合后瘢痕挛缩所致的足下垂,严重者可有跟腱挛缩,如果患儿同时有足背部深度烧伤,除足下垂外,由于足背部瘢痕挛缩引起的指背屈,甚至跖关节半脱位形成典型的马蹄足。

在以往烧伤治疗中,对手的重要性强调较多,但对足则重视不够,以致发生上述畸形较多,小儿在以后生活中行走十分不便,而且后期整形效果并不理想,因此足部烧伤后应争取早期切(削)痂植皮,尽可能用整张自体皮,最大限度地保存其功能。

第九节　骨与关节烧伤

骨烧伤常见于骨骼较表浅处,如胫骨前面,指骨、颅骨、尺骨鹰嘴、内外踝、跟骨、肋骨、髂嵴、下颌骨、脊突等。偶见有深部骨烧伤,多发生在电烧伤。

长骨烧伤一般不需特殊处理。在周围软组织烧伤大部分愈合后,将坏死骨凿除,等待其肉芽生长,然后进行游离植皮。凿骨时应予注意,不要凿穿骨髓腔,以免感染播散,发生骨髓炎。如果骨烧伤较局限,局部软组织清创后,可将附近软组织拉拢将烧伤骨遮盖(烧伤骨可不凿除),然后在软组织上植皮。烧伤坏死骨可作为新生骨生长的支架,然后逐渐被吸收。

关节烧伤多见于指间关节,特别是第二指关节,常伴有肌腱、骨质损害,治疗效果多不佳。手指烧伤在切痂后,如果指关节腔暴露,可考虑用钢针将指关节固定于功能位,然后进行游离植皮,将关节腔封闭。

大关节直接因烧伤损害者较少见。如果烧伤深及关节囊时,应及早进行关节周围切痂植皮。如关节囊尚完好,可在其上进行植皮。如果关节囊已烧伤,应予彻底切除,用周围软组织覆盖,封闭关节腔,并尽可能移植大张自体皮片消灭创面。如果治疗过程中发现有关节囊积液,应用消毒空针,将积液吸尽,然后注入敏感的抗生素溶液,关节外用加压绷带压迫,关节予以固定。一旦创面愈合,关节腔积液消失,应尽早开始活动,以免关节僵直。

(齐鸿燕)

参考文献

[1] 汪良能,高学书.整形外科学[M].北京:人民卫生出版社,1989.
[2] 黎鳌,杨宗诚.烧伤研究[M].2 版.重庆:重庆出版社,2000.

第八章
新生儿烧伤

第一节　临床表现

新生儿刚刚离开母体，对外界环境尚未充分适应，此时发生意外烧烫伤，治疗难度较大。由于新生儿对外界反应敏感性低，因此，观察其微小变化和临床的轻微表现对治疗都有帮助和意义。

一、新生儿烧伤的原因

新生儿发生烧伤的常见原因一般分为两种。

1. 产妇和家庭护理不当引起的烧伤　　不正确的保暖措施，如热水袋、热水瓶、灯烤；新生儿洗澡时水温过高等，都会引起新生儿烧伤。因此，合理的家庭护理是保障新生儿免于烧伤的关键。选择适当温度的房间和新生儿洗澡水温度是预防新生儿烧伤的关键。

2. 医源性烧伤　　新生儿出生后多进入新生儿病房，这时医护人员的看管和责任心非常重要。合理的取暖和洗澡是医护人员防止新生儿烧伤的关键。

二、新生儿烧伤的临床表现

新生儿烧伤的临床表现和小儿是一样的，也采用三度四分法。面积估算也和小儿的一样，但有其特点。其一是新生儿皮肤薄，烧伤深。其二是易引起器官衰竭。其三是容易和一些新生儿的皮肤损伤难于区别。因此，需要了解一些新生儿的皮肤缺失性疾病。如先天性皮肤缺损、大疱病、坏死性筋膜炎、皮下坏疽等。

三、新生儿烧伤严重程度的分类

新生儿烧伤和成人不同,和其它时期的小儿也不同,由于新生儿皮肤薄,体液少,极容易出现休克和器官障碍。因此,一般小儿烧伤严重程度的分类不能适用于新生儿。根据我们的实际工作和体会,也参考国内一些文献,我们初步提出新生儿烧伤严重程度的分类标准,可供参考:

轻度烧伤:烧伤面积在1%以下的Ⅱ度烧伤。

中度烧伤:烧伤面积在2%～3%的Ⅱ度烧伤,或<1%Ⅲ度烧伤。

重度烧伤:烧伤面积在3%～5%的Ⅱ度烧伤,或1%～3%Ⅲ度烧伤。

特重烧伤:烧伤面积>10%,或Ⅲ度烧伤>3%。

此外,凡属高危新生儿或同时合并肺炎、硬肿、败血症等,不论其烧伤表面积多大,以及凡有吸入性损伤者,不论同时有无体表皮肤烧伤,均属重度或特重烧伤,需要立即收入院进行抢救。

第二节　休　克

一、新生儿烧伤休克的前期症状

认识新生儿烧伤休克的前期症状非常重要,它和其他休克有相同,也有不同。新生儿烧伤休克主要是血管收缩的表现如皮肤苍白,肢端发凉,上肢达肘部,下肢达膝部且会出现硬肿。心率增快,安静时>160/分。会较早地出现脑缺氧症状,表现反应低下(嗜睡、迟钝),双眼凝视,肢体肌张力降低,这些都是新生儿休克的特殊症状。还可检查前臂内侧皮肤毛细血管再充盈时间,长于2秒为异常,结合皮肤颜色及肢端发凉,说明微循环障碍,这些对诊断新生儿早期休克有重要意义。

二、新生儿烧伤休克期的处理

在新生儿期,体液少,免疫差,由于新生儿刚离开母体,缺乏对创伤的防御抵抗能力,再加上体内的储备少,难以抵抗或代偿创伤应激反应,及易引起休克。因此,新生儿烫伤或烧伤不论面积多大均应争分夺秒地作好救治,即使是轻度烧伤也要收入院,才能抓住出现休克的时机,使其得到及时救治,才能挽救小生命。新生儿休克可分为代偿期(早期)、失代偿期(中期)和不可逆期(晚期)。由于新生儿代偿能力差,早期表现常不典型,发展较快,很快由早期进入中、晚期。以下是新生儿休克的评分方法(Cabal法),见表2-8-2-1。

表 2-8-2-1　新生儿休克评分表

评分	四肢温度	股动脉搏动	血压（收缩压）	皮肤色泽	前臂内侧毛细血管再充盈时间
0	正常	正常	>8.0 kPa	正常	<3 秒
1	凉至膝肘以或肛指温差 6～8℃	弱	6.0～8.0 kPa	苍白	3～4 秒
2	凉至膝肘以或肛指温差 6～8℃	未触及	<6.0 kPa	花纹	>4 秒

注:5分为轻度休克,6～8分为中度休克,9分为重度休克。

（一）新生儿休克期的处理

1. 一般处理

（1）保暖：新生儿烧伤的保暖十分重要,应将烧伤新生儿置恒温保温箱（新生儿培养箱）保暖,箱内适宜温度为 28～30℃,适宜的相对湿度,一般为 50％～55％左右,室温要调整到 26℃。这样箱内温度与室温相差不大,在医疗护理操作时就不易使新生儿受凉,也不易出现硬肿。

（2）给氧：由于新生儿本身的代谢水平及氧耗量高,在正常情况下主要以增加呼吸频率来代偿,一旦发生烧伤,血容量减少或气道损伤而致的气耗进一步增加,因新生儿对缺氧无耐受能力,故烧伤后不论临床有无休克的表现均应常规给氧,氧的浓度一般不超过 30％,若给氧浓度过高,时间过长可致新生儿发生视网膜剥离。严重的烧伤可以面罩法给氧或 APCP 给氧。应维持足月新生儿的氧分压在 9.3～12 kPa（70～120 mmHg）,早产新生儿的氧分压在 9.3 kPa（70 mmHg）左右。

（3）保持呼吸道通畅：保持呼吸道通畅对头面部有烫伤、烧伤或疑似吸入性损伤者特别重要,要及时清除分泌物,有指征者应果断气管插管,不要做气管切开,不可等待观察。

2. 新生儿烧伤的液体疗法和休克的治疗　出生 7 日以内的新生儿和高危新生儿,不管烫伤面积多大,烫伤后均应住院给予适当静脉补液为妥。其他时期的新生儿一般中度烧伤应收入院,并进行液体治疗。

（1）液体疗法：① 补液方式为：伤后第一个 24 小时输入液量为胶体与晶体按 1％烧伤面积每千克体重 2 毫升,胶:晶体比例为 1:1,糖水为 100～150 ml/千克体重,其中半量于伤后第一个 6～8 小时输入。胶体易用新鲜血浆。晶体中钠的输入量应为估算量的一半,第二个 24 小时输液量,胶晶体为第 1 个 24 小时的半量至 3/5 量,水分相同;② 补液中应注意:新生儿的心、肺功能及肾脏的代偿能力。以及观察这些器官的功能指标变化,调节补液量。

（2）休克的治疗：

1）补充血容量改善微循环：第 1 阶段扩容输液（0.5～2 小时）,主要输入胶体溶液为宜。新生儿休克时首先选用新鲜冰冻血浆,既可有效维持容量负荷,疏通微循环,改善动脉血压与心输出量;又可补充大部分水平低下的凝血因子,防止 DIC 的形成与进展。一般为 10～15 ml/kg。次选为 5％～20％的人体白蛋白,10 ml/kg 加入生理盐水中滴注或直接推注。如无以上 2 种血制品可用低分子右旋糖酐 10 ml/kg。

第 2 阶段继续输液（第 2～6 小时）,一般以晶体与胶体液交替或同时输注为宜。在第 1 阶段扩容完成后,可用 1/2～2/3 张力晶体溶液,以 30～50 ml/(kg·6 h) 内输入,同时可继续输以低分子右旋糖酐 10 ml/kg。

第 3 阶段维持容量输液(第 7～24 小时),一般以晶体液为主,1/3 张力为宜,60～80 ml/kg,其中 Na^+、K^+、Cl^- 的含量应在血清电解质测定后加入为准;同时在扩容开始 12 小时以后再输入新鲜冰冻血浆 5～10 ml/kg,维持足够的胶体容量。

2)纠正代谢性酸中毒和心血管支持药物的应用:几乎在扩容补液的同时,即应对代谢性酸中毒进行纠正,以血气分析的剩余碱为基础进行计算并补充碱溶液,应用碱溶液为 5% 碳酸氢钠,以超过等量的 5% 葡萄糖稀释后快速静脉内滴注或推注。

心血管支持药物有多巴酚丁胺、多巴胺和肾上腺皮质激素:一般多巴酚丁胺有明显的增加心肌收缩力和扩张小动脉的作用,可作为首选药物,剂量每分钟每千克体重为 2～20 μg,应根据容量负荷和血压予以调整,一般每分钟每千克体重以 5～10 μg 输入为宜。多巴胺:不同剂量对血管的影响不一样,不同的个体对剂量的反应也不一致(尤其是新生儿),在每分钟每千克体重 0.5～5 μg 时主要扩张脑、肾血管;每分钟每千克体重 5～8 μg 时轻度增加心脏收缩力与部分小血管 β 受体的兴奋从而产生扩血管作用;每分钟每千克>10 $\mu g/kg$ 主要为受体兴奋作用,即对大部分血管为收缩作用,也有报道在新生儿每分钟每千克体重至 15～20 μg 才出现。受体兴奋即血管收缩作用,一般先以每分钟每千克体重 5 μg 试行输注,根据血压予以调整。肾上腺皮质激素:肾上腺皮质激素可以保护与稳定细胞膜功能;新生儿肾上腺皮质发育不成熟,应激能力差,休克时可以中至大剂量短期应用。一般每日以地塞米松 1～2 ml/kg 均分为 2～3 次静脉内注射,以不超过 72 小时为宜,并应在休克控制后减少剂量。

第三节 治 疗

一、新生儿烧伤的抗感染措施

新生儿抵抗力较弱,常规的口腔、黏膜、皮肤以及脐带都是细菌侵入的门户,因此烧伤后就更易引起感染。因此首先要注意预防感染,新生儿的病室、尿布都要保持清洁,加强新生儿的护理和合理喂养。烧伤后常规使用抗生素,一般采用预防感染措施,可用氨苄青霉素加三代头孢类抗生素,同时可以静脉应用大剂量丙种球蛋白,除有抗感染作用外,还可提高胶体渗透压,每日 400～600 mg/kg,应用 5～7 日。常规隔日输新鲜血浆。

二、新生儿烧伤创面的处理

新生儿烧伤创面的处理基本上与一般小儿烧伤创面处理的原则相同,但有它的特点,新生儿小面积的深度烧伤创面尽可能通过药物或敷料(水胶体和银离子敷料)保守治疗,待焦痂分离脱落后,上皮由其创缘匐行长入而愈合,无需手术植皮治疗。常规使用淡碘伏(0.25%)轻拭创面后,灭菌生理盐水冲洗。前一周外用水胶体敷料,每2~3日换药一次。之后可改银离子敷料换药或烫伤油换药。经换药上皮由其创缘长入而愈合,不需手术植皮。新生儿生长旺盛,创面愈合快。因此,较少需要植皮手术。但对28日仍未愈合的创面还是需要植皮治疗,植皮取刃厚皮片,为的是尽快让创面愈合,后期再进行康复治疗。

(沈卫民)

参考文献

[1] 屠文娟,蒋红霞,赵静,等.新生儿休克血乳酸、丙酮酸及血气分析的变化[J].苏州大学学报(医学版),2009,29(1):79-80.

[2] 陈炯,韩春茂.新生儿烧伤创面处理[J].中华小儿外科杂志,2003,24(1):66-67.

第九章
小儿烧伤的护理

烧伤主要是因热能、电能、化学物质、放射线等造成的黏膜、皮肤乃至组织深部的受损,其中以热能造成的皮肤烧伤最为常见。我国每年烧伤患儿的发病率为 1.5%～2%。烧伤也是一种严重影响小儿健康的意外伤害。在我国,小儿烧伤非常常见。烧伤患儿中约 45% 为小儿,70% 左右年龄在 4 岁以下,且小儿轻中度烧伤最为常见,约占 80.4%。致伤原因中以热液烫伤所占比例最高;火焰烧伤居其次;紧随其后的分别是化学烧伤和电烧伤。小儿烧伤部位以全身多处、四肢及面颈部烧伤较为常见,特殊部位的烧伤以会阴部烧伤最多见。从新闻媒体中报道,截止到 2020 年,十年间小儿烧伤经济负担达到 10 934 万元,给家庭和社会带来长期沉重的经济负担。此外,小儿烧伤存在一定死亡率(3.5%～12%)。

第一节　小儿烧伤护理需要了解的临床特点和治疗原则

一、临床特点

由于小儿各年龄段生活能力、活动范围、生活习惯以及生活区域不同,烧伤原因也各有不同:1～3 岁婴幼儿好动、动作不协调且喜欢模仿,常因碰翻拉倒热水瓶、热水杯,跌入放置不当的热液、热汤盆、热油锅,或冬天热水袋应用不当而引发烫伤;4～7 岁小儿活动稳定性和自我保护意识较 1～3 岁婴幼儿有所提高,户外活动量也明显增加,如看管不严容易因误动电器插头、玩火、跌入火堆等致伤;8～12 岁小儿家长和学校加强了监管和教育,临床以电烧伤较常见;<1 岁特别是新生儿以院内沐浴所致热液烫伤常见。小儿烧伤部位以面颈部和四肢多见,是因为面颈部和四肢是人体最常裸露的部位,容易被侵袭。同时小儿烧伤也有季节特点,以 6～8 月份炎热夏季和 12 月至次年 2 月份寒冷冬季多见,与夏季身体裸露部位多、冬季热水袋等取暖设备增加有关。小儿因其生长发育的特点,皮肤娇嫩,相同的致热源可引起较成人更为严重的损伤。小儿

对烧伤后休克的代偿能力和抗感染能力均较低下,同等面积烧伤在小儿中休克、菌血症的发病率以及多脏器功能衰竭等严重并发症发病率也较高。小儿烧伤的临床表现、诊断、治疗及预后主要受组织损伤程度(烧伤深度)和烧伤范围(烧伤面积)的影响。

二、治疗原则

小儿烧伤早期处理及急救原则:迅速脱离致热原、保护创面、防治休克、预防感染。在病情允许的情况下,就近立即用冷水冲洗受伤部位至少 30 分钟;保持创面清洁,用清洁纱布或棉布包裹创面,减少污染的机会,减轻和预防感染;如出现呼吸循环障碍,应立即建立静脉通路,进行心肺功能支持;头偏向一侧保持呼吸道通畅,及时转送就近医院进行救治。轻症烧伤患儿在门诊治疗即可,已经注射疫苗的仍需要注射、创面定期换药、必要时口服抗生素及补液盐。如发生严重烧伤,应立即住院治疗,早期重视液体复苏,注意观察患儿意识、生命体征、末梢循环、尿量及消化道症状,注意保暖,待患儿病情稳定后再进行创面处理,同时预防性应用抗生素预防感染,加强胃肠功能及营养支持。如颜面部烧伤患儿出现呼吸困难、缺氧等表现应警惕喉头梗阻,一经确诊立即做好气管插管或气管切开的准备。

第二节　护理评估及措施

一、护理评估

1. 评估患儿烧伤的原因、致热源、致热源的温度、烧伤的面积及深度、创面污染情况以及患儿的意识、面色、体温、尿量、末梢循环等,观察有无休克、感染等并发症的发生。

2. 关注实验室检查结果如血常规、血生化、免疫功能、创面分泌物培养及药敏、血培养及药敏以及其他辅助检查结果。

3. 重点要评估患儿及主要照护者对烧伤及烧伤护理知识的了解掌握程度及需求、文化程度、经济状况以及社会支持系统。

二、护理措施

1. 疼痛的护理　根据患儿年龄应用相应的疼痛评估工具系统评估患儿疼痛的部位、性质、程度、持续时间等,观察有无伴随症状,照护者应对疼痛的措施。一旦发生突然剧烈疼痛及时通知医生,同时为患儿创造安静、舒适的休息环境、采取舒适的体位,婴幼儿可给予平时喜欢的食物、游戏、动画片、抚摸等分散其注意力。年长儿可指导教会其分散注意力的方法,如有规律的呼吸、听音乐等,必要时遵医嘱应用镇痛药物,给药后要及时评价用药效果,鼓励患儿及照护者表达内心感受,给予必要的情感支持及心理疏导。

2. 体液不足的护理　大面积烧伤早期应重视液体复苏,遵医嘱进行补液治疗,补液过程中应遵循"补液原则",合理安排 24 小时补液总量,严格控制补液速度,必要时监测中心静脉压、血压、尿量及 24 小时出入量,以指导补液。

3. 病情观察　严密观察患儿意识、面色、体温、脉搏、呼吸、尿量、末梢循环等,必要时持续心电监护,如患儿出现烦躁不安或意识淡漠、疼痛刺激反应差、面色苍白或苍灰、皮肤湿冷、心率增快、血压下降及尿量减少等低血容量性休克表现应立即通知医生配合抢救。

4. 保持呼吸道通畅　面颈部烧伤患儿取平卧位,床头抬高 30°,头偏向一侧,如有呼吸困难者予以吸氧,以提高血氧浓度,缓解组织缺氧状态,当患儿有口咽部烫伤或有吸入性烧伤,应警惕喉头水肿导致喉梗阻,应及时采取气管切开,保持呼吸道通畅。

5. 体温过高的护理　烧伤患儿要监测体温变化,发热时及时采取降温措施,常用降温措施有温水擦浴、冰袋、冰帽、降温毯及药物降温。体温<38.5℃予以物理降温,超过 38.5℃予以药物降温辅以物理降温,降温过程中注意严密观察生命体征及降温效果,及时给患儿更换衣物,注意保暖。

6. 创面的护理　要做到三保持,即保持病房清洁,保持患儿病床清洁,保持创面清洁。这是减少感染的必要条件。对于创面尽可能的保留疱皮,小的水疱无须特殊处理,可待其自行吸收,大的水疱,在聚维碘酮消毒液消毒后用无菌针头沿水疱下缘挑破,挤出疱液,保留完整疱皮,清除黏附于创面的异物和脱落的疱皮,创面予以聚维碘酮消毒,温灭菌注射用水冲洗,无菌棉垫吸干创面水分,外喷重组牛碱性成纤维细胞生长因子,继而覆盖银离子抗菌功能性敷料,最后予以棉垫及弹力绷带固定。保持创面干燥,换药间隔时间根据创面渗出、气味等情况决定,直至创面形成痂皮。创面不宜受压,以防止溶痂,故躯干、四肢等部位环形烧伤创面定时予以翻身,胸腹部烧伤者予以仰卧位为宜。同时,根据烧伤部位抬高患肢,注意观察患肢血运情况,避免患肢水肿。对特殊部位的烧伤应采取针对性的措施,如颈部烧伤,应采取床头抬高 30°、颈部轻度后仰位;胯关节部位的烧伤,包扎时注意保持肢体功能位;会阴部位的烧伤,应严格做好大小便的管理,减少二便对创面的刺激。对于大面积深度烧伤,应早期切痂植皮,以缩短病程,提高治愈率。

7. 环境及保护性隔离,预防感染　烧伤患儿由于皮肤完整性受损,丧失了防卫细菌入侵的屏障作用,同时由于小儿免疫力较成人低,故小儿烧伤后极易发生感染。因此,要加强环境消毒及管理,烧伤病房严格控制探视人员,每天进行空气消毒,每天至少开窗通风 3 次,每次至少 30 分钟,病室每天消毒液湿式拖地 3 次,新生儿必要时予以置电暖箱,实施必要的保护性隔离。每次换药观察创面变化,每班关注创面的气味,定期监测创面细菌培养及药敏试验,选择针对性强的抗生素控制感染。

8. 并发症的观察及护理　大面积烧伤患儿早期常见并发症为烧伤后的应激性溃疡,常见消化道出血,偶见穿孔,因此,早期护理过程中应观察患儿有无腹胀、腹泻、呕吐,呕吐物的颜色、性质等,有上述症状者及时予以干预措施。远期并发症最常见为菌血症,也是小儿烧伤主要的死亡原因,应密切关注患儿体温、生命体征、细菌学监测及药敏试验结果,及时合理使用针对性强的抗生素控制感染。

9. 心理护理　大面积烧伤患儿病情危重,治疗周期长,治疗费用昂贵,患儿疼痛剧烈,创面愈合后瘢痕挛缩,或多或少的会遗留有不同程度的功能障碍,甚至毁容,以及烧伤知识的缺乏等给患儿及照护者带来巨大的心理负担,甚至会导致焦虑、抑郁,对治疗失去信心。护理人员在护理过程中,根据照护者知识接受能力,分阶段、有针对性地进行疾病相关知识的介绍,满足照护者的要求,使他们能够正确地认识疾病,积极的配合治疗。

第三节　烧伤患儿家长的健康教育

一、饮食指导

严重烧伤患儿由于机体处于高代谢状态,消耗增加,同时由于胃肠功能障碍引起摄入不足,导致供需失衡,因此营养支持至关重要。营养支持方法包括肠内营养支持、部分肠外营养支持、完全肠胃营养支持。大面积烧伤患儿早期胃肠功能障碍期间,肠外营养支持很重要,应根据患儿年龄、体重、实验室检查结果计算热能、蛋白等。待患儿胃肠功能恢复后鼓励患儿进食高热量、高蛋白、高维生素、富含纤维素易于消化的饮食,如瘦肉、鱼、虾、蛋等。忌生冷刺激性食物。

二、康复指导

随着烧伤治疗水平的提高,烧伤创面的治愈不是最终目的,重要的是最大限度的恢复原有功能,预防和减少瘢痕挛缩,尽可能不影响以后的工作、学习和生活。因此,在创面愈合期间身体各个部位均应保持功能位,如:颈部略后仰、肩关节髋关节外展 90°、肘关节膝关节伸直位等。创面愈合后为预防瘢痕增生、挛缩,可采取综合性的干预措施,如可应用局部压力包扎(弹力衣、弹力手套)、外用抗瘢痕药物。关节部位形成瘢痕,限制活动,可采用牵拉运动结合主动、被动活动,减轻瘢痕挛缩。气温低,瘢痕较硬者,可将瘢痕部位置于 38~39℃的温水中主动活动,改善瘢痕挛缩,同时,要告知照护者功能锻炼的重要性,提高锻炼的依从性。

三、出院指导

愈合的创面严禁搔抓、碰撞,防止破溃、感染;关节部位创面愈合后进行功能锻炼,应循序渐进,防止创面裂开;创面愈合后如有色素沉着,出门注意遮阳,避免紫外线照射。创面愈合后尽早进行综合性的抗瘢痕措施,坚持进行功能锻炼、外涂抗瘢痕药物及局部压力包扎。

四、烧伤预防

小儿烧伤防重于治,通过对小儿烧伤原因的分析,可发现小儿烧伤是具有可预防性的,除因小儿好动、好奇心强、缺乏自我保护意识,更主要的还是主要照护者安全意识薄弱、照护不当造成,所以应提高照护者的安全意识、管控好家里一切危险因素。

(徐邦红　杜　琳)

参考文献

［1］Den Hollander D，Albert M，Strand A，et al. Epidemiology and referral patterns of burns admitted to the Burns Centre at Inkosi Albert Luthuli Central Hospital，Durban ［J］. Burns，2014，40（6）：1201 –1208.

［2］Vloemans AF，Hermans MH，van der Wal MB，et al. Optimal treatment of partial thickness burns in children：a systematic review［J］. Burns. 2014,40(2)：177 – 190.

［3］朱立强.华北地区小儿烧伤患儿的流行特点及经济负担研究［D］. 重庆:第三军医大学,2015.

［4］Rosanova MT，Stamboulian D，Lede R. Long term mortality in burned children ［J］. Transl Pediatr. 2015，4(3)：203 – 205.

第三篇 畸 形

小儿头面部先天性畸形

第一节 非综合征型颅缝早闭症

非综合征型颅缝早闭症是指仅累及单个或多个颅缝的先天性颅面畸形，无全身其他部位的累及症状，典型症状包括颅腔及眶腔狭小畸形，伴有脑组织及眼眶软组织的生长受限并出现功能障碍，严重者可出现脑积水、颅内高压、小脑扁桃体疝等严重的并发症。Virchow 最早对颅缝早闭症进行了发病机制的探索及分类，认为早闭的颅缝使得与早闭颅缝垂直方向的颅骨生长不良，而沿着早闭颅缝方向的颅骨则呈代偿性生长，从而引起先天性的颅骨畸形。国外研究表明该病在新生儿中发病率为 0.03%～0.05%，是比较常见的先天性颅面畸形。简单性颅缝早闭症通常指累及单个颅缝过早骨性闭合，当累及两个及两个以上颅缝时，通常称为复杂性颅缝早闭症。根据早闭的颅缝不同表现出不同的临床症状，额缝早闭导致的畸形称为三角头畸形，单侧冠状缝及人字缝早闭引起斜头畸形，双侧冠状缝早闭引起短头畸形，矢状缝早闭引起舟状头畸形，其中最为常见的累及骨缝为矢状缝，而人字缝较少累及。

一、非综合征型颅缝早闭症的病因与发病机制

（一）遗传因素

既往认为非综合征型颅缝早闭症发病与遗传因素关系较小，但是近些年流行病学的发展，越来越多的非综合征型颅缝早闭症的家族史被发现。有研究显示双胞胎更容易出现矢状缝及额缝的早闭，约2%的矢状缝早闭具有家族史，冠状缝早闭的患儿有 8%～10% 的家族史，双侧的冠状缝早闭患儿较单侧冠状缝早闭患儿更容易出现遗传倾向，额缝早闭的患儿约10%具有家族阳性史，可能与染色体上基因缺失有关。

（二）性别

Persing 等发现男性更容易发生矢状缝的早闭（男女发病比率为 4∶1），而女性更容易出现单侧冠状缝早闭（男女发病比率为 2∶3）。

（三）基因突变

非综合征型的颅缝早闭症通常非家族性，颅缝早闭的生物力学的变化通常与基因及环境因素有关，但是基因的因素目前仍不明确，有研究表明肝配蛋白-A4（EFNA4）可能与非综合征颅缝早闭症的发生有关。目前对于疑似有家族遗传史的患儿，临床上已经早期进行 FGGFR3 及 TWIST 的基因突变筛查，明确基因突变位置，如此不但可以明确诊断及预后，也为后期基因的治疗提供理论基础。

（四）外界环境

外界的环境也可能影响早闭颅缝的生物学特性。Graham 和 Smith 曾报道两例额缝早闭及 1 例冠状缝早闭继发于双角畸形子宫分娩，1 例三胞胎在骨盆中受到头围的受压变形，出现颅缝早闭。Higginbottom 也报道了 3 例颅缝早闭症继发于外力对头颅的作用，比如臀位出生体位，孕者子宫畸形。有人研究双卵及单卵双生的双胞胎发现，孕期的患儿受到外在机械压迫也容易出现颅缝早闭，但是单卵双生的双胞胎也可能有基因因素影响。除此之外，孕期吸烟、孕母龄大、高纬度地理环境、父亲职业（农业及林业从业人员）、内分泌异常、药物使用（如华法林）也与颅缝早闭的发生可能有关。

二、临床表现和诊断

（一）临床表现

通常父母在患儿出生后或刚出生后不久发现患儿额头或头部异常后来院就诊。还有部分患儿因出现头痛、视觉障碍，嗜睡和呕吐等颅内压增高迹象，初诊时至神经外科就诊时发现颅缝早闭症。因此，初次就诊时体格检查是十分必要的，可以发现头颅及眼眶的畸形，形成初步诊断后再行相关必须的影像学检查。典型的颅缝早闭症患儿的临床表现就是头型的异常。单侧冠状缝早闭可产生前斜头畸形，额缝闭锁可产生三角头，矢状缝早闭可产生舟状头，双侧冠状缝早闭可产生短头和扁头畸形。半侧人字缝早闭可产生后斜头畸形。

（二）诊断

头颅正侧位 X 线及三维（3D）CT 扫描是诊断颅缝早闭症的术前必要影像学检查，通过头颅正侧位 X 线可以发现颅缝早闭症的典型症状：受累的眶上缘和蝶骨大翼向上翘起成典型的小丑眉畸形。同时，可以表现颅缝处骨质稍厚，密度增加，颅内压增高，出现明显指压征。目前对于颅缝早闭症诊断的金标准为三维头颅 CT 扫描，可以明确早闭的颅缝及头颅畸形程度，同时 CT 数据可以被用来进行术前手术模拟设计及术中导板的制作，这样可以缩短手术时间，降低术中出血的风险，减少术后并发症，提高手术的精确性，获得最佳的颅腔扩增效果及满意的颅骨外形。另外，三维数字化技术可以利用三维 CT 数据为颅缝早闭症的畸形程度的诊断提供一个客观量化的评估，也为术后随访的治疗效果提供稳定可靠的评价数据。三维数字化技术除了可以进行颅面形态学上的测量，也可以对颅脑容积进行测量，评价大脑的功能发育情况。

对于术前的颅缝早闭患儿除了标准位的患儿头部照片以及必需的术前实验室辅助检查之外，我们建议还需进行如下的检查：① 眼底镜检查：可以观察到颅内高压迹象：视神经乳头水肿或红色饱和度降低；② 眼科检查:眼球活动、视力及视野的检查,注意眼肌功能;③ 智力检查:通过术前的小儿智力检查可以明确大脑功能是否受到影响,同时也是方便后期随访;④ 头颅 MRI 检测:可以更加详细观测到大脑软组织情况及是否存在脑积水或者脑室情况。

三、非综合征颅缝早闭症的治疗

外科手术治疗被认为是治疗颅缝早闭症的主要方法。一般分为早期手术(1 周岁以内)和晚期手术(1 周岁以后)。目前被普遍接受的手术时期最好是在出生后 2~3 个月内开始,早期解除压迫的好处十分明显。手术治疗主要有两个目的:一是扩大颅内空间,解除颅内压力,防止视力障碍,利于大脑正常发育;二是纠正畸形,尽可能恢复正常解剖位置。外科手术指征包括两方面:外观异常畸形及由于脑积水引起的颅内高压。如果颅缝早闭症未经适当的外科治疗,外形异常逐渐加重,并引起颅腔的进一步变形,甚至包括眶及下颌骨等,继而影响大脑及眼球的发育。

(一) 传统手术治疗

Lannelongue 最早文献报道了应用手术技术治疗颅缝早闭症,提倡释放颅内高压,但其与现代的颅缝松解不同,这种手术方式更像去骨瓣颅内减压,缓解颅内高压,不松解早闭的骨缝。手术是沿着闭合的颅缝切除一条颅骨,或将骨瓣抬高。但是术后复发率仍然很高,而且早期的颅缝切开松解术死亡率较高。Mehner 文献报道了进行早闭颅缝切开松解并获得令人满意的效果。Shillito 和 Matson 最早报道了大量的利用手术治疗颅缝早闭的治疗经验。但是对于目前颅缝早闭症的手术治疗具有里程碑式的意义的当属 Tessier 以及 Rougerie 提出的额骨及眼眶分块截骨术矫正额眶畸形,同时 Marchac 提出双侧额眶前移及浮动额骨瓣以便更好扩大颅腔,此技术的主要四大步骤是额眶区的截骨、骨游离、骨塑型以及骨再定位。截骨线沿颅缝尽量接近颅底,由于骨段移动后,颅内的容积能够增加,通过骨段的塑型及再定位矫正畸形,奠定了目前对于颅缝早闭症的额眶前移术的基础。

随着影像学技术及计算机技术的发展,计算机辅助设计及制造技术越来越被广泛地应用于颅颌面手术中,包括正颌手术、下颌骨重建手术,其具有客观的、可标准化的优点,数字化技术还可以帮助医生进行术后的疗效随访,追踪颅骨及大脑的发育,以帮助外科医生明确能够矫枉过正到何种程度才能获得最佳的随访效果。Vander 首次文献报道了应用计算机辅助设计技术治疗颅缝早闭症,最早将 CT 数据转换成数学模型进行术前手术过程的设计。2001 年,Mommaerts 等通过这项技术对额缝早闭及单侧冠状缝早闭的患儿术前进行了手术模拟设计。2011 年,Burger 运用了计算机制造技术(CAM)制作手术导板治疗颅缝早闭的患儿,其导板设计数据建立在其搜集的正常小儿头颅数据库,但是其导板设计只是局限于额眶桥的区域,对额顶部的塑型复位没有帮助。Essig 等报道了应用可吸收材料进行手术导板制作,进行了额眶桥的塑型复位。

传统的颅眶前移塑型复位手术容易出现硬脑膜与颅骨之间形成死腔,颅腔甚至可以与前额区的鼻腔相通,这样容易增加颅内感染,同时截骨时骨瓣的血供减少,可能导致重塑移位的骨瓣出现骨吸收,术后出现骨缺损,畸形复发,甚至需二次手术治疗。

(二) 牵张成骨技术

McCarthy 最早将牵张成骨技术应用至下颌骨延长手术用来治疗半侧颜面短小及 Nager's 综合征,自此,牵张成骨开始逐渐广泛应用于颅颌面外科中,研究表明,牵张成骨具有以下特征:牵引过程除了新骨质的形成，往往同时伴随着软组织的生长，包括肌肉、皮肤、筋膜、韧带、软骨、骨膜、血管及神经的再生，有学者将作用于骨骼的持续的牵引力作用下，软组织的再生重建称为牵引组织发生学。通过持续的牵引，在形成的骨板之间的间隙内不断有新生骨生成，填补骨缺损，可以降低术后出现骨缺损导致的畸形复发率，避免了二次手术。总的来说，牵张成骨可以使颅腔持续得到扩张，同时在牵引过程中，在骨瓣之间形成新生骨质，避免了骨性缺损，降低了术后畸形的复发率。相对于传统额眶前移手术，牵张成骨前移额眶具有以下优点：① 前移骨瓣再吸收减少，硬脑膜退化变质减少；② 牵张成骨不但促进额眶骨前移，同时还扩张了硬脑膜，从而降低了复发率；③ 牵张成骨可以延展覆盖的头皮，减轻软组织对骨瓣的压力，从而最大限度地扩大颅腔；④ 牵引成骨过程中不断有新生骨生成，消除了植骨的需求。相对于传统手术组，牵张成骨技术还可以减少手术时间，降低出血量，缩短住院时间。另外，牵张成骨可以减少硬膜外的死腔，牵引骨瓣获得更大的位移量，同时可以减少皮肤软组织的限制，减轻复发率。因此，对于非综合征型的颅缝早闭症的治疗，牵张成骨已经成为一个重要的手段。

1. 前颅腔中的牵张成骨　Barone 最早通过动物实验证明牵张成骨可以有效扩大颅腔，在牵引过程中骨瓣之间形成新生骨质。Hirabayashi 最早文献报道利用牵张成骨技术辅助额眶前移治疗 1 例短头畸形患儿。自此，越来越多的研究报道利用牵张成骨治疗单颅缝早闭、多颅缝早闭及综合征型颅缝早闭症，这些报道的研究病例主要治疗前颅的额眶畸形及双侧顶骨及颞部的狭窄畸形，通过牵引扩大前颅腔，促进大脑组织发育，获得令人满意的结果。Choi 等发现应用牵张成骨技术治疗颅缝早闭症，可以改善颅顶的畸形，甚至可以达到正常的水平。有学者认为对于有额眶畸形的颅缝早闭症的患儿可以采用综合序列治疗，即一期先进行后颅腔牵引扩大进行颅内压的降低，二期行额眶截骨前移或者额眶牵引前移，这种治疗也被报道应用于颅腔过小的综合征型的颅缝早闭症患儿。

2. 后颅腔的牵张成骨　有研究表明后颅窝截骨扩张相比传统的额眶前移可能可以更好地扩大颅腔，但是长期的随访研究结果表明在扩张后的侧卧位可能会阻止骨瓣的移位，有可能导致术后复发及截骨线过早骨性闭合，但是使用了后颅窝的牵引可以解决这个难题。而对于后颅腔的牵张成骨治疗非综合征颅缝早闭症仍鲜有报道，直到 White 于 2009 年研究进行后颅腔的牵张成骨，认为牵张成骨一般治疗对象至少为 6 个月以上患儿，年龄过小，骨骼无法承受牵引时螺钉的力量导致失败，同时年龄较小的患儿颅骨较薄，固定螺钉很容易打进颅腔。有研究表明，相对于后颅的开颅手术，牵张成骨更适合应用于后颅颅腔的扩增，以及传统手术术后复发或者手术失败需二期手术的案例，牵张成骨可以有效地降低颅内高压，缓解术后不适症状，减轻视乳头水肿。

Goldstein 也证实经过后颅腔的牵张成骨，改善额部代偿性额骨突出的形态，额眶畸形得到缓解，他们认为颅腔内压力下降，会改善额眶的畸形，早期的后颅腔的牵张成骨，有可能延迟甚至消除前颅牵引手术的需要。White 等报道了应用牵张成骨技术对 Crouzon 及 Apert 综合征患儿后颅腔扩大，认为对于后颅腔的持续牵引，可以增加颅腔内容积，同时也可以改善前颅的外观。对于后颅窝的畸形的颅缝早闭症，行后颅腔的扩大十分有意义，传统的后颅窝截骨手术风险较大，截骨线的最低水平在枕骨隆突水平，但是截骨线仅仅达到枕骨隆突是否能够降低颅压仍具有争议，因此有学者进行了颅缝的牵张成骨并进行枕骨隆突下的截骨进行颅内压的降低，尤其是后颅窝的压力降低，减轻小脑扁桃体疝，同时这种联合治疗可以重塑后颅形态，消除牵引瓣和颅底之间的台阶。Lao 等报道了通过后颅腔的牵引可以恢复正常头颅形态，同时扩大颅腔，降低颅内高压，有研究表明后颅腔牵引治疗特别适用于多颅缝早闭或者综合征型颅缝早闭症，获得满意的效果。

3. 牵引器的数量 有学者认为置入多个牵引器(3～4个)可以多方向的牵引控制同时保证牵引的力量,减少牵引失败概率。但是也有学者认为置入牵引器数量维持在1～2个,可以保持操作简单安全,避免术后牵引器的重叠及牵引后期的冲突。置入牵引器数量少(1～2个)可以减轻术中出血量,术后感染概率降低,同时降低装置发生故障导致牵引失败的概率。但是,对于多颅缝早闭,针对早闭颅缝置入多个颅缝牵引器还是具有临床意义的。其他学者针对后颅窝的最佳牵引器的置入数量为2个,可以获得令人满意的手术效果,牵引过程中,仍按照传统的截骨方式进行截骨,但是不进行硬脑膜的分离,这样保证硬脑膜可以黏附于颅骨瓣,随着颅腔的牵引随之扩大,防止牵引器在各个骨瓣之间的牵引力产生抵触效果。

4. 对于牵引速度 需要平衡牵引速度及成骨速度之间关系,牵引速度过慢容易导致骨骼骨化,出现牵引装置的断裂,有人根据三维CT进行调剂牵引速度,速度大概为1 mm/d,牵引距离为10 mm;有研究表明对于牵引时间及牵引的速度距离,为术后72小时后开始牵引,牵引速度为1 mm/d,后颅腔的牵引距离平均达到23 mm。由于三维CT的潜在性的放射性损害,有研究认为超声可以用来评估骨缝的再生情况,从而明确牵引最佳的速度及距离。

5. 并发症 当然,牵张成骨技术也有其不足之处,对于额眶及颅骨畸形无法达到塑型的效果,另外术后需牵引长时间才能达到最佳效果,需要患儿保持耐心,同时需要二期手术移除牵引器。有研究表面牵张成骨大概出现30%非严重的并发症,报道的并发症主要包括为皮肤感染、牵引器断裂等可能。一般认为牵张成骨的安全性较高,术中无严重并发症出现,术后感染是牵引器最容易出现的并发症,有文献报道,牵引器穿出头皮处出现感染畸形导致术后发热,但是并没有出现颅内感染迹象;也有文献报道感染严重需使用大量长期抗感染治疗,严重者需去除延长器。

由于牵张成骨短期内需麻醉进行二次手术拆除延长器,因此必须讨论反复的麻醉是否对患儿的认知能力有影响。目前有研究对持续反复进行麻醉的患儿的精神认知行为的作用进行了研究,发现反复麻醉对患儿中枢神经仍有一定毒性,但长期的效果无随访,有研究病例对照研究比较了4岁之前的患儿在反复接受麻醉后与正常对照组的神经认知功能发现,病例组的听力理解能力与Wechsler行为智力商的评分均较对照组低。

(三)弹簧牵张成骨治疗

通过设计不同弹簧臂长度,使得弹簧获得牵引力对颅缝产生持续的牵引力,从而达到扩大颅腔目的。Persing最早在兔的动物实验中应用了这一技术。Lauritzen等逐渐在临床开始应用这一技术治疗三角头畸形。Lauritzen报道了100例应用弹簧技术治疗非颅缝早闭症患儿包括舟状头畸形、斜头畸形等,取得了良好的治疗效果。这一技术通常应用于小于6个月(3个月或更早)的小儿,骨瓣牵引距离一般少于6 cm。根据不同类型弹簧可以产生大概7～10牛顿的牵引力。

弹簧装置被广泛报道用于治疗舟状头畸形,通过持续的牵引力可以扩大颅腔,重塑颅骨形态,无论单个的或者双弹簧置入治疗舟状头畸形都可以获得良好的临床效果。但是矢状缝的弹簧治疗虽然可以扩大颅腔,但是对于前后颅骨的畸形治疗效果欠佳。Maltese等人应用弹簧治疗斜头畸形,可以缓解眼眶及颞部的畸形。除此之外,还有报道应用弹簧技术治疗多颅缝早闭症及短头畸形。

有文献报道在有关治疗中可能出现弹簧脱落,导致效果欠佳等,弹簧技术由于不可预测性,或缺乏控制,并且需要一个二次操作去除弹簧,限制了其在临床中的应用。同时,对于年龄较大的小儿,不对称严重畸形,弹簧技术的治疗效果也欠佳。

总的来说,非综合征型颅缝早闭症是临床上颅缝早闭症患儿中常见的类型,是单个或多个颅骨骨缝过早骨性闭合,导致颅腔及眶腔狭小畸形,同时脑组织及眼眶软组织的生长受限,出现功能障碍。治疗以手术为主,可以通过牵张成骨或弹簧技术,借助于数字化技术,降低术中创伤及术后并发症的发生率,提高了手术的精确性,在最小的手术创伤下获得最佳的效果,获得医患双方均满意的治疗效果。

(杨　斌)

参考文献

[1] Tessier P. The definitive plastic surgical treatment of the severe facial deformities of craniofacial dysostosis. Crouzon's and Apert's diseases[J]. Plastic & Reconstructive Surgery, 1971, 48(5):419-442.

[2] Virchow R: Uber den Cretinismus, namentlich in Franken, und uberpathologische Schadelformen [J]. VerhPhys Med Gesell Wurzburg, 1851, 2:230-271.

[3] 黄洪章,杨斌.颅颌面外科学[M].北京:科学技术文献出版社,2004.

[4] 倪健,杨斌.额眶前移术对颅缝早闭症治疗的颅腔扩张的数字化评估[J].中华整形外科杂志,2018,34(11):938-943.

[5] Yang B, Ni J, Li B. 3D morphological change of skull base and fronto-temporal soft-tissue in the patients with unicoronal craniosynostosis after fronto-orbital advancement[J]. Childs Nervous System, 2018,34(5):947-955.

[6] Peter C. Neligan . Head and Neck Surgery, Plastic surgery third edition Volume Three Craniofacial, Pediatric Plastic Surgery. 2011.

[7] Lajeunie E, Le Merrer M, Bonaïti-Pellie C, et al. Genetic study of scaphocephaly[J]. American Journal of Medical Genetics Part A, 1996, 62(3):282-285.

[8] Boyadjiev S A. Genetic analysis of non-syndromic craniosynostosis[J]. Orthodontics & craniofacial research, 2007, 10(3):129-137.

[9] Lajeunie E, Merrer M L, Bonaïti-Pellie C, et al. Genetic study of nonsyndromic coronal craniosynostosis[J]. American journal of medical genetics, 1995, 55(4):500-504.

[10] Lajeunie E, Merrer M L, Marchac D, et al. Syndromal and nonsyndromal primary trigonocephaly: analysis of a series of 237 patients[J]. American Journal of Medical Genetics Part A, 1998, 75(2):211-215.

[11] Jehee F S, Johnson D, Alonso L G, et al. Molecular screening for microdeletions at 9p22-p24 and 11q23-q24 in a large cohort of patients with trigonocephaly[J]. Clinical genetics, 2005, 67(6):503-510.

[12] Lajeunie E, Crimmins D W, Arnaud E, et al. Genetic considerations in nonsyndromic midline craniosynostoses: a study of twins and their families[J]. Journal of Neurosurgery: Pediatrics, 2005, 103(4):353-356.

［13］Persing J A. MOC – PS（SM）CME article：management considerations in the treatment of craniosyn-ostosis［J］. Plastic Reconstructive Surgery，2008，121（4）：1 – 11.

［14］Merrill A E，Bochukova E G，Brugger S M，et al. Cell mixing at a neural crest-mesoderm boundary and deficient ephrin-Eph signaling in the pathogenesis of craniosynostosis［J］. Human molecular genetics，2006，15（8）：1319 – 1328.

［15］Muenke M，Gripp K W，McDonald-McGinn D M，et al. A unique point mutation in the fibroblast growth factor receptor 3 gene（FGFR3）defines a new craniosynostosis syndrome［J］. American journal of human genetics，1997，60（3）：555.

［16］Graham J M，Smith D W. Metopic craniostenosis as a consequence of fetal head constraint：two interesting experiments of nature［J］. Pediatrics，1980，65（5）：1000 – 1002.

［17］Higginbottom M C，Jones K L，James H E. Intrauterine constraint and craniosynostosis［J］. Neurosurgery，1980，6（1）：39 – 44.

［18］Alderman B W，Lammer E J，Joshua S C，et al. An epidemiologic study of craniosynostosis：risk indicators for the occurrence of craniosynostosis in Colorado［J］. American Journal of Epidemiology，1988，128（2）：431 – 438.

［19］Källén K. Maternal smoking and craniosynostosis［J］. Teratology，1999，60（3）：146 – 150.

［20］Alderman B W，Zamudio S，Baron A E，et al. Increased risk of craniosynostosis with higher antenatal maternal altitude［J］. International journal of epidemiology，1995，24（2）：420 – 426.

［21］Bir S C，Ambekar S，Notarianni C，et al. Odilon Marc Lannelongue（1840—1911）and strip craniectomy for craniosynostosis［J］. Neurosurgical focus，2014，36（4）：E16.

［22］Lane L C. Pioneer craniectomy for relief of mental imbecility due to premature sutural closure and microcephalus［J］. Journal of the American Medical Association，1892，18（2）：49 – 50.

［23］Mehner A. Beiträge zu den Augenveränderungen beider Schädeldeformität des sog：Turmschädels mit besonderer Berücksichtigung des Röntgenbildes［J］. Klinische Monatsbl Augenheilk，1921，61：204.

［24］Shillito J，Matson D D. Craniosynostosis：a review of 519 surgical patients［J］. Pediatrics，1968，41（4）：829 – 853.

［25］Rougerie J，Derome P，Anquez L. Craniostenosis and cranio-facial dysmorphism. Principles of a new method of treatment and its results［J］. Neuro-Chirurgie，1972，18（5）：429.

［26］Marchac D. Radical forehead remodeling for craniostenosis［J］. Plastic & Reconstructive Surgery，1978，61（6）：823 – 835.

［27］Vander Sloten J，Degryse K，Gobin R，et al. Interactive simulation of cranial surgery in a computer aided design environment［J］. Journal of Cranio-maxillofacial surgery，1996，24（2）：122 – 129.

［28］Mommaerts M Y，Jans G，Vander Sloten J，et al. On the assets of CAD planning for craniosynostosis surgery［J］. Journal of Craniofacial Surgery，2001，12（6）：547 – 554.

［29］Burge J，Saber N R，Looi T，et al. Application of CAD/CAM prefabricated age-matched templates in cranio-orbital remodeling in craniosynostosis［J］. The Journal of Craniofacial Surgery，2011，22（5）：

1810 - 1813.

[30] Essig H, Lindhorst D, Gander T, et al. Patient-specific biodegradable implant in pediatric craniofacial surgery[J]. Journal of Cranio-Maxillofacial Surgery, 2016.

[31] Ni J, Yang B, Li B. Reconstructive Operation of Nonsyndromic Multiple-Suture Craniosynostosis Based on Precise Virtual Plan and Prefabricated Template[J]. Journal of Craniofacial Surgery, 2017, 28(6):1541.

[32] McCarthy J G, Schreiber J, Karp N, et al. Lengthening the human mandible by gradual distraction [J]. Plastic & Reconstructive Surgery, 1992, 89(1): 1 - 8.

[33] Swennen G, Schliephake H, Dempf R, et al. Craniofacial distraction osteogenesis: a review of the literature. Part 1: clinical studies[J]. International journal of oral and maxillofacial surgery, 2001, 30(2): 89 - 103.

[34] Ilizarov G A. The tension-stress effect on the genesis and growth of tissues: Part Ⅱ. The influence of the rate and frequency of distraction[J]. Clinical orthopaedics and related research, 1989, 239: 263 -285.

[35] De Bastiani G, Aldegheri R, Renzi-Brivio L, et al. Limb lengthening by callus distraction (callotasis) [J]. Journal of Pediatric Orthopaedics, 1987, 7(2): 129 - 134.

[36] Hirabayashi S, Sugawara Y, Sakurai A, et al. Frontoorbital advancement by gradual distraction. Technical note[J]. Journal of Neurosurgery, 1998, 89(6):1058 - 1061.

[37] Barone C M, Ferder M, Jimenez D F, et al. Distraction of the frontal bone outside the cranial plane: a rabbit model[J]. Journal of Craniofacial Surgery, 1993, 4(3): 177 - 181.

[38] Nagasao T, Miyamoto J, Uchikawa Y, et al. A biomechanical study on the effect of premature fusion of the frontosphenoidal suture on orbit asymmetry in unilateral coronal synostosis[J]. The Cleft Palate-Craniofacial Journal, 2010, 47(1): 82 - 91.

[39] Choi J W, Ra Y S, Hong S H, et al. Use of distraction osteogenesis to change endocranial morphology in unilateral coronal craniosynostosis patients[J]. Plastic & Reconstructive Surgery, 2010, 126(3): 995 - 1004.

[40] Komuro Y, Shimizu A, Shimoji K, et al. Posterior Cranial Vault Distraction Osteogenesis with Barrel Stave Osteotomy in the Treatment of Craniosynostosis[J]. Neurologia medico-chirurgica, 2015, 55(8): 617 - 623.

[41] Thomas G P L, Wall S A, Jayamohan J, et al. Lessons learned in posterior cranial vault distraction [J]. Journal of Craniofacial Surgery, 2014, 25(5): 1721 - 1727.

[42] Steinbacher D M, Skirpan J, Puchala J, et al. Expansion of the posterior cranial vault using distraction osteogenesis[J]. Plastic & Reconstructive Surgery, 2011, 127(2): 792 - 801.

[43] Derderian C A, Wink J D, McGrath J L, et al. Volumetric changes in cranial vault expansion: comparison of fronto-orbital advancement and posterior cranial vault distraction osteogenesis[J]. Plastic & Reconstructive Surgery, 2015, 135(6): 1665 - 1672.

［44］White N, Evans M, Dover M S, et al. Posterior calvarial vault expansion using distraction osteogenesis[J]. Child's Nervous System, 2009, 25(2): 231.

［45］Johnson Ⅲ O, Tong A, Wallner C, et al. The Role of Distraction Osteogenesis in the Surgical Management of Craniosynostosis: A Systematic Review[J]. Plastic & Reconstructive Surgery, 2014, 133 (3S): 97.

［46］Goldstein J A, Paliga J T, Wink J D, et al. A craniometric analysis of posterior cranial vault distraction osteogenesis[J]. Plastic & Reconstructive Surgery, 2013, 131(6): 1367 – 1375.

［47］Derderian C A, Bartlett S P. Open cranial vault remodeling: the evolving role of distraction osteogenesis[J]. Journal of Craniofacial Surgery, 2012, 23(1): 229 – 234.

［48］Komuro Y, Shimizu A, Ueda A, et al. Whole cranial vault expansion by continual occipital and fronto-orbital distraction in syndromic craniosynostosis[J]. Journal of Craniofacial Surgery, 2011, 22(1): 269 – 272.

［49］Derderian C A, Bastidas N, Bartlett S P. Posterior cranial vault expansion using distraction osteogenesis[J]. Child's Nervous System, 2012, 28(9): 1551 – 1556.

［50］Lao WW, Denny A D. Internal distraction osteogenesis to correct symptomatic cephalocranial disproportion[J]. Plastic Reconstructive Surgery, 2010, 126(5): 1677 – 1688.

［51］Taylor J A, Derderian C A, Bartlett S P, et al. Perioperative morbidity in posterior cranial vault expansion: distraction osteogenesis versus conventional osteotomy[J]. Plastic & Reconstructive Surgery, 2012, 129(4): 674e – 680e.

［52］Komuro Y, Yanai A, Hayashi A, et al. Cranial reshaping employing distraction and contraction in the treatment of sagittal synostosis[J]. British journal of plastic surgery, 2005, 58(2): 196 – 201.

［53］Akizuki T, Komuro Y, Ohmori K. Distraction osteogenesis for craniosynostosis[J]. Neurosurgical focus, 2000, 9(3): 1 – 7.

［54］Babatunde O M, Fragomen A T, Rozbruch S R. Noninvasive quantitative assessment of bone healing after distraction osteogenesis[J]. HSS journal, 2010, 6(1): 71 – 78.

［55］Cohen S R, Rutrick R E, Burstein F D. Distraction osteogenesis of the human craniofacial skeleton: initial experience with a new distraction system[J]. Journal of Craniofacial Surgery, 1995, 6(5): 368 – 374.

［56］Matsumoto K, Nakanishi H, Seike T, et al. Application of the distraction technique to scaphocephaly [J]. Journal of Craniofacial Surgery, 2000, 11(2): 172 – 176.

［57］Cohen S R, Boydston W, Hudgins R, et al. Monobloc and facial bipartition distraction with internal devices[J]. Journal of Craniofacial Surgery, 1999, 10(3): 244 – 251.

［58］Rappaport B A, Suresh S, Hertz S, et al. Anesthetic neurotoxicity—clinical implications of animal models[J]. New England Journal of Medicine, 2015, 372(9): 796 – 797.

［59］Rappaport B, Mellon R D, Simone A, et al. Defining safe use of anesthesia in children[J]. New England Journal of Medicine, 2011, 364(15): 1387.

［60］Lauritzen C，Sugawara Y，Kocabalkan O，et al. Spring mediated dynamic craniofacial reshaping. Case report［J］. Scand J Plast Reconstr Surg Hand Surg，1998，32(3)：331－338.

［61］Persing J A，Babler W J，Nagorsky M J，et al. Skull expansion in experimental craniosynostosis［J］. Plastic & Reconstructive Surgery，1986，78(5)：594－603.

［62］Lauritzen C G，Davis C，Ivarsson A，et al. The evolving role of springs in craniofacial surgery：the first 100 clinical cases［J］. Plastic Reconstructive Surgery，2008，121(2)：545.

［63］Davis C，Windh P，Lauritzen C G. Do expansile cranial springs erode through the cranium? J Craniofac Surg.2009,20：168－170.

［64］Davis C，Windh P，Lauritzen C G. Spring-assisted cranioplasty alters the growth vectors of adjacent cranial sutures. Plast Reconstr Surg. 2009,123：470－474.

［65］Adaptation of the cranium to spring cranioplasty forces. Childs Nerv Syst. 2010,26：367－371.

［66］Pyle J，Glazier S，Couture D，et al. Spring-assisted surgery－a surgeon's manual for the manufacture and utilization of springs in craniofacial surgery. J Craniofac Surg. 2009,20：1962－1968.

第二节　综合征型颅缝早闭症

颅面畸形经常合并全身其他部位的畸形，如四肢部的畸形，而且许多疾病也可出现颅面部的一些畸形，这种一组畸形就是一个综合征。人们通常用发现这一组畸形的医生的名字来命名这个综合征。如 Crouzon 医生发现了中面部凹陷，眼球突出的颅缝早闭症患儿。因此，以他的名字命名了这一综合征为 Crouzon 综合征，各种综合征的病因不尽相同，治疗方法也各有差异。本章集中介绍几个颅面畸形中最常见的综合征的临床表现，如 Crouzon 综合征、Apert 综合征、Saethre-Chotzen 综合征、Pfeiffer 综合征、苜蓿叶状颅骨、Muenke 综合征、Carpenter 综合征等。

一、常见的综合征

（一）Crouzon 综合征（Crouzon syndrome）

Crouzon 综合征是颅面综合征中较常见的一种综合征，发病率为 1：25 000，有患儿是遗传引起的，也有基因突变引起的。郭璐等对 Crouzon 综合征的基因突变进行检测，也得出了相同的结果，Yacubian-Fernandes A 和 Aguado AM 对 Crouzon 综合征的患儿智商进行了评估，认为不同的孩子有不同的表现。但他们的临床表现基本一样，其主要畸形发生在中面部，表现为整个上颌骨块呈严重后陷，出现中面部凹陷，眼球突出。颅骨部分常由于颅缝早闭的部位而发生相应的改变。但在少数病例中，也可出现颅部基本正常而面部畸形明显。具体表现为：

1. 颅部畸形　前额宽而扁，有时表现为短头、尖头或长头。由于有些病例可涉及多条颅缝的早闭，故可出现尖短头畸形或尖头畸形。有时在颅中央部可出现纵形骨嵴，向下直至鼻根部。如两侧冠状缝全部早闭，亦可出现额部突出的骨嵴。也有长头畸形伴有中面部凹陷，眼球突出的。有报道称有时也可出现斜头畸形。

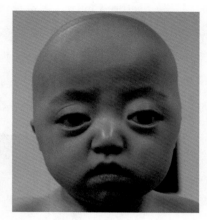

图 3-1-2-1　Crouzon 综合征的面部畸形

2. 面部畸形　面部畸形有两个典型表现。一是中面部扁平，后缩成凹陷的盘形脸，颧骨及眶顶部发育不良，眶穴极小而不能容纳眼球，以致造成突眼、貌似青蛙眼。眼部畸形可同时存在斜视。从下面观，可见鼻根平塌，鼻梁及鼻孔宽阔，侧面观则可见鼻尖隆起。而另一典型症状是严重的反咬颌畸形。患儿颅骨虽较正常，但由于上颌骨严重后缩，故 Crouzon 综合征患儿表现为下颌骨的相对前突状态。一般在小儿时期，上下颌骨的畸形关系并不明显。然而，长大后这种不协调就显得十分突出。牙齿咬颌关系不良，排列不齐，呈反咬状（图 3-1-2-1）。

（二）Apert 综合征（Apert syndrome）

Apert 综合征又称为尖头并指综合征（acrocphalo syndactyly）Ⅰ型，是一种多颅缝早闭所致的综合征。其发病率为 1∶100 000，明显低于 Crouzon 综合征，它的临床表现和颅面部的症状与 Crouzon 综合征相似，有颅缝早闭所致的头颅畸形、突眼和中面部严重发育不良。有人认为是基因突变引起的，也有人认为是遗传的，在 Apert 综合征中，头颅畸形多为尖头或短头。婴儿时期前额部明显的扁平部后倾，前囟膨凸，枕部扁平无正常突起。颅骨指数明显高于正常，在 90.8～95.0（图 3-1-2-2）。中面部，可见额部很高。轻度突眼，伴有中度的眶距增宽症，且眼眶水平轴线的外侧向下倾斜（巨眼畸形）。中面部凹陷，颅盖高拱，有时有额顶部的突起，也就是形成一个尖塔形头即塔头畸形，也有反咬颌畸形。成年患儿面部有典型的痤疮。它的特征性表现就是同时有并指（趾）畸形。手的畸形主要特征为手或足的并指（趾）畸形，常发生在第二、第三、第四指（趾）。指（趾）骨融合仅有一个指（趾）甲，手指短（图 3-1-2-3）。同时还会出现其他一些表现，如腭部牙弓黏膜下隐裂、动眼神经麻痹、不对称的突眼和上睑下垂等。

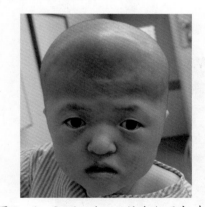

图 3-1-2-2　Apert 综合征面部畸形

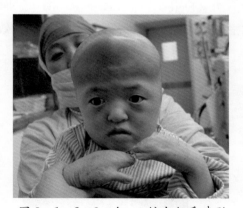

图 3-1-2-3　Apert 综合征手畸形

神经系统方面，多数患儿有智力发育迟缓，但有些学者报道，患儿的智力处于中等水平，智商接近正常人。Renier 认为家庭和社会的环境对这类孩子的智商影响很大，环境好的接近正常，环境不好的则智力低下，Cohen 认为其智力总体水平要低于正常人。

（三）Saethre-Chotzen 综合征（Saethre-Chotzen syndrome）

Saethre-Chotzen 综合征存在多种畸形：有颅缝早闭，发际低，面部不对称，上睑下垂，鼻中隔偏曲，短指，部分并指，有时有眶距增宽，此征为常染色体，具有高外显率和多表现型，Saethre 和 Chotzen 分别在 1931 年和 1932 年报道了此综合征，Kress 认为该病和 TWIST 1 基因突变有关，颅缝早闭表现为双侧冠状缝早闭，引起短头畸形，但有时两侧冠状缝闭合时间不等，而引起斜头畸形，面部不对称（图 3-1-2-4）。

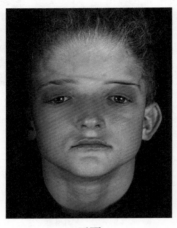

正面　　　　　　　　　　　　侧面

图 3-1-2-4　Saethre-Chotzen 综合征的表现

（四）Pfeiffer 综合征（Pfeiffer syndrome）

1964 年，Pfeiffer 描述了一种综合征，其症状包括颅缝闭合不全、宽拇指、宽踇趾和各种各样的其他特征及手部分软组织并指。在 Pfeiffer 报道的病例中提到，在一家三代中有 8 个亲属受累，一些学者注意到此症遗传类型为染色体显性，外显率完全，表现型各种各样。有散发发病患儿报告。最详细的论述是由 Cohen 报道的。Barry 认为和 FGRF 基因 2 突变有关，它表现为头颅通常为尖短头畸形，在某些病例中有颅面不对称，上颌骨发育不足和相对下颌前突，鼻梁凹陷，眶间距过宽，睑裂下斜，眼球突出，外斜视。鼻可为钩状型，高腭弓，牙槽突扁平，牙齿拥挤。颅面外科手术在其病例的效果不十分满意，至今，原因不清（图 3-1-2-5）。

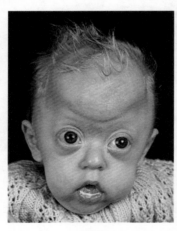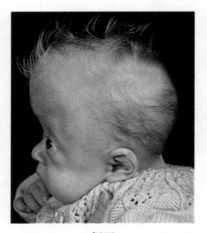

正面　　　　　　　　　　　　侧面

图 3-1-2-5　Pfeiffer 综合征的表现

（五）苜蓿叶状颅骨（Cloverleaf skull）

典型的苜蓿叶状颅骨畸形由一个有三腔的颅骨和颅缝早闭组成,形似苜蓿叶状。然而,不同的患儿畸形的严重程度不同,受累的颅缝也不同。可以累及冠状缝、人字缝和额缝。Cohen 详细地描述了这个畸形,在有些病例中脑组织可通过矢状缝膨出或通过鳞部骨缝膨出。可以见到矢状缝和鳞状骨缝早闭并伴有脑组织从开放的前囟门膨出。形成三叶的前叶,而颞部突出就形成最终的三叶颅骨,有的患儿出生时无颅缝早闭的迹象,之后发展成为三叶颅骨,当苜蓿叶状颅骨畸形严重时,耳部朝向肩部并向下移位。患儿表现面中 1/3 发育不良和相对下颌前突畸形,还可表现为各种各样的其他脑部异常。该病还易并发虹膜缺损、失明、鼻泪管阻塞、后鼻道闭锁、外耳道缺如、小口畸形、巨舌症、面斜裂、唇腭裂、悬雍垂裂、先天性心脏病(图 3-1-2-6)。

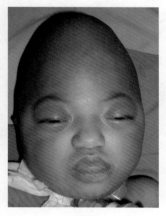

正面　　　　　　　　　　　　侧面

图 3-1-2-6　苜蓿叶状颅骨畸形的表现

（六）Muenke 综合征（Muenke syndrome）

Muenke syndrome 是 Muenke 在 1997 年描述的一个综合征,为 FGFR1、FGFR2、FGFR3 基因突变引起的一组颅面畸形,其临床表现为双侧冠状缝早闭,表现为短头畸形,没有显著的颅外畸形,有时有轻微眶距增宽和眼眶发育不良,有时伴有斜头畸形,通过基因检查可测出 FGFR1、FGFR2、FGFR3 增高,同时有双侧冠状缝早闭就可诊断为 Muenke 综合征(图 3-1-2-7)。

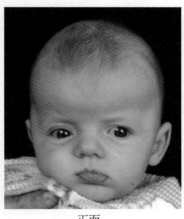

正面　　　　　　　　　　　　侧面

图 3-1-2-7　Muenke syndrome 的表现

（七）Carpenter 综合征（Carpenter syndrome）

这种综合征是 1901 年 Carpenter 首次描述的,是一种颅缝早闭的患儿伴有多指趾,指过短,手指屈曲为特征的,偶尔局部软组织有并指畸形。本综合征与前面所述的症状有些相同,在该模式中为隐性遗传。在这些患儿中的颅缝早闭类型常影响造成颅骨不对称畸形、颅面畸形。患儿通常显示身材矮小、肥胖,精神发育迟滞以及与此相关联畸形(图 3-1-2-8)。

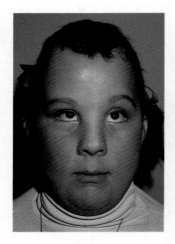
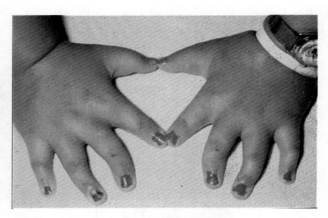

面部畸形　　　　　　　　　　　　　　　手部畸形

图 3-1-2-8　Carpenter 的临床表现(David 的病例)

二、治疗

（一）Crouzon 综合征的治疗

Crouzon 综合征的治疗开始于 Gillies(1942),他应用 Le Fort Ⅲ型手术截断颅面骨,将它前移以矫正突眼和反咬颌畸形。但 Gillie 的截骨手术过于简单,骨块前移后的空隙未予植骨,因而手术效果不佳。20 世纪 50 年代后期,Tessier 采用颅内和颅外联合径路方法,进行了 Le Fort Ⅲ型截骨前移术的尝试,并获得了满意的效果,并在 1969 年首次报道。之后人们开始用颅外法 Le Fort Ⅲ型截骨前移术治疗面中部发育不全。严重额部后倾或平坦者,可考虑行 Monobloc 手术或 Tessier 的二期法额眶、上颌前移术。

1. Crouzon 综合征的手术治疗

（1）截骨前移加植骨术:

1）颅外法 Le Fort Ⅲ型截骨和前移术(自身稳定型的 Tessier Ⅲ型截骨术):冠状切口径路。切开头皮后,在帽状腱膜层分离,两侧至颞浅筋膜下、颞肌之上;向前到额眶缘上 1.5 cm 处,切开额部颅骨膜,然后在骨膜下剥离,于眶外侧缘、眶耳平面水平切开颅骨膜和颞肌浅层,止血后用剥离子钝性分离,向两侧达颧骨颧弓表面,剥除颧弓上附着的肌肉组织。在骨膜下完全剥离眼眶的外侧壁、内侧壁,注意凿开眶上孔以显露眶上神经血管束,并游离之。用骨膜剥离子从眼眶的内外两侧向眶底和眶下缘剥离,并交通眶下缘的内外侧。中部在骨膜下剥离直至鼻根部或鼻侧软骨处。如此整个眼眶、颧弓和上颌骨的骨膜已完全剥离开。彻底止血后,用美蓝或着色笔在骨面上设计截骨线(图 3-1-2-9)。

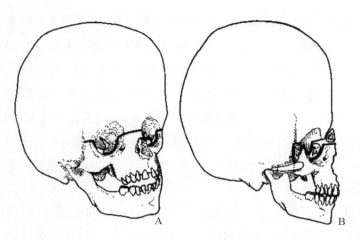

图 3-1-2-9　颅外法的 Le Fort Ⅲ型截骨和前移术

用电动或气动来复锯或摆动锯按鼻根、眶外侧缘、眶内下缘及颧弓的顺序进行截骨。截骨完成后用 Kawamoto 骨凿(弯头长骨凿)插入口内的上颌结节后方,凿开上颌结节和翼板的联接。然后用 Rowe 双头钳插入双鼻孔和上腭之间,夹持整个上颌骨和中面部,并上下、左右摇动整块中面部骨块,使之完全松动后向前拉出,使中面部骨块前移后达到正常的咬颌关系。在上下牙列间置入咬颌垫,用颌间结扎固定上颌中面部骨块,固定时应呈轻度前移以防术后骨块后缩。最后,在中面部骨块截骨前移后的骨间隙内植骨,即眶外侧缘、眶上缘、颧弓、鼻根部及上颌结节后诸间隙内植入自体髂骨或肋骨。植骨后骨块间须行钢丝结扎或微型钛板固定。应注意的是,上颌结节后的植骨较难固定,有时骨块可滑落至咽后壁的咽旁间隙中,而达不到骨固定作用,为此 Wolfe 建议,在上颌结节植入的骨块上固定一根牵引线,植骨后将牵引线缝扎于前方牙槽骨上。一旦骨块滑脱,即可提起固定线,拉起移植骨块;这不失为一种简单有效的骨固定方法。

2) 颅内—外联合前移、额眶部 Monobloc 截骨术:小儿病例(6 岁以下)可进行 Marchac 额眶前移法以扩大颅腔、前移眶顶部。颅内压增高较为明显,或伴短头、塔头畸形,或额窦发育很差者,可行颅内-外联合前移、额眶部 Monobloc 截骨术。切口及分离与前同。额眶面截骨,形成额颅块、眶带块及上颌块三大块向前移动,因而也有人称此法为三块前移法。前移骨块间分块固定,在颌颅、眶两侧、颌眶带两端及颧弓断开处分别植骨,固定。复位头皮瓣,分层缝合,见图 3-1-2-10。

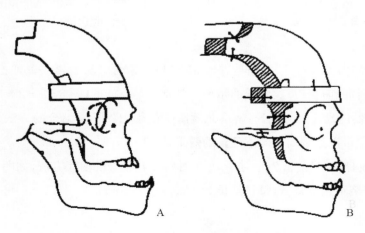

图 3-1-2-10　分段 Monobloc 截骨术

Monobloc 方法一次前移颅眶及上颌部,有效地增加了前颅底长度,增大了眼眶容积,同时也改善了颅部的外形,是较为彻底和有效的手术方法。但由于此法将颅面及颌等部的联接打断,尤其是额眶面前移后存在较大的额鼻间隙,使颅前窝(颅内)与鼻筛部(颅外)交通,易于感染和发生鼻漏,所以术后要倍加小心以防感染。

3)一期行额眶面前移,进行此种联合手术,由于手术减少了额鼻间隙的死腔,故可以减少颅内感染和骨吸收的发生率。但应注意下列几点:第一额眶带要弯曲成良好的弧度,最大限度地减少额鼻死腔,可用颅骨膜关闭鼻筛部的黏膜缺损以隔开颅内外交通;第二双鼻孔插入鼻通气管 3～5 日,让空气能自由进出以免气体由筛部缺损口进入颅内;第三术后不使用脱水剂,使大脑能充分膨胀,以充满额鼻间的死腔。

(2)截骨加牵张成骨术:

1)颅外法 Le Fort Ⅲ型截骨加外延长术:就是先进行 Le Fort Ⅲ型截骨,截骨之后安装外延长器,可用 blue 延长器或 red 延长器,进行延长,一般术后第 3 日开始延长,每日延长 3 次,每次 0.4～0.5 mm,一般总延长 1.5～3 cm。之后固定 3 个月后拆除。

2)Monobloc 截骨加外延长术,进行传统的 Monobloc 截骨之后安装 blue 延长器或 red 延长器,术后第 3 日开始延长,每日延长 3 次,每次 0.4～0.5 mm,一般延长到上颌和下颌位置正常为止。一般总延长 1.5～3 cm。之后固定 3 个月后拆除。如图 3－1－2－11。

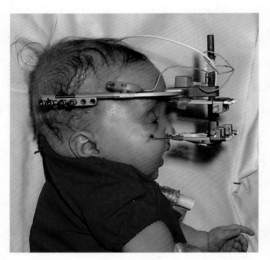

图 3－1－2－11　Monobloc 截骨加外延长术后 21 日时的情况

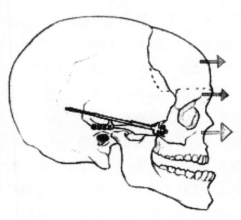

图 3－1－2－12　Monobloc 截骨加内延长术示意图

3)Monobloc 截骨加内延长术:同样的是进行 Monobloc 截骨。然后再放置延长器,只是使用内延长器进行延长,开始延长的时间和每日每次延长的距离和外延长是一样的(图 3－1－2－12)。

4)Monobloc 截骨后内延长加外延长:南京儿童医院使用内外延长结合的方法,同时进行延长,效果肯定,可以进一步研究。它可以达到向前向下延长的效果(图 3－1－2－13)。

5)后颅扩大牵张成骨术:目前认为是对 3～6 个月龄婴儿较好的治疗方法,如图 3－1－2－14 所示后冠状切口,行后枕截骨,安装牵张成骨器,每日延长 2 次,每次 0.5 mm。

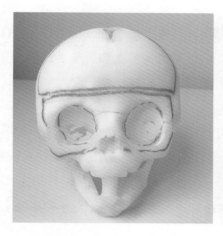
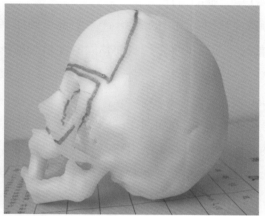

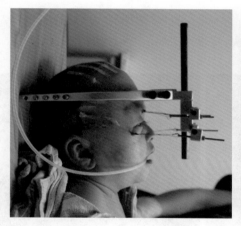
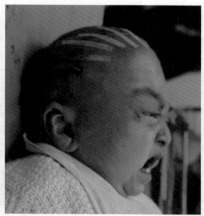

图 3-1-2-13　Monobloc 截骨后内延长加外延长术后情况

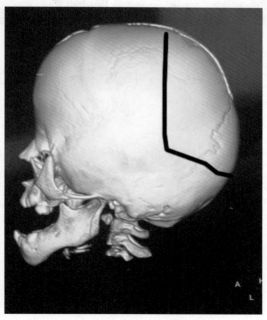

图 3-1-2-14　后颅扩大牵张成骨术的 CT 设计情况

（二）Apert 综合征的治疗

多采用额眶前移加头颅塔的成型，严重额部后倾或平坦者，可考虑行 Monobloc 手术或 Tessier 的二期法额眶、上颌前移术。目前多采用眶前移同时加塔尖整形术，但对扁头严重和后颅后缩的患儿采用后颅扩大牵张成骨术。

1. 颅型矫正术

（1）额眶前移加头颅塔矫正术：和 Crouzon 综合征的手术是相同的，进行此种联合手术，由于手术减少了额鼻间隙的死腔，故可以减少颅内感染和骨吸收的发生率。但应注意下列几点：第一额眶带要弯曲成良好的弧度，最大限度地减少额鼻死腔，可用颅骨膜关闭鼻筛部的黏膜缺损以隔开颅内外交通；第二双鼻孔插入鼻通气管 3～5 日，让空气能自由进出以免气体由筛部缺损口进入颅内；第三术后不使用脱水剂，使大脑能充分膨胀，以充满额鼻间的死腔。

（2）后颅扩大牵张成骨术：目前认为是对 3～6 个月龄婴儿较好的治疗方法，如图 3-1-2-15 所示后冠状切口，行后枕截骨，安装牵张成骨器，每日延长 2 次，每次 0.5 mm，一般延长 21～30 日。

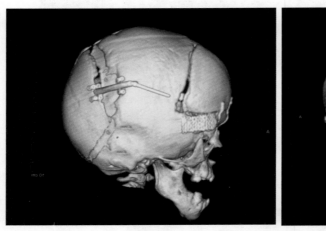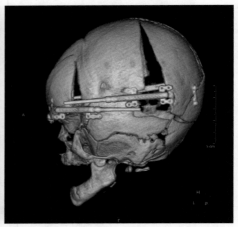

图 3-1-2-15　后颅扩大牵张成骨术的 CT 示截骨线和牵张成骨器的安装情况

2. 其他部位畸形的治疗　手畸形的矫正：多指可切除，并指可行并指分离，宽拇（踇）指（趾）较难处理，可用超声骨刀进行部分截骨以缩小指骨，短指可在 6 岁以后行指骨延长术进行矫正。

（三）其他

Saethre-Chotzen 综合征、Pfeiffer 综合征、苜蓿叶状颅骨、Muenke 综合征、Carpenter 综合征等都可用眶前移来纠正畸形，治疗原则是面中部发育不全采用 Le Fort Ⅲ型截骨术前移中面部，对额面均后缩者行 Monobloc 截骨术或分段 Monobloc 截骨术（两部截骨法），对颅部的畸形使用额眶前移术加大骨瓣转移术来修复，合并的其他畸形则不同的畸形选择不同的方法矫治，也有专家现在做后颅扩大和延长术。

（沈卫民）

参考文献

[1] Crouzon O. Dysostose cranio-faciale herediataire[J]. Bull Mem Soc Med Hop Paris，1912，33：545.

[2] Mignone F，Chiappo G，Licata D，et al. Crouzon's syndrome. Classification and description of a familial case[J]. Minerva Pediatr，1976，29；28(40)：2471-2486.

[3] 郭璐,赖燕妮,李连喜. Crouzon 综合征基因突变检测[J]. 中华医学遗传学杂志,2008,25(2)：218-220.

[4] Yacubian-Fernandes A，Ducati LG，Silva MV. Crouzon syndrome：factors related to the neuropsychological development and to the quality of life. Arq Neuropsiquiatr. 2007 Jun；65(2B)：467-471.

[5] Aguado AM，Lobo-Rodríguez B，Blanco-Menéndez R. Neuropsychological implications of Crouzon syndrome：a case report. Rev Neurol. 1999 Dec 1-15；29(11)：1040-1044.

[6] Kreiborg S. Craniofacial growth in plagiocephaly and Crouzon syndrome. Scand J Plast Reconstr Surg. 1981，15：187.

[7] 代礼,李娜娜,袁玉梅. 一例 Apert 综合征患儿的 FGFR2 基因突变分析[J].中华医学遗传学杂志,2010, 27(6)：682-684.

[8] Cohen MM，Jr. Skeletal abnormalities in the Apert syndrome. Am J Med Genet 1993，47：624.

[9] Cohen MM，Jr.，Kreiborg S. Agenesis of the corpus callosum. Its associated anomalies and syndromes with special reference to the Apert syndrome. Neurosurg Clin N Am 1991，2：565.

[10] Yacubian-Fernandes A，Palhares A，Giglio A，et al. Apert syndrome：factors involved in the cognitive development. Arq Neuropsiquiatr. 2005 Dec；63(4)：963-968.

[11] Campis LB. Children with Apert syndrome：developmental and psychologic considerations. Clin Plast Surg. 1991 Apr；18(2)：409-416.

[12] Renier D，Arnaud E，Cinalli G. Prognosis for mental function in Apert's syndrome. J Neurosurg. 1996 Jul；85(1)：66-72.

[13] Cohen MM Jr，Kreiborg S. The central nervous system in the Apert syndrome. Am J Med Genet. 1990 Jan；35(1)：36-45.

[14] Kress W，Schropp C，Lieb G. Saethre-Chotzen syndrome caused by TWIST 1 gene mutations：functional differentiation from Muenke coronal synostosis syndrome. Eur J Hum Genet. 2006 Jan；14(1)：39-48.

[15] Barry GP，Ny BM，Zackai EH. A case report of a patient with Pfeiffer syndrome, an FGRF 2 mutation (Trp290Cys) and unique ocular anterior segment findings. Ophthalmic Genet. 2010，31(4)：193-195.

[16] Cohen MM，Jr. Discussion：the cloverleaf skull anomaly：managing extreme cranio-orbitofaciostenosis. Plast Reconstr Surg 1993，91：10.

[17] Muenke M，Gripp KW，McDonald-McGinn DM，et al. A unique point mutation in the fibroblast

growth factor receptor 3 gene (FGFR3) defines a new craniosynostosis syndrome. Am J Hum Genet 1997,60:555 - 564.

[18] Matsumoto K, Nakanishi H, Koizumi Y, et al. Segmental distraction of the midface in a patient with Crouzon syndrome. J Craniofac Surg, 2002,13(2):273 - 278.

[19] Witherow H, Dunaway D, Evans R, et al. Functional outcomes in monobloc advancement by distraction using the rigid external distractor device. Plast Reconstr Surg,2008,121(4):1311 - 1322.

[20] 穆雄铮,俞哲元,韦敏,等.中面部外置式牵张成骨治疗 Crouzon 综合征[J].中华整形外科杂志,2007, 23(4):277 - 280.

[21] Nishimoto S, Oyama T, Shimizu F, et al. Fronto-facial monobloc advancement with rigid external distraction (RED II) system. J Craniofac Surg, 2004,15(1):54 - 59.

[22] Phillips JH, George AK, Tompson B. Le Fort III osteotomy or distraction osteogenesis imperfecta: your choice. Plast Reconstr Surg, 2006,117(4):1255 - 1260.

[23] Satoh K, Mitsukawa N, Hosaka Y. Dual midfacial distraction osteogenesis: Le Fort III minus I and Le Fort I for syndromic craniosynostosis. Plast Reconstr Surg, 2003,111(3):1019 - 1028.

[24] Meling TR, Hans-Erik H, Per S, et al. Le Fort III distraction osteogenesis in syndromal craniosynostosis. J Craniofac Surg, 2006,17(1):28 - 39.

[25] Holmes AD, Wright GW, Meara JG, et al. Le Fort III internal distraction in syndromic craniosynostosis. J Craniofac Surg,2002,13(2):262 - 272.

[26] Mathijssen I, Arnaud E, Marchac D,et al. Respiratory outcome of mid-face advancement with distraction: a comparison between Le Fort III and frontofacial monobloc. J Craniofac Surg,2006,17(5): 880 - 882.

[27] Cruz AA,Akaishi PM,Arnaud E, et al. Exorbitism correction of faciocraniosynostoses by Monobloc frontofacial advancement with distraction osteogenesis. J Craniofac Surg,2007,18(2):355 - 360.

[28] Meling TR, Due-Tønnessen BJ, Høgevold HE,et al. Monobloc distraction osteogenesis in pediatric patients with severe syndromal craniosynostosis. J Craniofac Surg, 2004,15(6):990 - 1001.

[29] Witherow H, Dunaway D, Ponniah A,et al. Monobloc distraction in an infant, using the rigid external distractor: problems and solutionsd—a case report. J Craniomaxillofac Surg,2008, 36(1):15 - 20.

[30] 沈卫民,崔杰,陈建兵. Monobloc 分段截骨双向牵引治疗婴儿 Crouzon 综合征[J].中华整形外科杂志, 2011,27(5):327 - 331.

[31] Steinbacher DM, Skirpan J, Puchała J. Expansion of the Posterior Cranial Vault Using Distraction Osteogenesis Plast. Reconstr. Surg. 2011, 127: 780 - 792.

[32] Saiepour D, Nilsson P, Leikola J. Posterior cranial distraction in the treatment of craniosynostosis— effects on intracranial volume. Eur J Plast Surg (2013) 36:679 - 684.

第三节　脑脊膜膨出畸形

脑脊膜膨出是小儿常见的先天性发育畸形。在我国先天性缺陷畸形发生率中排第二位,发病率为 (1~3)/1000。脑脊膜膨出的分类较简单,根据其不同部位,可分为脑膜膨出(meningocele)脑膜脑膨出 (menigoencephalocele)、脊膜膨出(spinal meningocele)。

一、病因

一般认为脑膨出与胚胎期神经管发育不良、中胚叶发育停止有关,可能受孕初数周内孕妇的外伤、感染、新陈代谢障碍等因素影响。脑脊膜膨出的发病因素目前还不清楚,发病机制尚没有弄清,多数学者认为根本原因在于先天性或获得性因素,使神经管的形成、腔化、变性和分化过程受到损害而产生神经管缺陷。现在研究认为主要与以下因素有关:

(一)遗传因素

基因是主要原因。动物实验发现,某些基因突变,如 Cart Ⅰ 基因突变、F52 缺失能产生动物脑脊膜膨出。脊髓脊膜膨出基因学研究目前主要处在动物实验阶段,通过用类维生素 A 饲养怀孕大鼠,获得其孕 15.5 日、17.5 日、19.5 日胚胎,用蛋白印迹和免疫组织化学检测 Eed、Rnf2、Su212 和 H3k27me3 蛋白表达及多梳组蛋白(polycomb group protein)在类维生素 A 组和控制对照组表达差异,结果提示多梳组蛋白可能参与了脊柱裂脊髓脊膜膨出的发病。Cossais 等对 SOX10 结构在小鸡神经管形成的功能分析,结果提示 SOX10 结构参与了脊髓的发育,可能与脊柱裂脊髓脊膜膨出有关;虽然类似的动物实验较多,但脊柱裂脊髓脊膜膨出人类基因检测的研究相对较少,其发病基因争议颇大。Isik 等报道通过对脊柱裂脊髓脊膜膨出合并肛门直肠畸形,骶骨畸形的 CmTanino 综合征患儿基因检测发现染色体 7(7p36)同源基因 HIxB9 为脊柱裂脊髓脊膜膨出的主要致病基因。

(二)其他

代谢、环境及营养的不好都会引起脑脊膜膨出的发生。此外,母亲妊娠期间叶酸缺乏或药物作用如抗癫痫药丙戊酸、抗肿瘤药氨甲蝶呤等都有很高的致畸率。

二、脑膜膨出

脑膜膨出分为隐性和显性两类,占颅椎管闭合不全总数的 8%~9%,发生在颅腔的中线部位,少数可偏于一侧,颅穹隆部、颅底部均可发生。发生于颅穹隆部者可自枕、后囟、顶骨间、前囟、额骨间或额部膨出,以枕部和鼻根部脑膨出最为多见。发生于颅底部者,多为隐性脑膜膨出。

1. 病理与分型

(1) 隐性脑膜膨出:发生于颅底部。轻度只有简单的颅骨小缺损,位于鼻根点于枕外粗隆的矢状线上。重度发生在颅底部,位于鼻根部,有少数突出于鼻腔、鼻咽腔或眼眶等处,可引起一些面部外形的改变如眼距增宽、眼球突出。部分患儿有呼吸吞咽困难等症状。

(2) 显性脑膜膨出:按颅腔膨出的内容物性质来划分,可分为:① 单纯脑膜膨出(meningocele):内容物为脑膜和脑脊液;② 脑膨出(encephalocele):内容物为脑膜、脑实质,无脑脊液;③ 脑膜脑膨出(meningoencephalocele):内容物为脑膜、脑实质和脑脊液。

有部分患儿合并有脑积水、视路结构异常和胼胝体发育不良、多趾畸形、小颌、腭裂、鼻裂畸形及室间隔缺损等。

2. 临床表现 最主要表现为局部肿块,脑膜膨出患儿在出生时局部就有肿块膨出。肿块的形状和大小不一致,大的肿块多位于枕部,可比患儿的头颅还大,其颅骨缺损的直径可达数厘米,整个肿块张力高,不能压缩,啼哭时肿块张力不变,同时肿块表面的皮肤变薄、糜烂或有溃疡形成,有头发稀疏等现象。膨出肿块较小者颅骨缺损常较小,最小甚至只有针孔大小,部分肿块根部呈蒂状与颅内相连;当小儿哭吵时,可触知囊内压力增加,小儿静止时又可有压缩感。囊性透光试验阳性者,为单纯脑膜膨出;若为阴性,则囊内容物多含有脑组织。位于颅底部的脑膜膨出形状变异较多。在鼻根部膨出者两眼距增宽及眼眶变小,如鼻腔被压则呼吸困难并可引起泪囊炎。从眼眶后方膨出者患侧眼眶扩大,眼球突出。从筛板向鼻腔膨出者,形状则类似鼻息肉,可出现鼻闭、脑脊液鼻漏等症状。大多数脑膜膨出患儿可无症状,患儿生长发育及智力正常;少数患儿可表现为智能低下、抽搐、腱反射亢进、病理反射阳性及不同程度脑瘫等脑损害症状。

3. 诊断 常规拍 CT 和 MRI 检查,其颅脑 CT 扫描能显示有否颅骨缺损,肿块是否与颅内相通,囊内容物有否合并颅内其他畸形;而 MRI 脑扫描可以明确颅裂的部位、形态,推断其膨出的内容物,与脑脊液循环是否交通,是否合并颅内其他畸形等。

根据上述各点,结合头颅 CT 及磁共振检查,一般均易诊断。

4. 治疗 只有通过手术来治疗。治疗的目的是封闭颅裂处的缺孔,切除膨出物及其内容物。

(1) 小的脑膜膨出:缺损小于 1.5 cm 患儿的一般不修补颅骨缺损,只需将软组织紧密缝合,使其不漏失脑脊液。

(2) 大的脑膜膨出或位于颅底部的脑膜膨出,须修补颅骨缺孔和硬脑膜及颅面成型术。有颅外修补和颅内外联合修补术。

1) 颅外修补术:沿肿块外围皮肤切口,切开皮肤,深度直达骨面。分离眶骨膜,从骨膜下剥离到肿块蒂部。推入部分肿物内容物,于膨出体蒂部结扎,切断,再次检查,缝合结扎膨出体蒂部断端。将结扎之蒂部向颅内还纳,铺盖筋膜。缝合关闭接口,表面皮肤用皮瓣旋转修复。对直径大于 1.5 cm 的缺损,要用 3D 打印的缺损钛网或 Medpor 或骨水泥修复缺损。即在还纳蒂部后用 3D 打印的植入物覆盖缺损,外用皮瓣转移修复皮肤缺损。

2) 颅内外联合修补术(一般适用于鼻根部脑膜膨出):选择大冠状切口,切开头皮至帽状腱膜下,剥离至眶缘上 1 cm,切开骨膜,剥离游离出眶上和眶周,在额骨,做额骨瓣。打开前颅,手术截骨拿下眶骨,充分暴露颅底,分离还纳膨出的脑组织。如果脑组织坏死,可去除脑组织,但注意,不要损伤脑部血管。游离缝合修补膨出的脑膜。按眶距增宽的方法去除部分眶中间的骨组织,缩小眶距。把眶骨向中间闭拢,用钛板固定。关闭颅腔,放引流。

脑膜膨出的临床表现和颅内外联合修补术的手术可见特殊病例如图 3-1-3-1。

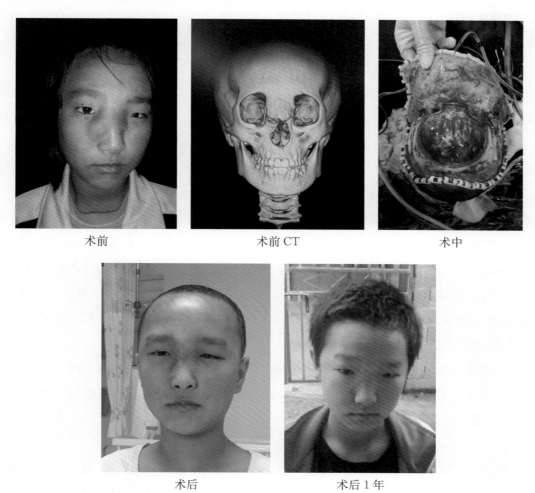

术前 术前 CT 术中

术后 术后 1 年

图 3-1-3-1 鼻根部的脑膜膨出术前和颅内外联合修补术的手术经过和术前术后照片

三、脊膜膨出

脊膜膨出一般分为三种类型,即脊髓脊膜膨出、脂肪瘤型脊髓脊膜膨出和单纯脊膜膨出。

(一)病理

1. 脊髓脊膜膨出(myelomeningocele) 可发生在背部中线任何位置,通常在腰骶和骶尾部。其病理改变为椎管腔局部缺损并可伴有椎体畸形、脊膜膨出,膨出脊膜囊内含有神经组织,其附着在囊肿壁上,组成囊肿壁的一部分。肿块表面为一菲薄壁,无皮肤覆盖。蛛网膜从脊髓组织侧面发出,与囊肿壁融合,形成了蛛网膜下腔隙,内含脑脊液。

2. 脂肪瘤型脊髓脊膜膨出(lipomyelomeningocele)　椎管腔局部膨大,通过椎管缺损向背侧突出,形成一高出皮面的肿块。肿块表面皮肤完整,内含脑脊液和脊髓。皮下脂肪瘤和膨出脊髓及硬脊膜混合生长,组成囊肿的顶壁;有时,大量脂肪通过椎管缺损涌入椎管腔内,硬脊膜被皮下脂肪瘤完全侵蚀,失去正常结构,脂肪瘤长入硬脊膜下腔,与低位的脊髓背侧粘连混合生长,脊髓被牵拉、栓系。

3. 单纯脊膜膨出(simple meningocele)　该类型脊膜膨出的特点是脊膜自骨缺损处向外膨出,囊内含脑脊液,无脊髓及马尾神经。

（二）临床表现

1. 一般脊膜膨出　从颈椎到尾椎一线上出现肿块,质软且肿块表面为一菲薄壁,有的无皮肤覆盖。有的有皮肤覆盖,但肿块表面有不正常皮肤,该皮肤色青,无皮下组织,真皮层呈瘢痕样变性,直接与囊壁相粘连。囊肿壁由硬脊膜、蛛网膜、软脑膜及发育畸形的脊髓组成,通过椎管缺损突出到皮肤外。此型好发于腰、胸腰段,神经损害症状最严重,往往可同时伴有双下肢功能障碍、足畸形、膀胱肛门括约肌功能障碍、脊柱畸形等。Chiari 畸形及脑积水发生率很高(99%),其次为脊髓积水(40%～80%)、脊髓纵裂(30%～40%)及蛛网膜囊肿(20%)。单纯脊膜膨出外观与脂肪瘤型脊髓脊膜膨出相同。当囊肿向脊柱背侧膨出,称背部单纯脊膜膨出;囊肿向骶骨腹侧膨出,则称骶前脊膜膨出。单纯脊膜膨出,一般无神经损害症状。

2. 脂肪脊髓脊膜膨出　外观上为背部一肿块,表面覆盖着正常皮肤,有的最初体积较小,以后随着年龄增大或在短期内迅速增大。其体积小者通常呈圆形,较大者多不规则,有的有一细颈样蒂,有的基底宽阔。膨出物的表面,有的皮肤上有疏密不一的长毛和(或)异常色素沉着,有的表现为毛细血管瘤,有的在膨出物上或其附近有深浅不一的皮肤凹陷。

脂肪脊髓脊膜膨出可发生在脊柱任何节段,临床上可有不同程度的下肢瘫痪、足畸形、步态异常及膀胱肛门括约肌功能障碍。严重者往往合并 Chiari 畸形、脑积水、脑发育不良、脊髓积水、脊髓纵裂等。晚期症状有脊柱侧弯、肾盂积水等。

（三）诊断

通过产前超声,90%～95%的胎儿脊膜膨出能够被诊断出,而母体血清 AFP 检查能够监测出 50%～90%,但有 5%的假阳性。脊膜膨出胎儿在孕 4 个月后就有可能通过胎儿超声及母体血清 AFP 检测出。如果上述检查提示胎儿患有脊膜膨出,需进一步做羊水穿刺检测羊水中 AFP 及乙酰胆碱酯酶的水平,因为这两项指标能使脊膜膨出诊断的准确率上升到 97%。

患儿出生后根据囊性肿块外观特征及临床表现一般易于诊断。脊柱 X 线平片可了解骨缺损及脊柱畸形情况;脊柱 MRI 检查能直观地了解病变部位、病变类型以及有无其他脊髓畸形存在;对于婴儿或囊肿较大的囊性脊柱裂,还可以利用 B 超检查,了解膨出脊膜内容物以及局部椎管腔内的病变情况。

肛门直肠测压以及尿流动力学检查可区别神经源性及非神经源性的大小便失禁,因此不仅可作为临床病变程度以及疗效的判断依据,还可作为神经管闭合不全的辅助检查。

（四）治疗

对只有膜的脊髓脊膜膨出通常都是在出生 24～72 小时内手术,除非患儿身体条件无法耐受手术或麻醉。对于脂肪脊髓脊膜膨出患儿一经发现,尽快手术。手术的目的是把神经基板关闭到椎管腔内,重建内环境,传导神经元功能修复表面缺损。

1. 一般的脊膜膨出手术　① 将神经基板分离下来,重建成管状,并保护好所有神经组织;② 在缺损边缘硬膜外间隙分离硬膜,并密闭缝合,但需给新建的神经管留下足够的硬膜下空间;③ 游离脊柱旁肌肉和筋膜向中线缝合;④ 修复皮肤创面,可皮肤及皮下组织在筋膜下四周游离减张,不够的做侧方皮瓣旋转修复。

2. 脂肪脊髓脊膜膨出或脊髓脂肪瘤的手术　手术方法是首先分离皮下脂肪瘤,注意不要完全切除皮下脂肪瘤,因为这会使表面的皮肤缺血,影响伤口愈合;接着,在椎管缺损的头端切开椎板,以暴露正常解剖结构,然后小心地逐步从头向尾切除脂肪瘤并进入椎管腔;接下来的步骤如下:① 将脊髓圆锥从其附着的脂肪瘤、软脊膜及硬脊膜上分离下来;② 用激光刀或超声吸引器缩减髓内脂肪团块以减轻脊髓和脊髓圆锥的压力;③ 切断终丝;④ 扩大、密闭缝合硬膜;⑤ 严密缝合脊柱旁肌肉、腰骶筋膜及皮肤。

应该注意到单纯脊膜膨出,一般沿肿块四周做一直梭形切口,从囊壁外面进行游离,直至膨出囊的颈部。内囊的顶部切开,探查囊内无神经组织,修剪多余囊壁,基底缝合硬脊膜。游离椎板缺损周边的椎旁肌筋膜,覆盖椎管缺损,不够的可以旋转周围的腰大肌修复肌肉缺损,外部皮瓣旋转修复。

3. 胎儿期发现的脊膜膨出　胎儿外科长期以来,一直提倡宫内修补脊髓脊膜膨出,以减少羊水对神经的毒性以及脑积水的发生。胎儿外科一直是小儿外科中较先进的部分。美国一所研究机构发表了一项非随机性的调查报告,他们总结了 1990~1999 年间所做的宫内脊髓脊膜膨出修补术的效果,包括是否需要脑室腹腔分流术、产科并发症、分娩时的孕期和新生儿的体重,与出生后行脊髓脊膜膨出修补术的患儿比较,得出结论为宫内修补术可减少后脑疝的发生率,从而减少了需要行分流术的脑积水的发生,值得国内同行去探索。但是胎儿外科有风险,脊膜膨出的胎儿手术增加了如下的风险,如羊水过少、需住院治疗的产前子宫收缩、早产(32 周 vs 36 周)及低体重儿(2171 g vs 3075 g)。在孕 24 周行宫内脊髓脊膜膨出修补术后曾发生胎儿早产,孕 32 周分娩而发生致死性的肺发育不良。同时宫内修补术对远端感觉运动功能及泌尿系统恢复几乎没有帮助。由于样本量小、随访期短,所得结果的评价受到一定限制。因此,脊髓脊膜膨出宫内修补术是可行的,但手术时机的选择和什么资质的医院可以开展需要认证和研究。

四、脊髓栓系综合征

脊髓栓系综合征(tethered cord syndrome,TCS)是由于各种先天和后天原因使正常的脊髓回缩被病理性改变束缚,致圆锥低位,脊髓发生慢性进行性病理改变而引起一系列神经功能障碍和畸形的综合征。

1. 病因与病理　胚胎 3 个月时脊髓长度与椎管长度等长,以后脊柱生长的速度快于脊髓,脊柱向尾端增长,脊髓向头侧移动,脊髓圆锥不断上升。约在妊娠 30 周时圆锥上升到腰椎 3 水平。正常婴儿出生时,其圆锥位于腰椎 3 椎体下缘,出生后 2~3 个月逐渐升至腰椎 1 椎体下缘或腰椎 2 椎体上缘,此水平以下为马尾神经,自圆锥向下为一根细长的终丝,终丝主要由室管膜及神经胶质细胞组成,直径约 0.5 mm,起固定脊髓作用。在椎管硬脊膜囊内的终丝称为内终丝,内终丝在硬脊膜囊的末端穿出止于第 2 尾椎后缘的骨膜上,称为外终丝。当终丝被脂肪组织包裹或发生纤维变性时,终丝增粗,直径大于 2 mm,发生脊髓牵拉现象,导致脊髓栓系综合征。造成小儿脊髓栓系的原因很多,除上述终丝被脂肪浸润造成终丝粗大变性外,神经管闭合不全(隐性脊柱裂、脊髓脊膜膨出、脂肪瘤/脂肪脊髓脊膜膨出、脊髓纵裂),椎管内胚胎组织残余肿瘤、纤维血管神经束带等也可引起脊髓栓系。

脊髓受到牵拉使部分神经组织在代谢和生理方面产生改变,脊髓的神经元和神经胶质细胞完全依赖线粒体中的二磷酸腺苷提供能量,脊髓受牵拉时,其血循环发生障碍导致代谢率降低,使脊髓神经根发生缺血缺氧,造成脊髓传导束或低位中枢病变,从而产生感觉、运动及括约肌功能障碍等多种表现。脊髓各段对牵拉的易感性不同,骶尾脊髓最易损伤,腰段次之。

2. 分型　按脊髓栓系综合征的病因可分为原发性和继发性。原发性脊髓栓系综合征因终丝粗大,神经管闭合不全引起。它可分为隐性脊柱裂、脊髓脊膜膨出、脂肪瘤/脂肪脊髓脊膜膨出、脊髓纵裂。椎管内胚胎组织残余肿瘤等病理因素造成脊髓、圆锥受牵拉,位置下降。而继发性脊髓栓系综合征因神经管闭合不全修补术后或其他手术后导致脊髓粘连及圆锥低位。

还有的分类可根据 MRI 表现及脊髓栓系发生的机制,将其分为 5 型:① 终丝粗大型;② 脂肪瘤型;③ 椎管术后瘢痕粘连型;④ 椎管内肿瘤致脊髓栓系;⑤ 混合型。

3. 临床表现　脊髓栓系的临床表现很复杂。原发性脊髓栓系综合征根据和它并发的各种先天性畸形而表现。这些畸形对脊髓圆锥牵拉的程度决定于出现症状的年龄。当脊髓圆锥被严重牵拉时,婴儿期会出现神经损害;牵拉程度不严重时则为轻微的非进展性损害;最轻微的牵拉在小儿期可无症状。因此,临床表现要根据病因出现,但多数有其他伴发畸形,可根据伴发的畸形去检查,达到早期发现。如患儿存在腰背部皮肤异常,包括腰骶部正中毛发丛,皮肤凹陷,皮肤窦道,皮肤瘢痕样组织,血管瘤,皮下脂肪增厚,赘生物以及显性脊柱裂(脊膜膨出、脊髓脊膜膨出、脂肪脊髓脊膜膨出),腰骶部正中肿块要进一步检查。脊髓栓系与脊髓脊膜膨出,尤其是脂肪瘤/脂肪脊髓脊膜膨出密切相关,脂肪瘤可在椎管内、椎管外或通过椎管缺损内外相连。脊髓纵裂畸形也是造成脊髓栓系综合征的另一原因,其骨性或纤维性分隔以及脊髓纵裂Ⅰ型硬膜鞘栓系脊髓阻止其上升。因此,临床上出现下肢感觉、运动功能障碍或畸形、大小便障碍等神经损害的症候群。当出现神经症状时可表现为出现运动功能障碍,主要为进行性下肢无力和步行困难,可表现为上运动神经元损伤,如下肢痉挛性瘫痪、步态不稳、腱反射亢进;也可表现为下运动神经元损伤,如下肢无力、肌张力减退、腱反射减弱或消失,可以不对称仅一侧下肢变细、无力。出现排尿和排便功能障碍,泌尿系统功能障碍,以尿失禁、排尿异常最多见。根据膀胱功能检测,有痉挛性小膀胱和低张力大膀胱之分:前者系上运动神经元损伤,后者为下运动神经元损伤。排便功能障碍表现为失禁和便秘。此外脊柱的畸形有脊柱侧弯、前凸、后凸、半椎体、蝴蝶椎等。足畸形中以高弓足最多见,其次为马蹄内翻足。

4. 影像学检查与诊断

(1) X 线平片:可显示骨性异常,如隐性脊柱裂、脊髓纵裂骨性间隔等。

(2) CT 扫描:平扫能显示棘突裂,对脊髓纵裂有骨性间隔的经螺旋 CT 三维成像后更客观,但 CT 对软组织分辨率较低难以显示增粗的终丝。

(3) MRI 扫描:有较高的软组织分辨率,能行矢状位、轴位、冠状位检查,成为诊断脊髓栓系最佳的方法。MRI 矢状位能清楚显示圆锥的位置,终丝的形态、粗细及固定部位。其次,MRI 易于显示合并的畸形及椎管内占位情况。由神经管闭合不全(引起脊膜膨出、脊髓脊膜膨出、脂肪脊髓脊膜膨出)引起的脊髓栓系在 MRI 上能清楚显示。

（4）诊断：可以根据病史、临床表现和 CT 扫描、MRI 扫描进行确诊。对显性脊柱裂引起的脊髓栓系，经 MRI 检查后均能获得明确诊断。隐性脊柱裂伴脊髓栓系或终丝病变引起脊髓栓系，早期易被忽视，故对背部皮肤异常者（局部毛发丛、血管瘤、皮肤窦道、浅凹、皮下脂肪增厚、皮肤赘生物等）必须行 MRI 检查。

5. 治疗　治疗脊髓栓系的唯一方法就是手术。手术的目的是解除对脊髓的栓系，松解粘连，解除各种栓系对脊髓的压迫，恢复受损部位的微循环，促使神经功能最大限度地恢复。手术应在显微镜下操作，术中神经电生理监测非常重要。以神经外科治疗为主要，整形外科做辅助修复外面的缺损。

不同病理类型的脊髓栓系其术后的效果并不相同。故术前需做详细的检查，尤其是 MRI 检查，对脊髓栓系病理类型的认识有治疗指导意义。

（1）脂肪瘤脊髓栓系：脂肪瘤脊髓栓系是较多见的一种病理类型，解剖复杂，效果难以估计。椎管内外脂肪瘤大小、形态各异，而且不具有完整的包膜。脂肪瘤与脊髓神经终丝广泛粘连，脂肪瘤瘤体内常有迷行的神经组织，故脂肪瘤组织广泛切除会造成神经损伤，手术时最好在电生理监测下进行，利用电生理监测和定位的功能，术中辨别解剖上不确定的神经组织，并予以保留和提醒手术医生及时纠正可能引起神经损害的操作。手术的目的：切除部分脂肪组织，松解脂肪瘤与硬脊膜囊粘连，解除栓系，扩大椎管腔，扩大修补硬脊膜囊。

（2）腰骶脊髓脊膜膨出栓系：术前 MRI 检查能清楚显示脊髓的位置、形态，终丝增粗，硬脊膜和脊柱裂的情况。MRI 显示脊髓圆锥低位、终丝增粗，脊髓被脂肪组织或其他畸形固定的手术，应扩大椎管腔，切断终丝，梳理马尾神经根的粘连，重建硬脊膜囊。

（3）终丝增粗：MRI 显示圆锥位置低于第 3 腰椎水平，终丝增粗，直径大于 2 mm 或终丝脂肪变性者行终丝切断即可。

（4）脊髓纵裂：分为Ⅰ、Ⅱ型，两者的手术方法也不同。Ⅰ型的脊髓纵裂，两个半侧脊髓被各自的由硬脊膜形成的鞘管所包裹，中间隔内有骨嵴，需要完整切除骨嵴，然后打开两侧硬脊膜囊，再将硬脊膜缝合。Ⅱ型脊髓纵裂位于同一硬脊膜囊内，手术只需打开硬脊膜，分离粘连，切除纤维隔。

（5）使用皮瓣和肌瓣修复：脊髓纵裂和膨出部位的深部和体表组织缺损，使用腰大肌和背部侧方皮瓣旋转就可达到修复。对超大缺损，可转移皮瓣后，在供区植皮修复缺损。

（沈卫民）

参考文献

[1] 李华龙,梁鹏.脊髓脊膜膨出的研究进展[J].中华神经外科杂志,2012,6,28(6):643-645.

[2] 王忠诚.神经外科学[M].武汉:湖北科学技术出版社,1998,829-831.

第四节　眶距增宽症

　　"三庭五眼"可以很容易确定人的眼间距离,也是人体正常五官的正常表象,而眼眶之间的距离变宽,使人很直接地就可以观察出这个人的容貌存在异常,这不但影响美感,同时也给患儿带来了很大的心理压力,甚至让患儿产生自卑和轻生念头,因此多少年来人们都在寻找治疗方法,Tessier 进行了这方面的研究,并成功地治疗了眶距增宽(orbital hypertelorism),同时也以此奠定了现代颅面外科。

一、眶距增宽症的病因和病理改变

　　眶距增宽症是指两眼眶间骨性距离过度增宽的一种疾病,它是由 Grelg 在 1942 年首先提出的,当时 Grelg 报道了两侧眼眶距离过大的先天性颅面部畸形。

　　面部的发育主要是由胚胎期的第一对鳃弓以及额鼻突共同发育而成的,所以先天性的眶距增宽即由于胚胎期的第一对鳃弓发育不良以及额鼻突的发育不良所致。且为常染色体显性遗传,具有一定的遗传倾向。眶距增宽是一种独立出现的颅面部畸形,但也可以并发有其他畸形;当眶距增宽合并有其他畸形时,我们将此称为 Grelg 综合征。

　　眶距增宽不是一个疾病,而是某些疾病的一个症状,原因很多,目前经典的引起眶距增宽症的疾病是 Tessier 提出的六种可能病因:① 中面部或颅面部原发性发育不良;② 颅面裂;③ 颅面部正中裂或鼻裂;④ 额鼻部的脑膜膨出或额窦肥大;⑤ 有些综合征型的颅缝早闭症,如见于 Crouzon 及 Apert 综合征患儿等;⑥ Cohen 等亦曾描述了额颅骨发育不良综合征,它实际上是一种累及颅、额、鼻及颅骨的骨发育异常,症状之一就是眼眶间距较正常人为宽,即 Cohen 综合征,这六种病因为眶距增宽的常见病因。另外,还有多种后天性疾病也可引起骨性眶间距增宽症,如肿瘤,外伤等,这些都是继发性眶距增宽。

　　眶距增宽症的病理改变除眶间距离增宽外,患儿的颅面骨及颅前窝也有改变;在眶距增宽症患儿可观察到鼻中隔、鼻骨、筛骨、筛板及嗅窝等部位均宽于正常人,颅前窝也较宽,鼻根部宽阔平塌,无正常鼻梁隆起。有时在正中位的脑-脑膜膨出病例中,可以发现鼻根部存在正中沟状裂隙,因此,眶距增宽症是其他疾病或综合征的一个症状。

二、眶距增宽症的临床表现

　　眶距增宽症表现为眼眶间骨性距离超过 32 mm,鼻根部宽阔平塌,无正常鼻梁隆起,有的在眶间有肿物隆起,面目特别,同时有的患儿会有面裂,中面部或颅面部原发性发育不良,颅缝早闭症等的表现。

三、眶距增宽症的诊断及分度

（一）眶距的测量

测量两眼眶的骨性标志以眶内侧壁的泪嵴（dacryon）点为测量基准。它是上颌骨鼻突、额骨及泪骨的交汇点。此点可用手指在眶内侧皮下触及。两侧泪嵴点间的距离称为内眶距离（interorbital distance，IOD），测量两泪嵴点之间距离就可得出眶间距离，以它作为评估眶距的标准（图3-1-4-1）。

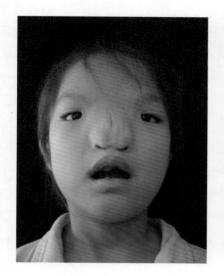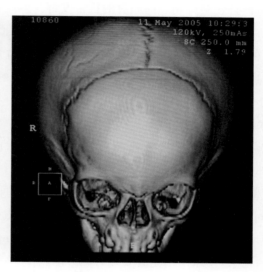

图3-1-4-1　眶距增宽及测量

（二）眶距增宽症的分度

眶距增宽症的严重程度可按 Tessier 的分类分为三度，但这是按照西方人的标准进行分型的。

一度：轻度眶距增宽，在30~34 mm 之间。

二度：中度眶距增宽，在35~39 mm 之间。

三度：重度眶距增宽，大于40 mm，或虽在39~40 mm 但伴有眼球横轴歪斜或高低不平者。

东方人的眶间距较西方人为宽，故测定眶距增宽症的诊断标准也有所不同。根据测定和临床经验，参照 Tessier 的分类标准，穆雄铮教授初步提出适合于中国人的眶距增宽症诊断标准，即Ⅰ度眶距增宽的 IOD 在32~35 mm，Ⅱ度眶距增宽的 IOD 在36~39 mm，Ⅲ度眶距增宽的 IOD 则在40 mm 以上。王侠教授也对中国人的眶间距进行了测量，结果和穆教授的基本相同。

除上述测定法外，正确的眶间距离测量还依赖于在手术时直接测量两侧泪嵴间的真实骨间距离，也可在 CT 片上测量两侧泪嵴间的距离，但一般比实际值要偏小。

对小儿就不能按宽度去分类，而是按睑裂在面部的比例来判断宽窄。眶间距大于睑裂的为眶距增宽症。

（三）眶距增宽症的诊断

一般通过人体骨性结构的测量和影像学测量就可诊断，东方人通过影像学（三维 CT 和 X 线）和人体触摸眶间泪嵴点测量其间距离，超过32 mm 的可诊断眶距增宽症。

四、治疗

（一）手术年龄

目前趋向于较早进行手术矫治，一般来说，3～5岁时进行手术为最佳时机。Converse曾主张在婴儿早期手术，在他的一组病例中，最小年龄仅为4个月的婴儿。Munro则对1岁的婴儿进行了眶距矫正，McCarthy则主张在3～5岁进行手术。因此，手术年龄没有定论，不过过早手术，在进行眶缘下截骨时会损伤恒牙的胚胎，而且还会影响颅面颌骨的正常发育。因此，在3～5岁时期进行手术矫治，可有助于学龄前小儿的心理改善；但最主要的是，由于此时骨组织较薄软，而且截骨距离短于成人，手术操作远较成人方便。Tessier建议，在眶下缘截骨时，其水平截面应在眶下孔血管神经束以上的部位进行离断，这样就不至于损伤牙齿的胚胎。这个位置相当于恒牙单尖齿和小儿时高位的上颌窦，因此，不易损伤到牙胚，也有人提倡早期手术，也就是1岁半时就可手术。

（二）手术指征和术式的选择

眶距增宽症的主要临床表现是两侧眼眶间距离比正常人宽大，双眼向外侧移位，眼眶间距离超过32 mm，鼻根部显得广阔而且塌陷，无正常的鼻梁隆起，同时还常伴有上颌骨发育不足，这就是手术指征。严重的眶距增宽常伴有双眼外斜视，以至于患儿的两眼不能同时聚焦视物、同时伴有不同程度的眼外肌功能障碍，以及不同程度的泪器异常，例如鼻泪管梗阻，泪小点缺失等。这些就可以成为进行眶距增宽矫治的必要指征。眶距增宽常存在于某些综合征中，例如Crouzon、Apert综合征及Cohen综合征等，对这些并发眶距增宽的综合征进行手术矫治是必要的，应该是手术指征。对于某些轻度眶距增宽患儿，就其本身的临床症状而言，可以谨慎地斟酌是否实行手术矫治，但是某些社会心理因素却决定了眶距增宽的手术指征。

对于一度的眶距增宽症一般选用隆鼻加内眦嘴皮矫正术和C形截骨术，对于二度也就是中度眶距增宽症一般选用C形截骨术和颅外径路的U形截骨术，对于三度也就是重度眶距增宽症则采用颅内外联合径路矫正眶距增宽症。

（三）眶距增宽症的传统治疗

1. 眶距增宽症的传统术式　有颅内外联合径路矫正眶距增宽症（O形截骨术）、颅外径路截骨手术两种，颅外径路截骨手术有眶内侧壁截断及内移手术和U形截骨术。

2. 眶距增宽症的手术治疗

（1）颅内外联合径路矫正眶距增宽症：

1）切口和颅骨暴露：选用横颅冠状切口，皮下打肿胀液（1∶10 000肾上腺素），切开皮下至帽状腱膜下分离额部，暴露额骨，在眶上1.5 cm处，切开骨膜，暴露出额骨，在骨膜下完全剥离眼眶的外侧壁、内侧壁，注意凿开眶上孔以显露眶上神经血管束，并游离之。暴露出整个需要手术操作的颅骨部位。

2）暴露眼眶骨骼：侧面在耳前由颞肌膜表面分离至眶侧壁，沿眶外侧壁切开颞肌膜覆着在眶外侧缘。沿眶外侧骨膜下剥离眶周软组织，同样分离眶中间部分时，要向下切开部分额肌腱膜，这样才能暴露出鼻骨和眶内侧下缘。

3）眶侧和下缘截骨：如图3-1-4-2所示用美蓝或着色笔在眶侧壁骨面上设计截骨线。用骨膜剥离子从眼眶的内外两侧向眶底和眶下缘剥离，并交通眶下缘的内外侧，用来复锯锯开侧壁，用骨凿凿开眶下缘。

4）前额开窗和眶额桥的制备：彻底止血后，用美蓝或着色笔在额骨面上和眶中间设计截骨线，画出眶额桥。按测量的距离设计眶中间的截除部分,如图3-1-4-3所示,在额部额骨做半圆形开窗,暴露眶顶。按设计线截骨制备出前额眶上骨桥,也就是眶额桥。

5）眶间距缩短的截骨手术:沿着眶中间部分暴露的鼻骨,在中部,在骨膜下剥离至鼻侧软骨处。保护好鼻泪管,分离鼻中间增宽部分,把软骨从鼻骨处分离下来。保留鼻中隔的黏膜和筛板黏膜;如此,整个眼眶的骨膜已完全剥离开。游离眶周骨性结构。眶中间处理有两种方式,一种是在眶正中间截除一条骨块来缩小眶间距(图3-1-4-4)。另一种为保留中间的嗅丝部分的骨骼和部分筛骨正中板的旁正中截骨术,就是在正中的两旁各去掉一块骨板,再把眶向中间靠拢,减少眶间距。现在较多选用保留鼻骨中央和部分筛骨正中板的旁正中截骨术,它包括双侧眼眶周壁及眶底的截骨术,但应保留鼻骨中央一条与眶上额带的完整鼻额骨,即中面部截骨形成两个游离的眶架和中央骨条的三个骨块(图3-1-4-5)。在眶架后方截断眶壁时,截骨术必须在眶顶部的眶上裂部位距蝶骨嵴8～10 mm处进行。用电动或气动来复锯或摆动锯进行鼻根、眶外侧缘、眶内下缘的截骨。截下眼眶,把截断的眼眶向中央靠拢固定在眶额带和中间的鼻骨上,最后在眶外侧植骨,用自体肋骨填充眼眶内移后的空隙,两眼眶内移后用钢丝固定。最后把骨窗的骨瓣复位、固定。

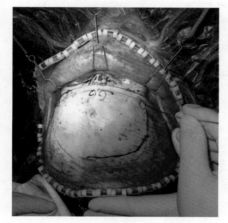

图3-1-4-2　手术设计,术中画线的情况

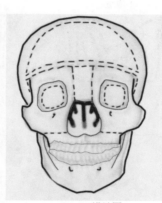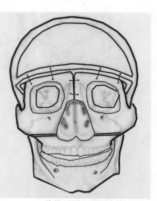

A. 设计图　　　B. 截骨后固定的示意图

图3-1-4-3　眶距增宽症的眶间截骨术设计图

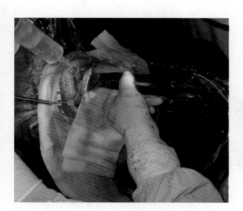

图3-1-4-4　眶距增宽症的眶间截骨术,截下中间部分的情况

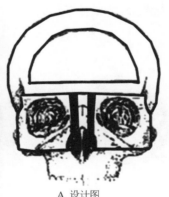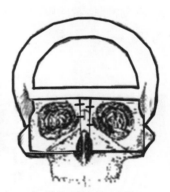

A. 设计图　　　B. 截骨后固定的示意图

图3-1-4-5　保留正中骨条的眶距增宽症眶间截骨术的截骨线设计图

6)鼻背鼻尖的整复:去除增厚的鼻软骨,注意勿损伤鼻黏膜,鼻子成形可用自体肋骨隆鼻,形成鼻背和鼻尖。一般取一半软骨和一半肋骨,把肋骨用钛钉固定在眶间骨上,固定好肋骨后开始把头皮软组织复位,缝合,放置两根负压引流条。

(2)颅外径路的 U 形截骨术:可选用冠状切口,在眶内侧壁、外侧壁、眶下缘和眶底进行截骨,截下骨块呈 U 形,同时截除中央部过宽的鼻根部及筛窦组织,将眶下部向中央靠拢,结扎固定,并在两侧的眶外缘截骨间隙中进行植骨。手术切口沿眶周外下区进行,术后瘢痕较少(图3-1-4-6)。术中眶架下缘截骨时,有损伤牙齿胚胎的风险,故 Tessier 建议水平截骨面应在眶下孔血管神经束以上的部位进行离断。这个位置相当于恒牙单尖齿和小儿时高位的上颌窦,上颌窦的最后发育下降,要等到恒牙萌出后才开始。手术切口沿眶周外下区进行,术后瘢痕较少。U 形截骨术可以缩短 IOD 的距离约 10 mm,故适用于 IOD 小于 40 mm 的病例,也就是本术式适用于中度眶距增宽症。

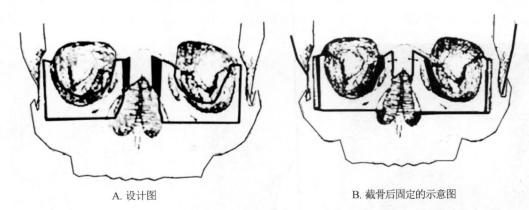

A. 设计图　　　　　　　　　　　　　　　B. 截骨后固定的示意图

图 3-1-4-6　U 形截骨术截骨线设计图

(3)C 形截骨眶距增宽矫正术:在气管内插管全麻下施行颅外径路。手术过程包括:

1)取鼻正中切口,切开皮肤至鼻尖,分离至鼻额骨,切开骨膜。

2)显露眼眶骨骼:沿骨膜下剥离鼻额骨及眶周软组织,保护视神经和鼻泪管。

3)眶周截骨:截除眶间骨性增宽部分,保留鼻中隔的黏膜和筛板黏膜;从额骨鼻骨 C 形截下眶内侧壁骨性结构(图3-1-4-7)。

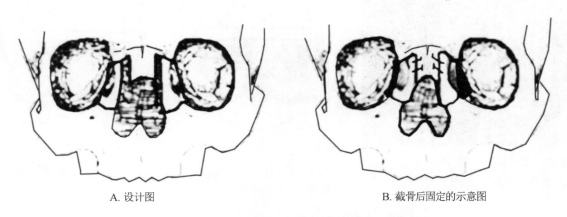

A. 设计图　　　　　　　　　　　　　　　B. 截骨后固定的示意图

图 3-1-4-7　C 形截骨术的截骨线设计图

4）两眼眶内壁内移 5 mm，尼龙线固定，内眦用钢丝缝合。用自体肋骨填充眼眶内移后的空隙。

5）用自体肋骨隆鼻，形成鼻背和鼻尖。

（四）其他畸形的几种术式

由于眶距增宽症同时合并有面部的不对称和额眶面的宽大畸形，因此人们又开始进行研究和治疗，如用两块旋转法矫正额眶面的宽大畸形，而对面部不对称则采用患侧加高法来矫正。两块旋转法，是把上颌连着眶从正中截开，截除眶间增宽的距离骨块，把两个上颌骨旋转向中靠拢固定，如图 3-1-4-8 所示，之后为了保留嗅丝，Marchac 改良了两块旋转法，其中间保留一条骨条，而在其旁分别截除两块骨条，最后把两块骨向中间靠拢，固定在中间的骨块和上面的额骨瓣上，如图 3-1-4-9 所示，Panchal 对传统的术式进行了术后的评估，认为传统的术式可以很好的解决骨性眶距，但存在着眶间软组织多的缺点，Posnick 用三维测量对两块旋转法眶距增宽矫正术的术后进行了追踪评价，认为两块旋转法可以很好地矫正眶距增宽，但创伤较大。我国学者穆雄铮，韦敏，顾清，柳大烈等都进行了眶距增宽矫正术研究，沈卫民改革了现有截骨术，进行了倒 U 形截骨，取得了成功。

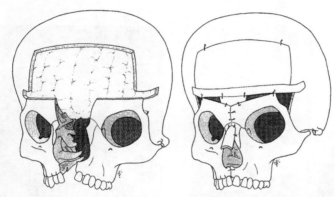

图 3-1-4-8　Ortiz Monasterio 的两块旋转法眶距增宽矫正术示意图

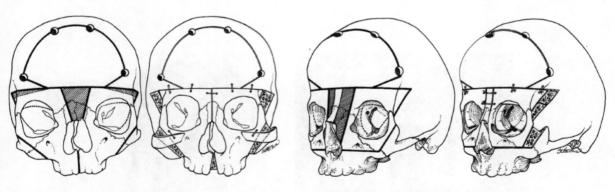

图 3-1-4-9　Marchac 的改良两块旋转法眶距增宽矫正术示意图

五、倒 U 形截骨术

手术仍选用冠状切口，在帽状腱膜下分离。在眶内侧壁、外侧壁、眶下缘和眶底进行截骨，截下骨块如图 3-1-4-10A 所示呈倒 U 形，同时截除中央部过宽的鼻根部及筛窦组织，将倒 U 形眶向中央靠拢，结扎固定(图 3-1-4-10B),并在两侧的眶外缘截骨间隙中进行植骨。手术切口沿眶周外下区进行,术后瘢痕较少(图 3-1-4-10)。术中可以避免眶下缘截骨,倒 U 形截骨术可以适用于中度重度眶距增宽症。

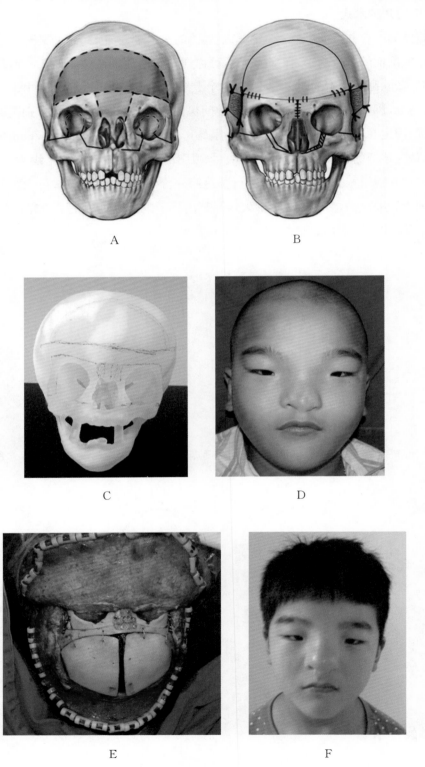

图 3-1-4-10 倒 U 形截骨术的设计和实例:AB 为设计图,CDEF 为实例

六、对眶距增宽症的再认识

（一）眶距增宽症面临的困惑和挑战

眶距增宽是一个面部畸形的症状，如何更好地治疗它，南京儿童医院认为现在存在着较大的困惑，困惑一是认为眶距增宽是经典的颅面外科手术，应该按传统的治疗方法进行，但治疗后往往效果不理想，现行的方法只能改变眶的骨性眶距，而对真正的软组织眶距改观并不大，有一种花了很大力气而达不到预想效果的感觉；困惑二是手术损伤大，却达不到预想的效果，我们在思考，能否用损伤小的手术来改善这一症状，所以我们主张用最小的损伤换取最大的效果，我认为这是当今颅面外科应该研究的方向，也就是主张不开颅从颅外径路来治疗眶距增宽症，希望能够用损伤小的方法解决所有眶距增宽的治疗，我们的方法是扩大眶内侧截骨，增加眶外侧壁内植骨来缩小眶距，具体如下。

（二）减少损伤的眶距增宽症治疗方法

减少损伤的眶距增宽症治疗手术的基本原理包括以下 4 个要点：① 尽量在内侧切除眶间异常扩大部（鼻骨、筛板、筛窦等）；② 基于功能眼眶的概念行眶内壁三维立体骨切除及眶外侧内壁的游离；③ 以眶上缘骨带作为支持眶内外结构移动的单位；④ 作内眦韧带固定和自体骨移植再造眶外形。

手术可先截除鼻中隔的过宽鼻骨及筛窦，然后将部分或全部眶内侧壁和鼻眶缘截断后连同内眦韧带向中央靠拢，最后进行钢丝结扎固定，或应用微型钢板固定。眶内侧壁的截骨，主要累及泪囊窝、筛骨、筛板及鼻骨。眼眶内上缘截骨需注意勿进入颅内，泪囊窝的浅面截骨，应避免损伤泪囊。筛骨和筛板打开后可不予处理，不打开额窦，如截骨进入颅内，只要无明显的脑脊液漏，可不予处理。眶内侧壁内移，并游离整个眼周组织，在眶外侧壁内植入要缩短眶距离的 1/2 宽度的骨块，移动整个眼眶的位置，故实际上是通过改变两侧内眦点及其附着骨块向中央靠拢从而纠正内眦间的过宽畸形，另外再在外侧植骨把眼球推向内侧，使整个眼眶得到水平方向的再造，这样截骨量少，损伤小，但存在内眦韧带固定钢丝的切割应力导致内眦韧带断裂，还有术后容易再次出现内眦间距过宽等症状，需要进一步研究和探索。

（沈卫民）

参考文献

［1］Tessier P，Guiot G，Rougerie J，et al. Osteotomies cranio-naso-orbito-facial osteotomies：Hypertelorism（in French）［J］. Ann Chir Plast，1967，12：103－118.

［2］Tessier P. Experiences in the treatment of orbital hypertelorism［J］. Plast Reconstr Surg，1974，53：1.

［3］Cohen MM，Jr.，Kreiborg S. Agenesis of the corpus callosum. Its associated anomalies and syndromes with special reference to the Apert syndrome［J］. Neurosurg Clin N Am 1991，2：565.

［4］穆雄铮，冯胜之，张涤生. 眶距增宽症治疗总结（64 例分析）［J］. 口腔颌面外科杂志，2001，11（3）：192－194.

［5］穆雄铮，冯胜之，张涤生，等.内眶距测量的初步报告［J］.口腔颌面外科志，1995，5（4）：203－204.

［6］王侠，王大玫，马勇光. 国人眶间距和眶内侧壁间距的测量及眶距增宽手术改良［J］. 中华整形外科杂志，2001，17（1）：202－223.

[7] Converse JM, Ransohoff J, Mathews ES, et al. Ocular hypertelorism and pseudohypertelorism. Advances in surgical treatment. Plast Reconstr Surg 1970,45:1.

[8] Munro IR. Improving results in orbital hypertelorism correction. Annl Plast Surg 1979, 499－570.

[9] McCarthy JG, La Trenta GS, Breitbart AS, et al. Hypertelorism correction in the young child. Plast Reconstr Surg 1990,86:214.

[10] Ortiz Monasterio F, Medina O, Musolas A. Geometrical planning for the correction of orbital hypertelorism. Plast Reconstr Surg. 1990 Oct;86(4):650－657.

[11] Marchac D, Sati S, Renier D, et al. Hypertelorism Correction: What Happens with Growth? Evaluation of a Series of 95 Surgical Cases. Plast Reconstr Surg. 2012, 129(3):713－727.

[12] Panchal J, Kimyo, Stelnicki E, et al. Quantitative assessment of osseous, ocular, and periocular changes after hypertelorism surgery. Plast Reconstr Surg,1999,104:16218.

[13] Posnick J C, Waitzman A, Armstrong D, et al. Monobloc and facial bipartition osteoteotomies:quantitative assessment of presenting deformity and surgical results based on computed tomography scans. J Oral Maxillofac Surg, 1995,53:358.

[14] Whitaker LA, Vander KC. Orbital reconstruction in hypertelorism. Otolaryngol Clin North Am, 1988,21:1992200.

[15] 顾清,穆雄铮. 眶距增宽症的诊断和分类标准及手术治疗[J].组织工程与重建外科杂志,2009,5(2):117－120.

[16] 韦敏,穆雄铮,冯胜之,等. 眶距增宽症鼻成形术[J].中华整形外科杂志,2001,17(2):102－104.

[17] 穆雄铮,韦敏,张如鸿,等. 眶缘眶壁分层截骨术治疗眼眶及眶周畸形[J].中华眼科杂志,2003,39(9):524－527.

[18] 崔杰,王刚,陈建兵. 眶距增宽症的鼻额成形术6例报告[J].南京医科大学学报(自然科学版),2007,27(12):1469－1470.

[19] 沈卫民,崔杰,王顺荣,等. 颅外径路手术矫正眶距增宽症二例[J].中华整形外科杂志,2005,21:399－400.

[20] Weimin Shen, Treatment of Orbital Hypertelorism Using Inverted U-Shaped Osteotomy. J Craniofac Surg 2015,26: 415－417.

第五节　眼睑眼眶畸形

一、上睑下垂

上睑下垂指提上睑肌(动眼神经支配)和 Müller 平滑肌(颈交感神经支配)的功能不全或丧失,以致上睑呈现部分或全部下垂,轻者遮盖部分瞳孔,严重者瞳孔全部被遮盖,不但有碍美观和影响视力,先天性者还可造成重度弱视。为了克服视力障碍,患儿常紧缩额肌,借以提高上睑缘的位置,结果额皮横皱,额纹加深,眉毛高竖。双侧下垂者,因需仰首视物,常形成一种仰头皱额的特殊姿态。

(一)病因

先天性上睑下垂(congenital ptosis)以双侧多见,有遗传性可以是显性或隐性遗传。主要原因是动眼神经核发育不全或提上睑肌发育不全所致。前者除上睑下垂外常伴有其他眼外肌麻痹或小睑裂和内眦赘皮等,后者通常为单纯性上睑下垂。后天性上睑下垂(acquired ptosis)可因眼睑本身的病变引起,也可因神经系统或其他全身性疾患引起。

1. 下垂发生的原因是眼睑本身重量的增加和(或)提上睑肌肉及支配神经功能不同程度的异常。先天性上睑下垂从手术和尸体解剖中发现有以下几种情况:提上睑肌完全缺如,或与上直肌融合;肌肉发育不良,为一薄带;肌肉被纤维条索取代;肌肉上端异位;肌肉有明显的萎缩性改变,但并不累及 Müller 平滑肌纤维。

2. 分类

上眼睑下垂可以是单侧或双侧,可分为先天性和后天性两类,从下垂程度可分为完全下垂、不全下垂及假性下垂。

1. 先天性上睑下垂分以下几种

(1) 单纯性上睑下垂:占所有先天性上睑下垂病例的3/4。由于提上睑肌与上直肌在发育过程中存在着密切关系,因此部分患儿可同时呈现两种肌肉的功能障碍,即除上睑下垂外,眼球上转功能也受限制。

(2) 上睑下垂伴有其他眼睑先天异常:如内眦赘皮、睑裂狭小等。

(3) 上睑下垂伴随其他眼外肌麻痹:如上直肌、下斜肌麻痹或动眼神经麻痹。

(4) Marcus-Gunn 现象:多为单侧。当咀嚼张嘴或将下颌朝向健侧运动时则下垂的眼睑可突然举起。可能因三叉神经核的翼外神经部分与提上睑肌的神经核之间存在某些联系,或由三叉神经与动眼神经之间在周围发生运动支的联系所致。

2. 后天性上睑下垂

(1) 机械性上睑下垂:系眼睑本身的病变,直接破坏提上睑肌及 Müller 平滑肌;也可由于病变使眼睑变肥厚致机械性下垂。如眼睑肿瘤、淀粉样变、严重沙眼、炎性水肿、外伤、组织增殖(象皮病)等都是较常见的原因。

(2) 肌源性上睑下垂:常见于重症肌无力及进行性眼外肌麻痹。重症肌无力引起的上睑下垂常因疲劳而加重,早晨比下午为轻,并有其他眼外肌无力现象,眼球运动受到某种程度的限制。注射新斯的明后,症状显著改善,诊断即可确定。

进行性眼外肌麻痹症的病变在眼外肌神经核,不仅局限于提上睑肌,还有其他眼外肌麻痹,多为双侧。这种病例少见。

(3) 神经源性上睑下垂:

1) 神经源性上睑下垂:程度较显著,由于动眼神经或神经核受损所致,通常为单侧性。除上睑下垂外还常有其他眼外肌麻痹,使眼球向内、向上、向下运动受限,常伴瞳孔散大,并复视。

2) 核上性病变:大脑皮层病变可致上睑下垂。额叶、颞叶或角回的某一区的实验性病灶均能产生上睑下垂。临床上偶尔能见到大脑半球病变引起病灶对侧的上睑下垂,外观和 Horner 综合征的睑下垂类似。一侧半球病变引起双侧睑下垂亦不少见,和一侧大脑半球支配双侧提上睑肌有关。

3）睁眼失用性上睑下垂：是一种特殊类型，常见于进行性核上性麻痹，表现为意志性和非意志性睁眼运动的分离，即意志性睁眼能力丧失，而随机性睁眼正常，仰头运动常使眼突然睁开。如果持续时间短暂，则是提上睑肌的运动神经核遭受异常抑制结果，眼睛不能意志性睁开，表现为试图睁眼反使闭眼的时间延长。提上睑肌肌力正常，亦无眼轮匝肌痉挛性收缩，可能系锥体外系功能障碍的表现。

4）交感神经麻痹性上睑下垂：单侧多见，程度较轻，同时由于下睑睑板肌也受累，眼轮匝肌的张力占优势，使患侧下睑缘要比健侧高，同时还有瞳孔缩小（瞳孔扩大肌麻痹）、眼球内陷、眶内平滑肌麻痹，患侧半面无汗、温度升高等症状，构成 Horner 综合征。少数病例还可出现暂时性眼压降低、头面部、结膜、虹膜血管扩张等现象。交感神经麻痹和动眼神经麻痹所致的上睑下垂的鉴别除上述以外，还有下述 2 点：A. 交感性睑下垂时，上睑皱褶存在说明提上睑肌功能健全；B. 上睑的上举运动与眼球的上转运动协调一致。

5）癔症性上睑下垂：多为双侧，系眼部眼轮匝肌痉挛的结果。一般睑裂变窄与眉弓上提并存，常有其他癔症性表现，如黑矇、管状视野等。

（4）全身性疾患：如某些内分泌疾病和代谢病可引起睑下垂，称为代谢性和中毒性上睑下垂。约 1/3 的糖尿病患儿有此征。双侧多，单侧少。甲状腺功能减退的睑下垂同样多见，二者均系交感神经系统的张力减低，导致 Müller 肌松弛的结果。妊娠期单侧睑下垂的机制不明。急性感染、贫血和子痫均可出现睑下垂。砷剂、长春新碱和皮质类固醇偶尔亦可引起。

（5）假性上睑下垂：系上睑缺乏正常支撑所致。见于无眼球、小眼球、眼球萎缩、眼球内陷、半侧面部萎缩、老年人眶脂肪减少以及外伤性眼球下移等。

（二）手术治疗

1. 手术前检查　先确定上睑下垂的病因：新斯的明试验排除重症肌无力，咀嚼下颌运动试验排除 Macus-Gunn 综合征。

下垂量测定：原位凝视时，上睑缘位于瞳孔上缘，下垂量为 1～2 mm，为轻度下垂；上睑缘遮盖瞳孔上 1/3，下垂量为 3～4 mm，为中度下垂；上睑缘着落到瞳孔中心水平线，下垂量约为 4 mm 或 4 mm 以上，为重度下垂。

2. 手术的时机

（1）一般先天性上睑下垂：3～5 岁以后，学龄前为宜。

（2）严重的先天性上睑下垂：在麻醉安全的前提下，1 岁左右。

（3）外伤性上睑下垂：伤后 1 年病情稳定后。

（4）神经源性上睑下垂：病情稳定 6 个月后。

（5）伴其他眼外肌麻痹，有复视者：先矫正复视，再矫正上睑下垂。

（6）重症肌无力致上睑下垂者：药物疗效不佳，上睑下垂固定，无复视，1 年后可手术。

（7）下颌-瞬目综合征：青春发育期后下垂仍明显者。

3. 手术方法　先天性上眼睑下垂最理想的治疗方法是进行美容整形手术，常用的有以下三种手术方法：

（1）上睑提肌缩短术：这种方法是采用缩短上睑提肌来达到眼皮上提的目的，适于轻度上眼睑下垂者。经过无数术者的改良，现在的手术方法变化很多，大致可分为经结膜切口（内切口法）和经皮肤切口（外切口法）或结膜和皮肤联合切口的方法。适应于双侧或单侧轻度或中度先天性上眼睑下垂，且提上睑肌仍有部分功能者(提上睑肌的肌力在 5 mm 或 5 mm 以上)。亦可用于后天引起的腱膜性上眼睑下垂。此种手术方法保持了肌肉原有的行走与运动方向,比较符合眼睛的生理要求,术后效果也比较理想。但是,此法仅限于提上睑肌有部分功能的轻中度的上眼睑下垂,如提上睑肌功能较差(提上睑肌肌力不足 5 mm),进行提上睑肌缩短或再加肌止缘前移,手术效果可能不理想,如该肌功能完全缺失,则手术更难奏效,勉强进行大量肌缩短,术后会导致严重睑闭合不全、复视等严重并发症。

(2)额肌筋膜悬吊法:这种方法是利用各种材料或组织的帮助将睑板和额肌联结起来,间接利用额肌肌力,矫正上眼睑下垂。目前应用的材料和组织有自体宽筋膜、皮肤、肌肉、同种异体硬脑膜、同种异体巩膜、丝线、银线、不锈钢线、硅胶条等。其中以自体宽筋膜较好,它植入后不会被排斥,不会延长,手术后睑裂高度和眼睑形态稳定。缺点是患儿大腿要多作一切口,不易被患儿接受,术者也觉麻烦,而且患儿要利用额肌收缩抬眉使睑裂开大,所以术后患儿有不同程度的抬眉现象。使用异体硬脑膜或异体巩膜提吊,但数年后睑裂又慢慢下垂,或睑的某部分出现变形,也有少数因植入组织较早被吸收或纤维化而失去疗效。丝线近期矫正效果很好,手术操作方便,但维持时间比异体硬脑膜或巩膜短得多,目前已基本不采用。

(3)额肌瓣法:这也是一种利用额头肌肉收缩来加强上睑提肌功能的方法。方法是直接利用额肌作成额肌瓣,下移与上睑板缝合固定,直接用额肌肌力提上睑矫正睑下垂,称为额肌肌瓣直接悬吊术,这一方法不用通过中间联结物起作用,避免了间接利用额肌的缺点,适用于额肌功能良好,先天性或后天性上眼睑下垂,尤其对严重的上眼睑下垂效果好,亦可用于其他手术方法矫正上眼睑下垂失败的病例。由于此手术为动式,患儿在治疗后不仅能睁眼,而且能闭眼,此外,额部的深皱纹在手术后可自然消失,使额部显得宽阔、平坦,且患儿在术后还可获得重睑的美容效果。

这种手术的优点是只在眼皮沿着重睑皱襞(双眼皮线)处做一小切口,就可以通过分离转移额肌瓣完成手术,起到使眼睛睁大的作用,效果可靠持久。既避免了切取大腿部筋膜的痛苦,同时还可形成双眼皮,使眼睛恢复神采,更加美丽。眼部其他畸形包括:睑外翻、睑内翻、上眼睑下垂、睫毛缺损、眉畸形与缺损、眼睑缺损、眦角畸形、睑球粘连、眼球摘除后上睑凹陷畸形、结膜囊缩窄、倒睫等。具体方法可见图 3-1-5-1。

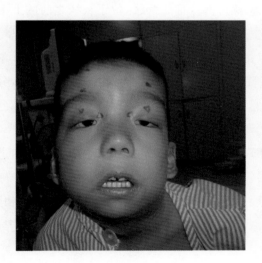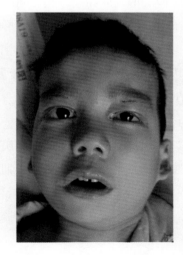

图 3-1-5-1　额肌瓣法手术实例

4. 手术方式选择

（1）肌力＜4 mm：额肌瓣悬吊、硅胶带悬吊、阔筋膜悬吊。

（2）肌力 4～9 mm：提上睑肌缩短术。

（3）肌力≥10 mm：提上睑肌腱膜折叠术。

（4）腱膜性上睑下垂：腱膜分离修复术；睑板结膜 muller 肌切除术。

（5）Macus-Gunn 综合征：提上睑肌离断＋额肌悬吊术。

5. 手术并发症及处理

（1）矫正不足：可于术后 3～6 个月再行矫正手术。

（2）矫正过度：轻度一般不必处理，2 周后一般可逐渐减轻。重者须及早拆除固定缝线，用力向下按摩上睑，或再次手术。

（3）暴露性角膜炎：为预防并发症的发生，遵医嘱于术后 2 个月内常规白天点人工泪液，晚上睡前涂眼药膏，一旦出现角膜炎症，下睑作 Frost 缝线，涂大量眼药膏，经保守治疗 2 日无好转者，应将上睑复位。

（4）眶上神经痛：一般无需特殊处理，亦可服用止痛药物和维生素 B_1 对症治疗。

（5）结膜脱垂：5-0 丝线在穹隆部作 2～3 对褥式缝合至切口皮下结扎。

（6）眼睑内翻：组织肿胀、缝线睑板固定点过低；如因组织肿胀造成内翻可在近内侧睑缘皮肤作一褥式牵引缝线，用胶布固定在额部；明显的内翻则打开切口重新调整缝线。

（7）感染。

（8）血肿：主要见于额肌悬吊术，术中损伤眶上血管及分支。预防：分离额肌瓣不要达到眶上切迹处。

二、眼睑缺损

（一）眼睑的解剖

眼睑在解剖结构上分为上下两部分，称为上睑和下睑。上下睑的游离缘称为睑缘，上下睑缘之间的裂口称为睑裂。上下睑缘的皮肤和睑结膜之间的线状移行部分称为灰线，位于灰线之前的上下睑缘上长着排列整齐的睫毛。上下睑缘在鼻侧和颞侧交接形成内眦和外眦，内眦角较为圆钝，包绕着泪阜，该处的上下睑缘各有一乳头状隆起，上有泪小管开口，称为泪点；外眦角较为尖锐，在国人要略高于内眦角。上下睑板在内外眦部融合成内外眦韧带，内眦韧带附着于鼻骨的前泪嵴上，外眦韧带又分为上下两支，分别附着于眶外侧壁近眶缘的 Whitnall 结节骨膜上。

（二）眼睑的分层

在组织学上，由前向后可将眼睑分成七层，即：① 皮肤层；② 皮下组织层；③ 眼轮匝肌层（横纹肌）；④ 肌下组织层；⑤ 纤维层（睑板）；⑥ Müller 肌层（平滑肌）；⑦ 结膜层（睑结膜）。

在临床上，以灰线为界线将眼睑分成前后两层。前层包括皮肤、皮下组织、眼轮匝肌和肌下组织，称为皮肤肌肉层；后层包括睑板、Müller 肌和睑结膜，称为睑板结膜层。这一分层的概念对于指导眼睑的重建手术极为重要。

（三）眼睑缺损的分类

一般来说，眼睑缺损可分为：

(1) 按缺损的深度分为眼睑浅层(或前层)缺损、眼睑全层缺损。

(2) 按缺损的范围分为眼睑部分缺损、眼睑亚全和全缺损。

(3) 按缺损的部位分为睑缘缺损、眼睑外侧部缺损、眼睑中央部缺损和眼睑内侧部缺损。

(4) 按缺损的原因分为先天性、外伤性或手术性等。临床上,这些情况可能同时存在,因此眼睑缺损的分类较难统一。

(四) 眼睑缺损的治疗

眼睑缺损的治疗分为浅层眼睑缺损修复和全层眼睑缺损修复。

1. 浅层眼睑缺损修复手术方法

(1) 直接缝合法:适用于范围较小的眼睑缺损。即缺损横径不超过全睑长度 1/3 的情况。

(2) 缺损部推移法或滑行皮瓣修复法:缺损部推移法适用于下睑缘全层缺损大于眼睑全长 1/3~1/2 的情况。滑行皮瓣法适用于眼睑缺损区水平径大而垂直径小的皮肤缺损修复。

(3) 对侧组织修复法:睑缺损大于眼睑全长的 1/2 时、上下睑的睑缘、睑板一部分或同时缺损,其重建术难度较大,可采用对侧睑组织移行修复睑损。

(4) 水平推进皮瓣切除病灶,将缺损区修剪成矩形后,切开缺损一侧或两侧的灰线,在缺损的下缘作一个或两个与灰线平行的切口,皮下潜行剥离后,将缺损一侧或两侧的皮肤向缺损处推进。用 5-0 丝线间断缝合。

(5) 垂直推进皮瓣切除病灶,将缺损区修成矩形后,在缺损区两侧作一垂直附加皮肤切口,高度等同缺损区高度,切口两侧各作一个三角形的皮肤切除,这样便形成了矩形皮瓣。对皮瓣及其邻近皮下组织做潜行分离,必要时带部分眼轮匝肌,将矩形皮瓣推进至缺损处,5-0 号丝线间断缝合。

2. 上睑全层缺损的修复与重建

(1) 小于上睑缘长度 1/4 的上睑全层缺损:

1) 小于上睑缘长度 1/4 或更小的上睑全层缺损常发生在外伤、累及睑缘的小的眼睑良性肿瘤切除术后。由于缺损区的两侧还存在正常的眼睑组织,如果缺损区的两侧对合时的张力不太大,可以用分层直接缝合法修复。有时需先做外眦切开术,以便能向鼻侧牵拉组织而减小缺损区的张力。直接缝合法有许多优点,如不会因缝合睑裂而影响患儿的视力发育;能同时重建前层和后层而避免分期手术和睑板替代物的运用;重建后的眼睑睫毛完整,外观比较自然等。但要注意防止修复术后睑缘切迹的发生。

2) 手术术式介绍:手术修复时,将缺损区修剪成基底向睑缘的三角形或反向五边形,分层直接缝合眼睑的各层组织即可。如果张力较大时,可先作外眦切开术,然后直接分层缝合修复缺损。为了避免术后可能出现的睑缘切迹,有两种手术术式可选择,一种是在缺损区两侧沿灰线切开眼睑,将眼睑分成前后两层,分别将两层的缺损修剪成基底向睑缘的三角形,注意要将皮肤肌肉层的三角形缺损区与睑板结膜层的三角形缺损区左右错开,然后分层缝合眼睑的各层组织。另一种是将缺损区修剪成反向五边形,然后分层直接缝合眼睑的各层组织。

(2) 1/4~1/2 上睑缘长度的上睑全层缺损:

1) 1/4~1/2 上睑缘长度的上睑全层缺损常常发生在恶性肿瘤切除术后,或是先天性眼睑全缺损,或是分裂痣切除术后。对于这样较大的上睑全层缺损,修复时要考虑到下面一些问题:① 要使修复后的上睑仍有一定的活动能力;② 用于上睑修复的组织不能太厚重,否则会影响到修复后上睑的活动能力;③ 修复后的上睑要使睑裂在睡眠时能够闭合,防止角膜并发症的发生;④ 修复后的上睑内层组织必须对角膜没有损伤。

如果缺损超过上睑缘长度的1/4,可能就需要邻近组织的滑行或远离缺损区的头面部皮肤组织的游离移植才能修复前层的缺损。切断外眦韧带上支,将使残留的外侧眼睑组织能够向鼻侧水平移动3～5 mm。皮肤肌肉层可以用颞侧的旋转滑行皮瓣来修复。切断外眦韧带上支和低于眉毛的颞部组织及眦角所作的半圆形皮瓣,可使修复后的眼睑将来仍具有一定的活动度。睑板结膜层可以采用分享正常眼睑睑板结膜组织的方法,从仍保留的上睑或下睑滑行组织瓣,或取自对侧上睑的睑板结膜复合移植片来修复,这样就不一定需要切断外眦带的上支,但在采用取自对侧上睑的睑板结膜复合移植片时,植片的大小受到对侧上睑所能被切取的量和供区缺损能否一期直接缝合(即必须小于1/4上睑缘长度)的限制。也可采用硬腭黏膜来修复缺损。另外,还可以选用下睑全层旋转组织瓣或下睑全层滑行组织瓣来修复上睑缺损。

2) 手术术式介绍:

① 垂直向的缺损较小(小于5 mm)者的修复:对于这类1/4～1/2上睑缘长度的上睑缺损,由于缺损的上眼睑有足够的睑板残留,因此可以充分利用患儿自体的睑板结膜层来修复后层的缺损。前层的缺损可用各种滑行、转位皮瓣来重建。

A. 睑板结膜瓣法:

此法与常常用于下眼睑重建的 Hughs 睑板结膜瓣法非常相似,可选择性的用于上睑板残留的高度至少有3 mm 的上眼睑中央部缺损。残留的上睑板前徙后作为一个睑板结膜瓣而重新形成上眼睑缺损区的后层。睑板结膜瓣法简单而且不需要另外作手术以获取睑板替代物。它采用了患儿自体的睑板和结膜作为后层,与耳郭软骨、硬腭黏膜、鼻中隔软骨或其他睑板替代物相比更具生理性。它避免了损伤供区正常组织的并发症,且不需关闭睑裂。当然对于这类缺损,也可以用硬腭黏膜来修复缺损区的睑板结膜层,由于移植组织较少,修复后一般不影响上睑的活动度。

手术步骤:

第一用加有肾上腺素的2%利多卡因作局部浸润麻醉。

第二将缺损处的睑板结膜层修剪成矩形。

第三从缺损区的两端垂直向上切开睑板结膜层直至上穹隆部,并向上延伸切开提上睑肌腱膜和Müller 肌。

第四在缺损区的上缘用锐性或钝性分离仔细地将残留的睑板和上方的提上睑肌腱膜一起与前面的眼轮匝肌充分分离,形成一个睑板结膜瓣。

第五将睑板结膜瓣向下滑行到缺损区。

第六将滑行下来的睑板与原缺损区两侧的残留睑板间断对缝,并间断缝合提上睑肌腱膜及结膜切口。

第七将滑行下来的睑板结膜层的游离缘修剪成与正常睑缘一致的弧度。

如果缺损上方的皮肤较为松弛,可以直接将其和肌肉滑行下来修复前层缺损,否则可以用颞侧的滑行皮瓣、转位皮瓣或游离皮片来修复。

采用上述方法时要注意两点,第一是在睑板前面作分离时不要损伤提上睑肌腱膜在睑板上的附着点,第二是用于修复皮肤肌肉层缺损的皮瓣或皮片要略短于滑行下来睑板结膜层的游离缘,防止日后皮肤内卷刺激角膜。

Fox 和 Leone 描述了相似的手术方法。然而,在他们的手术中,除了要前徙上方残留的睑板和结膜之外,Fox 提倡将下睑劈成前层和后层,从下眼睑的后层形成睑板结膜瓣;Leone 提倡在下睑结膜面的睑缘下方切开睑板,形成睑板结膜瓣。然后将下睑睑板结膜瓣向上前徙,和从上眼睑形成的睑板结膜瓣会合,将这两个瓣缝合在一起,关闭睑裂。然后在二期手术时剪开眼睑。这两种方法的潜在缺点是关闭睑裂,并影响了下眼睑的稳定性而有可能发生下睑内翻倒睫和下眼睑退缩。

B. 睑板转位瓣法:

睑板转位瓣是将制作的垂直向睑板瓣作水平性转位来修复缺损区的后层。可以选择性的用于至少还有 1/3 残留眼睑存在的内侧或外侧上睑缺损。作为一种上睑缺损的一期重建手术,此法的优点有:方法简单,不需要在另一眼睑、鼻部或耳组织上手术以便获取睑板替代物;手术保留了原有的睑板和结膜作为后层,比软骨和巩膜植片更符合生理;手术不需要关闭睑裂;因为提上睑肌腱膜和残余的睑板连在一起,此法很少有需要调整眼睑高度和轮廓的问题;手术通过残留的睑板做一个转位瓣比依靠游离植片和滑行睑板植片更能增加眼睑缘的机械强度;当缝合到眶缘的骨膜或眦角韧带的残端时,它还可对眦角做最理想的再成形。睑板转位瓣缝合到位后,位于睑板转位点的眼睑轮廓常常有小的卷曲,随着时间的推移,这会被压平而和正常的眼睑轮廓融为一体。

手术步骤:

第一用加有肾上腺素的 2% 利多卡因作局部浸润麻醉。

第二用锐性分离将位于上睑中间的缺损边缘的睑板从 Müller 肌和结膜上沿着睑板的上缘游离 3～4 mm,另外,在提上睑肌腱膜和眼轮匝肌上面分离开睑板的前表面 3～4 mm。

第三在距缺损边缘 3～4 mm 的睑板上垂直切开睑板直至距离睑缘 2 mm 处,形成一块 3～4 mm 宽的垂直睑板瓣,因为上睑中央部的睑板高度为 10～12 mm,所以所形成的垂直睑板瓣长 7～10 mm,宽 3～4 mm;将该垂直瓣作水平性转位,用 4-0 可吸收缝线将睑板瓣缝合到位于眶缘骨膜上的眦角韧带残端上;如果在上穹隆存在有足够的结膜,可以潜行分离结膜,前徙并缝合到转位的睑板瓣上,即使没有足够的上穹隆残余结膜可供缝合到睑板瓣上,它也会被来自残余结膜组织的上皮化;通过潜行分离从组织多余的邻近区域前徙肌蒂皮瓣来完成前层重建。

C. 滑行睑板瓣法:

对于单纯的上眼睑内侧或外侧缺损,如果缺损太大而不能用直接缝合法修复,可以按 McCord 和 Wesley 所描述的方法,通过取自眼睑残余部分的睑板瓣水平滑行到缺损区来修复后层,前层则用皮肤植片或肌蒂皮瓣修复。

以上睑外侧的缺损为例,手术步骤:

第一用加有肾上腺素的 2% 利多卡因作局部浸润麻醉。

第二在残余眼睑的睑缘上方 4 mm 处,从睑板缺损端向内侧水平切开睑板,切口长度接近于缺损宽度,在水平切口的内侧端向上作一个垂直的松解切口达到睑板上缘并进入上穹隆,获得一个睑板结膜瓣。

第三将睑板结膜瓣水平向外移入缺损区,外侧缘缝合到眶缘内侧的骨膜或外眦韧带残端,内侧缘用5-0可吸收缝线缝合到残留的上睑板缺损缘。

第四提上睑肌腱膜的切缘可以向下缝合到残留睑板的水平切口上缘。

第五用 6-0 或 7-0 的可吸收缝线将放在睑板结膜瓣上的全厚皮片或肌蒂皮瓣缝合到位。全厚皮片或肌蒂皮瓣应该仔细地沿着睑缘缝合以避免由角化上皮引起的角膜刺激征。

第六在睑板瓣和眼睑缘的对合部作睑缘内牵引缝线或 Frost 缝线以避免在重建区域发生植皮片收缩和切迹。

② 垂直向缺损较大者的修复:对于垂直向缺损较大的 1/4~1/2 上睑缘长度的上睑缺损,由于缺损区上方缺乏可以利用的睑板结膜层,这时可以选用下睑全层旋转 180°的组织瓣或下睑全层滑行组织瓣来修复上睑缺损。有时还可以用较轻的替代物,如异体巩膜,来修复代替缺损区的睑板。

A. 下睑全层组织瓣旋转 180°修复上睑缺损:

从下睑获取全层组织瓣旋转 180°后修复上睑缺损的方法由 Müstarde 首创,又称为 Müstarde 方法,并由 McCord 和 Wesley 改良。手术分二期完成,第一期手术制作下睑蒂瓣并转入上睑缺损区,第二期手术离断蒂瓣和修整下睑。此法一个特有的优点就是用下睑睫毛重建缺损的上睑睫毛。尽管睫毛较短,但外观的美容效果较好。此法不常用,因为其他的重建手术较简单,并且也能获得非常满意的结果。

一期手术的手术步骤:

第一用镊子拉近缺损区两侧,以恢复眼睑正常的张力,测出缺损区实际的缺损宽度和高度,以确定所需的下睑全层组织瓣的大小。

第二在下睑皮肤表面用美蓝按实际的缺损宽度画出左右两根标志线,从一侧美蓝标志线算起,在相当于原上睑 1/4 长度的位置上作一基点 H,从该基点至另一侧美蓝标志线之间的距离即为所需的从下睑移植到上睑缺损区的组织瓣的宽度。移植瓣的蒂部一般设计在鼻侧,然后在基点和美蓝标志线之间用美蓝画出所需旋转的下睑组织瓣的形状,在 Müstarde 首创的方法中,蒂瓣呈矩形而不是椭圆形的。因为下睑板的垂直高度平均为 3.8 mm,而睑缘动脉弓距睑缘约 3 mm,所以,蒂瓣的宽度至少应该设计 5 mm,以确保包含有睑缘动脉弓和下睑板。

第三用加有肾上腺素的 2% 利多卡因作局部浸润麻醉。

第四沿组织瓣画线全层切开下睑,切至蒂部一侧时要注意避免损伤睑缘动脉弓。

在外眦部沿下睑缘延线作一切口,切断外眦韧带下支以减小下睑供区切缘之间的张力。

将下睑颞侧的组织向鼻侧牵引,分层对位缝合下睑供区切缘。

第五把下睑移植瓣向上旋转 180°后移至上睑缺损处,与上睑缺损的边缘作分层缝合。如果缺损位于上睑的中央区域,还须用 6-0 或 7-0 的可吸收缝线将上睑提肌腱膜与下睑移植瓣的下睑缩肌缝合。这时,可能会观察到旋转的蒂瓣有一些卷曲,但只要下睑的睑缘动脉弓是完整的,就不会影响血供。

二期手术一般在 4~6 周以后进行,这时移植瓣已与上睑组织建立了足够的血供联系,即可在睑缘处将蒂部剪断,并作上下睑缘的修整。

二期手术的手术步骤:

第一用加有肾上腺素的 2% 利多卡因作局部浸润麻醉。

第二沿着下睑缘切断蒂瓣。

第三于组织瓣蒂部转入处切开上睑,使得残余的蒂部组织能够完全进入上睑;修剪转入的蒂部组织和上睑切缘,使得它们互相对合良好,对位缝合。

在下睑,沿着一期手术缝合的愈合线作一个全层切口,将下睑板复位;按需要修整下睑,缝合切口。

选用该术式时要注意三点:第一测定上睑缺损区范围时要注意恢复眼睑原有的张力,否则由于缺损区周围组织的牵拉,使术者对缺损区大小作出错误的判断而无法准确地从下睑取得足够的移植组织瓣;第二要保护好睑缘动脉弓,下睑缘动脉弓位于睑板和轮匝肌之间,距睑缘约 3 mm,因此皮肤切口可以靠近睑缘,但切开肌肉睑板层时切口不能切至靠近下睑缘 5 mm 以内,以确保睑缘动脉弓不被切断,防止移植组织瓣的坏死;第三术后不能用绷带加压包扎,以免妨碍移植瓣的血供,另外蒂部的剪断时间必须在术后 4～6 周左右,以确保移植瓣的存活。

B. 下睑全层滑行组织瓣修复上睑缺损:

从下睑获取全层组织瓣滑行到上睑缺损区修复缺损,称为 Cutler-Beard 手术,该瓣称为 Cutler-Beard 瓣。这是一种著名的重建大的眼睑全层缺损,包括眼睑全缺损的方法。手术分两期完成。因为下睑的睑板较窄,所以组织瓣内只包含少量睑板。如果在皮肤肌肉和结膜之间再采用和睑板相似的替代物支撑(如巩膜,耳郭软骨,放射灭活的睑板和主动脉),会产生一个比较稳定的上睑。一般来说,上睑缺损常会有小片的睑板或内眦或外眦韧带残留,在眼睑重建术中要充分利用。如果没有残留的睑板或韧带可用,获取的 Cutler-Beard 瓣必须尽可能地大,并可能需要额外组织来重建整个上睑(如外眶缘骨膜瓣联合肌蒂皮瓣)。

一期手术的手术步骤:

第一在正常的上睑张力下测出上睑缺损的宽度和高度。

第二为了避免损伤下睑缘动脉弓,在下睑距下睑缘 3 mm 处用美蓝标出近似实际缺损大小的皮瓣。

第三用加有肾上腺素的 2％利多卡因作局部浸润麻醉。

第四沿美蓝标线水平切开全层下睑组织,保留 3 mm 宽桥状下睑睑缘,在水平切口的两端向下作两个垂直切口,此切口的长度根据上睑缺损的高度和下睑皮肤的紧张程度而定,一般可达 20 mm 左右,垂直切口的下端稍向两侧斜行延伸,使 Cutler-Beard 瓣基部的宽度略大于缺损的宽度,将下睑结膜和皮肤肌肉层分离开来,接着在下睑缩肌平面分离和松解组织,形成矩形皮肤肌肉瓣;也可以先沿美蓝标线做一个水平的皮肤肌肉切口,接着在水平切口的两端向下做垂直的皮肤肌肉切口,在下眶缘下,下睑缩肌腱膜和眶隔前脂肪的上面进行分离,形成矩形皮肤肌肉瓣,然后仔细地将下睑缩肌从结膜下分离开来暴露结膜。

第五在下睑板下缘水平和垂直切开结膜,将结膜仔细放置在保留的下眼睑桥状组织下,并向上移动,用 5－0 可吸收缝线与上睑缺损的结膜缘间断或连续缝合。

第六用 5－0 可吸收缝线将一片按所需的长度和高度(一般垂直高度不小于 10 mm)修剪的睑板替代物缝合到上睑缺损区的内侧缘、外侧缘和上侧缘,如果在上睑缺损区仍可分离出上睑提肌腱膜,则将其分离出来与睑板替代物上缘缝合。以往常用的替代物有巩膜和耳郭软骨,但巩膜太软而软骨太硬,均不适合。优良的睑板替代物是放射灭活的同种异体睑板或主动脉。

第七将下睑的矩形皮肤肌肉瓣穿过桥状睑缘的下面滑行至上睑缺损处,为了使组织有适当的向上的机动性,可能需要在面颊区域的肌下平面作额外的分离。

第八将移植瓣与缺损区边缘的各层组织分层缝合。

第九下睑水平切口上唇切缘暴露,由其自行愈合,或用 6－0 可吸收的缝线缝合固定皮肤切缘。

二期手术一般于一期手术后 2～3 个月进行,手术步骤:

第一用加有肾上腺素的 2％利多卡因作局部浸润麻醉。

第二按滑行瓣皮肤的紧张程度,在上睑缘处用刀或眼科直组织剪切断滑行瓣。

第三修整上睑缘弧度至满意,剪除 1～2 mm 角化的皮肤和肌肉,将超出的 2 mm 结膜向前翻转缝合在睑缘上面,使得睑缘由结膜覆盖,如果不这样做,由于皮肤上皮和它纤细的体毛摩擦角膜,会引起角膜刺激征。

第四在下睑滑行瓣切口下面,仔细的潜行分离下眼睑和面颊部的皮肤肌肉,使得它们能够重新回缩,并仔细的修除下睑桥状组织下缘的表面组织获得一个新鲜的切缘,用 6-0 可吸收的缝线将其与滑行瓣切口这两个新鲜的边缘重新对位分层缝合,如有猫耳朵样组织隆起则需要剪除。结膜切缘可以不缝而由其自行愈合。

再过 1～2 个月以后还可能需要进一步修整,如修剪掉上睑多余的皮肤,重新形成上睑皱襞,切除睑缘切迹,或因下睑滑行瓣切断以后,下睑有时会发生轻度的外翻而需要调整下睑位置。重建的眼睑缺乏正常的眼睫毛,最好的治疗方法是用眼影粉或假睫毛。尽管也有试用带有体毛的植片修复,但体毛一般不易存活而且外观差。

选用该术式时要注意三点:第一是一期手术下睑水平切口要距下睑缘 3 mm,保留睑缘动脉弓,以使桥状睑缘获得足够的血供;第二是二期剪断滑行瓣时,下睑要处于比较松弛的状态,如果下睑的张力相当大,剪断滑行瓣后下睑会发生下坠;第三剪断滑行瓣时,结膜要比睑板保留得多一些,防止修复后的上睑缘皮肤内卷而刺激角膜,同时在距修复后的上睑缘 5 mm 处作三对全层褥式缝合,这将有助于限制上睑皮肤的移动,防止皮肤内卷。

C. 1/2 上睑缘长度以上、亚全和全上睑全层缺损:

这类缺损主要发生在恶性肿瘤切除术后,或是先天性眼睑全缺损,或是烧伤病例。上睑全层缺损达到上睑缘长度的一半以上时,前层重建需要邻近组织的滑行或带血管蒂的皮瓣转位修复,后层重建需要运用联合或不联合外眦切开术的睑板前徙,睑板结膜蒂瓣,结膜瓣或结膜植片,游离睑板植片,硬腭黏膜片,或巩膜植片。可取的方法是全层下睑皮瓣通过保留下的桥状睑缘的后面,滑行到上睑的缺损区。

③ 颞浅动脉岛状皮瓣修复上睑全缺损:这是一种利用带有颞浅动脉额支(前支)的前额皮肤及皮下组织瓣来修复上下睑全缺损的方法。特别适用于因面部广泛烧伤而无法采用滑行皮瓣或转位皮瓣修复的上下睑全缺损病例。此法修复眼睑缺损有一些固有的缺点,一是手术创伤较大,二是修复后的眼睑较臃肿。因此,用此法修复上睑时,眼睑的活动会受到一定程度的影响,而用于修复下睑,则可能发生下睑下坠。

手术步骤:

a. 剃去患儿头发,取仰卧头低位以便更容易扪及动脉搏动。

b. 全身麻醉。

c. 在患眼侧的耳前边用手扪及颞浅动脉的搏动以确定其行走路径,边沿颞浅动脉额支的行走路径用美蓝标记直至额部。

d. 根据眼睑缺损的大小、形状及皮瓣转移至眼睑缺损处所需血管蒂的长度,在额部颞浅动脉额支行走路径上设计一合适的皮瓣,用美蓝画出皮瓣的边缘,为了确保皮瓣有充分的血供,应使动脉通过皮瓣全程,或至少通过皮瓣的 1/2。

e. 为防止消毒时拭去美蓝标线,应在美蓝标线上蘸上些碘酒。

f. 消毒后沿颞浅动脉额支行走路径的美蓝标线切开皮肤,略作分离即可暴露位于颞浅筋膜表面的颞浅动脉。

g. 在动脉两旁各 3 mm 处切开组织,将动脉与颞浅筋膜分离,其小分支除额支外一一结扎切断,分离保留的额支至皮瓣处。

h. 在前额皮瓣处按美蓝标线切开皮肤直至皮下脂肪层,将通过皮瓣的动脉远端结扎切断,这样便得到了带有颞浅动脉额支及其周围组织束的岛状皮瓣。

i. 从耳前皮肤切口的下端用血管钳在皮下组织层中向眼睑缺损处作钝性分离,形成一隧道。

j. 将皮瓣通过此隧道转移至眼睑缺损处,此时要防止血管蒂发生扭转而日后因缺血导致皮瓣坏死。

k. 皮瓣组织与缺损处组织分层缝合。

l. 结膜层可用穹隆部及球结膜滑行或旋转至皮瓣的后面修复,如用口唇黏膜游离移植修复结膜层,所取的唇黏膜必须很薄,否则有发生坏死的可能。

m. 皮瓣切取处的缺损可经皮下潜行剥离后直接缝合关闭,如缝合困难可作全厚皮片游离移植。

3. 下睑全层缺损的修复与重建

(1) 小于下睑缘长度 1/4 的下睑全层缺损:

1) 与修复上睑的小缺损相似,下睑小的全层缺损也可以用直接缝合法作修复。在所有的眼睑重建手术中,直接缝合法的美容效果最好,因此只要有可能总是首选该法。在下睑全层缺损的重建中,如果患儿的年龄较大或组织松弛,那么采用反向五边形的切缘设计而直接端对端缝合的方法,甚至可以修复影响到下眼睑 30%～40% 的缺损。另外,切断外眦韧带下支能够将保留完整的外侧眼睑组织向鼻侧水平移动 3～5 mm。

2) 手术术式介绍:先用两把镊子拉近缺损两侧的边缘以确定是否能直接缝合,如果对合处张力不大,即可将缺损区的边缘重新修剪成反向五边形,然后用 5-0 可吸收缝线作睑板半层缝合,要防止将结膜缝合在睑板的对合端内,缝线暂不结扎以便调整。暂时收紧睑板缝线,确定睑缘和灰线对合良好后再结扎缝线,否则拆除重新缝合。用 5-0 丝线作垂直褥式缝合按顺序缝合灰线及睑缘,结扎后线头留得长一些,然后拉紧提起线头以便用 5-0 丝线间断缝合前层。

如果缺损区的张力较大而不能够直接缝合,可以先作外眦切开术。传统的做法是水平状眦角切开,然而最可取的做法是向外上方直接切开皮肤和轮匝肌。如果需要,此切口能够被延长而形成一个 Tenzel 旋转滑行皮瓣。然后切断外眦韧带下支,这样就能够向鼻侧拉动残留的外侧眼睑而完成眼睑缺损的直接缝合。

(2) 1/4～1/2 下睑缘长度的下睑全层缺损:

1) 对于 1/4～1/2 下睑缘长度的下睑全层缺损,能够应用各种转位皮瓣(如颞部转位皮瓣、Tessier 皮瓣等)、滑行皮瓣和游离皮片联合各种组织重建手术进行修复。下面着重介绍 Tenzel 旋转滑行皮瓣。

2) 手术术式介绍:Tenzel 旋转滑行皮瓣修复下睑缺损。

Tenzel 旋转滑行皮瓣是一种起自于外眦角的颞侧半圆形滑行组织瓣,属肌蒂皮瓣。如果下睑中央、内侧或外侧的全层缺损的宽度在下睑长度的 1/4 以上,但在 1/2 以内,可以选用 Tenzel 旋转滑行皮瓣直接修复下睑缺损。在外侧缺损的修复中,如果至少还有 3～4mm 的外侧眼睑残留,则和内侧残留的眼睑对合后会产生较好的美容效果。在大的中央部缺损的修复术中,外侧睫毛将被移位到中央部位,这样重建后的外侧眼睑就会没有睫毛,但常不引人注意。

手术步骤：

a. 用美蓝或龙胆紫从外眦角开始沿下睑缘延长线向颞上方画线，在眉梢的下方改为弧形向颞下方延长，这样画出的皮瓣切开线呈半圆形。

b. 把缺损区修剪成基底朝向睑缘的三角形，三角形的高度等于缺损区的宽度。

c. 用加有肾上腺素的 2% 利多卡因作局部浸润麻醉。

d. 沿画线切开颞部的皮肤肌肉层，切口的长度视缺损区的宽度及皮瓣滑行时所受的牵拉力而定。

e. 在外侧眶缘处于睑板和轮匝肌之间向眶缘的外侧和下方作潜行分离。

f. 切断外眦韧带下支。

g. 皮瓣完成后术野彻底止血。

h. 将皮瓣向内侧旋转滑行使缺损区的两侧切缘对合，并分层缝合。

i. 在缝合颞侧皮瓣切口之前，用 4-0 可吸收缝线将邻近新外眦角的眼轮匝肌缝合到外眦韧带下支上方的眶缘骨膜上。

j. 分层缝合颞侧皮瓣切口。

选用此法修复下睑缺损时要注意：第一是临近外眦角的分离应该比所需的颞部皮瓣厚，以确保重建的外侧眼睑外观和残留的眼睑相似，并包含适当厚度的轮匝肌以便和该处的外侧眶缘骨膜缝合。第二是缺损区两侧的缝合方法应视缺损的部位而有所不同，如果缺损位于内侧，必须先用尼龙线将缺损区颞侧切缘的睑板与内眦韧带或前泪嵴处的骨膜缝合，力争使下睑达到解剖复位；如果缺损位于下睑的中央区域，则先对齐缝合缺损区两侧睑缘的灰线，以使睑缘准确对位，然后再分层缝合缺损区的两侧切缘；如果缺损累及外眦部，则要用尼龙线将外侧眶缘处皮瓣的皮下组织与外眦韧带下支上方的眶缘骨膜缝合，以提高下睑的位置和增加下睑缘的张力，防止术后发生下睑下坠。最理想的缝合是轻微的向上过矫，因为术后眼睑通常会收缩或下垂一些。第三为了减少皮瓣滑行时来自颊部的牵拉力，皮瓣分离的范围至少要超过缺损区最低处 10 mm 左右，如果分离得很充分，而滑行时皮瓣所受的牵拉力较大，则说明颞侧切口的长度不够，而仍需将切口向颞侧延伸。当缺损的宽度接近或达到下睑长度的 1/2 时，上述的方法只能用于修复下睑缺损区的皮肤肌肉层，缺损区的睑板结膜层还需用其他替代物来修复。这时所作的 Tenzel 旋转滑行皮瓣通常较大，因而需要较多的后层支撑。采用基底位于外侧眶缘的骨膜瓣修复后层可以为皮瓣提供一个稳固的支撑结构，它能够与残留的内侧睑板缝合，并有稳固的牵拉力。此组织还能被来自残留结膜的上皮迅速上皮化。

采用基底位于外侧眶缘的骨膜瓣修复后层的手术步骤：

a. 作好 Tenzel 旋转滑行皮瓣备用。

b. 暴露外侧眶缘。

c. 从外眦韧带附着处起沿着眶缘向上画出一条 8～10 mm 宽的骨膜瓣，长度接近于缺损区的宽度。

d. 沿画线切开骨膜，将骨膜瓣从眶骨上剥离下来。

e. 将骨膜瓣从眶缘附着处翻转过来缝合到残留的内侧睑板上。

f. 将残留的结膜缝合到骨膜瓣上缘或下缘。

g. 将 Tenzel 旋转滑行皮瓣覆盖在骨膜瓣上并用 6-0 可吸收缝线缝合皮瓣。

同样，还能够用硬腭植片或耳郭软骨植片作后层重建。硬腭组织较易弯曲且不厚重，并较易缝合，故比耳郭软骨好。获取硬腭的方法如前所述。将硬腭植片放入缺损区，其内侧与残留的睑板缝合，下方与结膜缝合,外侧与眶缘骨膜缝合。Tenzel 旋转滑行皮瓣的前徙与上述的骨膜瓣方法相似。最后,还可以将残留的结膜潜行分离后缝合到新的眼睑缘上,但即使不这样做创面也会被残留结膜的上皮迅速上皮化。

(3) 1/2 下睑缘长度以上、亚全和全下睑全层缺损:缺损范围大于 50％的下睑全层缺损能够用取自上睑的睑板结膜瓣前徙进入下睑缺损区的后层进行修复,而前层则用前徙的皮瓣来重建。大多数病例是用取自耳后区域的游离皮片(改良的 Hughs 手术)来修复前层。然而,对于小儿,应该避免用上睑睑板结膜瓣前徙手术,因为这可能会影响到患儿的视力发育。大的旋转面颊皮瓣(Müstarde)也能作良好的修复,但后层需要睑板替代物支撑,如鼻中隔和耳郭软骨,并常常会产生一个圆钝的外眦角。在这些缺损病例中,还能用取自于上睑的睑板结膜游离植片作后层的修复。

手术术式介绍:

A. Hughs 手术:此法是利用上睑的睑板结膜层向下滑行来修复下睑缺损的睑板结膜层,利用颞侧、颧部或颊部的滑行或转位皮瓣或游离皮片修复下睑缺损的皮肤肌肉层。Hughs 瓣是一种取自上睑移至下睑的睑板结膜瓣,它最常用在影响到下睑 70％或以上的眼睑中央部缺损;影响到 40％～50％的下眼睑外侧缺损也可选用。但如前所述,40％～50％范围的下眼睑内侧缺损则选用 Tenzel 旋转滑行皮瓣联合后层重建术较好。Hughs 瓣的缺点是需要将睑裂完全闭合,损伤上眼睑,以及需要分两期手术。

一期手术步骤:

在正常张力下测量下睑缺损的宽度;用加有肾上腺素的 2％利多卡因作上下睑局部浸润麻醉;将下睑的睑板结膜缺损区修剪成矩形;将上眼睑翻转到眼睑拉钩上;在距上睑缘约 4 mm 处平行于睑缘切开睑结膜和睑板,以避免术后上眼睑变形和内翻;切口的宽度与在正常张力下测得缺损的宽度一致,在该切口的两侧各作一个与睑缘垂直的睑板切开,切口一直延伸至上穹隆部;在睑板前面与轮匝肌之间作钝性分离,获取上睑睑板结膜瓣;将分离出来的上睑睑板结膜瓣的游离缘向下滑行至下睑缺损处;缝合上下睑结膜,滑行下来的上睑睑板结膜层组织瓣的睑板下切缘与下睑轮匝肌下的组织缝合,两侧切缘与下睑缺损区两侧残留的睑板对位缝合,如果没有内侧睑板残留,则缝合到已作了硅胶管内支撑的泪小管下面的组织,如果没有外侧睑板残留,则缝合到外侧眶缘骨膜或已钻孔的眶缘上。

修复下睑皮肤肌肉层的缺损,有多种选择:

第一用滑行肌蒂皮瓣(改良的 Tenzel 瓣),如前所述。

第二用取自上眼睑的转位肌蒂皮瓣(Trepier 瓣):对于下睑外侧缺损的病例,如有足够的上眼睑皮肤存在时,Trepier 瓣是一种非常好的方法。用美蓝或龙胆紫在上眼睑画出皮瓣。皮瓣的蒂部位于上睑的外侧,呈喇叭状以确保充足的血供。皮瓣的宽度至少为 8 mm,长度应该和缺损相称。用 15 号刀片切开皮瓣,皮下潜行分离,包含部分轮匝肌。然后向下转位,覆盖在睑板结膜瓣的前面。按缺损的形状修剪皮瓣,然后与缺损区的边缘缝合。上眼睑的缺损按重睑成形术缝合。

第三对于狭长的下眼睑前层缺损,如果下睑皮肤松弛,可用下睑皮肤向上滑行修复。通常需要修剪掉内侧和外侧小的猫耳样皮肤隆起。

第四如果下睑皮肤比较紧张,可用颧部的转位皮瓣修复。

第五也可以用同侧或对侧上睑皮肤,耳后或锁骨上皮肤作游离植皮修复。

二期手术在一期手术后 8 周进行,手术步骤:

用加有肾上腺素的 2％的利多卡因在 Hughs 瓣和下眼睑作局部浸润麻醉;将 Hughs 瓣提起离开角膜;

将眼科直组织剪的一叶放在 Hughs 瓣下靠近上眼睑的内表面,于下睑缘处剪断滑行下来的 Hughs 瓣;在 Müller's 肌和提上睑肌之间进行分离进入上穹隆使残留的 Hughs 瓣组织向上回缩;沿着新的下眼睑缘作一个切口,按正常的睑缘弧度修整重建后的下睑缘;用 6-0 可吸收缝线连续缝合上下结膜切口。

B. 上睑全层组织瓣滑行修复下睑缺损:此法又称反向性 Cutler-Beard 手术,是用上睑全层组织瓣向下滑行修复下睑缺损,具体方法见前面介绍的 Cutler-Beard 手术。要注意此法适用于水平向长度为下睑缘长度的 1/2～2/3,垂直向长度在 8 mm 以内的下睑缺损的修复。由于可从上睑滑行下的组织瓣的大小有限,如果垂直向缺损长度超过 8 mm,缺损区就不能被从上睑滑行下的组织瓣充分覆盖,勉强修复则术后上睑的功能和形态就会受到一定程度的影响。另外,上睑保留下来的桥状睑缘组织要足够宽,需要 6～7 mm,以保证术后上睑仍能保持正常的形态而不发生上睑内翻,同时也保证有充分的血供。

C. 面颊旋转皮瓣:大于下眼睑 80% 的下眼睑全层缺损能够用面颊旋转皮瓣(Müstarde 瓣)来修复前层。

面颊旋转皮瓣的设计起始时有些像 Tenzel 瓣,直接向上和向外离开外眦角。向上的切口弧度应该平坦一些,这样切口能够持续向外延伸直至耳前区。按与 Tenzel 瓣相似的方法切开皮瓣,在切口开始的 2～2.5 cm 段应切至轮匝肌下以获得一个厚的皮肤肌肉瓣,使得重建的眼睑较宽大、厚实而有弹性。然后在面部除皱手术所采用的平面中进行单纯的皮下分离直至耳前区。分离范围必须尽量大一些,使得皮瓣旋转到缺损内侧时没有张力。皮瓣和残留的眼睑缝合,面颊和睑缘切缘用 6-0 可吸收缝线缝合。邻近外眦角的肌蒂皮瓣部分要固定到眶缘,这有助于形成外眦角,并有助于维持重建眼睑的张力和位置。转位后常常会在重建的眼睑下方遗留较大的猫耳样组织隆起,这可以立即修剪掉或暂时保留着,以后作重新修整手术时再处理。

缺损的后层重建可以采用如硬腭、耳软骨或鼻中隔软骨等替代物,术中用 5-0 可吸收缝线将这些植片与残留的眼睑组织缝合,内外侧和骨膜缝合。

三、小睑裂综合征

先天性睑裂狭小综合征(blepharophimosis ptosis and epicanthus inversus syndrome,BPES),又名睑裂狭小,上睑下垂和倒转型内眦赘皮综合征。其他的别名包括:先天性小睑裂综合征,先天性睑四联征,Komoto 综合征,Vignes 综合征等,是一种常染色体显性遗传性疾病。其临床表现有睑裂狭小,上睑下垂,反向内眦赘皮及内眦间距过宽,部分患儿有鼻梁低平,耳畸形,眶骨异常,女性不孕及智力障碍等全身的临床表现。西方发病数占上睑下垂的 3.5%,男女比例为 2:1。

(一)病因与发病机理

近十几年来,借助于分子遗传学的方法,如多态标记连锁分析、荧光原位杂交、高分辨显带分析、染色体涂彩等,研究者们对睑裂狭小综合征的发病机制进行了广泛而深入的研究。多数研究表明,3q22-23 区域的某个(或某些)基因的改变与此病的发生有着不可分割的联系,因为该区域的基因与眼睑及智力的发育息息相关。然而对部分病例的分析发现,相关改变基因位于 3p25 和 7p13-21 区域,这说明了本病基因改变的异质性(heterogeneity)。分析结果显示,间隙缺失(interstitial deletion)和平衡移位(balanced translocation)是两种最主要的基因改变方式。最近的研究进一步将睑裂狭小综合征的致病基因范围缩小到位于 3q22-23 区域的 FOXL2、RBP1、C3orf5、BPESC1 等几个蛋白的编码基因上,尤其是 FOXL2。小鼠动物实验证实,

FOXL2 在卵泡细胞和发育中的眼睑组织中均有表达,这个结果正好同本病的表现型相一致。FOXL2 的作用在于通过调节转移生长因子 β(TGF-β)的信号传导途径(激活或抑制,activin/inhibin)来促进睑发育和卵巢功能。FOXL2 编码基因的突变造成 FOXL2 组成氨基酸的减少(truncation)或增加(extension),破坏了其正常生物学功能的发挥,从而引起眼睑畸形等发育异常的产生。另外,鉴于睑裂狭小综合征常伴发其他诸多的发育异常,有学者推测它也可能是一种相邻基因综合征(contiguous syndrome)。

(二)诊断及鉴别诊断

对于只具有典型临床表现的病例,诊断并不困难,但是对于一些伴有身体其他部分发育异常的患儿,确切诊断并不容易,因为并非所有具有典型眼部四联表现的患儿都可以诊断为睑裂狭小综合征。学者们将那些伴发已确定的(recognized)发育异常症状的患儿诊断为其他的一些综合征,如 Michels-syndrome、Marden-Walker syndrome、Schmartz-Jampel syndrome、Ohdo syndrome 等,这些综合征的诊断要点在于确定患儿是否患有与之相对应的特征性的发育障碍。而对于伴发未确定的(unrecognized)发育异常症状的患儿,情况则较为复杂,根据文献报道来看,人们似乎倾向于将下列情况的患儿诊断为睑裂狭小综合征:① 合并其他眼周畸形;② 合并智力发育迟缓;③ 合并较少的眼外区发育异常。但是对于除此之外的情况,目前尚无合适的诊断标准,因而给临床医生的诊断带来一定的难度。具体临床表现可见图3-1-5-2。

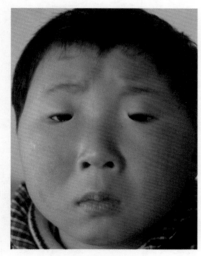 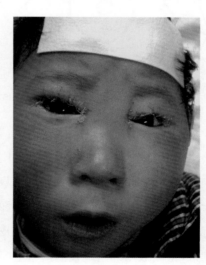

术前　　　　　　　　　　　　　术后

图3-1-5-2 小睑裂综合征的临床表现和治疗效果

(三)手术治疗

1. 手术时机　小睑裂综合征患儿大多上睑下垂严重,提上睑肌肌力很弱,有些患儿可因代偿性的仰头、皱额而产生习惯性头向后仰、额头皱纹等异常情况,另外,患儿视力发育也可能会受到影响,因此应尽早行手术治疗,2 岁以后就行手术治疗是必要的也是完全可行的。

2. 手术方案　有学者主张一次性完成睑裂狭小综合征的手术,但是南京儿童医院认为,手术矫正应分两次完成,分步解决四联畸形,即先做内外眦成形术,再做上睑下垂矫正术,两次手术间隔时间应不低于3~6 个月。这是因为:矫正上睑下垂产生的是垂直张力,而内外眦成形术产生的是水平张力,两个垂直的力互相牵引,严重影响手术效果;手术大多需全麻进行,时间太长会增加手术的风险;同时进行多种成形手术必然增加手术并发症的可能等。

3. 术前检查及准备　本病患儿大多年龄较小,需要全麻手术,因此每次术前均应进行必要的全身检查,特别是心肺功能检查,在确定心肺无恙后方可进行手术。眼部检查应首先排除眼部感染,同时应尽量取得患儿配合,进行视力检查。内外眦成形术前应详细检查患儿的睑裂水平径、睑裂垂直径、内眦间距、内眦形状、上睑下垂量及提上睑肌肌力,根据我们的统计,患儿上述项目的测量值大致如下:睑裂水平径 18～20 mm、睑裂垂直径 4～6 mm、内眦间距 38～40 mm、上睑下垂量 3～5 mm、提上睑肌肌力 1～3 mm,统计还发现,部分患儿系非倒向型内眦赘皮。上睑下垂矫正术前重点检查还应包括:① 重新检查上睑下垂量和提上睑肌肌力;② Bell's 现象存在与否;③ 有否上睑迟滞等。

4. 手术方法及步骤

(1) 内眦成形术:

1) Mustarde 内眦成形术(图 3-1-5-3):

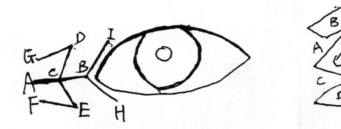

图 3-1-5-3　Mustarde 内眦成形术示意图

a. 用龙胆紫标出正常内眦和患儿实际内眦的位置,用 A、B 表示,取 AB 的中点 C,向颞下和颞上做切口线 CD 和 CE, CD、CE 与 AB 的夹角为 60°,CD＝CE＝AB/2。

b. 向鼻侧方向做切口线 DG、EF,DG、EF 与 CD、CE 的夹角为 45°,DG＝EF＝CD＝CE。

c. 从患儿实际内眦处分别向上下做平行于睑缘的切口线 BI、BH,BI＝BH＝CD＝CE。

d. 按照上述标记线切开皮肤和眼轮匝肌,分离皮瓣,暴露内眦韧带和眶内侧缘。

e. 切断内眦韧带,将其颞侧部固定在前泪嵴上(5-0 尼龙线)。

f. 将两对皮瓣互换位置并间断缝合(5-0 丝线)。

g. 术后 1 周拆线。

2) "Y-V"内眦成形术:

a. 标出正常内眦位置,确定要缩短的距离。

b. 在内眦部位做"Y"形切口,"Y"的两臂分别与上下睑缘平行,长轴在内眦平面的中线处,从内眦赘皮的鼻侧走向鼻部。

c. 分离皮下组织,暴露内眦韧带,切断内眦韧带并将其固定在前泪嵴上。

d. 修整皮肤,将切口做"V"形缝合。

e. 术后 1 周拆线。

3) 双"Z"内眦成形术:

a. 沿内眦赘皮做一与之走向一致的弧形切口,切开皮肤及皮下组织。

b. 从内眦赘皮的中点处向上、向下各做一直切口线,其长度约为弧形切口的一半。

c. 于上述切口的上下端分别做斜向下睑、上睑的斜切口,切口长度等于上述直切口的长度,如此便形成双"Z"形皮瓣。

d. 分离皮肤及皮下组织,将皮瓣剥离转位,间断缝合。

e. 术后 1 周拆线。

(2) 外眦成形术:

1) Vol Ammon 氏外眦成形术:

a. 术者用左手拇指和食指将患儿的外眦分开,把血管钳深入外眦部,夹持 5～10 秒钟。

b. 沿夹痕在外眦部做一水平切口,剥离外眦穹隆部结膜及附近的球结膜。

c. 用 5－0 丝线将结膜创缘外眦切口处皮肤创缘缝合。

d. 用 3－0 丝线于外侧结膜处做一褥式缝合,缝线从新的外眦角外侧 4～5 mm 处皮肤引出,垫一小棉卷后结扎,形成新的外眦穹隆。

e. 术后 5～7 日拆线。

2) Blascovics 外眦成形术:

a. 从外眦部顺着上睑的弧度向外下方做一 1 mm 长的皮肤、肌肉切口,从此切口的末端再向外上方做一 1 mm 长的切口。

b. 三角形皮瓣下潜行剥离,剪除长约 0.75 mm 的皮肤。

c. 剥离切口颞侧皮下,向颞侧行进约 1 mm。

d. 用 5－0 丝线将颞侧切口与第一切口缝合。

e. 在外眦结膜下进行剥离,将结膜与三角形基部缝合。

f. 术后 5～7 日拆线。

5. 上睑下垂矫正术 如前所述,睑裂狭小综合征患儿多数上睑下垂量大,提上睑肌肌力很差,因此,单纯的提上睑肌缩短术往往不能解决问题,我们主张采取利用额肌的悬吊手术来矫正本病的重度上睑下垂。

(1) 异体筋膜悬吊术:

a. 准备两条宽约 5 mm、长约 10 mm 的阔筋膜条。

b. 在上睑皮肤皱褶内中 1/3、外中 1/3 处各做一平行于睑缘的切口,切口长 5 mm,皮下分离,深达睑板。

c. 于眉弓上缘内中 1/3、中央部、内外 1/3 处各做一小切口,切口长 5 mm,深达骨膜。

d. 用筋膜引针先后将两条筋膜从眉部中央切口引入,经皮下分别从两个上睑切口引出,形成两个 V 形。

e. 用 3－0 丝线将两 V 形顶点缝于睑板中外 1/3 交界处,注意勿将缝针穿透睑板。

f. 用 5－0 丝线缝合上睑皱襞切口。

g. 牵引眉部筋膜条,调整上睑高度及睑缘弧度于适当的位置,将筋膜缝合固定于该处骨膜。

h. 剪除多余筋膜,5－0 丝线缝合眉部切口。

i. 在下睑中央处做一条 Frost 缝线,用胶布将其牵引固定在额部,关闭睑裂。

j. 术后 1 周拆线。

(2) 额肌瓣悬吊术:

a. 沿上睑皱襞做双重睑切口切开眼轮匝肌至睑板。

b. 在切口处切除一条眼轮匝肌,暴露睑板。

c. 于皮肤与眼轮匝肌之间潜行剥离,向上越过眉弓至眉上缘上方 1~2 mm 处。

d. 在眼轮匝肌与眶隔之间潜行剥离,向上至骨膜表面,进一步分离至眉上缘上方 1~2 mm 处。

e. 于眶上缘下方,额肌与眼轮匝肌交界处做一横行切口。

f. 在横切口的内外侧各做一垂直切口,向上纵行切开额肌,两纵行切口之间部分即为形成的额肌瓣,一般取 2 mm 的宽度。

g. 向下将额肌瓣通过已分离好的眼轮匝肌与眶隔间的间隙,于睑板表面伸出。

h. 牵拉上睑,确定合适的高度及弧度,将额肌缝至睑板上。

i. 缝合皮肤切口,留置 Frost 缝线,关闭睑裂。

j. 术后 1 周拆线。

(3) 术后护理:

a. 上睑下垂矫正术后都会出现暂时性或永久性睑裂闭合不全,当睡眠时更加明显,因此,睡眠时必须涂抗生素眼膏以保护角膜。

b. 术后 2 日绷带加压包扎,减轻渗出肿胀,防止血肿形成。

c. 为减轻患侧眼轮匝肌的痉挛,白天应将健眼盖住,以迫使手术眼视物,睡眠时再将手术眼涂上抗生素眼膏并用纱布盖住。

(崔　杰)

参考文献

[1] 王炜.整形外科学[M].浙江:浙江科学技术出版社,1999.

第六节　耳郭畸形

一、耳郭畸形的分类

根据胚胎发育和临床治疗方式不同,耳郭畸形分类方法较多,目前国内学者多采用以下分类方法:

1. 全耳郭畸形　以整个耳郭畸形或缺如为特征,需要全耳再造手术。

2. 上耳郭畸形　如招风耳、隐耳、杯状耳等,手术多以局部耳软骨重塑为主。

3. 下耳郭畸形　如耳垂裂等,可以采取局部手术或皮瓣转移术。

4. 其他　如附耳、耳前瘘管等,可以用局部手术方法治疗。

二、耳郭的骨架结构

耳郭分为前面(前外侧面)和背面(后内侧面),两层皮肤中间为一薄而具有弹性的软骨支架,该软骨的自然折叠形成了耳郭复杂而精细的三维立体结构。耳郭边缘卷曲形成耳轮,其上方稍凸起的小结节称为达尔文结节。耳轮的前内侧,有与之平行的隆起称为对耳轮,对耳轮的上端分叉,分叉间的凹陷部叫做三角窝。在耳轮和对耳轮之间狭窄而弯曲的凹沟叫做耳舟。对耳轮的前方有一深凹叫耳甲,耳甲被耳轮的起始部耳轮脚分为上部的耳甲艇和下部的耳甲腔。耳舟与耳甲之间形成约 90°的夹角。耳甲腔的前方有一凸起,叫耳屏,从前方遮盖着外耳门。对耳轮的下端凸起,与耳屏相对应,叫作对耳屏,两者之间隔以屏间切迹。对耳屏的下方为耳垂,是耳郭的最下端,无软骨组织,仅由皮下及皮下脂肪组织构成。

耳廓的解剖结构高低错落,形成一个螺旋向上的三维立体构建,由后向前大致可分为三层复合体,依次为:耳甲腔复合体,对耳轮-耳屏-对耳屏复合体,耳轮-耳垂复合体。

耳郭前面的皮肤很薄,皮下组织很少,与软骨膜紧密粘连,不易滑动;背面的皮肤较厚,与软骨间有少量疏松的皮下组织相隔,因此较易活动。

耳郭软骨借韧带固定于颞骨上,主要有耳前韧带和耳后韧带。前者起自颞骨颧弓根部,止于耳轮和耳屏软骨;后者起自乳突,止于耳甲处(图 3-1-6-1)。

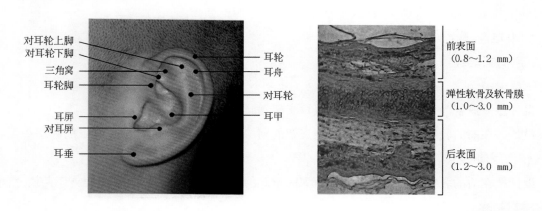

图 3-1-6-1 耳郭各部位的正常解剖名称和耳软骨的组织结构

三、目前的耳郭再造技术

各种先天性重度耳郭发育不全及外伤所致后天性耳郭缺损、畸形在临床上均需再造耳郭。20 世纪 50 年代以后,Tanzer 用自体肋软骨移植分期耳郭再造,开创了现代耳郭再造的先河,近年来,又发展了皮肤扩张法耳郭再造。

小耳畸形对患儿造成的心理负担是常人难以想象的,当然,这种缺陷自然也是父母的心理负担,小儿上学后会受到同伴们嘲笑,将深深影响小儿正常心理发展,因此从心理方面考虑,手术时间越早越好,至少应在学龄前。在生理上,5~10 岁的小儿,耳郭的长度仅比成人小数毫米,此时的耳郭大小已达到成人的 95%,

主要为软骨部分小,耳垂部分则和成人差不多。因此,此时期行耳郭再造,成年时双耳不会明显不对称。另一方面,由于耳郭位于头颅两侧,旁人不大可能像观察双眼那样同时看到双耳而进行比较,因此成年后即使双耳大小略有差别也无太大影响。手术时将再造耳做得稍大一些能使这种差别更为缩小。从肋软骨发育上考虑,一般认为 6 岁左右,小儿的肋软骨已能雕刻成耳支架。

(一)适应证

1. 各种先天性小耳畸形。

2. 后天性耳郭缺损、畸形。

3. 手术时机选择

(1)先天性小耳畸形,宜在 6 岁以上。

(2)获得性耳郭缺损,宜在创面愈合后 3～6 个月。

(3)患儿要求耳郭再造,本人及家属对结果抱现实态度,理解手术难度。

(二)禁忌证

1. 有严重的器质性疾病不能接受手术者。

2. 有瘢痕增生倾向者,手术要慎重。

(三)术前检查

1. 专科检查　详细检查局部畸形程度,CT 扫描检查患侧中耳、内耳情况。

2. 实验室检查　血、尿常规,查凝血酶原时间,肝肾功能检查等。

3. 检查心电图、胸片。

(四)手术操作要点

1. 一期手术法

(1)设计颞浅血管为蒂的筋膜瓣翻转覆盖耳支架,筋膜瓣的表面游离植皮。

(2)设计蒂在前的乳突区耳后皮瓣覆盖耳支架的前缘,利用该皮瓣延伸出的皮下筋膜组织瓣覆盖耳支架后面,创面游离植皮。

(3)设计蒂在前的乳突区皮瓣和皮瓣创面深面掀起的皮下组织筋膜瓣,将耳支架夹于两瓣之间,筋膜表面乳突区游离植皮。

2. Brent 法耳郭再造术(图 3－1－6－2)

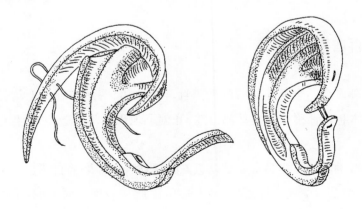

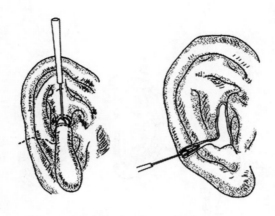

Brent法软骨支架埋置后耳垂转位

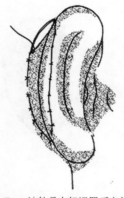

Brent法软骨支架埋置后支架
翻起颅耳角重建

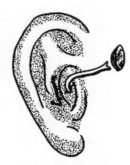

Brent法用正常侧耳甲软骨移植
翻起颅耳角重建

B

图3-1-6-2　Brent法耳郭再造术

A. 耳支架雕刻；B. 手术过程示意图

（1）第一期手术为整个耳郭再造的最主要步骤，包括从胸壁切取肋软骨雕刻形成耳支架，患侧耳乳突区皮肤剥离形成轴型皮瓣后，将肋软骨耳支架植入皮瓣下，术后接负压引流数天后拔除。

（2）第二期手术包括耳垂转位，掀起耳郭耳后植皮形成颅耳角以及耳屏形成术，此手术视患儿的局部情况可一次完成或分次完成。

3. Nagata法耳郭再造术（图3-1-6-3）

（1）手术操作要点：

1）第一期耳垂转位、埋植软骨支架：

① 平行四边形法确定再造耳郭位置：通常认为耳郭长轴与鼻梁平行，先画出鼻梁斜线，然后于患侧画出等高的平行线。两侧位置对称、等距，即可确定患侧耳的位置。

② 术前用透明胶片描出健侧耳郭大小及形态，并用剪刀剪下。

③ 翻转该胶片即为对侧再造耳外形。

④ 画出耳软骨支架模片，软骨支架下端要比耳郭模型长1cm。

⑤ 于胸6、7、8肋软骨联合处切取供雕刻耳软骨用的肋软骨。

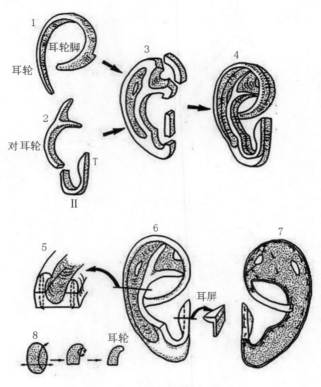

A. 耳支架雕刻

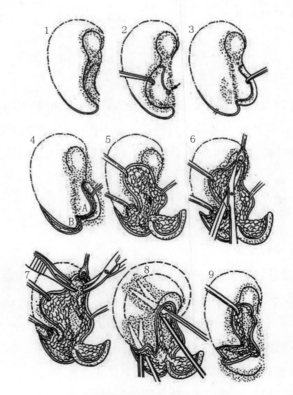

B. 结肠形小耳的手术方法

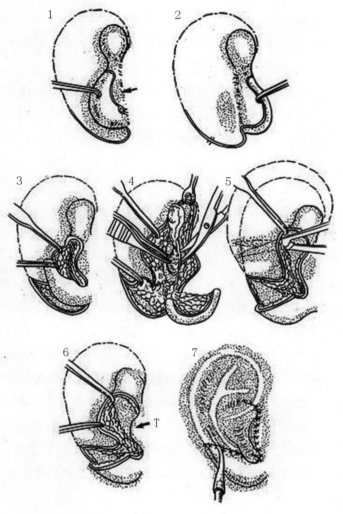

C. 小耳甲腔的小耳畸形的手术方法

图 3-1-6-3　Nagata 法耳郭再造术

⑥ 用雕刻刀按耳软骨支架模片雕刻成形,使之具有明显的耳轮、对耳轮、舟状窝及三角窝的形态。另用 3-0 尼龙线、丝线将小软骨条缝于耳轮缘,以加强耳轮形态。雕刻成形后的软骨支架要比耳模小 3 mm 左右。

⑦ 沿耳垂两侧及后下方做 Z 形切口,复位耳垂至正常位置。

⑧ 自耳垂切口处向耳后乳突区及发际缘做紧贴真皮下血管网深面的潜行分离,形成皮下腔穴。

⑨ 将雕刻成形的软骨支架置入乳突区皮下腔穴内。

⑩ 用凡士林油纱卷做多处褥式固定,使皮肤紧贴于软骨支架凹凸部位。

⑪ 若耳垂切口皮肤张力大,创面可用全厚皮片或带真皮下血骨网皮片移植修复。若皮肤张力不大,切口可直接拉拢缝合。负压闭式引流 5 日左右,保持通畅,适度加压包扎。

2) 第二期耳郭形成(于第一期手术后 3～6 个月施行):

① 于距软骨支架外缘 0.5～1 cm 处切开乳突区皮肤、皮下组织,在深筋膜深面连同植入的软骨支架一起掀起,与头颅侧壁约成 45°夹角,形成再造耳郭,勿暴露软骨。

② 耳郭后面及乳突区遗留创面做适当的缩小缝合。

③ 用中厚皮片或全厚皮片移植修复耳郭及乳突区创面。

④ 植皮区用缝线包压法固定、包扎。术后 12～15 日拆除缝线,并用模具支撑 3 个月。

3）第三期耳屏及耳甲腔形成(于第二期手术后 3～6 个月施行):

① 在耳郭前方耳甲处做一个蒂在前方的弧形切口,于乳突骨膜平面分离成皮瓣,将皮瓣做数针褥式缝合,暂不打结。

② 耳甲创面覆以一块中厚皮片,一端缝接在皮瓣游离缘。

③ 拉拢褥式缝线,垫上凡士林油纱布卷后打结。

④ 移植皮片用缝线包压法固定。

4. 全耳郭二期再造法(皮肤扩张法耳郭再造术)　一般对 6 岁以上的小儿就可应用皮肤扩张法再造耳郭,小儿耳后乳突皮肤柔软、弹性好,很容易扩张,扩张过程中小儿一般也能配合,应用自体肋软骨移植或人工耳支架再造耳郭后效果满意。

视局部扩张皮肤的量又可以将扩张法分为全扩张法和半扩张法,两种方法又各有利弊。半扩张法是耳支架后方有耳后筋膜覆盖,用耳后筋膜包裹软骨支架的后面及耳轮,提高了手术的安全性,减少了耳轮支架外露的并发症,为耳轮提供了更为丰富的血供,但也很容易造成耳轮缘的臃肿,尤其是对于耳后筋膜厚的患儿更为显著。同时,这种方法需要掀起面积更大的耳后筋膜,很容易损伤枕后神经,最后导致枕后区头皮麻木或感觉丧失。而全扩张的方法则简化了手术步骤,全部采用扩张皮瓣覆盖耳支架的前面和后面,与半扩张法相比具有以下优点:① 无须掀起筋膜瓣,且扩张皮瓣血供更有保障;② 无须植皮,无植皮后瘢痕及色素沉着;③ 耳轮缘的结构更真实。由于此法是采用扩张的皮瓣覆盖耳支架的全部,所以有可能个别病例皮瓣容易磨破,特别是耳轮缘的部分要尤为重视,同时扩张皮瓣的后期收缩可能会影响到颅耳沟的角度等。无论是半扩张法还是全扩张法,均增加了扩张器注水扩张的步骤,一般扩张周期需 2～3 个月,须反复教导患儿保护扩张的部位,尤其是小儿。

(1)适应证:对小耳畸形患儿,只要乳突区皮肤完好无损,基本上都可应用这一方法再造耳郭。

1）一期植入扩张器:

① 设计切口,局部浸润麻醉。

② 处理残耳组织:对于典型的先天性小耳畸形者,残耳的下段部分一般均作为再造耳垂用而予尽量多的保留,切除残耳上部分扭曲软骨。

③ 分离乳突区皮下腔隙,植入皮肤扩张器。于耳后发际内距发际线 0.5 cm 处做平行于发际线的纵切口,切口长约 4 cm,深达毛囊根部,即真皮下血管网深层向前小心分离做皮下腔隙,彻底止血后局部适当湿纱布填塞,检查皮肤扩张器完整无损,取出纱布再次检查无明显出血后植入事先选择好的皮肤扩张器,置放引流管。切口做皮下、皮肤两层缝合。

④ 术后引流注水:一般情况下置入闭式负压引流管于术后第 2 日拔除,术后 7～10 日拆线。

拆线后数天开始经注射壶注入无菌生理盐水,首次可注射 5～10 ml,以后视皮肤的柔软度、血运等情况每隔 2～3 日或 1 周注射 1 次。准备行第二期耳郭再造术。

2）二期取出扩张器,切取自体肋软骨行耳郭再造术:手术分两组人员同时进行。一组人员切取肋软骨,并雕刻成耳郭形态;另一组人员取出扩张器,掀起皮下组织筋膜瓣(全扩张法不需要掀起此瓣),将雕刻成形的肋软骨耳支架植入皮瓣下。

① 设计皮瓣切口。

② 按设计线切开皮肤,取出皮肤扩张器。

③ 小心剥去扩张后的纤维包膜。

④ 在头皮下潜行分离 1 cm 后掀起蒂在前的皮下组织筋膜瓣。

⑤ 按耳模大小雕刻、拼接耳支架,雕刻耳郭支架同全耳郭分期再造法。

⑥ 将肋软骨耳支架置于两瓣之间,支架耳轮缘的下端插入耳垂。

⑦ 尽量将皮下组织筋膜瓣包裹于耳轮缘,特别是在耳轮下部与耳垂相接处。

⑧ 经扩张的皮瓣覆盖支架整个耳轮的前后面,成形全耳郭。放置闭式负压引流管。

⑨ 如扩张的皮瓣不能完全覆盖创面时,乳突区创面可行全厚皮片或中厚皮片移植覆盖。

⑩ 成形耳郭包扎固定。

皮肤扩张法耳郭成形术的具体实例如图 3-1-6-4 所示。

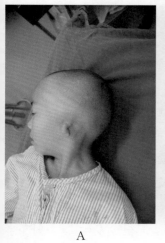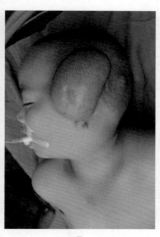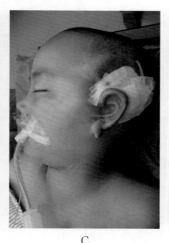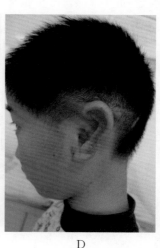

A　　　　　　　　B　　　　　　　　C　　　　　　　　D

图 3-1-6-4　皮肤扩张法耳郭成形术的具体实例

(2) 术后处理:

1) 保持负压引流通畅,术后 3～5 日后拔除。

2) 预防性应用抗生素 5～7 日。

3) 术后 1 周后间断拆除胸部缝线。

4) 术后 12 日左右去除头部敷料,拆除再造耳及耳后区缝线。

5) 术后 3 周可去除全部敷料。

6) 半年内避免过度压迫再造耳。

(3) 并发症:

1) 皮肤扩张器常见的并发症及处理

① 感染:手术时的局部污染、扩张期间的频繁穿刺污染,或继发于身体其他部位的感染等,均能引发感染。最初表现为扩张的皮肤充血明显、皮温升高、腔内积液增多、局部疼痛等。处理方法:从其下部、离扩张

囊 1 cm 处作小切口,向腔内插入细导管保待负压引流,辅以抗生素治疗,常可继续扩张。如感染得不到控制,则须取出扩张器,待半年后再重新置入。

② 扩张器外露:耳后乳突区皮肤较薄,扩张过程中成角的扩张器易穿破皮肤以致扩张器外露。故手术剥离的腔隙应比扩张器稍大,放置时尽量使扩张器折叠处位于底面。如在扩张过程中发现扩张囊成角处有突破皮肤的迹象时,应回抽后重新注水以改变成角的位置,免于局部的持续压迫。一旦发生,如破损在周边部位,则抽水减压,将破孔与基底部缝合,愈合后可继续扩张。如发生在中央部位即使缝合也不可能愈合,需取出扩张器,按一次法再造耳郭,或过 3 个月至半年后再重新放置扩张器进行扩张。

③ 血供障碍:易发生于注水后期,此时皮肤已变薄,对再增加的压力变化适应性较低,注水量过大时极易引起血供障碍,尤其在成年患儿更易发生。其临床表现为:注水后皮肤变白,数小时后周边部转红,但中间部仍苍白,次日该处出现水疱。因此,在后期注水过程中,如出现较大范围的皮肤苍白现象,应立即回抽减压。一旦局部皮肤已出现水疱,则即使回抽也无效,最终该处皮肤坏死,需取出扩张器,改行一次法耳郭再造。或待半年后重新放置扩张器进行扩张。

④ 切口裂开:扩张至后期,由于体积显著增大,致使已经愈合的切口因拉力增大裂开,此时扩张囊周围已有纤维包膜形成。因此虽然裂开部分囊外露,但一般不会发生感染,因扩张已接近完成,扩张的乳突区皮肤已基本上覆盖耳郭的前外侧及耳轮前缘,故可取出扩张器行耳郭再造术,除耳后皮片移植稍多些外,对手术最终效果影响不大。

2) 耳郭再造术中及术后并发症:

① 胸膜损伤:切取肋软骨时偶尔会撕破胸膜,应用圆针缝合胸膜,必要时进行胸腔闭式引流。

② 支架裸露:一般是皮瓣坏死或皮片部分坏死所致,常发生在耳轮缘处。其主要原因为乳突区皮瓣和皮下组织筋膜瓣远端血运欠佳、皮瓣张力过大,术后包扎压迫过紧等。稍大的裸露软骨必须用局部皮瓣或颞浅动脉筋膜瓣转移覆盖,然后在筋膜瓣表面植皮修复。应用人工耳支架的病例更易发生支架外露。

③ 钢丝外露:如固定支架的钢丝外露,一般可移去而不影响支架的稳定性。

④ 再造耳变形:在应用软骨支架的病例,因肋软骨吸收、坏死可致再造耳变形,但很少发生。一般随时间的延长而轮廓更清楚,血运良好、无并发症的再造耳自体肋软骨的吸收率轻微,一般不会影响其外形。

5. 与耳郭再造有关的外耳道成形　先天性小耳畸形患儿绝大多数外耳道闭锁,父母带着孩子就诊时最关心的往往是听力,认为孩子患侧耳朵是全聋的,或者认为只要在皮肤上开一个洞就能完全恢复听力。对此,医生要从耳部的胚胎发育来解释听力问题,纠正他们的错误概念。在胚胎发育上,中耳与外耳主要来自第一、二鳃弓组织。5 周的胚胎上,耳郭在这两个鳃弓上以 6 个小丘的形式出现,而内耳则出现于 3 周的胚胎,来源于外胚层组织。由于组织来源不同,小耳畸形患儿主要是外耳与中耳的发育畸形。内耳往往并不累及,所以听力的气导部分障碍明显,而骨传导往往是正常的。

一般来说,单侧小耳畸形的患侧约有 40% 的听力,再加上健侧听力正常,除在判断方向上稍差外,对于平时生活并无多大影响,因此对这类患儿是否进行外耳道成形增进听力手术,历来有所争议,其主要反对理由是手术并发症多、提高听力的程度甚微,且往往不持久。近年来随着技术的进展,耳科医生多倾向于手术。耳科医生和整形医生在手术的先后上也存在着分歧。再造耳缺乏弹性,会影响耳科医生手术操作,因此耳科医生都愿意先行中耳手术,但外耳道手术后常使乳突区皮肤产生瘢痕,影响整形医生充分利用该处皮肤进行耳郭再造,这种矛盾至今仍无法解决。

中耳手术需要有适当的乳突气房发育,以使有足够的间隙形成外耳道。当乳突气房发育不良时,外耳道的形成则极其困难,因为其前面的颞颌关节不能被改变,上面鼓室很低,后面乙状窦位置前移,下面有面神经。正常情况下,在乳突中形成外耳道进入中耳腔的通路几乎不存在,因此气房不发育者,不宜行耳道成形术。另一方面,对于气房发育良好者,虽可行外耳道成形增进听力,但笔者认为重建鼓膜应用的自体筋膜并不是组织移植,而仅是一种帮助愈合的生物性敷料,术后易发生感染流液等复杂情况。外耳道是在去除部分乳突骨质和气房的基础上形成的,鼓室成形术后患儿即有形成瘘的倾向。术后初期移植的皮片在骨面生长良好,耳道表面也逐渐变平光滑。但以后随着皮片的收缩,中耳腔或剩余乳突气房的黏膜会长入耳道内,黏膜暴露在空气中会引起慢性持久的分泌,刺激周围引起慢性炎症,以后每逢患儿感冒就会产生脓性液,一旦出现这种情况,处理相当困难。

正常生理情况下,乳突气房内的液体通过咽鼓管向外排放,手术的干扰改变了这一正常流向,瘘的形成使其反向流至耳道内,因此这样的手术从某种意义上来说是非生理的,把干耳变成湿耳。预防该并发症的方法是:外耳道应尽量做得宽大,接近乳突根治术时所形成的腔,术中注意保持中耳腔黏膜完整,以维持乳突-咽鼓管排液系统不受影响,耳道壁尽量用皮瓣覆盖等。但完全做到这些困难较大,过于宽大的耳道不但外形欠佳,而且影响耳郭再造。因此,虽然恢复听力对患儿有一定的吸引力,但对单侧小耳畸形健侧听力正常的患儿,要权衡术后可能发生的感染流液、再造耳道内要经常清除皮屑的麻烦,以及对某些体育运动(如游泳)的限制等,是否值得同时进行目前提高听力不甚理想的中耳手术,应慎重考虑。

总之,对于双侧小耳畸形、外耳道闭锁的患儿,可以首先考虑进行外耳道成形增进听力的手术。但对于单侧小耳畸形的患儿,笔者的经验是进行部分外耳道成形,深度在 1 cm 左右,不进入中耳腔,尽量用局部皮瓣向内翻入覆盖之。手术基本上没有改变乳突-咽鼓管流向,故术后无感染流液等并发症,这样患儿虽未增进听力,但因耳屏后方有了"耳道"这一结构,心理上能得到一定的满足,也可使再造耳的外形更加完好。

四、招风耳矫正术

在耳部的各种畸形中,招风耳畸形是最常见的先天性畸形,发生率约 5%。该畸形呈常染色体显性遗传,男女发生比例无明显差异,双侧多见,但两侧畸形程度常常有差异。其发病原因目前仍不清楚,有研究认为可能与胚胎期耳郭发育异常,耳周肌肉附着位置异常,产前胎位不正,新生儿睡姿不佳等因素有关,最终引起耳郭软骨发育障碍所致。

(一)适应证

1. 耳甲与颅侧壁的角度大于 90°。

2. 对耳轮上脚扁平较严重。

3. 6~7 岁健康小儿,耳郭发育已达到成人耳郭大小,可手术矫正,重建对耳轮上、下脚、耳舟及三角窝等。

(二)禁忌证

1. 局部或全身患炎症等疾病者。

2. 年龄过小,耳郭过小者。

3. 有全身疾患不能耐受手术者。

4. 对手术效果期望值过高或伴有精神、心理障碍患儿。

（三）手术操作要点

1. 术前检查

（1）专科检查：详细检查局部畸形情况。

（2）实验室检查：血尿常规、胸部 X 线透视,酌情检查肝肾功能等。

2. 麻醉　局部浸润麻醉,小儿不合作者可用全麻。

3. 手术操作要点　首先在耳郭前用美蓝标出对耳轮,对耳轮上、下脚及上、下脚结合部和三角窝。美蓝针穿透全层,标出耳软骨的对耳轮位置。然后在耳郭背侧标出皮肤切口位置,按画线切开皮肤,分离两侧皮缘并暴露耳软骨及针刺美蓝着色点。为形成软骨对耳轮等,根据对耳软骨的不同处理方法有如下不同术式。

（1）软骨条切除缝合术：

1）按前述设计对耳轮等,并切开耳后皮肤,分离切口两侧皮肤瓣。

2）显露对耳轮设计线,以设计线为中心,切除 1.0～1.5 cm 长的软骨条。

3）前凸缝合切口两侧软骨缘,形成对耳轮和其上、下脚等。

（2）平行切开法：

1）沿着色点平行切开 3 条耳软骨全层,中间线与着色点一致,内、外两条线平行于中间线,相距1.0～3.0 mm。

2）贯穿缝合,在内外侧两切缘贯穿褥式缝合 3～5 针,成小于 90°的锐角,即刻形成对耳轮等结构,矫正招风耳,然后切除耳后多余皮肤后缝合皮肤。

（3）软骨管法：

1）以着色线为中心,用小的砂轮磨擦除去部分软骨使软骨变薄形成楔形沟,宽 6～8 mm。

2）在楔形沟两缘全层平行切开穿透软骨,平行卷曲缝合成管状。再将两切口外缘褥式缝合,使软骨管前凸形成对耳轮等,并矫正招风耳。

3）切除耳后多余皮肤,适度压迫包扎。

（4）轻度招风耳矫正方法：

1）用美蓝常规标定对耳轮及其上下脚,以标定线为中心褥式缝合 3 针。

2）从耳前皮肤进针,在皮下走行 0.5 cm 后经皮肤出针。两线由原孔进针,分别垂直穿过软骨相对位置皮肤出针,其中一针原孔进针,皮下走行到对侧针孔出针,两线拉出缝合,两软骨面对合,形成前突的对耳轮。再重复缝合 2 或 3 针形成完整对耳轮。

（5）Nverse 法：

1）耳郭向后折叠,显现对耳轮从其上脚的轮廓,用美蓝标出。

2）用注射器针头沿折叠耳郭轮廓从皮肤刺入,穿透软骨及耳后皮肤,在针头上涂以美蓝后退出针头,绘出耳软骨的切口线。

3）在两排美蓝标志点中央做纵向切口，进行广泛的皮下分离，暴露出软骨膜上美蓝标志点。

4）沿两侧标志点切开软骨，两切口向下方逐渐靠近，上方逐渐分开，并保持前面软骨膜的完整。

5）两侧切口间的软骨用细丝线内翻缝合成管状，形成对耳轮及其上脚。

6）根据耳甲腔大小在耳甲软骨的游离缘切除一菱形软骨片，以缩小耳甲腔软骨的宽度，使耳轮与颅侧壁的距离保持在 2 cm 左右。

7）切除多余的耳后皮肤，用细丝线缝合切口（图 3－1－6－5）。

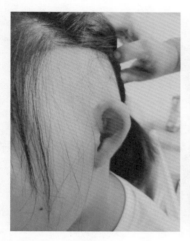
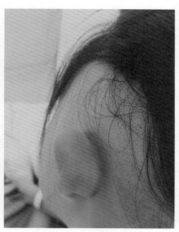
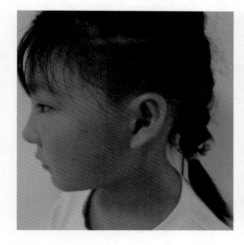
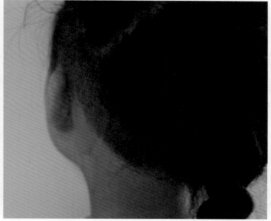

图 3－1－6－5　Nverse 法矫正招风耳畸形

4. 术后处理

（1）用湿纱布填塞耳郭凹陷部分，耳后置小纱布块以维持所需外形轮廓及位置，用棉垫及绷带轻加压包扎，以维持所需外形轮廓及位置，预防血肿形成。

（2）酌情使用抗生素 3～5 日，术后 10 日左右拆线，保持外固定两周。

5. 注意事项

（1）术中彻底止血，避免活动性出血，预防血肿形成。

（2）术后用凡士林纱条填塞耳郭凹陷部分，用棉垫及绷带加压包扎。

（3）伤口不放置引流条。

（4）术后可应用抗生素 3～5 日，10 日左右去除敷料拆线。

（5）部分患儿术后可能出现瘢痕增生、瘢痕疙瘩，术前需注意向患儿交代。

6. 并发症

（1）血肿。

（2）感染。

（3）矫正不足或矫正过度。

（4）双侧明显不对称。

（5）复发。

（6）瘢痕疙瘩。

五、杯状耳矫正术

杯状耳畸形是一类以上耳郭 1/3 耳软骨发育不良为特征的先天性耳郭畸形，又称卷耳，其畸形程度具有很大的差异性，临床表现介于招风耳和先天性小耳畸形之间。

（一）适应证

1. 6～7 岁健康小儿杯状耳需手术矫正者。

2. 轻度杯状耳，耳郭上部轻度下降者。

3. 轻度杯状耳，耳郭上部软骨卷曲、折叠者。

4. 中度杯状耳，耳郭上部软骨卷曲不严重者。

5. 一侧为轻度杯状耳，另一侧为正常耳，两者大小有较明显差异者。

6. 重度杯状耳畸形，耳郭上半部分已完全失去正常形态者。

（二）禁忌证

1. 严重心、肾、脑等病变不能耐受手术者。

2. 年龄小于 5 岁者。

（三）术前检查

1. 专科检查　详细检查局部畸形程度。

2. 实验室检查　血尿常规、胸部 X 线透视，酌情检查肝肾功能等。

（四）麻醉

局部浸润麻醉，小儿不合作者可用全身麻醉。

（五）耳轮脚 V－Y 推进法

1. 适应证　适用于轻度先天性杯状耳，即耳郭上部轻度下降者。

2. 手术操作要点

（1）于耳轮前脚部设计 V 形切口。

（2）按设计线切开皮肤、皮下组织并分离、暴露、伸直、卷曲的耳轮软骨（可适当剪断耳轮脚软骨），将松动的耳轮脚部分向上滑行推进。

（3）将 V 形切口做 Y 形缝合，以矫正轻度的杯状耳（垂耳）。

（六）软骨放射状切开复位法

1. 适应证　适用于较严重的杯状耳畸形。

2. 手术操作要点

（1）在耳郭后面做近耳根部的平行于耳轮的皮肤切口。

（2）切开皮肤、皮下组织，沿耳部软骨表面向耳轮缘进行分离，将卷曲于耳轮处的皮肤做套状脱离，暴露卷曲的耳轮软骨。

（3）将卷曲的耳轮软骨做放射状切开，使之呈立起的花瓣状。

（4）于耳甲处切取弧形软骨条一片，缝合固定于耳轮花瓣状软骨上，并使卷曲花瓣伸直，呈耳轮形态。

（5）复位脱套的耳轮皮瓣，缝合皮肤切口，耳舟处用凡士林纱布卷做褥式缝合固定。

（七）耳轮旗状软骨瓣复位法（Tanzer 法杯状耳整形术）

1. 于患儿耳郭后面距耳轮缘至少 1 cm 处做一条与耳轮上缘平行的切口线。

2. 切开耳轮后面皮肤、皮下组织，并沿切口做皮下组织层潜行分离，使卷曲于耳轮处的皮肤脱套。

3. 暴露和分离卷曲变形的耳轮软骨，设计两个软骨瓣，一蒂在内侧，一蒂在外侧。

4. 分别将两软骨瓣抬起，交叉固定缝合，形成耳舟及耳轮，切口缘重叠 4～5 mm。

5. 复位脱套的耳郭皮肤，缝合耳后切口，耳舟处用铆钉法缝合固定（图 3-1-6-6）。

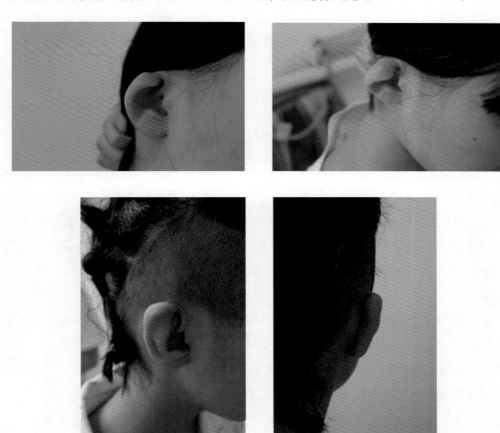

图 3-1-6-6　Tanzer 法杯状耳整形术

（八）对侧复合耳郭组织游离移植法

1. 于杯状耳上部垂直于耳轮缘方向切开,矫正耳轮脚软骨折叠部,使其充分复位。

2. 据双侧外耳大小差异程度,从对侧正常耳的耳轮上部楔形切取一块耳郭复合组织,其长度宽度均不应超过 1.5 cm,过大有坏死的可能。

3. 将取下的耳郭复合组织植入杯状耳切开后形成的缺损部位,缝合固定。

4. 术后加压包扎,10 日后拆线。

（九）外耳部分再造法

1. 一期手术 于耳后置入一 50 ml 的肾形皮肤扩张器,术后注水扩张耳后皮肤。

2. 二期手术 于右侧胸部切取肋软骨,雕刻成耳支架,植于患耳上部,缝合固定,外以扩张皮瓣覆盖。

3. 注意事项 传统上根据畸形程度将杯状耳分为轻、中、重三型。实际操作时要根据不同杯状耳畸形,选择相对应的手术方法。部分患儿术后可能出现瘢痕增生、瘢痕疙瘩,术前需注意向患儿交代。

4. 术后处理 保持外固定 3～4 周,其余与招风耳矫正术后处理相同。

5. 并发症

（1）血肿。

（2）感染。

（3）双耳明显不对称。

（4）皮肤、皮瓣坏死。

（5）复发。

（6）瘢痕增生、瘢痕疙瘩。

六、隐耳矫正术

隐耳又称埋没耳、袋状耳,为耳郭的一种先天性发育畸形。其主要表现为耳郭上半部埋入颞部头皮的皮下,颅耳沟消失,用手指提起埋入部分,可出现正常的耳郭外形,放松时又缩回原位。轻度隐耳畸形者,仅耳郭上部皮肤短缺,耳软骨的发育基本上不受影响;重度畸形者,除皮肤严重短缺外,耳郭上部的软骨也明显发育不良,表现为耳轮部向前卷曲,舟状窝变形,对耳轮亦常屈曲变形等。

（一）适应证

1. 对于 1 岁以内的婴儿,可试行非手术疗法。即按患儿耳郭上部的形状制作特殊的矫正装置,然后将其固定于耳郭上部,使其保持持续牵拉状态,使该处紧张的皮肤逐渐松弛,显露出耳郭外形。

2. 对于 1 岁以后的患儿则宜手术治疗,成人要求矫正者一般皆可手术。

3. 耳郭上部耳郭软骨埋藏在头皮内,颅耳沟消失者,宜早期矫正。

（二）禁忌证

1. 伴有全身疾患不能耐受手术者。

2. 患部皮肤感染者。

3. 对手术效果期望过高或伴有精神、心理疾病患儿。

（三）术前检查

1. 专科检查　详细检查局部畸形程度。

2. 实验室检查　血常规、胸部 X 线透视,酌情检查肝肾功能等。

（四）麻醉

局部浸润麻醉,小儿不合作者可用全身麻醉。

（五）手术操作技术

1. 推进三角皮瓣法

（1）于隐耳区绘出正常耳郭轮廓线,并于耳侧后方设计三角形皮瓣。

（2）沿设计线切开皮肤、皮下组织,充分分离松解耳郭后上方粘连,使隐耳脱离颅侧壁,同时掀起耳后三角形皮瓣并前移,形成明显的颅耳沟。

（3）将形成的三角形皮瓣向上方推进,缝合修复颅耳沟的创面,形成颅耳沟。

2. V-Y 推进皮瓣法

（1）设计以隐耳区耳轮为蒂的大三角形皮瓣。

（2）切开皮肤,分离形成皮瓣,并松解隐耳耳郭后方粘连,使之脱离颅侧壁。

（3）三角形皮瓣向耳郭背面推进覆盖分离出来的隐耳耳郭上部创面,颅侧壁按 V-Y 推进法,缝合头皮,成形颅耳,矫正隐耳。

3. 皮片、皮瓣旋转移植法

（1）植皮法:在耳郭上部沿耳软骨边缘切开,将软骨翻开直至耳甲软骨根部,使耳郭上部完全松解形成颅耳沟创面,然后在耳郭上后面及颅侧壁的创面上应用游离全厚或中厚皮片移植覆盖。

（2）皮瓣旋转移植法:适用于轻、中度的隐耳畸形且耳上发际线较高的患儿。

1）设计一个以耳郭上部为基底的三角形皮瓣,皮瓣尖端伸入发际线内。

2）掀起此三角形皮瓣,可用剪刀将皮瓣尖端的毛发部分的毛囊剪除。

3）剥离并翻开耳郭的粘连面,形成颅耳沟及其创面。

4）然后将三角形皮瓣向下后方推进,转移覆盖于耳郭形成的创面上。

5）供瓣区的创面在两侧潜行分离后直接拉拢缝合。

（3）推进皮瓣加植皮法:对于重度耳畸形或耳上发际线低的患儿,仅用局部皮瓣转移时不能覆盖全部创面,可应用此法。

1）乳突部推进皮瓣加植皮法:在乳突区设计蒂在下方的三角形推进皮瓣。沿设计线切开,在掀起此三角形尖端的同时,剥离翻开耳郭的粘连面,使耳郭复位。三角形皮瓣完全掀起后向上方推进,转移覆盖在所形成的耳后沟创面上。耳郭后上的创面和乳突部近发际处的创面用全厚皮片游离移植覆盖。

2）耳上方旋转皮瓣加植皮法:在相当于耳轮脚上方设计一个蒂在下方的三角形皮瓣。按设计线切开,掀起三角形皮瓣,剥离翻开耳郭的粘连面使耳郭上部复位。将此皮瓣转移覆盖于颅耳沟处,其余创面行全厚皮片游离移植。

（4）耳甲腔软骨悬吊法:南京儿童医院沈卫民团队采用悬吊耳甲腔软骨对隐耳进行治疗。提起耳甲腔,在耳上部颅耳角处做一 2 cm 小切口,剥离翻开耳郭的粘连面使耳郭上部复位。提起耳甲腔,把耳甲腔软骨固定在颅骨膜上,缝合皮肤。该法微创效果肯定,如图 3-1-6-7 所示。

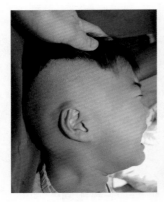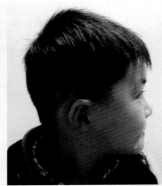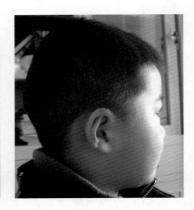

图 3-1-6-7　耳甲腔软骨悬吊法

（六）术后处理

术后可应用抗生素 3～5 日,用局部皮瓣转移法者术后 1 周拆线,用皮瓣加植皮法者术后 10 日拆线。

（七）注意事项

1. 术中彻底止血,预防血肿形成。

2. 严格无菌操作,预防感染。

3. 注意双侧外耳形态,力求双侧对称。

（八）并发症

1. 血肿。

2. 感染。

3. 双侧不对称。

4. 皮片收缩,皮片或皮瓣坏死。

5. 复发。

七、耳垂畸形修复术

（一）适应证

1. 先天性耳垂畸形,如耳垂过大、过长,耳垂过小,三角形耳垂,耳垂尖角,耳垂粘连,耳垂裂,耳垂缺失,耳垂血管瘤、皮脂腺痣等。

2. 获得性耳垂畸形,如耳垂缺损、耳垂裂、耳垂瘢痕疙瘩等。

3. 耳垂形态无明显异常,以美容为目的者,也可酌情手术。

（二）禁忌证

1. 有严重的器质性疾病不能接受手术者。

2. 有瘢痕增生倾向者,手术要慎重。

（三）术前检查

1. 专科检查　详细检查局部畸形程度。

2. 实验室检查　血常规,酌情检查肝肾功能等。

（四）麻醉

局部浸润麻醉,小儿不合作者可用全身麻醉。

（五）手术操作要点

1. 耳垂单纯性粘连 在耳垂与面部粘连处切除一小块皮肤脂肪组织后,直接分别缝合耳垂及面部创口。

2. 耳垂裂 沿裂隙缘做">—<"形切开,先缝合肌层,然后缝合两皮肤层。必要时耳垂皮肤可做小 Z 成形术。

3. 巨大耳垂 人们常常以大耳垂为美,但耳垂过大或变成畸形时需缩小。

（1）耳垂内侧 V 形切除缝合技术 在耳垂内侧做楔形切除后缝合皮下组织和皮肤。

（2）耳垂内侧方形切除缝合技术 在耳垂内侧做方形切除后缝合皮下组织和皮肤。

（3）耳垂外侧三角形切除缝合技术。

4. 尖角耳垂或小耳垂

（1）V - Y 推进皮瓣术在耳垂下设计三角形皮瓣,切开、分离三角形皮瓣并上推增大耳垂,两侧切口缘拉拢缝合呈 Y 形,成形增大为圆形耳垂。

（2）W 形推进皮瓣术在耳垂下设计 W 形皮瓣,切开分离皮肤、皮下组织形成两个三角形皮瓣并上推成形增大耳垂,两切口缘拉拢缝合。

5. 耳垂缺损

（1）局部皮瓣转位:在耳垂下后按健侧耳耳垂大小设计双叶皮瓣,蒂在耳垂下前面。切开、分离折叠双叶皮瓣,成形耳垂。创缘拉拢缝合。

（2）Converse 法局部皮瓣转位耳垂成形增大术:

1）按健侧耳垂大小、形态在耳垂下后设计蒂在上前的耳垂皮肤瓣。

2）切开、分离、掀起并折叠皮肤瓣,成形耳垂。

3）皮瓣掀起后的创面用皮片移植修复。

（3）Brent 法耳垂成形术:

1）按健侧耳垂大小、形态在耳垂下后区设计一个分叉皮肤瓣,分叉前瓣在原耳垂区,后瓣在乳突区。

2）切开、分离、掀起两皮瓣,后瓣的前移与前瓣瓦合成形耳垂。

3）供瓣区拉拢缝合困难时,可行皮片移植。

（4）Zenteno Alanis 法耳垂成形术:

1）在耳垂下,按健侧耳垂大小、形态设计耳垂前叶瓣,其下设计耳垂后叶瓣两瓣为一个蒂,上部为耳垂前叶瓣,后部为后叶瓣。

2）切开、分离、掀起皮肤瓣转位,后叶瓣与前叶瓣瓦合成形耳垂。

3）创面皮片移植修复。

（5）耳下部皮瓣翻转和耳后皮瓣瓦合再造耳垂（南京儿童医院沈卫民团队的方法）:用对面正常的耳垂做再造耳垂的模型,在全身麻醉下,在耳下部,耳后和缺损的耳垂部设计 3 个皮瓣 ABC,A 为耳下部的皮瓣,B 为耳后的皮瓣,C 为缺损的耳垂部的皮瓣(图 3 - 1 - 6 - 8a)。把 A 瓣翻转做耳垂的后面,B 瓣设计为五角形上面的一个角的形状,面积和 A 瓣相等,下面一个角前面一个角折叠和 A 瓣共同形成耳垂的后面,C 瓣滑行覆盖耳垂后面的缺损(图 3-1-6-8b)。在全麻平稳后,根据设计的切口线切取 3 个皮瓣,A 瓣翻转,C 瓣覆盖并折叠形成耳垂,B 瓣滑行覆盖耳垂后面的供区缺损(图 3-1-6-8c~h)。

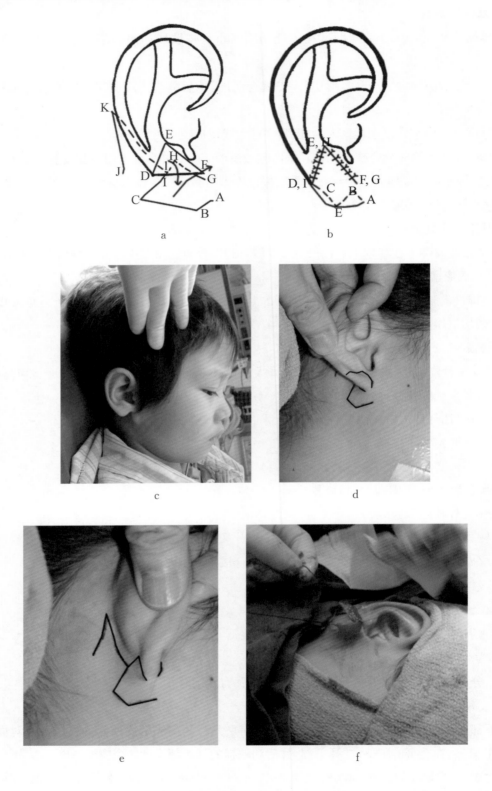

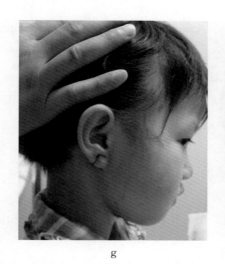
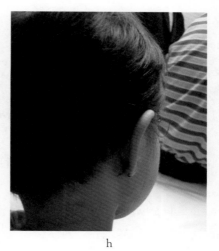

g   h

图 3-1-6-8 耳下部皮瓣翻转和耳后皮瓣瓦合再造耳垂法的设计和实例

6. 薄耳垂 可采用注射填充术,将少量注射填充材料如脂肪颗粒、玻尿酸等,注射充填至耳垂部位,增大或丰满耳垂。

(六) 术后处理

酌情使用抗生素 3～5 日,术后 5～7 日拆线。

(七) 并发症

1. 血肿。

2. 感染。

3. 双侧不对称。

4. 耳垂形态不良。

5. 皮瓣、皮片坏死。

(八) 注意事项

1. 耳垂过尖、粘连患儿,手术纠正后,耳垂可能仍然较小,难以与健侧耳完全对称,术前应向患儿交代清楚。

2. 耳垂再造,往往要在耳后乳突区及颈上部遗留瘢痕,也应在术前向患儿交代清楚。皮肤扩张法需分两期进行,增加了手术次数和治疗费用,也应向患儿家长交代清楚。

3. 耳垂血管瘤、皮脂腺痣等病变的治疗,可能会使耳垂的形态有所改变,但向患儿交代后,常能够接受。

4. 耳垂瘢痕疙瘩的治疗要慎重。必须向患儿强调复发的可能性,并考虑到供皮区的瘢痕增生问题。

(王 磊 沈卫民)

参考文献

[1] 王炜.整形外科学[M].杭州:浙江科学技术出版社,1999,1062-1094.

[2] 张如鸿,章庆国.外耳修复再造学[M].杭州:浙江科学技术出版社,2014,31-163.

[3] 张如鸿,章庆国.全耳再造的过去、现在和将来[J].组织工程与重建外科杂志,2005,1(2):109-114.

[4] Nagata S. Modification of the stages in total reconstruction of the auricle:part Ⅰ.Grafting the three-di-

mensional costal cartilage framework for loube-type microtia[J]. Plast Reconstr Surg,1994,93(2): 221－230;discussion 267－268.

[5] 章庆国.医疗美容基础与临床[M].南京:东南大学出版社,2005,113－124.

[6] 鲁开化,艾玉峰,郭树忠.新编皮肤软组织扩张术[M].上海:第二军医大学出版社,2007,2－35.

[7] BRENT B. Modification of the stages in total reconstruction of the auricle:Parts Ⅰ to Ⅳ[J]. 1994, 93(02):267－268.

[8] 郭万厚,庄洪兴,杨庆华,等.耳后扩张皮瓣破溃后的手术处理[J].中华整形外科杂志,2006,22(5): 396－399.

[9] Brent B. Microtia repair with rib cartilage grafts:a review of personal experience with 1000 cases[J]. Clin Plast Surg,2002,29 (2):257－271.

[10] Brent B. Technical advances in ear reconstruction with autogenous rib cartilage grafts: personal experience with 1200 cases[J]. Plast Reconstr Surg,1999,104:319－334.

[11] Firmin F. Ear reconstruction in cases of typical microtia. Personal experience based on 352 microtic ear corrections[J]. Scand J Plast Reconstr Surg Hand Surg,1998,32:35－47.

[12] Firmin F,Gratacap B,Manach Y. Use of the subgaleal fascia to construct the auditory canal in microtia associated with aural atresia[J]. Scand J Plast Reconstr Hand Surg,1998,32:49－62.

[13] Nagata S. Complex auricular reconstructions. Presented at the Congress for Ear reconstruction[J]. Edinburgh,United Kingdom,October 10－12,2007.

[14] Romo T 3rd,Reitzen SD. Aesthetic microtia reconstruction with Medpor[J]. Facial Plast Surg,2008, 24:120－128.

[15] 杨群,钱云良,汪希,等.三种全耳再造术临床分析[J].上海第二医科大学学报,2004,24:984－986,989.

[16] 田蒙,章庆国,刘暾,等.再造耳术后软骨外露的修复治疗[J].中国美容整形外科杂志,2013,24: 205－207.

[17] 朱军,王艳萍,梁娟.1988—1992年全国先天性无耳和小耳畸形发病率的抽样调查[J].中华耳鼻咽喉科杂志,2000,35:62－65.

[18] Steffen A,Wollen berg B,König IR,et al. A prospective evaluation of psychosocial outcomes following ear reconstruction with rib cartilage in microtia[J]. J Plast Reconstr Aesthet Surg,2010, 63:1466－1473.

[19] Luquetti DV,Heike CL,Hing AV,et al. Microtia:Epidemiology and genetics[J]. Am J Med Genet A, 2012,158A:124－139.

[20] Johns AL,Lucash RE,Im DD,et al. Pre and post-operative psychological functioning in younger and older children with microtia[J]. J Plast Reconstr Aesthet Surg,2015,68:492－497.

[21] Baluch N,Nagata S,Park C,et al. Auricular reconstruction for microtia:a review of available methods [J]. Plast Surg,2014,22:39－43.

[22] Kim YS,Yun IS,Chung S. Salvage of ear framework exposure in total auricular reconstruction[J]. Ann Plast Surg,2017,78:178－183.

［23］Nayyer L,Jell G,Esmaeili A,et al. A bio designed nano composite biomaterial for auricular cartilage reconstruction[J]. Adv Heal thc Mater，2016,5:1203－1212.

［24］Weimin shen,New Technique for Correcting Mild Types of Cryptotia：Elevate Cavum Conchae Cartilage and Suture to Cranial Periosteum[J]. J Craniofac Surg 2012,23:1830－1831.

［25］Weimin shen,Inversion of the Flap at the Lower Ear and Restoration of the Flap at Postauricular Skin for Reconstruction of the Earlobe[J]. J Craniofac Surg 2012,23:560－562.

［26］章庆国. 基于准确处理手术细节的耳郭再造术[J]. 中国美容整形外科杂志,2008,(3):161－162.

第七节　鼻畸形

小儿鼻部畸形分先天性和后天性的畸形,先天性畸形有鼻缺损,双峰鼻,鼻重复畸形,4号面裂的鼻畸形,还有唇裂的鼻畸形,而后天性畸形主要是肿瘤和外伤引起的鼻缺损,分急性和外伤后期的继发畸形。

一、鼻畸形

一出生就有的畸形即先天性畸形。小儿整形外科治疗的大部分鼻畸形都是先天性的畸形。但不管先天性还是后天性的鼻畸形,治疗方法是一样的。

（一）分类

先天性鼻畸形按缺损的性质分为部分缺损、全部缺损、鼻裂畸形、鼻重复畸形、鼻孔闭锁和狭窄、鼻小柱缺损。部分缺损又分鼻翼缺损和鼻尖缺损,鼻裂畸形又分鼻翼裂和鼻正中裂畸形。后天性鼻畸形同样可分部分缺损、全部缺损、鼻孔闭锁和狭窄、鼻小柱缺损。

（二）病因

一般的致病原因都和基因突变有关系,而鼻部先天畸形的原因也和基因的突变有关,由于有许多疾病可引起先天性的鼻缺损和部分缺损。因此,相关基因也有许多。对于面裂引起的鼻正中裂和鼻翼裂,原因有机械性原因,也有基因的原因。总之,鼻部缺损和鼻部畸形的原因不明确,需要进一步研究。而后天性的原因就是外伤和肿瘤切除。

（三）诊断

鼻部畸形,不管是先天性畸形还是后天性的畸形诊断都比较容易,直视就可根据外形进行诊断。但对一些其他疾病引起的鼻畸形则需要进一步诊断,需要CT和磁共振检查。如脑膜膨出,0号和1号、2号、3号面裂都应该进一步检测(图3-1-7-1)。

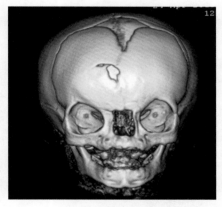

图3-1-7-1　0号面裂的CT表现

二、鼻孔狭窄与闭锁

鼻孔狭窄与闭锁有两种原因,一是先天性的,二是后天性的,后天性的多由于局部感染、鼻孔糜烂或创伤、烧伤所引起,尤其是化学性烧伤为常见,少数为早年天花的后遗畸形。严重者鼻尖、鼻翼也往往因瘢痕牵拉呈不同程度的内陷畸形。手术是本病唯一治疗方法,其原则是首先打通鼻腔隧道,切除先天性的或后天性瘢痕组织,重建通道,恢复功能,改善外观。

（一）**轻度鼻孔狭窄**

轻度鼻孔狭窄一般由于鼻翼、鼻底感染后退留短痕挛缩,或由于先天性唇裂修复后界孔缝得过小所致。

轻度鼻孔狭窄一般不影响呼吸功能,患儿无不适,只是外形上鼻孔较小,狭窄的鼻孔边缘为较软的瘢痕组织。尤其是一侧狭小,则更为明显。其手术方法有两种:

1. **鼻唇沟皮瓣法**　先以对侧为依据,测定正常鼻孔底部的宽度。依此宽度在患儿狭窄的鼻孔外鼻唇沟设计一底宽与此相当的三角形皮瓣。其长度可较所需长度稍长,以利供区缝合后无畸形凸起。然后按设计线切开鼻底与三角形皮瓣,剥离鼻底切口两侧皮下组织,将鼻唇沟皮瓣转入鼻底部,再分层缝合。

2. **皮肤黏膜瓣法（Z成形法）**　沿未来鼻孔外缘向下作弧形切口,再沿现在鼻孔上缘作切口,形成一皮瓣,沿未来鼻孔内侧缘作弧形切口,形成一黏膜瓣。将皮瓣掀起向鼻小柱缝合,黏膜瓣向鼻翼缘缝合。

（二）**中度鼻孔狭窄**

中度鼻孔狭窄为一膜状瘢痕,中央为一小孔。通气量不足,尤其患儿在伤风感冒时更重。其手术方法一般有下列三种:

1. **半月形瓣交错法**　以中央小孔为中心向鼻尖部顺时针方向做上弧形切口,另从中央向鼻具基部顺时针方向做弧形切口。掀起这两个弧形瓣,再在其创面做相反的弧形切口,使惑膜内层形成另一组皮瓣,但方向相反。里层与外层共形成4个半月形瓣,将里层的瓣向外缝合于鼻孔边创缘;外层瓣向里卷,缝于里层创缘,从而开大鼻孔。有时还可以在外层做3个弧形切口,原理与上相同,可以将鼻孔开得更大一些。

2. **三角瓣交错法**　在闭锁部位的前片做"十"形切开,细心与后片进行分离并掀起形成4个三角瓣,再与原"十"形切口相距45°角作"十"形切开,形成另4个黏膜瓣。使前后两组三角瓣相互交错缝合。

3. **"V-Y"推进法**　对鼻孔狭窄兼鼻小柱畸形者,可切除瘢痕,"V"形切开上唇正中及鼻底部,将鼻小柱皮瓣向上推进成"Y"形缝合。两侧鼻翼内侧的创面用皮片移植覆盖。

（三）**重度鼻孔狭窄（鼻孔闭锁）**

重度鼻孔狭窄常为鼻孔内严重感染或外伤后感染粘连的结果。鼻孔内严重感染,使鼻孔一段黏膜甚至鼻黏膜及鼻孔内一段呼吸道完全为瘢痕粘连所阻塞。有时由于外伤,鼻骨或鼻软骨挫伤塌陷使黏膜完全或部分破坏,也可形成较广泛的粘连。一般检查难于测出闭锁的长度和范围。若阻塞另一鼻孔,令患儿出气时鼻孔或鼻腔处无膨出或突起,可能鼻内气体达不到鼻下部。

手术疗法一般有两类:

1. **皮肤移植法**　也就是植皮法,手术操作有两种。

（1）空管法:沿原鼻孔作圆形切口,完全切除瘢痕组织或鼻孔前组织,直至完全通气,修齐鼻孔缘。取中厚皮片一块,反包裹于与鼻孔大小相当的橡胶管上,皮片上缘可缝牵引线通过管腔自后鼻道经口穿出,再将反包有皮片的橡胶管置入鼻孔。避免皮片翻卷。皮片下端与鼻孔创缘缝合。用碘伏纱布绕鼻孔缘结扎固定。术后10日拆线，置管支撑半年。

（2）填塞法：手术操作同上。只是取中厚皮片，将其缝合固定于鼻孔创缘形成管状，创面向内，再将皮片塞入鼻孔再用指套填塞法填入凡士林纱条，使所植皮片完全与鼻孔内创面贴紧。多余的皮片可以任其在鼻孔内，而不必修剪整齐。7~10日后，与创面紧贴的植皮片可以成活，而其余部分任其自行脱落。术后置管支撑半年。

2. 鼻外切口矫正法　从鼻外侧经鼻翼外缘至鼻翼基底部作切口，有时须切除一部分骨质（鼻骨或上颌骨鼻突）与软骨，在直视下切除没有鼻孔的部分组织或切除有鼻孔但有许多瘢痕组织阻塞鼻孔的瘢痕组织。对于没有鼻孔的先天性鼻孔闭锁，应该在相当于鼻道的部位凿骨造洞，直至与鼻咽部相通。将鼻内的创面，植以较厚的中厚皮片，与前鼻孔缝合。并缝合鼻外侧切口，鼻孔内再用橡胶管或指套填塞法填充，术后置管支撑半年。

三、鼻翼缺损与畸形修复

1. 部分鼻翼缺损的修复　鼻翼和鼻尖的部分缺损修复的方法是一致的，都是以下两种方法。

（1）游离组织移植：距鼻翼缘不超过1 cm的鼻翼缺损宜用耳郭复合组织片移植。用纸样测绘出所需外形，在耳郭相应部位切取全层复合组织片，移植于鼻翼创面，注意动作轻柔，勿钳夹组织，受区瘢痕组织要切除干净。术毕加压包扎。术后2周拆线。耳郭作直接拉拢缝合，注意耳轮等解剖部位要准确对位，鼻尖部、鼻小柱小缺损，也可采用耳垂复合组织片移植修复。

（2）鼻唇沟皮瓣修复：如缺损较大，可采用鼻唇沟皮瓣向鼻翼旋转折叠成形，鼻唇沟皮瓣在前面皮瓣章节已经讲到。这里只做简单图示，如图3-1-7-2所示。

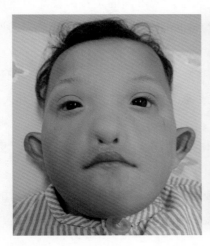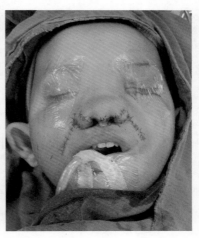

图3-1-7-2　鼻唇沟皮瓣再造鼻翼病例

2. 全鼻翼缺损的修复

（1）手术设计：采用前额皮瓣。目前较常用的前额皮瓣其长度应视患儿鼻形而定，其远端多设计成三叶状皮瓣。前额皮瓣有各种不同形式，但均应含有一知名动脉。可利用额浅动脉、额动脉或眶上动脉为主干，也可利用滑车上动脉和鼻背动脉做为皮瓣的主干动脉。当额部血管有损伤时,也可采用远位皮瓣来修复。

(2)手术方法:前额正中皮瓣包含了滑车上动脉和鼻背动脉,皮瓣可耐受180°的扭转,无须迟延。可一期完成全鼻再造,术后3～4周断蒂,亦可将其作成岛状皮瓣或皮下蒂皮瓣,通过鼻梁部的皮下隧道旋转180°行即时全鼻再造,利用远位皮瓣,如上臂皮管、胸部皮管、前管皮瓣等,由于组织不够强韧和晚期发生挛缩,所以作外鼻再造时,须过度矫正,保持定型后(半年左右),再作必要的修整。有时还需另植入支架,以取得更好的外形。

3. 鼻翼裂的修复　鼻翼裂一般不缺少组织,只是裂开。因此,可切除裂缘组织,直接缝合就行。但在鼻翼下缘处要做一个小的 Z 皮瓣成形,以避免再次出现小的裂开。

4. 正中裂的修复　行多个 Z 成形治疗。同时结合眶距增宽的治疗,见前面的章节。

四、鼻尖及鼻小柱缺损与畸形修复

(一)鼻尖缺损

1. 病因　先天性的原因,以及外伤和肿瘤切除都可引起鼻尖缺损。

2. 治疗方法

(1) V－Y 推进皮瓣法:对鼻尖上段和鼻翼内侧上缘的皮肤缺损者,可采用 V－Y 推进皮瓣法修复。自眉间到鼻根经鼻两侧至鼻翼沟上段做侧 V 形切口,沿骨膜浅面分离至鼻尖端创缘,形成皮瓣深面以鼻背肌肉为蒂的肌皮瓣(注意保护鼻翼上方的鼻外侧动脉)。然后向下推进缝成倒 Y 形。皮瓣远端需修猫耳,眉间处需修薄皮瓣。

(2) 鼻唇沟皮瓣法:鼻尖部常出现肿瘤如血管瘤、黑痣切除后所遗留的缺损,也可能因外伤引起缺损。邻近很难有局部皮瓣可资利用,只能在周围皮肤较好的情况下,设计一鼻唇沟皮下蒂岛状皮瓣,修复鼻尖部缺损。其具体操作可参考"鼻翼缺损修复"的鼻唇沟皮瓣法。所不同的是蒂部去除表皮形成皮下蒂,再自蒂部近侧端向鼻尖缺损处打通隧道,把皮瓣从隧道拉出至缺损部位,将皮瓣缝合于缺损的四周创缘,再游离供皮区周围皮下组织,供皮区可直接缝合。

(3) 全层皮片移植法:鼻尖部肿瘤或瘢痕切除后,其缺损可用全厚皮片移植修复。有人认为鼻尖部缺损方形或长方形较圆形修复更理想,故建议将圆形缺损改变成方形或长方形,然后按其大小切取全厚皮片移植打包包扎固定。

(4) 耳垂复合组织移植法:鼻尖部缺损如涉及范围不广,复合组织移植最为理想。因其术后效果好,无论颜色与外形都较满意。

鼻尖部瘢痕或肿瘤切除后,修整创缘使其呈方形或长方形。于耳垂部取大小合适的复合组织块,将其自创面刮开,中央不要切得太深,以免摊开后中央形成一凹陷,两侧略修薄一些,将复合组织块按具体缺损部位的要求植入。

(5) 远位皮瓣和皮管修复法:可参考皮管一节的皮瓣法。

(二)鼻小柱缺损

1. 复令组织瓣移植　由于先天性鼻小柱短缺或创伤性鼻小柱短缺,鼻中隔或鼻小柱尚余有部分组织时,可用复合组织瓣移植修复。具体方法是先在鼻小柱做松解切口,或切除其瘢痕,使鼻尖能抬起。按缺损大小的需要,于耳郭或耳垂部切除相当的复合组织,将复合组织先固定一针于鼻尖端,再将两侧缝合于中隔的两侧创缘,最后固定入中端创缘。耳部供皮区的创面可依设计缝合之。

两鼻孔可用一层凡士林纱布与纱布卷轻轻填塞,复合组织可任其外露。也可用数层纱布覆盖,再以胶布固定。如在愈合后鼻尖有下榻的倾向,可在 3 个月后再植入一细条肋软骨,以支撑鼻尖部。

2. 上唇人中沟皮瓣法　这种方法适用于先天性鼻小柱过短或缺损,以鼻小柱基部为蒂在上唇人中沟设计一与小柱相当的皮瓣,向鼻尖翻转 180°,将末端嵌在鼻尖部所形成的切口内缝合。皮瓣的皮面向鼻孔,肉面向外的创面上用中厚或全厚皮片覆盖之。人中处创面可直接拉拢缝合,也可移植皮片修复。

3. 上臂内侧小皮管法　适用于鼻小柱周围局部无可利用的皮瓣。手术步骤是先于上臂中下 1/3 处形成一 10 cm×2 cm 的皮管,必要时中部可留 1 cm 的皮桥,以保证皮管的血运。2～3 周后切断桥部,5～6 周后于鼻尖部做一半圆形切口,翻转半圆皮瓣形成圆形创面。切断皮管远端,转至鼻尖部,与圆形创面缝合。前臂用石膏绷带固定于头部。术后保持鼻部清洁并防止感冒。

术后 3 周将皮管近端切断。供皮区可直接缝合。皮管可选择适当长度缝合于唇鼻小柱的基部,以修复之。也可以任其悬吊在鼻尖部,保持 2 周后再妥善设计固定缝合于鼻小柱基部。必要时可于术后 5～6 周再植入 3～4 mm 直径的软骨或骨,以支撑鼻尖部。

4. 鼻唇沟皮瓣法　适用于鼻唇沟皮肤松弛者。方法是在鼻唇沟顺皮纹方向设计一宽 1.8 cm、长 5 cm 的单蒂皮管,将其移植于鼻尖下方的创面上,供区拉拢缝合。术后 3 周断蒂,将蒂部剖开,缝合于上唇基部的皮肤上以形成鼻小柱。也可采用鼻唇沟皮下蒂皮瓣法修复,手术一次完成。

五、全鼻缺损和再造

先天性的或鼻受到严重外伤、感染或烧伤等原因而致鼻大部或全部缺损时,均应考虑作全鼻再造手术。小儿并不少见。因此,再造鼻成为小儿整形外科医生的任务。全鼻再造术包括衬里、外被皮肤和鼻支架三个主要组成部分的修复。一般说全鼻再造的效果要比局部组织修复的效果更好,但这点有时患儿难以理解,必须耐心说服,减少医疗矛盾。

全鼻再造所需的皮肤组织的来源,主要是用皮瓣或管形皮瓣移植,常用的为额部皮瓣、上臂皮管、肩胸皮管以及带血管蒂或吻合血管的游离前臂皮瓣等。以前额皮瓣为最佳。由于皮肤软组织扩张术的开展,对额部皮肤进行预先扩张后,再行全鼻再造,不仅鼻尖鼻翼不易出现血运障碍,且额部供区创面不需植皮,能轻易的直接缝合,避免留下植皮后色素沉着、凹陷性瘢痕,在全鼻再造与修复上是一个新的进步。因此,目前扩张后额部皮瓣法成为全鼻再造的首选方法,逐渐取代了传统的额部皮瓣法。

(一) 额部皮瓣法修复(传统额部皮瓣法)

额部皮瓣因其组织薄、致密而坚韧,血液丰富,用于鼻再造塑型,色泽和功能恢复较为理想,外形稳定,后期挛缩小,且在皮瓣转移中不需要肢体固定,大多情况下不需用软骨支架,也可保持鼻外形挺直。手术次数也少。其缺点是额部留一深而暗色的植皮瘢痕,如果将整个额部换成游离皮片移植,效果仍较满意。

1. 皮瓣的设计　额部皮瓣的血液供应,可依靠眶上动脉、滑车上动脉或额浅动脉为主干,以保证有良好的血液供应。形成额部皮瓣的术式有多种,必须结合患儿鼻缺损情况和额部宽度、发际高低,选择最适合的皮瓣设计。如额部宽阔、发际高的患儿,可选滑车上动脉和内眦动脉为主的额动脉皮瓣。前额发际低、眉高的患儿,可选眶上动脉作为蒂部设计一额部斜行皮瓣,也可设计以额浅动脉为蒂的镰状皮瓣。

(1) 鼻部塑型与定点:按照患儿的脸形或原来的照片,设计拟定再造真鼻的长短与大小。可用胶泥造一鼻型,再测其长度与鼻翼、鼻小柱的大小。用布片剪成所需皮瓣大小,反复试验转移,检查其长度是否适当。可由计算机 3D 设计鼻的长度和大小,计算出皮瓣的最大横径,其远端可设计成三叶状,每个叶状瓣横径也使用计算机设计,叶状瓣的根部至远端,其中间一个叶状突起为形成鼻小柱之用。可在计算机上按患儿具体脸形定出鼻翼与鼻小柱的位置,并用不褪色的颜料或墨水标定其位置,鼻翼的高低两侧必须对称,并与鼻小柱在同一水平线上。其设计要点是:先测量额面宽度,其 1/4 宽为鼻基底宽,即通过颜面横宽的中点,选出鼻小柱的基点,然后经此点作面部的垂直线(定为前正中线);再通过鼻小柱基点作面部的水平线,定出鼻小柱、鼻孔和鼻翼外侧角的宽度。

(2) 深部的衬里:鼻内衬里的设计是鼻再造取得较好效果的重要环节。常用鼻缺损残余的皮肤组织或瘢痕组织,从鼻根部切开向下翻,其长度能达到鼻翼上即可。在残鼻两侧作切口,将鼻根部翻下的皮瓣与之缝合。若鼻部衬里或支撑组织缺损过多,不能用周围组织转位满足于衬里时,可考虑用一个皮瓣作衬里,另一个皮瓣作鼻外用皮肤软组织修复。

1) 利用鼻唇沟及上唇组织形成皮瓣作为衬里,衬里缝合后,还可用自体肋软骨雕刻成 L 形支架,并可加两片较薄软骨片缝合固定成两鼻翼。

2) 在额部形成两个皮瓣,一个为额正中或额斜行皮瓣,另一个为镰刀状皮瓣,前者作衬里,此皮瓣为覆盖材料较为安全。

2. 操作步骤(以额正中皮瓣为例)

(1) 形成额部皮瓣:在额部设计三叶形皮瓣。按鼻的形态画成三叶,即有两个鼻翼和一个鼻小柱的鼻瓣模型。手术前将设计的皮瓣用橡皮片或布片制成同样大小形状的"布样"消毒备用,并于患儿的额部用 1% 美蓝绘出拟定手术的皮瓣图形。用"布样"反复比试,也可用计算机设计,打印出布样。确认合适后,按设计线切开皮肤、皮下组织直至额肌下,边切开边止血。在进行至眉间达皮瓣蒂部时要特别小心,勿伤及供血动、静脉。皮瓣完全剥离后,即可试行扭转皮瓣,检查皮瓣是否有足够的长度。为防止皮瓣有张力,可将蒂部的一侧切口斜行延长到鼻部切口,则皮瓣蒂的扭转可毫无阻碍或于蒂部做两个皮肤描切口,在皮下游离出隧道,在两眉间将皮瓣蒂旋转,皮瓣于隧道下通过,以达到鼻部。但不论用哪种方法均需防止损伤血管,特别不要伤及比较浅的回流静脉。若形成隧道,则应宽大,以防皮瓣蒂部受压。

(2) 制作衬里:于残缺的鼻上部设计一皮瓣,向下翻转,形成鼻衬里,并于鼻两侧做切口直至鼻翼定点处,将切口朝向两侧剥离。再在上唇再造鼻小柱的部位设计一"U"形皮瓣.皮瓣宽 3~5 mm,其下缘与鼻翼定点水平齐。

(3) 额部皮瓣转移与缝合:将额部皮瓣转移至鼻部,注意蒂部不能有张力。此皮瓣切开剥离后,将额皮瓣的正中末端与上述剥离翻转的"U"形皮瓣缝合固定于小柱定点处,形成鼻小柱;皮瓣的两翼最外侧固定于鼻翼的定点处。这二定点是鼻再造时最重要的三点,必须精细准确。其次,皮筋形成两鼻孔的部分,分别与鼻内衬里缝合,如衬里嫌厚时可略剪除一些,务使皮瓣远端的左右两叶能向里翻转形成鼻翼。即将皮瓣的远端中叶叠成小柱,旁边两叶和衬里形成鼻翼。

如鼻中隔尚完整时,可将衬里皮瓣剖开,将鼻背残余皮肤折入鼻孔内缝合固定于中隔,使两侧鼻孔完全分开。若全鼻呈一洞穿性缺损,再造鼻中隔已无可能时,则考虑修复衬里后用自体软骨支架重塑鼻的支撑组织，最后再用额部皮瓣修复。

在缝合皮瓣远端与衬里时，应注意鼻孔内勿留下暴露的创面。在试行鼻成形时务必使皮瓣推向鼻尖部移行，使鼻背与鼻下端有较好的外形，以防"朝天鼻"。在缝合鼻两侧创口皮下组织与皮肤时，务必注意两侧的张力相等，以免将来有一侧向上牵拉，致鼻具高于另一侧。

（4）鼻腔内的衬垫与界外的塑型：术毕，需要通过鼻腔内填塞与鼻外塑型，来保证再造鼻的良好愈合。一般两鼻孔内填塞碘仿纱条或凡士林纱条。两侧应相等，压力不可过大，这样可使翻下来的皮瓣形成衬里与额部皮瓣能良好的贴附，消灭死腔。只有在无须修复衬里的鼻再造术时，才可采用橡皮管作内支撑，橡皮管可保持鼻腔的通畅，术后患儿比较舒适。鼻外两侧备用纱布卷3条分别放置加压固定，最内侧的纱布卷应较短，置于鼻翼的上方而不压鼻翼，这样固定的鼻翼塑型较好。如果有3D打印好的模型，可在鼻部再用打印好的模型加胶布固定。前额部可用中厚皮片移植覆盖，打包包扎。

3. 术后处理　术后10日左右拆线，鼻孔的填塞可换成橡皮管以支撑鼻孔，或用塑料管代替亦可。

4. 第二期手术　可在第一期手术后3～4周进行。将蒂部切断，如原来在鼻上部作斜行切口时，则应注意保留原来的皮肤，以利修复皮瓣蒂部摊平后，保留其脂肪组织，将其垫至桥部皮下，使再造的鼻根部不至于明显凹陷。如果是以皮下血管蒂通过隧道转移者，则无需行第二期手术。

额部供皮区在短时间内有低凹现象，但经过一段时间后可逐渐丰满，色泽可随时间而改善。鼻部外形多能达到满意程度。张涤生教授等提出用前额皮瓣一期全鼻再造术。因前额皮肤血供丰富，可以耐受一定程度的扭转。方法是剥离皮瓣至眉间时，在该处做一横切口，注意仅切进皮肤而不伤及皮下组织，以防损伤供应皮瓣的血管。将此切口至鼻缺损创缘间皮肤做锐性剥离，形成隧道。额部皮瓣经隧道转移至鼻部缺损区再造全鼻。此法具有减少手术次数、缩短疗程、减少患儿痛苦的优点，其成功的关键在于必须形成足够宽大松弛的隧道。

（二）扩张后的额部皮瓣全鼻再造术

这种方法需要二到三期手术。

1. 第一期手术（埋置扩张器）

（1）扩张器埋置：在前额发际上方3～5 cm处做一长5～6 cm的弧形切口，深达帽状膜或额肌下，进行钝性剥离，直达眉间骨膜浅层。一般小儿宜埋置100 ml容量的肾形扩张囊，检查无出血点后，放置负压引流2～3日，缝线于术后7～8日拆除。按常规注水法每5～7日通过阀门注水一次，每次为扩张器容量的10%～15%。根据现有经验，一般注水量宜达150 ml以上，时间宜在2个月以上。若患儿不着急，扩至所需容量后维持一段时间比较好，若能保持半年左右，此扩张后的额部皮瓣则较少收缩。对一侧额部已有短痕，需要扩张另一例额部者，应作特殊情况处理。对其扩张囊埋置、充盈、皮瓣设计及鼻成形等全过程手术应格外小心。

（2）鼻部缺损区的条件准备，应在埋置扩张囊的一次手术中进行。如上唇缺损或瘢痕性外翻等应先修复，为鼻再造时提供附着的定位基点。外伤后鼻前庭狭窄、烧伤后鼻具缺损、鼻道开口短痕挛缩等，均可在埋置扩张囊一期手术中，同时行鼻孔开大术等。

2. 第二期手术——取出扩张囊，转移扩张后的额部皮瓣行全鼻再造　在皮瓣设计时可于术前预先做扩张经区透光试验，观察血管走行与交通支情况，画出主干血管的走行情况，设计三叶皮瓣及血管蒂的位置。因额部血管间有较广泛的吻合支，只要主干血管能包括在皮瓣内且未被损伤，一般不会出现血供障碍的问题。三叶皮瓣的设计同额部皮瓣法。扩张后皮瓣在转移前是否将纤维包膜去除，可视具体情况而定，鼻翼及鼻小柱折入的部分血运不佳,可去除其囊壁甚至可以修薄(如图3-1-7-3是部分再造术)。

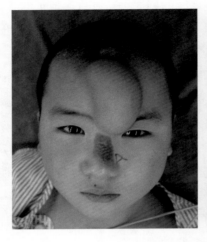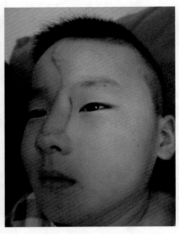

图3-1-7-3 使用额部扩张皮瓣鼻的部分再造术

关于衬里修复、软骨支架的雕塑等操作同额部皮瓣法。

(三)皮管法全鼻再造术

上臂皮管、肩胸皮管及前臂皮瓣,取材可能较丰富,但皮肤质地较柔软,塑型不如额部皮瓣,色泽也较差。上臂皮管尚需将手臂与头部固定2～4周,疗程也较长。

1. 第一期手术(皮管成形术) 依鼻形大小在上臂内侧设计一有足够长度的皮管,一条为(10～12)cm×(7～8)cm的皮管。宽度应较再造鼻所需的宽度略大。皮管的蒂部,以位于上臂中1/3为易,在前臂屈向头部时蒂部距鼻尖部最近,以方便转移。下端距肘横纹为2～4cm。皮管形成后其下部的创面须植以中厚皮片。在皮管形成后2～3周,最好行一次延迟手术,即将皮管的近端作弧形切开,按鼻根与鼻梁中上段需要作皮瓣,缝回原处。

2. 第二期手术(皮管转移术) 前面已经讲述过了皮管的血液训练和断蒂。这个鼻再造用的皮管也不例外,在皮管延迟术后2～3周进行。按延迟术切口在瘢痕内缘切开,将皮瓣自上臂上段完全分离,依靠皮管的远侧蒂营养,并将其剖开修成斜面。在鼻背部切开皮肤或翻转鼻背皮肤,向下形成皮瓣,以便皮管转移至鼻背部。将患儿前臂移向头顶,皮管的断端即可转移到鼻部。先将皮瓣的皮下脂肪用褥式缝合牵入鼻根部皮下,使连接部分丰满面无下陷痕迹。再缝合皮肤,使皮管完全与鼻部创面相吻合,但须将皮下组织与皮肤分层缝合,用凡士林纱布与干纱布覆盖创面。前臂与手部用胶布固定于头部,再加石膏绷带固定。

3. 第三期手术(皮管断蒂术) 皮管转移手术后2～3周,经血循环检验和训练,循环良好即可行第三期手术。

首先切断皮管连接上臂的一端。将原来鼻背已翻转的皮瓣再切开剥离翻转下来作衬里。空出鼻翼与小柱的位置。鼻两侧切口从皮瓣连接处延向鼻翼定点处,并在上唇小柱部位做U形切开。如有中隔残余,也可切开。下翻的衬里皮瓣自中间切开分别与中隔黏膜缝合固定,以分开两侧鼻孔。下翻的衬里皮瓣也与鼻两侧切口的内外侧缘缝合,以闭合鼻内创面。

将皮管自原来缝线处剖开,切除大部分脂肪层,使皮瓣完全摊开,仅留一薄层脂肪组织,将远端折叠成鼻形,测定其大小与外形后将皮瓣中柱与鼻底部分三点固定于设计的位置,将皮瓣下端折叠缝合于鼻衬里各相应的部位,缝合后再将鼻下端塑型,使皮瓣下移以塑造鼻尖与鼻翼。鼻小柱部分为皮瓣尖对折而成。最后分层缝合鼻两侧的伤口。缝合完毕后,即可用橡皮指套填塞两鼻孔。鼻外两侧备用纱布卷3条,分别加压固定。最内侧的两条纱布卷应稍短(在鼻深部之外),以不妨碍鼻背的塑型。术后一般在10日左右拆除缝线,更换鼻孔的填塞物为橡皮管,以利通气与支撑。

(四)全鼻再造手术的注意事项

1. 使用皮瓣法应该注意的事项

(1)皮瓣的设计应该参考B超诊断的血管走行情况,这是一种简便易行且比较准确可靠的方法。

(2)皮瓣蒂可选择一侧眶上血管,一侧滑车血管,也可选择鼻背血管为供养血管。术中在形成岛状皮瓣时,注意勿损伤回流静脉。

(3)剥离皮瓣蒂部,须紧贴骨膜表面钝性分离,至少要保留一侧供养血管勿受损伤。

(4)妥善处理好衬里。一方面要考虑到尽可能地利用残存的鼻背或用鼻唇沟处皮肤和瘢痕,另一方面又要确保利用的上述组织翻转为衬里后不发生血运障碍。

(5)转移后皮瓣要相当松弛,即可以在塑型间稍向下推,这样鼻尖、鼻翼的外形都比较满意,并防止形成"朝天鼻"。

(6)鼻腔内填塞不宜太紧,以防术后组织肿胀造成鼻小柱及鼻翼基部缝合边缘血运障碍或愈合不良。

2. 采用皮管法应该注意的事项

(1)皮管血循环检验和训练一定要做到位,训练阻断时间2小时,而且持续2日均做到阻断时间2小时以上。

(2)衬里一般选用鼻局部的皮瓣,但要注意血运,尽可能薄一些。

(3)鼻腔内填塞不宜太紧,以防术后组织肿胀造成鼻小柱及鼻翼基部缝合边缘血运障碍或愈合不良。

(4)一般要求二期手术用支架再撑起鼻外形,这样会更好看一些。

(沈卫民)

参考文献

[1] 郭恩谭. 现代整形外科学[M]. 北京:人民军医出版社,2000.

[2] Menick FJ. Nasal reconstruction. Plast Reconstr Surg. 2010 Apr;125(4):138e-150e. doi: 10.1097/PRS. 0b013e3181d0ae2b. Review.

[3] Constantine FC, Lee MR, Sinno S, Thornton JF. Reconstruction of the nasal soft triangle subunit. Plast Reconstr Surg. 2013 May;131(5):1045-1050. doi: 10.1097/PRS. 0b013e3182879ea7.

[4] Gode S, Benzer M, Uslu M, et al. Outcome of In Situ Septoplasty and Extracorporeal Subtotal Septal Reconstruction in Crooked Noses: A Randomized Self-Controlled Study. Aesthetic Plast Surg. 2018 Feb;42(1):234-243. doi: 10.1007/s00266-017-0973-1. Epub 2017 Oct 12.

[5] Castello JR, Taglialatela Scafati S, Sánchez O. Bilateral nasal ala reconstruction of the cocaine-injured nose with 2 free reverse-flow helical rim flaps. Ann Plast Surg. 2014 Sep;73(3):304-306. doi: 10.1097/SAP.0b013e3182750c4f.

第八节 面颈部神经和肌肉发育畸形与损伤

面颈部的神经发育疾病分为面部神经的发育畸形和损伤以及颈部神经的发育畸形和损伤。

一、面部神经发育畸形和损伤

常见的就是面神经的发育异常和损伤。面神经是含有运动、分泌和味觉三种纤维的混合神经。但主要是运动神经，支配面部各表情肌；少数分泌纤维中混有副交感神经纤维，为颌下腺肌舌下腺的分泌神经。神经自颞骨锥体的内耳门经面神经管出茎乳孔后进入腮腺。在腮腺前缘的腮腺嚼肌筋膜浅面呈放射状分成五支，分布于各表情肌。分支情况因人而异，尸体解剖检查结果表明，分支情况有多种类型，有的呈网状联系。

面神经发育不良是一种独立的疾病，包括面神经解剖畸形与功能异常。解剖畸形包括走行异常、骨管缺损、分叉畸形等，功能异常主要表现为面瘫或不完全面瘫。

（一）面神经畸形

面神经走行异常最为重要，是造成术中面神经损伤的重要原因。面神经垂直段移位在所有面神经走行异常中最为常见，发生率可高达 57.5%，可前移、侧移或 S 形畸形，当其向后外侧移位时更容易受到损伤。垂直段面神经的前移畸形程度分为三度：轻度为面神经垂直段移位达圆窗水平（砧骨短脚尖下），中度达卵圆窗水平，重度达耳蜗水平。面神经水平段移位：19% 正常耳中存在面神经水平段低垂畸形，即面神经水平段下缘低于前庭窗下缘水平，这类异常走行通常会遮盖前庭窗。面神经锥段移位：在颞骨发育过程中，近 5% 的人面神经锥段存在外凸畸形，即面神经锥段远端向外移行高出水平半规管水平，并向内下走行出茎乳孔，继而形成一拱桥样结构，即锥曲段外凸畸形。

1. 面神经骨管缺损 其最为常见，多发生于面神经管水平段，呈局限性驼峰状隆起。面神经管水平段骨壁是由胚胎期两个不同的骨化中心发育而成，当两个骨化中心融合不全时可导致面神经管水平段骨壁缺损。面神经锥曲段畸形中骨壁缺损同样最为常见，面神经水平段骨壁缺损在卵圆窗水平最为常见；垂直段面神经的骨裂中，79% 开口至面神经隐窝，21% 开口至鼓室窦气房，气化好的颞骨内面神经管较少出现骨壁缺损，且缺损小。面神经管骨壁缺损在两侧颞骨可同时出现，且形状及位置对称。

2. 面神经异常分支 面神经水平段的异常分支多位于卵圆窗上方可表现为面神经穿过镫骨足弓，并从近圆窗处进入面神经骨管，该分支异常多伴发听骨链畸形。水平段主干离开膝状神经节后可向下垂直走行，在匙突水平出现一分支，穿过鼓室内结缔组织达咽鼓管口上壁，继续向前走行至颞下颌关节窝出颞骨。面神经水平段也可呈分叉状走行，其可跨过前庭窗后分为上、下两支走行或分为两支在前庭窗下方及前庭窗与圆窗之间走行；在中耳手术中该类面神经极易损伤。面神经垂直段有时存在 2~3 个分支，可在茎乳孔融合成一支后出颞骨，也可分别走行出颞骨，甚至可以前跨到鼓岬表面。

3. **面神经功能异常**　面神经是以运动神经为主的混合神经,主要支配面部表情肌运动和舌下腺、下颌下腺、泪腺的分泌以及传导舌前 2/3 的味觉。面神经垂直段功能异常可表现为面神经完全消失,仅留下疏松的连接组织,或表现为面神经逆向走行,仅含少部分面神经运动纤维,或鼓索神经成分。面神经的水平段亦可出现发育不全,目前文献报道较少。

人可因面神经的中枢性或周围性损害而出现暂时性或永久性的面部瘫痪,面瘫通常多发生在一侧。中枢性面瘫常是颅内肿瘤压迫的结果,成为脑血管意外的临床表现之一。由病毒或细菌引起的大脑脑炎、脑膜炎或脑桥缺血亦可引起面部瘫痪。周围性面瘫多由感染、外伤、面部肿瘤(如血管瘤、淋巴管瘤或其他良恶性肿瘤)切除时误伤或无法保护面神经而造成。面神经有相当长的一段经过颞骨岩部狭窄而曲折的骨管,在这段骨管内的面神经如果受到病毒或细菌感染,或血液循环障碍,即出现常见的面瘫——贝尔面瘫。腮腺的恶性肿瘤也可以使面神经受压迫而产生面瘫症状。此外,面部的切割伤、皮肤的撕脱伤也可导致面神经的某分支部分断裂或全部断裂;在进行面部脓肿切开引流时,如尖刀刺入过深也易造成神经损伤;难产时,医生使用产钳不当亦可损伤婴儿面神经。当然,现在产钳使用指征和操作已经相当谨慎了。

(二)面神经瘫痪的分类和诊断

1. **贝尔面瘫**　面神经瘫痪中以贝尔面瘫最为多见。上海交通大学医学院附属第九人民医院统计数据显示此类面瘫占 88.8%。贝尔面瘫多为单侧完全性(包括 5 条分支),同时发生在两侧者极为少见。发病者以 20~40 岁男性为多见,女性较少。本症发病的诱因是受寒或吹风,病因是病毒感染。病毒使神经鞘膜发生炎症,以至于在面神经径路的某个部位,特别是在面神经管内,神经因水肿而受压,产生缺血等病理变化。但也有人认为,血液循环障碍、局部缺血为主要原因,而水肿是继发于缺血。急性发作多在晨间,常无前驱症状,个别患儿可在发病前数日在患侧面部、耳后、外耳道、腮腺区等部位出现轻度疼痛。发病初期,耳后区可能出现轻度水肿,偶有眩晕、耳鸣、低热等症状。如病变部位在鼓索神经和膝状神经节之间,那么症状还会伴有:① 舌前 2/3 的味觉丧失。② 患侧面部则出现不能随意活动,表情丧失、前额蹙额及抬眉功能和患侧前额纹消失,眼裂扩大、下睑下垂或有轻度外翻(由此可致使部分巩膜暴露,泪小点脱离接触,造成溢泪)。③ 闭眼时,上睑不能闭合,呈兔眼。④ 鼻唇沟消失。口角下垂并被拉向正常侧,在言谈发笑时,口角歪斜就更加明显。⑤ 患儿不能吹口哨及鼓颊,有流涎。⑥ 如病情存在较久,由于面部皮肤及肌肉组织缺乏张力,松弛下垂,会造成患侧面部臃肿,与健侧不对称。

因为支配颊肌的面神经分支瘫痪,颊肌运动功能消失,食物不能被推送到牙齿咬颌面上。所以,食物常积存于牙龈与颊之间,不易清除,患儿汗腺也可能有分泌障碍,造成汗液减少或无汗症。乳突 X 线片有时有明显密度增加或骨质破坏现象,作贝尔面瘫诊断前应先排除中枢性病因。中枢性病例多同时发生同侧或对侧肢体的瘫痪,并仍保持闭眼、抬眉、蹙额等功能。

2. **一般性面瘫**　这类面瘫常是由外伤、火器伤或手术误伤造成。其他如由于颅内或颅外肿痛压迫面神经,以及由于炎症如脑膜炎、中耳炎、乳突炎、腮腺感染等引起的面瘫,也属这类。这类面瘫的症状与贝尔面瘫相同。由外伤引起的面瘫,多在损伤后才逐渐被发现。面部严重创伤后常引起局部软组织水肿,故面瘫多在水肿消退后才被发现。在颞下颌关节手术过程中,面神经因较长时间被牵拉,可造成暂时性面瘫,数周后可望自行恢复。继发于中耳炎或腮腺感染后的面神经炎,发病比较缓慢,而症状也是逐渐产生的。此外,由于高血压引起的出血使面神经受压,铅或砷中毒,B 族维生素缺乏亦可能造成面瘫。

(三) 治疗

1. 保守治疗 大部分贝尔面瘫患儿可望在 2~3 周后开始恢复,较严重者也可能在 1~2 个月内逐渐复原,治疗时可使用针灸疗法,穴位可选用颊车、下关、人中、地仓、合谷,配穴可选阳白、四白、迎香等,配以其他药物。急性期可给予复合维生素 B,及血管舒张药物,如烟酸每次 100 mg,一日 3 次,口服;地巴唑,每次10 mg,一日 3 次,口服;维生素 B,每次 100 mg,一日 1 次,肌内注射。加兰他敏每次 1~2.5 mg,一日 1 次,肌内注射。口服泼尼松对神经性水肿的消退有较明显的效果,可以应用。红外线透热治疗,一日 1 次,5~10次为一疗程。

当急性期已过但未见明显恢复,而末梢神经尚有功能时,可进行而神经管下段减压手术。术前应先用感应电流在瘫痪侧皮肤表面做测试,如末梢神经未完全损坏时,可见肌肉收缩。这对测定末梢神经损害的程度有一定价值。但少数患儿(10%~15%)虽经各种中西医方法治疗,但终难恢复。对于此种难治性面瘫,可在晚期做整复手术治疗。

对于这类面瘫的治疗,应视神经损害原因而定。颅内损伤应做保守的物理治疗,面神经外伤性断裂时应及早进行神经吻合术或神经移植术,亦可选用邻近运动神经(如耳大神经,副神经等)进行转移吻合术。采用这些方法后仍不能治愈或没有条件做这种手术的患儿,可采用筋膜悬吊等整复性手术。

2. 手术治疗

(1) 面神经减压术:面神经减压术适用于贝尔面瘫中发病后 2 个月仍未见恢复者,或愈后又见复发者。面神经减压术的目的在于暴露面神经以解除其所受压力。增加其血供,以恢复神经功能。手术时先经耳内切口暴露乳突,用电钻将乳突小房完全去除,常可于乳突尖部及茎乳孔周围发现坏死骨质。再继续扩大鼓室入口,去除砧骨,剪去锤骨头,将鼓膜的后上部从鼓环分开,并将外耳道后壁的骨板去除。这时面神经就可以得到暴露而减除压力。有的医生认为这种减压手术在面瘫后 7~8 年施行时仍可望达到治疗效果。

(2) 面神经吻合术:在面神经受外伤或手术误伤的当时,如患儿全身情况许可,应立即做吻合修补术(面神经吻合术)。此时,神经有充分的伸展性,故在少量短缺时亦可作拉拢吻合,而无须做神经移植术。在晚期修补时,由于周围存在瘢痕组织,分离时就有可能将神经的小分支切断而造成血供损害。在面颊部皮肤撕裂伤时,还可能并发腮腺导管的断裂,也应及时做修复吻合术,如面神经断裂在创口已愈合后才发现,应在瘢痕组织已松软,患儿全身情况许可下及早进行手术探查及神经吻合。当然,由于面神经末梢支再生能力很强,故有一小部分细小分支断裂的病例,将切割伤口良好对合后缝回原处后,面部肌肉活动也可望恢复正常。当面神经被切断后,其远心端对感应电流刺激反应迅速消失,一般在 48 小时以后就无反应。故如果在受伤第 3 日后,细小神经分支就必须依靠小心解剖才能找到。因此,早期探查时,应正确辨认断梢,做神经直接吻合或神经移植手术是十分必要的。神经吻合术是一项细致的手术。面神经分支直径较小,最好能在手术显微镜(放大 4~6 倍)下进行,以达到准确对合的要求。缝合小血管用的无损伤 9-0、11-0 尼龙针线可用来吻合面神经。此外,应使用无齿小镊子、小剪刀、剃须刀片及精细神经钩等。吻合时宜注意勿损伤神经鞘膜及四周比较脆弱的血供网。吻合前,神经断端必须重新切割,用锋利的剃须刀片垂直切去残端,露出正常的轴索。为了减小吻合后有可能产生的过大张力,吻合端两头可作充分游离,一般可得到 5 mm 的松解。如吻合过于紧张,则不但造成吻合端的损坏,还可波及两端相当长的一段神经。在这种情况下,神经移植术的效果就较直接吻合为佳。缝合时应注意神经轴索的正确对合,缝针只穿过神经鞘膜,较大直径的面神经可缝合 3~4 针。而较细的神经末梢支有时只缝 1 针亦可达到手术目的。手术成功的要点在于局部彻底止血、断端良好对合,吻合处无过大张力,操作细致轻柔且勿造成不必要的任何损伤。国外有人使用微孔胶纸将面神经细小分支断端作黏合式直接吻合取得成功的病例。先小心地将神经两断端吸干水分,在对合良好的情况下将神经两断端放置于一小片胶纸上,再将另一片胶纸黏合覆盖其上,在神经小支上形成一个管状。如吻合张力较小,胶纸的黏合力就足以维持神经支的固定位置而有利于神经纤维的再生过程。如面瘫出现在创口愈合以后,或外伤当时无条件做吻合手术者,可在局部创口愈合且已无炎症存在的情况下,争取及早做断端吻合手术,以求得到较好的效果。

(3) 面神经移植术:在吻合面神经断端时,如发现神经短缺而无法吻合时须做神经移植术。比如,在切除腮腺恶性肿痛后,如果面神经的5条分支均随肿瘤一并切除,亦可立即做襻状神经移植术。在晚期外伤性或手术后面瘫病例,已知存在着神经缺损者,应做神经移植术的术前准备。移植神经应选择直径近似者,腓肠神经及长隐神经最常被选用。此外,耳大神经及颈丛的皮支亦可供移植之用(由于神经切下后有收缩现象,故移植神经应较实际缺损略长15%)。手术时必须完全切除面神经远端的神经瘤,但应避免过多分离神经近侧端,以免损害神经的纵行营养血管网,在并发感染的情况下,移植神经亦常有良好愈合及恢复功能的可能。造成面神经移植手术失败的原因有:神经断裂处的近侧及远侧的瘢痕组织切除不够,局部组织床血供不足,比如存在瘢痕组织;吻合处的固定不妥当;术后局部出血;手术操作粗暴、不细致等。

(4) 神经转移术:神经转移术是指将舌下神经、舌咽神经、副神经、膈神经或颈丛皮支等与面神经远侧端作端端吻合,以代替面神经的功能。

这种手术适用于面神经膝状神经节近侧端有病损的情况,例如切除听神经瘤后,或近侧端因创伤、感染、瘢痕等原因已无法寻觅时。神经转移术适用于较早期病例(一般在1~2年后就不宜进行此项手术),在肌肉尚未极度萎缩、感应电流刺激尚未显示严重的退行性病变时,可望得到较好效果,但必须借舌部活动(舌下神经转移)、呼吸运动(膈神经转移)、抬肩动作(副神经转移)或其他动作才能间接引起面部表情肌的收缩而产生功能活动。其缺点是难以指望手术后两侧面神经引起完全对称的协调动作和产生自然的表情活动。一方面,如果用的是舌下神经,由于舌下神经被切断,可引起一侧舌萎缩;如果用的是舌下神经或膈神经,那么舌部运动或肺部的呼吸活动又可引起不自主的面部肌肉收缩,故常需要进行长时间的锻炼方能予以控制。舌下神经转移术可在乳突上方2 cm处开始斜向下方,沿下颌角外缘到达甲状软骨上缘水平,在茎乳孔外二腹肌上方暴露面神经,在靠近出口处切断面神经。再切开颈动脉鞘,露出舌下神经。尽量拉出其远侧端,并切断舌下神经,然后将舌下神经的近侧端与面神经的远侧端在无张力的情况下作端端吻合,最后缝合皮肤切口。另一方面是将舌下神经找出后,剖开成两半,将其中一半切断后与面神经的远侧端吻合,在面神经的某一支(如颊支或下颌缘支)受损伤造成缺损时,亦可考虑将它的颈支(支配颈阔肌的小支)找出,切断后将它的近侧端与颊支或下颌缘支的远侧端作端端吻合,也可望得到良好的效果。

(5) 跨面神经移植术:神经移植术是使用长段的神经移植,把健侧面神经分支的中枢端经皮下绕道移到患侧,与患侧面神经的远侧端吻接在一起,通过面神经轴突再生来恢复患侧表情肌的功能。Scaramella、Smith 等(1971)相继报道了以跨面神经移植术治疗面瘫的病例。在健侧面神经颊支的分支与患侧面神经总干之间,通过腓肠神经移植相互联系,移植的腓肠神经在下颌浅筋膜内穿过,这种手术方法试图通过健侧面神经的传导支配患侧,以获得对称性的表情运动。使用健侧面神经作为运动神经传导源的理论依据有以下两个方面:① 在日常生活中,大部分情况下的表情肌运动是左右对称的,表情肌是随意肌,如果以其他脑神经作为传导源,不能重建协调的表情运动。② 面神经的分支及吻合支很多,50%的二级以下分支由于手术需要而被切断,也不会造成其支配区的表情肌面瘫。这就成为把面神经的二级以下分支切断作为动力源的决定因素。此外,由于显微外科技术的进步,神经移植术的成功率有了很大提高,为选择跨面神经移植术创造了条件。即使跨面神经移植术不成功,还可以采用二期吻合神经血管的肌瓣移植。跨面神经移植术的优点在于:患侧表情肌接受来自健侧面神经的再生纤维,与健侧表情肌联动,面部表情比较自然;患侧表情肌的运动与健侧的协调,表情有整体性;该手术不造成其他功能障碍。其缺点是:因为移植神经段长,在轴突再生尚未达到患侧表情肌时,患侧表情肌已经发生萎缩。所以,即使早期行跨面神经移植术,患侧表情肌的功能也难以恢复。单纯进行这种手术效果并不可靠。

(6)筋膜悬吊整复术:不论是感染、外伤还是其他原因引起的面瘫,经数年之久不能恢复,也无法进行神经断端吻合、神经移植或神经转移等手术进行修复者,或经吻合、移植等手术失败者,均可考虑应用后期的整复治疗,此项手术主要是借筋膜悬吊或肌肉牵动来对抗健侧的肌肉活动或恢复患侧表情肌的部分活动。这类手术总的来说可以归纳为两种原则:静止矫正法及动力矫正法。静止矫正系应用筋膜束条将已瘫痪的肌肉固定于颧弓或腮腺筋膜上,使两侧面部呈平衡状态。动力矫正则利用受三叉神经支配的颞肌或咬肌为固定点,通过咀嚼动作的强力活动来带动失去活动能力的表情肌肉。

二、颈部神经发育异常和损伤

颈部神经发育异常和损伤可分为先天性和后天性的,先天性的颈部神经异常为颈椎发育异常性,而后天导致的为各种损伤引起,最常见的为产伤和肿瘤压迫引起的损伤,主要引起的是臂丛神经损伤。

(一)临床表现与诊断

1. 臂丛完全损伤　此类型较常见,表现为手前臂和上臂肌肉瘫痪。当胸1颈8被压迫时表现为霍纳(Horner)综合征。

2. 臂丛上部损伤　此型较多见。为颈5～6神经根在Erb点处损伤所致。表现为运动功能障碍,三角肌、小圆肌、冈上肌、冈下肌、胸大肌锁骨头瘫痪。表现为感觉障碍,出现上臂和前臂外侧麻木,不出现霍纳(Horner)综合征。

3. 臂丛下部损伤　主要是颈8、胸1神经根损伤,症状有手内肌瘫痪,爪状手畸形。手指屈肌和伸肌瘫痪,手和前臂尺侧麻木,上臂内侧有一小条麻木区,可出现霍纳(Horner)综合征。

4. 诊断　主要依靠病史和临床检查、X线片、CT检查。肌电图和电生理检查可以明确损伤部位。

(二)治疗

对先天性的颈部神经发育异常主要是解除压迫和畸形的神经根,松解臂丛神经。对外伤和产伤引起的臂丛神经损伤则以保守治疗1～3个月。如无效可做臂丛神经松解和显露术,再加上神经康复功能锻炼。

三、歪嘴哭综合征

1. 概述　歪嘴哭综合征是一种先天畸形的特殊面容,患儿多伴有眼、耳等畸形,同时伴有先天性心脏病,如动脉导管未闭、室间隔缺损、房间隔缺损等,以伴有先天性心脏病多见,因此在临床上发现有此面容,要注意是否有先天性心脏病,诊断可做面部肌电图,以排除面瘫,因为其歪嘴不是面瘫所致,而是面肌发育不良。

2. 病因 歪嘴哭综合征患儿多有染色体 22q11(22q11.2)微缺失,这种染色体的改变与遗传、基因突变、胎儿宫内感染、孕母疾病及服用药物等多种因素有关。部分患儿的母亲有慢性酒精中毒、糖尿病。由于这种染色体异常,在胎儿发育过程中,第1、2对及第3、4对咽囊颈神经嵴细胞移行和分布异常,而神经迁移、固定和分布又是一个多基因参与的过程。

3. 临床表现 患儿面部表情有一特殊现象,平素或笑脸时嘴唇左右对称,但啼哭时一侧口角下拉,造成歪嘴哭脸。其原因并非由于产伤或胎位不正,肌电图检查亦无面神经瘫痪,而系因一侧的口角降肌发育不全,致哭时不能下拉,健侧口角降肌仍下拉造成不对称的哭嘴(图3-1-8-1)。

4. 治疗 可采用肉毒素对侧肌内注射和对侧面神经下颌缘支切断术进行治疗。但治疗一定要在面神经刺激仪下进行。

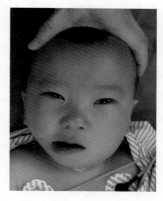

图 3-1-8-1 歪嘴哭综合征的临床表现

（季 易 沈卫民）

参考文献

[1] 王炜.整形外科学[M].杭州:浙江科学技术出版社,1999.
[2] 杨海平.肉毒素与美容应用[M].北京:人民军医出版社,2005.
[3] 郭恩覃.现代整形外科学[M].北京:人民军医出版社,2000.

第九节 面部裂隙畸形

一、概述

先天性颅面裂是一组发生在颅面部的畸形,主要表现是围绕中线的组织分离和裂隙,可伴有组织量缺损或过度。在所有先天性颅面畸形中,颅面裂对外观的影响最为严重,它的临床表现和严重程度可谓"千差万别",乍一看似乎没有定式,但事实上大多数颅面裂都发生在可预测的胚胎发育过程中。颅面裂可表现为单侧或双侧,也可同时在面部两侧出现两种不同类型的裂隙。

二、颅面裂分类

颅面裂发生率很低,是一组临床表现和严重程度各异的疾病谱。为便于诊治,我们通常需要描述其胚胎发育学、遗传病因学或解剖学特征。将这些看似无序的差异化表现归纳、组织起来,有助于形态学研究和制定手术方案。基于此,首先介绍几套较为常用的颅面裂分类系统。

根据发病部位,美国腭裂康复协会(AACPR)将颅面裂分为四类:① 下颌突裂;② 鼻眼裂;③ 口眼裂;④ 口耳裂。下颌突裂是累及下颌骨、下唇和唇红畸形;鼻眼裂包括位于鼻翼和内眼角之间的畸形;口眼裂从唇裂到睑裂,即口内眦裂与口外眦裂;口耳裂则是从口角到耳郭方向的裂。该分类法没有包括上颌正中裂。Boo-Chai(1970)对口眼裂作了进一步的研究,建议再分成 2 型:Ⅰ 型为眶下孔内侧的裂,即裂隙从唇经鼻唇沟至内眦或下睑,并可延伸至前额的颞部。在颌骨上的裂发生于侧切牙和尖牙之间。Ⅱ 型是裂在近口角处至下眼睑中部或近外眦部。在颌骨上是始于尖牙和第一双尖牙之间。此型极为罕见。

Karfik 依据胚胎学和形态学表现,将颅面裂分为五类:① 鼻额发育畸形;② 第一、二鳃弓发育不全;③ 眼眶发育障碍;④ 颅缝早闭(如 Apert 和 Crouzon 综合征);⑤ 非典型畸形:包括先天性肿瘤、萎缩、肥大引起的颅面裂,以及与胚胎发育过程中组织融合无关的真性斜裂等。鼻额发育畸形包括两个亚型,即起源于额鼻突的中轴畸形,和起源于鼻旁结构的轴旁畸形。第一、二鳃弓发育不全也包括两个亚型,即耳头畸形(如半侧颜面短小、Treacher-Collins 综合征、Pierre-Robin 综合征、小耳畸形等)和下颌骨中线畸形。

Van der Meulen 从脑、面、颅的发育角度对颅面裂进行了分类。人类胚胎颅面部发育顺序为:脑形成;前脑、眼、面中线结构发育;面突融合;内胚层细胞分化(面肌发育、骨中心形成);缝连接形成。按此发育顺序,颅面裂可分为:① 双侧鼻面融合前,为鼻间发育不全,表现为正中唇裂、唇系带裂、眶距增宽及前颌骨发育障碍;② 鼻侧壁,导致鼻发育不全,出现鼻翼裂隙、眶距增宽,并可累及鼻中隔及鼻腔;③ 鼻侧壁及上颌骨,可出现鼻上颌发育不全,患儿可出现鼻-眶间及口-鼻-眶间的完全或不完全裂;④ 上颌正中骨化中心,可出现唇裂、腭裂及人中裂(图 3-1-9-1)。

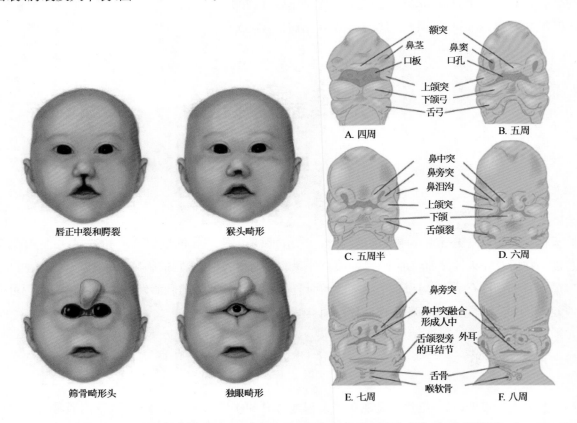

图 3-1-9-1　脑、面、颅的发育障碍形成的畸形和胚胎的发育过程(图片来源于 WWW.gims-org.com)

三、流行病学与病因学研究

颅面裂隙畸形在新生儿中的发病率为 1.4～4.9/100 000，多为散发病例，但遗传因素在某些情况下（如 Treacher-Collins 综合征和 Goldenhar 综合征）也发挥作用，Marazita 对挪威人进行调查发现，直系亲属间再次发生面裂的几率是正常人的 40 倍。另一个例子是显性基因 TCOF－1 缺陷会导致 Treacher-Collins 综合征，尽管外显率难以确定，但几乎都会致畸。敲除 TCOF－1 基因的动物会表现出大量细胞死亡，阻碍神经嵴细胞迁移至外胚间充质中，从而导致颧骨发育畸形。

目前认为与颅面裂相关的环境因素包括：① 放射线暴露；② 感染；③ 母体代谢失调，如围孕期叶酸的缺乏。Allen 等对 1336 例挪威母亲进行病例对照研究发现，孕期每日摄入 400 μg 以上的叶酸可以减少 1/3 的唇腭裂发病率；④ 某些药物和化学制剂的因素如抗惊厥药、抗代谢药、皮质类固醇激素或安定类药物等。此外，面裂还常与某些疾病并存，Friis 等对丹麦 3200 例癫痫患儿调查发现，这部分人群面裂的发生率是普通人群的 2 倍。但调查认为这项结果并不能说明癫痫和面裂之间存在因果关系，而其相关性也并未完全阐明。

四、胚胎发育过程

对胚胎和胎儿正常形态的深入了解使临床医生能够更好地描述和区分各种颅面裂畸形。同样，罕见的颅面裂研究也为面部和神经胚胎学提供了线索。

外胚层、中胚层和内胚层是各组织、器官分化的最初来源。胚胎发育的第 3 周，三胚层胚盘已形成。此时在前脑的下端，出现额鼻突。额鼻突的下方是第一鳃弓，即下颌突。下颌突的发育特别迅速，由两侧向前，向中线生长，并在中缝处联合。大约第 24 日时，在下颌突两端的上缘，又长出两个圆形隆起，此即上颌突。发育中的脊索和邻近的间充质诱导其表面的外胚层形成神经板，神经板在发育中，其柱状细胞变为上窄下宽的楔形，使神经板的外侧缘隆起，神经板的中轴处形成的凹陷称为神经沟，隆起处称为神经褶。神经褶的顶端与周围外胚层交界处称为神经嵴。在胚胎第 4 周，两侧神经褶在背侧中线汇合形成神经管的过程中，位于神经嵴处的神经外胚层细胞，未进入神经管壁，而是离开神经褶和外胚层进入中胚层，这部分神经嵴细胞是特殊的多潜能干细胞，最终分化形成头面部的骨、软骨、肌肉、结缔组织等。迁移过程中细胞数量和质量的任何缺陷都有可能表现为颅面畸形——从严重的全脑畸形到轻微的临床表现（如酒窝、皮赘等）。

胚胎从第 4 周起逐渐形成面部外观，到第 8 周时胚胎长度将从约 3.5 mm 增加至 28 mm。双层的口咽膜破裂，口凹与前肠相通，原始口腔形成。胚胎第 4 周末，额鼻突的末端被两个凹陷分成三个突起，中间的成为中鼻突，两侧的成为侧鼻突。上述两个凹陷为鼻的始基，称嗅窝。至第 5 周，中鼻突生长迅速，其末端出现两个突起，称为球状突。随着胚胎发育，约在第 6 周，已形成的突起一方面继续生长，一方面又与相邻的或对侧的突起联合。两个球状突中央部分联合，形成人中。球状突与同侧的上颌突联合形成上唇。侧鼻突与上颌突联合，形成鼻梁的侧面、鼻翼和部分面颊。上颌突与下颌突由后向前联合，形成面颊部，同时使口凹缩小至正常口裂的大小。口角即两侧两个突起联合的终点。下颌突将形成下颌的软、硬组织；中鼻突形成鼻梁、鼻尖、鼻中隔，中鼻突末端的球状突除形成部分上唇外，还形成前颌骨及上颌切牙；侧鼻突形成鼻侧面、鼻翼、部分面颊、上颌骨额突和泪骨；上颌突形成大部分上颌软组织、上颌骨及其上颌尖牙和磨牙。至第 8 周面部各突起联合完毕。

五、颅面裂的发病机制

颅面裂隙畸形确切的发病机制目前尚无定论，主要有两种假说：① 1869 年 Dursy 创立的颅面各突起的融合失败学说；② 1910 年以 Pohlmm 为代表创立的外胚层渗入学说，即颅面裂隙的严重程度与神经外胚层渗入的程度成正比。前者认为任何影响颅面各突起融合的因素均能导致颅面裂隙畸形。如羊膜带综合征（ABS）患儿孕期子宫内会产生大量游动性组织带，这些带不仅可以限制胎儿的成长，还可导致坏死性压迫、影响正常面突的融合过程，造成颅面畸形的发生。Astanand Jugessur 对 334 例面裂患儿进行基因检测后认为七种基因与颅面裂相关- IRF6，PDGFC，ADH1C，MKX，ALX3，FGF12、ETV5；Elif 发现在早期胚胎发育过程中，ALX1 基因对额鼻嵴、中鼻突、上颌突等的融合起重要作用；Irfan 等发现细胞骨架蛋白 SPECC1L 可以调控面突发育过程中细胞的迁移和黏附，它的缺失可导致斜裂的发生。

外胚层渗入学说的支持者则认为各面突之间并不是靠指状末端融合的。他们认为各面突中央是由外胚层细胞组成的双层结构，双层结构的边界由上皮细胞组成，构成上皮壁（epithelial wall）以区分各个面突。在胚胎发育过程中，间充质组织迁移并穿透双层外胚层。如果神经外胚层的迁移和渗透消失，上皮细胞就会分解，继而形成颅面裂隙。其严重程度与穿透的比例成正比。

最新的神经胚胎学研究认为神经系统的发育可能影响着与其相关的其他组织发育。中枢神经细胞是由神经板发育而来，神经板沿前后轴卷为管状，形成神经管。神经管前部扩展、膨大形成前脑、中脑和后脑原基。中脑和后脑各自发育为 2 个中卵裂球及 12 个菱脑原节。每一个神经管节的发育与细胞内 Hox 基因这样的同源盒基因簇表达有关，这些 Hox 蛋白是所有其他转录因子的操纵者，它们在不同的体节处有不同表达组合，从而控制下游基因根据体节需要表达相对应的蛋白。在前脑的发育过程中还有其他一系列复杂基因参与，如 Sonic hedgehog（Shh）、Wingless（Wnt）和 Engrailed（En）等。

这些独特的编码方式影响着相应区域内的所有细胞，例如编码 2 号、3 号菱脑原节（构成第一鳃弓）的 Hox 基因，也被相应的轴旁中胚层细胞和将要进入第一鳃弓区域的神经嵴细胞共享。迁移而来的神经嵴细胞随后就能够分化为相应的面部结构。因此，颅面裂无外乎是相应区域的基因表达异常造成的最终结果。

六、Tessier 颅面裂

1974～1976 年间，Tessier 通过对 336 位颅面畸形患儿进行临床观察及影像学分析，将这一系列畸形以眼眶为参考中心分成 0～14 类（图 3-1-9-2）。即从上唇正中开始，以左半面逆时针为序编码 0 至 14 号，其中以 8 号裂为界，下方的 0～7 号代表面裂，上方的 9～14 号代表面裂向颅的延伸，这一分类方法目前在颅面裂中应用最为广泛。其中又细分为面中裂（0～14 号）、旁正中裂（1～13 和 2～12 号）、面斜裂（3～11、4～10 和 5～9 号）及面横裂（6、7、8 号）。通过手术和三维 CT 能够评估颅面裂是仅累及软组织，还是包括潜在的骨性受累。

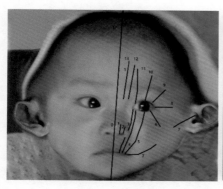
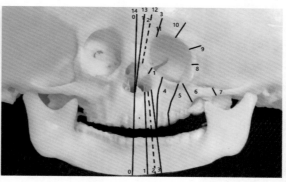

图 3-1-9-2 Tessier 的面裂分类方法

0 号及 14 号颅面裂(图 3-1-9-3):0 号颅面裂是最常见的颅面裂隙畸形,临床表现也最多样,可表现为组织缺损和前脑无裂畸形(全前脑畸形);也可能出现额鼻肥大和组织过量、重复;还包括组织量正常但存在正中裂隙的情况。面中部唇裂始于上唇正中部,上唇系带呈双重结构,人中轻度增宽。鼻部表现为鼻尖和鼻小柱正中裂,鼻中隔肥厚、分叉或缺失,鼻背增宽,双侧鼻孔不对称,鼻翼软骨和鼻外侧软骨可能缺失,垂直向见鼻部短缩。中切牙间的牙槽嵴裂,牙间隙增宽,前牙呈开颌畸形,上牙槽嵴可表现出舟状外形。裂隙延伸至颅底,变为 14 号面裂,常导致眶距增宽及额部脑膨出,筛窦增大、筛板下降及嗅沟增宽,鸡冠可增宽、重复或是缺失。通常蝶骨及眶周结构,如眉毛及眼睑等基本正常,患儿还可出现智力发育不全。羊膜带综合征多表现此类颅面裂隙畸形,该类患儿还伴有四肢软组织的环形挛缩。又有人把颅面正中裂进行了分类,见表 3-1-9-1。

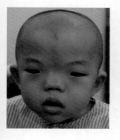
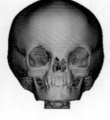
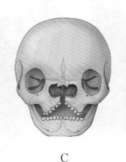
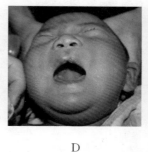
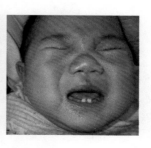

| A | B | C | D | E |

图 3-1-9-3 0 号及 14 号颅面裂

表 3-1-9-1 颅面正中裂分类

分类	描述
Ⅰ 颅面中部发育不良	伴有组织缺损的颅面正中裂隙
A. 无叶全前脑畸形	大脑半球完全融合未分开,伴面中部发育不良
1. 独眼畸形	1. 单一眼眶和眼球,嗅觉基板融合成为管状象鼻样结构,位于眶上方
2. 筛型头畸形	2. 眶距过近,管状象鼻样结构位于眶间
3. 猴型头畸形	3. 眶距过近,可见鼻雏形
4. 原腭发育不良	4. 前颌骨节段缺失或发育不全
B. 叶状全前脑畸形	大脑半球及脑室均完全分开,但仍有一定程度融合

分类	描述
C. 中线器官发育不良	没有大脑受累的中线器官发育不良
D. 隐性中线器官发育不良	1. Binder 综合征 2. 单一中心门齿 3. 上唇系带缺失
Ⅱ 组织量正常的正中裂隙	组织量正常但伴有颅面正中裂隙
A. 真性正中裂	孤立的上唇裂隙,或内侧球状突之间的异常分裂
B. 前部脑膨出	脑组织通过颅骨的异常结构疝出而形成的囊性病变
Ⅲ 颅面中部发育过量	组织过量或重复。轻者表现为鼻腔增厚或重复鼻中隔,重者表现为额鼻畸形

1号及13号颅面裂(图3-1-9-4):Van der Meulen 将此类面裂命名为3型鼻侧壁发育不良。1号面裂软组织异常始于上唇唇弓区域,从鼻翼穹隆向上延伸至鼻背,以内眦移位及内眦间距增宽为主要特点。还可出现鼻部低平,鼻小柱短而宽阔,鼻头软组织三角裂隙也是其特征之一。中侧切牙间的齿槽嵴裂隙通过前鼻嵴侧方向上达梨状孔侧缘,向后形成软腭裂及硬腭裂。上颌骨三维方向上发育不全呈龙舟形上颌,前牙呈开颌畸形。颅底骨的扭曲可造成轻度的斜头畸形。裂隙继续向上越过鼻骨或鼻骨与上颌骨额突间结合部形成旁正中骨裂,即13号面裂。表现为旁正中额部的脑膨出,嗅沟、筛板、筛窦增宽,形成眶距增宽。软组织裂隙可从中部延伸至眉内,致眉毛鼻侧端向内下方移位。

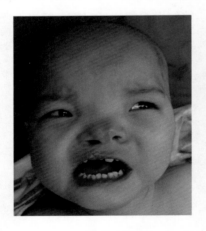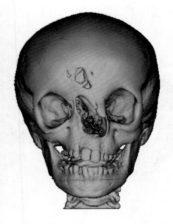

图 3-1-9-4　1号及13号颅面裂

2号及12号颅面裂(图3-1-9-5):2号面裂较少见,可能仅是1号和3号面裂的一个过渡形式。骨裂隙始于侧切牙,水平贯穿牙槽弓,穿过鼻翼缘的中1/3延伸至鼻骨与上颌骨额突的连接部,鼻翼缘中1/3的畸形及唇裂是此面裂的主要特征。还可存在鼻根部增宽、内眦横向移位等,但睑裂及泪腺并未受累,上颌窦保持完整。患侧鼻中隔不受累,但会向健侧偏斜。口内裂隙向后可致单侧完全性软腭裂及硬腭裂。继续向颅内延伸则形成12号面裂。上颌骨额突扁平宽阔、筛窦增宽、眶壁中部突起,此三者共同形成眶距增宽。筛板宽度正常,额窦扁平,无脑膨出。软组织裂隙靠近内眦并经过眉毛根部致内眦侧方移位,并伴轻度的中末端眉毛的不规则及发育不良,额部软组织外形正常。软组织裂隙还可继续向上表现为旁正中额部发际线略向下突出。

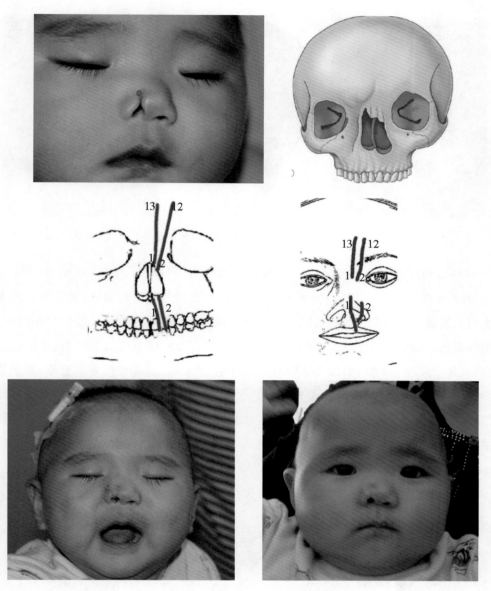

图 3-1-9-5　2 号及 12 号颅面裂

3 号及 11 号颅面裂（图 3-1-9-6）：3 号面裂是最常见的 Tessier 颅面裂，也被称为 Morian Ⅰ 型裂，其发病率在男、女，及左侧、右侧间无明显差异。3 号面裂唇部软组织裂隙与 2 号、1 号面裂近似，起源于人中嵴部位。裂隙向上使得鼻翼基底部与下睑中内部的软组织明显缺失。还可波及内眦、下睑及泪小管，影响鼻泪循环系统。可存在小眼畸形。骨裂隙始于侧切牙与尖牙之间，进入梨状孔并向上延伸至内侧眶壁、上颌骨额突区眶下壁，致上颌骨三维方向上发育不全，并出现显著的气腔减少。且鼻腔和上颌窦间缺乏分隔，上颌骨额突和泪腺窝变形，致眼眶、上颌窦、鼻腔的直接相通。患侧还可出现筛窦和蝶骨体的轻度缩窄。裂隙向颅骨延伸形成 11 号面裂，表现为上睑内 1/3 的裂隙，可穿过眉毛进入额部发际缘，致该处发际线不规整或前额发际线呈舌样突出。上颌骨额突的骨裂隙可跨过筛骨及眶上壁或筛骨迷路致眼眶发育不全。翼突在解剖结构上正常，但会轻度偏离中线。颅底和蝶骨一般发育正常。

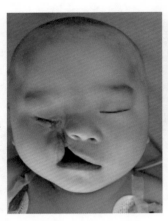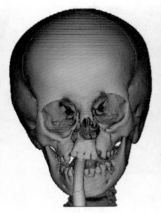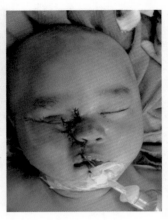

图 3-1-9-6　3 号及 11 号颅面裂

4 号及 10 号颅面裂(图 3-1-9-7):4 号面裂又被称为"口眼裂"或"Morian Ⅱ型裂",好发于右侧(2∶1.3),男性多于女性(2.5∶1)。其临床表现各异,轻度可表现为单侧的切迹,重度可表现为双侧面部骨裂隙处软组织的大量缺失。最常见的软组织畸形包括腭裂、侧方唇裂,延伸至下睑使口眼间距变小、下睑缺损。可继发眼球损伤。齿槽骨裂隙发生于侧切牙与尖牙之间,裂隙向上跨过上颌窦、颊部、下睑泪腺、眶下孔旁和眶壁,形成眶壁及眶底的缺损,致使眶内容物脱垂至上颌窦。鼻部外形多不受累,鼻泪管和泪囊通常完整,但下方的泪小管和泪囊通常发育不全或缺失。裂隙沿眶上壁中部向上延伸,于眶上神经外侧通过眶上壁形成 10 号面裂,表现为上睑中内 1/3、眉中部、上眼眶中部和额骨的裂隙。可存在无眼畸形、虹膜及上睑中内 1/3 缺损。额部的骨裂隙常可致额部脑膨出。

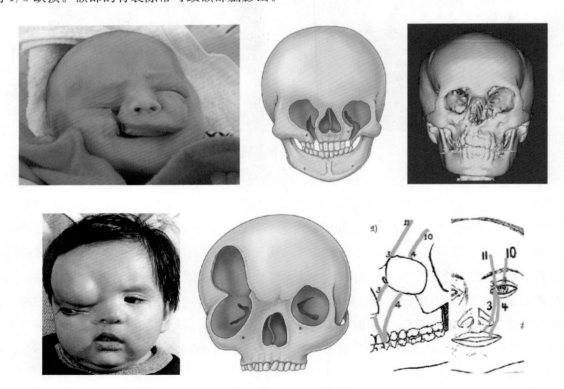

图 3-1-9-7　4 号及 10 号颅面裂

5号及9号颅面裂(图3-1-9-8):5号颅面裂亦被称为Morian Ⅲ型裂、眶面裂,是最为罕见的面斜裂。软组织裂隙多起源于口角内侧,沿健侧鼻翼侧方上行至颊部并跨过下睑,造成下睑中1/3缺损、面中部软组织缺损明显、口眼间距缩短等。内眦位置多正常,外眦常出现移位或畸形。鼻翼结构基本正常,但基底部可向同侧内眦方向移位。牙槽骨裂隙始于尖牙后方的第一前磨牙区,向上至眶下壁外侧方。眶下神经通常位于裂隙附近,眶下壁和眶缘的骨缺损可导致眼球内陷。向上经眉外侧至颞侧头皮形成9号面裂,严重病例可存在小眼畸形。外眦周围的软组织裂隙向周边辐射进入颞部发际内,致使颞部发迹向前移位。骨裂隙通过眶外上方向后外,从蝶骨大翼的前方或后方延伸至颞骨鳞部的前方及邻近顶骨。眶外侧壁的完全缺失致使眼球向外侧方移位。前颅窝的前后径常缩短。

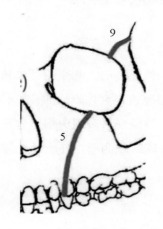
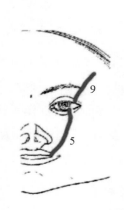
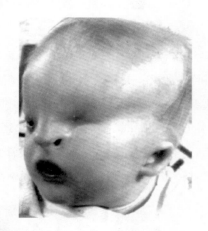

图3-1-9-8　5号及9号颅面裂

6号颅面裂(图3-1-9-9):又称为颧-上颌裂,Van der Meulen等将其命名为颧-上颌发育不良。裂隙表面的软组织多呈硬化性凹沟,从口角或下颌角越过面颊到下睑中外1/3的缺损部位,眶外侧壁完好但向外下方倾斜。患儿可出现轻度眼角外下倾斜或眼睑闭合不全,极少出现小眼畸形。上颌骨和颧骨间的裂隙,自眶下壁延至眶上裂。无齿槽嵴裂,但可因上颌骨发育不全致颌平面倾斜。颧弓及蝶骨的形状、大小和位置无明显异常。无外耳畸形,但可出现听力障碍。合并7、8号面裂时称为Treacher-Collins综合征。

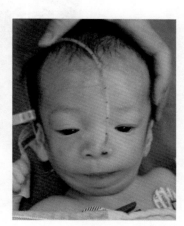

图3-1-9-9　6号颅面裂

7号颅面裂(图3-1-9-10):又称面横裂、颊横裂、半侧颜面短小、第一、二鳃弓综合征等。1996年,澳大利亚颅面外科中心统计显示,7号颅面裂占Tessier颅面裂的5.5%,新生儿发病率约1/5600。它以颧额缝为中心,与眼眶无直接关系。多为单侧,临床表现各异,重度的完全性面横裂表现为从口腔到外耳道的裂隙畸形,极少数还延伸至颞窝。Tessier认为此面裂主要有以下几个特征:① 颧弓缺失,下颌升支、喙突和髁突畸形,上颌骨齿槽嵴的发育不全;② 上颌磨牙区及上颌结节与翼状突之间存在裂隙;③ 软组织畸形包括大口畸形、耳畸形(耳前皮赘或小耳畸形),颞肌发育不全,耳前毛发缺失,腮腺及腮腺导管缺如等。David等对Tessier提出的骨异常进行了补充,认为骨裂隙穿过翼上颌连接,伴有磨牙区上颌齿槽嵴发育不全,可出现前牙开颌畸形、颧骨体畸形、下颌骨髁突不对称及发育不全。Roger等则根据7号面裂的特征将其称为上颌裂及上颌骨重复畸形(额外牙,双侧上颌牙弓重叠)。

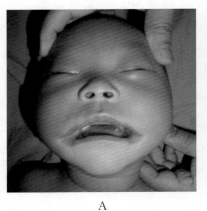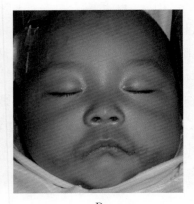

A   B

图 3-1-9-10   7号颅面裂:A. 术前;B. 术后

8号颅面裂(图3-1-9-11):又称为颧额裂,裂隙从外眼角向外延伸至耳前。此裂隙可单独存在也可和其他面裂并存,如 Treacher-Collins 和 Goldenhar 综合征。软组织裂隙表现为外眦缺如、眼球异位、中耳囊肿等,合并 Goldenhar 综合征的患儿会出现眼球表面的表皮样囊肿。骨缺损可表现为颧额骨发育不全或完全未发育,可致外侧眶壁缺失,而仅由蝶骨大翼向前或向中间发育形成眶外侧壁。外眦处支撑骨的缺失会导致外眦移位及特征性的眼裂倾斜。颅中窝和颅前窝基本正常。

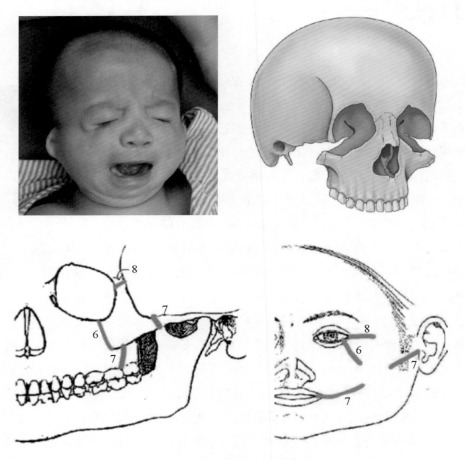

图 3-1-9-11   8号颅面裂

30 号颅面裂(图 3-1-9-12):是由 Couronne 首次提出的下颌骨正中的全层裂开,导致双侧下颌骨独立运动、咬颌关系紊乱,通常认为是由第一鳃弓融合异常造成的。软组织异常表现为下唇正中裂隙及颏部皮肤切迹。还可存在颈部正中裂、舌正中裂、舌系带过短、舌底正中裂、舌骨缺如、悬雍垂裂、颏部表皮样囊肿及错构组织团块、胸骨柄正中裂、胸骨柄缺如等。

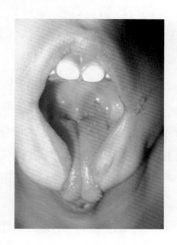 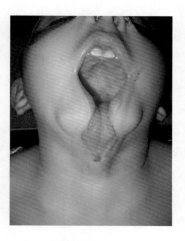

图 3-1-9-12 30 号颅面裂

多个裂合并存在的畸形(图 3-1-9-13):有时面裂畸形可以同时存在几种面裂。同时存在则给修复治疗带来了难度。因此,需要认识,并术前反复推敲、设计,才能达到完美修复。

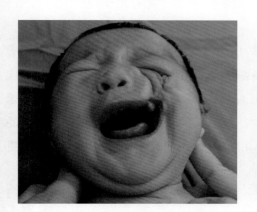 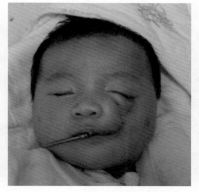 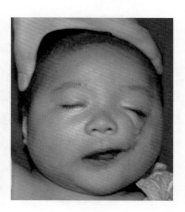

图 3-1-9-13 多个裂合并存在的畸形(3,5,6,7 号面裂)

七、颅面裂的治疗策略

先天性颅面裂隙畸形是现代颅颌面外科领域的重要组成部分,因其畸形部位组织的特征及量的缺乏对整形手术造成了极大挑战,也为患儿及其家属带来一定的心理负担。为了取得外形及功能方面最佳的远期效果,减少复发及患儿的创伤程度,何时实行手术变的至关重要。一般来说如果存在功能障碍,如眼球暴露及气道狭窄,应尽早手术。相反若畸形不重,治疗时机可做适当延迟。婴儿期(3~12 个月)以纠正软组织裂及颅面正中缺损(如脑膨出)为主,面中部及眶区重建涉及骨组织移植,通常在 6~9 岁完成。正颌手术则需要在颅骨发育成熟(14 岁)后进行。

治疗手段的选择与受累的解剖部位有关,根据治疗时机及相应术式,我们可以将颅面裂大致分为三组:① 正中(0-14)及旁正中裂(1-13,2-12);② 口-鼻-眶裂(3-11,4-10,5-9);③ 常成组出现的面横裂(6,7,8),如 Treacher-Collins 综合征及半侧颜面短小。

正中及旁正中裂:鼻正中裂应及早进行矫正,切除多余的纤维脂肪组织,重复的鼻中隔则应等鼻发育完成后再行矫正。鼻旁正中裂的矫正可以用软骨或皮肤-软骨复合物进行移植。鼻翼重建多以局部旋转皮瓣或 Z 形皮瓣实现。纠正眶距增宽可采用眶周 O 形截骨或面中部劈开法。

口-鼻-眶裂:小于 1 岁的患儿可应用颊部推进皮瓣来修复下睑或颊部缺损。1 岁以后可进一步应用周围的局部组织皮瓣来进行修复,对累及内眦的裂隙畸形,修复时还应注意保护泪管系统;大于 4 岁的患儿,应重新定位内眦并与眼眶骨定位同时进行。鼻部及眶周的骨缺损修复可采用肋软骨移植,以将眶部及上颌窦进行区分。鼻部软组织畸形矫正可采用鼻唇沟皮瓣,可使瘢痕隐蔽。截骨时截骨线的设计应在牙胚以上,因此最好在尖牙萌出上颌骨发育成熟后进行。修复骨缺损后常伴下睑外翻,可应用颊部皮瓣来进行修复;应用何种手术方式来矫正眶距增宽应根据上颌骨、上颚及牙槽骨畸形来决定。

面横裂:大口畸形常造成喂养困难、唾液分泌及构音障碍,应及早干预,重新搭建口轮匝肌纤维位置,术后的口角应与对侧基本对称,落在经内眦的垂直线上。下颌骨的重建可在 6～8 岁时进行,根据严重程度选择肋软骨移植或骨牵引技术。上颌骨的 Lefort I 型截骨手术则可以在成年后进行。

八、小结

颅面裂隙畸形是一类复杂的先天性颅面畸形,目前该病确切的病因尚无定论,随着分子遗传生物学的进展,对相关致病基因的研究有了越来越深入的认识,为疾病的诊断和干预治疗提供了新的方法。对高危家庭的胎儿还应加强监测孕期发育情况。此病的临床诊断主要通过对患儿的颅面外形及 X 线、CT 等影像学指标进行综合分析,来对疾病做出更为详尽的诊断与分型。其临床表现各异,主要涉及面部软硬组织的缺失及发育异常,修复与重建复杂,何时治疗可最大限度地减少患儿的创伤,取得最佳的手术效果仍需要更为详尽系统的研究。

(牛 峰 沈卫民)

参考文献

[1] Tessier P. Anatomical classification of facial, cranio-facial and latero-facial clefts. J. Maxillofac. Surg. 1976,4:69. (Tessier introduces his now ubiquitous classification schemefor craniofacial clefts in this account. Cleft position isdescribed in reference to the orbit).

[2] Karfik V. Proposed classification of rare congenital cleft malformations in the face. Acta Chir. Plast. (Praha). 1966,8:163.

[3] Van der Meulen JC, Mazzola R, Vermey-Keers C, et al. A morphogenetic classification of craniofaciall malformations. Plast. Reconstr. Surg. 1983,71:560. (The authors describe a new classification scheme

forcraniofacial clefts. Pathogenesis and cerebral involvement are emphasized).

［4］Peter J,Neligan.Craniofacial，Head and Neck Surgery. Plastic Surgery Volume 3.2012.

［5］王炜.整形外科学［M］. 浙江:科学技术出版社,1999.

［6］Rao AY.Complete Midline Cleft of Lower Lip，Mandible，Tongue，Floor of Mouth with Neck Contracture：A Case Report and Review of Literature. Craniomaxillofac Trauma Reconstr. 2015 Dec；8（4）：363－369.

第十节　面部不对称畸形

面部不对称畸形又称半侧颜面短小畸形（Hemifacial Microsomia,HFM），是一种以面部多种组织结构发育不良为特点的先天性疾病,主要表现为颅面骨、耳郭及面部软组织发育不良,发病率为 1.8～2.9/10 000。该疾病是许多疾病的一个表现,它不仅造成严重的面部畸形,还伴随呼吸、进食、语言、听力等功能障碍及心理障碍,严重影响患儿的生活质量。

一、病因

面部不对称畸形的原因有许多,一般以综合征居多。如 Goldenhar 综合征,第一、二鳃弓综合征,眼耳椎疾病谱以及 Romberg 综合征等都是面部不对称畸形的病因。

二、诊断与鉴别诊断

（一）诊断

半侧颜面短小畸形（HFM）的诊断可以依据下颌骨和上颌骨的畸形、耳畸形面神经发育、软组织发育和眼部异常情况进行诊断评估。下颌骨存在单侧或双侧下颌升支短小及髁状突畸形或缺如。耳畸形包括小耳畸形、耳前赘生物、传导性耳聋、中耳（听骨）缺损。软组织发育不足存在咀嚼肌发育不良、唇腭裂、腭咽关闭不全、大口畸形、耳前窦道、腮腺发育不良而神经发育不足可有第七神经麻痹、其他脑神经缺损（如：V，XI，XII）等中面部异常。上颌骨发育不良包括颧骨发育不良、咬颌平面倾斜等。眼部异常有眶部异位、眼球运动异常、眼球外层皮样囊肿、眼睑缺损、泪液排泄异常等。有时还有脊柱及其他骨骼异常,如脊柱/肋骨缺损、颈椎棘突异常、脊柱侧凸、上腭偏斜、颅底异常、牙齿发育不全等。有时还伴其他系统畸形,如心脏畸形、中枢神经系统异常、泌尿系统畸形、肺部畸形、胃肠道异常等。

因此,出现同侧下颌骨畸形和耳畸形可诊断为 HFM。仅出现下颌骨畸形,并伴发间接相关畸形中 2 项或以上者可诊断为 HFM。单项的畸形不能诊断为 HFM。

（二）鉴别诊断

HFM 应与其他面部不对称畸形相鉴别：如颞下颌关节强直、放射后畸形、髁状突增生、半侧颜面肥大等，以上畸形均无 HFM 特有的下颌升支短小及髁状突畸形。HFM 应与后天创伤、感染所致的下颌升支短小及髁状突畸形相鉴别，后者并无耳畸形或其他间接相关畸形。

三、分型

目前仍使用 Gougoutas 的 OMENS 分型法。它是专门针对半侧颜面发育不全而设计的分类方法，本分类方法较系统全面直观的反映出了畸形部位和畸形特点。可在病例书写上应用，较为适合。如下图是一张表格(图 3 - 1 - 10 - 1～图 3 - 1 - 10 - 6)可以记录畸形侧，哪个部位畸形，可以直接在图上画出。

（一）眶（图 3 - 1 - 10 - 1）

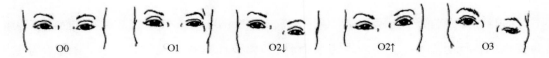

图 3 - 1 - 10 - 1　O0 是正常的眶位置。O1 眼眶大小有异常。O2↓为眶位置下移。O2↑为眶位置上移。O3 为大小和位置都发生异常

（二）下颌骨（图 3 - 1 - 10 - 2）

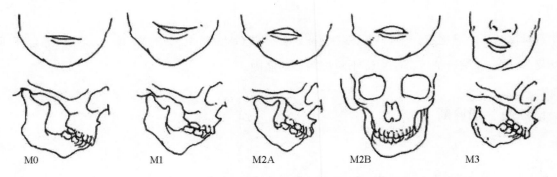

图 3 - 1 - 10 - 2　M0 为正常下颌骨。M1 小下颌伴有关节窝小和下颌水平支短。M2A 出现形态异常和下颌水平支短(可参考对侧颞下颌关节的位置)，M2B 出现形态异常和下颌支上中前都有严重的异常。M3 没有下颌关节

（三）耳畸形（图 3 - 1 - 10 - 3）

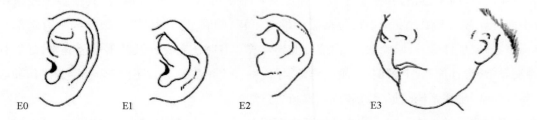

图 3 - 1 - 10 - 3　E0 正常。E1 为轻度杯状耳，但有耳的结构。E2 有杯状耳但无耳的结构。E3 小耳畸形和其他的耳畸形

（四）神经方面（图3-1-10-4）

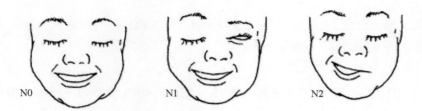

图3-1-10-4　N0正常。N1颞支和颧支受累。N2夹支和下颌缘支和颈支都受累。N3所有支都受影响

（五）软组织（图3-1-10-5）

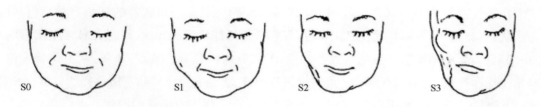

图3-1-10-5　S0正常。S1微小的软组织缺损。S2中等软组织缺损。介于S1和S3之间的。S3严重的软组织缺损

（六）面横裂情况（图3-1-10-6）

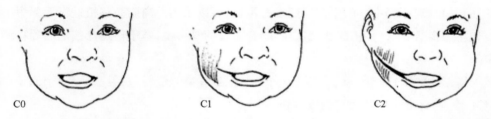

图3-1-10-6　C0为正常。C1为面横裂在口角和咬肌前缘。C2面横裂从口角一直裂过咬肌前缘

四、治疗

（一）术前准备

1. 病史采集　除一般病史采集外，还应包括听力、咀嚼、发音、智力发育情况等描述。

2. 专科检查　以OMENS量表为依据，确定颅面各部位畸形程度，咬颌关系是否正常，咬颌平面倾斜程度，牙齿有无松动、脱落，并翔实记录。还应注意是否并发脏器畸形、脊柱四肢畸形等。

3. 影像学检查　所有患儿常规做头颅正侧、下颌骨曲面断层X线，头颅CT。头影测量参数应至少包含：两侧髁状突顶点（Co）至面中线距离，反映髁状突对称情况；颏下点（Me）到面正中线距离，反映颏部偏斜情况；Co到下颌角点（Go）距离，反映下颌骨升支高度；上颌第一磨牙近中颊尖连线和水平线交角，反映牙合平面倾斜角度；两侧梨状孔基底连线和水平线交角，反映上颌骨倾斜角度。

面中线确定：推荐 Kaban 法，即通过鸡冠和鼻中隔最上点的连线来确定面正中线，通过健侧眶上缘的切线和面正中线的垂线作为水平线。

4. 常规术前照相　照相的要求是包含头、颈部，充分显露下颌骨、耳区域；体位包括：正位、双 45°斜位、双侧位、仰头位、口内照（前牙和后牙咬颌关系，咬颌平面）。

（二）手术治疗

1. 唇舌粘连术　较少使用，因为现在多使用双侧牵张成骨治疗，适用于出生后即存在呼吸困难的患儿。如无效，可采用下颌骨牵张成骨术。

2. 下颌骨牵张成骨术

（1）双侧下颌骨牵张成骨术：适用于替牙期患儿，不推荐无通气功能障碍的婴幼儿期患儿采用。截骨线为下颌骨升支和水平支交界处斜形截骨。推荐方案：静止期 5～7 日，延长速率 1 mm/d，分 2～4 次延长，保持期 3～6 个月，矫枉过正 20%～30%。3～6 个月后手术拆除延长器。可选择的延长器种类包括内置式和外置式。前者优点：体积小，主体装置在患儿体内，仅有一延长杆从组织穿出，对患儿日常生活影响小，更舒适。缺点：单向延长，无法调整牵张方向。后者优点：牵张方向可调节。缺点：体积大、主体装置位于外部，影响患儿日常生活和外观，遗留面部瘢痕。可根据医疗条件、患儿自身条件和意愿选择切口类型和延长器。

（2）单侧下颌骨牵张成骨术：适用于 3 岁以上孩子的单侧下颌发育不良的治疗。操作和双侧是一样的，只是截骨线为下颌角到下颌骨升支和水平支交界点的斜线。

3. 正颌手术　需待成年以后进行，根据牙颌面畸形情况选择术式：上颌 LeFort 截骨术、上颌骨分段截骨术、根尖下截骨术、下颌升支矢状劈开（SSRO）、下颌骨升支垂直截骨术、颏成形术等。配合正畸治疗，可以改善面部对称性，稳定咬颌关系，减少复发。

4. 游离脂肪移植　对于轻中度的半侧面部发育不良，可以采用游离脂肪移植进行面部短小的修复。

5. 其他　包括游离骨/软骨移植髁状突重建，吻合血管的骨移植，基于传送盘技术的髁状突重建等。

（三）随访

手术后半年复查一次，之后建议患儿每年随访一次。需收集的资料包括：头颅正侧位、下颌骨曲面断层 X 线片，头颅 CT 检查，标准位照片及口内咬颌像。

（四）术后可能出现的问题及并发症

术后可能出现的问题及并发症主要包括但不限于：感染、血肿、血清肿、疼痛、切口延迟愈合；附加切口、切口瘢痕增生、切口附近皮肤色素脱失或色素沉着；下牙槽神经、颏神经损伤致感觉障碍、面神经下颌缘支损伤致面瘫；手术损伤腮腺；术中下颌骨意外骨折；牙胚损伤、牙齿脱落、松动、疼痛、坏死；骨愈合延迟或不愈合、甚至骨坏死、骨不连、假关节形成；髁突移位、颞下颌关节病，如张口受限等；咬颌关系错乱、开𬌯畸形，影响正常进食；术后复发；术后需继续正畸治疗；双侧不对称；植入物排斥反应、延长器松动、断裂、脱落、无法延长。

五、数字化技术的应用

数字化外科技术，尤其是计算机辅助设计技术（computer aided design，CAD）可进行手术设计、手术模拟、效果预测，数字化导板的应用有助于减少手术副损伤，提高效率。手术模拟可供临床医生参考，并不代表实际情况，随着科技、治疗水平的进步，术前模拟会越来越接近实际操作，为手术治疗提供更大的指导意义。

（沈卫民）

参考文献

［1］Grabb WC. The first and second branchial arch syndrome［J］. Plast Reconstr Surg,1965,36(5):485 – 508.

［2］Gougoutas AJ,Singh DJ，Low DW,et al. Hemifacial microsomia：clinical features and pictographic representations of the OMENS classification system［J］. Plast Reconstr Surg,2007,120(7):112 – 120. Review.

［3］Tuin AJ，Tahiri Y，Paine KM,et al. Clarifying the relationships among the different features of the OMENS+ classification in craniofacial microsomia［J］. Plast Reconstr Surg,2015,135(1):149 – 156.

［4］Harvold EP,Vargervik K. Treatment of hemifacial microsomia［J］. New York：Alanliss Inc,1983, 51 – 55.

［5］Schmid W,Dereg Jibus A,Mongini F. Conservative treatment of craniomandibular asymmetries during growth. A long term study［J］. Prog Orthod,2007,8(1):62 – 73.

［6］Converse JM，Horowitz SL，Coccaro PJ,et al. The corrective treatment of the skeletal asymmetry in hemifacial microsomia［J］. Plast Reconstr Surg,1973,52(3):221 – 232.

［7］Kaban LB，Moses MH，Mulliken JB. Surgical correction of hemifacial microsomia in the growing child ［J］. Plast Reconstr Surg,1988,82(1):9 – 19.

［8］McCarthy JG，Schreider J，Karp N，et al. Lengthening the human mandible by gradual distraction［J］. Plast Reconstr Surg,1992,89(1):1 – 8.

［9］Dec W,Pehomaki T,Warren SM,et al. The importance of vectors election in preoperative planning of unilateral mandibular distraction［J］. Plast Reconstr Surg,2008,121(6):2084 – 2092.

［10］Meazzini MC,Mazzoleni F,Bozzetti A,et al. Does functional appliance treatment truly improve stability of mandibular vertical distraction osteogenesis in hemifacial microsomia［J］. J Craniomaxillofac Surg,2008,36(7):384 – 389.

［11］Molina F,Ortiz-Monasterio F. Mandibular elongation and remodeling by distraction. Afareto major osteotomies［J］. Plast Reconstr Surg,1995,96:825 – 842.

［12］王兴,林野,伊彪,等.颌骨牵张成骨在矫正半侧颜面发育不全中的应用［J］.中华医学杂志,2001,81(5): 259 – 262.

［13］Rollnick BR，Kaye CI. Hemifacial microsomia and variants：pedigree data［J］. Am J Med Genet, 1983,15(2):233 – 253.

［14］Paeng JY,Lee JH,Lee JH,et al. Condyle as the point of rotation for 3 – D planning of distraction osteogenesis for hemifacial microsomia［J］. J Craniomaxillofac Surg,2007,35(2):91 – 102.

［15］Chow A,Lee HF,Trahar M,et al. Cephalometric evaluation of the craniofacial complex in patients treated with an intraoral distraction osteogenesis device：a long-term study［J］. Am J Orthod Dentofacial Orthop,2008,134(6):724 – 731.

［16］Nanjappa M, Natashekara M, Sendil Kumar C, et al."Transport distraction osteogenesis for reconstruction of mandibular defects": our experience[J]. J Maxillofac Oral Surg,2011,10(2):93-100.

[17] Yin L,Tang X,Shi L,et al. Mandibular distraction combined with orthognathic techniques for the correction of severe adult mandibular hypoplasia[J]. J Craniofac Surg,2014,25(6):1947-1952.

[18] Shi L,Liu W,Yin L,et al. Surgical guide assistant mandibular distraction osteogenesis and sagittal split osteotomy in the treatment of hemifacial microsomia[J]. J Craniofac Surg,2015,26(2):498-500.

第十一节　一些少见的面部综合征

一、Treacher-Collins 综合征

Treacher-Collins 综合征又称下颌—面发育不良(mandibulo-facialdysostosis,MFD)综合征,是一种少见的先天性颅面畸形综合征,其临床表现为眶外下缘骨的裂隙或缺损、小下颌、外眦角下移呈反眼、睑缘及睫毛的中外 1/3 缺失等。主要累及中面部和下面部,轻者存在软组织畸形,重者存在骨结构异常和缺损,该病具有典型的面容,很直观,有特点,一看就可确认,属于少见病,发病率为 1/50 000。

(一)病因

Treacher-Collins 综合征发生的病理机制是一种常染色体显性遗传性疾病,其染色体异常的位置位于 5 号染色体长臂的 5q32—q33.1 范围内。目前多数人认为这一畸形是 Tessier 颅面裂的 6、7、8 型的复合裂。也有许多人认为其病因是第一、二鳃弓发育畸形所引起,是由于第一、二鳃弓在发育过程中出现异常而引起的一组症状。

(二)临床表现与诊断

1. 临床表现　在 Treacher-Collins 综合征的病例中,有畸形较轻的,仅表现为软组织的改变、眶骨的发育不良和外眦轻度向外下倾斜,中度的畸形会出现眶外侧壁的发育不良。在严重病例中,眶外下缘和眶侧壁可有骨缺损,缺损呈楔形骨裂隙;颧骨很小,颧弓可以完全缺失或仅留有颞骨颧突残存的骨突起。眶下神经孔侧方的上颌骨颧突亦发育不良,整个眼眶骨架呈向外下倾斜的卵圆形,外侧眶底低下,可有上颌窦发育不良。眶部的畸形表现为反蒙古眼,而面部则出现中面部狭长前突和小下颌畸形(图 3-1-11-1)。在体格检查触诊时可发现骨缺损有三种形式:① 颧弓的部分缺失;② 眶外侧壁部分和颧弓缺失和颧骨细小;③ 缺损在眶下缘,颧弓和颧骨缺失,当颧骨缺失时,眶裂一直裂向侧方。除上述症状,该综合征还可伴有腭裂、听力丧失、小耳畸形、额鼻角不显或呈鹰钩鼻、下颌体升支部发育不良而呈鸟嘴畸形或小下颌畸形。

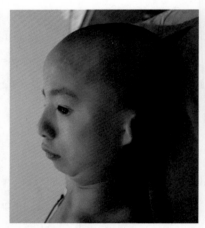

图 3-1-11-1　Treacher-Collins 综合征的病例,示反蒙古眼,中面部狭长前突和小下颌畸形

2. 诊断　通过 CT 片三维 CT 成像就可以确诊该症，三维 CT 可以很好地显示骨裂隙部位骨的发育不良，可以直观地看到眶侧壁和颧弓的缺如和裂隙，面容联合 CT 就可确诊此症，Hayashi 等就依据颧骨畸形，下睑畸形，下颌骨畸形，耳畸形，腭裂，和鼻骨发育不良，是否存在其他畸形和有无基因异常，把 Treacher-Collins 综合征分为三级，见本章第 6 节。

由于下颌骨发育不良（小下颌），咽后腔狭小，可导致睡眠呼吸阻塞的症状，故应该常规测定和评价咽腔的功能，可进行呼吸睡眠测定，以作为手术指征的评定和治疗效果的评估，对该病的诊治有重要意义。

（三）治疗

对该综合征的治疗都是对症治疗，哪个部位有畸形就修复哪部分，故分为睑缘修复，眶外侧壁修复，颧弓和软组织缺损的修复。

1. 治疗年龄　澳大利亚颅面外科中心的治疗年龄是分 3 个阶段，第一个时期是 1 岁以内，又分新生儿时期和 3 个月及 3 个月到 1 岁内这 3 个阶段来治疗，第二个时期是 2～12 岁，分两个阶段即 2～5 岁和 5～12 岁，第三个时期就是 13 岁以上，第一时期主要只做下颌延长和气道管理，第二个时期主要做软组织的修复，第三个时期则进行美容整形矫正。

（1）睑缘修复：可在 1 岁以内进行，眼睑的再造可以在 4～10 岁时进行。

（2）中面部截骨、颧骨弓的重建和眼眶骨的重建可在 3 岁以上进行。颅骨手术可以在 3～10 岁进行，也可以在颌骨发育完成以后进行。外耳成形和一般耳再造时间是一样的，一般在 6 岁以后，以获得足够的软骨支架。小下颌畸形的手术可在 3 个月后进行。

2. 治疗方法　现在基本是按美国 Fan 的方法进行治疗。

（1）下睑缘发育不良：目的是修复下睑缘的全层缺损，可设计用上睑皮肤以外眦为蒂的转移皮瓣转移修复下睑（Z 形皮瓣），该皮瓣能修复全层的下睑外侧缺损，同时也可将外眦角上移。也可在外眦进行重新固定，可同时矫正外眦下移的反眼畸形，也就是蒙古眼畸形（图3-1-11-2）。

上睑皮瓣的设计可沿双重睑的切口来进行设计，按下睑缺损多少来设计皮瓣大小，皮瓣掀起时应稍厚，带部分眼轮匝肌，以充填下

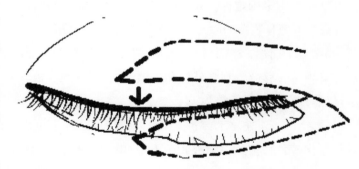

图 3-1-11-2　下睑缘发育不良的手术示意图

睑全层的组织缺损。该上睑 Z 形皮瓣的外上缘应相当于再造后的外眦角部位，或可稍高于正常外眦角水平 2～3 mm，以起到矫枉过正之效。上眼睑蒂瓣转移的同时，应作外眦韧带固定，即在皮瓣切口内分离出外眦韧带束，可用钢丝将其直接固定于眶外侧、额颧缘残存的骨壁上（在眶外缘骨壁上钻孔固定），使外侧眼裂位于正常位置上。

（2）眶颧部分缺损：一般原则是，在颧骨缺损区植入分层叠加的肋骨片。常规取冠状切口，也可选择下睑缘的局部进路。下睑中外缘切开后可向下分离，跨过眶隔脂肪直达眶下缘壁，向侧面分离直到眶侧壁和颧弓。两种切口的选择应该依畸形的轻重选择，对于轻、中度的眶颌缺损和畸形主要是颧和眶下缘，发育不全的可选下睑缘切口，重度的应该选择冠状切口，切口选择启开分离导骨膜后，切开骨膜。眶下缘切口是向

外侧剥离至颧骨,向上分离到额部眉弓,显露眶外缘直到眶额处。如此分离出的眶外侧和上颌部的骨缺损均可显露在术野中。冠状切口就是和经典的方式一样,向下分离直到暴露眶外侧和上颌部的骨缺损为止,切取3～4条自体肋骨(长6～10 cm)待用。把肋骨做成"L"形,轻中度的可经下睑缘进行植骨,即插入L形的眶外下缘骨架,然后将骨架的上端固定于眶外缘额碟缝处即可。重度的可在冠状切口下暴露清楚,分切开骨膜,以松开眶周组织,分离出一个腔隙用于给植骨预留的合适的植骨空间,但注意不要误伤眶下神经。植骨时须同时矫正外部向外下的倾斜。把肋骨用钛钉固定在眶外侧和颧弓上(图3-1-11-3)。

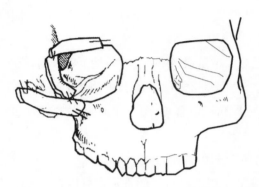
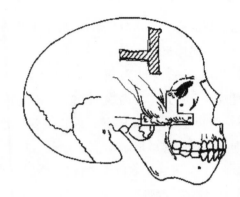

图3-1-11-3　眶颧部分缺损用肋骨重建　　　　图3-1-11-4　带颅骨膜蒂的颅骨外板眶颧部重建

　　用自体肋骨片移植,塑型较为方便,但也有其缺点,如远期骨吸收较多、每次取骨量大用的少、骨源不足给二期修复带来困难等。故目前许多学者采用颅骨外板进行眶颧部的骨结构重建。

　　(3)带颅骨膜蒂的颅骨外板眶颧部重建术:设计大冠状切口,切开头皮,切开帽状腱膜,在颅骨膜外分离,暴露整个前额,在额顶部做切口切开骨膜(图3-1-11-4)。截除一块颅骨瓣L形的颅骨,蒂向下,截骨后带骨膜蒂转移颅骨到眶外侧和上颌部,我们取颅骨板一般在额顶部,颅骨膜蒂向下延伸与颞浅筋膜相连,尽量保持蒂宽些。

　　(4)Medpor充填术:上颌和眶外侧壁的缺损也可用各种材料来替代,常用的是Medpor材料,Medpor材料来代替骨移植可以弥补骨量不足,雕塑外形不佳等缺陷,由于Treacher-Collins综合征的患儿额眶上颌部发育不良,所以Medpor来代替骨组织,可能充填的组织会更充分一些,同时无术后吸收的并发症,手术方法和上面的相同,只是在放入Medpor时要注意勿损伤眶下神经(图3-1-11-5)。

　　(5)小下颌畸形的矫正:对轻度畸形,主要是改善颜面外形,可以作下颌体部的植骨(丰满双侧下颌部),对较严重的病例,由于在出生后就产生呼吸困难和喂养困难,故在考虑外形修复的同时,应扩大咽腔以减少呼吸阻塞和喂养困难。术式选择下颌骨倒L形截骨延长或行矢状劈下颌骨前移术,也可做牵张成骨延长。

　　3. Treacher-Collins综合征治疗中的有关问题　在Treacher-Collins综合征的治疗中,要注意下述问题。

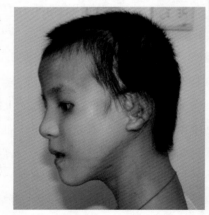

图3-1-11-5　Medpor充填术术后图示

（1）麻醉中气管插管问题：大多数患儿口鼻腔和咽腔较为狭小，插管不易，麻醉的难度较高。术后患儿尚未清醒时，呼吸阻塞的发生率也较高，故术中和术后监护尤应予以重视。对困难插管的患儿可用纤维喉镜辅助插管，如仍插不进去，可选用喉罩，如果用喉罩则手术操作需要仔细避免活动头部引起喉罩脱落。

（2）上颌骨处理与否的问题：对 Treacher-Collins 综合征的上颌骨发育不良，在不影响呼吸的情况下，一般主张不进行矫正，只有明显影响呼吸者才考虑进行上下颌同时手术治疗，可采用 le fort Ⅲ 型截骨，同时做眶外侧壁的重建，治疗过程中需要大量的骨移植。因此，对不同类型的患儿应合理计划取骨的数量，应估计到多数患儿可能因骨吸收或颅面进一步发育后，还须行二期植骨术，因而自体骨移植的取骨量有限，也可用其他材料代替植入。

（3）术中植入物的坚强内固定：对于低龄小儿植骨的固定，可用可吸收板和螺丝固定，或用尼龙线固定。对大龄小儿可采用钢丝和微型钛板和螺钉固定。

（4）眶外形不理想的二期修复问题：我们可以在二期术中使用自体脂肪充填，来改变由于用骨或充填材料矫正的外形不足，也可在三期手术中使用自体脂肪充填，多数可从腹部或臀部吸取脂肪组织，由于 Treacher-Collins 综合征可伴有颞面部软组织的发育不足、颞浅筋膜过薄等情况。因此，使用游离脂肪多次注射移植来改善面部软组织的外形，可以收到较好的效果。

二、Goldenhar 综合征

Goldenhar 综合征为半侧小颜面畸形，20 世纪 60 年代，它被定义为一种主要类及耳、口腔和下颌骨而导致发育异常的疾病。多数病例仅限于一侧，双侧受累者亦有报道，但较少。现在 Goldenhar 综合征被认为是下颌骨综合征的一种变异，同时还附加脊椎异常和眼球皮样囊瘤。因此，有些书籍中又叫眼-耳-脊柱（OAV）疾病谱，它的发病率为 1：（3500～25 000），好发于男性，男女发病率比例约为 3：2，70% 为单侧受累（右侧多见），双侧受累者常表现为一侧较重。

（一）病因

该病大多数病例为散发，仅少数家族中可见到有遗传现象。在家族中，表现出不同的遗传现象：比如有这样的报道，耳和下颌骨畸形出现在两位一代旁系的亲属当中；也有报道 1 位耳下颌骨畸形患儿的一代旁系亲属中仅有小耳畸形或附耳畸形。总的来说，家族中重复发生的概率在 2%～3%。Goldenhar 综合征中常染色体异常者文献报道很多，如 del(1p)、del(5p)、del(5q)、del(22q)、dup(7q)、dup(22q)、18-三体、22-三体、不平衡异位 t(5;8)(p15.31;p23.1)(5p15.31→5pter 单体和 8p23.2→8pter 三体)。这些均提示异常染色体区域的基因可能与此综合征的发生有关。Sutphen 等认为同源框基因是此综合征的候选基因，尤其是 MSX 组。

（二）临床表现

Goldenhar 综合征临床上的典型表现为半侧面部短小，大口和耳部畸形（小耳或附耳），其临床表现的多样性是本综合征的特征，人们已经注意到大约有 50% 的病例存在基本的表现，而另外 50% 的病例还存在其他异常情况。如脊椎异常和眼球皮样囊瘤、唇裂和腭裂囊肿或咽部气道狭窄等症状（图 3-1-11-6），少部分可以引起喂养困难，使用呼吸睡眠测定有时也可诊断出阻塞性睡眠呼吸暂停综合征。另外，该病还会有中枢神经发育异常和先天性心脏病，如法洛氏四联症等。

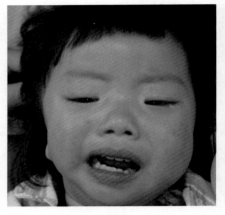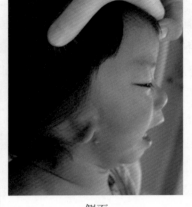

正面　　　　　　　　　　　　　侧面

图 3-1-11-6　Goldenhar 综合征的临床表现

（三）诊断

Goldenhar 综合征的诊断主要依靠特征性的临床表现

1. 病史和体征　出生后就有面部畸形的病史,同时有四个特殊的畸形体征,即半侧面部发育不全或短小,患侧口角开大,同时有耳部畸形如附耳、小耳及菜花耳畸形,还有脊椎异常和眼球皮样囊瘤,就可确诊。

2. 辅助检查　行 CT 检查可直观地看到患侧下颌骨短小和部分患侧的上颌骨短小,同时有半椎体畸形。因此,CT 是确诊和评估畸形的最好工具和辅助检查工具,X 线检查可了解术后骨生长和拆除前的延长器固定情况,可作为半侧面部的畸形伴有脊椎畸形的检查项目(图 3-1-11-7,图 3-1-11-8)。

因此,Kumar 等提出最低诊断标准至少包含以下 5 点中的 2 点：① 耳发育不良；② 半侧颜面短小；③ 面斜裂；④ 眼球皮样囊肿和(或)上眼睑缺损；⑤ 脊柱畸形。

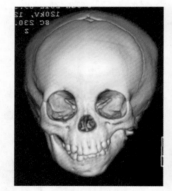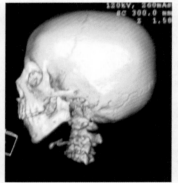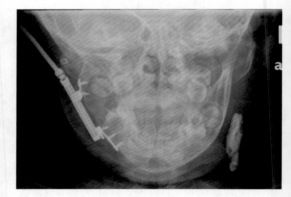

正面三维 CT　　　　　侧位 CT 示半椎体发育不良　　　　　图 3-1-11-8　Goldenhar 综合征下颌延长
图 3-1-11-7　Goldenhar 综合征的 CT 表现　　　　术后的 X 线

（三）治疗

Goldenhar 综合征治疗主要是矫正面部畸形,可分两步进行,先矫正面部骨性异常,再矫正软组织畸形,还有其他系统的畸形也可在这两次矫正中同时进行,如附耳等的治疗。

1. 下颌骨的矫正　可采用单侧下颌骨截骨前移术(单侧矢状劈截骨前移术,单侧下颌骨截骨前移术,L形和 C 形截骨前移术)和单侧下颌骨延长术来矫正下颌骨的升支和水平支短小。

（1）单侧下颌骨截骨前移术：

1）单侧矢状劈截骨前移术：采用口腔内黏膜切口，切口在一侧下颌升支前缘，距下颌咬颌平面上约 1 cm 处，斜形切开黏膜，用燕尾形剥离器紧贴下颌升支前缘骨面，由上而下剥离颞肌附着部一直剥离到喙突，再用弯头单齿钳夹持喙突。在下颌孔平面沿下颌支内侧骨面仔细分离软组织，到可以完全显露下颌孔为止，再分离到下颌小舌其后方的下牙槽神经血管束处，小心保护之。然后，在下颌升支与下颌体交接部位的颊侧由骨膜下分离软组织，分离至下颌第二磨牙相对区达下颌下缘，但有时存在下颌升支外侧面软组织不容易分离，需要进一步暴露分离，在下牙槽神经血管束（入下颌孔处）与下颌升支内侧骨面之间置入隧道牵引器，将下牙槽神经血管束向内侧牵引并妥善保护。在下颌小舌及下颌孔上缘的上方，即下牙槽神经束入孔处之上方，用裂钻水平向切开下颌骨的内板，后界止于下颌小舌后方，距下颌孔后缘约 0.5 cm。骨切开线全长均须切过内侧骨板达骨松质。此全程均应注意避免损伤下牙槽神经血管束，沿下颌升支前缘设计的切开线上打几个钻孔，深达骨松质。再用裂钻将各针孔连成一深达骨松质的骨沟，使骨沟的上端与下颌升支内侧水平骨切线相连。自骨沟下端转而向下，经下颌第二磨牙颊侧切开外侧骨板直达相应的下颌下缘内侧。用双侧薄刃骨刀，分别经下颌升支前缘及下颌升支、体交接部的骨沟进入，在外侧骨板与髓质骨之间交替敲击深入，逐步完成全部的矢状骨劈开。之后，把下颌体前移到和对侧长度相同时固定升支和体部（图 3-1-11-9）。

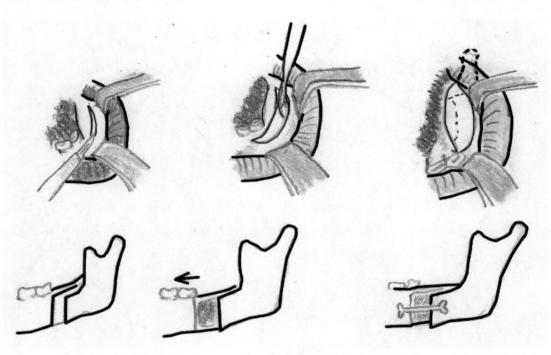

图 3-1-11-9　单侧矢状劈截骨前移术示意图

2）单侧下颌骨截骨前移术：分离和切口与矢状劈基本相同，切口前移到第一磨牙前的位置，但截骨在下颌骨体部，把下颌骨在体部做横 Z 形截骨，截骨时注意保护下牙槽神经血管束，再把截骨的前部前移到和对侧长度相同时固定体部。

3）倒 L 形和 C 形截骨前移术：切口和剥离与矢状劈基本相同，只是截骨在下颌骨升支和体部连接部进行倒 L 形和 C 形截骨如图 3-1-11-10 所示。

（2）单侧下颌骨延长术　手术和倒 L 形和 C 形截骨是相同的，只是截完骨后在截骨线的两侧放置斜形骨牵张器,从耳后引出延长杆或从口腔内引出延长杆,术后第二天开始延长,1.2 mm/d,每日 3 次。延长到和对侧长度相同为止。留置延长器固定 3 个月后移除。

2. 软组织和面横裂的矫正

(1) 面横裂的治疗:

1) Z 形修复术:为传统术式,手术时,要先将口角定位,单侧口角裂可以健侧口角为标准,双侧口角裂或面横裂,可以睑裂中、1/3 交界处向下作垂线与口裂水平线相交处定为口角,也可按黏膜色泽定位(颊黏膜较唇黏膜色泽稍淡)。自该点沿裂隙上、下缘皮肤黏膜交界处作切口,切开皮肤和肌肉,直达黏膜下层,将黏膜翻转相对缝合作为口腔黏膜,按层缝合肌层和皮肤(图 3-1-11-11)。如裂隙较长,可在切口中段各作一个三角形皮瓣,按 Z 成形术的原则缝合皮肤以防形成直线形瘢痕牵拉口角。

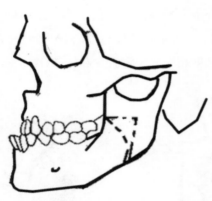

图 3-1-11-10　倒 L 形和 C 形截骨示意图

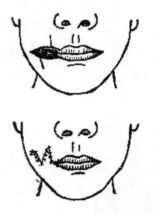

图 3-1-11-11　面横裂 Z 形修复术示意图

2) 矩形肌黏膜瓣修复术:日本 Tomoaki 设计了一种口角的肌黏膜瓣,对口角肌肉进行修复,按如图 3-1-11-12 所示的设计在口角形成两个矩形的肌黏膜瓣,转移缝合,面部设计成多个 W 形的皮瓣交错缝合。这种方法口角能达到椭圆形,外形更贴切正常。

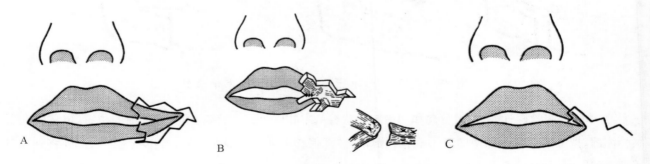

图 3-1-11-12　Tomoaki 设计的一种口角肌黏膜瓣修复面横裂(图引自 Tomoaki)

A. 切口设计图;B. 切开皮肤,缝合修复肌肉的示意图;C. 缝合完毕的示意图

(2) 软组织的矫正:可采用自体脂肪移植术和局部脂肪筋膜瓣转移充填术。

1) 自体脂肪移植术:可从腹部或臀部抽吸脂肪,再注射移植到面部较小的一侧。

2) 局部脂肪筋膜瓣转移充填术:可设计用颞筋膜瓣,转移充填到较小的面部。缺点是在颞区可形成较大的瘢痕,但头发可遮盖瘢痕。

三、Bixler 综合征

为一组以眶距增宽,小耳畸形,唇腭裂为表现的综合征就是 Bixler 综合征(图 3-1-11-13)。

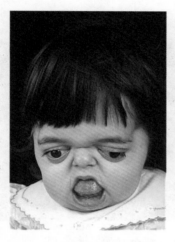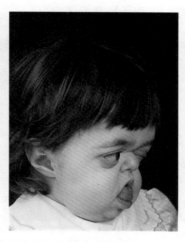

图 3-1-11-13 Bixler 综合征的临床表现

(一) 病因和表现

可能是常染色体隐性遗传。父母正常,但孩子有可能出现该病症。孕期有羊水过多。有的孩子可合并身材矮小,智力障碍。有的还有先天性心脏病。除眶距增宽外还有的患儿有人字缝早闭,小耳畸形,有时还有手指细长等表现。

(二) 诊断

1. 病史和体征 出生后就有面部畸形的病史,同时有特殊的体征,表现眶距增宽,唇裂腭裂,同时有小耳畸形,就可确诊。

2. 辅助检查 CT 重建可直观地看到眶距增宽,同时有其他颅缝的早闭。

(三) 治疗

对症治疗,一是矫正眶距增宽,可在患儿 1 岁矫正眶间软组织增宽。二是矫正小耳畸形,患儿 2～3 岁时可开颅矫正眶距增宽。三是矫正面中部的发育不良,可做 le fort Ⅲ型截骨前移术。

四、Moebius 综合征

Moebius 综合征为第Ⅵ和第Ⅶ脑神经同时麻痹伴有小舌和小颌畸形的一组病征。有的学者还把这一分类放宽包括累及其他颅神经者。其他异常包括肢体短缩畸形、胸壁缺陷和精神迟钝等(图 3-1-11-14)。

(一) 病因和表现

为染色体显性遗传,同代亲属有类似疾病出现。60%的患儿出现第Ⅵ和第Ⅶ脑神经同时麻痹,50%患儿有小舌和小颌畸形。面貌特殊,有时有面具脸的改变。约 1/4 的患儿伴有舌神经麻痹,仅次于第 Ⅵ、第 Ⅶ 对脑神经麻痹,表现为所支配的肌肉萎缩和舌发育不全而出现小舌畸形。颌面部其他少见的症状有小口、悬雍垂裂、舌畸形、牙关紧闭、呼吸急促等,使语言功能受一定程度影响。动眼神经和三叉神经有时也受影响,表现为眼球水平共轭运动受限,辐辏运动不全,但垂直运动正常;眼部其他少见的症状有斜视、小睑裂、眶距过远等;近几年有泪管闭锁和内眦赘皮,视神经盘发育不良,白内障、视网膜和脉络膜缺失的报道。许多患儿伴有四肢畸形,常见的有指(趾)过短,并指(趾),缺指(趾),棒壮足,少见的有肢端横断畸形,小指强直,拇指末节外翻,关节弯曲等。有报道有的病例有轻至中度的智力迟钝;也有超过迟钝的病例,伴有中至重度智力低下的报道;有的表现为孤独症等。

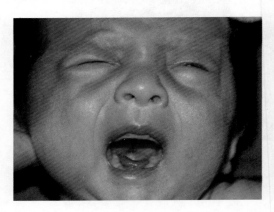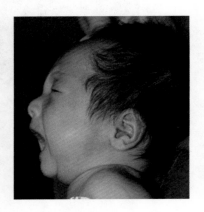

图 3-1-11-14 Moebius 综合征的临床表现

(二)诊断

有部分神经麻痹加上小下颌和小舌畸形就可诊断该综合征。

(三)治疗

对症治疗,可进行下颌延长治疗小颌畸形。方法同 Goldenhar 综合征。目前还没有方法治疗小舌畸形,有报道用双侧带神经的股薄肌瓣和双侧第 Ⅺ 对脊神经吻合治疗面具脸,取得了较好的效果。如果发生咀嚼困难,也可做矢状劈截骨前移术和牵张成骨前移术同时加功能锻炼。

五、Robin 序列征

Pierre-Robin 综合征是一种胚胎发育障碍引起的常染色体显性遗传疾病。新生儿期由于下颌后缩、腭裂而引起气促、青紫、喂养困难。国内报道较少。以前治疗多以对症治疗,自从有了牵张成骨技术,使得根治 Pierre-Robin 综合征成为可能。

(一)病因

与遗传有关,早期关于 Pierre-Robin 序列征的遗传学研究表明位于 1-6,10-13,16-18 号染色体的染色体变异可能与其相关,其中 2 号染色体(2q24.1—33.3), 4 号染色体(4q32—qter),11 号染色体(11q21—q23.1),以及 17 号染色体(17q21—q24.3)上的染色体变异是最多被报道的,这些染色体变异主要为染色体的删除、重复、突变以及易位。

1. SOX9 基因和 KCNJ2 基因 SOX9 基因属于 SRY(Y 染色体性别决定区域)相关促 HMG(人绝经期

促性腺激素)盒基因家族,最先是在人类躯干发育异常(campomelic dysplasin,CD)中发现。研究表明人类的 SOX9 基因定位于染色体 17q24.3～25.1 区段内,长度约为 3 934 bp,含有两个内含子。KCNJ2 基因定位于第 17 号染色体 17q23,编码内向整流钾通道 Kir2.1 亚单位。目前的研究表明 KCNJ2 基因是 Andersen 综合征致病基因。SOX9 基因和 KCNJ2 基因为 17 号染色体上相邻的两个基因,两者之间具有长约 1.9 Mb 的基因沙漠。

Jakobsen 等在位于染色体 17q24.3 的 SOX9 基因上游 1.13 Mb 发现一段长度在 5 kb 以内的平衡易位,并认为 SOX9 基因和与其相邻的 KCNJ2 基因可能与 Pierre-Robin 序列征的发病有关。Benko 等通过对在三个互相独立的不伴有其他畸形的 Pierre-Robin 序列征家系的研究,发现位于 SOX9 基因着丝粒 1.23、1.18、1.07 Mb 之间的三处异位断点。

另外,距 Pierre-Robin 序列征断点集群着丝粒侧最近的基因是 KCNJ2,这一基因编码维持骨骼肌和心肌的膜静止电位的内向整流钾离子通道。KCNJ2 编码序列的突变可导致 Andersen 综合征,这一综合征的特点为心律失常、周期性瘫痪以及特征性畸形,其中包括小颌畸形,偶可表现出腭裂。而 KCNJ2 基因缺失的纯合子老鼠可表现出二度腭裂。研究表明 KCNJ2 和 SOX9 基因 mRNA 水平的比较表明两种基因的表达降低与 Pierre-Robin 序列征有关。

2. LAR 家族磷酸酶基因 Ptprs 和 Ptprf　白细胞抗原相关(LAR)家族受体蛋白酪氨酸磷酸酶(RPTPs)可以调控酪氨酸的磷酸化和去磷酸化平衡,从而影响参与组织发育和组织稳态的细胞信号。LAR RPTPs 是下颌骨和上颌骨正常发育所必需的。Stewart 等制备了 Ptprs;Ptprf 基因修饰小鼠,发现 39% 的 Ptprs-/-;Ptprf-/-胚胎出现下颌畸形。并且这些胚胎在 16.5～18.5 周胎龄时均表现出小舌和上颚缺陷,包括腭裂和腭骨异常。这种表型与人类 Pierre-Robin 序列征很相似。而下颌正常的胚胎则未出现腭裂和颌骨异常。LAR 家族-缺失小鼠表型和人类 Pierre-Robin 综合征十分相似,表明受 LAR 磷酸酶调控的信号通路和下游靶点可能参与 Pierre-Robin 综合征的发病过程。Ptprs;Ptprf 双突变小鼠可以通过 Wnt 和骨形成蛋白信号通路调控下颌成形和细胞增殖。在 Pierre-Robin 综合征中可以发现骨形成蛋白 2 和 COL2A1 的调节子 SOX9 均发生突变。LAR 家族磷酸酶是一种人类 Pierre-Robin 综合征候选基因,它对 Pierre-Robin 综合征患儿的骨形成蛋白和 Wnt 信号通路有关键作用。

综上所述,位于 1～6,10～13,16～18 号染色体的染色体变异可能与 Pierre-Robin 综合征相关,特别是位于 2 号染色体(2q24.1～33.3),4 号染色体(4q32～qter),11 号染色体(11q21～q23.1),以及 17 号染色体(17q21～q24.3)上的染色体变异。目前国内外对 Pierre-Robin 序列征发病机制的研究尚未确定特定的候选基因,但 COL2A1 基因、COL11A 基因、OOL11A2 基因(Stickler 综合征),TCOF1 基因、POLR1D 基因、POLR1C 基因(Treacher Collins 综合征),RUNX1 基因(Braddock-Carey 综合征),KCNJ2 基因(Andersen 综合征)可导致以 PRS 为表型的各种复杂的先天性畸形。SOX9 基因、KCNJ2 基因、LAR 家族磷酸酶基因 Ptprs 和 Ptprf 则可能与非综合征性 Pierre-Robin 序列征的发病有关。

(二)症状

Pierre-Robin 综合征又称小颌腭裂综合征,是先天性下颌短小畸形,舌下垂综合征,第一鳃弓综合征。1923 年由 Pierre 等首次报道。主要临床症状为喂养困难、吸气性呼吸困难、阵发性发绀(图 3-1-11-15)。

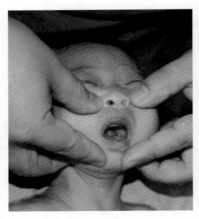 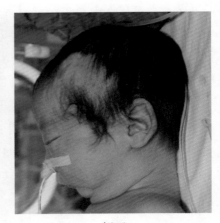

正面　　　　　　　　　　　侧面

图 3 - 1 - 11 - 15　Pierre-Robin 综合征的临床表现

（三）诊断

1. 临床症状　① 下颌畸形；② 舌后坠；③ 腭裂或高腭弓。

2. 辅助检查　CT 和 X 线侧位片可以了解下颌骨后缩情况和气道狭窄情况，24 小时呼吸睡眠测定可以了解患儿缺氧情况。

（四）治疗

1. 对症治疗　① 采取俯卧位，避免舌后坠；② 若舌根阻塞呼吸困难时，宜用纱布将舌牵出，若用通气喉罩更方便有效；③ 新生儿期可用鼻饲管喂养，防止喂养困难而导致营养不良；④ 有吸入性肺炎等并发症时，应及时抗感染治疗。严重的患儿则只有气管切开。

2. 唇舌粘联术　有两种方法，一种是 Caroline 的方法，是把舌下和口唇各翻一个瓣缝合固定，二期再切开（图 3 - 1 - 11 - 16）。还有一种是 Arlen 的方法，他是直接由舌底缝合后从下唇下穿出用一纽扣固定在下唇下。1 个月后拆除。无须再次手术（图 3 - 1 - 11 - 17）。

3. 舌前移术　波士顿的 Shelly 提出前移舌可以治疗 Pierre-Robin 综合征，他把舌底和体舌尖前移后固定在下颌骨和下唇上，前移了舌体部，对轻中度的 Pierre-Robin 综合征有较好的治疗效果，如图 3 - 1 - 11 - 18 和图 3 - 1 - 11 - 19 所示。

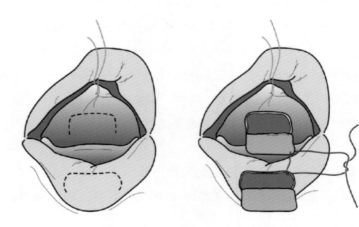

图 3 - 1 - 11 - 16　Caroline 的唇舌粘连方法（引自 Caroline）

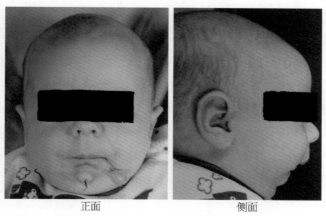

正面　　　　　　　　　　　　侧面

图 3 - 1 - 11 - 17　Arlen 的唇舌粘连方法（引自 Arlen）

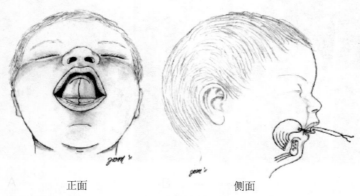

正面　　　　　　　　　　　　侧面

图 3 - 1 - 11 - 18　Shelly 的舌前移术（引自 Shelly）

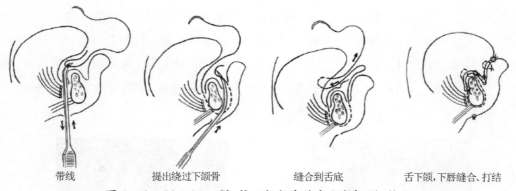

带线　　　　　提出绕过下颌骨　　　缝合到舌底　　　舌下颌，下唇缝合、打结

图 3 - 1 - 11 - 19　Shelly 的舌前移术（引自 Shelly）

4. 下颌延长术

（1）延长距离的计算：应该是 $a=\sqrt{b^2+c^2}$（a 为下颌需要前移的距离，b 为上下颌骨水平相差的距离，c 为和正常新生儿下颌骨支垂直相差的距离）。通过 CT 可以测量出 b 的距离，正常新生儿下颌升支值可通过测量侧位 X 线前颅底长（$s-n$）再由公式：$s-n$：下颌基长＝20：21[40]，下颌基长＝20/21×（$s-n$），以及下颌升支长：下颌基长＝5：7，下颌升支长＝5/7×20/21×（$s-n$）得出。前颅底长（$s-n$）为连接蝶鞍中心点（s）与鼻根点（n）间的直线距离一般可以通过 X 线侧位片测量出来，通过上述两个公式就可以计算出延长器需要前移的距离，也就是实际下颌需要延长的距离。

2) 手术：采用全身麻醉,用气管插管或喉罩置管,采用口外下颌骨下区切口,沿下颌骨下缘约 2 cm 切开皮肤,皮下组织颈阔肌翻瓣向上,暴露下颌水平支,切开骨膜,剥离骨膜,沿骨膜下向后分离出下颌角,再向上分出升支,设计截骨线为斜形截骨线或倒 L 形截骨线。按下颌升支长轴偏前下方为牵引方向,将口内置式牵引器定好位置,注意避开牙根、恒牙胚和下齿槽神经管,然后取出牵引器,用超声骨刀或气动微动力锯切开下颌骨内外侧骨皮质骨松质,薄刃骨凿裂开颌骨,保留颌骨深面骨膜和翼内肌附着以使颌骨断端有较好血供。在骨折线两端安置下颌骨牵张器,用自贡螺纹钛钉固定,每侧各 2 个钛钉。将牵张器末端从耳垂下穿出皮肤位于口外(图 3-1-11-20)。目前,多数学者均采用下颌延长来矫正小下颌畸形,有 L 形截骨线,有 C 形截骨线,有斜线截骨的,均收到了较好的效果。也有学者认为,下颌延长要选择好适应证,轻中度则采用舌唇粘连,重度采用牵张延长矫正。

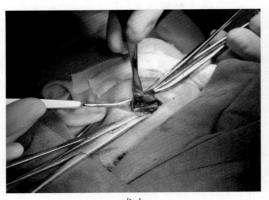
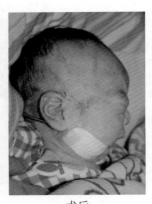

术中　　　　　　　　　　　　术后

图 3-1-11-20　下颌延长术中和术后的情况

术后处理及 2 次手术:根据上述公式计算的下颌骨所需长度来决定牵引延长的长度。术后第 1 日开始牵引,3 次/日,0.4 mm/次,每日牵引 1.2 mm。至延长到需要的长度为止,一般需 2 周左右。术后均采用侧卧位,鼻饲管母乳喂养 5 日后改经口母乳喂养,由少量到多量逐渐增加。同时静脉营养支持治疗。牵引结束后经过 8 周到 3 个月稳定期(图 3-1-11-21),再拍摄头颅侧位测量片,可见牵引间隙内有高密度骨质影(图 3-1-11-22),此时可进行第二次手术拆除牵引器,从原切口进入,分离瘢痕组织,暴露牵引器及钛钉,旋出钛钉。移除牵引器,逐层缝合。7 日后拆线。

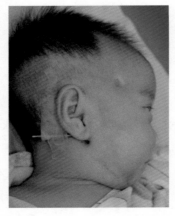
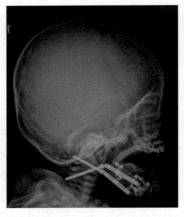

图 3-1-11-21　术后固定
3 个月时的情况

图 3-1-11-22　取延长器时摄 X
线示牵引间隙内有高密度骨质影

六、Beckwith-Wiedemann 综合征

（一）病因和临床表现

1963 年，Beckwith 等报道了 3 例患有一新近发现的综合征，症状表现包括巨舌、脐突出、肾皮质巨细胞、性腺间质细胞增生、肾髓质发育不良和增生性内脏肥大。Wiedemann 等丰富了这类疾病的病例数，因此命名为 Beckwith-Wiedemann 综合征。Luigi 等报道了 Beckwith-Wiedemann 综合征约有 600 余例，多伴有多发畸形。如 Roger 等报道了 3 例巨舌畸形、耳畸形和下颌畸形，其中有 1 例是 Crouzon 综合征。Yoav 等报道了 1 例巨舌畸形的病例，用 vcd 的形式发上网。James 等报道了一组病例，其中 1 例有巨舌畸形合并视神经缺如和 Down 综合征的病例。同时他对巨舌进行了分类，把巨舌分为先天性和后天性两类，Beckwith-Wiedemann 综合征为第一类。Douglas 等报道了巨舌伴有口腔畸形和脐膨出的畸形。沈卫民等报道了 1 例巨舌伴有口腔畸形和脐膨出。还有些报道的病例伴有轻度小头畸形（图 3-1-11-23）。

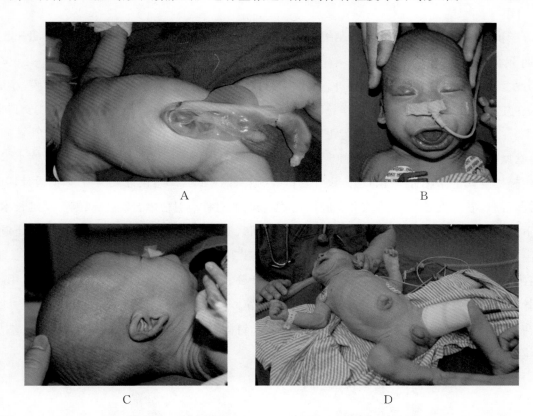

图 3-1-11-23　Beckwith-Wiedemann 术前的情况
A. 做脐膨出手术前的照片；B. 术前正位；C. 术前侧位，可见耳皱褶；D. 脐部手术后有瘢痕

（二）诊断

依据病史和体检就可确诊该综合征，但有时要参考影像学改变，CT 示巨舌小颌畸形（图 3-1-11-24）。

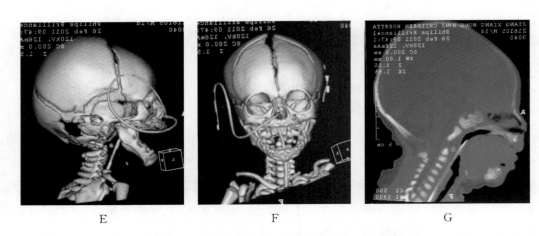

E   F   G

图 3-1-11-24   Beckwith-Wiedemann 影像学改变

E. 为 CT 颅面三维重建侧位;F. 为 CT 颅面三维重建正位;G. 为 CT 颅面二维的侧位片

（三）治疗

治疗分三步:一是治疗脐部畸形,二是治疗巨舌,三是下颌的延长治疗。三步治疗可一期一起手术,也可分为三期手术,一期一期的进行。

手术方法:第一步是先行脐膨出的修补术,沿脐膨出部位的周围切开皮肤,剥离取出羊膜,小的膨出可直接还纳入腹腔关腹。对大的膨出可用涤纶膜或脱细胞真皮修补后每日换药。愈合后等孩子到学龄前再行脐成形术。二步和三步多放在一起进行手术:行下颌延长和巨舌缩小术。盲视下行鼻内气管插管,较困难,使用导丝加弯勾把气管插管导入,完成气管插管,行七氟醚加氯胺酮静脉全麻。① 巨舌缩小术:用两把弯曲的肠钳轻提巨大舌体,把舌牵出口外,设计切口线(图 3-1-11-25),设计成倒勺形,沿设计切口切除舌体,切除舌和舌肌,缝合肌层,黏膜下层和黏膜层,黏膜按勺的对称点对位缝合。② 双侧下颌延长术:采用口外下颌骨下区切口,在颌下距下颌骨下缘约 2 cm 切开皮肤、皮下组织,颈阔肌瓣翻转向上,暴露下颌骨体部,切开并剥离骨膜,沿骨膜下向后分离出下颌角,再向上分出升支,设计斜形截骨线,向下颌升支长轴偏前下方牵引,将国产口内牵引器定好位置,注意避开牙根、恒牙胚和下齿槽神经管,然后取出牵引器,用超声骨刀切开下颌骨内外侧骨皮质骨松质,薄刃骨凿裂开颌骨,保留颌骨深面骨膜和翼内肌附着,以使颌骨断端有较好血供。在骨折线两端安置下颌骨牵引器,用自攻螺纹钛钉固定,每侧各 2 个钛钉。将牵引器末端从耳垂下穿出皮肤位于口外。

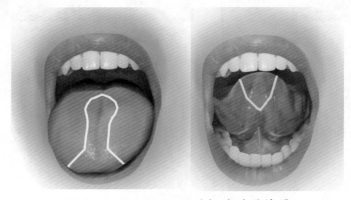

图 3-1-11-25   巨舌切除的设计图

术后第 1 日开始牵引,3 次/日,每次 0.4 mm,每日牵引 1.2 mm,直至延长到所需长度,一般为 2 周左右。术后均采用侧卧位,鼻饲管母乳喂养,12 日后改经口母乳喂养,由少到多逐渐加量,同时给予静脉营养支持治疗。

二期手术在 3 个月后行取延长器手术(图 3-1-11-26),从原切口进入,分离瘢痕组织,暴露牵引器及钛钉,旋出钛钉,移除牵引器,逐层缝合。另外,还有如 Mehmet 用激光切除巨大舌体。而对其他畸形的治疗涉及较少,只有 Achara 等在治疗了巨舌后又治疗了半侧颜面发育不全。

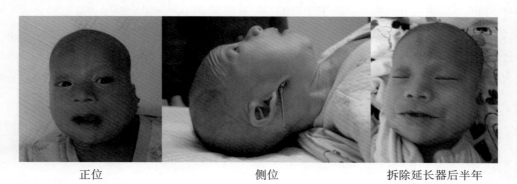

正位　　　　　　　　　侧位　　　　　　拆除延长器后半年

图 3-1-11-26　拆除延长器前后和巨舌缩小后的情况

(沈卫民)

参考文献

[1] Gorlin RJ, Cohen MM, Levin LS, et al. Syndromes of head and neck[M]. 4th ed. New York: Oxford Univ Press, 2001,799-801.

[2] Dixon MJ, Dixon J, Houseal T, et al. Narrowing the position of the Treacher Collins syndrome locus to a small interval between three new microsatellite markers at 5q32-33.1[J]. Am J Hum Genet, 1993,52:907-914.

[3] Hayashi T, Sasaki S, Oyama A,et al. New Grading System for Patients With Treacher Collins Syndrome[J].J Craniofac Surg,2007,18(1):113-119.

[4] Posnick JC, Ruiz RL. Treacher Collins syndrome: current evaluation, treatment, and future directions. Cleft Palate Craniofac J 2000,37:434.

[5] Thompson JT, Anderson PJ, David JD. Treacher Collins Syndrome: Protocol Management From Birth to Maturity. J Craniofac Surg.2009,20(6):2028-2035.

[6] Fan KL, Federico C, Kawamoto HK,et al. Optimizing the Timing and Technique of Treacher Collins Orbital Malar Reconstruction[J]. J Craniofac Surg, 2012,23(supl 1):91-95.

[7] 马静,栾杰. Goldenhar 综合征研究现状[J]. 中华整形外科杂志,2010,26(1):394-395.

[8] Ibhanesebhor HA. GoldenhBr. svndrome(oculo-auriculo-vertebral dysplasia): report of two case[J]. East Afr Med J,1995,72(5): 333-334.

[9] Corlin RL. Syndromes of the head and neck. 4th ed London oxford University Press. 2001,790－797.

[10] Callier P,Faivre L. Thauvin-Robinet C,et al. Array-CGH in a series of 30 patients with mental retardation，dysmorphic features,and congenital malfomatione detected an interstitiall p22. 2～p31. 1 deletion in a patient with features overlapping the Goldenhar syndrome. Am J Med Genet A,2008,146A (16)：2109－2115.

[11] Ala-Mello S, Siggberg L, Knuutila s,et al. Further evidence for a relationship between the 5p15 chromosome region and the oculoauriculovertebral anomaly. Am J Med Genet A. 2008,146A (19)：2490－2494.

[12] Caccamese JF Jr, CoBtello BJ. Mooney MP. Novel defomity of the mandible in oculo-auriculovertebral spectrum：casereport and litemtum review. J Oral Maxillofac Surg, 2006, 64 (8)：1278－1282.

[13] Lafay·Cousin L, Payne E, Strother D, et al. Goldenhar phenotype in a child with distal 22q11. 2 deletion and intracranial atypical teratoid rhabdoid tumor. Am J Med Genet A, 2009, 149A (12)：2855－2859.

[14] Hathout EH, Elmendorf E, Bartley J. Hemifacial microsomia and Abnormal chromosome 22. Am J Med Genet. 1998,76(1)：71－73.

[15] Kobrynski L, Chitayal D, Zahed L, et al. Trisomy 22 and facioauriculovertebra I (Goldenhar) sequenee. Am J Med Genel, 1993,46(1)：68－71.

[16] Josifova DJ, Patton MA, Marks K. Oculoauriculovertebral spectrum phenotype caused by an unbalanced t(5;8)(p15.31; p23.1) marrangement. Clin Dysmorphol,2004,13(3)：151－153.

[17] sutphen R, Calan-Gomez E, Cortada X, et al. Tracheoesophageal aomalies in oculoaurieulovenebral (Goldenhar) spectrum. Clin Genet,1995,48(2)：66－71.

[18] Kumar A, Friedman JM, Taylor GP, et al. Pattem of cardiacmalfomation in oculoauriculovertebral spectrum. Am J Med Genet. 1993,46(4)：423－426.

[19] 李金荣. 口腔颌面外科、颌面整形外科手术图谱[M]. 湖北科学技术出版社,1999,391－394.

[20] Tomoaki E, Hirotaka A, Akihiko T, et al. Surgical Repair for Congenital Macrostomia：Vermilion Square Flap Method. Ann Plast Surg 2001,47(6)：629－635.

[21] Picciolini O, Porro M, Cattaneo E,et al. Moebius syndrome：clinical features, diagnosis, management and early intervention. Ital J Pediatr. 2016 Jun 3; 42 (1)：56. doi：10. 1186/s13052－016－0256－5.

[22] Kulkarni A, Madhavi MR, Nagasudha M,et al. A rare case of Moebius sequence. Indian J Ophthalmol. 2012 Nov-Dec;60(6)：558－560.

[23] Bianchi B, Ferri A, Brevi B, et al. Orthognathic surgery for the complete rehabilitation of Moebius patients：principles, timing and our experience. J Craniomaxillofac Surg. 2013 Jan;41(1)：e1－4.

[24] Losito L, Gennaro L, Cacudi M, Moebius Syndrome and Hydrosyringomyelia：Description of a New Association. J Child Neurol. 2012 Jul 25. [Epub ahead of print].

［25］ Magli A，Bonavolontà P，Forte R，Vassallo P. Lower eyelid surgery for lagophthalmos in Möbius and Poland-Möbius syndromes. J Craniofac Surg. 2011 Nov;22(6):e53-54.

［26］ Krueger J，Michael J. Gestural coupling and social cognition：Möbius Syndrome as a case study. Front Hum Neurosci. 2012,6:81.

［27］ Abbas R，Qureshi AU，Ahmad TM，et al. A neonate with Poland-Mobius syndrome. J Coll Physicians Surg Pak. 2011 Oct;21(10):640-641.

［28］ Lu JC，Chuang DC. One-stage reconstruction for bilateral Möbius syndrome：simultaneous use of bilateral spinal accessory nerves to innervate 2 free muscles for facial reanimation. Ann Plast Surg. 2013 Feb;70(2):180-186.

［29］ Cai M，Shen G，Fang B，et al. Treatment of severe skeletal open bite deformity in patients with Möbius syndrome：a report of 3 cases. J Oral Maxillofac Surg. 2012 Jun;70(6):e389-399.

［30］ Foster J et al. Campomelic dysplasis and autosomal ses reversal caused by mutations in an SRY-related gene. Nature,1994,372:525-530.

［31］ Jakobsen LP，Ullmann R，Christensen SB，et al. Pierre-Robin sequence may be caused by dysregulation of SOX9 and KCNJ2. J Med Genet 2007,44:381-386.

［32］ Benko S，Fantes JA，Amiel J，et al. Highly conserved non-coding elements on either side of SOX9 associated with Pierre-Robin sequence. Nat Genet 2009,41:359-364.

［33］ Jongsma HJ，Wilders R. Channelopathies：Kir2. 1 mutations jeopardize many cell functions. Curr Biol 2001;11:R747-750.

［34］ Bendahhou S,Donaldson MR,Plaster NM,et al. Defective po—tassium channel Kir2. 1 trafficking underlies Andersen—Tawil syndrome. J Biol Chem,2003,Vol. 278(51):51779-57785.

［35］ Zaritsky JJ，Eckman DM，Wellman GC，et al. Targeted disruption of Kir2. 1 and Kir2.2 genes reveals the essential role of the inwardly rectifying K(+) current in K(+)-mediated vasodilation. Circ Res 2000,87:160-166.

［36］ Katherine Stewart，Noriko Uetani，Wiljan Hendriks，et al. Tremblay，Maxime Bouchard. Inactivation of LAR family phosphatase genes Ptprs and Ptprf causes craniofacial malformations resembling Pierre-Robin sequence. Development 140, 3413-3422 (2013) doi:10.1242/dev.094532.

［37］ Robin P. Backward lowering of the root of the tongue causing respiratory disturbances. Bull Acad Med 1923,89(2):37-41.

［38］ Caroline LB，Peter JW,Wiebe JM,et al. Tongue-Lip Adhesion in the Treatment of Pierre-Robin Sequence. J Craniofac Surg. 2009,20(2):315-320.

［39］ Arlen D，Christian A，Richard B. Outcomes of Tongue-Lip Adhesion for Neonatal Respiratory Distress Caused by Pierre-Robin Sequence. J Craniofac Surg. 2004,15(5):819-823.

［40］ Shelly A,Janine D，Mulliken JB,et al. Validation of the GILLS Score for Tongue-Lip Adhesion in Robin Sequence Patients. J Craniofac Surg. 2012,23(2):382-386.

［41］ Adele KE,Reza R，Gary FR,et al. Robin sequence：A retrospective review of 115 patients. Int. J. Pediatr. Otolaryngol. 2006(70)，973 - 980.

[42] 滕利,孙晓梅,吴国平,等.下颌骨牵张成骨术治疗小儿小下颌畸形伴阻塞性睡眠呼吸暂停综合征[J].中华整形外科杂志,2005,21(4):248 - 251.

[43] Arlen D，Behrooz K. Mandibular Distraction in Neonates：A Strategy to Avoid Tracheostomy. Plast. Reconstr. Surg, 2001, 109(3):896 - 904.

[44] Robert JT，Daniel LP，Eric JM. Mandibular distraction osteogenesis to relieve Pierre-Robin airway obstruction. Am J Otolaryngol Head Neck Surg，2006 (27)：436 - 439.

[45] 潘朝斌,杨朝晖,张彬,等.牵张成骨术治疗青少年小下颌骨畸形的应用[J].中山大学学报,2006,27(6):686 - 689.

[46] Saswata R，Pravin KP，Mandibular Lengthening in Micrognathic Infants With the Internal Distraction Device. Arch Facial Plast Surg,2006(8):60 - 64.

[47] Fernando DB，Resorbable Distraction of the Mandible：Technical Evolution and Clinical Experience. J Craniofac Surg,2008,19(3):637 - 643.

[48] Wittenborn W，Panchal J，Marsh JL，et al. Neonatal distraction surgery for micrognathia reduces obstructive apnea and the need for tracheotomy. J Craniofac Surg, 2004,15(4):623 - 630.

[49] 令狐清溪,唐友盛,卢晓峰,等.牵张成骨技术对颌骨畸形伴发 OSAS 未成年患儿疗效评价[J].临床口腔医学杂志,2007,23(4):218 - 219.

[50] 杨朝晖,潘朝斌,张彬,等.骨牵引技术治疗 TMJ 强直小下颌畸形伴阻塞性睡眠呼吸暂停低通气综合征[J].口腔医学研究,2006,22(6):675 - 677.

[51] Pilar RB，Luis N，Francisco RC,et al. Internal Distraction Osteogenesis With a Unidirectional Device for Reconstruction of Mandibular Segmental Defects. J Oral Maxillofac Surg, 2005(63):598 - 608.

[52] Danielle D，Jeffrey L M,Mandibular Distraction Osteogenesis for Pierre-Robin Sequence：What Percentage of Neonates Need It? J Craniofac Surg,2008,19(5):1234 - 1243.

[53] Schaefer RB，Stadler JA，Gosain AK. To distract or not to distract：an algorithm for airway management in isolated Pierre-Robin sequence. Plast Reconstr Surg 2004,113(5):1113 - 1125.

[54] Robert MM,Jean D,Stephen As. Treatment of the craniofacial complications of Beckwith-Wiedemann syndrome. Plast Reconstr Surg,1995,96(1):27 - 33.

[55] Luigi C，Riccardo T，Jessica P. Treatment of Macroglossia in Beckwith-Wiedemann Syndrome J Craniofac Surg 2006,17(2):369 - 371.

[56] Roger CM，Stanley JE，Larry VC. Central tongue reduction for macroglossia. Plast Reconstr Surg, 1993,91(6):1159 - 1162.

[57] Yoav K，Patrick C，Aisha M,et al. A Modified Keyhole Technique for Correction of Macroglossia. Plast Reconstr Surg,2008,122(6):1867 - 1869.

[58] James EV,Jonh BM,Leonard BK. Macroglossia：A review of the condition and a new classification. Plast Reconstr Surg,1986,78(6):715 - 723.

[59] Douglas SM,John SB. Macroglossia as a presentation of the Beckwith-Wiedemann Syndrome. Plast

Reconstr Surg,1985,75(2):170-176.

[60] Weimin S, Cui J, Jianbing C, et al. Mandibular Distraction Osteogenesis to Relieve Pierre-Robin Severe Airway Obstruction in Neonates: Indication and Operation. J Craniofac Surg 2009,20(2s): 1812-1816.

[61] Mehmet Y, Hasan M, Emin K, et al, Tongue Reduction in Beckwith-Wiedemann Syndrome With CO_2 Laser. J Craniofac Surg 2009,20(4):1202-1203.

[62] Achara S, Sandra KP, John HG, et al. Isolated Facial Hemihyperplasia: Manifestation of Beckwith-Wiedemann Syndrome. J Craniofac Surg 2008,19(1):279-283.

第一节　唇部发育和解剖

一、唇部发育

在胚胎第 4 周末，额鼻突向下形成三个突起，即中鼻突、2 个侧鼻突。在第 5 周时，中鼻突末端长出两个球状突，第 6 周时两个球状突在中线联合形成人中；球状突与同侧上颌突融合形成上唇。球状突形成上唇的中 1/3，上颌突形成上唇远中 2/3 部分。上颌突与下颌突融合，形成面颊部。下颌突融合形成下唇、下颌软硬组织。第 8 周时，面部各突起融合，面部外形初步形成。在第 6、7 周时，如各突起不能融合，则发育成面部的唇裂、面斜裂及面横裂等。

二、唇部解剖

（一）表面结构

唇包括上唇和下唇，中间是口腔，构成消化道的起始部分。上唇略突出于下唇，起自鼻底，止于口裂。上唇表面可以分为含皮肤的白唇和颜色鲜红的红唇两部分，红唇白唇交界处弯曲呈弓形，称为唇红缘，与美观密切相关，也称为丘比特弓（Cupid bow）。白唇有一由鼻小柱向下至唇红缘的纵行浅沟被称为人中，人中两侧纵行的皮肤长嵴，称为人中嵴。人中的下部有一浅凹，为人中凹。唇红缘的弓形由四个边和三个三角组成。中央的两个边形成一个角向下的钝角，称为中央角，顶点为人中点。中央的两个边与外侧两个边合成两个尖向上的钝角，称为外侧角，角的顶点即为唇峰。唇红的中央部分向前下凸起称为唇珠。

（二）唇部解剖结构

上唇由外至内可分为五层，分别为皮肤、浅筋膜、肌肉层、黏膜下层、黏膜。

1. 皮肤　唇部皮肤称为白唇，较厚，与其下方的浅筋膜肌层相连。皮肤含毛囊、皮脂腺、汗腺。

2. 浅筋膜　位于皮肤下面，由疏松组织构成。

3. 肌肉层　属于面部表情肌，比较发达，起于骨面或筋膜，止于皮肤，行使多种功能，负责面部表情。肌层分浅、中、深三层，浅层包括口轮匝肌、提上唇鼻翼肌、提上唇肌、颧小肌、颧大肌、笑肌和降口角肌。中层包括口角肌、降下唇肌。深层包括切牙肌、颏肌和颊肌。临床上上唇部肌肉互相交错掩盖，难以区分，唇部肌肉均由面神经支配。其中比较重要的口轮匝肌，分布于口裂周围。上至鼻小柱、鼻孔底部和鼻翼根部，下至颏部结节上方。口轮匝肌呈扁环形，分数层排列。固有肌纤维构成浅层，从唇的一侧至另一侧。口轮匝肌浅层分为鼻唇束和鼻束，鼻唇束起于降口角肌，止于上唇皮肤浅层，形成人中嵴。该肌束有长短两种纤维，长纤维越过中线，止于对侧人中嵴，短纤维止于同侧人中嵴。鼻束与颧小肌、颧大肌、提上唇鼻翼肌交叉止于鼻翼基部和鼻底门槛。来自颊肌的唇部纤维和切牙肌构成口轮匝肌的深层（图3-2-1-1）。肌纤维紧靠黏膜，边缘向外卷曲与外翻的黏膜构成红唇。口轮匝肌的主要功能是闭嘴、参与咀嚼和发音。与颊肌共同协作完成吸吮、努嘴、吹口哨等动作。

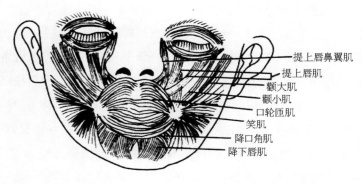

提上唇鼻翼肌
提上唇肌
颧大肌
颧小肌
口轮匝肌
笑肌
降口角肌
降下唇肌

图3-2-1-1　面部表情肌

4. 黏膜下层　位于肌层与黏膜之间，内含上下唇动静脉和黏唾液腺。上下唇动脉在平唇红缘处形成动脉环。

5. 黏膜　唇部黏膜存在黏液腺开口，润滑黏膜。红唇黏膜下不存在黏液腺，黏膜为角化上皮，透明度好，固有层乳头有较多的毛细血管网，因此可以透过上皮显露出来，使上唇呈鲜红色。

（丁桂聪）

第二节　腭部发育与解剖

一、腭部发育

腭部发育起于胚胎第5周，中鼻突、上颌突和侧鼻突彼此联合形成突起，称为前腭突。第6周，左右上颌突向原始口腔长出侧腭突。腭部就是由侧腭突与前腭突发育形成。在第9周时，左右侧腭突与前腭突逐渐联合,其中侧腭突融合时由前向后逐渐推行,形成完整硬腭。在第12周时,融合完成,形成软腭和悬雍垂。所以,在腭突发育中,因环境因素影响侧腭突、前腭突、鼻中隔部分融合或不融合,则形成了腭部部分列、完全裂。

二、腭部解剖

腭部分为硬腭和软腭两部分。硬腭位于前2/3,为骨性结构,软腭位于后1/3,形如垂幔,具有灵活的运动功能。腭部分隔口腔鼻腔,参与发音、语言及吞咽功能。

(一)硬腭

硬腭位于鼻腔与口腔之间,将鼻腔与口腔分隔开,主要由上颌骨的腭突和腭骨水平板构成。前者占前中部,后者只占小部分。硬腭以切牙孔为界分为前部的原发腭和后部的继发腭。腭骨水平板后缘正中为鼻后嵴,腭帆提肌的前部纤维附着,其他部分为腭腱膜附着。

硬腭前端和两侧均由牙槽突环绕,牙槽突后端为上颌结节。上颌结节的后内侧为翼内板翼钩,可以用手指扣及。翼钩的前内方为腭大孔,腭前神经和腭大动脉自腭大孔穿出。腭大孔后方有腭小孔,走行腭中后神经和腭小动脉。切牙孔走行鼻腭神经和蝶腭动脉。自切牙孔穿出的蝶腭动脉和腭大孔穿出的腭大动脉在前颌骨与腭骨交界处吻合,营养硬腭。腭大动脉与腭大静脉、腭前神经紧密相连形成神经血管束(图3-2-2-1)。硬腭的口腔面被覆口腔黏膜,鼻腔面被覆呼吸性黏膜。口腔黏膜在腭中央嵴处呈白色线状结构,称为腭中缝,前端位于切牙孔表面乳头样结构,称为切牙乳头。腭前端口腔黏膜形成横行皱襞,称为腭横襞。

硬腭口腔黏膜肥厚,在牙槽突根部和尖牙以期的黏膜缺乏黏膜下层,与骨膜紧密相连,不能分开,故称为粘骨膜。粘骨膜坚韧,血运丰富,可以形成一体,可做粘骨膜瓣,方便修复腭部裂隙。自前磨牙往后,硬腭黏膜下方出现疏松的黏膜下层组织,其中含黏液腺。在硬腭中央区后部有两个较大的黏液腺体,称为腭腺,腭腺开口于硬腭中央两侧的浅窝。

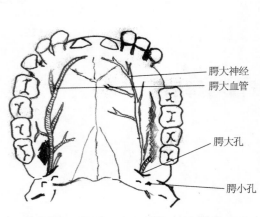

图3-2-2-1 腭部血运分布

腭大神经
腭大血管

腭大孔

腭小孔

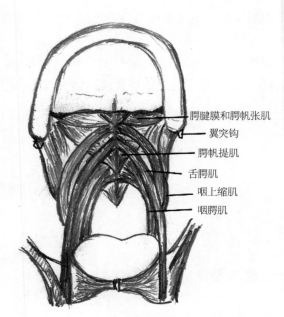

图3-2-2-2 软腭与腭裂肌肉分布

腭腱膜和腭帆张肌

翼突钩

腭帆提肌

舌腭肌

咽上缩肌

咽腭肌

（二）软腭

软腭位于硬腭后缘，是介于鼻咽腔与口腔之间的垂幔形软组织结构，可避免食物反流至鼻腔。前缘为腭腱膜，附着于硬腭后缘，后缘为游离缘。游离缘正中为悬雍垂，两侧形成前后两个皱襞，前为舌腭弓，后为咽腭弓。软腭由黏膜、黏膜下层、腭腱膜、肌层组成。黏膜下层含有较多的黏液腺，深面为腭腱膜和腭肌。软腭主要结构是肌肉，主要由五个肌肉构成，分别是腭舌肌、腭咽肌、腭帆张肌、腭帆提肌、悬雍垂肌。其中，腭舌肌、腭帆张肌、腭咽肌位于软腭的前份；腭帆提肌、腭咽肌、悬雍垂肌位于后份（如图 3-2-2-2）。

1. 腭帆张肌　三角形扁肌，起自翼内板的基部和咽鼓管软骨附近骨面，经翼内板与翼内肌间垂直下行到翼内板翼钩，并于翼钩前变为肌腱，绕过翼钩近乎直角转向中线呈扇形散开，附着于腭腱膜和腭骨水平板横嵴并与对侧肌腱延续。该肌肉作用是拉紧软腭，扩张咽鼓管。

2. 腭帆提肌　位于腭帆张肌的后内侧，鼻后孔的外侧。呈扁柱形，起自颞骨岩部尖端下面和咽鼓管软骨内板。肌束由后外走向前内下方，经腭咽肌两束之间进入软腭，肌束呈扇形水平走形并分成三部分。前份参与腭腱膜形成；中份是主要部分，跨向中线与对侧同名肌肉相连续，形成肌肉吊带，后份肌束与腭垂肌融合。腭帆提肌功能是上提软腭，并参与咽侧壁内向运动，是完成腭咽闭合的主要肌肉。

3. 腭咽肌　是腭部最大的肌肉，起自甲状软骨后缘、咽侧壁及咽后壁，斜向内上走行，止于硬腭后缘及腭腱膜。在起点与止点之间，肌束呈圆柱状，被覆黏膜，形成腭咽弓。肌束进入软腭时被腭帆提肌分成前后两束。较大的前份行于腭帆张肌与腭帆提肌之间，附着于硬腭后缘及腭腱膜，后份肌纤维在软腭的下部和后面与对侧腭咽肌纤维相连，在软腭内构成肌纤维环。腭咽肌的功能是使腭咽弓向中线靠拢，下降软腭，上提咽喉，缩小咽门。

4. 腭舌肌　起自舌根外侧缘中 1/3 部和后 1/3 部交界处的横肌纤维，止于腭腱膜前面。在起始处肌纤维分散，大部分肌纤维与腭帆提肌交织。肌束被腭舌弓处黏膜覆盖，两侧腭舌弓构成肌环，起到缩小咽门的作用。

5. 腭垂肌　位于中线，为腭部细小的肌束。在软腭中部肌束纵行成圆柱状，隆向鼻腔，至软腭后 1/3，腭垂肌转向口腔，止于软腭末端黏膜下。其功能是收缩时，在软腭上产生隆起，使软腭中线变厚，有助于腭咽闭合。

（丁桂聪）

第三节　单侧唇裂

先天性唇裂是一种常见的先天性畸形，俗称兔唇，因地域、种族、民族，以及环境因素和社会经济状况的差异，唇裂的发生率也不尽相同，近 20 年间唇裂在全世界范围内有上升趋势。唇裂的发病机制至今不是十分清楚，包含了环境因素与遗传因素及其二者的共同作用。唇裂不仅表现为唇部裂开畸形，几乎所有的唇裂患儿均伴有不同程度的颌面部畸形，严重影响患儿颜面的正常形态，同时对于患儿的精神心理发育也会产生严重的影响。目前为止，唇裂的治疗仍然以手术为主。

一、唇裂的病因

唇裂的病原学研究历经几个世纪,目前病因尚不是十分明确。根据大量的流行病学调查,约有1/4~1/3 的唇裂有阳性家族史。

(一)遗传因素

唇裂的患病风险与遗传基础密切相关,在大量实验和临床研究的基础上相继发现了一些与唇腭裂相关的易感基因:IRF6、TGFα、TGFβ3、MTHFR、MSX1、GABARB3、RARA7、BCL3 和 Wnt 家族等,但是仍然没能解释大多数唇裂发生的原因,包括其家族聚集现象。同时对于目前已经研究出的许多易感基因,由于受研究方法、种族和地区差异的影响,各国文献报道的结果并不一致,IRF6 基因是迄今为止发现的最有价值的、研究结果一致性最高的基因之一。

(二)环境因素

大量的临床研究、动物实验和流行病学调查等资料表明,环境污染、化学药物、营养缺乏,病毒感染,内分泌失调,物理损伤和烟酒因素等,都与唇裂畸形的发生有关。饮酒作为唇裂发生的高危因素已被很多学者证实,53%有母孕期服用药物史,其中止痛药是最常见的药物之一。以 TCDD 为代表的二噁英对唇腭胚胎组织在母体内的增殖、分化、融合产生影响,增加唇腭裂的发生风险。随着现代化工业的发展,重金属、有机溶剂、放射性危害都会使唇裂的发生风险明显升高。

(三)环境-基因交互作用因素

目前关于唇腭裂环境-基因交互作用的研究尚处于初期阶段,其中很多研究正在进行。比较多的研究是孕期吸烟、复合维生素的摄入与各基因的交互作用等。

二、唇裂的分类

依据现今国际上最流行的分类方式,唇裂可分为不完全性唇裂(裂隙未达鼻底)和完全性唇裂(整个上唇至鼻底完全裂开)两大类。国内目前常用的是三度分类法,即Ⅰ度(仅限于红唇部分的裂开)、Ⅱ度(上唇部分裂开,裂隙未至鼻低)、Ⅲ度(整个上唇至鼻底完全裂开)。

近年来,一些学者从唇裂的畸形要素出发,依据健侧与患侧唇红高度差值对唇红进行了更加精细的临床分型,为术中红唇的修复提供了参考,同时为唇裂的精细化修复提供了基础。尽管在唇裂的分类方式上存在差别,但其分类的目的则均是为了反映裂隙的程度及畸形特点,从而为唇裂手术方式的选择提供参考和依据。

三、唇裂手术方式的发展

早在我国晋朝时期,《晋书》中就有关于唇裂手术的记载,虽然当时并未详细记述术者及手术方式,但开创了手术治疗唇裂的先河,同时说明中医也是有外科方向的。根据国外的记载,最初的单侧唇裂的直线修复方法,效果不佳。到 19 世纪末期,利用几何原理,将其两侧切口由鼻底至唇红向外方弯曲,上唇长度得到增加,同时也获得了正常唇高。1844年,首次将外侧唇红瓣用于唇裂整复,LeMesurier用矩形皮瓣法修复唇裂,该方法的优点在于完全保留了上唇的唇红同时造出唇弓,然而由于患侧上唇生长速度过快,矩形瓣法的术后远期效果与最初效果相差甚远。1952年,Tennison采用三角瓣插入法,巧妙利用健患侧唇组织修复裂隙,保留了原来的唇弓结构,在唇裂修复技术上迈进了一大步。Millard提出旋转推进新方法,改变了人们对于唇裂畸形本质的认知,认为唇裂裂隙的形成是由于组织的移位,而不是组织的缺损。此方法的优点在于切除上唇的组织少,而且对唇弓、人中嵴等上唇重要结构均保留完全。此后,Millard及其他大批的学者,通过不断的实践,又对该方法进行了改进,使之适应更多的唇裂患儿,同时术后效果也得到很大提升。Millard法仍是目前临床最常用唇裂修复手术方式之一。

四、目前临床常用的单侧唇裂修复方法

唇裂的治疗历史悠久,有关最早手术治疗的记载是在中国,虽然只是简单的直接缝合,但是开创了唇裂手术治疗的先河。唇裂治疗最经典的手术为下三角瓣法(Tennison),中三角瓣矩形瓣法(Lemesurier法),上三角瓣旋转推进法(Millard法)。后面虽然有各种手术方式的报道和文献,但均可认为是这几种方式的改良或结合。

(一)手术年龄

通常认为单侧唇裂手术的最合适年龄为3~6个月,体重达6~7 kg以上。但是随着麻醉技术和术后监护能力的提高,以及显微外科的配合使用,新生儿唇裂的手术也正在开展。单侧唇裂尤其是单侧完全性唇裂的不对称性较强,不早期关闭裂隙,不仅影响家属的心理而且对畸形的改善也不利。较早的唇部裂隙关闭可以使腭裂的间隙缩小,同时相对正常的外形可以使婴幼儿更早的接触社会。虽然早期手术的优点显而易见,但是唇裂手术年龄的选择还要根据所在医院的条件进行合理的安排。年龄限制的约束力将越来越小,新生儿也不再成为手术的禁忌证。

(二)手术前准备

首先是常规的一般准备,体温、体重、营养状况、心肺肝肾的功能、有无上呼吸道感染、是否有消化道疾病,面部尤其是手术部位附近的皮肤有无湿疹、疥疮等皮肤病变。此外,入院后还要进行常规的手术前体检,包括:胸部X线检查,注意是否有肺部病变,还要注意有无先天性心脏病,胸腺是否肥大或缺如;还应该做血、尿、粪常规检查,以判断血红蛋白、白细胞是否正常。同时需要进行凝血常规四项检查,判断凝血是否正常。传染病四项的常规检查也不应忽视。对于全身或者局部有异常的患儿,要进行仔细检查,寻找原因,需要治疗的,必须等病症恢复后再进行手术。术前1日常规用肥皂和清水洗净鼻腔和面部,用生理盐水或漱口水清洗口腔。术前常规摄取正位,侧位,仰位的照片,以便术后比较。

(三)手术前沟通

唇裂患儿外形异常是个复杂问题,手术不能解决所有的问题,后期因为生长发育带来的改变,一次手术能否解决还不能预见,同时功能的恢复也是手术本身不能解决的。术前沟通时不仅要交待常规的麻醉风险,手术本身的并发症,同时要交代手术虽然暂时成功,但随着生长发育很可能会出现各种问题,需要很多次的手术调整修复,最终才能达到满意的手术效果。

（四）喂养问题

喂养习惯的改变在术前数天就需要调整，用小汤匙或滴管喂养，因术后口唇为切口部位，通常不建议吸吮，在术前调整饮食习惯以免术后因为饥饿哭闹，导致切口裂开。如果有唇裂专用奶嘴，也可以进行术后吸吮进食。一般麻醉要求术前 6 小时禁止饮食，同时，对三个月婴儿可术前 3 小时禁水。

（五）术后护理

术后护理主要是保证创面清洁干燥，以防结痂，缝线脱落，减少哭闹而导致的上唇张力过大。有鼻腔支撑物的要注意分泌物的情况，以防感染发现较晚导致切口裂开，注意清洗和及时更换支撑物，保证创面正常生长。

（六）唇裂修复的手术方式

唇裂是临床常见的先天性畸形，治疗历史悠久，术式众多。尤其对于单侧完全性唇裂的治疗，国外不仅修复唇裂，而且在修复前需要 LATHAM 置入，然后是唇粘连手术减小裂隙，最后行唇裂修复手术。唇裂手术方式的选择有多种，但绝大多数学者还是选择自己熟悉或能够理解的手术方式为主要。这种选择方式虽然能够保证手术的成功率，但是经常会出现手术后的效果欠佳。严格的手术选择方式是要根据患儿的畸形情况，面部的总体情况，患儿或其父母的期望，以及医生本人所能达到的技术情况进行评估，从而选择出一个相对适合该患儿的手术方式。各种手术方式的产生都是有一定原因的，通常都能解决一部分实际问题，同时也有一部分不能解决的问题，所以唇裂手术方式众多，如果能够很好的取长补短，同时能够结合患儿本身的特点，合理的利用各种技术的优点，才能达到唇裂修复的良好效果。

1. Le Mesurier 法　这是一种矩形瓣的修复方式，虽然现在很少使用，但其设计理念还是值得学习的。在近年来的文献中还是可以看到该术式的设计理念（图 3-2-3-1）。

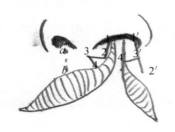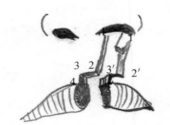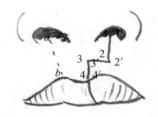

图 3-2-3-1　Le Mesurier 法

（1）点 a—b 的距离＝点 1—2 的距离＋点 3—4 的距离＝点 1′—2′的距离＋点 3′—4′的距离
（2）点 1—2 的距离＝点 1′—2′的距离＝点 3—4 的距离 * 2＝点 3′—4′的距离 * 2
（3）点 2—3 的距离＝点 3—4 的距离＝点 2′—3′的距离＝点 3′—4′的距离

2. Wang 法　为了改变上述唇弓形态不易矫正的状态而设计的手术方式（图 3-2-3-2）。

3. Tennison 法　是一个经典的下三角瓣法，至今仍然有学者使用，该法又叫模板法，用钢丝测量，弯曲成切口线，然后压在皮肤上，沿压痕切口后缝合（图 3-2-3-3）。

4. Randall 法　该方法是根据前面 Le Mesurier 法和 Wang 法的原则进行设计，也是一个下三角瓣的手术设计，但比 Tennison 法的规格小（图 3-2-3-4）。

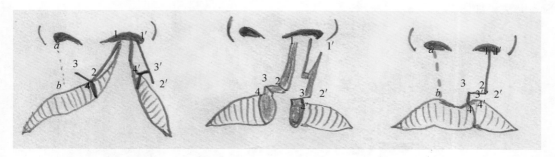

图 3-2-3-2　Wang 法

（1）点 a—b 的距离＝点 1—2 的距离＋点 3—4 的距离＝点 $1'$—$2'$ 的距离＋点 $3'$—$4'$ 的距离

（2）点 b—c 的距离＝点 c—4 的距离

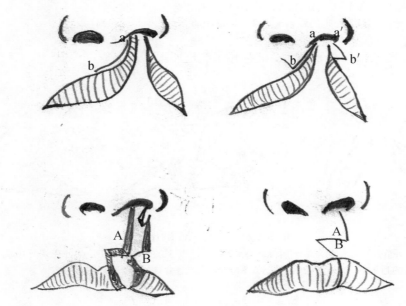

图 3-2-3-3　Tennison 法

用钢丝模拟健侧并折成延长切口线，再把钢丝压在患儿皮肤上进行相应的划线，切口缝合

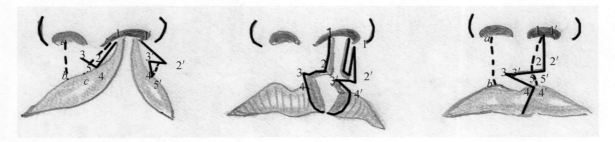

图 3-2-3-4　Randall 法

点 a—b 的距离＝点 1—5 的距离＋点 $4'$—$5'$ 的距离＝点 1—2 的距离　点 b—c 的距离＝点 c—4 的距离

5. Skoog 法 如图 3-2-3-5 所示。

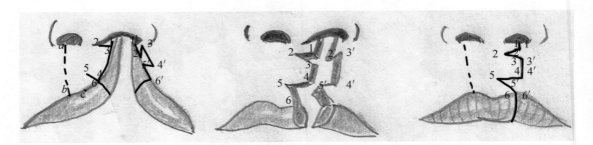

图 3-2-3-5 Skoog 法

（1）点 1—2 的距离＝点 2—3 的距离＝点 1′—2′的距离＝点 2′—3′的距离
（2）点 3—4 的距离＝点 3′—4′的距离
（3）点 4—5 的距离＝点 5—6 的距离＝点 4′—5′的距离＝点 5′—6′的距离
（4）点 a—b 的距离＝点 1′—3′的距离＋点 3′—4′的距离＋点 4′—6′的距离

6. Millard 法 如图 3-2-3-6 所示。之后做了改进如图 3-2-3-7～图3-2-3-10 所示。

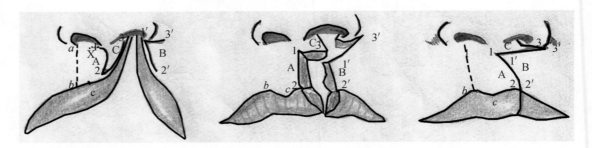

图 3-2-3-6 Millard 法

点 2—c＝点 b—c 的距离，2′点为患侧唇峰，C 瓣定点 3 是点 3′的依据，1 和 1′点可在切开中调整达到充分延长，降低上唇的目的，C 瓣旋转插入鼻底，A 和 B 瓣推进缝合，最后修理红唇

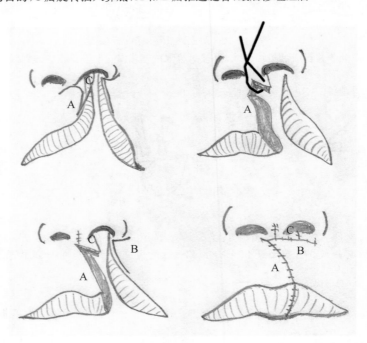

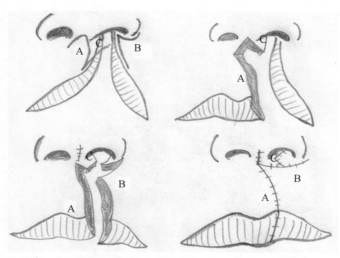

图 3-2-3-7　上述原式通常会出现上唇下降不全,Millard 本人对术式的修改,增加了鼻小柱根部切口来降唇

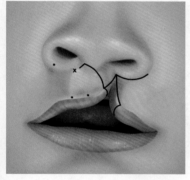

图 3-2-3-8　后来改良的是在鼻小柱做延长切口,延长鼻小柱和降低上唇(图片来源 Samuel Stal, Fifty Years of the Millard Rotation-Advancement:Looking Back and Moving Forward. Plast. Reconstr. Surg. 123:1364, 2009.)

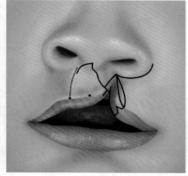

图 3-2-3-9　Stal 的技术图,同样也是 Millard 法的改良(图片来源 Samuel Stal, Fifty Years of the Millard Rotation—Advancement:Looking Back and Moving Forward. Plast. Reconstr. Surg. 123:1364, 2009.)

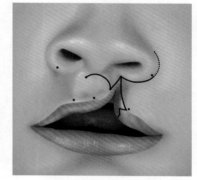

图 3-2-3-10　Byrd 的设计图,没有改变唇峰点的设计,用弧线来延长上唇,同时缩小鼻孔,悬吊进行鼻孔整形(图片来源 Samuel Stal, Fifty Years of the Millard Rotation—Advancement:Looking Back and Moving Forward. Plast. Reconstr. Surg. 123:1364, 2009.)

7. Molher 法　如图 3-2-3-11 所示。

扩大的切口

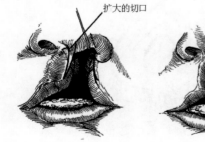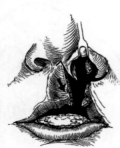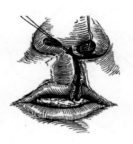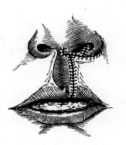

图 3-2-3-11　Molher 法

Molher 的设计和方法,鼻小柱切口和推进瓣的切口线延长到鼻翼外侧(图片来源 Mohler L. Unilateral cleft lip repair. Plast Reconstr Surg. 1987;80:511-516.)

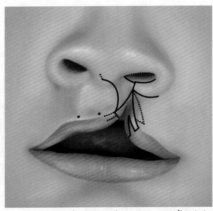

8. Mulliken 法　如图 3-2-3-12 所示。

图 3-2-3-12　Mulliken 教授的手术设计,增加了鼻的切口,进行了鼻整形,效果改善,其设计改良主要在唇峰点,利用鼻小柱切口和唇峰点设计的改变来保证健侧上唇和唇红的下降(图片来源 Samuel Stal, Fifty Years of the Millard Rotation-Advancement: Looking Back and Moving Forward. Plast. Reconstr. Surg. 123: 1364, 2009.)

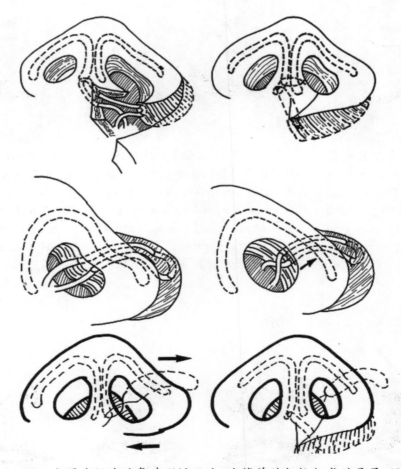

图 3-2-3-13　上图为经典的鼻畸形矫正法,为简单的打铆钉式的悬吊,远期效果欠佳(图片来源 Samuel Stal, Fifty Years of the Millard Rotation—Advancement: Looking Back and Moving Forward. Plast. Reconstr. Surg. 123: 1364, 2009.)

后来还有日本的鬼濠法和一些经典的鼻畸形矫正法。如图3-2-3-13和图3-2-3-14所示。

上述手术的共同特点均是在 Millard 法的基础上进行的改良，通过弧线、曲线、三角瓣插入等来降上唇，切口线是人中锋的镜像切口。但是从中国人的临床效果来看，这种切口瘢痕明显，瘢痕增生的概率高，上唇挛缩并不少见，同时导致上唇不对称，而通过各种皮瓣转移会增加切口线，增加瘢痕形成的风险。北京整形外科医院尹宁北采用三叶瓣法对唇裂的修复进行了新的设计，切口有所改变，减少了插入上唇的各种小皮瓣，同时进行肌肉和鼻畸形的修正，提出了不同的思路，文章发表在《中华整形杂志》上。

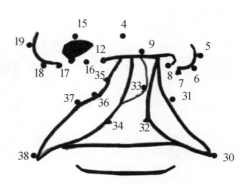

图 3-2-3-14　日本的鬼濠法也为经典术式报道过，但其定点相当复杂，流行度不高

笔者也对唇裂手术进行了思考和改进，增加切口线来设计小三角瓣，不适合中国患儿和医生，唇裂的患儿较多，简化设计方案以便更多人学会以使患儿受益。同时人种不同，国人瘢痕形成的概率高，所以尽量减少切口线，减少高技术含量的小皮瓣，可以显著降低瘢痕风险。从整形外科的理念来看，切口线的设计最好在隐蔽或者皮肤凹陷处。南京儿童医院烧整科对唇裂设计进行了比较大的改动（图3-2-3-15）。

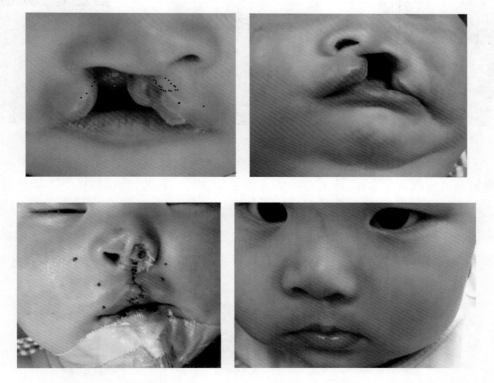

图 3-2-3-15　切口线的主要部分，其他改动不大，在没有附加切口的情况下，很好的保证上唇的对称，由于切口线符合整形原则，瘢痕发生率很低

（陈建兵）

第四节　双侧唇裂

一、概述

双侧唇裂(bilateral cleft lip)临床表现为双侧上唇组织不同程度的裂开(图3-2-4-1～图3-2-4-3),同时伴有或不伴有牙槽突、上颌骨的裂开,上颌骨连续性丧失,上颌骨各骨段发生组织移位。表现出唇部裂开、前唇短小扭转前突上翘;鼻部的畸形、鼻尖低平、鼻小柱短小乃至消失、鼻尖与前唇粘连;双侧鼻翼扁平塌陷,鼻翼基部下移和后陷。与单侧唇裂一样,双侧唇裂鼻软骨解剖位置的异常及其附近组织的结构异常,上颌骨骨段移位不延续,前颌骨扭曲,这些唇鼻的解剖学异常导致了双侧唇裂鼻唇畸形,且随着生长发育,畸形会逐渐加重。

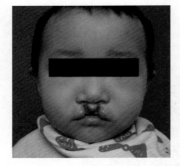 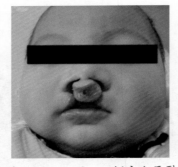 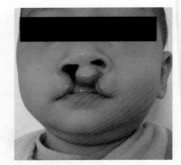

图3-2-4-1　双侧不完全唇裂　　图3-2-4-2　双侧完全唇裂　　图3-2-4-3　双侧混合型唇裂

由于双侧唇裂的解剖异常多样,故其分类方式亦多种多样。目前,我国临床上多采用根据裂隙的部位和裂开的程度的分类(图3-2-4-4):双侧不完全唇裂(双侧裂隙均未裂至鼻底)、双侧完全唇裂(双侧整个上唇至鼻底完全裂开)、双侧混合型唇裂(一侧完全裂、另一侧不完全裂)。也有学者根据双侧唇裂是否伴有牙槽裂及腭裂将其分类为单纯双侧唇裂、双侧唇完全裂伴牙槽裂、双侧唇完全裂伴牙槽裂和腭裂。

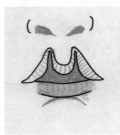 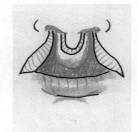 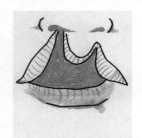

双侧不完全型　　　　　　双侧完全型　　　　　　双侧混合型

图3-2-4-4　双侧唇裂的一般分类方法

唇裂修复的根本目标是恢复正常的解剖结构。但双侧唇裂的治疗较单侧唇裂困难且复杂,治疗的效果也不能与单侧唇裂相比拟,双侧唇裂极难通过整复恢复到正常形态。经过不断的临床实践,双侧唇裂术式不断涌现,但至今,尚无一种得到众学者公认的、最佳的手术方法出现。目前提出在遵循双侧唇裂的基本修复原则下,根据唇裂的特点选择合适的个体化手术方式。

二、综合治疗计划

双侧唇裂患儿出生后即可到唇腭裂治疗中心或专科医院就诊。医生完成基本体检,记录唇鼻畸形程度,包括牙模、照片、裂隙类型、牙槽骨段位置和组织缺损程度等。要注意患儿有无小下颌、发育不良的梨骨和系带缺如等面中分发育不全综合征,这类患儿通常有严重的发育缺陷。对患儿进行评估,制订治疗计划,并指导喂养。

患儿初诊时可以着手进行术前正畸及鼻牙槽突塑型术,使前颌向中央移动,缩窄牙槽裂隙,使两侧鼻翼软骨对称和延长鼻小柱。初期双侧唇裂修复手术在我国一般是患儿出生后 6~12 月进行,同时也取决于患儿全身的发育和营养状况。遵循 Wilhelmsen 和 Musgrave 提出的唇裂整复时间的“四个十原则”,即患儿体重不少于 10 磅;血红蛋白不低于 $10 \text{ g}/100 \text{ ml}$;白细胞计数不能高于 $10^4/\text{mm}^3$;患儿年龄在出生 10 周后。腭裂修复在 1 岁时进行。3 岁进行语音评估,4 岁半后可以开始语音治疗,确认是否存在腭咽关闭不全。学龄前进行双侧唇裂的术后畸形的第一次整复及矫正腭咽关闭不全。牙槽突裂在 9~11 岁、尖牙萌出前进行。青少年期后可进行唇鼻术后畸形的第二期整复,包括鼻小柱延长、鼻软骨复位矫正等。

三、术前正畸

唇腭裂婴儿术前正畸治疗的原则:① 提高患儿父母对唇腭裂的认识。树立“通过序列治疗后患儿可以获得较为正常的容貌和口腔功能”的信心。这是治疗顺利进行的重要保证。② 有利于患儿的喂养。③ 有利于帮助建立舌的正常位置。④ 为外科整复手术创造条件,减小手术难度和提高手术效果。术前鼻牙槽突塑型目的是获得更加正常的鼻部外形和平衡的颅骨支撑。术前矫正简单易行的方式是将带有微孔的袋子越过唇部,采用或不用橡胶带牵引。小儿侧睡也有利于关闭裂隙。鼻牙槽突塑型术有:Grayson 法、Figueroa 法和 Liou 法。Grayson 法采用被动加力矫治器(nasal—alveolar molding,NAM),同时唇部应用带子加压以塑型前颌骨和牙槽骨段,在矫治器上添加鼻塑型装置以矫正鼻畸形。Figueroa 法是用树脂腭板辅助一个固定的鼻部加压器可以同期进行鼻塑型并将前颌骨后缩。Liou 法是利用牙槽的黏着力固定树脂腭板于上颌骨骨段,不锈钢丝制成成对的弧形的连接体,末端带有软的树脂球,树脂球放置在鼻翼软骨的下方塑型鼻翼软骨。这种方法需要间隔 1~2 周随访以调整装置及治疗方案。

四、外科治疗

双侧唇裂整复术的术式较多,根据前唇在手术中的修复情况分为两种基本术式。一种是利用前唇的原长作为上唇的中央部,以侧唇红唇进行修复前唇的前唇原长整复术。此种术式应用广泛,在此术式的基础上学者又加进了许多改良方法;另一种是利用前唇的组织作为上唇中央的上 2/3 或 1/4 部,不足处以侧唇白唇红进行修复前唇的前唇加长整复术,此种方法仅适用于前唇发育极差的病例,临床上应用很少。也有学者根据口轮匝肌重建与否分为非功能性整复术和功能性整复术、唇弓重建法整复术等。手术中同样要遵循整形外科手术操作原则,要充分理解唇裂发生的异常解剖及其需要被复位的程度,轻柔精细操作,锐性分离及仔细止血;有限分离避免损伤邻近组织。

下面介绍几种临床常用的双侧唇裂修复术。

1. 前唇原长修复术 也称直线缝合法(Veau Ⅲ式)。直接将裂隙两侧的组织创面相对缝合,保留前唇唇弓缘,用侧唇红唇肌肉组织瓣相对或交叉缝合,重建前唇红唇形态的手术方式。主要的修复原则为将前唇作为上唇中份的全长,该法又依照是否将前唇红唇作为面部红唇的一部分而分为两种方法:真性原长法(图 3-2-4-5)和前唇皮肤原长法(红唇做为黏膜衬里)(图 3-2-4-6)。前唇原长修复术的特点是手术设计、操作简便,易掌握;术后上唇不紧张、红唇形态较好,有利于二期对唇裂继发的鼻畸形进行整复。其缺点是未做口轮匝肌的重建,前唇口腔前庭较浅等。

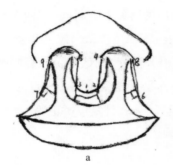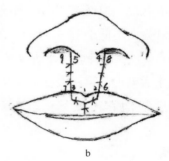

图 3-2-4-5 前唇真性原长法设计

a. 术前设计;b. 切开缝合后的示意图

(1) 前唇真性原长法:

1) 定点:点 4、5 定在鼻小柱基部两侧,点 1、2、3 定于前唇缘,2、3 点相当于术后唇峰的位置,点 1 定于前唇红唇缘中点,即术后人中切迹处,使 1~2=1~3。点 3、5 连线即为修复后的人中嵴,点 5~3 连线的形态应参照正常人中形态来调整,尽量缩窄前唇的宽度。点 6、7 分别定于两侧唇红唇最厚处,同时要考量到两侧侧唇的长度对称,为术后两侧唇峰点。点 8、9 定于裂隙外侧鼻翼底部,分别由 7、6 点沿红唇皮肤嵴向上连线至点 9、8 点。再做 1、2、3 点连线。

2) 切开:沿 3~5,2~4 连线切开至皮下,2~3 对应红唇连线切开红唇黏膜至基层,剥离并翻起前唇皮瓣;黏膜瓣向口腔侧,作修复口腔黏膜层之用。再于侧唇部 7~9,6~8 连线全层切开,刀片尖端可向外侧倾斜,以保留足够多的红唇组织。仔细止血,如需修复鼻底者,同单侧唇裂鼻底修复法。

3) 缝合:将 7、8 点;2、6 点;9、5 点;4、8 点对位缝合。为了使鼻翼基部获得良好的复位,宜采用自点 3、7 及点 2、6 两唇峰点开始的由下而上的分层逆行缝合法,使两侧唇峰对称。

(2) 前唇皮肤原长法:前唇与侧唇的定点和前唇真性延长法相同。不同在于前唇沿点 2 到 1 再到 3 点连线,在前唇唇弓缘切开,向上掀起前唇瓣,前唇黏膜瓣翻向口腔侧,修复口腔黏膜层。再对位缝合,如

图 3-2-4-6 所示。

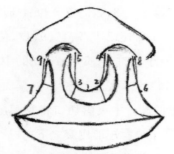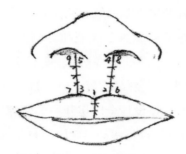

前唇皮肤原长法设计　　　　　　　前唇皮肤原长法缝合后

图 3-2-4-6　前唇皮肤原长法

2. Z 形瓣双侧唇裂修复术(Tennison 法)(图 3-2-4-7)

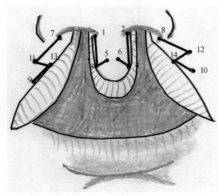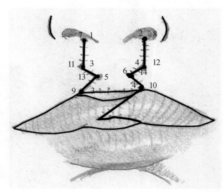

A. 设计　　　　　　　　　　　　　B. 缝合后

图 3-2-4-7　Z 形瓣双侧唇裂修复术(Tennison 法)

(1) 定点:在鼻小柱两侧鼻基底线上确定点 1、2,在两侧鼻翼内侧面的鼻基底线上确定点 7、8,在前唇唇弓确定点 3、4,在点 3、4 的内上方确定点 5、6,使∠135=∠246=60°角。再按三角瓣法(Tennison 法)的外侧定点技术确定双裂隙外侧的点 9、11、13 和点 10、12、14,9、10 点分别在侧唇最宽处,作为修复后唇峰点。使 7—11=1—3=2—4=8—12 及 11—13=9—13=3—5=4—6=10—14=12—14,点 5 与 6 距离应大于中央唇宽度 1/3,否则会危及推移向下的中央唇瓣的血运,如前唇短小,前唇下部水平切口 3—5、4—6 点距离长,则必须将双侧唇裂修复术分两次来完成。

(2) 切开、分离、缝合:按定点连线切开、止血后,分离两侧唇口轮匝肌,向中央拉拢缝合。在缝合肌肉之前首先缝合口腔侧黏膜,并加深前庭沟。然后按皮肤定点缝合,点 1 与 7,2 与 8,3 与 11,4 与 12,5 与 13,6 与 14,3 与 9,4 与 10 相对缝合。用两侧红唇加厚中央唇及成形唇珠,使上唇接近正常结构。该法特点是切除组织少,但中央唇短小者术后上唇短,会产生 Z 形瘢痕。部分病例需要两次手术完成。

3. 矩形瓣双侧唇裂修复术(Barsky 法)(图 3-2-4-8)　前唇加长法最常见的术式是矩形瓣法,此法是两侧唇的矩形瓣在前唇下方相对缝合来增加上唇高度。该法的缺点是切除组织较多,上唇无弓背,呈扁平形,随着上唇的生长发育,会出现上唇下部过紧而上部突出。上唇纵向过长下垂,无唇红缘的自然形态,而上述的继发畸形难以再通过手术进行修复。该方法应慎重使用。此法在临床上应用少,仅适用于前唇短小的成人及前唇特短小的幼儿患儿。

(1) 定点:在鼻小柱两侧鼻基底线上确定点 1、2,前唇缘定点 3、4、5,点 5 位置于 3、4 点之间,使 1—3＝3—4＝2—4 的距离。在两侧鼻翼基底裂隙外侧上定点 6、10、8、12 与 7、11、9、13,使 6—8＝7—9＝1—3,10—12＝11—13＝1/2(6—8)＝1/2(3—4)。使点 10、11 位于各自 6—8 和 7—9 的中点,6—8 与 10—12 和 7—9 与 11—13 呈垂直形。上唇高度等于(1—3)＋(10—12)的距离。

(2) 切开、分离、缝合:按设计全层切开两侧裂隙的矩形瓣。中央唇切口将黏膜层向内翻转,形成 1342 矩形皮瓣,缝合两侧黏膜后,再将两侧口轮匝肌复位缝合在中央唇矩形皮瓣之下,其后缝合皮肤各点,即点 1 与 6,3 与 8,2 与 7,4 与 9,12 与 13,10、5、11 相对缝合。最后将两侧唇黏膜交错缝合以增厚上唇并成形唇珠。

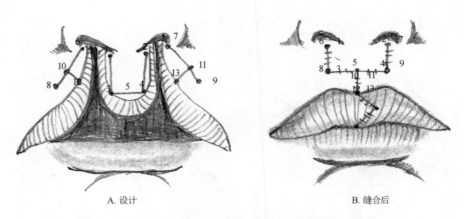

A. 设计　　　　　　　　　　　　B. 缝合后

图 3-2-4-8　矩形瓣双侧唇裂修复术(Barsky 法)

4. Millard 法双侧唇裂整复术(图 3-2-4-9、图 3-2-4-10)　Millard 法适合于前唇较大的双侧Ⅲ度(或Ⅱ度)唇裂的修复,手术分两期完成。在第一阶段的手术,将人中设计窄,用前唇两侧的皮肤和皮下组织瓣形成叉形皮瓣,并储备于两侧鼻底。前唇的红唇组织用于修复口腔黏膜。两侧唇的口腔黏膜和口轮匝肌在人中皮瓣下对位缝合。患儿在学龄前再行第二阶段手术切取储备在鼻底的叉形瓣,相对缝合,延长鼻小柱。

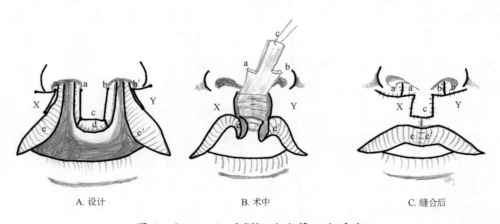

A. 设计　　　　　　　　B. 术中　　　　　　　　C. 缝合后

图 3-2-4-9　Millard 法第一期手术

(1) 第一期手术的手术方法:

1) 设计:a 瓣和 b 瓣为叉形瓣;c 瓣为人中瓣;d 瓣为红唇瓣,翻转向下作衬里之用。a′瓣和 b′瓣为鼻翼基底瓣；X瓣和Y瓣为外侧唇瓣，外侧唇瓣的上端为红唇瓣 e 瓣和 e' 瓣(图 3-2-4-9A)。

2) 切开缝合：按设计分别切开唇组织，翻起 c 瓣，将 X 瓣和 Y 瓣向下内方向旋转，然后令此两瓣的黏膜和肌层跨过前颌创面(在前唇后面)相对缝合；继而将 c 瓣复位，分别缝合各切口；两侧叉形瓣 a 瓣和 b 瓣向上方旋转。转移至鼻底部，分别与两侧 a' 瓣和 b' 瓣缝合，此时鼻底隆起呈冢状(图 3-2-4-9B、C)。二期手术时，此两叉形瓣作延长鼻小柱之用。

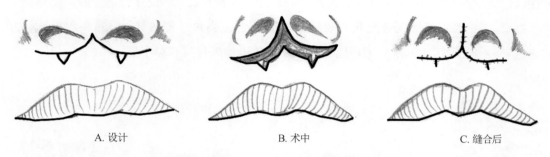

A. 设计　　　　　　　　　　　　B. 术中　　　　　　　　　　　　C. 缝合后

图 3-2-4-10　Millard 法第二期手术

(2) 第二期手术为鼻小柱延长术，手术方法与步骤如下：

1) 设计：首先在两侧鼻孔及鼻小柱基底部作一 W 形切口线；继而在两侧鼻前庭底部分别作一切口线，并使其与上述切口线平行；最后，在两侧鼻孔基底部作一纵向楔形组织切口设计(图 3-2-4-10A)。

2) 切口缝合：按设计分别作切口，并将鼻底部组织瓣剥离(图 3-2-4-10B)。将鼻底部组织瓣推进至鼻小柱处，然后缝合各个切口(图 3-2-4-10C)。

5. Black 法双侧唇裂唇鼻畸形整复术(图 3-2-4-11)　　Black 法的特点是重视口腔前庭的重建，强调两侧唇口轮匝肌在中线部位对位缝合，对唇珠的修复则利用了两侧唇红唇组织与前唇红唇组织来共同重建。手术切口设计类似 Millard 法，但可在一次手术中同时修补双侧唇裂，并再造唇龈沟，用裂隙两侧的唇红修复前唇的唇红(图 3-2-4-11B)。此法保留了前唇的唇弓，有效利用了侧唇的口轮匝肌。Black 法在前唇上设计一个蒂在上含皮肤、黏膜和皮下组织的前唇组织瓣，保留前唇红唇黏膜形态，用以修复唇珠。在前唇瓣的两侧设计一约为前唇长度 1/2 的三角形 c 瓣，将这两个三角形组织瓣旋转到同侧的鼻翼基部，用以修复鼻底裂隙。两侧唇的口轮匝肌游离后直接在前唇组织瓣下缝合。

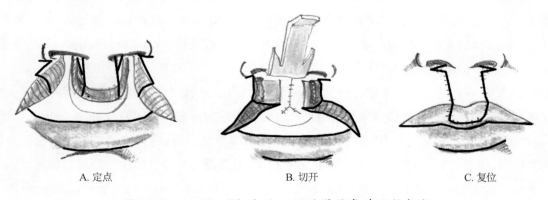

A. 定点　　　　　　　　　　　　B. 切开　　　　　　　　　　　　C. 复位

图 3-2-4-11　Black 法双侧唇裂唇鼻畸形整复术

6. Mulliken 双侧唇裂唇鼻畸形整复术(图 3-2-4-12)　　Mulliken 法修复双侧唇裂自 20 世纪 90 年代

以后在发达国家各主要唇腭裂治疗中心得到广泛应用,该手术采用前唇原长修复,修复了双侧口轮匝肌,并将其锚定于鼻前棘,恢复了上唇的正常解剖结构,使之成为完整的上唇组织,前唇瓣设计较直线法更窄,仅为 4～5 mm,将前唇自前颌骨游离至前唇-鼻小柱联合处,在一定程度上起到了延长鼻小柱的效果。Mulliken 认为进行好的双侧唇裂一期鼻畸形矫正时,必须注意五项原则:① 保持唇和鼻结构的对称性:因为即使两侧唇或鼻有极小的不同,随着生长发育,这种差异会变得越来越明显。② 初期即行肌功能修复:确保肌肉的连续性以形成口腔肌肉环,去除外侧肌肉膨隆,避免人中的扭曲。③ 设计合适前唇瓣的形状和大小:因为随着生长发育,中央唇组织形成弓形并不断延长。④ 唇珠应当由外侧的红唇-黏膜形成:因为前唇红唇有异常的颜色,缺乏白线结构。⑤ 一期即应矫正鼻翼软骨以形成鼻尖和鼻小柱。

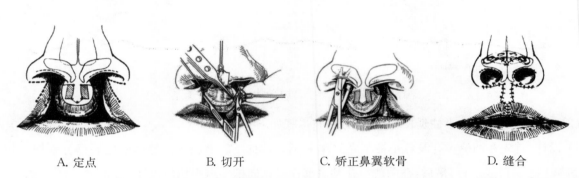

A. 定点   B. 切开   C. 矫正鼻翼软骨   D. 缝合

图 3-2-4-12 Mulliken 双侧唇裂唇鼻畸形整复术(图片来源 John B. Mulliken,Primary Repair of Bilateral Cleft Lip and Nasal Deformity. Plast Reconstr Surg. 108(1):186,2001.)

(1)定点:在前唇人中瓣的基部标记 2 mm 的宽度,人中瓣长度设计为 6～7 mm,两侧唇峰连线的距离为 3.5～4.5 mm,在人中瓣的两侧各设计一个小的矩形区域,此区域术中去除表皮后缝合以增加人中嵴的形态。侧唇唇峰点定在两侧唇红最厚处并有明显的唇白嵴。

(2)切开:沿画线切开,人中组织瓣在前颌骨表面掀起至前鼻棘,切除前唇多余的皮肤。侧唇瓣与鼻翼基底分离,口轮匝肌在真皮下层和黏膜下层解剖。通过两侧鼻翼缘切口进行解剖,暴露下外侧软骨,去除鼻翼穹窿之间的脂肪组织。缝合在下鼻甲下方翻起侧方的黏膜瓣,与在前颌骨基部的近中组织瓣缝合重建鼻底。前颌骨和两侧上颌骨骨段对称的龈黏骨膜缝合关闭牙槽突裂。从下往上对位缝合口轮匝肌,其上端褥式缝合在前鼻棘处的骨膜上,修整侧唇白唇嵴红唇黏膜组织瓣形成唇弓及唇珠。两侧鼻翼下外侧软骨的近中膝部褥式缝合固定,外侧膝部抬高褥式缝合固定在上外侧软骨表面。鼻翼软骨复位后,可在鼻翼前缘做新月形切口切除多余的皮肤。切取一块 1.5 mm 厚,弯曲的可吸收夹板(W.Lorenz Surgeon Inc)放置于外侧软骨表面,然后关闭鼻翼边缘切口。缝合人中瓣。

双侧唇裂修复,现代手术方式多样,但一般情况下均选择用原前唇长作为修复后的唇高和唇人中,但这并不排除根据个体情况利用侧唇唇弓缘上组织来重建前唇唇弓的形态。王国明、杨育生提出功能性唇裂整复术,功能性唇裂整复术并不是一个单独的手术,是指在唇裂整复术时,将移位的口轮匝肌解剖分离,并复位回到正常位置,使术后上唇的功能活动恢复正常。石冰、王羑提出唇弓重建法双侧唇裂整复术,利用前唇全长作为修复后的上唇高,侧唇与前唇缝合后重建唇弓形态。Philip Kuo-Ting Chen 和 Samuel Noordhoff 提出双侧唇裂鼻唇整复的外科概念包括如下:恢复术前鼻小柱长度;拥有足够血供的前唇宽度尽量窄;推进前唇复合体向上以在前颌骨重建口轮匝肌;松解鼻外侧软骨与上位软骨的附着;向上复位鼻翼软骨并与鼻外侧软骨贴合；上颌骨骨膜上有限的剥离；确保黏膜瓣关闭梨孔区并重建鼻底；利用前唇黏膜瓣重建前唇颊沟；重建口轮匝肌并固定于前鼻棘；利用中央红唇和侧唇口轮匝肌瓣重建新的 Cupid 弓；平衡两侧侧唇高度并避免鼻翼区切口；维持术前鼻唇角；采用 Tajima 切口缩窄鼻尖和鼻小柱长度。

7. 双弧线双侧唇裂修复（图 3-2-4-13）　该术式基于原长法保留前唇组织，同时弧线延长前唇，没有三角瓣插入，对前唇结构影响较小。由于切口较少，术后瘢痕相对较少，术后远期畸形也没有延长法复杂，修复相对容易。

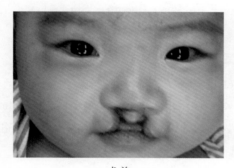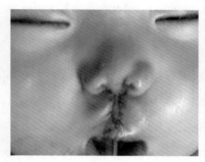

术前　　　　　　　　　　　　缝合后

图 3-2-4-13　双弧线双侧唇裂修复术前后

五、术后护理

术后暴露伤口，但要注意避免碰撞上唇，每日用生理盐水清洁伤口。术后第 2 日，使用氦氖激光照射上唇，可减轻伤口肿胀。术后 7～9 日拆除缝线，缝线拆除后，做好对患儿及家属关于瘢痕护理的宣教，采用外用抑制瘢痕药物或硅胶贴片，坚持上唇瘢痕处的按摩以减轻软化瘢痕。硅胶鼻模（图 3-2-4-14）支撑鼻孔 1 年。

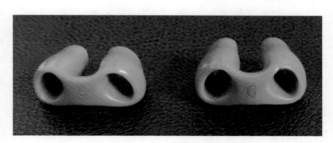

图 3-2-4-14　硅胶鼻模

无论单侧唇裂还是双侧唇裂，大部分书中描述的都是皮瓣设计，但部分学者认为，术者应该将注意力从皮瓣转移到肌肉的结构重建上来，只有肌肉的框架稳定，皮瓣才有意义。双侧唇裂由于裂隙对称，组织结构相对固定，手术方式变化较少。总体为原长和延长两大类方式。原长法的代表是 20 世纪 80 年代的曼彻斯特法，主要由于前唇结构畸形不能很好的修复，前唇较宽，已经很少被使用。延长法设计比较灵活，临床应用较广，通常以三角瓣的形式进行延长，但外形总体难以控制，术后畸形较复杂，无论 Millard 法，还是 Mulliken 法都是或多或少的对前唇组织进行延长。Mulliken 法前唇组织宽度控制严格，再造唇组织部分组织很少，需要少于 2 mm，术后效果较好。但对于中国患儿通常效果欠佳，唇弓平坦，而且出现上唇过长的情况较多。近年来，有学者使用弧线延长，保留原始前唇组织，结合 Mulliken 设计中的窄前唇瓣，取得很好的效果。该术式有曼彻斯特法的优点，前唇组织充足，但人中沟成形的效果不理想。

（成　琦　周启星）

参考文献

[1] 傅豫川.唇腭裂畸形的治疗[M].武汉：湖北科学技术出版社,2002.

[2] 石冰.唇腭裂修复外科学[M].成都：四川大学出版社,2004.

[3] Noordhoff MS,Huang CS,Lo LJ. Median facial dysplasia in unilateral and bilateral cleft lip and palate：A subgroup of median cerebrofacial malformations[J]. Plast Reconstr Surg 91：996 – 1005,1993；discussion 1006 – 1007.

[4] 鲁塞.唇腭裂综合治疗学[M].石冰,郑谦,主译.北京：人民卫生出版社,2011.

[5] 王国民.唇腭裂修复术与语音治疗[M].北京：世界图书北京出版公司,2013.

[6] Noordhoff M,Chen PKT,Liou EJW. Recent advances in the treatment of the complete biaterral cleft lip-nasal deformity. In. habal M,Himel H,Lineaweaver W,Colon G,Parsons R,Woods J,eds. Key Issues Plast Cosmet Surg,Vol. 17. Basel,Switzerland：Karger,2000,pp.1 – 21.

[7] Huang CS,Cheng HC,Chen YR,Noordhoff MS. Maxillary dentalarch affected by different sleep positions in unilateral complete cleft lip and palate infants. Cleft Palate Craniofac J,31：179 – 184,1994.

[8] Joseph E. Losee Richard E. Kirschner.唇腭裂综合治疗学[M].石冰,郑谦,主译.北京：人民卫生出版社,2011.

[9] 王光和. 唇腭裂的序列治疗[M]. 北京：人民卫生出版社,1995.

[10] 张震康,俞光岩. 口腔颌面外科学[M]. 北京：北京大学医学出版社,2007.

[11] 马莲.双侧唇裂修复术与术后继发畸形[J]. 中国实用口腔科杂志,2008,11(11)：654 – 655.

[12] Morovic G,Cutting, Combining the Cutting and Mulliken methods for primary repair of the bilateral cleft lip nose[J]. Plast Reconstr Surg, 2005, 116(6)：1613 – 1615.

[13] 王炜.整形外科学[M].浙江科学技术出版社,1999.

[14] Tajima S,Maruyama M. Reverse—U incision for secondary repair of cleft lip nose. Plast Reconstr Surg 60：256 – 261,1977.

[15] Wong GB,Burvin R, Mulliken JB. Resorbable internal splint：An adjunct to primary correction of the unilateral cleft lip-nasal deformity[J]. Plast Reconstr Surg, 110：385,2002.

[16] 王羿,李承浩.唇腭裂手术治疗[M].北京：人民军医出版社,2015.

（成　琦）

第五节　唇裂继发畸形

唇裂继发畸形,是在原发唇裂修复之后发生的畸形,通常是在一期唇裂修复之后出现,术后时间的长短对畸形有比较大的影响。该畸形产生的原因主要有两个方面,一为唇裂畸形的本身形态,面部发育情况,和生长发育过程中的骨骼和皮肤的变化;二是由于手术医生的设计缺陷和术后恢复欠佳引起的。通常表现为唇裂术后继发畸形,大致分为唇畸形、鼻畸形以及上颌骨畸形。唇部畸形包括唇红形态的异常和白唇形态的异常。常见的唇红畸形有唇红缘不齐、唇弓畸形及唇红凹陷。常见的白唇畸形有上唇过紧及过松。继发鼻畸形包括患侧或双侧鼻翼塌陷、鼻尖不正、鼻小柱偏斜、鼻孔过大或过小等。上颌骨畸形主要为颌骨发育不良引起的面中部凹陷及两侧颊部不对称。

一、唇畸形

修复唇畸形与第一期手术有不可分割的关系,所以一期手术设计相当重要,这也决定了二期唇裂继发性畸形修复的难易程度和手术方式。各种文章中,对唇裂继发畸形的修复方式很多,要抓住重点,总结规律,简化过程,提高效果。唇裂继发畸形最常见的是唇线不齐,唇弓畸形,下文将以此为重点讲述唇裂继发畸形的修复原则。

唇线不齐,唇弓畸形看似为唇线缝合不仔细引起的,其实不然。修复此类问题需要了解一期修复时用了何种术式,然后再制订修复方案,才能取得好的长期效果。如果只是简单的"Z"成型,可能会增加辅助切口,而且远期效果不一定理想。

直线法一期修复的继发唇线不齐,唇弓畸形,通常表现为疤痕增宽,唇线不连续。但需要注意的是直观感觉之外的畸形是患侧唇峰点过低。如果将增宽的瘢痕切除缝合,的确可以达到唇线连续的效果,然而外观感觉总觉得不自然,原因就是过低的唇峰点没有纠正,如图 3-2-5-1 所示。

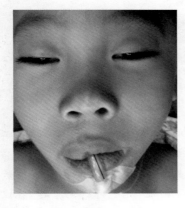
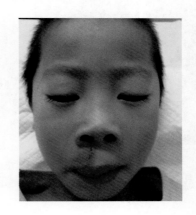

术前　　　　　　　　　　　　　　术后

图 3-2-5-1　唇线不齐,唇弓畸形

分析此类唇线不齐,唇弓畸形,直线法,唇峰点位置稍低,瘢痕宽,修复时要注意提高患侧唇峰点,同时直线原切口修复,这样不增加瘢痕,即可完成唇弓的修复。

下三角瓣术后的继发唇线不齐,唇弓畸形,包括下降不全,唇峰过低,或两侧同时存在,上唇瘢痕成片。这类一期手术设计的常见并发症,通常由于手术者对三角瓣的大小掌控不足,插入的组织过少,从而导致上唇下降不够,往往同时还会伴有患侧唇峰上提不足和三角瓣缝合技巧不足导致三角瓣尖端坏死,形成片状瘢痕(图 3-2-5-2)。

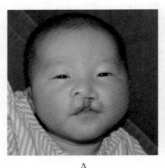
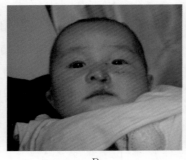
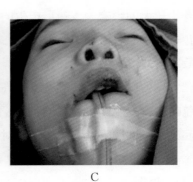

A   B   C

图 3-2-5-2　唇裂修补 A. 术前；B. 术后出现上唇下降不全，唇峰过低，或两侧同时存在，上唇瘢痕成片，鼻部畸形；C. 次修复术后

　　下三角瓣法术后常见的畸形有上唇下降不全，同时存在唇峰过低，需要肌肉重建修复此畸形，可以不用唇白切口，直接唇红切口进行肌肉调整。

　　旋转推进法术后常见继发唇线不齐，唇弓畸形，此类外形通常是因术后患侧感官唇峰点较高，如果在患侧画出正常的唇线，在唇峰点和该线之间有个含有唇红组织的三角形，由于旋转推进法对肌肉有所要求，往往患侧正常的唇峰点（不是感官的唇峰点）位置正常。由于该法下唇部分是直线，传统的 Z 成形会有附加切口，增加上唇瘢痕（图 3-2-5-3，图 3-2-5-4）。

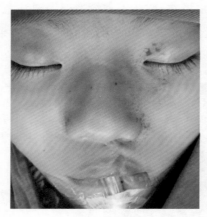
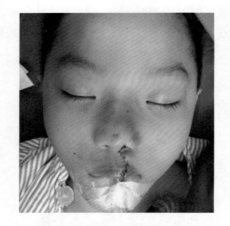

图 3-2-5-3　常见的旋转推进的唇线不齐，唇弓畸形

图 3-2-5-4　修复时需要考虑不能增加切口线，同时要再造唇峰点，本修复法依然用原切口，修复了瘢痕，并进行肌肉重建，在没有附加切口的情况下修复唇线不齐，唇弓畸形

二、鼻畸形修复

　　鼻畸形的修复是唇裂继发畸形的难点，单侧唇裂鼻畸形：存在鼻翼塌陷，鼻孔不对称，鼻小柱歪斜，鼻翼后缩畸形，鼻底凹陷畸形。双侧唇裂鼻畸形：存在鼻尖塌陷，鼻小柱过短，鼻孔不对称。往往单侧鼻畸形更为难以修复。鼻畸形的形成基础是上颌骨畸形导致梨状孔异常，鼻脚位置异常、过宽、过低、移位；鼻软骨畸形

导致鼻翼塌陷；两侧肌肉张力不等导致鼻小柱歪斜。

双侧唇裂虽然肌肉不连续但没有张力的不对等，鼻小柱歪斜较少。

鼻畸形要根据上述特点进行修复，对继发畸形的鼻畸形修复会受到一期手术效果的限制。鼻畸形的修复包括软骨的重塑，鼻翼脚位置重置，肌肉张力平衡的建立。近年来，美容技术的融入，对于成年鼻畸形的患儿可采用假体植入、软骨植入等方式进行修复从而达到非常好的效果（图3-2-5-5）。

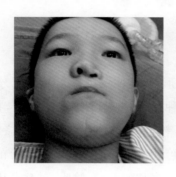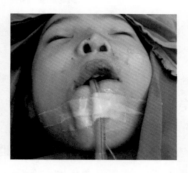

图3-2-5-5　术前鼻畸形和修复术后

一期修复后导致患侧鼻孔明显缩小，鼻畸形修复采用鼻底肌肉张力重建，完成鼻底部分凹陷的修复，同时完成鼻翼脚位置的重置，鼻孔缘切口进行软骨重塑，形成类圆形的鼻孔（图3-2-5-6）。

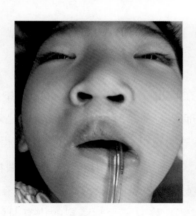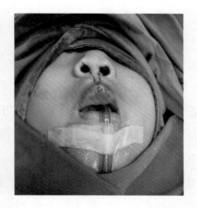

图3-2-5-6　鼻畸形术前和术后，术中进行肌肉和鼻翼脚的矫正，提高了术后效果

双侧唇裂鼻畸形主要是宽大畸形，修复时重置鼻翼脚，收紧鼻孔，同时重塑软骨，可以得到很大的改善。

从唇裂继发畸形的修复就会发现唇裂一期修复的各种手术方式的不足，同时修复唇裂继发畸形需要认真完成一期修复的要求，由于手术方式的不同，畸形情况的不同，修复的难度很大，然而对重要解剖结构的保留不仅是一期手术的要求，对二期修复同样需要，唇裂畸形的修复无论是一期手术还是二期修复，其重点都在肌肉修复，皮肤的设计是其次。

三、上颌骨畸形

由于第一次手术后的上唇和瘢痕阻止了上颌骨向前生长，所以，唇裂手术之后，或多或少会导致上颌发育受阻，而引起上颌畸形。

上颌畸形的矫正分两种,轻度的可通过正畸矫正,重度的要做上颌骨延长手术来矫正上颌畸形。

(陈建兵)

第六节 腭 裂

先天性腭裂(cleft palate)是颜面部常见的先天性畸形,其群体发病率为 1‰～2‰,不同国家的发病率相差很大,在我国的发病率高达 1.82‰。目前已知有 300 种左右的综合征伴有唇腭裂,特别是腭裂伴综合征畸形的发生率为 13%～50%,唇裂伴发综合征畸形的发生率仅 7%～13%,唇腭裂伴综合征畸形的发生率仅为 2%～11%。男多于女,左侧多于右侧。可单独发生,也可并发唇裂或身体其他部分的畸形。腭裂不仅有软组织畸形,大部分腭裂患儿还可伴有不同程度的骨组织缺损和畸形,在吮吸、进食及语言等生理功能障碍方面远比唇裂严重。由于颌骨生长发育障碍还常导致面中部塌陷,严重者呈碟形脸,咬颌错乱(常呈反颌或开颌)。因此,腭裂畸形造成的多种生理功能障碍,特别是语言功能障碍和牙错乱,对患儿的日常生活、学习、工作均带来不利影响,也容易造成患儿的心理障碍。

一、概述

一般认为,先天性腭裂是由于两侧腭突未能按时(在胎儿第 10 周时)相互并与鼻中隔融合所致。至于导致未能融合的因素,至今尚不完全清楚,其发病原因可能是一种多基因易感性疾病,是环境及遗传因素共同作用引发的病。腭裂治疗必须施行修复手术。腭裂修复的目的是为了改善进食,获得良好的语音效果,同时尽量减少上颌生长抑制的影响,另外腭裂修复同样会影响中耳的听力和功能。腭裂修复不仅决定着术后的语音效果和社交沟通能力,而且最大限度影响着上颌生长和牙颌关系。手术必须在适当的年龄施行,对手术后的远期效果有决定性意义。根据大量文献报道,腭裂修复至少软腭裂的修复时间应在患儿出生后 12个月内完成。

二、临床表现及分类

(一) 常用分类法

至今在国内外尚未见统一的腭裂分类方法,但根据硬腭和软腭部的骨质、黏膜、肌层的裂开程度及部位,多采用以下临床方法进行分类:

1. 软腭裂 仅软腭裂开,有时只限于腭垂。不分左右,一般不伴唇裂,临床上以女性比较多见。

2. 不完全性腭裂 亦称部分腭裂。软腭完全裂开并伴有部分硬腭裂;有时伴发单侧不完全唇裂,切牙部的牙槽嵴完整无损。本型也无左右之分。

3. 单侧完全性腭裂 裂隙自腭垂至切牙孔完全裂开,并斜向外侧直抵牙槽突,与牙槽裂相连;健侧裂隙缘与鼻中隔相连；牙槽突裂有时裂隙消失仅存裂缝，有时裂隙很宽；常伴发同侧唇裂。

4. 双侧完全性腭裂　常与双侧唇裂同时发生，裂隙在前颌骨部分，各向两侧斜裂，直达牙槽突；鼻中隔、前颌突及前唇部分孤立于中央。

5. 悬雍垂裂　此类患儿的病变虽在悬雍垂，但常伴有软腭部隐裂，故仍具有腭裂发音的音质。

6. 黏膜下裂　即隐裂，患儿腭部表面上无裂隙，但腭部肌肉组织有畸形，时有腭骨部分裂开，而表面黏膜完整无损，用手指可扪出裂隙。有时可清楚地见到该处仅为一层半透明的薄膜存在。此类患儿的发音完全是腭裂患儿的音质。

7. 软硬腭交界处裂孔　此种畸形极为少见，患儿发音不清，软腭部肌肉亦有畸形。

除上述各类型外，还可以见到少数非典型的情况：如一侧完全、一侧不完全；腭垂缺失等。

（二）还有一种常用的腭裂分类法，即将其分为Ⅰ、Ⅱ、Ⅲ度。

Ⅰ度裂：只是悬雍垂裂。

Ⅱ度裂：部分腭裂，裂开未到切牙孔；根据裂开部位又分为浅Ⅱ度裂，仅限于软腭；深Ⅱ度裂，包括一部分硬腭裂开（不完全性腭裂）。

Ⅲ度裂：全腭裂开，由悬雍垂到切牙区，包括牙槽突裂，常与唇裂伴发。

三、诊断

据病史、临床表现及检查即可确诊。腭裂诊断并不困难，但在少数情况下，尤其是一些非典型性病例，需要特别注意。如黏膜下裂（隐裂），软腭未见到裂开，仔细观察可见到软腭正中线黏膜呈浅蓝色，扪诊时可触及软腭中线肌层中断的凹陷区。有条件者可行鼻咽纤维内镜检测腭咽闭合是否完全。

四、鉴别诊断

临床还应与由于舌系带短缩造成卷舌音发音不清，先天性腭咽闭合不全和低智能小儿的语音不清相鉴别。

五、腭裂的临床特点

1. 吸吮功能障碍　由于患儿口、鼻相通，口腔内不能产生负压，因此患儿无力吸吮母乳或者乳汁从鼻孔溢出，从而影响患儿的正常母乳喂养，致营养障碍和吸乳时呛咳，发生吸入性肺炎，迫使家长改为人工喂养，这不但增加了喂养困难，同时在一定程度上影响患儿的健康生长。

2. 腭裂语音　这是腭裂患儿所具有的另一个临床特点，这种语音特点是：发元音时气流进入鼻腔，产生鼻腔共鸣，发出的元音很不响亮且带有浓重的鼻音（过度鼻音）；发辅音时，气流从鼻腔漏出，口腔内无法形成一定强度的气压，从而发出的辅音很不清晰而且软弱（鼻漏气）。这样的语音当然不清晰，年龄较大的患儿，由于不能进行正常的发音和讲话，常以各种异常的发音替代正常发音，结果形成更难以听懂的腭裂语音。

3. 口鼻腔卫生不良　由于口鼻腔直接相通，鼻内分泌物可流入口腔，造成口腔卫生不良；同时进食时，食物往往反流到鼻腔和鼻咽腔，既不卫生，也易引起口鼻腔局部感染。

4. 牙列错乱 完全性腭裂往往伴发完全性唇裂，牙槽裂隙较宽，唇裂修复后，患侧牙槽骨向内塌陷，牙弓异常。同时，裂隙两侧牙萌出时缺乏应有的骨架支持而错位萌出，由此导致患儿的牙列紊乱，产生错颌。

5. 听力降低 腭裂导致的肌性损害，特别是腭帆张肌和腭帆提肌附着异常，其活动量降低，使咽鼓管开放能力较差，影响中耳气压平衡，患儿易患非化脓性中耳炎。同时由于不能形成腭咽闭合，进食时吞咽常有食物反流，易引起咽鼓管及中耳的感染，因此腭裂患儿非化脓性中耳炎的发生率较高，部分患儿常有听力降低。

6. 上颌骨发育不良 有相当数量的腭裂患儿常有上颌骨发育不足，且随年龄增长而越来越明显，导致反颌或开颌和面中部凹陷畸形，其原因：① 唇腭裂本身伴有先天性上颌骨发育不足，双侧唇腭裂更明显，随生长发育而畸形加重；② 腭裂手术对上颌骨发育的影响，年龄越小，手术对上颌骨发育影响越大。从国内学者的研究资料观察到，小年龄行腭成形术对上颌骨发育的影响主要表现为牙弓的宽度方面，对上颌骨的前后向和高度影响不明显。

六、腭裂的治疗原则

腭裂的治疗应采取综合序列治疗（systematic treatment）来恢复腭部的解剖形态和生理功能，重建良好腭咽闭合并获得正常语音；对面中部有塌陷畸形、牙列不齐和咬颌紊乱的患儿也应予以纠正；以改善他们的面容和恢复正常的咀嚼功能；对有鼻耳疾患的患儿应及时治疗，以防听力障碍。有心理障碍的患儿更不应忽视对他们进行精神心理治疗，从而有助于改善腭裂患儿心理障碍达到身心健康。因此腭裂的治疗是一个复杂的过程，需要口腔颌面外科、整形外科，口腔正畸科，语音训练科，精神及心理科等多方面的专家共同协作才能取得满意的效果，关于治疗基本程序如表3-2-6-1所示。

表3-2-6-1 唇腭裂的序列治疗

	3个月	6个月	1岁	1.5岁	2岁	3岁	4岁	5~6岁	9岁	10~14岁	15岁至成人
口腔颌面外科手术	唇裂（单侧）	唇裂（双侧）	腭裂			咽成型术			牙槽裂植骨术	口唇、鼻修正术	口唇、鼻修正术颌骨矫正术
语言			父母指导			定期指导	语音治疗				定期随访观察
正畸			第一阶段治疗无牙骀期						第二阶段治疗无牙及混牙列期定期复查、颌骨矫正		第三、四阶段治疗恒牙列期正颌外科手术
口腔修复									暂时修复体		永久修复体

1. 手术的目的要求 腭裂手术修复是序列治疗措施中的关键，其目的主要是：整复腭部的解剖形态；恢复腭部的生理功能，重建良好的腭咽闭合功能，为正常吸吮、吞咽、语音、听力等生理功能恢复创造条件。为了达到上述目的，对于所选用的手术要求为：封闭裂隙；将移位的组织结构复位；将分裂的肌纤维复位后准确对位缝合；减少手术创伤；要妥善保留与腭部营养和运动有关的血管、神经和肌肉的附着点；术后的软腭要有适当长度、相当高度以及灵活的动度；手术方法简便；以及确保患儿的安全。

腭裂整复手术原则是利用裂隙邻近的组织瓣封闭裂隙、延长软腭，将移位组织结构复位，以恢复软腭的生理功能；利用咽后壁组织瓣增加软腭长度和咽侧组织瓣缩小咽腔宽度，以改善腭咽闭合。

2.手术年龄　腭裂的修复年龄原则上宜早不宜晚,越早修复腭部解剖结构的异常改变越小,术后发音效果越好。虽然早期进行腭裂手术修复治疗有利于改善患儿发音情况,但不利于其上颌骨的正常发育。在晚期进行腭裂手术修复治疗有利于患儿上颌骨的正常发育,但不利于改善患儿发音情况,所以将对腭裂患儿施术的原则调整为裂隙愈轻,施术时间宜愈早;反之畸形愈重,施术时间可相对延迟。对于悬雍垂裂、软先天腭裂或轻度的软硬先天腭裂,这些类型的先天腭裂多不阻碍上颌骨的正常发育,患儿1周岁前只要营养状况好,发育正常,无其他禁忌证即可实施手术。但手术医生要有较熟练的修复技术,麻醉医生需有熟练的气管内麻醉管理的良好技术。否则手术年龄可后延至2岁或更大,较为安全。对于严重的软硬先天腭裂,尤其是完全(贯通性)先天腭裂,应先在患儿出生5~6个月后修复唇裂和裂侧鼻孔底部,而先天腭裂手术应推迟到1~2岁时,这时,上颌骨已发育到很大程度,手术后不会引起严重的腭部变形,且在患儿入学前(足7岁)还有足够的时间来矫正其发音。对5~10岁的腭裂患儿,实施在腭裂整复的同期行华西咽后壁增高术,以助腭咽闭合率的提高,而对大于10岁的腭裂患儿在行腭裂整复术的同期行华西腭咽肌瓣咽成形术,可明显提高大龄患儿的腭咽闭合率。在手术后,为改善发音,患儿应在医生的指导下作语音训练,以期形成正确的发音。患儿到十几岁后,还需到口腔正畸科进行牙齿的正畸。

3.术前准备　加强营养,使患儿发育达正常标准。预防上呼吸道感染。术前全面身体检查,血红蛋白在10 g/L以上,白细胞在12×10^9/L以下,无急慢性炎症存在。至于胸腺肥大患儿,由于应激反应能力较差,麻醉、手术等刺激易发生心跳停止等意外,建议最好推迟手术,如不推迟手术,手术前后1周需服用激素,预防意外发生。口腔颌面部也应进行细致检查,如面部、口周及耳鼻咽喉部有炎症疾患存在时,须先予以治疗;要保持口腔和鼻腔清洁。腭裂手术事先要作好输血准备和术后应用抗生素的药物过敏试验,如需要,预先还要制备好腭护板。

4.麻醉方式　全身麻醉,气管插管,在作切口前局部再加用含有1∶1000肾上腺素液的1%普鲁卡因或2%利多卡因溶液浸润,既可加强止痛效果,又能减少出血。

七、手术方法

腭裂修复手术可分为两种类型:腭成形术(palatoplasty)与咽成形术(pharyngoplasty)。腭成形术是以封闭裂隙、保持和延伸软腭长度、恢复软腭生理功能为主,常用的腭成形术有单瓣手术、多瓣手术(以两瓣常用)、梨骨瓣手术、岛状瓣手术、逆向双Z形瓣手术、提肌重建术等。咽成形术是缩小咽腔、增进腭咽闭合为主,咽成形术有咽后壁组织瓣手术和腭咽肌瓣手术等。

这两类手术有时需共同使用,才能达到恢复腭部的解剖形态和生理功能之目的。对于大年龄患儿或成年患儿,如有必要可两类手术同时进行。年幼患儿一般只需行腭成形术,待以后有必要时再二期行咽成形术。

在腭裂手术方式的选用方面,原则上是选用那些既能有效恢复腭裂患儿语音,又对上颌骨生长影响作用轻的手术方法。研究表明,与唇裂修复术同期进行的硬腭裂犁骨瓣修复法可以有效减少腭裂的裂隙宽度,使大部分患儿避免或减少了腭裂修复术中在两侧近龈缘处所做的松弛切口以及将腭黏膜骨膜瓣向中线移动的距离,且未对上颌骨的早期生长产生明显影响。在腭裂修复术中以使用Sommerlad腭帆提肌重建法为主兼顾使用兰氏法、两瓣法和反向双Z法等,并遵循以下原则进行设计和操作:努力重建腭帆提肌环的形态结构;尽可能延长软腭的长度;尽量避免或减少手术治疗。腭裂修复术切口务必完全松弛,使裂口呈自然闭合状,缝合时无张力,这是手术成功的关键。

1. 郎根贝克(Langenback)手术(图3-2-6-1) Von Iangenback(1861)是第一位设计并应用同时关闭硬、软腭裂隙手术方法的学者。后来的学者对其设计和操作技术不断改良,使这一术式在世界范围内得到了广泛的认同和应用。此方法的优点在于手术操作相对简洁;患儿术后硬腭两侧近龈缘处遗留的未覆盖的裸露骨面较小,可能对上颌骨生长发育的影响也就较小。但其缺点则是软腭后退有时不够充分。适用于腭部发育较好,特别是软腭肌肉发育较好,腭垂较长而且左右对称,腭部裂隙较窄的单侧完全性腭裂或不完全性腭裂。

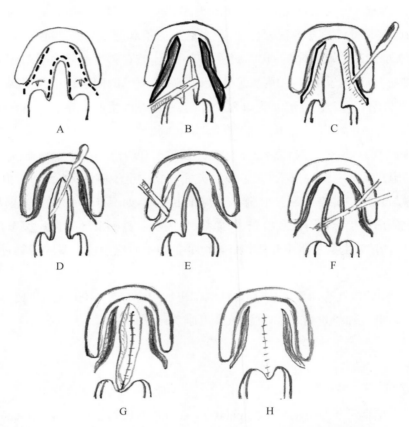

图3-2-6-1 Von Langenback 手术基本操作步骤
A. 手术切口;B. 剖开裂隙及减张切口;C. 剥离黏骨膜瓣;D. 剥离鼻腔面黏膜;E. 凿断翼钩;F. 剪断腭腱膜;G. 缝合鼻腔黏膜;H. 缝合口腔黏膜

(1)体位:患儿平卧,头后仰并放低。手术者的位置应根据手术操作方便及术者的习惯而定,一般在手术台前端,患儿的头顶或头侧进行手术。置张口器,张开口腔。

(2)剖开裂隙边缘:沿裂隙边缘,自前方直抵悬雍垂末端,小心地将边缘组织剖开。软腭边缘特别是悬雍垂部分的剖开应小心进行,刀刃必须锋利,因这部分组织十分脆弱,极易造成撕裂。

(3)松弛切口:在作切口前先在腭部用加适量肾上腺素的0.25%~0.5%普鲁卡因或利多卡因或生理盐水作局部浸润,以减少术中出血和使剥离黏骨膜方便。切口用11号尖头刀片从舌腭弓外侧翼下颌韧带稍内侧开始绕过上颌结节的后内方至硬腭,沿牙龈缘1~2 mm处向前切开黏骨膜到侧切牙,应注意,切口在硬腭应深达腭骨骨面;慎勿伤及腭降血管神经束;也勿超越翼下颌韧带外侧,以免颊脂垫露出。

(4) 剥离黏骨膜：以剥离器插入松弛切口，向内侧剥离直抵裂隙边缘，将硬腭的黏骨膜组织与骨面分离。再向后分离，直至硬腭后缘，在腭大动脉部位，在血管周围作轻轻分离，慎勿损伤或割断此动脉及伴行的神经，分离直至上颌结节部位，并确定钩突的位置。剥离黏骨膜瓣时，一般出血较多，可用盐水纱布（或加入适量肾上腺素液）填塞创口，紧压片刻即可。剥离黏骨膜组织瓣时，要求迅速准确，及时吸去血液，使手术野清晰，方便手术；并应随时用压迫法止血，以减少手术中的失血量。

(5) 凿断钩突：在确定钩突的位置后，用小骨凿插入，顶住钩突的颈部予以凿断。这样腭帆张肌的紧张力即可减轻。用剥离器插入创口边分离，将软腭组织推向中央，直至软腭部已松弛为止，如仍有若干组织拉紧，可再进行钝性分离。使两侧腭瓣组织可松弛地被推向中央部，以便减少软腭在中线缝合时的张力。软组织渗血，可用浸有 1∶1000 肾上腺素液的纱条压迫止血。

(6) 松解腭大血管神经束：对裂隙小于 1/3 腭宽者可省略此步骤。裂隙宽度等于或大于腭宽 1/3 者需要松解腭大血管神经束。在腭大孔穿出的腭大血管神经周围钝性分离其外周组织，切勿损伤血管神经束。处理的方法是：黏骨膜瓣分离后掀起，显露两侧腭大孔，用血管分离器或牙槽刮匙从腭大孔后缘细心插入，提起血管神经束根部，小心游离血管神经束 1～2 cm，以消除其对腭瓣的牵制，称为神经、血管束游离。在磨牙后内显露翼钩和腭帆张肌，稍加钝性分离，不凿断翼钩，即可使两侧黏膜骨膜瓣向内松解，缝合时可无张力，保证切口愈合。也有人将腭大孔后缘骨质凿除，使神经、血管束可向后部推移。但此种方法后推程度有限。

(7) 剪断腭腱膜：在软硬腭交界处，将黏骨膜瓣拉向外后侧，显露腭腱膜，用细长弯头组织剪刀，沿腭骨后缘剪断腭腱膜。可视裂隙大小、需要松弛的程度决定切断或不切断鼻腔黏膜。这样可使两侧软腭鼻黏膜得到充分游离，并能在中央无张力下缝合。

(8) 分离鼻腔侧黏膜：用弯剥离器沿硬腭裂隙边缘切口鼻侧面插入，并广泛分离，使两侧鼻腔黏膜松弛，能在中央缝合，以消灭鼻腔创面。分离时，应注意剥离器刃应紧贴骨面，否则易穿破鼻腔侧黏膜。

另一侧按照以上步骤作同样操作。

(9) 缝合：两侧鼻侧黏膜骨膜瓣缝合后，缝合悬雍垂及软腭鼻侧黏膜，在鼻侧打结。然后缝合肌层，使裂开的肌肉在中央缝合牢靠，恢复其正常的解剖结构。最后缝合口腔侧的软硬腭的黏膜层，结打在口腔侧。多数采用 3-0 尼龙单丝线缝合，术后反应轻，有利于伤口的愈合。可采用纵行褥式与鼻腔侧黏膜兜底缝合加间断缝合，使两侧黏骨膜瓣内侧缘与鼻腔侧紧密贴合，防止黏骨膜瓣脱离骨面，保持腭穹隆的高度。

(10) 填塞创口：用碘仿纱条填塞于两侧松弛切口及上颌结节部的空隙中。填塞可以防止术后出血、食物嵌塞，并减少组织张力，以利创口愈合。除翼钩凿断处外，应勿过度填塞，否则可造成松弛切口创缘外翻。

2. 单瓣术 亦称后推或半后推术（push-back operation）（图 3-2-6-2）。适用于软腭裂。该方法由Dorrance（1925 年）首先提出，后经张涤生改进，2 次手术可 1 次完成。

手术方法：先在一侧翼下颌韧带稍内侧起，绕过上颌结节的内后方，距牙龈缘 2～5 mm 处沿牙弓弧度作一弧形切口，至对侧翼下颌韧带稍内侧为止。然后剥离整个黏骨膜瓣。此种切口，腭前神经、腭降血管束不能切断，只宜游离之。如前端的弧形切口在乳尖牙部位（成人在前磨牙部位）即弯向对侧，称为半后推切口，此类切口，由于腭瓣较小，故可将神经、血管束切断，并结扎之。

依上法拨断翼钩，并将腭腱膜或连同鼻侧黏膜剪断，这时整个腭黏骨膜瓣就可以向后方推移，从而达到了延长软腭的目的。然后将腭裂边缘剖开形成创面，分层缝合软腭。如果硬腭后缘鼻侧黏膜不剪断，可在软腭裂隙两侧鼻侧黏膜作 Z 形黏膜瓣交叉，以延长鼻侧黏膜。最后将黏骨膜瓣前端与腭骨后缘的膜性组织

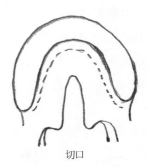
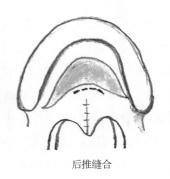

切口　　　　　　　　　　　后推缝合

图 3-2-6-2　半后推术

缝合数针,以固定黏骨膜组织瓣。用碘仿纱条油纱布填塞两侧切口及腭骨组织暴露创面,敷料可用缝线(或护板)固定。

3. 两瓣术　又称两瓣后推术。该方法是在 Von Langen Back 法的基础上加以改良发展而来,是多瓣法中最常用的手术方法,达到关闭裂隙、后推延长软腭长度的目的,适用于各种类型的腭裂,特别适用于完全性腭裂及程度较严重的不完全性腭裂。

手术方法:修复完全性腭裂时,切口从翼下颌韧带内侧绕过上颌结节后方,向内侧沿牙龈缘 1～2 mm 处向前直达裂隙边缘并与其剖开创面相连(图 3-2-6-3)。修复不完全性腭裂时可根据腭组织的多少,切口到尖牙或侧切牙处即斜向裂隙顶端使切口呈 M 形(图 3-2-6-4),然后剥离黏骨膜组织瓣,剖开裂隙边缘,拨断翼钩,分离鼻侧黏膜剪断腭腱膜,最后缝合。单侧完全性腭裂,由于健侧与鼻中隔犁骨紧连,不可能在该侧显露和分离鼻腔黏膜。此时,硬腭鼻侧面的关闭就不可能是两侧鼻黏膜相对缝合,而必须将健侧犁骨黏膜瓣向上翻转,使创缘与患侧鼻侧黏膜缝合,以封闭鼻腔侧创面,称犁骨黏膜瓣手术。

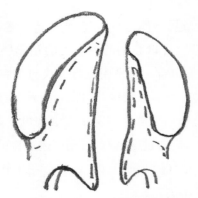
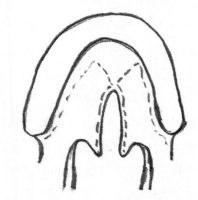

图 3-2-6-3　单侧完全性腭裂切口　　　图 3-2-6-4　不完全性腭裂切口

以前,犁骨黏膜瓣手术常与唇裂修补同时进行,以先整复硬腭的缺损。目前则常作为腭裂手术关闭鼻腔创面的组成部分,很少单独施行。犁骨黏膜瓣手术的方法是:在健侧腭瓣形成后,沿裂隙边缘的切口,用扁平剥离器直插入犁骨骨面,即可容易地将犁骨黏膜分开;再在犁骨后缘向颅底方向作斜形切口,形成梯形瓣,则犁骨黏膜瓣即可翻转向对侧接近,与对侧鼻侧黏膜缝合,关闭鼻腔创面(图 3-2-6-5);修复双侧完全性腭裂时,在犁骨上作双 Y 形切口,剥离后形成双侧犁骨黏膜瓣与两侧裂隙的鼻腔侧黏膜相对缝合,关闭鼻腔侧创面(图 3-2-6-6)。如单独施行犁骨瓣手术,则需先在健侧腭部与犁骨交界处切开;缝合时,患侧裂隙边缘亦需剖开并稍加分离,然后将犁骨黏膜瓣插入此间隙中与患侧瓣边缘相对缝合几针即可。

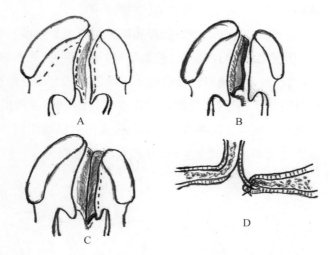

图 3-2-6-5　单侧犁骨瓣手术
A. 犁骨黏骨膜瓣切口;B. 剥离犁骨黏膜瓣;C. 腭面观;D. 冠状面观

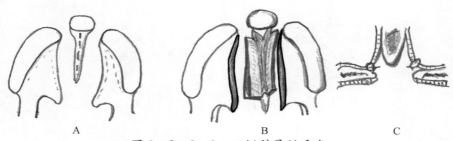

图 3-2-6-6　双侧犁骨瓣手术
A. 犁骨黏膜瓣切口;B. 剥离犁骨黏膜瓣;C. 犁骨黏膜瓣与鼻腔黏膜瓣缝合(冠状面观)

4. 提肌重建手术　Braithwaite(1968 年)等提出修复腭裂应恢复腭帆提肌的正常位置。Sommerlad 腭帆提肌重建术可以有效恢复腭帆提肌正常的解剖结构和位置,重建提肌吊带,获得良好的腭咽闭合,手术时不仅应将软腭肌从硬腭后缘、鼻后嵴等不正常的附着处游离,同时应将游离的肌纤维与口、鼻腔侧黏膜分离,形成两束蒂在后方的肌纤维束;然后将两侧肌纤维束向中央旋转并对端、交织缝合在一起使其呈拱形(呈正常的悬吊姿态)。通过手术将移位的腭帆提肌肌纤维方向重新复位在正常位置(图 3-2-6-7),从而进一步发挥腭帆提肌对腭咽闭合的作用。其他操作步骤与两瓣法腭成形术基本相同。

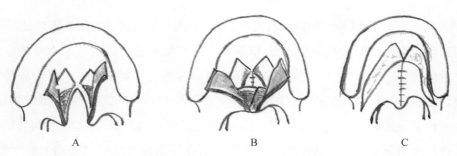

图 3-2-6-7　提肌重建术
A. 分离两侧肌束;B. 两侧肌束复位缝合;C. 口腔面创口缝合

5. 软腭逆向双 Z 形瓣移位术　Furlow(1978)报道通过口腔面和鼻腔面的两个方向相反、层次不一的"Z"形黏膜肌瓣交叉移位，以达到肌纤维方向复位和延长软腭的目的。

操作方法(图 3-2-6-8)：剖开裂隙边缘后在口腔黏膜面的裂隙两侧各做一个呈 60°的斜形切口，形成"Z"组织瓣，蒂在前面(近硬腭)的组织瓣切口仅切开口腔黏膜层，蒂在后方(近软腭游离末端)的组织瓣切口应切断肌层达鼻腔侧黏膜。分离后，在口腔侧即已形成两个层次不一的对偶三角组织瓣。然后再在鼻腔面作两个方向与口腔面相反的斜形切口，以形成鼻腔侧两个层次不一的对偶三角组织瓣，即蒂在前面的鼻腔黏膜瓣与蒂在后面的鼻腔黏膜肌瓣。最后分别将鼻腔面和口腔面的对偶组织瓣交叉移位缝合，裂隙两侧的肌纤维方向也将随组织瓣的移位交叉而恢复到水平位，并相对重叠近似正常。同时由于"Z"形组织瓣的交叉还达到了延长软腭的目的。

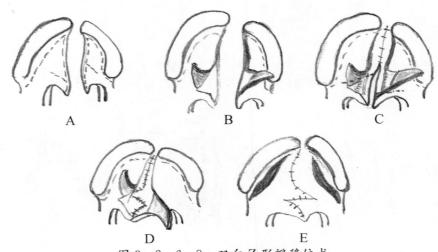

图 3-2-6-8　双向 Z 形瓣移位术

A. 口腔面切口；分离口腔面黏膜肌瓣(左)和黏膜瓣(右)；C. 鼻腔侧 Z 形切口；D. 鼻腔侧两对偶三角瓣置换；E. 口腔侧两三角瓣置换

6. T 形咽后壁瓣法

(1) 在咽后壁作 T 形切口，横切口平行软腭后缘，长 2~3 cm；纵切口长 2.5~3.5 cm。切口深达椎前筋膜。

(2) 沿切口钝性分离两三角形组织瓣后，再切开悬雍垂及软腭缘，然后将两三角形组织瓣的斜边与软腭鼻侧黏膜缘相缝合，在鼻侧打结，一般各侧缝合 3~5 针，使软腭上提。最后缝合软腭肌层及口腔侧黏膜，关闭裂隙。

7. 岛状瓣手术　该方法由 Millard(1962)首先报道，主要用于封闭腭裂后推软腭修复术时因剪断腭腱膜和鼻侧黏膜后在软硬腭交界处形成的菱形创面，以防止该部位创面愈合瘢痕挛缩致软腭继发性缩短，影响软腭长度。其手术方法：按单瓣或两瓣后推术操作形成腭部舌形黏骨膜瓣或两大黏骨膜瓣剥离后，剪断腭腱膜及鼻侧黏膜，将黏骨膜瓣连同软腭后推，即在硬腭后缘的鼻侧形成一菱形创面，如单瓣法。此时将单瓣的两侧血管神经束再充分游离后，在瓣的前端两侧各做一由前向后的斜形切口，小心勿切断血管神经束，则形成带两侧血管神经束的双蒂菱形岛状组织瓣。两瓣法则在健侧黏骨膜瓣的前端的外侧做一由后向前的斜形切口，同样切勿切断血管神经束，即形成带血管神经束的单蒂岛状组织瓣，将岛状瓣向后翻转，使其黏膜面在鼻腔侧,创面向口腔侧,缝合于硬腭后缘黏膜缺损区,以达到消灭鼻腔创面的目的。该瓣大小最好不超过 2 cm×2 cm,以免骨膜骨化后影响软腭活动功能。该方法应与腭裂修复术同时进行,修复软腭裂或不完全性腭裂时,硬腭部位的舌形切口应前移到切牙孔,即可利用硬腭前区的黏骨膜作岛状组织瓣,后区的黏骨膜组织可后推。

修复完全性腭裂时,健侧瓣的前端组织作岛状组织瓣后,硬腭前区的裂隙利用犁骨黏骨膜瓣修复外,同时患侧的黏骨膜瓣前端稍向健侧推进,覆盖裂隙口腔侧创面。应注意,该方法不适宜在1~2岁幼儿期进行,以免手术创伤和硬腭区裸露创面影响患儿的颌骨发育。

8. 咽成形术　对腭咽闭合不全患儿进行缩小腭咽腔、增进腭咽闭合的目的的各类手术。腭咽闭合不全者主要是腭裂术后由于软腭长度和动度不足,咽侧及咽后壁收缩力差,不能形成良好的腭咽闭合,术后患儿发音时仍有明显的过度鼻音或鼻漏气,语音含糊不清;少数患儿是由于软腭隐裂或先天性腭咽闭合不全。

对腭咽闭合不全的治疗有多种手段。如戴修复体使软腭抬高,制作语言辅助器(speech aid),人工形成腭咽闭合,以及外科手术,缩小咽腔,增进腭咽闭合等。随着外科技术的发展,手术方法的不断改进,目前对腭咽闭合不全患儿以采用外科手术治疗为主。最常用的手术方法有以下几种。

(1) 咽后壁组织瓣转移术　此法是利用咽后壁黏膜肌瓣翻转移植于软腭部,达到延长软腭长度,增进腭咽闭合,改善发音条件的目的。适用于软腭过短或悬雍垂缺少,软腭与咽后壁距长,软腭活动度差,咽侧壁移动度好的腭咽闭合不全患儿。手术的基本程序如图 3-2-6-9 所示。

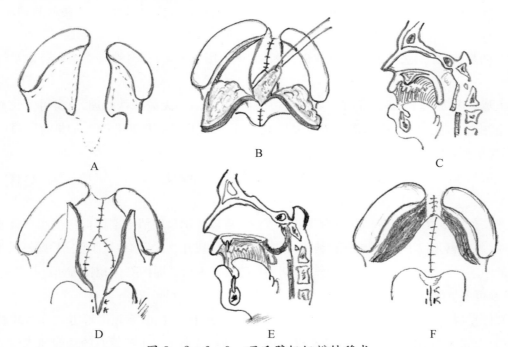

图 3-2-6-9　咽后壁组织瓣转移术

A. 切口设计；B. 切开；C. 咽后壁瓣形成剖面示意图；D. 咽后壁组织瓣与软腭创面缝合,拉拢缝合咽后壁创面；E. 咽后壁组织瓣缝合后剖面示意图；F. 将两侧黏骨膜瓣向咽部推移在中线缝合

(2) 咽侧壁瓣(括约肌瓣)成形术:目的是水平向缩小咽腔,以改善语音。手术的基本程序如图 3-2-6-10 所示。

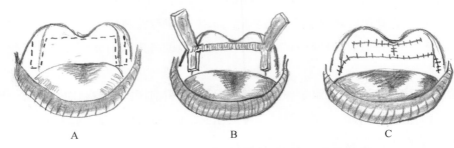

图 3-2-6-10　咽侧壁瓣（括约肌瓣）成形术

A. 沿两侧咽腭弓各设计一蒂在上的黏膜肌肉瓣，并在咽后壁设计一连接两瓣蒂部的横行切口；B. 形成包括咽腭肌的黏膜肌肉瓣；C. 将两侧黏膜肌肉瓣转移至咽后壁横行切开所形成的创面，端端对接后缝合

八、术后治疗及护理

腭裂手术后，须待患儿清醒后方可拔除气管内插管；拔管后患儿往往有一段嗜睡期，因此回到病室或复苏室后，应仍按未清醒前护理——严密观察患儿的呼吸、脉搏、体温；宜使患儿屈膝、侧卧，头侧位或头低位，以便口内血液或涎液流出，并防止呕吐物逆行性吸入。小儿肌肉力弱，昏睡时可发生舌后坠而影响呼吸，可放置口腔通气道，必要时给氧气；如发现患儿哭声嘶哑，说明有喉头水肿，应及时用激素治疗并严密观察呼吸。发现有呼吸困难时应及时行气管切开术，防止窒息。术后高热，应及时处理，预防高热抽搐、大脑缺氧等意外发生。

口腔为有菌环境，如发热不退或已发现创口感染，可使用抗生素；完全性腭裂术后可以常规使用抗菌药物。

手术当天唾液内带有血水而未见有明显渗血或出血点时，局部无需特殊处理，全身可给止血药。如口内有血块则应注意检查出血点，少量渗血无明显出血点者，局部用纱布压迫止血。如见有明显的出血点应缝扎止血；出血量多者应回手术室探查，彻底止血。

患儿完全清醒 4 小时后，可喂少量糖水，观察半小时，没有呕吐时可进流质饮食。流质饮食应维持至术后 2～3 周，半流质 1 周，1 个月后可进普食。

鼓励患儿饮食后多饮水，保持口腔卫生和创口清洁。可以外用口腔清洁剂及促进创面愈合喷剂。避免患儿大声哭叫，避免患儿将手指、玩具等物纳入口中，以防创口裂开。术后 4～7 日可抽除两侧松弛切口内所填塞的碘仿油纱条，延长保留时间并无益处。腭部创口缝线于术后 2 周拆除；如创口感染，可提前拆除；如患儿不配合，缝线可不拆除任其自行脱落。

先天腭裂修复后，应即进行长期耐心的发音和语言训练。用吹气、吹管乐器等方法练习软腭和咽部的肌肉活动，有效地完成腭咽闭合功能。然后按汉语拼音进行发音训练。正确适时的功能训练与手术治疗同样重要，并且是一个漫长的过程，需要耐心和毅力。

九、腭裂术后腭咽闭合功能的评定

腭裂所有的手术方法都旨在建立腭咽闭合。术后腭咽功能的评定是评价手术是否成功的标志。同时，又可为患儿进一步制订治疗方案提供依据,从而使腭裂患儿得到最满意的治疗效果。腭咽闭合不全是腭裂修复后最常出现的现象,据报道腭成形术后定性分析有 $25\%\sim38\%$ 的患儿存在腭咽闭合不全,主要是由于腭成形术时没有足够后推软腭延长其长度,术后软腭过短鼻咽腔过深或手术损伤,术后软腭瘢痕,软腭活动差或咽侧壁向中线移动差等原因,造成腭咽闭合不全。这也是判断手术成功与否的主要指标。另一种腭咽功能障碍是腭咽腔阻塞,发鼻辅音时,腭咽腔不能完全开放,导致过低鼻音,严重者则出现闭鼻音,其原因与手术有关的主要是咽成形术时咽后壁组织瓣过宽或腭咽肌瓣转位形成新腭咽腔口过小等。因此,正确地评价腭裂术后患儿的腭咽闭合功能,才能予以最适当最有效的治疗。检测腭咽闭合功能的方法大致分为 3 类:① 感性评定——语音听力测定等;② 解剖上评价——腭咽部结构;③ 生理学上评价——腭咽部功能等。因此对腭咽闭合功能完整的评价应包括上述 3 个方面。目前最常用的方法有以下几种:语音评定、直观检查法、气流测定、X 线鼻咽腔侧位造影摄片、鼻咽纤维内镜、鼻音计。此外还可采用多方位 X 线摄片或多维电视荧光镜等手段检测腭咽闭合功能。

十、预防

要预防腭裂的发生,需要采取一些预防保健措施。孕妇在妊娠期间应避免偏食,保证维生素 B、维生素 C、维生素 D 及钙、铁、磷的充分摄入,保持心境平和,避免精神紧张,不服用抗肿瘤药物、抗惊厥药、组胺药、治疗孕吐的克敏静和某些安眠药,不吸烟不酗酒,避免接触放射线、微波等。

近几年由于整形手术的飞跃发展,唇腭裂患儿可以早期进行矫治,并取得很好疗效。但早期的预防更为重要。随着超生检查的普及和精确度的提高,出生前明确诊断胎儿是否为唇腭裂的愿望已成为现实。据报道,使用高分辨率的探头可以在妊娠 15 周时,清晰地分辨出胎儿的唇和鼻,而在 3 个月胎龄时唇腭裂可以被首次发现。

(杨　文　成　琦)

参考文献

[1] 黄洪章.唇腭裂病因学研究的新进展[J].口腔颌面外科杂志,2007,17(3):201－204.

[2] 万伟东,王丽君,周小平,等. MTHFR 基因 G677T 和 A1298G 多态与中国部分人群非综合征性唇腭裂的相关研究[J].中华整形外科杂志,2006,(1):8－11.22.

[3] 鲁塞.唇腭裂综合治疗学[M],石冰,主译.北京:人民卫生出版社,2011.

[4] Mars M,Houston WJB. A preliminary study of facial growth and morphology in unoperated make unilateral cleft lip and palate subjects over 13 years of age. Cleft Palate J 27:7－10,1990.

[5] Dorf D,Curtin JW. Early cleft palate repair and speech outcome. Plast Reconstr Surg 70:75,1982.

[6] 石冰.改进腭裂整复方法提高临床治疗水平[J].中华口腔医学杂志,2008,(43):612－621.10.

[7] 罗国钦,张志光,张国辉.新编唇腭裂整复术[J].山东科学技术出版社,2008.8,第 110 页.

[8] 石冰.唇腭裂修复外科学[M].成都:四川大学出版社,2004.

[9] 赵瑞红.完全性唇腭裂婴儿期手术对上颌骨发育的影响[J].中国医药导报,2011,(05).

[10] 凌成勇.临床康复外科学[M].乌鲁木齐:新疆人民卫生出版社,2008.

[11] 潘孟雄.Sommerlad 腭帆提肌重建术修复腭裂临床体会[J].中华口腔医学研究杂志,2009,3(5):556-558.

[12] 阿依努尔·达吾提,阿尔达克,郭冠麟.238 例腭裂手术治疗体会[J].新疆医科大学学报,2011,(9):71-73.34.

[13] 余东升,黄洪章,潘朝斌,等.131 例腭裂修复术近期异发症分析[J].临床口腔医学杂志,2004,(2):102.20.

[14] 黄培英,江淮芝.系统化健康教育在腭裂患儿围手术期的作用研究[J].中华全科医生杂志,2011,(9)1256-1257.8.

[15] 王国民,杨育生.唇腭裂序列治疗学[M].杭州:浙江科学技术出版社,2014.

第七节　腭　瘘

　　腭瘘是腭裂患儿在手术后的常见并发症,是指在口鼻腔间术后仍然存在不正常的相通。腭裂手术成功的关键性原则之一,是分离口鼻腔侧软组织,形成裂隙处的口鼻腔衬里,将之相对缝合,重建腭部正常解剖层次,分隔口腔和鼻腔。软腭处不仅要解剖缝合,还需要进行肌肉处理,为语音改善创造条件。硬腭处以两层软组织关闭裂隙(鼻腔和口腔黏膜),软腭处以三层软组织关闭裂隙(鼻腔黏膜、腭帆提肌肌层和口腔黏膜)。而悬雍垂与牙槽嵴之间任何一处出现伤口的全程裂开,都会导致腭瘘。如果是一侧黏膜伤口裂开,形成腭瘘的可能性稍低。

一、腭瘘的评估

　　腭瘘的发生率是经常被研究的,腭瘘的发生原因主要是各种原因引起的血运问题和分层缝合的处理不当。有研究显示双瓣法腭裂修复术的腭瘘发生率最低(3.4%),另一种常用的 Furlow 反向双"Z"法的腭瘘发生率最高。修复非常宽的腭裂时,更要注意不同手术方法的腭瘘发生率的差异。腭裂最常发生的部位位于硬软腭交界处,其次是悬雍垂、硬腭前份和切牙孔区。单纯腭裂修复术的腭瘘发生率差异很大,最大可高达50%。

　　婴儿期腭裂手术的目的有两重:首先,完全关闭继发腭裂隙,分隔口鼻腔;其次,修复腭帆提肌肌肉,以恢复正常语音的发育。骨性上颌骨/牙槽嵴裂和口鼻腔前庭瘘,一般不提倡在婴儿期修复。许多医生认为这是原发牙槽骨缺损的一部分,在手术中已被刻意遗漏,而不是一个真正未修复的"瘘"。牙槽嵴裂和口鼻腔瘘的最终关闭,需要在牙槽嵴裂植骨时修复,手术应在少年时期,具体时间应根据牙齿发育的情况来定。

　　完全性腭裂小儿理想的手术治疗需要经过:婴儿时期硬软腭(继发腭)裂隙的关闭,然后少年时期上颌骨/牙槽嵴(原发腭)裂隙的植骨重建,包括口鼻腔前庭瘘的修复。不幸的是,腭裂术后经常会出现残留的口鼻腔瘘口。腭瘘的风险与原发裂隙缺损的宽度密切相关。腭裂修复术的方法也影响了腭瘘的发生率。

二、治疗与修复

1. 修复的年龄选择和适应证 在原发腭裂修复术后,残余的异常口鼻腔相通或腭瘘,是相对常见的并发症,大部分需要二期手术矫治,在决定手术修复残余腭瘘之前,临床上必须确定患儿年龄、既往病史和腭瘘的位置。另外需要考虑腭瘘波及原发腭和继发腭的范围。即使患儿是完全性腭裂(影响原发腭和继发腭),原发的腭裂手术仅关闭继发腭部位的裂隙——自切牙孔到悬雍垂。

腭瘘修复的时间有很大差异,目前仍存在争论。一些医生和唇腭裂治疗中心提倡相对积极的治疗,早期关闭腭裂术后的腭瘘。也有一些学者认为如果可能的话,推迟手术至数年后,手术成功率高。

婴儿期,对功能没有影响的1~4 mm小腭瘘一般推迟到小儿时期再修复。这样的患儿如果没有功能性语音和进食相关问题,腭瘘修复可与咽成形术以及牙槽嵴裂植骨术同期进行。如果腭瘘大于5 mm,更大可能出现功能性问题,如语音时鼻漏气、食物和液体的鼻腔反流,以及口腔卫生相关的问题。临床上如果出现明显功能问题,应早期关闭腭瘘。决定手术前,需要衡量腭瘘关闭的目的,和二期腭部手术可能产生的不良后果,如黏软骨膜瘢痕收缩所造成的上颌骨发育问题。还需要考虑手术方法,在婴儿期和幼儿期,可用局部瓣或二次腭裂修复。另外,若需要局部瓣(舌瓣),患儿应能够配合手术,并适应围手术期的进食方式变化。

2. 修复方法 腭瘘修复术有多种方法。目前应用的有局部腭瓣修复、改良Von Langenback法和两瓣法腭裂修复术、结合咽后壁瓣的腭裂修复术以及应用舌瓣法修复瘘口。其他局部瓣包括:舌黏膜瓣、颊肌黏膜瓣、颞肌瓣和血管化组织瓣。

最常用的腭瘘修复方法是用腭部的局部软组织瓣,旋转覆盖腭部瘘口。手术步骤:制备瘘口周围的翻转瓣,封闭鼻腔瘘口;剥离制备腭部指状瓣,旋转组织瓣,覆盖封闭瘘口。供区大面积的骨面暴露,可以二期愈合。但这种方法仅能用于小的腭瘘修复,且失败率相当高。在广泛瘢痕组织的腭部,无张力时,小的旋转瓣的移动度差,血供可能受限,导致愈合能力下降,从而复裂。

首选的腭瘘修复方法是改良的原发腭裂修复术,称为Bardach或Langenback法。此法应用大的组织瓣,甚至对大的瘘口也可充足覆盖,并分层关闭瘘口的口鼻腔侧组织,无张缝合。另外,此法术后骨面很少或没有暴露,因为腭部垂直向软组织量变为中线向组织的延伸量,腭部软组织瓣可充分覆盖骨面,但在腭穹窿部,骨面与口腔侧软组织间残留了死腔。推荐在腭瘘大于等于5 mm时,选用Bardach(两瓣)腭裂修复术。此法最主要的优点是能剥起大的组织瓣,其移动度更好,允许直视和鼻腔侧黏膜的关闭。经过比较,在理论上,Langenback法的优点是形成两蒂组织瓣,血供通过瓣前后的蒂部供应软组织瓣。前方蒂部提供附加的血运,但也导致瓣的移动度减少和鼻腔侧组织显露变差。由于这个原因,将Langenback法用于仅有小的硬腭处瘘口的修复。

大的腭瘘(>1.5 cm)存在时,要成功地封闭瘘口,则需邻近瓣补充足够的软组织。硬腭后缘与软腭间的腭瘘,可用改良腭裂修复术结合蒂在上方的咽后壁瓣封闭。腭部黏骨膜瓣翻起和鼻腔侧黏骨膜瓣剥离后,制备咽后壁瓣,将咽后壁瓣的软组织切缘与腭瘘的鼻腔侧创缘相对,封闭瘘口鼻腔侧。应用这种方法,可补充足够的组织量,无张关闭大的腭瘘。腭瘘位于硬腭的前部2/3时,可选用蒂于前方的舌背黏膜瓣。首先,瘘口鼻腔侧衬里用翻转的黏骨膜瓣多重间断缝合;接下来,制备蒂于前方的舌瓣,约5 cm长,宽度是舌体宽度的 1/3~2/3,舌瓣术后 2 周二次手术断蒂。手术断蒂时,需要鼻腔插管麻醉,因舌体与腭部缝合在一起,限制了正常插管的视野。断蒂后,与舌体相连的断端游离后重新复位缝合。在唇腭裂治疗的文献中,也有介绍蒂于侧方和后方的舌瓣方法。但是认为蒂于前方的舌瓣,患儿最易耐受,允许术后舌体在最大范围活动,降低了舌瓣从腭部受区撕裂的风险。

腭瘘通常是因为口腔黏膜和鼻腔侧黏膜重新生长在了一起,但这只是个表象,实际问题是没有足够有力的组织将口腔黏膜和鼻腔黏膜分开。现实生活中的上腭外伤,只要不是贯通伤,伤口都能长好,不会发生腭瘘,所以腭瘘的修复中只要能够让这两侧黏膜分开,就可以修复或防止腭瘘了。脱细胞真皮的填充就是利用了这个原理,脱细胞真皮起到阻隔作用,即使两侧黏膜裂开,也不会轻易的融合形成瘘。

(陈建兵)

第八节　唇腭裂的正畸治疗

一、婴儿期的术前鼻齿槽塑型术

唇腭裂孩子不仅存在着唇裂和(或)腭裂,而且还伴发着鼻畸形及颌骨畸形。唇裂和腭裂需要外科手术才能修补,但鼻畸形、颌骨畸形在出生早期便可进行干预,以减小畸形程度和诱导颌骨的正常发育。

现代唇腭裂术前正畸概念是由 McNeil 在 1950 年提出的,他认为唇裂修复以后上颌内缩不可避免,因此应在唇裂手术前矫形并保持骨段位置。他采用的术前正畸装置有整块腭护板和分块腭护板两种形式。之后的 40 年里又相继出现了多种技术,但都未包含矫正鼻软骨畸形技术,直到 1993 年由 Grayson 等提出的术前鼻牙槽塑型技术(PNAM)才弥补了这一不足。Grayson 等在传统的腭护板的前缘引出鼻塑型架,解决了这一问题,形成了我们现在用的鼻齿槽塑型矫治器(腭护板)(图 3-2-8-1)。

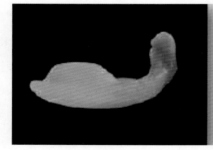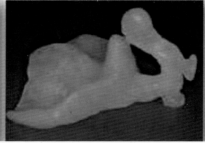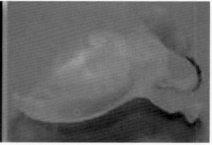

图 3-2-8-1　腭护板

鼻齿槽塑型矫治器是在传统的腭护板上连接鼻塑型支架,用以推高鼻软骨,延长鼻小柱的长度;口内的腭护板可以通过对基托的重衬和缓冲来缩窄腭部裂隙,纠正牙槽骨的形态,重塑正常的马蹄形牙弓,另外还可以封闭相通的口鼻腔,有利于婴儿喂养。

1. 术前鼻齿槽塑型术　即利用鼻齿槽塑型矫治器重塑鼻和齿槽的形态,同时配合口外唇部粘贴弹性胶带,缩窄唇腭部的裂隙,纠正前突和上翘的前颌骨,减小了组织的张力,为后续的唇腭裂修复手术创造条件,降低手术的难度,减少因裂隙过大导致术后张力过大而引发创口复裂的可能性。

PNAM矫治时机:出生后尽早开始。因为新生儿时期细胞间质中的透明质酸浓度高,使鼻软骨具有高度的可塑性。

2. 乳牙期正畸治疗　待乳牙全部萌出,应检查记录患儿的牙齿发育情况,并对家长进行口腔卫生宣教,预防龋齿。对下颌有功能性移位的唇腭裂患儿,乳牙期必须进行治疗。畸形常表现为前牙或后牙的反𬌗以及裂隙处牙齿的扭转和错位,如错𬌗程度较轻,没有𬌗干扰,一般可以暂时观察,不作处理;如果存在𬌗干扰可采用简单的活动矫治器如斜面导板矫正器,解除干扰。后牙反𬌗常用上牙弓扩弓方法矫正。前牙反𬌗可用上颌𬌗垫矫正器加上前牙的舌簧。

3. 替牙期唇腭裂患儿的正畸治疗　替牙期主要对患儿牙齿发育萌出及全身的发育情况进行评估,确定下一步矫治开始的时间和具体矫治顺序。替牙期是唇腭裂正畸治疗的关键时期,牙槽突裂植骨术前正畸治疗、上牙弓狭窄的扩弓治疗、上颌骨发育不足的早期生长控制等,均在该时期进行。但是这三种治疗的先后顺序目前尚存在争议。有的观点主张植骨前先扩弓、前方牵引纠正反𬌗,持这一观点的学者认为植骨前扩弓较植骨后扩弓简单,裂隙的扩大有利于植骨手术的操作,而植骨又有利于维持扩弓的成果。另外一种观点则认为扩弓应于牙槽突植骨术后进行,因为对于唇腭裂患儿植骨术前的扩弓只是扩大了原有的裂隙,而没有打开腭中缝,所以并没有实际的骨沉积和骨量的增加;而植骨后再扩弓,可以有效打开腭中缝,进一步出现腭中缝骨质的沉积,有利于扩弓的稳定;植骨后再扩弓,扩弓产生的机械刺激力可以有效缓解植骨区牙槽骨的吸收,有利于扩弓后疗效的维持。临床常采取先植骨,植骨术后3个月,临床和X线检查确认牙槽突植骨成功后,再进行扩弓和前方牵引,然后进行综合的固定矫治,配合Ⅲ类颌间牵引,取得了咬颌及美观效果。有时也会采取后植骨的程序。如裂隙两侧牙弓塌陷严重,裂隙两端的牙槽骨对合严重不良,呈严重的重叠状态,难以通过植骨术前的固定正畸纠正,此时如植骨,牙弓形态恢复差,术后再扩弓难度更大,这种情况需术前行四眼扩弓簧等高效的扩弓装置扩弓后再植骨。临床可以根据患儿的畸形情况、就诊时的年龄、牙齿及颌骨发育情况等来设计具体的治疗顺序。

(1) 牙槽突植骨术前正畸:唇腭裂患儿尤其是完全性唇腭裂患儿常合并牙槽突裂。牙槽突裂植骨术是唇腭裂序列治疗的重要组成部分,主要是为了恢复牙槽骨的完整性,为尖牙的萌出和正畸移动裂隙两侧牙齿创造条件,同时又增加鼻翼基底的骨支撑。目前多数学者认为9~11岁、恒尖牙牙根已形成1/3~2/3,且尚未萌出前为最佳植骨时机,该期植骨有利于尖牙的萌出。

牙槽突裂的患儿常表现为裂隙两侧牙槽突对合不良形成重叠或产生台阶;前牙舌倾、裂隙两侧的牙齿扭转,向裂隙侧倾斜和移位,导致植骨手术视野暴露差,翻瓣困难,术中难以将植骨材料完全充填至裂隙中;另外双侧唇腭裂患儿前部牙槽突的活动也不利于新骨的成活。所以为方便植骨手术的操作及提高植骨的成功率,有些患儿应进行植骨术前正畸。术前正畸通常需要半年至1年,一般于8~10岁开始,根据错𬌗的具体情况可采用固定矫治器或活动矫治器,纠正倾斜扭转的前牙,扩大植骨间隙,整平裂隙两侧的牙槽突。

术前正畸结束后,单侧唇腭裂可以用细丝保持后手术,而双侧唇腭裂则应用较硬的粗丝保持,起固定裂处骨段的作用,以利于植骨后的愈合。

(2) 上颌扩弓和前方牵引:唇腭裂患儿常有上牙弓狭窄和上颌发育不足,表现为严重面中份凹陷,骨性反𬌗,上前牙舌倾,前牙及后牙反𬌗,严重影响美观。而且随着生长发育,颌骨关系的不调逐渐加重。替牙期处于小儿生长发育的高峰期,是骨性生长控制的最佳时期。临床可以通过上颌扩弓和前方牵引纠正唇腭裂的上牙弓狭窄和上颌发育不足。

上颌扩弓常用螺旋扩弓器快速扩弓或四眼圈簧扩弓技术,因为唇腭裂上牙弓常有不对称性狭窄,所以也有学者采用不对称的扇形扩弓技术。前方牵引是治疗唇腭裂术后上颌发育不足的有效手段,通过促进上颌及上颌牙弓的前移、下颌后下旋转及下前牙的舌向移动解除前牙的反𬌗、改善面中部的凹陷。早期前方牵引矫治可以恢复患儿正常的口颌系统功能,为患儿颌骨继续生长发育创造有利的功能环境,同时也有助于缓解由于面部发育异常而带来的心理问题。

临床上我们常用口内螺旋快速扩弓矫治器联合口外面具式前方牵引矫治器。螺旋扩弓器每天 2 次,每次打开 1/4 圈;扩弓 1~2 周后,开始前方牵引,采用每侧前牵的力量 4.9 N(500 gf)左右,方向为𬌗牙合平面下方 15°~30°。前方牵引配合后期的固定矫治,可以使轻至中度的唇腭裂骨性Ⅲ类错𬌗得到较好的矫治。

4. 恒牙早期唇腭裂的正畸治疗 经过替牙期的正畸治疗后,多数患儿的面型得到很大的改善,这时需要对畸形的程度及患儿和家长对美观的要求做一个评估,如果经前方牵引后效果不理想,仍有较严重的反𬌗,而且患儿对美观的要求较高,又能够接受手术,则暂停治疗,待成年后正畸正颌联合治疗;如反𬌗已纠正或仅存轻度的反𬌗,可开始恒牙期的综合正畸治疗。一般采用固定矫治器,可以结合Ⅲ类颌间牵引,必要时配合拔除下颌牙齿来进一步排齐整平牙列,纠正Ⅲ类𬌗关系。唇腭裂患儿正畸拔牙设计中应注意上颌尽量避免拔牙,牙量的减少不利于上颌骨的发育。即使有些错位的过小畸形的牙齿,经扩弓和植骨后也可以移动入牙弓,然后通过修复的方法恢复外形,获得良好的咬颌关系和美观效果。

另外,唇腭裂患儿正畸治疗过程中,健康的牙体及牙周对牙弓及颌骨的正常发育,以及植骨手术的成功和正畸治疗的顺利完成至关重要。正畸复诊时应经常对患儿及家长进行防龋宣教,注意检查患儿的牙体及牙周健康状况,如有问题及时向小儿牙科转诊。治疗过程中还应注意对患儿及家长的心理疏导,有利于促进患儿的身心健康,并提高患儿与医生的配合程度,保证治疗顺利完成。

(丁桂聪)

参考文献

[1] 黄洪章. 颅颌面外科学[M]. 北京:科技文献出版社,2005.

[2] 邱蔚六. 口腔颌面外科学[M].6 版. 北京:人民卫生出版社,2008.

[3] 宋儒耀. 唇裂与腭裂的修复. 4 版. 北京:人民卫生出版社,2003.

[4] 马莲. 唇腭裂与面裂畸形[M]. 北京:人民卫生出版社,2011.

[5] Bernheim N, Georges M, Malevez C. et al. Embryology and epidemiology of cleft lip and palate. B - ENT, 2006,2Suppl 4:11 - 19.

[6] 范存晖.生长发育期唇腭裂患儿的序列正畸治疗[J].《中国实用口腔科杂志》,2015,3:133.

第九节 腭裂术后的语音训练

一、语音训练的概念

简单的讲语音训练就是教患儿如何说话,由于患儿腭部解剖结构的异常,本来很自然的事情就需要关注了。语音训练主要训练腭部肌肉的力量和发音的方式,教患儿如何运用肌肉。

腭裂术后就完成了上腭部大体结构的完整,肌肉连接的形成,然而,肌肉的灵活运用需进一步的训练才能达到理想的术后效果。所以术后的语音训练是非常有必要的。

二、腭裂的语音特点

(一) 语音训练的时机

腭裂患儿由于语言能力的下降,每次进行语言交流时都意味着暴露自己的生理不足而产生巨大的心理压力,导致自卑、倔强、孤僻的个性。患儿防御心理越强,在语音训练中的配合就越差,年龄越大,越不易纠正其错误发音习惯。因此,尽早获得语言训练至关重要。一般宜在腭裂修复术后 2~3 个月即开始,因此时手术局部肿胀已基本消退,缝线已自行脱落或拆除,上腭的知觉开始恢复。但是,应注意术后患儿仍有可能存在腭咽闭合不全或分泌性中耳炎。前者必须进行二期咽成形术,后者则由于腭帆张肌、腭帆提肌的附着与走向异常影响咽鼓管的正常开闭功能,逐渐造成鼓室内黏膜血管通透性增加,鼓室内浆液积聚。后期(术后>3 个月),病变的黏膜分泌黏稠的液体,致使患儿听力下降而影响语言获得的准确性。此时须进行鼓室置管术后方能有效地进行语音训练。

(二) 确定语音训练计划

语音训练前,熟悉患儿病史,对语音情况进行全面检查,以明确诊断,确定训练计划。语音训练是一个较长的治疗过程,一般分为三个阶段① 练习音素、音节、双声词的发音,直到能正确发音,练习时间 3~4 个月。② 练习短语、短文,让患儿唱歌谣、讲故事,以慢而发音准确为原则,练习时间 2~3 个月。③ 逐渐向正常语速过渡,最终形成正常交流的标准语音。在整个训练过程中,要求患儿来院接受训练,1~2 次/周,每次 1 小时左右;在家中训练,1 次/日,每次>1 小时。

(三) 腭裂语音的特点

腭裂语音的特点主要包括残缺,代偿和干扰,通常是由于腭裂术后患儿口腔内能量不足,分布不合理引起的。残缺为除"M,N"外辅音遗漏,元音微弱。代偿发音是由于腭咽闭合不全,用其他方式进行代偿,通常用喉音和送气的方式代偿。同时受到其他部位的干扰导致发音质量下降,多为鼻音和噪音干扰。主要的构音错误包括声门爆破音、声门擦音、咽擦音、咽塞擦音、鼻后擦音、腭中爆破音、鼻音成分、鼻音替代、腭喀嚓音。

三、腭裂术后语音训练的前期准备

首先腭裂手术后腭部结构大体完整,没有明显的腭漏,没有明显的软腭异常,悬雍垂结构良好。完整的解剖结构是语音训练成功的重要保证。其次患儿年龄,年龄过小沟通困难,年龄过大,发音习惯纠正较为困难。腭裂患儿的听力障碍也会影响腭裂患儿的发音功能。

四、语音训练的训练过程

(一)与患儿建立良好的伙伴关系

由于腭裂患儿固有的病态心理,在语音训练前必须采取激励措施激发患儿的兴趣,如结合手术治疗情况鼓励、表扬患儿在其过程中的勇敢表现与良好配合;与患儿玩游戏;赠送小礼品等。与患儿建立良好的伙伴关系,以便更好地进行有效的语音训练。

(二)设置趣味、娱乐性训练课程

1. 康复锻炼

(1)强化腭咽闭合功能训练:练习增加口腔压力,腭咽闭合锻炼,抬高软腭,悬雍垂,增加肌肉力量,可于术后1月开始锻炼。具体有:① 吹口哨,吹气球,吹羽毛、棉花、纸片等轻质物品,比谁吹得高,为增加美感或适宜于童心,可将其材料染成各种颜色;② 吹火柴、蜡烛,看谁吹灭的数量多;③ 用吸管吹水或肥皂泡;④ 进行吹气球、口琴、口哨等比赛,以提高患儿的训练兴趣。

(2)唇舌运动的练习:唇的练习① 涂口红法,用口红涂双唇,张大口将唇印在纸上,看谁的嘴印最大;② 闭唇练习,双唇互相挤压,屏气咬住一纸片或布条,看谁能咬紧,以不使纸片或布条抽取下来为胜;③ 噘嘴唇做吹口哨动作等。舌的练习① 将患儿喜欢吃的食物涂在嘴唇或嘴角两侧,嘱其用舌舔吃。② 嘱患儿舔食棒棒糖、冰淇淋等。

2. 语音练习的内容

(1)语音不良习惯的矫正训练:腭裂患儿通常在1岁左右开始说话,手术已经完成,但由于解剖结构和发育的异常,语音的条件反射不易建立,同时还有各地语言的差别,导致患儿有不良的发音习惯,此时需要一对一的口型训练。

(2)腭咽闭合功能训练:一般在术后3~4周开始,具体方式是局部软腭按摩,使瘢痕软化,做干呕,打呵欠,和高声发"啊"音,以训练软腭的抬高运动,唇舌和下颌做多方运动,以训练唇舌和下颌在语音活动中的协调性,口腔内鼓气增加口腔内气压,同时训练腭咽闭合训练。

(3)语音呼吸节律训练:通过吸吹的变换,频率的变换进行训练,具体方式可通过吹气球等方式进行。

(4)语音技能发育训练:语音是一个复杂的功能系统,口,腭,咽喉只是发音的一部分,语音缺陷的个体差异,地域差异很大。① 语音基本要素的训练:学习发辅音时,专家建议根据塞音、鼻音、边音、擦音和塞擦音的顺序,生理次序为[M]、[B]、[P]、[W]、[H]、[N]、[I]、[D]、[K]、[G]、[NG]、[J]、[CH]、[F]、[L]、[R]、[SH]、[Z]、[S]。② 单词和语句的训练:在掌握基本拼音字母和单字拼音后,可以开始简单的单词和语句学习训练,逐渐加长句子和增加难度,速度来完成学习。学习过程相对枯燥,可以用一些小儿喜欢的诗

歌,歌曲等增加兴趣。

五、训练术后的评价

(一)评价的分类

语音训练如何评价,事关重要。评价包括客观和主观评价。客观评价用专业仪器进行测量,用数据评价效果,主观指周围人的听觉感受。仪器检查通常是吹气法,冷镜法,漏气仪,鼻听管检查法,呼吸流量计法。

(二)效果评价

1. 影像学检查的评价,通过 X 线,CT 和三维重建进行测量,评价效果。

2. 鼻音计,通过分析共振能量的输出,反映患儿发音的鼻音化程度,将受试发音者口腔鼻腔的能量分别收集,然后通过电子声音转换器的滤波和数字化进行换算,正常人 25% 左右,腭裂患儿增高。

3. 压力气流测定,通过口鼻腔压力的收集,计算口鼻腔压力之差同时收集鼻腔气流量,计算出腭咽开口的面积大小。口鼻腔气流压力和腭咽开口面积的关系评价。

4. 鼻咽部纤维内镜评价,观察腭咽的冠状,环状和矢状闭合进行评价可以和 X 线相结合找出闭合不全的原因,同时可以录像,进行前后对比。

5. 语图仪,数字化的分析,动态音频频谱分析仪,把声音信号转变成可见的图谱,从频率,振幅和时间等物理参量及三者的动态关系,了解声音信号的声学本质。

(陈建兵　陈海妮)

参考文献

[1] Lee JS, Kim JB, Lee JW, et al. Factors prognostic for phonetic development after cleft palate repair. J Craniomaxillofac Surg. 2015 Oct;43(8):1602 - 1607. doi:10.1016/j.jcms.2015.06.045. Epub 2015 Jul 18.

[2] Spruijt NE, Beenakker M, et al. Reliability of the Dutch Cleft Speech Evaluation Test and Conversion to the Proposed Universal Scale. J Craniofac Surg. 2018 Mar;29(2):390 - 395. doi:10.1097/SCS.0000000000004261.

[3] Jiang C, Whitehill TL, McPherson B, et al. Consonant accuracy in Mandarin-speaking children with repaired cleft palate. Int J Pediatr Otorhinolaryngol. 2015 Dec;79(12):2270 - 2276. doi:10.1016/j.ijporl.2015.10.022. Epub 2015 Oct 30.

第三章
颈部先天性畸形

颈部是人体重要且特殊的部位,此处包含气管、食管、颈部的动静脉及颈椎脊髓。而颈部的先天性畸形可影响相应的生理功能和外形,需要手术整复。本章将介绍先天性蹼颈畸形、先天性肌性斜颈、颈正中裂畸形等。

第一节　先天性蹼颈畸形

蹼颈(webbed neck)是一种先天性的颈部发育畸形,常见于 Turner 综合征和 Ulrich - Noonan 综合征,临床表现为两侧颈部的皮肤和皮下组织呈蹼状增宽以及内脏的各种综合畸形。该病于 1883 年由 Kolylinski 首先报道。1902 年 Funke 将 Turner 报告的一种好发于女性的综合征,包括蹼颈、发育幼稚和肘外翻,称之为 Turner 综合征。之后又发现这些患儿卵巢先天性缺如,约 80% 染色质阴性或是缺乏典型的染色质。

一、病因

Turner 综合征患儿只有 45 条染色体,即 44 条常染色体和 1 条性染色体。其发病机制为双亲配子形成过程中的不分离。其中约 75% 染色体丢失发生在父方,约 10% 染色体丢失发生在合子后早期卵裂时。这些女性患儿呈典型的侏儒状,可有蹼颈、短而宽的发际、蹼肘、蹼膝、内眦赘皮、下颌畸形、指甲异常、主动脉缩窄、原发性高血压、四肢淋巴水肿、月经延迟等现象。而男性患儿仍有 46 条染色体,内有性染色体 XY。

二、临床表现

蹼颈临床表现为颈短而宽,在颈的两侧从乳突起至肩峰形成两片纵形蹼状皮膜,由两层皮肤和一层纤维结缔组织构成。颈的左右旋转略受限制。颈后发际低且宽，平肩部，颈蹼上生有较多毛发，尤以蹼的后面为甚（如图 3-3-1-1）。而颈前部的蹼颈非常罕见，患儿在正中颏下部生成蹼颈，并合并有下正中裂或颈前中线裂。

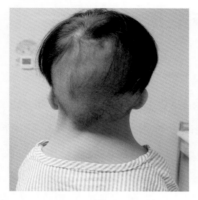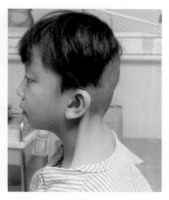

图 3-3-1-1　蹼颈的临床表现

三、诊断与鉴别诊断

蹼颈的诊断除典型临床体征外，同时要求做颊黏膜涂片检查核染色质，染色质呈阳性的 Turner 综合征患儿，可为男性或女性，核染色质正常，染色体显性，患儿的身材一般较矮小。

四、治疗

蹼颈的治疗目前以手术治疗为主，对青春期的患儿可以给予雌激素或重组人生长激素治疗。

1. 手术方法

（1）双侧颈部连续多"Z"形法：先切除低宽的后发际颈蹼和皮下多余软组织，再于其上做连续的"Z"字整形术治疗蹼颈畸形，尽量将多发区皮瓣转移到颈后方、少发区皮瓣转移到颈前方。

（2）颈后多"Z"字整形术：在颈后区，菱形切除多余的皮肤，对齐后，做多个"Z"字整形。使两侧蹼颈的蹼消失。如图 3-3-1-2。

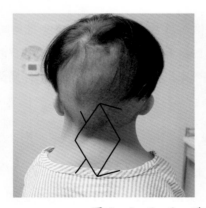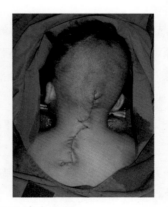

图 3-3-1-2　蹼颈的手术方法

（崔　杰）

第二节 先天性肌性斜颈

先天性肌性斜颈(congenital muscular torticollis，CMT)是一侧胸锁乳突肌发生纤维化挛缩而导致头部持续性向患侧倾斜、颈部扭转、面部及下颌偏向健侧的一种常见病。若患儿早期未得到合理有效的治疗，头面部畸形随其年龄增长逐渐加重。早在1838年，Stromeyer就提出该病是由于婴儿在产程中损伤胸锁乳突肌，并在肌肉中形成血肿，之后血肿机化所致。目前多数学者仍认同他的观点。也有研究报道称肌性斜颈患儿的伴发畸形发生率较高，因此本病也可能与基因因素、遗传因素或先天畸形有关。

一、临床表现

先天性肌性斜颈是一种以头部向肩部倾斜、颈部旋转或面部肌肉变形为特征的一种先天性或获得性畸形，以胸锁乳突肌挛缩为特征。婴儿出生后2～3周头部往往偏向患侧，向肌肉短缩侧倾斜，下颌旋向对侧可扪及胸锁乳突肌肿块，呈梭形，有的有压痛，牵扯颈部时有痛苦表情，肿块可逐渐缩小，2～6个月则渐消退。若未及时治疗，则可能出现颈椎继发性畸形，患侧胸锁乳突肌僵硬短缩程度不一，影响面部美观并导致颈部功能异常。

二、诊断与鉴别诊断

婴儿出生2周内在一侧的胸锁乳突肌上发现坚硬的椭圆形包块，边界清楚，无红肿热痛，患侧胸锁乳突肌变短，失去弹性。2～4周后，包块逐渐增大，在4～8个月时，多数颈部肿块逐渐消退，直至完全消失。少数患儿延误治疗后患侧胸锁乳突肌短缩，肌肉逐渐纤维化挛缩硬化，形成颈旁硬的束状条物，头部因挛缩肌肉的牵拉形成典型的斜颈。

鉴别诊断包括：① 先天性颈椎发育畸形，可行颈椎X线片或CT排除颈椎半椎体畸形、颈椎间融合、齿状突畸形等。② 眼性斜颈可被动或随意变更头的位置，颈部无胸锁乳突肌硬结，头位垂直时可出现复视。遮盖患眼后斜颈可纠正。③ 继发性斜颈发病急促，多有颈部受寒、颈椎感染、外伤等原因，伴局部明显压痛。

三、治疗

本病的治疗主要分为保守治疗与手术治疗。从新生儿期即可进行手法治疗，但一般采用保守治疗，如推拿、理疗和手法矫正等，促进胸锁乳突肌血肿或包块的吸收，防止纤维挛缩。通过头部向健侧旋转和后伸，每天至少3次，每次矫正30次以上。挛缩的胸锁乳突肌完全松解需要6个月左右的时间。也有报道用激素治疗斜颈，认为激素能改善局部毛细血管通透性，抑制纤维细胞增生及肉芽组织形成，减轻粘连，促进包块吸收。也有学者称磁疗、音频电疗等物理疗法局部产生机械振动，可促进血液循环，改善局部供氧，使挛缩包块软化吸收。

当年龄超过一岁，或斜颈程度较重，且通过推拿理疗等保守治疗无效的患儿，则需要尽早采取手术治疗。

手术治疗主要包括胸锁乳突肌下端切断术及胸锁乳突肌延长术。胸锁乳突肌下端切断术：于患侧胸锁乳突肌锁骨头与胸骨头处切开颈阔肌，将胸锁乳突肌的锁骨头和胸骨头切断并向上分离，松解挛缩组织，将该肌肉上端切断，使头部能在无张力情况下转向正中；术中应避免损伤局部主要血管、神经、淋巴管等组织；术毕充分止血后只缝合皮肤。胸锁乳突肌延长术：于患侧胸锁乳突肌锁骨头与胸骨头处行"Z"字成形术切口。切开显露胸锁乳突肌两下端后，从其中部水平方向纵形分成两条肌束，上束在胸锁乳突肌中、下 1/3 部位切断，下束在胸锁乳突肌下段与肌腱交界部切断。松解所有挛缩的筋膜后，将自然回缩的两束断端在无张力下"Z"形缝合，彻底止血后缝合皮肤。

（崔　杰）

第三节　颈部先天性囊肿

一、鳃裂囊肿

鳃裂囊肿是胚胎发育异常而形成的囊肿，囊肿继发感染破溃后，可长期不愈，形成鳃瘘，其可发生于任何年龄，以小儿、青少年多见，男女发病无明显差异，多为单侧发病，双侧发病少见。

（一）病因

人体胚胎第 4 周时，由中胚层、外胚层、内胚层逐渐演化形成鳃弓、鳃沟及咽囊，鳃沟与咽囊结构邻近，之间少量充质形成鳃膜。鳃弓、鳃沟、鳃膜与咽囊统称为鳃器。胚胎发育 4 周以后，这些鳃器将演化形成颜面颈部的各种结构与器官。鳃裂囊肿的病因学仍有争议，但目前大多赞同下列学说：① 鳃器上皮细胞的残留；② 鳃沟闭合不全；③ 鳃膜破裂；④ 鳃器发育异常；⑤ 颈窦存留；⑥ 遗传因素。

鳃裂囊肿根据起源及发生部位不同可分为第 1、2、3、4 鳃裂囊肿。其可发生于颈部的任何部位，通常将一侧颈部分为上、中、下 3 区，第 1 鳃裂囊肿位于下颌角水平以上及腮腺区；第 2 鳃裂囊肿位于肩胛舌骨肌水平以上者；第 3、第 4 鳃裂囊肿位于颈根部。其中以第 2 鳃裂囊肿最多见。

（二）临床表现和鉴别诊断

鳃裂囊肿主要表现为颈侧胸锁乳突肌前缘深处或腮腺区无痛性囊性肿块，类圆形，界限清晰，活动度好，质地中等或偏软，较大者有弹性或波动感，无压痛，与皮肤无粘连。若囊肿继发感染则表现为肿块迅速增大、发红、疼痛或伴淋巴结肿大及发热等，可引起咽痛、吞咽困难及神经痛、声音嘶哑等，如图 3 - 3 - 3 - 1。

鳃源性囊肿需与以下疾病相鉴别：淋巴管瘤、淋巴结炎、淋巴结核、腮腺囊肿、甲状舌管囊肿、颈动脉体瘤、颈部转移癌、颈部皮样囊肿、神经鞘瘤及囊状淋巴结转移瘤等。

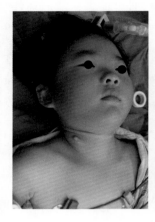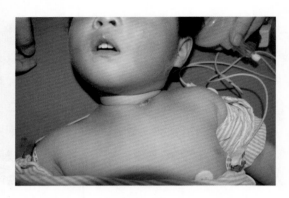

图 3-3-3-1 鳃裂囊肿的临床表现

（三）治疗

手术治疗仍然是鳃裂囊肿的主要手段,针对不同的鳃裂囊肿术式不尽相同,当然不管是第几种囊肿都需要完整切除干净,预防复发。

二、甲状舌骨囊肿

甲状舌骨囊肿是最常见的颈部先天性肿物,占原发于颈部肿物的 40%,占先天性颈部疼痛的 70%,以小儿和青少年多见,亦可见于成人。

（一）病因

甲状腺由源于胚胎早期舌前后肌群间的内侧甲状腺始基逐渐向颈部尾侧移行,并与第 4、第 5 咽囊形成的甲状腺外侧始基融合形成。甲状腺通过向下移行,经过舌骨到达正常解剖位置。内侧甲状腺始基在向下移行过程中在近端形成甲状舌管。在胚胎第 6 周时,甲状舌管开始退化,第 8 周时甲状舌管完全消失,若未完全消失,则可形成甲状舌管囊肿或瘘管。囊肿可发生于颈部沿着甲状舌管的任何部位移行,据文献报道,60% 甲状舌管囊肿与舌骨相连,24% 位于舌骨与舌之间,13% 位于舌骨与甲状腺锥状叶之间,还有 3% 位于舌内。囊肿感染破溃可形成瘘管。

（二）临床表现和鉴别诊断

甲状舌骨囊肿及瘘管绝大多数位于颈部正中,也有少部分略偏于一侧。囊肿或瘘口的高度可发生于舌盲孔至胸骨上切迹之间中线的任何部位,但 85% 发生于甲状舌骨膜处。肿块大小不等,个别较大的直径可达 2.5~3 cm,生长较缓慢,表面光滑,质地软,有波动感,可随吞咽及伸舌运动上下移动,一般无任何症状,囊肿如较大可有颈前紧迫感等。若发生感染,表现为疼痛、皮肤发红、破溃伴有脓性分泌物流出,逐渐形成窦道,即甲状舌骨瘘。

此病需与异位甲状腺、皮样囊肿、鳃裂囊肿、肿大的淋巴结及淋巴管瘤等疾病相鉴别。

（三）治疗

手术切除囊肿是治疗甲状舌骨囊肿的主要方法,切除范围包括颈前囊肿及瘘道、舌骨中段及舌骨与舌盲孔间的残余上皮管道组织,防止复发是手术的关键。

三、气管源性囊肿

（一）病因

气管源性囊肿又称支气管源性囊肿，属非神经性上皮性囊肿，是由于胚胎期支气管系统发育异常而产生的囊性病变。原始前肠在胚胎发育第3～6周向腹侧中胚层生长出原始气管，并逐渐分支形成气管-支气管树。支气管树的异常发芽与支气管树相离断，离断后的萌芽随着生长发育而迁移。因发育阶段不同，病变可发生在不同部位。根据病变部位不同可分为纵隔型、肺内型和异位型。发生在甲状腺旁较少见，且表面有软骨覆盖更为少见。

（二）临床表现和鉴别诊断

此病多好发于小儿及青壮年。一般无临床症状，多在体检时发现。症状的有无和轻重随囊肿发生部位、大小及有无并发症不同。虽为良性，但有增大的倾向，易出现压迫症状，如喉返神经麻痹、吞咽困难、呼吸困难。若囊肿继发感染可有发热、咳嗽、咳痰、咯血等症状。如图3-3-3-2。

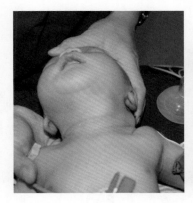
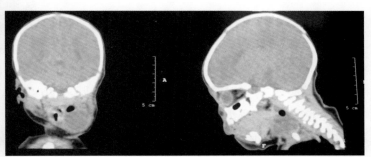

图 3-3-3-2　气管源性囊肿的临床表现和 CT 显示：CT 显示有气液面

镜下观察：不与支气管相通的为液性囊肿，称闭合囊肿；与支气管相通，可形成气液囊肿或含气囊肿，囊壁厚薄不均，内壁一般光滑，外壁可为结缔组织、弹力纤维、平滑肌、黏液腺、软骨等。

（三）治疗

主要的治疗方法是手术切除，切除肿物及囊壁，解除占位效应。对无粘连的部分，尽可能全切除，以防术后复发。

四、腮腺囊肿

腮腺囊肿是一种相对少见的唾液腺囊肿，约占口腔颌面部非牙源性囊肿的 9.7％。腮腺囊肿发生于腮腺筋膜内，但其组织学来源不局限于唾液腺组织。主要包括腮腺单纯囊肿、腮腺淋巴上皮囊肿及皮样或表皮样囊肿，其发病原因也各不相同。

（一）病因

单纯囊肿可发生于腮腺导管阻塞及腮腺慢性炎症等。淋巴上皮囊肿的发生原因尚不十分清楚，有可能与腮腺内淋巴增生导致导管梗阻有关,也可能与 EB 病毒、HIV 感染有关。皮样和表皮样囊肿的形成与先天发育异常及外伤有关。

（二）临床表现和鉴别诊断

腮腺囊肿多为无痛性肿大包块,囊肿均为圆形或椭圆形,质地软,有囊性感,表面光滑,包膜完整。由于囊肿内容物不同,囊肿壁透出暗紫或淡黄色光泽。标本剖面大多数为较大囊腔,囊壁薄厚不均,有的有乳头状突起,突向囊腔内。囊壁厚 2.0~5.0 mm 不等。多数为单囊,少数为多囊,根据 WHO 唾液腺肿瘤的组织学分类,腮腺囊肿属于瘤样病变。当囊肿发生感染时,可出现疼痛,界限不清,瘘管形成等症状,当肿物突然增大或出现明显疼痛时,应考虑癌变。

各类型腮腺囊肿的影像学表现相似,应注意腮腺囊肿与其他腮腺区良性肿瘤相鉴别。临床特征可呈多样性,细针穿吸活检可提高腮腺表皮样囊肿诊断的准确率。

（三）治疗

腮腺区肿物多为良性病变,但应给予足够重视,做到早诊断,早治疗。腮腺切除术是腮腺囊肿的有效治疗方式,术中须保留面神经。如囊肿较小,可行单纯囊肿切除术,既保留了腮腺功能,又很少涉及面神经,从而减少了术后并发症的发生。

五、唾液腺囊肿

唾液腺囊肿有腮腺囊肿、下颌下腺囊肿、舌下腺囊肿及黏液性囊肿四种,以后两者多见。黏液性囊肿为口腔黏膜小唾液腺导管阻塞后分泌物潴留而形成的浅表囊肿,即小唾液腺囊肿。小唾液腺囊肿在唾液腺囊肿中最为常见,多发生在小儿和青少年,而发生部位多位于下唇黏膜、颊部黏膜、舌尖和舌腹。

根据其病因及病理表现不同,唾液腺囊肿可分为外渗性囊肿及潴留性囊肿。由于轻度的外伤,使口腔黏液导管或腺体破裂,涎黏蛋白溢出到周围组织中形成无上皮衬里的外渗性囊肿,由于导管缩窄,或肿瘤、牙结石、损伤、寄生虫等造成导管阻塞所致,这种情况是一种间断的阻塞,在没有炎症时,导管的近心端腺泡扩张,形成潴留性囊肿。

手术切除是治疗唾液腺囊肿的有效方法。术后易复发,原因可能是缝合过程中造成新的腺体损伤及导管堵塞,此外,缝合后黏膜快速愈合,损伤的腺体未能及时形成瘘管,造成黏液潴留囊肿复发。有报道采取伤口旷置疗法可减少复发。此外还可使用碘酊注射治疗、微波热疗等。

（郭雪松）

参考文献

［1］王勇,张丽梅,史滨琦.23 例鳃裂囊肿的临床分析［J］.中国实用医药,2009,4(15)：104.

［2］邱蔚六.口腔颌面外科学［M］.北京：人民卫生出版社,2008,254.

［3］邱璇,张云山,贺声.彩色多普勒超声在诊断鳃裂囊肿中的应用［J］.海军医学杂志,2014,35(1)：16－18.

［4］吴阶平,裘法祖. 黄家驷外科学［M］. 第 5 版. 北京：人民卫生出版社,1994,864.

［5］Foley DS,Fallat ME.Thyroglossal duct and other congenital midline cervical anomalies［J］.Semin Pediatr Surg,2006,15(2):70-75.

[6] 黄选兆,汪吉宝,孔维佳.实用耳鼻咽喉头颈外科学[M].第2版.北京:人民卫生出版社,2010,608.

[7] Allard RH. The thyroglossal cyst[J].Head Neck Surg,1982,5:134-46.

[8] 李辉,李继红,周卫东,等.甲状舌管囊肿35例治疗分析[J].中外医学研究,2014,12(29):144-145.

[9] Shin NY,Kim MJ,Chung JJ, et al. The differential imaging featuresof fat containing tumors in the peritoneal cavity and retroperitoneum:the radiologic-pathologic correlation[J].Korean J Radiol,2010,11(3):333-345.

[10] Ohtsuka K,Hashimoto M,Suzuki Y. A review of 244 orbital tumors in Japanese patients during a 21-year peroid:origins and locations.Jpn J Ophthalmol 2005,49(1):49-55.

[11] 张康,蒋建华,李永强,等.延髓腹侧支气管源性囊肿1例[J].人民军医,2011,54(11):1009.

[12] Yen TL,Murr AH,Rabin J,et al. Role of cytomegalovirus,Epstein-Barr virus,and human herpes virus-8 in benignlymphoepithelial cysts of the parotidgland[J].Laryngoscope,2004,114(8):1500-1505.

[13] Marcello MS,Jee HP,Silviav,et al. Mucocele in pediatric patients:analysis of 36 children[J].Pediatric Dermatology,2008,25 (3):308-311.

第四节　颈正中裂畸形

颈正中裂极少见,迄今为止英文文献只有100多例的病例报道,国内只有几例报道。因此认识该病是有必要的。

一、病因

颈正中裂是一种先天性发育畸形,其发病机制目前并没有得到确切的证实。绝大多数观点认为与两侧鳃弓的中胚叶组织在中央沟处融合不良,即可导致产生颈正中裂等畸形。正常的胚胎发育过程中,在两侧鳃弓融合以前,中胚层组织需在其中间移行并将外胚层组织推向外侧,展平后覆盖颈部腹侧的裂隙。如果这个过程出现了断裂,就可能导致各种不同的缺损。

二、临床表现

本病常见于颈部中线,表现为纵行的皮肤及软组织缺损或者是条块状斑块。顶端可有皮肤乳头状突起,下端可见有一瘘管,时有清凉液体溢出。缺损区可见纤维组织条索或瘢痕,直达下颌骨正中联合部。

三、诊断与鉴别诊断

本病的诊断除典型的临床表现以外,术后的病理可观察到角质层增厚,生发层出现破坏,最恒定的表现是缺乏皮肤附件,皮下组织纤维化,甚至颈阔肌浅层也可被纤维组织取代。与颈正中裂相连的窦道或囊肿多为纤毛柱状上皮衬里,其下方有混合腺存在。

四、治疗

手术治疗是治疗该病的最有效方法。当前的治疗方式是建议尽早采取完整切除病变区域手术,尽可能降低此病对患儿颈部发育的影响。

1. 直接缝合法 最早的治疗是直接切除缺损,直线缝合,但都出现了瘢痕挛缩,且瘢痕加重现象。

2. "Z"瓣交错缝合术 Joseph 采用双反向 Z 成形皮瓣修复缺损,获得了明显的改善。切除所有纤维瘢痕组织及瘘管,直到气管前肌层,彻底松解。采用单个 Z 成形皮瓣修复缺损,Z 形跨过了颈部气管隆起。术后无瘢痕挛缩出现。

还有一种就是设计连续"Z"瓣交错缝合术口,这样可以有效防止术后瘢痕挛缩,影响颈部美观及活动。

南京儿童医院在早期采用双反向 Z 成形皮瓣修复缺损,但在颈颌角处仍出现轻度的瘢痕挛缩。可能跟缺损下瘢痕组织未完全切除和多个小 Z 改形未跨过颈部气管隆起有关。现在采用切除完全"Z"瓣交错缝合术,可以减少瘢痕的挛缩。

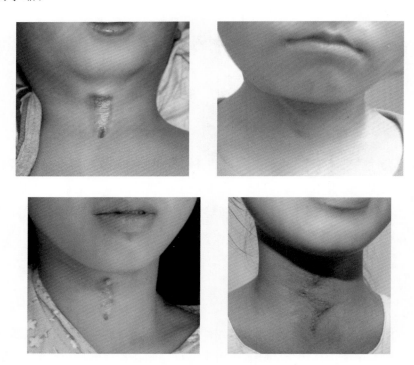

图 3-3-4-1 颈正中裂的手术方法

(沈卫民)

参考文献

［1］ Richard A，Justin S，Lester S. Congenital midline cervical cleft.Cleft Palate-Craniofac J,2007,44(1)：98－101.

［2］ 董玉英,黄振东,祝光仪. 先天性鳃源性颈正中裂和囊肿 1 例.中国眼耳鼻喉科杂志,2002,2(1):46.

［3］ Genc A，Taneh C，Arslan OA，et al. Congenital midline cervical cleft：a rare embryopathogenic disorder. Eur J Plast Surg,2002,25(1):29－31.

［4］ Richard O，Anthony L. The congenital cervical midline cleft. Case report and review of literature.Br J Plast Surg,2005,58(3):399－403.

［5］ Gargan TJ，McKinnon M，Mulliken JB. Midline cervical cleft. Plast Reconstr Surg,1985,76(2)：225－229.

［6］ Kececi Y，Gencosmanoglu R，Gorken C，et al. Facial cleft no. 30. J Craniofac Surg,1994,5(4):263－264.

［7］ Joseph L，Pravin K. Double-opposing Z-plasty for correction of midline cervical web.J Craniofac surg,2003,14(5):774－778.

第四章
胸腹体表先天性畸形

第一节　胸骨裂

正常胸骨起源于中胚叶侧板的两侧胸骨索,在腹面自上而下地相互融合而成,当胚胎发育至第8～9周时,两侧胸骨索延缓靠合或难以相互融合,出生后即成为各种程度胸骨裂,有时可伴有完全或不完全异位心。

一、分型

本病多数发生在肋骨上方(头端)或剑突以外的上中部,甚至完全分裂,缺裂呈 U 字形或 V 字形,宽为 3 cm 以上,下达第 3～4 前肋间,有的胸壁缺损区有皮肤遮盖、表皮完整、胸膜完整、皮肤肌肉正常,故可看到心跳搏动。当患儿做啼哭动作和屏气动作时,缺损部隆起,裂畸形明显。1990 年 Shamberger 和 Welch 将胸骨裂分为四种类型:胸骨裂合并胸部异位心、颈部异位心、胸腹部异位心和单纯胸骨裂,后者心脏位置正常,有完整的心包,表面有完整的皮肤覆盖。Eduarodo 将胸骨裂分为完全性和不完全性,后者按病变部位,又分为上部、中部和下部三型(图 3 - 4 - 1 - 1)。

二、临床表现

根据分型,可以了解其临床表现出生后发现在肋骨上方(头端)或剑突以外的上中部,甚至完全分裂,缺裂呈患儿 U 字形或 V 字形,有的胸壁缺损区有皮肤遮盖、表皮完整、胸膜完整、皮肤肌肉正常,故可看到心跳搏动。当患儿啼哭动作和屏气动作时,缺损部隆起,裂畸形明显。患儿也可有皮肤缺损,仅一层羊膜覆盖,能看到心脏裸露在胸外。最常见的畸形表现为自胸骨柄至第 3～4 肋的胸骨呈 U 形缺损,胸锁关节外移,但锁骨的长度正常;缺损边缘是软骨成分,相当于两侧胸骨的原基组织(图 3 - 4 - 1 - 2)。

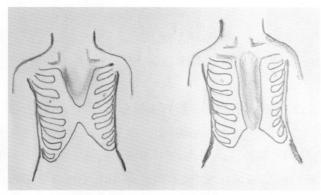

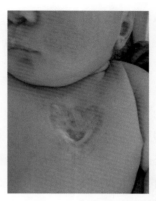

图 3-4-1-1　胸骨裂的分类　　　　图 3-4-1-2　胸骨裂的临床表现

三、诊断

通过病史和临床表现可以诊断,但具体分型就需要做 CT 检查,以明确胸骨裂的类型从而指导治疗(图 3-4-1-3)。此外,还要进行 B 超检查确定有无心脏畸形和异位心脏。

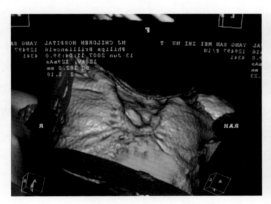
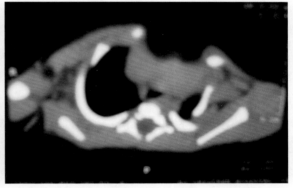

图 3-4-1-3　胸骨裂的 CT 表现

四、治疗

手术是唯一的治疗方法。自 Lannlongue 1888 年首次报道手术治疗本症,至 Schieken1987 年以来共有 41 例。多数学者主张刚出生的新生儿就进行手术,矫治效果最好。对 U 形缺损的胸骨裂,在其尾端连着胸骨索与心包之间分离后切断,即可将两半胸骨向正中对合做直接缝合。术后无压迫心脏、复发或延缓愈合等后遗症。患儿随着年龄增长,胸壁硬度增加,两半胸骨直接缝合的难度相应增高,术后心肺受压的机会较多。可采 Sabiston(1958)手术方法,将多根肋骨作斜形切断,使两半胸骨索易于在中线部位对合,便于直接缝合,并可防止因缩小胸廓周径而造成的心脏受压。此外亦有以自体肋弓软骨劈成一半肋骨片做修补。对于年龄较大的患儿或成人,即使采用上述方法,亦难以做直接缝合两半胸骨。

2012 年我们设计用腹直肌肌皮瓣修复胸壁的软组织缺损,用薄 Medpor(2 mm 厚)修复胸骨,设计如图3-4-1-4 所示。手术操作要点:

1. 切取新生儿腹直肌肌皮瓣

（1）术前作出缺损标记线：画出前胸部组织缺损的范围，测量面积大小，确定剑突正中点和腹直肌在肋缘的附着点。量出蒂长，约到在脐上 1.0 cm，画出方形切口，范围在脐上 3.0 cm，脐下 2 cm，脐旁 4 cm，即限制在腹壁下血管供血的区域内。

（2）手术方法：切开设计腹直肌皮瓣上缘，于腹直肌鞘膜表面向头侧分离，越过肋弓边缘，与胸部皮下隧道交通。切开腹直肌皮瓣下缘，于蒂部对侧自外侧开始剥离至腹部正中，然后在蒂部同侧从外向内剥离显露腹直肌外侧穿支血管。腹直肌外侧缘有肋间动脉的穿支发出，予以切断。于皮肤穿支的外侧切开腹直肌鞘膜，分开腹直肌找到腹壁下动、静脉，于肌肉的后面确认血管的走行，最小限度地将肌肉带进皮瓣。然后切开内侧鞘膜，将内侧皮肤血管穿支包含于皮瓣内，保留部分内侧的腹直肌，即脐下部分切取距中央约 4 cm 宽的腹直肌及其鞘膜，保留内外两侧的一部分肌肉。由于腹壁疝多发生在下腹部，为了防止术后并发腹壁疝，该部位应尽量多保留腹直肌及其鞘膜。脐上部分优先保证皮瓣的血供，仅保留腹直肌的外侧 1/3，将内侧的肌肉带进腹直肌蒂。向上分离肌肉至肋弓缘，确认自肋软骨下进入肌体的腹壁上动、静脉，切开部分肋软骨上的筋膜和肌肉，以利于蒂部的回旋移转。将皮瓣旋转移植到前胸部缺损处，待用（图 3-4-1-5）。腹部切口，分层缝合，即先缝合残留的腹直肌及其鞘膜，再缝合皮下组织和皮肤。术后用腹带包扎腹部，注意防止蒂部受压，影响皮瓣血液供应。

2. 胸骨重建和胸壁重建　取创面周围切口，小心剥离裂开处的透明薄膜，可见大部分胸腺及纵隔膜。开始剥离胸大肌在左右胸骨索上附着点，显露胸骨裂缘全貌，将左右胸骨索的骨膜自其前外侧缘从上到下纵形切开，向内方将胸骨索前面和内侧面的骨膜剥离成长方形骨膜瓣。用可吸收缝线将左右两块胸骨骨膜瓣缝合于中线，中间有部分未合拢。但可以构成一个稳固的后方胸骨骨膜壁。把 Medpor 骨块雕成缺损的形状，放入缺损部用涤纶线上下各固定一对于两胸骨索上（图 3-4-1-5），分别相当于第 2、第 4 胸肋关节水平。充分游离两侧胸大肌，把制好的腹直肌肌皮瓣从洞中拖出肌肉与游离缘的肌肉缝合，皮下和皮下缝合。完全消灭新缝制的胸骨壁前方的所有死腔，肌瓣下安置乳胶引流皮片 1 根（图 3-4-1-6）。缝合皮肤后，胸骨前方包扎。

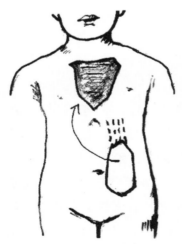

图 3-4-1-4　腹直肌肌皮瓣修复胸壁的软组织缺损的手术设计图

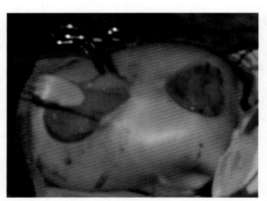

图 3-4-1-5　把 Medpor 骨块雕成缺损的形状放入缺损部，用涤纶线上下各固定一对于两胸骨索上

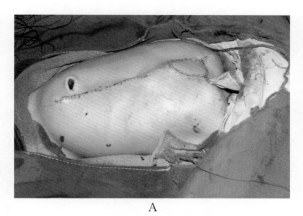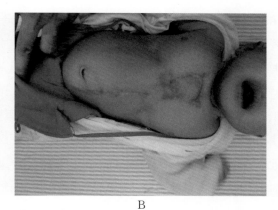

图 3-4-1-6　手术后的情况

A. 术后肌瓣下安置乳胶引流皮片 1 根；B. 术后 3 个月随访时的照片

（沈卫民）

参考文献

[1] Alpay S, Necdet Oz, Gokhan A, et al. Complete Congenital Sternal Cleft Associated with Pectus Excavatum. Tex Heart Inst J 2002,29:206-209.

[2] Pousios D, Panagiotopoulos N, Piyis A. Congenital sternal cleft in an adult male not associated with cardiac defects or ectopia cordis. Ann Thorac Surg. 2007,83:1900.

[3] Luthra S, Dhaliwal RS, Singh H. Sternal cleft—a natural absurdity or a surgical opportunity. J Pediatr Surg. 2007,42:582-584.

[4] Dakak M, Gurkok S, Gozubuyuk A et al. Surgical repair of congenital sternal cleft in an adult to prevent traumatic pericardial rupture. Thorac Cardiovasc Surg. 2006,54:551-553.

[5] Padalino MA, Zanon GF, Migneco F et al. Surgical repair of incomplete cleft sternum and cardiac anomalies in early infancy. Ann Thorac Surg. 2006 Jun;81(6):2291-2294.

[6] Weimin Shen, Reconstruction of Sternal Cleft and Aplasia Cutis With a Medpor and a Rectus Abdominis Musculocutaneous Flap. J Craniofac Surg 2012,23: 169-171.

第二节　漏斗胸　鸡胸

一、漏斗胸

漏斗胸又称胸骨凹陷畸形，为小儿最常见的一种先天性胸壁畸形。其发病率为新生儿的 1/1000，占所有胸壁畸形的 80%，男女比例约 3：1，但并不是所有国家均一致。主要病变为以胸骨体下端和剑突为中心，胸骨和相连的肋软骨向内凹陷形成前胸壁漏斗状畸形,最常累及第3~7肋软骨,有时胸骨偏向一侧,故可形成对称性或非对称性畸形。该畸形大多数在出生时已存在,少数病例可晚至青春期发生,且多数病例随年龄的增长,病变呈进行性发展,可由轻度发展到重度,青春期开始累及脊柱,形成脊柱侧凸畸形,发病率约为20%。

1. 病因 病因不明,有关病因学理论较多。假设的理论包括子宫内压、佝偻病和膈异常导致胸骨向后拉。漏斗胸和其他肌肉骨骼异常之间的关联提示了结缔组织异常是重要因素,特别是脊柱侧弯和Markfan综合征。生物力学分析提示漏斗胸患儿肋软骨的弹性增高,37%的病例有胸壁畸形的家族史,在不同的家族中遗传可为常染色体显性、常染色体隐性、X连锁及多遗传因子。

2. 病理生理 由于胸骨凹陷畸形,胸廓的前后径缩小,造成纵隔和胸腔内脏器官受压,影响心肺功能。影响心功能的主要因素为心脏受压和推移、心脏不能充分舒张、心排血量减少,又因心脏紧贴前胸壁,压迫造成心肌局部缺血,可致束支传导阻滞、心律失常和心肌损害等。术后心脏舒张末容量较术前明显增加,回心血量增加,每搏量增加,显著改善心功能。影响肺功能的研究和术后长期随访的结论为肺活量、用力肺活量、第一秒用力呼气量和呼出肺活量25%时的气体流量比术前明显改善,术后呼吸道感染明显减少,提示肺瘀血消失,也是心功能改善的佐证。从肺功能提示,术前限制性通气障碍消失与临床症状的改善和消失相符。

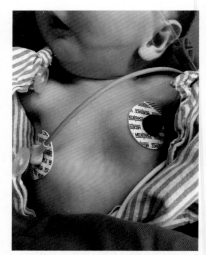

图3-4-2-1 漏斗胸的临床表现

3. 临床表现和诊断 常因胸廓畸形影响美观而就诊。胸壁凹陷畸形逐渐加重,常易引起反复呼吸道感染和肺炎(图3-4-2-1)。呼吸增快,活动后气促,剧烈活动时耐受量降低。中、重度漏斗胸患儿进行常规肺功能测试和心电图检查了解心肺功能情况,令患儿取仰卧位,在凹陷的漏斗胸内注入温水,测其容量多少判断畸形程度,并可比较其发展情况。胸部侧位摄片时在前胸壁凹陷部位涂以稀钡,测定胸骨与椎体间的距离,间距越小,畸形越重。另外,用公式测定凹陷程度,可分为轻、中、重三类(图3-4-2-2)。

公式:$FI=(a×b×c)/(A×B×C)$,重度>0.3,中度>0.2,轻度<0.2。

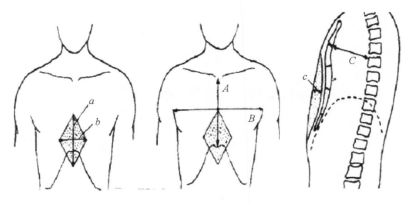

图3-4-2-2 漏斗胸的分度测量定点示意图
a:凹陷长轴,b:凹陷短轴,c:凹陷深度,A:胸骨长度,B:胸骨横径,C:Louis角到椎体前最短距离

CT 指数(Haller 指数)为凹陷最低点的胸廓横径/凹陷最低点到椎体前的距离。正常人平均指数为 2.52,重度>3.5,轻度>3.2,3.2~3.5 之间为中度。也有人用胸脊间距和凹陷盛水量来衡量,但身高 100 cm 的患儿和身高 180 cm 的患儿的胸脊间距会有很大差别,盛水量也是如此。

4. 手术适应证　严重漏斗胸的确定及修复指征包括下述两项或多项标准:① Haller 指数>3.25;② 肺功能提示限制性或阻塞性气道疾病,或二者均合并;③ 心功能评估中通过超声心电图和 ECG 扫描发现存在因压迫导致的心脏杂音、二尖瓣脱垂、心脏移位或传导异常;④ 凹陷畸形有进行性发展并出现相关体征;⑤ 胸骨抬高术失败;⑥ 微创手术失败。手术不但可矫正畸形和改善外观体形,而且更重要的是恢复正常的呼吸和循环功能,并可达到清除患儿的病态心理。手术时间取决于就诊年龄,部分 1 岁患儿在深呼吸时前胸可呈现不同程度地下陷,多在 3 岁以前自行好转,为"假性漏斗胸"。因此,漏斗胸手术应在 3 岁后施行。随着非对称性漏斗胸加重,患儿会继发脊柱侧弯畸形,并逐渐加重,故获得最佳效果的手术年龄为 3~5 岁,因为该时期畸形通常局限于肋软骨,肋骨受累少,且导致继发性脊柱侧凸的胸源性应力尚未发生。但在 3 岁以内有重度凹陷畸形、反复呼吸道感染症状和心电图检查已有心肌损害者也有手术指征,低龄患儿在术后成长过程中有发生再凹陷的可能,故要慎重。

5. 手术方式

(1) 开放手术:漏斗胸标准的开胸手术方法是由 Ravitch 创立的,其最早提出手术手段包括肋软骨和软骨膜切除。Welch 和 Baronofsky 随后提出术中保留软骨膜非常重要,可使肋软骨在术后获得完整的再生。漏斗胸开放手术的术前准备和评估与微创手术相似。但是,由于存在对患儿胸骨生长板的损伤及肋软骨供养不良的风险,开放手术最适合年龄较大的患儿,特别是合并不对称或偏心性畸形,或鸡胸/漏斗胸混合的患儿。

前胸正中切口或沿乳房下做弧形切口,将胸大肌自中线切开,游离并推向两侧,暴露畸形肋骨,在骨膜下切除两侧畸形的肋软骨段 2~4 cm,一般切除第 4~6 根,常为第 3~7 根,同时切除剑突,在胸骨柄下做楔形截骨,将凹陷的胸骨抬高,以粗线缝合胸骨截骨端和肋软骨断端,胸骨后置引流管,术后胸带包扎固定胸部,可预防术后反常呼吸,也有同时应用克氏钢针或钢板支架做胸骨体内固定手术。术后治疗类似于微创手术。

1) Ravitch 手术:标准的 Ravitch 手术中,横行切口选择在两侧乳头连线的下方,两端不超过乳头,如是女性,切口可选择沿着乳房下皱襞。胸大肌连同胸小肌和前锯肌前束一并,从胸骨上向上翻起(图 3 - 4 - 2 - 3、图 3 - 4 - 2 - 4)。

在胸肌内侧缘用电刀切开后,使用空刀柄直接插入胸肌和肋软骨间,将胸肌向前与肋软骨分离(图 3 - 4 - 2 - 5)。然后将刀柄换成直角拉钩,将胸肌朝前牵拉。用同样的办法分离胸肌和前一肋软骨。肌肉与肋软骨逐步分离过程中,可观察到无血管区,要避免破坏肋间肌肉术。将两侧的肌同时向外侧翻起,在第 3~5 肋骨,胸肌需分离至肋骨软骨交界处,在第 6~7 肋骨,胸肌分离至与之相当的位置或分离至胸廓畸形的外侧缘。

在肋软骨前面切开软骨膜,在软骨膜层下方切除肋软骨。肋软骨膜的分离操作在软骨膜和软骨间的无血管区域进行,在肋软骨和胸骨连接部位,向上下转 90°以垂直的方向切开软骨膜,暴露肋软骨的后壁(图 3 - 4 - 2 - 6)。

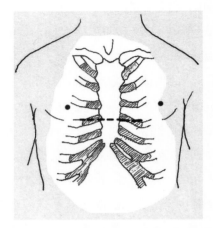

图 3-4-2-3　Ravitch 手术的切口设计

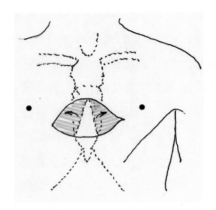

图 3-4-2-4　Ravitch 手术的分开肌肉的情况

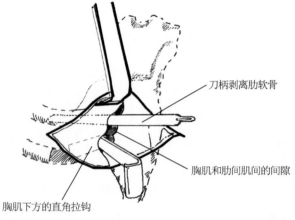

图 3-4-2-5　用刀柄离剥肋软骨,直角拉钩暴露肋骨和胸骨交界部位

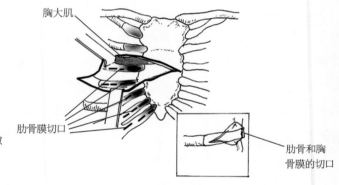

图 3-4-2-6　肋骨的切口

　　在肋软骨和胸骨连接处切开肋软骨,将 Welch 软骨膜起子插入肋软骨后方,向上抬起肋软骨,同时保护纵隔不受损失。然后用 Allis 钳将肋软骨夹住并向上牵引。切断肋软骨时要注意保留肋骨软骨连接,即在骨性肋骨端保留一小段肋软骨。一般第 3~7 肋软骨都需要做这样的切除,偶尔在第 2 肋软骨水平胸骨仍存在向后移位或凹陷,则第 2 肋软骨需切除。第 6 和第 7 肋骨切除时需切到其汇入肋弓的部位(图 3-4-2-7)。

　　以胸骨向后成角畸形的平面为界做胸骨截骨术,一般在第 3 肋软骨平面,偶尔也会位于第 2 肋软骨平面(图 3-4-2-8)。用 Hall 气钻从胸骨前皮质在胸骨上做两个相距 3~5 mm 的横行截骨切口,形成一块楔形骨片并可略微活动。用两把巾钳将胸骨体连着腹直肌一起抬起,同时截骨处的胸骨后壁发生前向骨折。当胸骨体被向上抬起至正常位置时,如剑突变得明显向前凸起,可将剑突从胸骨上切除。用电刀切除剑突时一般从侧面进入,连接在胸骨上的腹直肌可完整保留。如保留胸骨和肋软骨膜鞘以及剑突的连接,可避免术后胸骨下方出现难看的凹陷。如不用支撑架,可让助手抬着胸骨,手术医生在截骨处用粗的丝线将骨切口缝合固定。

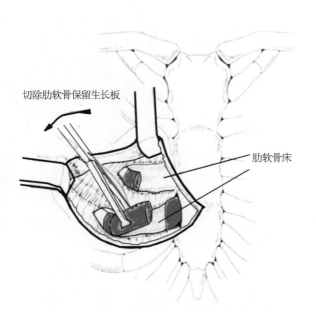

切除肋软骨保留生长板

肋软骨床

图 3-4-2-7　用 Allis 抬起肋软骨的情况

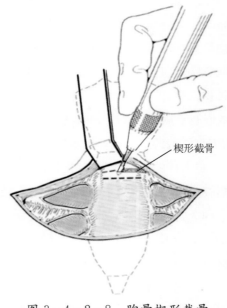

楔形截骨

图 3-4-2-8　胸骨楔形截骨

　　将胸肌向下方牵拉以覆盖住整个胸骨,并将胸肌缘和胸骨在胸骨正中线处缝合。然后将腹直肌鞘和胸肌缘缝合关闭纵隔面(图 3-4-2-9)。

　　2) 胸廓翻转术(图 3-4-2-10):胸骨和肋软骨的整体翻转嫁接,首先胸骨和肋软骨被整体游离,然后翻转 180°,再将胸骨和肋软骨重新缝合固定到胸廓上。但有很多并发症,如切口感染、裂开和胸骨坏死。Taguchi 建议进行改良,保留乳内动脉,避免缺血性骨坏死及一系列后遗症。也有一些学者建议通过对乳内动脉的微血管重建使胸骨翻转后重新获得血供。相对于其他术式,胸廓翻转术创伤还是太大。

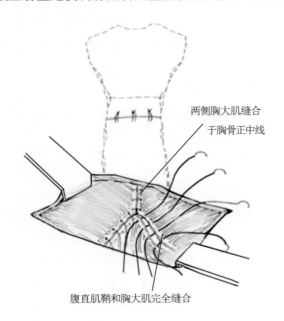

两侧胸大肌缝合于胸骨正中线

腹直肌鞘和胸大肌完全缝合

图 3-4-2-9　用两侧胸大肌关闭胸骨表面,用腹直肌鞘和胸肌缘缝合关闭纵隔面

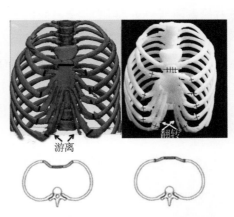

游离

翻转

图 3-4-2-10　胸廓翻转术示意图

3) 三角内固定术(图 3-4-2-11):在向后凹陷的胸骨行截骨术同时,做异常肋软骨的软骨膜下切开。最低位的正常肋软骨也通过做向后侧或外侧的斜切口切开。将胸骨向上抬起后,这一肋软骨的胸骨端便位于肋骨端之上,然后再将两端固定,可进一步对胸骨提供支撑。

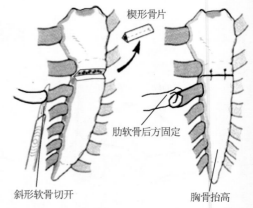

图 3-4-2-11 三角内固定术示意图

(2) 微创漏斗胸修复术(Nuss 术):漏斗胸的微创手术由手术矫正、锻炼与体态调整组成。手术矫正是从胸骨后置入一根弧形金属支杆,将下移的前胸壁顶起,支杆两端达腋下线,使畸形的胸壁矫形后在支杆力的维持下重新塑形。不做任何切骨的漏斗胸矫形术。因为这类患儿都喜欢坐着,并有典型的"胸部体态",这进一步加重了畸形,要让患儿每天进行一系列的呼吸和体态锻炼,并鼓励他们参与有氧运动。第一次对患儿进行评估时,对轻度或中度患儿一开始就进行锻炼和体态调整,并在 12 个月之后再次评估,以确定患儿已进行了常规锻炼并正确进行了锻炼,约 66% 的患儿可进行保守治疗。对重度畸形患儿进行相关评估以判定是否适宜手术。

患儿仰卧,在全身麻醉下,定位漏斗胸凹陷最深及两侧边缘最高处,以此点向左、右两侧画线达腋中线。以模板金属片制成胸廓外形,取 Nuss 钢板用折板器将钢板按模板金属片折成合适的形状待用。在两侧腋中线点做 2 cm 横切口,皮下潜行至胸廓最高点,并在右侧该切口下一肋间切开胸壁各层,置入胸腔镜套管,插入胸腔镜,注入 CO_2,可暴露胸骨后、心包、肺和膈肌,从左侧最高点穿出胸壁,再从腋中线切口穿出,然后用纱条连接导引钢板和备用的 Nuss 钢板,推出导引钢板置入 Nuss 钢板,凸面朝后,然后将 Nuss 钢板翻转,顶起凹陷的胸壁,在两侧或单侧插入固定片与 Nuss 钢板分别固定。再用胸腔镜观察,证实无出血等情况后,退出胸腔镜,置入胸腔引流管,缝合两侧胸壁切口。患儿术后 3 日维持胸部硬膜外麻醉,通常在术后第 4 日或第 5 日可出院。患儿在术后 6 周内需要避免体育活动,6 周后患儿开始通过锻炼和体态训练,并参加有氧运动,以促进胸廓扩张和维持良好的姿势,在去除支撑条前,不要参加对抗强烈的运动。术后每年评估一次,监测患儿的生长和活动水平,Nuss 钢板固定 2～4 年后,再进行手术取出。

漏斗胸的 Nuss 手术具体操作可见图 3-4-2-12～图 3-4-2-20。

测量右侧腋前线到左侧腋前线之间的距离。支撑条应该比测量数值短 2 cm。将支撑条弯成如图 3-4-2-12 所示的形状,在中部保留 2～4 cm 的平直段以支撑胸骨。

在压迫的最深点画一个圆形的记号,在胸脊顶点内侧的肋间隙上画一个×记号,并用线标出切口位置(图 3-4-2-13)。这些标记应在同一水平面上。在切口下方两个肋间隙的位置插入胸腔镜。

在每侧做一个从胸部侧切口前面到有×记号的肋间隙的皮下深隧道,×记号位于胸脊顶点的内侧(图 3-4-2-14)。

将 Lorenzo 引导器从右侧的皮下隧道插入(图 3-4-2-15)。在胸腔镜的引导下,将其推入有×标记的右侧肋间隙。

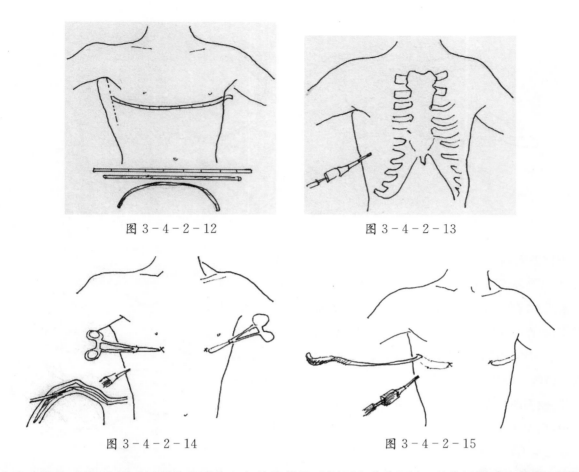

图 3-4-2-12　　　　　　　　　　　　　图 3-4-2-13

图 3-4-2-14　　　　　　　　　　　　　图 3-4-2-15

在胸腔镜的引导下,用引导器将胸膜和心包从胸骨的后侧面上分离下来,以此经胸建立胸骨后隧道,前推引导器,从×标记处的左侧肋间隙穿出,然后从左侧胸切口穿出(图 3-4-2-16)。

在下方肋弓上施压,从两侧提起引导器,将胸骨从其凹陷位置提出(图 3-4-2-17)。重复抬起动作,直到漏斗胸被矫正。

漏斗胸矫正后,将一根脐带线系到引导器一端,再慢慢回抽过胸腔,由此将脐带线经胸隧道抽过(图 3-4-2-18)。

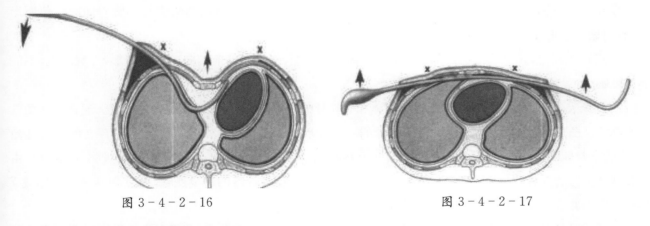

图 3-4-2-16　　　　　　　　　　　　　图 3-4-2-17

将预先准备好的胸部支撑条系在脐带线上,在胸腔镜的引导下,拉过胸腔,凸面保持向后(图 3-4-2-19)。

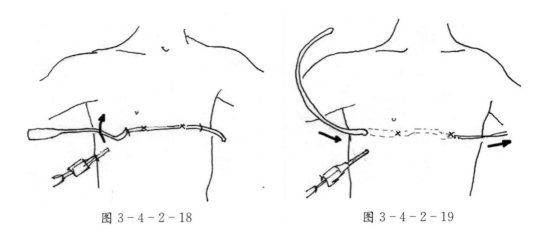

图 3-4-2-18   图 3-4-2-19

当支撑条到位后,再用支撑条手柄将其翻转 180°(图 3-4-2-20)。

6. 手术效果 漏斗胸的微创修复迅速获得外科界的接受,因为这种技术既不需要肋骨切口,也不需切除肋骨及胸骨截骨。优点是失血量少,操作时间短,而且患儿能迅速恢复正常的活动。患儿术后6 个月随访一次,然后每年随访一次。在长期评估中,将术后效果分为优秀、良好、一般和失败,如果患儿的胸骨完全得以矫正并无任何并发症状,效果即为优秀。胸部畸形明显改善,但未达到完全正常的胸壁外观,且无任何并发症状,效果即为良好。有轻度残余漏斗胸,且症状未完全消除的为一般。手术失败就是漏斗胸复发,并有合并症状或在支撑条取出后需要再次进行其他手术。

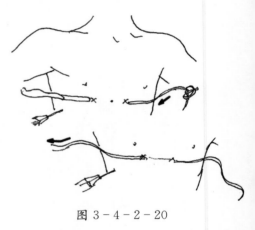

图 3-4-2-20

二、鸡胸

鸡胸又称胸骨前凸畸形。胸骨向前凸出,邻近的部分肋软骨向前隆起,形似鸡胸。发病率明显低于漏斗胸,两者比例为 1∶6～1∶10。

1. 病因 鸡胸的病因与漏斗胸一样尚不十分清楚,是肋软骨过度向前凸出生长和胸骨向前移位所形成,有明显家族史,提示和遗传基因有关。

2. 病理生理 鸡胸与漏斗胸不同,它并不影响心肺功能,临床仅见前胸向前隆起畸形,外观不美,不能俯卧睡眠。

3. 临床表现 鸡胸最常见的形态是胸骨体和肋软骨的对称性凸出,称为软骨胸骨凸出。通常合并肋骨侧面凹陷。凸出也可是不对称的,局限于胸骨的一侧和肋骨。也会发生凸出和凹陷同时存在的混合性畸形,胸骨通常朝凹陷侧向后旋转,这种变异多见于 Poland 综合征。鸡胸最罕见的形态是软骨胸骨柄凸出,由胸骨柄和上方肋软骨凸出所致,同时胸骨体相对凹陷。多合并胸骨缝的过早融合,而且胸骨呈逗号样或 Z 形。这些患儿合并先天性心脏病的比率很高。

4. 手术适应证 轻度鸡胸畸形不需手术矫治,小儿可积极做扩胸锻炼,有望在生长发育过程中有所改善;重度鸡胸畸形可手术矫治,手术年龄与漏斗胸相同,也有主张青春期或成年期手术的。

5. 手术方式　早期曾尝试的方法包括手术切除胸骨前板和切除远端一半胸骨,将腹直肌在高位和胸骨体连接。目前的手术技术特别强调保留肋软骨膜鞘,并且根据不同胸骨畸形特点做胸骨截骨术。手术对胸骨和肋软骨暴露要求与漏斗胸手术时要求一致。前凸畸形的肋软骨需被切除,但要注意最大限度地保留肋软骨膜鞘。

切除肋软骨后,在胸骨上段做1~2个横行截骨切口,将胸骨下段向后推回到正常位置(图3-4-2-21)。

通过全部和对称切除第3~7肋软骨,并做横向偏转的楔形胸骨截骨,来矫正混合性胸部畸形。截骨切口闭合时同时需胸骨前移和旋转(图3-4-2-22)。

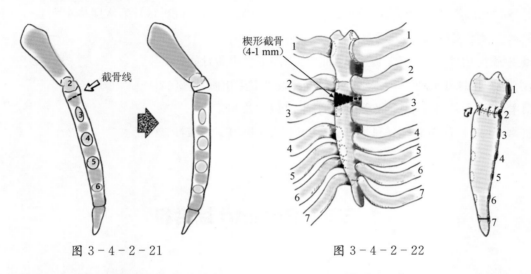

图 3-4-2-21　　　　　　　　　　图 3-4-2-22

胸骨柄凸出型鸡胸应同时纠正向前凸起的胸骨柄和向后凹陷的胸骨体(图3-4-2-23)。在闭合的胸骨柄连接处的前皮质进行宽楔形胸骨截骨,来矫正软骨胸骨畸形。打断胸骨及皮质后关闭截骨点,使胸骨前部向后移,胸骨下段被过度矫正20°~35°,用支架或缝线缝合固定。

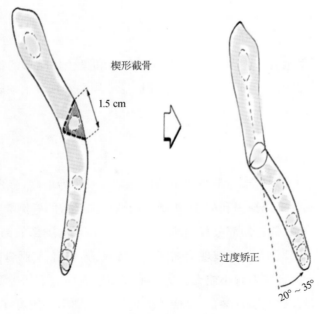

图 3-4-2-23

6. 预后　鸡胸、漏斗胸早期矫治的优点是可以尽量减少病理损害、生理损害,以及进入青春期后由于畸形导致心理影响。缺点是由于患儿继续生长发育,其肋骨、肋软骨可导致严重畸形,使复发率增高。青春期生长发育后进行手术创伤较大,但效果要好,复发率低。

（王晓伟）

参考文献

[1] 鲁亚男,刘景纷,苏肇伉,等.胸腔镜辅助 Nuss 手术矫治小儿漏斗胸[G],第八届华东六省一市胸心血管外科学术会议论文汇编,2005,234.
[2] 石美鑫主编.实用外科学(第 2 版)[M].北京:人民卫生出版社,2002.
[3] 王果,李振荣主编.小儿外科手术学[M].北京:人民卫生出版社,2002.
[4] 石应康主译.胸心外科学[M].北京:人民卫生出版社,2000.
[5] 吴孟超,吴在德主编.黄家驷外科学(第七版)[M].人民卫生出版社,2008.

第三节　Poland 综合征

Poland 综合征即为胸大肌缺损并指综合征(pectoralis deficiency syndactyly syndrome),伦敦的医学生 Poland 于 1841 年在尸体解剖时发现并首次报告。

一、病因

目前发病原因尚不清楚,虽也有家族发生、双胞胎同时发生和染色体畸形的报告,但目前尚未肯定其有遗传基础。1986 年 Bavinck[7] 提出 Poland 综合征可能跟胚胎 6 周左右锁骨下动脉供血不足有关。

二、临床表现

临床症状集中于躯体及上肢,发生率为 1/30 000,男性多见,一般为单侧,多发于身体右侧,极少双侧发病。最轻度者仅为胸大肌的胸骨头部缺损和第 3～4 指并指畸形。严重的病例除整块胸大肌外,还涉及其下的胸小肌、前锯肌、肋间肌,甚至其邻近的部分背阔肌、腹外斜肌,乃至前胸部的部分肋骨、肋软骨,常侵犯第 2、第 3、第 4 或第 3、第 4、第 5 肋骨。有的还表现为胸部反常呼吸、肺疝出、肩胛骨高位、患部皮肤和皮下脂肪发育不良,以及乳头高位,或女性乳房发育小或无乳房。手部畸形表现为不同类型的并指、短指、缺指、2～4 指中节指骨缺损、手指深浅屈腱融合、腕骨融合、尺桡骨融合等。个别病例还可伴有耳郭畸形、半椎体、脊柱侧凸、肾畸形、隐睾等。对于极少数严重的病例,还有可能同时伴有内脏(如肺、肾)异常,心脏有时会异常地位于右侧(正常的心脏位于左侧)。双侧比较罕见,对于双侧的病例,一些研究者认为可能是另一种的先天性异常,而非 Poland 综合征。

三、诊断

Poland 综合征依据临床表现即可确诊,同时结合 X 线片、CT、MRI 检查可以进一步确定胸部肌肉、骨关节等的异常情况。Poland 综合征的分型有多种方法,但所有的分型方法中最大的缺陷是未把手部、上肢畸形及胸壁等畸形综合评估。

2012 年 Nunzio Catena 在前人的基础上对 Poland 综合征患儿的手及上肢畸形的分型提出了新的观点,见表 3 - 4 - 3 - 1。

表 3 - 4 - 3 - 1　Poland 综合征中手部及上肢畸形的改良分类

Ⅰ度	没有手部/上肢畸形
Ⅱ度	手部发育不全但是没有形态和功能障碍
Ⅲ度	5 个手指呈短指并指畸形,同时合并指骨形态畸形及部分活动受限
Ⅳ度	短指并指畸形,残留部分手指功能
Ⅴ度	短指并指畸形,同时合并手指缺失或功能丧失
Ⅵ度	经典的 Poland 综合征手畸形合并近端尺桡骨融合
Ⅶ度	经典的 Poland 综合征手畸形合并先天性高肩胛症
Ⅷ度	合并有其他畸形

在首次发现 Poland 综合征后 150 年,也就是 1991 年,众多学者针对 Poland 综合征胸壁畸形提出了众多的分型观点,见表 3 - 4 - 3 - 2。

表 3 - 4 - 3 - 2　Poland 综合征中胸部缺损的临床表现及分类:文献综述

作者	病例	分级	胸大肌畸形	乳房畸形	肋骨/胸骨累及情况
Pegorier	8 女 1 男	A 型	胸肋头缺失	非对称、多变性临床表现,乳晕复合体移位	无
		B 型	胸肋头缺失	非对称、多变性临床表现,乳晕复合体移位	肋骨畸形
		C 型	所有病例中胸肋头缺失	完全性胸部畸形:发育不良或先天性萎缩,乳晕复合体和乳房移位,乳头缺失	
Glicenstein	13 女 7 男		其他肌肉的改变	对侧乳房:正常,发育不良,或过度发育	Ⅰ度:发育不良 Ⅱ度:胸骨旋转或漏斗胸,鸡胸 Ⅲ度:肋骨发育不全

续　表

作者	病例	分级	胸大肌畸形	乳房畸形	肋骨/胸骨累及情况
Foucras	19女8男	Ⅰ	胸大肌发育不良	中度发育不良	轻度胸部不对称
		Ⅱ	胸大肌萎缩	重度乳房不对称	中度肋骨畸形或胸部不对称畸形
	23女14男	Ⅲ	胸大肌完全萎缩且伴有其他肌肉萎缩	乳房萎缩	胸部重度不对称、肋骨发育不全、胸骨畸形
Ribeiro	28女	中度	无或部分胸大肌缺失	乳房缺失，乳房发育不良或乳晕不对称	无
		重度	胸大肌完全缺失；相关肌肉的不同变化	乳房发育不良或乳房缺失，乳晕不对称	同侧胸骨的不同变化
		极重度	多样化	乳房缺失，乳晕不对称	多样化
Seyfer	41女 22男	简单型	胸肋头缺失	乳房更小；乳晕复合体更小并向腋下移位，色泽变淡	患侧胸部略小
		复杂型	胸肋头缺失	乳房和乳晕复合体未发育或缺失；如果乳晕复合体还存在，它的色泽变得更淡并向腋下移位	患侧胸部更小，肋骨前上部缺失或发育不良，合并胸骨畸形
Baratte	11女	Ⅰ级	发育不良	中度发育不良	无
		Ⅱ级	先天萎缩	重度发育不良	可能合并中度肋骨畸形
		Ⅲ级	先天萎缩	先天萎缩	肋骨畸形
Zhu	24女	轻度	胸肋头发育不良	正常或发育不良	通常合并重度肋骨畸形和胸骨畸形
		中度	中度或重度发育不全	中度发育不良	
		重度	重度发育不全或缺失	重度发育不良或缺失	
Stylianos	7女3男	1级	发育不良		胸部骨性畸形（胸骨或肋架）
		2级	胸肋头缺失		
		3级	胸大肌或胸部肌群的完全缺失		
		4级	胸部肌群的发育不良或缺失		

2018 年意大利的 Romanini 根据胸廓、乳房及乳头的发育情况提出了 TBN(the thorax, breast, nipple-areola complex 分类法,此分型方法更形象、具体,见表 3-4-3-3。

表 3-4-3-3　Poland 综合征胸部畸形 TBN 分类

T		胸部
	T1	胸大肌和软组织的发育不良或先天萎缩
	T2	T1 合并胸骨畸形,漏斗胸和/或鸡胸
	T3	T1 合并肋骨发育不良
	T4	有 T1,T2,T3 的所有特征(包括肌肉、胸骨和肋骨的缺损)
B		乳房
	B1	乳房发育不良
	B2	乳房先天萎缩
N		乳晕复合体
	N1	乳晕复合体发育不良且移位<2 cm
	N2	乳晕复合体发育不良且移位>2 cm
	N3	乳晕复合体缺失

四、治疗

Poland 综合征的治疗主要是通过手术对胸部及手部的畸形进行修复。胸部的重建手术目的是恢复和改善患侧的结构,主要是胸壁的重建。对于有肋骨缺损的患儿,需要尽早做胸壁的修复手术,患儿 2～3 岁以后就可以在 3D 数字化技术引导下应用生物材料进行修复,减少对患儿的进一步损伤。如果仅限于软组织的缺损,可以考虑运用背阔肌修复和多次局部脂肪填充。对于女性患儿来说,早期修复骨性缺损之后可以等待青春期后侧乳房发育大致完成后再做重建手术,常使用单纯自体组织移植或结合假体植入等。手部的手术主要包括并指分离和虎口开大,1 岁以后即可以开始治疗,基本上 2 岁之前就完成了。对于某些严重病例,可以考虑手指再造或延长。术后的康复锻炼主要包括日常的手部训练,可以提高和改善肌肉的恢复及手部功能。

(邹继军)

参考文献

[1] Poland A：Deficiency of the pectoral muscles. Guy's Hosp Rep 6:191, 1841.

[2] Lord MJ，Laurenzano KR，Hartmann RW Jr.Poland's syndrome.Clin Pediatr (Phila). 1990 Oct;29(10):606-9.

［3］Clarkson P. Poland's syndactyly. Guy's Hosp Rep 111:335, 1962.

［4］Urschel HC. Poland syndrome.Semin Thorac Cardiovasc Surg. 2009 Spring;21(1):89 - 94. doi: 10. 1053/j.semtcvs.2009.03.004.

［5］Kennedy KR, Wang AL.N Engl J Med. 2018 Jan 4;378(1):72.Poland Syndrome.

［6］Urschel HC Jr.Poland syndrome.Semin Thorac Cardiovasc Surg. 2009 Spring; 21(1):89 - 94.

［7］Bavinck JN, Weaver DD.Subclavian artery supply disruption sequence: hypothesis of a vascular etiology for Poland, Klippel-Feil, and Möbius anomalies.Am J Med Genet. 1986 Apr;23(4):903 - 18.

［8］Catena N, Divizia MT, Calevo MG, et al. Hand and upper limb anomalies in Poland syndrome: a new proposal of classification. J Pediatr Orthop. 2012 Oct-Nov; 32 (7): 727 - 31. doi: 10. 1097/ BPO.0b013e318269c898.

［9］Romanini MV, Torre M, Santi P,et cl.Proposal of the TBN Classification of Thoracic Anomalies and Treatment Algorithm for Poland Syndrome.Plast Reconstr Surg. 2016 Jul;138(1):50 - 8. doi: 10. 1097/PRS.0000000000002256.

［10］Pegorier O, Watier E, Leveque J, Staerman H, Pailheret JP. Breast reconstruction in Poland syndrome: Apropos of 9 cases (in French). Ann Chir Plast Esthet. 1994,39:211 - 218; dis-cussion 219.

［11］Glicenstein J. Corrective surgery of thoracic anomalies in Poland syndrome: General review of 20 patients (in French). Ann Chir Plast Esthet. 2001,46:640 - 651.

［12］Foucras L, Grolleau-Raoux JL, Chavoin JP. Poland's syndrome: Clinic series and thoraco-mammary reconstruction. Report of 27 cases (in French). Ann Chir Plast Esthet. 2003,48:54 - 66.

［13］Foucras L, Grolleau JL, Chavoin JP. Poland syndrome and hand's malformations: About a clinic series of 37 patients (in French). Ann Chir Plast Esthet. 2005,50:138 - 145.

［14］Ribeiro RC, Saltz R, Mangles MG, Koch H. Clinical and radiographic Poland syndrome classi cation: A proposal. Aesthet Surg J. 2009,29:494 - 504.

［15］Seyfer AE, Fox JP, Hamilton CG. Poland syndrome: Evaluation and treatment of the chest wall in 63 patients.Plast Reconstr Surg. 2010,126:902 - 911.

［16］Baratte A, Bodin F, Del Pin D, Wilk A, Bruant C. Poland's syndrome in women: Therapeutic indications according to the grade. Apropos of 11 cases and review of the literature (in French). Ann Chir Plast Esthet. 2011,56:33 - 42.

［17］Zhu L, Zeng A, Wang XJ, Liu ZF, Zhang HL. Poland's syn-drome in women: 24 cases study and literature review. Chin Med J (Engl.) 2012,125:3283 - 3287.

［18］Stylianos K, Papadopoulos C, Trian lidis A, et al. Muscle abnormalities of the chest in Poland's syndrome: Variations and proposal for a classi cation. Surg Radiol Anat. 2012,34:57 - 63.

第四节　先天性乳房发育异常性疾病

一、副乳

副乳又称多乳腺症,多发生在生育期(20~40岁),以女性多见,男女比为1:3。其发病率为1%~3%,多为单侧,也可见双侧,最常见的部位是腋下及正常乳腺的尾部或下方。

(一)临床表现

本病常表现为在乳线位置上出现隆起包块,有时伴有乳头乳晕,副乳中因为有乳腺组织,故可受激素的影响,女性乳腺一样随月经周期变化而出现胀痛,妊娠期可长大,并可分泌少量乳汁,停止哺乳后可缩小,体检发现在乳线位置上有包块,乳头、乳晕发育不良或先天缺失,包块位于皮下,其边界不清楚、质地坚韧,月经前可有触痛。有时其中还可扪及质地坚韧的结节(图3-4-4-1)。

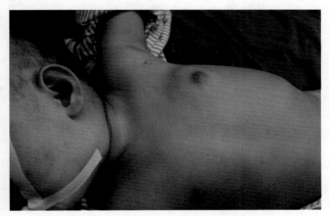

图3-4-4-1　副乳的临床表现

(二)病理

副乳在临床上较常见,少数人在月经前期或妊娠期有胀痛感,一般无临床意义,一个发育良好的副乳甚至可以哺乳。只有乳腺腺体而无输乳系统的副乳腺应当给予重视,因为没有输乳管或没有乳头,使腺体分泌出的乳汁不能排出体外,积存于副乳腺内,可引起囊肿。由于乳汁长期在体内潴留分解后可产生致癌物质,容易诱发乳腺癌,甚至有人把这样的乳腺看成早期乳腺癌状态。

(三)治疗

副乳在治疗上一般无特殊处理,手术切除是唯一的办法,可以梭形切除。对无输乳系统的副乳应该重视,我们主张早期切除。对于患有肿痛的副乳,应该尽早切除。对于影响身体美观且本人要求手术者,也可以切除。

二、乳房重复畸形

（一）临床表现

本病常常表现为在乳头下或乳晕外侧，有乳头乳晕，和正常乳腺大小一样。体检发现在乳头位置下或旁边有包块，包块位于皮下，其边界不清楚、质地坚韧，月经前可有触痛，有时其中还可触及质地坚韧的结节（图 3-4-4-2）。

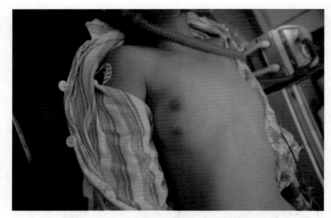

图 3-4-4-2　乳房重复畸形的临床表现

（二）病理

乳房重复畸形在临床上较少见，出生后就发现。重复畸形的乳腺腺体和正常乳腺是一致的，有乳头乳腺导管和乳腺组织。

（三）治疗

一般无特殊处理，手术切除是唯一的办法，可以梭形切除。我们主张早期切除。对于影响身体美观且本人要求手术者，也可以切除。

三、乳房肥大症

（一）女性患儿乳房肥大

1. 继发性乳房肥大　是指患儿器质性病变或药物致使体内雌激素水平增加引起乳房的过早发育、阴毛生长、阴唇发育及月经来潮等临床表现。发生年龄一般较原发性提早 4~5 年。

常见的原因为患儿原有分泌雌激素或促性腺激素的肿瘤，如卵巢畸胎瘤、垂体肿瘤等。另外，大脑外伤、大脑炎等疾病也可引起。服用含雌激素的保健品也可引起。

对这样的患儿，要仔细询问病史，对怀疑有肿瘤的应进一步做生物化学检查和影像学检查，以明确诊断。针对病因及时进行治疗，手术、放疗或化疗。药物导致的继发性乳房肥大应停药观察。切忌对乳腺进行手术切除或切取活检。

2. 原发性乳房肥大　本病仅有乳腺发育，不伴有其他性成熟的表现，多发生在 6~8 岁的女性患儿，这可能是体内雌激素一过性增高的原因。

这种情况在临床上时有所见,乳晕下常可扪及直径为2～3 cm的盘状块,常有触痛。可为一侧,也可为双侧。一般可自行恢复,不需作任何处理,切忌手术切除或切取活检。

（二）男性小儿乳房假性肥大

又叫男性乳房增生症,是一种常见病,可发生于任何年龄,多见于中、老年,单侧多见。临床表现为单侧或双侧乳腺胀痛、乳房发育,乳晕下触及盘状结节,质地坚韧,有的外形与青春期少女的乳腺相似(图3-4-4-3)。

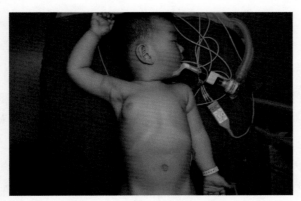

图3-4-4-3　男性小儿乳房假性肥大的临床表现

本病的发生与激素失调和乳腺组织对雌激素的敏感性增加有关。根据发生原因,可以分为两类：① 原发性肥大；② 继发性肥大。

1. 原发性肥大　本病是由内分泌生理性失调所致,多见于青少年成熟期,此时性激素水平变化迅速,产生一过性的雌、雄激素比例失调,或乳腺组织对雌激素的敏感性增加,引起乳腺发育。无须治疗可自行消退。老年男性由于睾丸萎缩或功能减退,雄激素相对不足而致雌激素对乳腺的优势作用,也可引起乳房肥大。青春期的原发性乳腺肥大一般无须治疗,多可自愈。而中老年发生的原发性乳腺肥大则不易自愈,应当用药物治疗,若效果不佳,可以手术切除。

2. 继发性肥大　本病是由于某种疾病导致内分泌功能紊乱,引起的乳腺肥大。主要的疾病有睾丸发育不全或睾丸的炎症、外伤、肿瘤致使睾丸功能不全(雄激素不足),肾上腺皮质肿瘤产生大量雌激素或雌激素前体,下丘脑垂体肿瘤引起内分泌紊乱；肝脏疾病引起肝功能损害、B族维生素缺乏,致使肝脏对雄激素的灭活能力减弱,雄激素在体内增多。另外,糖尿病、营养不良、甲亢等疾病,均可引起本病。

对于继发性乳腺肥大,原则上应进行病因治疗,原发病治愈后,乳腺肥大多可明显好转,如无好转,则可考虑手术。

四、乳腺缺如和乳头缺如

（一）概念及发病机制

乳腺缺如是指先天性无乳腺,既没有乳头乳晕,也没有腺体。本病临床少见。乳腺缺如多是双侧,也可见于单侧。本病是由于乳腺在胚胎发育过程中,某些原因使乳腺全部消失,无乳腺形成。如同时伴有胸大肌缺损、短指并指畸形,则成为Poland综合征。

还有一种疾病是乳头缺如。该病是在胚胎发育过程中，某些原因使乳头无法形成所致。但是具备完好的腺体芽，青春期后正常发育，只是无乳头或乳头乳晕缺失。

（二）治疗

乳腺缺如除了对形体美有影响外，无其他不良反应，但是也会给妇女造成心理负担，在现代医学中，可以通过乳房再造，重建丰满的乳房，也可以用乳房假体重建乳房形态。而乳头缺如，腺体发育良好，却应给予足够的重视，因为腺体可以分泌乳汁，分解后可产生致病的乳汁因子，因此要密切观察，必要时可手术治疗。

五、乳头内陷

（一）概念

发育正常的乳头应明显的高出乳晕平面，乳头与乳晕几乎成钝角，如果乳头不高出乳晕平面，甚至凹陷入乳晕皮肤以内，局部呈弹坑样改变，则称为乳头内陷。乳头内陷是乳头畸形中最为多见的一种。

（二）分类及发病机制

根据发生的原因将乳头内陷分为三种类型。

1. 先天性乳头内陷　是乳头在胚芽发育过程中，有乳房始基细胞形成的乳头芽在向外突出过程中受到阻碍所致。先天性乳头内陷发生率较高，约0.9%。在婴幼儿时期不易发现，难与正常乳头中央的裂隙区别。

如果乳头内陷未能纠正，哺乳期乳汁排出困难，导致乳汁淤积，常常是急性乳腺炎的发病原因。也是急性乳腺炎的根本原因。

2. 炎症性乳头内陷　指后天乳房炎症使原先突出的乳头又回缩到乳房内而形成乳头内陷。

在哺乳期，任何阻塞输乳管的因素，均可引起输乳管不畅而积乳，加之机体抵抗力降低，入侵的细菌大量繁殖导致感染进而形成脓肿，尤其是乳房下的脓肿。若脓肿自行破溃，长期不愈，输乳管周围的纤维结缔组织增生，形成瘢痕，将乳头牵向乳房内，使乳头回缩内陷。其程度与炎症程度、病程长短有关，严重的乳头回缩可使乳头大部或全部进入乳房，当炎症治愈后，内陷的乳头已难以外突。

3. 癌性乳头内陷　乳头下方或乳晕区的癌肿及其周围的结缔组织，使输乳管及结缔组织挛缩而牵拉乳头回缩、内陷。随着病程的进展，在乳腺癌晚期，这些组织挛缩可将整个乳头牵入乳房内，形成乳头内陷。

（三）治疗

1. 先天性乳头内陷　在学龄期后，尤其是在青春期应尽早发现，及时纠正，纠正后，根据乳头外突的长度，其功能会有不同程度的恢复。

2. 炎症性乳头内陷　在积极控制炎症的同时，应预防乳头回缩。

3. 癌性乳头内陷　早期的乳腺癌大部分没有自觉症状，对青春期患儿，若发现乳头回缩、内陷，则应引起高度重视及早检查、诊治。

（沈卫民）

参考文献

［1］宋儒跃，方彰林.美容整形外科学［M］.北京：北京出版社，2002.

［2］郭恩谭.现代整形外科学［M］.北京：人民军医出版社，2000.

第五节 先天性腹壁畸形

先天性腹壁畸形包括脐膨出、腹裂和卵黄管发育异常。这些畸形一出生就有，均发生在新生儿期，因此，在新生儿外科常见。但治疗用小儿整形外科的理念，效果较好。

一、脐膨出

脐膨出（omphalocele）是指一种腹壁发育不全的先天性疾病，临床表现为脐部缺损，部分腹腔脏器通过这个缺损突向体外，表面盖有一层透明囊膜。脐膨出发病率为1：5000（活产婴儿）。发病患儿多为未成熟儿，男孩比女孩常见。这种畸形多伴有其他器官畸形。

（一）病因

胚胎第6～10周时，由于腹腔容积尚小，不能容纳所有肠管，因此中肠位于脐带内，形成暂时性脐疝。待至第10周后，腹腔迅速增大，中肠退回腹腔。胚胎体腔的闭合，是由头侧皱襞、尾侧皱襞和两侧皱襞共4个皱襞，从周围向腹侧中央折叠而成，并汇合形成未来的脐环。在这个过程中，如果退回不了就产生了脐膨出。

（二）分类

按胚胎发育畸形，可将其分为三大类型：

1. 脐上部型 由于头侧皱襞发育不全，除有脐膨出外，常伴有胸骨下部缺损（胸骨裂）、膈疝、心脏畸形、心包部分缺损等畸形。

2. 脐部型 即普通型，由于两侧皱襞发育不全导致，依据腹壁缺损的大小，临床上可以分为两个亚型：

（1）脐膨出：最常见。10％的脐膨出为巨大型，腹壁缺损较大，肝脏突出于腹腔外，较少有合并畸形，常被称为巨型或胚胎型脐膨出，亦可称为通常型或腹壁形成不全型。

（2）脐带疝：腹壁缺损较小，仅有小段肠管通过脐环疝入脐带基部，可伴有卵黄管残留、梅克尔憩室、肠旋转不良等畸形，常被称为小型或胎儿型脐膨出，亦可称为肠管还纳不全型。

3. 脐下部型 由于尾侧皱襞发育不全所致，除有脐膨出外，常伴膀胱外翻、肛门直肠闭锁、小肠膀胱裂、椎管内脂肪瘤、脊髓脊膜膨出等畸形。

（三）临床表现

患儿一出生就发现腹部中央有膨出的肿物，可为大小不等的囊状物，表面有一层光泽而透明的囊膜，透过囊膜可见囊内的腹腔脏器。在囊顶上部有脐带残株附着，腹壁皮肤常停留在膨出囊的基底部或少许超过。大的脐膨出有内脏膨出。膨出内脏的表面有一层羊膜与相当于壁层腹膜的内膜组成的囊膜包裹，在两层膜之间含有一片胚胎性胶样组织。囊膜略呈白色、菲薄、透明、无血管结构（图3-4-5-1）。脐带附着于膨出囊膜的中部或下半部，脐血管穿过囊膜进入腹腔，腹壁皮肤终止于脐膨出基部的周缘，略呈堤样隆起。脐膨出均存在肠旋转不良，其他肠道畸形少见，心脏畸形和染色体畸形则明显增多。各种合并畸形的发生率为 60%～80%。

（四）诊断

产前检查行 B 超检查可早期发现脐膨出,腹壁肿物像,胎儿腹壁呈肿瘤样突出,突出肿物有包膜的诊断为脐膨出。对一出生发现有脐部肿物,并有突出的脏器,与脐带相连续,可诊断为脐膨出。

有时脐膨出也是一些综合征的一个畸形,如 Beckwith-Wiedemann 综合征(BW 综合征)、半身肢体肥大和低血糖(高胰岛素血症)。脐膨出有时还伴有 Cantrell 五联征,包括腹壁缺损、异位脊索、胸骨裂、膈疝和心脏畸形。

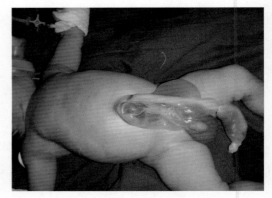

图 3-4-5-1　脐膨出的临床表现

（五）治疗

手术治疗是唯一的方法,因此,如何修复脐部再造肚脐是治疗的主要目的。

1. 术前准备

（1）肿物的处理:出生后为了避免囊膜破裂和污染,局部应立即用无菌温湿生理盐水敷料及无菌不粘敷料加以保护,减少热量及水分的散失,周围皮肤严加消毒。如果囊膜破裂,用无菌不锈钢碗扣住外露肠管,避免散热,否则易发生低体温。在患儿转送过程中,必须加以保暖。转入有条件的医院后,可进行 40℃温水浴 10～20 分钟,待患儿体温达 36.5℃以上,再将其置入暖箱。囊膜用硝酸银溶液外涂,一天 2 次,外加用保鲜膜均匀加压,用弹力绷带包裹袋提供外压,逐渐使外露的内脏进入腹腔。如果患儿没有囊膜应积极准备手术治疗。

（2）全身处理:出生后及时置胃管,持续吸引,减少胃肠内积气,并可进行灌肠,清除结肠内胎粪。积极检查是否合并其他疾病。

2. 手术治疗　如果患儿无严重心肺功能不良,能够耐受手术治疗,可行手术修补。手术方法应根据腹壁缺损大小、小儿体重以及合并的畸形来选择。一般包括还纳手术和肚脐成型。本章只做还纳手术介绍。

（1）一期修补加肚脐成型法:是最理想的方法,适用于腹壁缺损比较小的脐膨出,特别是脐带疝。手术时将囊膜清除,结扎脐部血管,膨出内容回纳后,不致腹压增高而影响呼吸、循环或肠道受压梗阻。回纳肝脏时注意避免肝静脉扭转而影响门脉回流和避免损伤肝脏包膜。肚脐成型可用局部皮瓣修复。术时尚需强力扩张腹肌以扩大腹腔容积,以利肠管回纳。

（2）二期修补法:适用于巨型的脐膨出,尤其是有肝脏脱出者,此类病例进行一期手术后,脏器还纳困难,如若强行操作势必发生下腔静脉压迫、膈抬高,而导致呼吸与循环障碍。手术要点是保留囊膜,解剖游离两侧皮肤,并做减张切口,然后将皮肤在囊膜上方覆盖缝合,造成腹壁疝。第二期手术可在 3 个月至 1 岁时施行。还纳肠内容物,做肚脐再造。

（3）分期修补法:适用于巨大的脐膨出以及囊膜破裂而肠管脱出者,但限于早期病例,要求创面清洁。方法是利用合成纤维膜或无菌 Silo 袋,将其边缘缝合于两侧腹直肌内缘上或缺损边缘,将合成膜缝合成袋形或直接缝合的 Silo 袋,袋顶适当悬挂,外用抗生素溶液的敷料包裹,以后每隔数天将袋顶收紧缩小,使内脏分次逐步回纳腹腔,一般需 1～2 周,待全部回纳,取出合成膜或 Silo 袋,分层缝合腹壁。应用合成膜的缺点是异物容易引起感染,且一旦感染应用抗生素也难以见效,必然去除 Silo 袋而导致手术失败。二期再次修复,同时行肚脐再造。

(六) 术后管理

1. 加强呼吸管理与营养,术后进 SICU。术后还需应用呼吸机支持 24～48 小时,甚至更长的时间进行呼吸管理。

2. 定期换药和静脉应用抗生素,防止感染。

3. 胃肠减压,待患儿排便后,可拔除。

二、先天性腹裂

腹裂(gastroschisis)是由于脐旁部分腹壁全层缺损而致内脏脱出的畸形,其发病率为 1:3000～5000 (活产婴儿),无性别差异。偶有家族性报道。孕妇低龄或有吸烟史是胎儿发生腹裂的高危因素,近年来,调查发现腹裂的发病率有上升趋势,25%的腹裂患儿母亲年龄小于 20 岁;60%的腹裂患儿母亲吸烟;40%的患儿为未成熟儿和小于胎龄儿。

(一) 病因

腹裂是由于在胚胎早期形成腹壁的两个侧襞之一发育不全(大多数是右侧襞),其顶尖部已达体中央,所以脐孔是正常的,而腹裂位于腹中线旁。腹裂形成的原因尚有争论。腹裂患儿肠管短、壁厚,中肠未旋转和固定,很少伴有其他系统畸形,说明在胚胎早期生理性脐疝之前,肠管已通过腹壁缺损进入羊膜腔。而这种局限的腹壁缺损是由于右脐静脉的自然消退,在内转时胚体壁和体蒂连接处的循环障碍引起,在脐带右侧的被膜薄弱处破损而发生,与临床所见相一致。

腹裂在病理方面有如下几个特点:

1. 突出体腔外是原肠,从胃到乙状结肠,没有别的脏器。

2. 突出的胃肠道没有羊膜囊和腹膜包被,没有囊膜限制的结果是导致肠管发育得比较粗大和肥厚,使整个肠管较短。

3. 脐和脐带均正常,腹壁裂口在脐的附近侧面,绝大多数在右侧,裂孔呈纵向,长度只有 2～3 cm。

(二) 临床表现

新生儿出生后即见胃肠道脱出于腹壁外,肠壁水肿肥厚,相互黏着,虽与脐膨出囊膜破裂相似,但无羊膜包裹。腹裂以右侧腹壁缺损多见,占 80%,左侧少见,约 20%。通常缺损紧贴于完整脐带的右侧,与脐带之间有完整的皮肤相隔。大型腹裂指腹壁缺损直径大于 5 cm,裂口可从剑突一直到耻骨联合,或肝脏在腹腔外。小型腹裂是指腹壁缺损直径小于 5 cm,裂口虽亦呈纵向,但一般仅 2～3 cm。也往往由于腹壁缺损直径较小,肠系膜受压,可产生严重的中肠静脉和肠壁淋巴回流受阻。膨出脏器以小肠、胃、结肠多见;肝脏多位于腹腔内,如肝脏在腹腔外,则为巨型腹裂;偶尔有女性子宫、卵巢或男性睾丸、膀胱等位于腹腔外。就诊时患儿往往处于低体温状态,在 35℃ 以下,肠管外露、体液丢失而导致水电解质平衡失调,可有感染(败血症)、粘连性肠梗阻、胃肠道穿孔和坏死等并发症。

(三) 诊断和鉴别诊断

1. **诊断**　近年来由于产前诊断技术的进步和普及,使先天性腹裂已能在出生前得到诊断。产前 B 超可发现胎儿腹壁呈肿瘤样突出,突出肿物无包膜,胎儿的肠管在羊水中漂浮,羊水 α 甲胎蛋白可明显升高。

2. 鉴别诊断　腹裂主要需与囊膜破裂的脐膨出进行鉴别,其特点为:① 脐带之外的腹壁缺损;② 脐和脐带的位置和形态均正常;③ 脱出的内脏无囊膜覆盖;④ 脐带根部与腹壁裂口之间有皮肤存在;⑤ 裂口多数在右侧,同侧腹直肌发育不全,裂孔较小,纵向长 2～3 cm,最长 5 cm。脱出体腔外的脏器常为小肠与结肠,可见肠管粗大、肥厚、短缩并相互黏着,有薄层的胶冻样物覆盖。

腹裂伴发其他畸形很少见,最多为肠闭锁,发生率为 10%～15%。宫内胎儿发生肠扭转、肠套叠或者由于腹壁缺损较小使突出肠管受卡压致部分肠段血供障碍是造成肠闭锁的可能原因。5% 的患儿可伴有肠穿孔。大部分患儿伴有肠旋转不良。腹裂患儿未见染色体畸形报道,偶有家族病史。

(四) 治疗

手术治疗是唯一的选择。

1. 术前处理

(1) 处理外露肠管:腹裂患儿出生后,在产房内需要立即处理外露肠管。较为简单的方法是将消毒后的肠管放入无菌塑料袋,也可将患儿腹部以下 2/3 身体全容纳于无菌袋,同时在袋内可放入 20 ml 无菌温热生理盐水保暖和保湿;如无无菌袋,可用无菌生理盐水纱布覆盖肠管,在纱布外包裹凡士林纱布,为保持肠管湿润、减少肠管与纱布之间的摩擦,需将无菌 8 号胃管放入包裹的纱布内,每隔 4 小时将 20～30 ml 温热无菌生理盐水通过胃管注入。

(2) 术前管理:包括置暖箱保暖以维持患儿体温;禁食,胃肠减压,持续吸引压 20～40 mmHg,并行灌肠排除结肠内容物;留置导尿管观察每小时尿量;静脉补液,注意补充肠管不显性失水,并纠正水电解质平衡失调,由于胎儿期肠管脱出,人血白蛋白、IgG 转移至羊水中,出生后有脱水和代谢性酸中毒。应从上肢作为输液进路输入白蛋白、血浆等;静脉应用广谱抗生素预防感染,同时进行必要的常规血生化检查和严密监测生命体征。当患儿充分补充晶体、胶体,酸中毒得以纠正,尿量大于 1 ml/(kg·h),心率、血压、呼吸平稳状态下可进行修补术。

2. 手术治疗　外科手术原则为尽早手术,根据外露肠管多少、腹腔发育程度来进一步决定一期修补或二期手术。

(1) 一期肠管回纳加肚脐成型法:用无菌生理盐水将腹壁和疝出脏器清洗干净,聚维酮碘溶液消毒。术中仔细探察肠管,检查有无肠闭锁或肠穿孔。用手指强力扩张腹肌以扩大腹腔容积;轻柔挤压肠管,将胃、十二指肠、上端空肠内的气体和内容物通过胃肠减压排除;并将结肠内胎便从肛门排出。监测腹腔压力可通过膀胱测压反映腹腔压力,如果膀胱压力小于 30 cmH$_2$O,一期复位手术比较安全,手术成功率大于 50%。如强行关腹造成腹腔压力过高,除肠穿孔的风险增高外,肠功能的恢复也会受到影响,还会延缓肠蠕动恢复。间断分别缝合腹膜带肌层、皮肤。采用皮瓣法肚脐再造。近年来对于早期就诊的腹裂患儿可采取无缝合、非麻醉下一期肠管回纳法进行治疗。既可减少患儿手术打击,也可减少手术费用;并有肠道功能恢复快、更具美观的优势,已得到很好的疗效。

(2) 分期修补加肚脐成型法:40%～50% 的腹裂患儿不能进行一期修补。如果强行关腹会由于腹腔压力过高而产生一系列问题:① 膈抬升,引起呼吸功能障碍;② 下腔静脉压力过高,引起回心血量下降、右心功能衰竭;③ 肠系膜血管受压,肠壁灌注减少,肠壁缺血坏死。

分期修补是将清洗消毒后的疝出脏器放置入 Dacron 加固的硅胶袋(Silo 袋,亦可以用无菌生理盐水袋),将一侧与缺损边缘全层缝合,顶端结扎悬吊于暖箱顶部,使 Silo 袋呈圆柱状垂直于腹壁。每天挤部分疝内容物回纳入腹腔,连续缝合逐渐缩小 Silo 袋体积,在 5 日左右完成完全回纳。随后拆除 Silo 袋,直接间断缝合完成修补。也可在裂隙旁埋置皮肤扩张器,每天还纳肠管的同时,可以注水皮肤扩张。二期修复腹部缺损。

(五)术后管理

术后均需密切观察呼吸、腹腔压、静脉回流等情况,必要时需加强呼吸管理,辅助通气。腹裂患儿术后肠道功能恢复时间较长,不能经口摄食,需要较长时期静脉营养。

三、卵黄管发育异常

胚胎发育过程异常,卵黄管不同程度地残留时,可以形成各种畸形,引起多种外科并发症。大多在幼儿时期出现症状,常需外科治疗。

(一)病因

胚胎发育早期,原肠与卵黄囊是相通的,以后通道渐渐变狭,被称为卵黄管或脐肠管,它连通中肠与卵黄囊。发育正常时,胚胎第 5～6 周后卵黄管逐渐萎缩、闭塞、纤维化,形成纤维索带,出生时在脐带中可找到少量残留组织,以后很快退化而完全消失。发育异常时,卵黄管可全部或部分存留,形成各种类型的卵黄管异常。

(二)病理分类

1. 脐茸(脐息肉)　脐部黏膜残留。

2. 脐窦　卵黄管脐端残留较短的未闭盲管。

3. 卵黄管瘘(脐肠瘘)　卵黄管全部未闭合。

4. 卵黄管囊肿　卵黄管两端闭合,仅中间部分仍保持原有的内腔,其黏膜分泌物聚集而形成囊肿。

5. 梅克尔憩室　卵黄管的肠端未闭合,在末端回肠壁上留有憩室。

6. 脐肠索带　卵黄管及其血管纤维化索带的残留。

(三)临床表现

1. 脐茸与脐窦　脐茸或称脐息肉(umbilical polyp),是由残留于脐部的肠黏膜所构成,外形呈红色息肉样组织,常分泌少量黏液或血性浆液。脐窦(omphalomesenteric duct sinus)系卵黄管在脐部残留一段较短的管道,位于腹膜外,外表为一个小圆形黏膜凸起,窦道内黏膜分泌黏液,常使周围皮肤糜烂,经久不愈。

2. 脐肠瘘(patent omphalomesenteric duct)　又称卵黄管瘘。脐肠瘘连接于回肠与脐孔之间,脐部可见鲜红色黏膜,中央有小孔,间歇排出黏液、肠气、胆汁样液或粪便。漏出的粪便刺激周围皮肤产生湿疹样变,可造成瘘口周围皮肤糜烂。瘘管的口径大小不等,从数毫米到数厘米不定,瘘管长 3～5 cm,瘘口中央由回肠黏膜覆盖。大的瘘管在腹压增高时,可发生瘘管和回肠的不同程度脱垂,在新生儿期小肠呈新月形突出腹壁而脱出,外形如牛角状,其两端各有一管腔。这种脱垂很少会导致肠梗阻或引起脱出肠管血供受阻,仅极少数严重者可发生肠梗阻或肠绞窄。

3. 卵黄管囊肿(肠囊肿)　最少见。卵黄管中间部分未闭合,保持原来卵黄管的内腔,黏膜分泌液积聚不能排出,继而形成的囊肿称卵黄管囊肿(omphalomesenteric duct cyst),两端分别有索带连接脐部与回肠。其临床症状是腹部脐下方囊性肿块,一般无自觉症状,界限清楚,大小不等,可以活动;亦可发生粘连和压迫肠襻而产生肠梗阻,往往在手术时才明确诊断。

4. 先天性脐肠索带　索带位于脐部与远端回肠,或梅克尔憩室、肠系膜根部、肝门之间。可能是由闭塞的卵黄管或卵黄动脉或静脉未退化的纤维组织构成。

（四）治疗

1. 脐茸与脐窦　脐茸可用电灼破坏黏膜,若无效,可行残留黏膜切除、局部缝合。脐窦可用探针探得窦道,经外口注入造影剂,侧位片可显示窦道径路,仅长数毫米或数厘米,呈一盲管,与小肠和膀胱均不相通。脐窦感染时应作抗感染治疗,脓肿形成时行切开引流。感染控制后再作手术切除。手术时从外口插入探针,经脐下弧形切口,环绕探针在腹膜外剥除管道,将其完整切除。

2. 脐肠瘘　经瘘口可插入导管,注入造影剂做腹部正侧位片,可见造影剂进入小肠,即可明确诊断。手术环绕脐部做梭形切口,解剖游离瘘管直达回肠。将脐、瘘管与部分小肠一并切除,行小肠端端吻合术及脐环重建术。

3. 卵黄管囊肿　治疗是将囊肿及其两端索带一并切除。同时行肚脐成型术。

4. 先天性脐肠索带　当肠襻围绕索带发生旋转或索带压迫肠襻引起肠梗阻时才出现症状。常在剖腹手术时作出正确诊断。治疗为手术切除索带,解除梗阻。如在其他手术中发现脐肠索带也应予以切除。同时行肚脐成型术。

四、肚脐成型术

（一）C-V瓣法

在肚脐位置设计两个V形皮瓣和C形皮瓣,切取皮瓣把3个皮瓣翻转缝合,用一牵引线牵拉3个皮瓣的中间,缝出肚脐下位置,用纱球打钉固定。术后14日拆除(图3-4-5-2)。

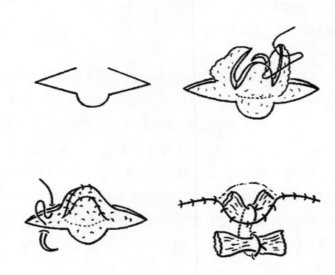

图3-4-5-2　C-V瓣法示意图
（引自 Plast Reconstr Surg,2000,105(2):703-705）

（二）袋鼠袋法（KANGAROO POUCH）

把皮瓣 ACDB 翻转，在体表缝合成一个皮口袋，再把口袋缝合到皮下，在切开部位做菱形切口，对位缝合，缝合好皮口袋口就形成了肚脐（图 3-4-5-3）。

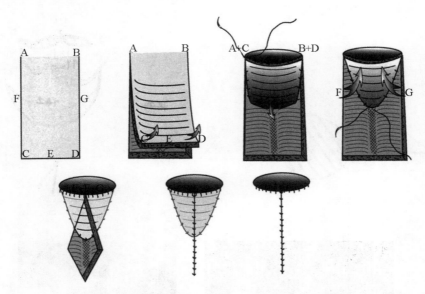

图 3-4-5-3　袋鼠袋法示意图（引自 J Urol,2001，165:2026-2028.）

（三）三瓣法

设计 ABC 三个瓣，把 A 瓣切开游离皮下形成一个浅隧道，切取 BC 瓣折叠翻转和 A 瓣缝合，再关闭上面的切口，达到在脐部形成一个凹陷，也就是肚脐（图 3-4-5-4）。

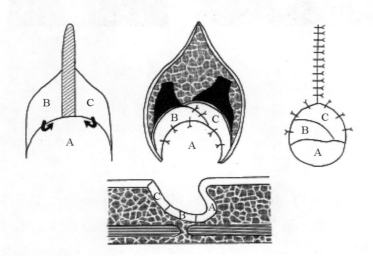

图 3-4-5-4　三瓣法示意图（引自 Plast Reconstr Surg,2003,112(6):1652-1655.）

（四）四瓣法

采用四瓣法再造肚脐，设计如图 3-4-5-5 所示，在缺损左右水平设计 2 个 1.5～2 cm 等大三角形皮瓣，在 2 个等大三角皮瓣蒂部皮肤各设计一个小皮瓣，即 EGCO 和 HDB。H 为右侧大三角皮瓣蒂部上方 0.5 cm，F 点为斜向外上方 0.3 cm。CG=1/3HD,E 点在 G 点上方 0.3 cm。按设计切取皮瓣，一定要切至肌膜层,再掀起皮瓣。旋转 2 个大三角皮瓣把三角瓣尖端各缝 1 针固定,再把 2 个小皮瓣插入切开的三角空隙内缝合,也就是 C 点缝到 O 点,A 点缝到 F 点,D 点缝到 E 点,B 点缝到 C 点。再缝合其他未缝合的皮肤部分,在 DE 点处皮下缝合 1 针,经缺损肚脐底部潜行缝至下腹正中穿出皮肤,拉紧结扎固定于皮外。

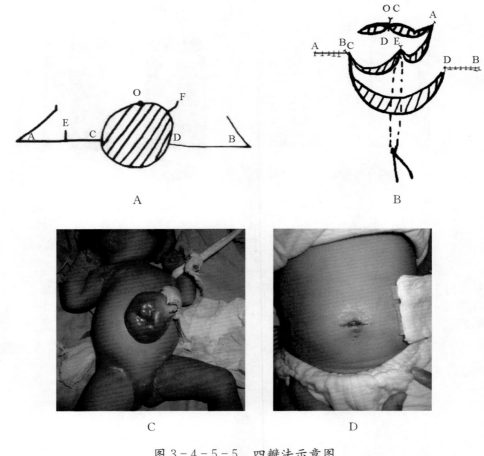

图 3-4-5-5 四瓣法示意图

(沈卫民 季 易)

参考文献

[1] Craig SB, Faller MS, Puckett CL. In search of the ideal female umbilicus. Plast Reconstr Surg, 2000, 105 (1): 389 - 392.

[2] Hiroshi S, Kiyoshi M, Niro K. Umbilical reconstruction with an inverted C-V flap, Plast Reconstr Surg, 2000, 105(2): 703 - 705.

[3] Peter ap, Jeffrey as, Moneer kh. Results of umbilicoplasty for bladder exstrophy, J Urol, 2000, 164: 2055 - 2057.

[4] Naoshige I, Noboru O, Reconstruction of umbilical hypogenesis accompanied by a longitudinal scar, Plast Reconstr Surg, 2003, 111(1): 322 - 325.

[5] Axel f，Pierre ym，Jean aj et al，Umbilical reconstruction in patients with exstrophy：the kangaroo pouch technique. J Urol，2001，165：2026－2028.

[6] Sophie AB，Mark HS，Purse-string method for immediate umbilical reconstruction，Plast Reconstr Surg，2003，112(6)：1652－1655.

[7] 沈卫民，崔杰，王顺荣，等.先天性脐畸形的整形外科治疗.中华整形外科杂志，2008，24(3)：241－242.

第六节　先天性偏身肥大症

Meekel 在 1882 年及 Wagner 在 1839 年分别描述了半侧增生(半侧肥大)。直到 20 世纪 20 年代,在 Gesell 和 Lenstrup 的研究报道之后,这个综合征才得到广泛的认识。虽然习惯使用并在有的医学文献中常见到半侧肥大,但这并不是合适的,它是一个症状,因为此征明显地表现为人一侧身体的增生肥大。我们认为半侧增生等同于半侧肥大。Cohen 讨论了常见的不对称畸形、半侧增生、过度肥大、半侧萎缩和优先偏侧性肥大等症状的区别,认为先天性偏身肥大症(hemihyperplasia，hemihypertrophy)较为合适。这节重点介绍它的病因、临床表现、诊断与治疗。

一、病因

此综合征的病因学和病理发生学尚不清楚。在一些病例中表现出双卵双生发病的趋势。染色体异常包括二倍体/三倍体镶嵌型。三体镶嵌型、13 导染色体长臂与 7 号染色体短臂易位、部分 G 和 B 单体伴 B/G 易位以及异常增大的 3 号染色体。也有许多种理论进一步解释半侧增生,其中包括解剖和功能性血管或淋巴管异常、中枢神经系统病损导致神经营养作用的改变、内分泌异常、不对称性细胞分裂和对称性分裂过程的偏向、受精后双卵融合导致的半调节作用不一致、过熟受精卵使线粒体损害导致神经管过度再生和单侧扩大以及神经嵴细胞增殖。但近来的研究文献不多,有待进一步研究。

二、临床表现

患儿出生时常表现为不对称性,半侧肥大,并随年龄增大而明显,特别是在青春期。有时不对称畸形并不在出生时出现,以后才逐渐出现,只是在进行体检测量才能发现。有报道出现患侧骨骼增大和骨龄增加。患儿受累的肢体、牙齿、皮肤、中枢神经系统、心血管系统、肝、肾和生殖器均可以表现出多种非肿瘤性异常增大,也可见多种混杂性异常(图 3-4-6-1)。

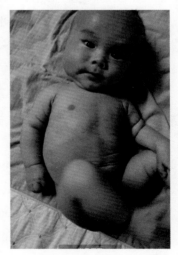

图 3-4-6-1　先天性偏身肥大症的临床表现

三、诊断

1. 鉴别诊断　许多疾病表现为半侧身体增大(如神经纤维瘤病),毫无疑问 Beckwith-Wiedemann 综合征的症状范围也包括半侧增生。而并非所有的半侧增生的病例均表现为 Beckwith-Wiedemann 综合征,特别是那些散发病例没有这些症状。半侧躯干和面部的肿瘤也可出现半侧增大。需要 CT 和 MR2 进行排除。在动静脉瘤、先天性淋巴水瘤、Silver-Russell 综合征、McCune-Albright 综合征、Klippel-Trenaunay-weber 综合征、Proteus 综合征、多发性外生骨疣、Olliver 综合征、Maffucci 综合征、小儿面部肿瘤中也存在和发生不对称畸形。半侧萎缩以继发于早期和枢神经系统损害及 Romberg 综合征,Sturge-Weber 综合征的血管瘤和单侧鱼鳞癣样红皮病中以及 Bencze 综合征为一种常染色体显性遗传,也有面部不对称畸形、内斜视、弱视和腭黏膜下裂。也有报道 PHACE 综合征也存在一侧增生。这些综合征都需要加以区别。先天性偏身肥大症即半侧增生是没有其他原因的,或不明原因的一侧肢体增大、增长,包括面、上肢、躯干和下肢。

2. 诊断　根据病史和体征可以确诊。但对于一些无法明确的,还是需要 B 超、CT 和 MR2 检查来排除一些综合征和肿瘤。

四、治疗

由于原因不明确,因此治疗是对症治疗。治疗的策略就是阻止一侧身体变大。患儿将一辈子在治疗中。

1. 舌和头面部半侧增大的治疗　舌部可进行一侧舌缩小术,面部可进行分层吸脂进行治疗。制订计划一般 2～3 岁进行一次。术后弹力加压。

2. 肢体增大和增长的治疗　早期采用压力套,一般可以进行到 1～2 岁,如果控制不了则采用有创的吸脂减小腿粗,如果再控制不了,可手术缩小切除四肢侧方组织。对于肢体变长则早期采用观察。如果控制不了两个腿的长度差,超过 5 cm 者可考虑进行股骨缩短术。截除一段骨,使患儿不发生跛行。

3. 躯干增大的治疗　早期采用压力套治疗,控制不了的患儿可考虑吸脂加加压治疗。对仍控制不了的患儿可采用侧方手术切除增多增大的组织。对于乳房可做巨乳缩小术。

(沈卫民　邹继军)

参考文献

[1] Gesell A. Hemihypertrophy and twinning: Further study of the nature of hemihypertrophy with report of a new case. Am J Med Sci. 1927, 173: 542 – 555.

[2] Goldschmidt H et al. Hemihypertrophie, Naevussebaceous, multipleKnochenzysten and zerebroretinaleAngiomatose: eineKomplexePhakomatose. Helvpaediatr Acta. 1976, 31: 487 – 498.

[3] A. M. Siddiqui, D. B. Everman, R. C. Rogers et al., "Microcephalyand congenital grouped pigmentation of the retinalpigment epithelium associated with submicroscopic deletionsof 13q33. 3 – q34 and 11p15. 4," Ophthalmic Genetics. 2009, 30(3): 136 – 141.

［4］Leung AK，Fong JH，Leong AG. Hemihypertrophy.J R Soc Promot Health. 2002 Mar；122(1)：24－7. Review.

［5］Ríos-Méndez RE，Montero-Monar HE，Pernández-Alvarado AP，Hidalgo-Flores EG. Silver-Russell syndrome (hemihypertrophy) and cortriatriatum in a newborn.Arch Argent Pediatr. 2015 Jun；113(3)：e140－4. doi：10.5546/aap.2015.e140. Spanish.

［6］Chokr J，Taslakian B，Maroun G，Choudhary G. PHACES syndrome with ectopia cordis and hemihypertrophy.Proc (Bayl Univ Med Cent). 2019 Mar 20；32(2)：237－239. doi：10.1080/08998280.2018.1548263. eCollection 2019 Apr.

［7］Hoyme HE，Seaver LH，Jones KL，Procopio F，Crooks W，FeingoldM. Isolated hemihyperplasia (hemihypertrophy)：report of a prospectivemulticenter study of the incidence of neoplasia and review. Am JMed Genet. 1998，79(4)：274－278.

［8］Kalish JM，Biesecker LG，Brioude F，Deardorff MA，Di Cesare-Merlone A，Druley T，Ferrero GB，Lapunzina P，Larizza L，Maas S，Macchiaiolo M，Maher ER，Maitz S，Martinez-Agosto JA，Mussa A，Robinson P，Russo S，Selicorni A，Hennekam RC. Nomenclature and definition in asymmetric regional body overgrowth. Am J Med Genet A. 2017 Jul；173(7)：1735－1738. doi：10.1002/ajmg.a.38266. Epub 2017 May 5.

［9］Kundu RV，Frieden IJ. Presence of vascular anomalies with congenital hemihypertrophy and Wilms tumor：an evidence-based evaluation.Pediatr Dermatol. 2003 May-Jun；20(3)：199－206. Review.

［10］Mark C，Hart C，McCarthy A，Thompson A. Fifteen-minute consultation：Assessment，surveillance and management of hemihypertrophy.Arch Dis Child Educ Pract Ed. 2018 Jun；103(3)：114－117. doi：10.1136/archdischild－2017－312645. Epub 2017 Aug 26.

第五章
四肢先天性畸形

第一节 手及上肢先天性畸形的发育生物学与分类

大约 600 个新生儿中就有 1 个存在不同程度的上肢畸形。对于协调四肢发育的分子学机制的研究,成为数十年来的焦点。近来的研究发现,不同分子通路的中断与上肢畸形存在相关性。

通过一项精确的方法来描述与分类这些畸形,不仅有助于临床的诊断及治疗,而且有利于临床医生与科研人员就分类方案及畸形发生发展过程的联系性进行讨论交流。现今最常用的分类方法是基于 1964 年 Swanson 提出的方案,此方案在 1974 年被国际手外科学会联合会(IFSSH)所采纳。该分类方法结合了四肢发育的形态学认识及临床手术学的观点。它简单易用,几乎被全世界所采纳。然而,该方案对于病因的分类包含了描述性及推测性的内容,其简单性也导致无法对一些发育相关性畸形进行分类,容易造成误诊或多元诊断。随着对发育生物学的不断深入了解,这些描述性术语已经不能准确概括疾病特点。因此,该分类方法开始遭到异议。

Manske 和 Oberg 近来在临床经验及发育生物学的基础上对原分类方法进行了改进。而本文旨在概述发育生物学,提出上肢畸形病理遗传学的最新概念,以助于改进畸形的分类方法,使之更精确适用。

一、肢体发育之体轴的形成与分化

在胚胎发育早期,同源异形盒(HOX)转录因子介导颅-尾轴启动体节的分化。大约在发育的第 4 周,上肢的生发区域确立,启动了 T-box(TBX5)、无翅型 MMTV(WNT)及成纤维细胞生长因子(FGF)的表达,肢体的生长开始。覆盖着菲薄的外胚层表层的上肢芽自侧板中胚层膨出(图 3-5-1-1)。肢芽诱导失败(tetra-amelia 综合征,四肢缺如),与 WNT3 及 FGF10 突变有关。TBX4 和 TBX5 分别与下肢与上肢的发育相关联。TBX5 突变(Holt-Oram 综合征、手-心畸形综合征)导致了一系列的上肢畸形。

随着肢芽的形成,发育在 3 个轴向上进行:近心-远心,前-后(桡-尺)以及背-腹轴(图 3-5-1-1)。每个轴向的发育与分化由一群细胞控制,它们传送发育信息给局部细胞及组织,称之为信号中心。中胚层的 FGF10,与外胚层的 radical fringe 基因(R-FNG)在背腹边界的顶端连接,使外胚层增厚以形成近心-远心轴的信号中心,称之为顶端外胚层嵴(AER)。AER 能产生 WNT3 及一些 FGF(FGF4,8,9 及 17),维持中胚层 FGF10 的表达。而 FGF10 可以促进 AER 下区的细胞增殖,这些区域叫作进展区(progress zone)。进展区内的中胚层细胞受信号中心的调控,以决定其最终分化。外胚层和中胚层 FGF/WNT 之间的相互作用,维持着近心-远心轴的发育生长。

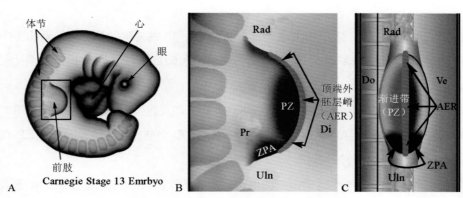

图 3-5-1-1　肢芽调节中心和体轴

前-后(桡-尺)轴的发育与分化受控于中胚层后方的极化区(ZPA)。ZPA 增加肢体的宽度,使之向后(尺)方发育,它通过产生形态发生素——音猬因子(SHH)发生作用。AER 和 ZPA 通过反馈回路紧密联系,维持生长过程中 AER 远端后(尺)方边界区 SHH 的表达(图 3-5-1-2)。

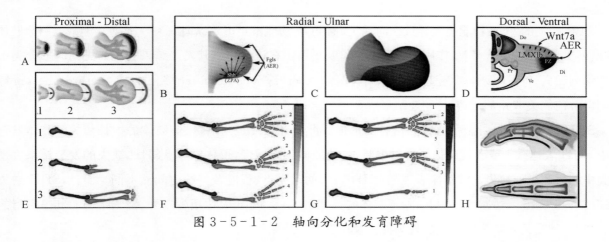

图 3-5-1-2　轴向分化和发育障碍

外胚层背侧产生的 Wnt7a 调控着肢体背-腹轴的发育。Wnt7a 通过诱导 Lim 同源盒转录因子 LMX1B 使下层的肢中胚层向背侧生长。Wnt7a 的缺陷也会导致肢体尺侧生长发育的障碍,提示 Wnt7a 的另一个重要作用在于维持与 ZPA 相关的 SHH 的产生。可以说,SHH 在肢体发育中扮演重要的角色,与近心-远心轴,前-后(桡-尺)轴和背-腹轴的发育相关联。

信号中心也同样能够通过常规及特殊的、不对称的分子通路,调控下游靶组织如骨骼、血管、肌肉和神经的生发。比如,骨骼的发生需要几种因子在合适的时机和部位发挥调控作用,包括性别决定区 Y 相关的高迁移率族蛋白 9(SOX9),使骨原基浓集;WNTs 和生长分化因子 5(GDF5)调控关节发育;类甲状旁腺素(PTHLH)、印度刺猬因子(IHH)、胰岛素样生长因子(IGFs)、成骨蛋白(BMPs)、WNTs、FGFs 以及成骨特异性转录因子 2(RUNX2)促进骨原基生长及后来的软骨内骨化。此外,矮小同源盒基因 2(SHOX2)在近心侧软骨膜得到上调表达,促进了肱骨的延长。同时前臂软骨膜诱导 SHOX 以调节桡尺骨的生长。因此,下游通路的正确诱导对于各轴向的完全分化至关重要。

二、近心-远心轴缺陷(横向缺陷)

AER 产生的 FGFs 促进了和 ZPA 相关联的肢体的生长。彻底去除 AER 或者阻断 FGF 受体,将会同时中断肢体在近心-远心轴向上的发育,临床上表现为横向生长阻断。动物实验提示横向生长阻断的程度与该轴破坏的时间相关。

最近,Winkel 等发现在 B1 型短指畸形(BDB1)中 WNT 及酪氨酸激酶受体(ROR2)常出现变异。WNTs 在 AER 相关的 FGFs 的调控下,通过 ROR2 受体促进整个肢体的延长,因此 AER 功能受限常导致短指畸形,亦属于近心-远心轴发育障碍。

肢节缺失或者海豹肢畸形一般不属于单纯的发育过程问题,它们中的大部分往往伴随着严重的纵向或桡-尺轴缺陷。然而,近来对于 SHOX2 及 SHOX 在近心-远心轴生长过程中的机制和潜能研究提示,它们可能与一些罕见的肢节缺失畸形有关。

三、桡-尺轴缺陷(纵向缺陷)

AER 相关的 FGF 功能丧失导致横向缺失,而 FGF 功能不足可致纵向缺失。FGF 功能减退引起肢体生长减慢,形体缩小,尽管 ZPA 作用下的尺侧生长及增殖仍在进行中。其发展结果表现为类同畸形分类中的桡侧纵列缺失。FGF 受体 2 突变的畸形综合征,如 Apert 综合征、Pfeiffer 综合征 或 Saethre-Chotzen 综合征,其桡/前侧关节异常、前臂骨间连结形成。

SHH 诱导上肢尺骨及手部尺侧指骨的形成。此外,SHH 也与后/尺侧肢体的生长相关。肢体发育过程中 SHH 表达减少或者靶向信号暂时中断,可使肢体生长减慢,形体缩小。SHH 缺失的发展结果表现为分类中的尺侧纵列缺失。其临床表现随 SHH 缺失的时间点、程度及持续时间而不同。而且,SHH 缺失可反馈的引起 FGF 表达减少。因此,除了肢体的长度、大小及 FGF 表达减少以外,桡侧结构尤其是拇指的发育,也潜在地受到影响。临床上表现为拇指及尺侧列的缺失。

过去,几种并发近侧肢体缺如的纵向缺失属于节段缺失这一分类。对其中很多病例重新仔细体检,可见远端缺陷与桡侧列或尺侧列相一致,提示近端的畸形为纵列畸形的延续。

四、背-腹轴缺陷(背向缺失)

外胚层背侧的 WNT7A 或中胚层背侧的 LMX1B 减少或缺失可影响背向发育。在小鼠模型中,单倍剂量不足不会产生表现型。然而,在人类,LMX1B 单个等位基因缺陷,可致背向发育不全,如甲-髌综合征,即肘与指甲的发育异常。背向指胚胎期肢体旋转之前及之后上肢的后侧/伸直侧及下肢的前侧/伸直侧。

五、手板的形成与分化

在发育的第 5 周,手板可见。HOX 转录因子(尤其是 HOXD9-13 和 HOXA9-13)与 SHH 相互作用,确定了手指的数目与指别。SHH 同时也诱导产生自后向前(尺侧向桡侧)的 BMP 梯度,这在手指的发育分化中至少有 2 个作用。首先,BMPs 能够诱导指间细胞凋亡,或程序性细胞死亡。这通过抑制 AER 的 FGF 表达部分实现。第二,BMPs 通过指骨形成区参与完成手指的区分,指骨形成区位于手指远端的骨原基,其通过上调表达 SOX9 调控软骨形成,维持 FGF 表达,促进手指持续生长。然而,对于这些 BMP 家族(如BMP2/4/5/6/7 及 GDG5/6),如何在细胞凋亡与软骨形成中周期性转换功能,目前仍不明了(图 3-5-1-3)。

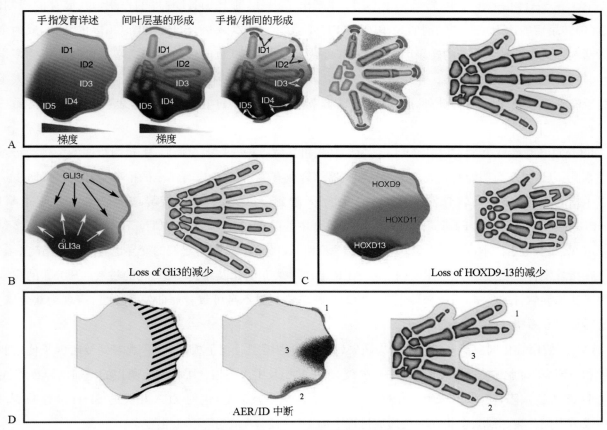

图 3-5-1-3　手板形成分化障碍

六、指间区形成与分化缺陷(软组织缺陷)

有些动物趾间存在蹼,比如鸭子和蝙蝠。在这些动物模型中,指间区域有 BMP 拮抗剂 Gremlin(GREM)的表达,从而限制了细胞凋亡。指间区域 BMP 拮抗剂的异位过度表达,以及 AER 或中胚层的

FGF 功能的持续,抑制了指间区的细胞凋亡,导致并指畸形。BMP 拮抗剂 Noggin(NOG)的突变,临床上与关节骨化连接、并指及多指有关联,提示了 BMP 在其中的作用。

Apert 综合征中的并指是由 FGF 受体 2(FGFR2)突变引起,导致了 FGF 及氨基葡聚糖与受体的结合活性增加。受体处于持续激活状态,FGF 功能不断作用,覆盖了 BMP 的信号机制,从而导致复杂的并指畸形。

而背腹侧及各手指的韧带/肌腱形成和附丽机制还没有很好的阐明。候补基因也许与屈曲-挛缩畸形有关,如僵直小指,可能源于神经肌肉的相互影响和(或)细胞外基质结构(比如,蛋白多糖 4、PRG4)。对于这些手部相关的软组织畸形的病因学基础,仍需要深入的研究。

七、手指发育分化缺陷(骨缺陷)

同前所述,缺乏 SHH 导致尺侧手指的缺失及桡-尺轴的缺陷。然而,SHH 信号系统的异常也能导致多指畸形。在 SHH 信号传递中,转录因子 GLI3 体现出了桡-尺轴上 SHH 梯度的作用。在肢芽的桡侧面,GLI3 经转录后表达为短效抑制剂形式,阻断了 SHH 功能。在 ZPA 区,SHH 阻断 GLI3 的转化,成为全程的激活剂形式。这种双功能的转录因子的突变,可致尺侧多指症(也叫轴后多指 A 型、B 型)及桡侧多指症(也叫轴前多指 IV 型)合并多指。在小鼠模型中,GLI3 的完全缺失使得各趾丢失特征,形态上类似于人类的五指手畸形,或三节拇畸形。此外,肢体的 SHH 调节区变异致 SHH 在前侧(桡侧)表达异常,也可导致三节拇畸形。

HOXD13 缺陷或整个 HOXD9 - 13 区域的缺失可导致各种并指多指畸形,手指与指间的结构与形态均发生紊乱。HOXA13 功能的缺失与手-足-生殖器综合征有关,表现为发育不全的中节指骨及手指偏移。

手指的成形、分节及软骨发育设计数个因子及通道。因此,它们的变异或者缺陷可致短指畸形。Hoxd13 变异可致 D 型或 E1 型短指畸形。软骨发育中的因子,包括 IHH(A1 型)、BMPR1B(A1 和 A2 型)、GDF5(A2 型和 C 型)、ROR2(B1 型)、NOG(B2 型)和 PTHLH(E2 型),它们的变异也可导致短指畸形。

在指骨发育分化过程中,BMPs 调节着 AER 上层 SOX9 活化及维持 FGF 间的过渡。SOX9 的完全缺失因无法诱导软骨的生成,可致肢体退化。SOX9 的单倍剂量不足可致骨屈曲发育不良,表现为软骨减少,长骨弓形以及短指。

Ogino 使用烷化剂白消安建立了中央缺失(分裂手)的模型。在手板形成期,观察到致畸因子使远侧进展区和 AER 的细胞凋亡增加,可导致中央分裂、中央并指及中央多指。手板细胞凋亡的增加也导致了 AER 相关 FGF 表达缺陷,使 AER 及其下中胚层 BMPs 分泌减少及紊乱,也使 ZPA 相关的 SHH 表达减少。这些构成了中央分裂、并指、多指在手板形成过程中的一般机制,尽管分子学上很复杂。

八、与分类的关系

手部发育生物学特点与 IFSSH/Swanson 分类法并不一致。分子通道调控着上肢这种独特的不对称的发育过程,包括近心-远心轴、前-后轴(桡-尺轴)及背-腹轴。这些分子通路的破坏,将影响整个肢体在各个轴向上的发育。在 IFSSH/Swanson 分类法下,具体分类见表 3 - 5 - 1 - 1。

表 3 - 5 - 1 - 1　IFSSH 分类及新分类之间的比较

IFSSH 分类	新分类
1. 形成障碍 　纵向缺失 　桡侧纵列缺失 　尺侧纵列缺失 　横向缺失 　节段缺失 2. 分化障碍 　软组织缺失 　骨缺失 3. 重复畸形 　桡侧多指 　尺侧多指 　镜影手/尺侧复肢 4. 过度生长 5. 发育不全 6. 环状缩窄综合征	1. 畸形 A. 轴形成/分化障碍之整个上肢 1）近-远心轴缺陷 　短肢合并短指 　融合性短指 　横向缺失 　节段缺失 2）桡-尺轴缺陷 　桡侧纵裂缺失 　尺侧纵裂缺失 　尺侧复肢 　桡尺骨融合 　肱桡骨融合 3）背-腹轴缺陷 甲-髌综合征 B. 轴形成/分化障碍之手板
7. 全身性骨骼畸形	1）桡-尺轴 　桡侧多指 　三节拇 　尺侧多指 2）背-腹轴 　背侧复肢（掌侧指甲） 　指甲发育不全 C. 手板形成与分化缺陷之非特定轴 1）软组织 　并指 　屈指 2）骨异常 　短指 　斜指 　Kirner 氏畸形 　掌腕骨融合 3）复合型 　分裂手 　多指并指 　Apert 手 2. 变形 　A. 环状缩窄 　B. 关节挛缩 　C. 扳机指 　D. 其他 3. 发育异常 　A. 肥大 　　1）巨指症 　　2）巨肢 　　3）巨肢合并巨指 B. 肿瘤

IFSSH1 型为形成障碍型,着重于影响近侧肢体的轴相关性,并有可能延伸至手部的畸形。相应地,将其归类于能够反映病因学及整体影响的这样一个分类是比较合理的,我们把这一分类称为轴形成/分化缺陷-全上肢型。

IFSSH2 型为分化障碍型,不仅仅只是手板分化的缺陷,而更着重于手板的结构与分化的缺陷。

IFSSH3 型为重复畸形,包含了涉及前-后(桡-尺)轴的形成与分化的障碍。将多指从 1 型和 2 型中排除显然不合逻辑。这些手板缺陷的畸形可以根据是否存在轴的形成和(或)分化障碍而分成各子类,比如多指畸形,一般确定为轴(桡-尺)缺陷;也可以根据是否存在手板形成和(或)分化障碍分类,如并指畸形。此外,没有哪一个 IFSSH 分组能够适当地归类分裂手这一具有多样性的畸形,因此日本手外科学会在 IFSSH/Swanson 分类中增加了一组:指列形成障碍型。

IFSSH4 型为过度生长型,是一个描述性的术语,不包含发病机制。同样的,IFSSH5 型,生长不足型,也无病因学的信息及特征,而且将其归入分类显得随意。生长不足(如短指畸形、指蹼畸形)、横向缺陷或纵向缺陷一样涉及分子通道障碍,这一类应该从此分型中排除。

IFSSH7 型为全身性骨骼异常型,常包含上肢畸形及多种多样的骨骼异常,一般为遗传性综合征,和描述畸形的形态比起来,将其细分类意义更小。

随着我们对于肢体形态发生及畸形产生的认识不断深入,发现 IFSSH 分类存在着问题,这将激励着外科医生、病理学家以及遗传学家们在肢体先天畸形这一领域共同努力,并对该分类法提出质疑。

畸形学为肢体先天性畸形的病因研究提供了框架。畸形是身体某一部分或复合组织的异常形成。变形与畸形不同,它是在组织正常形成后损伤所致。发育不良是指大小、形状以及组织内的细胞组成异常。畸形学还描述了第 4 期(紊乱)。因为在这过程中有成形组织的改变,为了完成分类,就将其归入变形这一类。

尽管有些特殊畸形的发病机理仍不明了,将先天性上肢畸形分为畸形、变形、发育不良 3 类,是合理可靠的。所以,为了将分类方法与我们在分子水平上对肢体发育的认识相结合,我们提出 3 个大的分类:畸形、变形和发育不良。畸形类将根据发生缺陷的主要轴以及缺陷发生在整个肢体还是以手部为主,再进行分类。下面的分类方法结合了这些原则:

1. 畸形

1A. 轴形成/分化障碍之整个上肢:为了更准确地反映 IFSSH1 型中众多畸形的发病机理,我们根据不同的轴缺陷分为 3 个子类。我们将影响整个肢体的短指畸形(短指粘连畸形和短指畸形 B1 型),和横向缺陷及节段缺陷一起,归入近心-远心轴缺陷这一类。桡-尺轴缺陷不仅包括桡尺侧纵裂缺失,还包括桡尺侧结构的重复畸形,如尺骨复肢畸形,以及桡尺骨融合(过去分别属于 IFSSH3 型中的复制型及 IFSSH2 型中的分化障碍型)。我们也加入了背-腹轴缺陷这一型,如甲-髌综合征。

1B. 轴形成/分化障碍之手板:局限于手板的轴缺陷被分为第 2 小类。过去,多指畸形被归入重复畸形这一类,然而,这属于典型的轴信号通道障碍。比如,在桡-尺轴中转录因子 GLI3 功能障碍,将导致轴前多指症(Ⅳ型或多指并指畸形)和尺侧(轴后)多指症(A1 型)。

我们也把三节拇畸形归入此类。最近对于桡侧多指畸形(轴前多指Ⅱ型)遗传学研究发现,SHH 调节区存在点突变或者成对。在动物模型中,类似的点突变将引起桡侧 SHH 异位表达及轴前多指症。

背-腹轴的缺陷也可局限于手板,如背侧复肢畸形。所以这类畸形也属这一子类。

　　1C. 手板形成与分化缺陷之非特定轴：该类畸形列于 IFSSH 分类中的 2 型，分化障碍型，主要指手板发育，但不唯一。我们将局限于手板但不存在轴缺陷的畸形归入此类。例如，与调控指蹼形成及指骨分化的分子通道有关的畸形归入此类。我们也将可能涉及多个分子通路的畸形，如并指多指畸形和分裂手畸形归入此类。Ogino 和他的同事演示了发育中的手板受到损伤后将导致并指、中央多指及分裂手。提示这些因素之间存在联系，但其中一个并一定与其他的有关联。

　　2. 变形　依照畸形学的命名法，我们确定了第 2 大类，界定已成形的肢体各部位的变形与破坏。在该分类中，包括环状缩窄，它可以是综合征的一种表现，也可与羊膜索有关。关节弯曲或先天性挛缩，可单发或涉及数个关节，病因可包括神经、肌肉或结缔组织因素也被归入此类，因为挛缩的形成大约在孕中期，在骨关节发育成形之后。扳机指也属此类，其在小儿中发生多于胎儿期。由病毒感染、血管损伤或机械刺激引起的变形或破坏，并不遵循一个固定的模式，但为了便于分类，可以并入 D 子类："无特殊"。

　　3. 发育不良　此分类包括那些和外形有关以及和细胞异型或肿瘤有关的特殊类型的畸形。肢体肥大常与肿瘤生成有关；巨指症，与现在仍不明确的细胞发育不良有关。过去被分类为 IFSSH2 型分化障碍（肿瘤因素），或仅作为描述性的术语而归入 IFSSH4 型过度生长。对于这些究竟属于畸形还是变形，也许存在异议，将来对于发育生物学的进一步深入了解会使我们弄清畸形和变形这两组的实质。

　　手与上肢的先天畸形需要一个可重复和连贯一致的命名法，世界范围内通用的语言才能支持对于复杂的临床实例的讨论、治疗适应证以及疗效的对比。随着我们对形态发生和畸形产生的分子学基本的了解，对这些畸形的分类也会更加精炼。这个分类方法将来也许需要修改，但是我们相信畸形学的命名法将会提供一个合适的框架以适应将来的需要。

（王　斌）

参考文献

［1］Flatt AE. The care of congenital hand anomalies. 2nd ed. St. Louis：Quality Medical Publishing，1994，366-410.

［2］Swanson AB. A classification for congenital malformations of the hand. Acad Med Bull New Jersey 1964,10：166-169.

［3］Kay H. A proposed international terminology for the classification of congenital limb deficiencies. Orthotics Prosthetics 1974,28：33-48.

［4］Knight SL，Kay SPJ. Classification of congenital anomalies. In：Gupta A，Kay SPJ，Scheker LR，eds. The growing hand. London：Harcourt，2000,125-135.

［5］Luijsterburg AJ，Sonneveld GJ，Vermeij-Keers C，Hovius SE. Recording congenital differences of the upper limb. J Hand Surg 2003,28B：205-214.

［6］Manske PR，Oberg KC. Classification and developmental biology of congenital anomalies of the hand and upper extremity. J Bone Joint Surg 2009,91A(Suppl 4)：3-18.

［7］Ogino T，Minami A，Fukuda K，Kato H. Congenital anomalies of the upper limb among the Japanese in Sapporo. J Hand Surg 1986,11B：364-371.

[8] Tonkin MA. Description of congenital hand anomalies: a personal view. J Hand Surg 2006,31B: 489 -497.

[9] Upton J. The hand and upper limb: congenital anomalies. In:Mathes SJ, ed. Plastic surgery. 2nd ed. Philadephia, PA: Saunders Elsevier, 2006,32 - 35.

[10] Burke AC, Nelson CE, Morgan BA,Tabin C. Hox genes and the evolution of vertebrate axial morphology. Development 1995,121: 333 - 346.

[11] Ng JK, Kawakami Y,Buscher D, Raya A, Itoh T, Koth CM, et al. The limb identity gene Tbx5 promotes limb initiation by interacting with Wnt2b and Fgf10. Development 2002,129:5161 - 5170.

[12] Niemann S, Zhao C,Pascu F, Stahl U, Aulepp U, Niswander L, et al. Homozygous WNT3 mutation causes tetra-amelia in a large consanguineous family. Am J Hum Genet 2004,74:558 - 563.

[13] Sekine K, Ohuchi H, Fujiwara M, Yamasaki M, Yoshizawa T, Sato T, et al. Fgf10 is essential for limb and lung formation. Nat Genet 1999,21:138 - 141.

[14] Basson CT, Bachinsky DR, Lin RC, Levi T, Elkins JA, Soults J, et al. Mutations in human TBX5 [corrected] cause limb and cardiac malformation in Holt-Oram syndrome. Nat Genet 1997, 15: 30 -35.

[15] Laufer E, Dahn R, Orozco OE, Yeo CY,Pisenti J, Henrique D, et al. Expression of radical fringe in limb-bud ectoderm regulates apical ectodermal ridge formation. Nature 1997,386:366 - 373.

[16] Zakany J, Zacchetti G, Duboule D. Interactions between HOXD and Gli3 genes control the limb apical ectodermal ridge via Fgf10. Dev Biol 2007,3061:883 - 893.

[17] Rodriguez-Esteban C, Schwabe JWR, DeLa Pena J, Foys B, Eshelman B, Izpisua-Belmonte JC. Radical fringe positions the apical ectodermal ridge at the dorsoventral boundary of the vertebrate limb. Nature 1997,386:360 - 365.

[18] Boehm B, Westerberg H,Lesnicar-Pucko G, Raja S, Rautschka M, Cotterell J, et al. The role of spatially controlled cell proliferation in limb bud morphogenesis. PLoS Biol 2010,8:e1000420.

[19] Barrow JR, Thomas KR,Boussadia-Zahui O, Moore R, Kemler R, Capecchi MR, et al. Ectodermal Wnt3/beta-catenin signaling is required for the establishment and maintenance of the apical ectodermal ridge. Genes Dev 2003,17:394 - 409.

[20] Kawakami Y,Capdevila J, Buscher D, Itoh T, Rodriguez EC, Izpisua Belmonte JC. WNT signals control FGF-dependent limb initiation and AER induction in the chick embryo. Cell 2001, 104: 891 -900.

[21] Riddle RD, Johnson RL, Laufer E,Tabin C. Sonic hedgehog mediates the polarizing activity of the ZPA. Cell 1993,75:1401 - 1416.

[22] Niswander L, Jeffrey S, Martin GR, Tickle C. A positive feedback loop coordinates growth and patterning in the vertebrate limb. Nature 1994,371:609 - 612.

[23] Laufer E, Nelson CE, Johnson RL, Morgan BA,Tabin C. Sonic hedgehog and Fgf-4 act through a signaling cascade and feedback loop to integrate growth and patterning of the developing limb bud.

Cell 1994,79:993－1003.

[24] Sun X,Lewandoski M, Meyers EN, Liu YH, Maxson RE Jr, Martin GR. Conditional inactivation of Fgf4 reveals complexity of signalling during limb bud development. Nat Genet 2000,25:83－86.

[25] Riddle RD,Ensini M, Nelson C, Tsuchida T, Jessell TM, Tabin C. Induction of the LIM homeobox gene Lmx1 by WNT7a establishes dorsoventral pattern in the vertebrate limb. Cell 1995,83: 631－640.

[26] Vogel A, Rodriguez C,Warnken W, Izpisua Belmonte JC. Dorsal cell fate specified by chick Lmx1 during vertebrate limb development. Nature 1995,378:716－720.

[27] Woods CG, Stricker S, Seemann P, Stern R, Cox J,Sherridan E, et al. Mutations in WNT7A cause a range of limb malformations, including Fuhrmann syndrome and Al-Awadi/Raas-Rothschild/ Schinzel phocomelia syndrome. Am J Hum Genet 2006,79:402－408.

[28] Yang Y,Niswander L. Interaction between the signaling molecules WNT7a and SHH during vertebrate limb development: dorsal signals regulate anteroposterior patterning. Cell 1995,80:939－947.

[29] Mackie EJ, Ahmed YA,Tatarczuch L, Chen KS, Mirams M. Endochondral ossification: how cartilage is converted into bone in the developing skeleton. Int J Biochem Cell Biol 2008,40:46－62.

[30] Clement-Jones M, Schiller S, Rao E,Blaschke RJ, Zuniga A, Zeller R, et al. The short stature homeobox gene SHOX is involved in skeletal abnormalities in Turner syndrome. Hum Mol Genet 2000, 9:695－702.

[31] Cobb J,Dierich A, Huss-Garcia Y, Duboule D. A mouse model for human short-stature syndromes identifies Shox2 as an upstream regulator of Runx2 during long-bone development. Proc Natl Acad Sci USA 2006,103:4511－4515.

[32] Summerbell D. A quantitative analysis of the effect of excision of the AER from the chick limb-bud. J Embryol Exp Morphol 1974,32: 651－660.

[33] Yu K,Ornitz DM. FGF signaling regulates mesenchymal differentiation and skeletal patterning along the limb bud proximodistal axis. Development 2008,135:483－491.

[34] Lu P, Yu Y, Perdue Y,Werb Z. The apical ectodermal ridge is a timer for generating distal limb progenitors. Development 2008,135: 1395－1405.

[35] Summerbell D, Lewis JH. Time, place and positional value in the chick limb-bud. J Embryol Exp Morphol 1975,33:621－643.

[36] Winkel A, Stricker S,Tylzanowski P, Seiffart V, Mundlos S, Gross G, et al. Wnt-ligand-dependent interaction of TAK1 (TGF-betaactivated kinase-1) with the receptor tyrosine kinase Ror2 modulates canonical Wnt-signalling. Cell Signal 2008,20:2134－2144.

[37] Galloway JL, Delgado I, Ros MA,Tabin CJ. A reevaluation of X-irradiation-induced phocomelia and proximodistal limb patterning. Nature 2009,460:400－404.

[38] Mariani FV, Ahn CP, Martin GR. Genetic evidence that FGFs have an instructive role in limb proximal-distal patterning. Nature 2008, 453:401－405.

［39］ Sun X，Mariani FV，Martin GR. Functions of FGF signalling from the apical ectodermal ridge in limb development. Nature 2002，418：501 - 508.

［40］ Tabin C，Wolpert L. Rethinking the proximodistal axis of the vertebrate limb in the molecular era. Genes Dev 2007，21：1433 - 1442.

［41］ Britto JA，Chan JC，Evans RD，Hayward RD，Jones BM. Differential expression of fibroblast growth factor receptors in human digital development suggests common pathogenesis in complex acrosyndactyly and craniosynostosis. Plast Reconstr Surg 2001，107：1331 - 1338.

［42］ Towers M，Mahood R，Yin Y，Tickle C. Integration of growth and specification in chick wing digit-patterning. Nature 2008，452：882 - 886.

［43］ Zhu J，Nakamura E，Nguyen MT，Bao X，Akiyama H，Mackem S. Uncoupling sonic hedgehog control of pattern and expansion of the developing limb bud. Dev Cell 2008，14：624 - 632.

［44］ Tytherleigh-Strong G，Hooper G. The classification of phocomelia. J Hand Surg 2003，28B：215 - 217.

［45］ Goldfarb CA，Manske PR，Busa R，Mills J，Carter P，Ezaki M. Upper-extremity phocomelia reexamined：a longitudinal dysplasia. J Bone Joint Surg 2005，87A：2639 - 2648.

［46］ Cygan JA，Johnson RL，McMahon AP. Novel regulatory interactions revealed by studies of murine limb pattern in Wnt - 7a and En - 1 mutants. Development 1997，124：5021 - 5032.

［47］ Chen H，Lun Y，Ovchinnikov D，Kokubo H，Oberg KC，Pepicelli CV，et al. Limb and kidney defects in Lmxlb mutant mice suggest an involvement of LMX1B in human nail patella syndrome. Nat Genet 1998，19：51 - 55.

［48］ Dlugaszewska B，Silahtaroglu A，Menzel C，Kubart S，Cohen M，Mundlos S，et al. Breakpoints around the HOXD cluster result in various limb malformations. J Med Genet 2006，43：111 - 118.

［49］ Fromental-Ramain C，Warot X，Lakkaraju S，Favier B，Haack H，Birling C，et al. Specific and redundant functions of the paralogous Hoxa - 9 and Hoxd - 9 genes in forelimb and axial skeleton patterning. Development 1996，122：461 - 472.

［50］ Knezevic V，De SR，Schughart K，Huffstadt U，Chiang C，Mahon KA，et al. Hoxd - 12 differentially affects preaxial and postaxial chondrogenic branches in the limb and regulates sonic hedgehog in a positive feedback loop. Development 1997，124：4523 - 4536.

［51］ Zakany J，Kmita M，Duboule D. A dual role for Hox genes in limb anterior-posterior asymmetry. Science 2004，304：1669 - 1672.

［52］ Dahn RD，Fallon JF. Interdigital regulation of digit identity and homeotic transformation by modulated BMP signaling. Science 2000，289：438 - 441.

［53］ Weatherbee SD，Behringer RR，Rasweiler JJ，Niswander LA. Interdigital webbing retention in bat wings illustrates genetic changes underlying amniote limb diversification. Proc Natl Acad Sci USA 2006，103：15103 - 15107.

［54］ Yoon BS，Pogue R，Ovchinnikov DA，Yoshii I，Mishina Y，Behringer RR，et al. BMPs regulate multiple aspects of growth-plate chondrogenesis through opposing actions on FGF pathways. Development 2006，

133:4667 - 4678.

[55] Suzuki T, Hasso SM, Fallon JF. Unique SMAD1/5/8 activity at the phalanx-forming region determines digit identity. Proc Natl Acad Sci USA 2008,105:4185 - 4190.

[56] Laufer E, Pizette S, Zou H, Orozco OE, Niswander L. BMP expression in duck interdigital webbing: a reanalysis. Science 1997,278: 305.

[57] Guha U, Gomes WA, Kobayashi T, Pestell RG, Kessler JA. *In vivo* evidence that BMP signaling is necessary for apoptosis in the mouse limb. Dev Biol 2002,249:108 - 120.

[58] Lu P, Minowada G, Martin GR. Increasing Fgf4 expression in the mouse limb bud causes polysyndactyly and rescues the skeletal defects that result from loss of Fgf8 function. Development 2006, 133: 33 - 42.

[59] McDowell LM, Frazier BA, Studelska DR, Giljum K, Chen J, Liu J, et al. Inhibition or activation of Apert syndrome FGFR2 (S252W) signaling by specific glycosaminoglycans. J Biol Chem 2006,281: 6924 - 6930.

[60] Litingtung Y, Dahn RD, Li Y, Fallon JF, Chiang C. Shh and Gli3 are dispensable for limb skeleton formation but regulate digit number and identity. Nature 2002,418:979 - 983.

[61] te Welscher P, Zuniga A, Kuijper S, Drenth T, Goedemans HJ, Meijlink F, Zeller R. Progression of vertebrate limb development through SHH-mediated counteraction of GLI3. Science 2002, 298: 827 -830.

[62] Wang B, Fallon JF, Beachy PA. Hedgehog-regulated processing of Gli3 produces an anterior/posterior repressor gradient in the developing vertebrate limb. Cell 2000,100:423 - 434.

[63] Radhakrishna U, Blouin JL, Mehenni H, Patel UC, Patel MN, Solanki JV, et al. Mapping one form of autosomal dominant postaxial polydactyly type A to chromosome 7p15-q11.23 by linkage analysis. Am J Hum Genet 1997,60:597 - 604.

[64] Furniss D, Critchley P, Giele H, Wilkie AO. Nonsense-mediated decay and the molecular pathogenesis of mutations in SALL1 and GLI3. Am J Med Genet A 2007,143A:3150 - 3160.

[65] Radhakrishna U, Bornholdt D, Scott HS, Patel UC, Rossier C, Engel H, et al. The phenotypic spectrum of GLI3 morphopathies includes autosomal dominant preaxial polydactyly type-IV and postaxial polydactyly type-A/B: No phenotype prediction from the position of GLI3 mutations. Am J Hum Genet 1999,65:645 - 655.

[66] Swanson AB, Brown KS. Hereditary triphalangeal thumb. JHered 1962,53:259 - 265.

[67] Farooq M, Troelsen JT, Boyd M, Eiberg H, Hansen L, Hussain MS, et al. Preaxial polydactyly/triphalangeal thumb is associated with changed transcription factor-binding affinity in a family with a novel point mutation in the long-range cis-regulatory element ZRS. Eur J Hum Genet 2010,18:733 - 736. Epub 2010 Jan 13.

[68] Wieczorek D, Pawlik B, Li Y, Akarsu NA, Caliebe A, May KJ, et al. A specific mutation in the distant sonic hedgehog (SHH) cis-regulator (ZRS) causes Werner mesomelic syndrome (WMS) while

complete ZRS duplications underlie Haas type polysyndactyly and preaxial polydactyly (PPD) with or without triphalangeal thumb. Hum Mutat 2010,31:81 - 89.

[69] Muragaki Y, Mundlos S, Upton J, Olsen BR. Altered growth and branching patterns in synpolydactyly caused by mutations in HOXD13. Science 1996,272:548 - 551.

[70] Goodman FR, Majewski F, Collins AL, Scambler PJ. A 117 - kb microdeletion removing HOXD9 - HOXD13 and EVX2 causes synpolydactyly. Am J Hum Genet 2002,70:547 - 555.

[71] Goodman FR, Bacchelli C, Brady AF, Brueton LA, Fryns JP, Mortlock DP, et al. Novel HOXA13 mutations and the phenotypic spectrum of hand-foot-genital syndrome. Am J Hum Genet 2000,67: 197 - 202.

[72] Mortlock DP, Innis JW. Mutation of hoxa - 13 in hand-foot-genital syndrome. Nat Genet 1997,15: 179 - 180.

[73] Mundlos S. The brachydactylies: a molecular disease family. Clin Genet 2009,76:123 - 136.

[74] Akiyama H, Chaboissier MC, Martin JF, Schedl A, de Crombrugghe B. The transcription factor Sox9 has essential roles in successive steps of the chondrocyte differentiation pathway and is required for expression of Sox5 and Sox6. Genes Dev 2002,16:2813 - 2828.

[75] Ogino T. Teratogenic relationship between polydactyly, syndactyly and cleft hand. J Hand Surg 1990,15B:201 - 209.

[76] Naruse T, Takahara M, Takagi M, Oberg KC, Ogino T. Busulfaninduced central polydactyly, syndactyly and cleft hand or foot: a common mechanism of disruption leads to divergent phenotypes. Dev Growth Differ 2007,49:533 - 541.

[77] Ogino T. Modified IFSSH Classification. J Japan Soc Surg Hand 2000,17:353 - 365.

[78] Jones KL. Morphogenesis and dysmorphogenesis. In: Jones KL, ed. Smith's recognizable patterns of human malformations. 6th ed. Philadelphia, PA: Saunders Elsevier, 2006,783 - 795.

[79] Debeer P, Peeters H, Driess S, De Smet L, Freese K, Matthijs G, et al. Variable phenotype in Greig cephalopolysyndactyly syndrome: clinical and radiological findings in 4 independent families and 3 sporadic cases with identified GLI3 mutations. Am J Med Genet A 2003,120A:49 - 58.

[80] Klopocki E, Ott CE, Benatar N, Ullmann R, Mundlos S, Lehmann K. A microduplication of the long range SHH limb regulator (ZRS) is associated with triphalangeal thumb-polysyndactyly syndrome. J Med Genet 2008,45:370 - 375.

[81] Lettice LA, Hill RE. Preaxial polydactyly: a model for defective long-range regulation in congenital abnormalities. Curr Opin Genet Dev 2005,15:294 - 300.

[82] Sun M, Ma F, Zeng X, Liu Q, Zhao XL, Wu FX, et al. Triphalangeal thumb-polysyndactyly syndrome and syndactyly type Ⅳ are caused by genomic duplications involving the long range, limb-specific SHH enhancer. J Med Genet 2008,45:589 - 595.

[83] Lettice LA, Heaney SJ, Purdie LA, Li L, de Beer P, Oostra BA, et al. A long-range Shh enhancer regulates expression in the developing limb and fin and is associated with preaxial polydactyly. Hum

Mol Genet 2003,12:1725 - 1735.

[84] Lettice LA，Hill AE，Devenney PS，Hill RE. Point mutations in a distant sonic hedgehog cis-regulator generate a variable regulatory output responsible for preaxial polydactyly. Hum Mol Genet 2008，17:978 - 985.

[85] Maas SA，Fallon JF. Single base pair change in the long-range sonic hedgehog limb-specific enhancer is a genetic basis for preaxial polydactyly. Dev Dyn 2005,232:345 - 348.

[86] Ogino T. A clinical and experimental study on teratogenic mechanism of cleft hand，polydactyly and syndactyly [in Japanese]. Nippon Seikeigeka Gakkai Zasshi 1979,53:535 - 543.

[87] Bamshad M，Van Heest AE，Pleasure D. Arthrogryposis：a review and update. J Bone Joint Surg 2009,91A (Suppl 4):40 - 46.

[88] Navti OB，Kinning E，Vasudevan P，Barrow M，Porter H，Howarth E，et al. Review of perinatal management of arthrogryposis at a large UK teaching hospital serving a multiethnic population. Prenat Diagn 2010,30:49 - 56.

[89] Dimitraki M，Tsikouras P，Bouchlariotou S，Dafopoulos A，Konstantou E，Liberis V. Prenatal assessment of arthrogryposis. A review of the literature. J Matern Fetal Neonatal Med 2011,24(1)：32 - 36.

第二节 四肢畸形的 Swanson 分类方法

目前,手足畸形的分类仍然使用 Swanson 分类方法。虽然较复杂,但较适用。因此,一直沿用至今,并在其上有所更改。

前臂畸形的分类

按照 Swanson 分类方法:分七类,即 Ⅰ、Ⅱ、Ⅲ、Ⅳ、Ⅴ、Ⅵ、Ⅶ类。Ⅰ类为肢体形成障碍,其中的 A 类为横向型肢体缺损中有前臂以下缺肢畸形。B 类为纵向型肢体缺损。

Ⅰ类 肢体形成障碍

A 类 横向型肢体缺损(先天性缺肢)

1. 肩水平缺肢

2. 上臂水平缺肢

3. 肘水平缺肢

4. 前臂水平缺肢

5. 腕水平缺肢

6. 掌水平缺肢

7. 缺指畸形

B类　纵向型肢体缺损

1. 桡侧列(轴前缘)　桡侧纵列缺损畸形(桡侧球棒手)

(1) 正常桡骨型

1) 拇指发育不良(有功能型)

2) 拇指发育不良(无功能型)

3) 拇指缺失

(2) 桡骨发育不良(桡骨骨细小但完整)

1) 拇指发育不良(有功能型)

2) 拇指发育不良(无功能型)

3) 拇指缺失

4) Madelung's 畸形

5) 其他

(3) 桡骨部分缺失(远端缺失)

1) 拇指发育不良(有功能型)

2) 拇指发育不良(无功能型)

3) 拇指缺失

(4) 桡骨完全缺失

1) 拇指发育不良(有功能型)

2) 拇指发育不良(无功能型)

3) 拇指缺失

(5) 大鱼际发育不良或缺失

(6) 伸肌发育不良或缺失

(7) 屈肌发育不良或缺失

2. 尺侧列(轴后缘)　尺侧纵列缺损畸形(尺侧球棒手)

(1) 正常尺骨

1) 掌骨指骨发育不良

2) 掌骨发育不良,指骨缺失

3) 掌骨指骨均缺失

(2) 尺骨发育不良(尺骨细小但完整)

1) 掌骨指骨发育不良

2) 掌骨发育不良,指骨缺失

3）掌骨手指均缺失

（3）尺骨部分缺失

1）掌骨指骨发育不良

2）掌骨发育不良,指骨缺失

3）掌骨手指均缺失

（4）尺骨完全缺失

1）掌骨指骨发育不良

2）掌骨发育不良,指骨缺失

3）掌骨手指均缺失

（5）尺骨缺失合并肢桡关节融合

（6）小鱼际肌缺失或发育不良

（7）伸肌缺失或发育不良

（8）屈肌缺失或发育不良

3. 中央纵列　中央列缺损畸形（分裂手）

（1）典型分裂手

1）掌骨存在,手指发育不良

2）掌骨发育不良,手指缺失

3）掌骨手指均缺失

（2）非典型性分裂手

1）并指型分裂手

2）多指型分裂手

3）单指型分裂手

4）其他

4. 中空性发育受阻（居中三纵列均缺损）

（1）海豹手

1）近端型（上臂缺失）

2）远端型（前臂缺失）

3）完全型（上臂前臂缺失）

（2）其他

Ⅱ类　肢体分化分离障碍

A　累及软组织性

1. 多部位散发性　多发性关节弯曲（包括先天性多关节屈曲畸形）

（1）重度

（2）中度

（3）轻度

2. 肩水平

（1）耸肩畸形

（2）胸肌缺失（包括 Poland 综合征）

1）胸大肌缺失

2）胸大小肌缺失

3）其他

3. 肘和前臂水平　肌畸变

（1）手长屈肌畸变

（2）手长伸肌畸变

（3）手内肌畸变

（4）其他

4. 腕和手水平

（1）皮肤性并指（完全性及不完全性）

1）桡侧型（第 1 指蹼）

2）中央型（第 2、3 指蹼）

3）尺侧型（第 3 指蹼）

4）联合型（含前面 2 个混合型）

（2）先天性屈曲畸形（先天性指屈曲畸形）

1）小指

2）其他指

（3）掌心拇指畸形

（4）非骨性偏指畸形（肌肉韧带关节囊发育不良致关节屈曲畸形）

1）桡（尺）侧

① 单独指偏斜

② 尺侧偏斜（含"风吹手"）

2）其他

（5）先天性扳机指或扳机拇指

（6）其他

5. 皮肤和附属器

（1）翼状腋（肘）蹼畸形

（2）皮肤发育不良

（3）杵状指甲畸形

（4）长甲畸形

（5）其他

B 累及骨性

1. 肩水平

（1）先天性肱骨内弯

（2）其他

2. 肘水平 肘关节融合

（1）肱骨桡骨骨融合

（2）肱骨尺骨骨融合

（3）肘部完全性骨融合

3. 前臂水平

（1）近端桡尺关节融合

1）有桡骨小头脱位

2）无桡骨小头脱位

（2）远端桡尺关节融合

4. 腕和手

（1）腕骨骨融合

1）月骨-三角骨

2）头状骨-钩骨

3）舟骨-月骨

4）其他

（2）掌骨骨融合

1）环指-小指掌骨骨融合

2）其他

（3）指骨骨融合

1）桡侧型（第1、2指）

2）中央型（第2、3指或第3、4指）

3）尺侧型（第4、5指）

4）铲形手

5）其他

（4）指关节融合

1）远侧指间关节融合

2）其他

（5）先天性指侧屈畸形（原发性指侧屈畸形）

1）小指（包括三角指骨畸形）

2）拇指（包括三角指骨拇指畸形）

3）其他指

（6）多节畸形

1）三节指骨拇指畸形

2）其他

C　先天性肿瘤致畸

1.脉管源性

（1）血管瘤

（2）脉管畸形

1）毛细血管类

① 葡萄酒色

② 其他

2）静脉性

3）静脉淋巴性

4）动脉性

5）淋巴性

6）其他

2.神经源性

（1）神经纤维瘤

（2）神经母细胞瘤

（3）其他

3.结缔组织源性

（1）幼稚腱膜纤维瘤

（2）其他

4.骨源性（不含过度生长综合征）

（1）骨软骨瘤病（包括多发性遗传性外生骨疣）

（2）内生软骨瘤病

（3）纤维结构发育不良

（4）骨骺异常

（5）其他

Ⅲ类　孪生畸形

1.整个肢体

2.双肱骨

3.双桡骨

4. 双尺骨

(1) 镜影手

(2) 其他

5. 多指　多指畸形

(1) 桡侧

(2) 中央

(3) 尺侧(小指多指)

(4) 复合性(同时存在上述两者之一)

6. 骨骺重复(多余骨骺畸形)

(1) 拇指纵列

(2) 示指纵列

(3) 其他

Ⅳ. 生长过度

1. 整个肢体

(1) 半身发育过度

(2) 伴有脉管畸形

(3) 其他

2. 部分肢体

(1) 伴有脉管畸形

(2) 其他

3. 手指　巨指畸形

(1) 伴有脉管畸形

(2) 伴有神经纤维瘤

(3) 伴有骨软骨骨疣

Ⅴ. 低度发育

1. 整个肢体

2. 前臂及手低度发育

3. 手

(1) 全手发育不良

(2) 手部分发育不良

4. 掌骨　掌骨短小畸形

(1) 第 5 掌骨

(2) 其他

5. 手指

（1）短指并指畸形

1）伴有胸肌缺失（Poland 综合征）

2）无胸肌缺失

（2）短指畸形

1）中节指缺失（中节短小短指畸形）

2）两节或多节指骨缺失

3）近节或远节指骨缺失

4）其他

Ⅵ. 环状缩窄综合征

1. 局灶性坏死

（1）缩窄带（部分或全部）

1）有淋巴水肿

2）无淋巴水肿

（2）指端并指

2. 宫内截肢（指）

（1）腕

（2）手掌

（3）指骨

（4）伴有上述 2 种之一

（5）其他

Ⅶ. 全身性畸形和综合征

各种引起手畸形的综合征。

（沈卫民）

参考文献

[1] Tonkin MA et al. The Classification of Swanson for Congenital Anomalies of Upper Limb Modified by the Japanese Society for Surgery of the Hand (JSSH). Hand Surg 2015,20(2)：237 - 50. doi：10.1142/S0218810415300041.

[2] 王炜.整形外科学[M]（下册）.杭州:浙江科学技术出版社,1999,1269 - 1275.

第三节 并指畸形

并指(Congenital syndactyly)是指相邻指/趾间软组织和(或)骨骼的不同程度的融合,这是由于正常的指趾分离及指蹼形成过程中的某一阶段失败所致。在正常的发育过程中,手指的形成是在胚胎期上肢终末手板内部中胚层分化的过程。手指间间隙的形成是一个调控细胞凋亡的过程,其方向是由远向近直至正常指蹼所在。这一过程依赖于外胚层顶嵴和多种细胞因子的分子信号,包括骨形成蛋白、转化生长因子-β、纤维母细胞生长因子及维甲酸。正常 2、3、4 指蹼是倾斜 45°的沙漏样结构,由背侧向掌侧,从掌骨头至近节指骨中点水平,加入近侧指横纹(图 3-5-3-1)。第 2 和第 4 指蹼比第 3 指蹼宽,这使得示指和小指可外展的程度更大。第 1 指蹼是一个广大的、菱形的宽阔皮肤,其由掌侧的无毛皮肤和背侧的较薄的活动性高的皮肤组成。

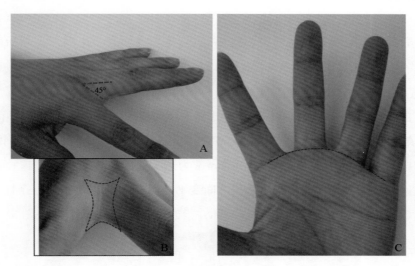

图 3-5-3-1　正常 2、3、4 指蹼是倾斜 45°,由背侧向掌侧,从掌骨头至近节指骨中点水平的沙漏样结构

一、流行病学

并指畸形是一种常见的手部先天畸形,其发病率约为 1/2000。50％的患儿为双侧性并指。10％～40％的患儿有家族史,表现为常染色体显性遗传(图 3-5-3-2)。表现变异性及不完全外显率使得男性发病较多(男女比例约为 2:1),且同一家族中表现型多样。作为小儿手部先天畸形的一部分,并指畸形可单独出现或在许多综合征中出现,伴随于其他多种畸形,如多指畸形、指弯曲畸形、短指畸形、先天性指间关节融合、骨联合等。在单独出现的并指中,以中环指受累最常见(57％),其次为环小指(27％)。拇示指及示中指并指较少见。在综合征的病例中,拇示指及示中指并指相对更常见。

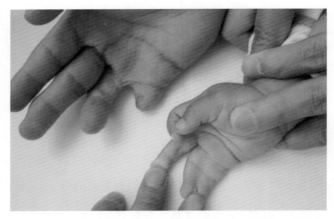

图 3-5-3-2 父女均患有左侧环小指并指畸形，
表现为常染色体显性遗传（父亲曾进行过手术）

二、病理学/分类

连在一起的手指可在指甲、指神经血管束、骨骼和肌腱等各方面表现出畸形。并指的皮肤外层不足以覆盖其分指后的各指独自的周缘。其皮下异常筋膜组成连续的、增厚的横向贯穿并指的结构。完全性并指是指从相邻手指的基底到指尖完全相连，不完全性并指是指相邻手指部分相连，指蹼成形于正常所在至指尖之间的任一位置（图 3-5-3-3）。简单并指仅有相邻手指的皮肤或软组织相连。关节多正常，指屈伸肌腱可独立地活动。虽然指结构的分叉可能较正常水平更靠近末端，但指神经血管的解剖结构是正常的。复合性并指以骨骼异常为特征。最常见的复合性并指异常为远节指骨间侧侧融合。这种远端骨联合表现为并甲，伴有指端甲皱减少及横过骨块的两指甲基质之间变平坦（图 3-5-3-4）。复杂性并指有指骨或手指插于异常指蹼之间。肌腱及神经血管畸形的发病率随并指的复杂程度升高而增加（图 3-5-3-5）。

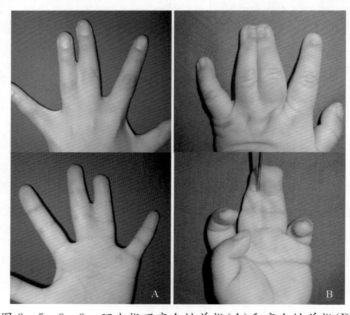

图 3-5-3-3 环小指不完全性并指（A）和完全性并指（B）

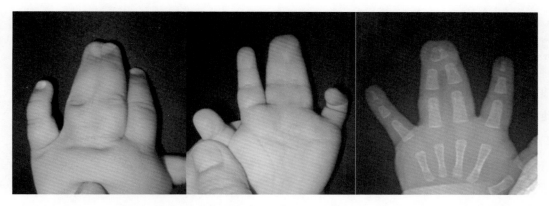

图 3-5-3-4　复合性并指以骨骼异常为特征。最常见的复合性并指异常为远节指骨间侧侧融合。这种远端骨联合表现为并甲,伴有指端甲皱减少及横过骨块的两指甲基质之间变平坦

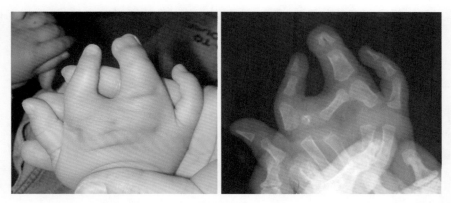

图 3-5-3-5　复杂性并指则有多指指骨或手指插于异常指蹼之间。肌腱及神经血管畸形的发病率随并指的复杂程度升高而增加

三、并指畸形损害程度的分级及评定

所有的手及上肢先天性畸形,均存在不同程度的外形及功能上的损害,如何来衡量其畸形及损害程度,是整形外科、手外科医生共同关心的事情。Eaton 和 Lister(1990)对先天性并指畸形程度的分级就是一个有价值的尝试。

畸形损害程度的分级包括三部分:指蹼粘连程度分级、骨结构畸形及活动范围分级、形态损害分级等。笔者认为:一种较为理想的并指畸形损害程度的分级方法,还应根据手部畸形形态、功能缺陷程度来分级,即根据手功能评定的方法,测定手各部的主动活动范围(TAM)及被动活动范围(TPM),加上缺陷程度进行分级,但客观上对于一个 1~2 岁的就诊患儿来说,要取得这些数据是不容易的。因此,Eaton 和 Lister 的这一分级方法,是目前一种简单易行的分类方法。它不仅可用于手术方法的选择,还可以作为手术效果的评定依据。

(一)指蹼粘连程度分级

测量较长的手指,取其手指完全伸直及外展位时,指蹼到掌骨头距离与掌骨头到指尖距离之比例。其

标准为：

　　Ⅰ度：并指范围≤1/8掌骨头到指尖距离。

　　Ⅱ度：并指范围在1/8～1/4掌骨头到指尖距离。

　　Ⅲ度：并指范围在1/4～3/8掌骨头到指尖距离。

　　Ⅳ度：并指范围＞3/8掌骨头到指尖距离。

（二）骨结构畸形及活动范围分级

1. 主动外展范围的分级

　　Ⅰ度：拇-示指外展≥60°；手指外展≥30°。

　　Ⅱ度：拇-示指外展45°～60°；手指外展20°～30°。

　　Ⅲ度：拇-示指外展30°～45°；手指外展10°～20°。

　　Ⅳ度：拇-示指外展＜30°；手指外展＜10°。

2. 主动伸指或屈指损害程度的分级（以伸指不足及屈指不足的厘米数来测量，拇指则以外展功能失去的厘米数测量）

　　Ⅰ度：指伸或指屈范围减少在0.5 cm以下。

　　Ⅱ度：指伸或指屈范围减少为0.5～1.0 cm。

　　Ⅲ度：指伸或指屈范围减少为1.0～2.0 cm。

　　Ⅳ度：指伸或指屈减少范围＞2.0 cm。

（三）形态损害分级

　　Ⅰ度：正常外观。

　　Ⅱ度：接近正常。

　　Ⅲ度：明显可看出畸形。

　　Ⅳ度：严重畸形，或是经手术前后形态没有变化。

四、综合征伴发的并指畸形

多种综合征伴发的并指畸形已在复合性并指畸形中描述。

并指畸形既可以是单独出现的畸形，也可能是其他畸形的征状之一。在多种手发育不良畸形中，并指是重要表现之一。在分裂手畸形中，表现有并指畸形很常见，尚有多指并指、短指并指、指端交叉并指、肢体环状狭窄合并并指、铲形手发育不良并指等。在很多综合征中，并指也是症状之一，如 Apert 综合征、Poland 综合征等。文献记载有48种综合征的临床表现中有并指畸形。部分综合征伴有并指畸形列表（表3-5-3-1）如下：

表3-5-3-1　伴有并指的综合征

综合征	临床表现	遗传特征
Poland 综合征	单侧短指并指畸形，胸大肌、胸小肌胸骨头发育不良，乳房发育不良，腋蹼	未定
Apert 综合征	狭颅症，眶距增宽症，突眼症，上颌骨发育不良，智力迟缓，复杂指端并指	常染色体显性遗传

续　表

综合征	临床表现	遗传特征
Saethre-Chotzen 综合征	狭颅症,眶距增宽症,突眼症,上颌骨发育不良,不完全性单纯性并指	常染色体显性遗传
Waardenberg 综合征	尖头畸形,面口不对称,腭裂,耳畸形,鼻畸形,单纯性短指并指畸形,偶有末节指骨分裂	常染色体显性遗传
Pfeiffer 综合征	短头畸形,宽、短拇指及大足趾畸形伴有三节指骨单纯性并指	常染色体显性遗传
Summit 综合征	尖头畸形,各种类型手足畸形	常染色体显性遗传
Noack 综合征	尖头畸形,巨大拇指畸形,大足趾多趾,并指(趾)	常染色体显性遗传
Carpenter 综合征	尖头畸形,下颌骨发育不良,平鼻,智力迟缓,单纯性中指、环指并指	常染色体显性遗传
Oculodentaldigital 综合征(眼齿指综合征)	小眼畸形,小角膜畸形,青光眼,小鼻,小鼻翼,小牙及牙釉发育不良,中指、环指并指	常染色体显性遗传
Orofaciodigital 综合征Ⅰ(口面指综合征Ⅰ)	系带发育不良,裂舌,裂腭,唇中裂,下颌沟槽,牙槽突起,牙齿异常,上颌骨发育不良,单纯性并指。男性易死亡	X链显性遗传
Crofaciodigital 综合征Ⅱ(口面指综合征Ⅱ)	裂舌,唇中裂,牙槽裂,下颌骨发育不良,并指	常染色体遗传
Acropectorol-vertebral 综合征	并趾,小足趾多趾,掌骨/骨融合,胸骨突出,隐性脊柱裂,智力迟缓,颅面畸形,拇指-食指并趾	常染色体遗传

摘自 Bora FW(ed):上肢儿科学。Philadelpia,WB Saunders,1986.

1. Poland 综合征　是一种早已报道过的罕见的先天性畸形,包括一侧胸肋骨发育不良,一侧胸大肌、胸小肌及同侧上肢发育不良,女孩总是伴有乳房发育不良。手发育不良表现为患儿手短小、并指及短指。患儿父母常常因为患儿有先天性并指而来就诊。其病因常认为是锁骨下动脉系列畸形,常发生在右侧。(图 3-5-3-6)

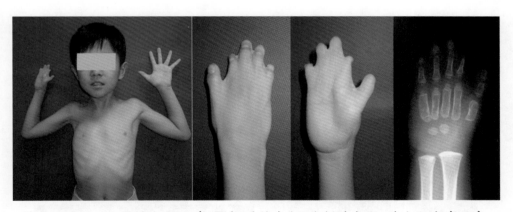

图 3-5-3-6　男性小儿,9 岁,Poland 综合征,右侧胸大肌、胸小肌发育不良,右手发育不良,短指并指。X 线显示:第 2、3、4、5 手指指骨发育不良,虎口狭窄。

在文献中,Poland 综合征伴有多发性骨畸形的病例罕见。王炜教授发现一例罕见的胸部和手部发育不良病例:6 岁男孩,右侧胸大肌、胸小肌缺失,伴有多发性骨畸形,胸廓畸形,第 2、3、4、5、6 肋骨部分缺损,呼吸时有胸廓膨出和凹陷畸形。锁骨发育不良,尺、桡骨融合,腕骨发育不良,指骨畸形,但患侧手形态近似正常。类似于 Poland 综合征,又不同于 Poland 综合征,Poland 综合征一般只有胸部软组织畸形,因此,这一病例具有特殊性(图 3-5-3-7)。

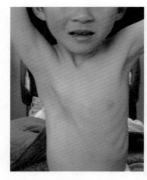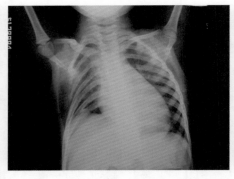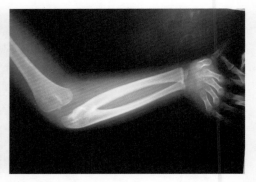

图 3-5-3-7　右侧胸肌缺失,胸廓畸形,多发性骨关节畸形。右侧胸肌缺乏,第 2、3、4、5、6 肋骨部分缺损,呼吸时有胸廓膨出或凹陷畸形。伴有多发性骨畸形,尺、桡骨融合,腕骨发育不良,指骨畸形

2. Apert 综合征　又称尖头并指综合征(Acrocephalosyndactyly),由法国神经学家 Apert 于 1906 年报告,是较为罕见的综合征,小儿发生率大约是 1/80 000,其特征是颅缝早闭、突眼、中面部发育不良及对称型并指(趾)征。由于纤维母细胞生长因子受体 2 型基因(FGFR2)变异所致,其定位于染色体 10q,属于常染色体显性遗传。Apert 综合征的颅面形状与 Crouzon 综合征类似,但有些特征不同,头形前后扁而高,前囟门突出,眼眶上缘低陷,上颌骨发育不足,腭弓高而窄,常合并继发腭裂,有前牙开合,患儿易伴患痤疮、动眼神经麻痹、眼睑下垂、额部皮褶及大耳垂等特征。

Apert 综合征所伴发的并指/趾严重复杂。尽管还有很多其他尖头并指畸形征候群被定义;然而,手部畸形均没有 Apert 综合征的复杂。除了特征性的手部畸形外,上肢还表现为肩、肘畸形。盂肱关节的不对称发育导致粗隆过度生长及肩臼发育不良。随着生长,肩关节活动受限越来越严重。肘畸形最常见累及肱桡关节。

手部畸形包括示中环指的复合并指及环小指之间的简单并指。不同程度的拇示指并指妨碍有效的抓握功能,且因拇指桡侧侧弯而加剧。中列手指短且指间关节僵硬(图 3-5-3-8)。

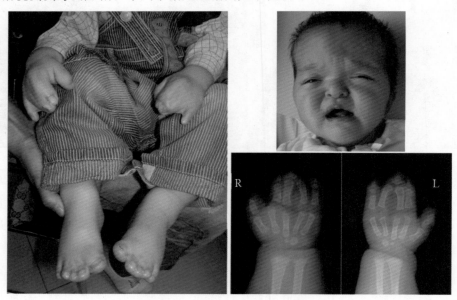

图 3-5-3-8　Apert 综合征的复合型多指并指。手的畸形包括示中环指的复杂性并指、环小指的单纯性并指及拇指桡侧侧弯

在最严重病例中，所有远节指骨均互相融合，随着手指发育，外形变成花瓣样或成束状，且由于各指互相约束，在手掌上形成一个深洞。由于重叠及紧邻的甲板向内生长，常会导致甲皱感染。头钩骨融合及在环小指的掌骨之间骨性融合多见。手畸形的程度和颅面畸形程度为逆相关的。手畸形的分类依据包括第1指蹼有无受累及中央指块的情况（表3-5-3-2）。

表 3-5-1-2　Apert 手畸形分类

	第1指蹼（虎口）	中央指块	第4（环小指）指蹼
Ⅰ型：铲形手	不完全单纯性并指	指块掌面平坦，掌指关节正常，指间关节不同程度融合	不完全单纯性并指
Ⅱ型：勺状手	完全单纯性并指	指块掌侧凹陷，掌骨近端向外展，指尖融合，并甲	完全单纯性并指
Ⅲ型：蹄形手	完全复合性并指	拇指受累及，与指块一起形成杯状结构。除小指外所有指并甲。示指列骨骼畸形。甲沟感染和掌侧皮肤浸渍样改变	单纯并指，常伴有4、5掌骨的骨性联合

诊断以临床检查及家族史（常为散发型）即可确定，辅以颅部 X 线片及 CT。手脚 X 线片可确定手、脚畸形之骨病变。

3. Bardet-Biedl 综合征　　也称为 Bardet-Biedl 病，是一种常染色体隐性遗传性疾病。这是表格中未纳入的综合征。表现为腹部肥胖，智力迟缓，肢体畸形（包括并指畸形、短指畸形或多指畸形），视网膜营养不良，色素性视网膜病变，性功能减退或性腺发育不良。Iannello S（2002）报告了一个家庭 3 例 Bardet-Biedl 综合征，两姐妹和一兄弟（分别为 66 岁，64 岁，54 岁）。Bardet-Biedl 综合征可能发生并指畸形，但症状各异。

4. 神经源性脂肪纤维组织增生巨指并指　　神经源性脂肪纤维组织增生引起的进行性巨指并指（progressive macrosyndactyly）是一种少见的并指巨指畸形，这类并指畸形的治疗需兼顾并指和巨指的矫正。

五、术前评估

在术前评估并指患儿时，需考虑的重要因素包括：受累指蹼的数量，并指的范围，指甲受累情况及有无合并其他畸形。各手指间缺少差速运动可能说明骨性融合和（或）有一多指隐藏于相邻手指之中。体格检查需包括整个上肢、对侧的手、胸壁以及脚。放射检查发现有无骨的融合，有无隐匿性多指（并指多指）或其他的骨、关节畸形。进一步超声或磁共振检查有助于判断复合性并指的屈肌腱和血管解剖有无异常。

并指可对一个成长中的孩子在美观、功能及发育等各方面产生影响。患儿手的外观与常人是不同的，特别是完全性复杂性并指患儿。拇示指并指会妨碍手抓捏功能的发育。其余各指间的并指会抑制各指独立的运动，尤其是外展，并因此导致手横向跨度的减小。不同长度的手指间并指还会导致较长的那根手指被拘束，从而导致其向较短的手指侧弯，随着进一步生长，可导致近指间关节处的屈曲挛缩。（图 3-5-3-9，图 3-5-3-10）

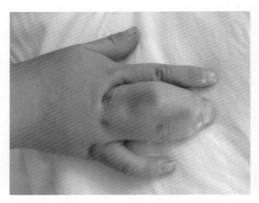
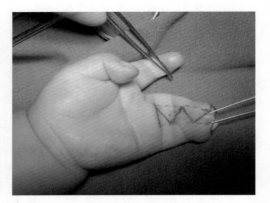

图 3-5-3-9　并指影响指体的发育,导致指间关节处的屈曲挛缩

图 3-5-3-10　并指导致中环小指向尺侧成角

六、治疗

手术治疗适用于大多数病例,但禁忌证包括:不伴有功能障碍的轻度不完全并指,不适宜手术的健康状况,或存在分指未遂会导致进一步功能障碍风险的复杂性并指。有时,组织量不足以再造独立、稳定并可活动的手指(图 3-5-3-11、3-5-3-12)。这种情况多见于中央性短并指畸形或并指多指畸形,分指有可能导致功能受损。

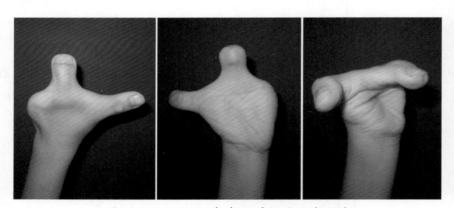
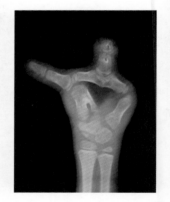

图 3-5-3-11　复杂性并指的临床照片

图 3-5-3-12　不宜手术分离的完全性邻近指骨融合的复杂并指的 X 线片

关于并指的手术治疗需要重点把握以下方面:手术时机的选择,多指并指的分阶段分指,指蹼重建,手指分离与皮肤覆盖以及术后包扎护理。

七、手术时机

并指分离术在新生儿期,整个婴儿期,或延长至小儿期均可实施。Flatt 与 Ger 的长期随访发现,虽然受骨骼偏斜及畸形的影响需早期进行手术,但出生 18 个月后进行并指分离的疗效更佳。治疗目标是在学龄前完成所有的分指手术。多根手指的并指,其手术需分阶段进行,因为一次仅可分离患指的一侧以避免损伤皮瓣或手指的血管。所有手指并在一起的话,其治疗常需分两个阶段。第一阶段分离拇示指及中环指。3个月后,进行第二阶段手术,分离示中指和环小指。另外,在第一阶段可同时进行所有手指的指端分离以及远节指骨融合的分离术,从而为第二次手术打下基础。

八、指蹼重建

并指分离术的关键在于重建功能及外形良好的指蹼。最常用的方法是从并指背侧近端做一矩形瓣。还有很多变化形式,如背侧梯形瓣、背侧瓣合并侧翼来重建指蹼。结合处皮肤有很多备选方案。手背皮肤可设计为岛状皮瓣,按 V－Y 推进至指蹼空间。单独的并指掌侧面(或与背侧面一起)可通过三角形皮瓣交互插入来重建指蹼。对局限于手指近节的不完全性并指,指蹼可通过简单的 Z 成形、四瓣 Z 成形或蝴蝶瓣以加深或延长现有指蹼来达到复位效果(图 3－5－3－13)。此情形下,其他方法包括局部皮瓣互相组合,如三瓣指蹼成形术或 X－M 成形术。不完全并指常造成局部拥有足够皮肤的假象。然而,当重建结合处以及局部皮瓣转移之后,常在指蹼基底出现皮肤缺损,而在指蹼远端存在多余皮肤。Brennan 和 Fogarty 介绍了一种技术来处理相关情形,将远端皮肤通过岛状瓣向近端推进并与三角瓣联合重建结合处。

Z 成形是并指畸形治疗中最常使用而且有效的手术方法,但由于 Z 成形的灵活性很大,可谓变化无穷,要熟练掌握它需要长期实践才能达到。

单 Z 成形,又称对偶三角皮瓣成形或交错三角皮瓣成形(图 3－5－3－13A)。它适应于 I 度并指,并指范围 ≤1/8 掌骨头到指尖距离。

在指蹼设计 Z 形切口手术:以并指指蹼缘线或为 Z 成形轴,在两侧各作一斜形切口,称为臂,轴与双臂形成方向相反的两个三角形皮瓣,切开皮肤后,制成两个对偶的三角形皮瓣,使两个三角形皮瓣互相交换位置缝合,既延长了轴线距离,又松解了张力,达到解除并指畸形的目的。两个皮瓣的角度以 60° 为最佳,易位后延长的距离最多,达 75%,45° 角者增长 50%,30° 角者增长 25%。超过 90° 角的对偶皮瓣互相转位较困难,Z 形皮瓣的两三角皮瓣,可以角度相等,也可制成一个角度大、另一个角度小些,称为不对称的 Z 成形术。这是最常选用的手术设计。并以此为基础有许多演变,包括双 Z 成形术,连续 Z 成形术,四瓣、五瓣、六瓣成形术等。

Z 形皮瓣的两臂长度通常可为 0.5～1.0 cm 或 1.5～2.0 cm。注意 Z 成形术的两臂切口,不一定制成直线,而可依据皮纹的变化成弧形或流线型。

双 Z 成形(图 3－5－3－13B、C),俗称四瓣法。由于双 Z 成形增加了延长轴线距离,较单 Z 成形为佳。图 3－5－3－13B 为交错四瓣法,图 3－5－3－13C 为镜影式两个相对的 Z 成形,是又一种四瓣法,适合于 I～II 度并指的整形手术,但较多适合 I 度并指。

Y－V 成形术或 V－Y 成形术,也常在并指畸形矫正中应用。

Y－V 成形术被应用到并指皮肤整形术中,是设计皮肤 Y 形切开,V 形缝合,增加横向的长度,达到矫正并指畸形的目的。V-Y 成形术是设计皮肤 V 形切开,制成使三角形皮肤组织松解,退回到需要的位置,Y 形缝合即达到组织复位。

　　多个 Y-V 成形术,可较大地增加皮肤的横向长度,达到矫正并指畸形的目的(图 3-5-3-13D)。

　　矩形瓣推进加 Z 成形,在手背设计一个矩形推进皮瓣,在指蹼掌侧,设计一个单 Z 成形,加深了并指畸形矫正的深度,适合于 Ⅰ～Ⅱ 度并指的整形手术(图 3-5-3-13 E)。

　　Y-V 成形术加双 Z 成形,就构成了五瓣成形。指蹼中部设计皮肤 Y 形切开,V 形缝合,增加横向的皮肤长度,达到矫正并指的目的,为了增加横向的皮肤长度,在 Y-V 成形的两侧,各设计一个单 Z 成形,达到矫正并指畸形的目的。图 3-5-3-13 F 是蒂部在手掌的 V 形三角形皮瓣 Y-V 成形术,加双 Z 成形构成五瓣成形。图 3-5-3-13 G 是蒂部在手背的 V 形三角形皮瓣 Y-V 成形术,加"海鸥"瓣双 Z 成形的五瓣成形。

　　手指侧方指蹼舌状皮瓣旋转移植,加深指蹼,这是笔者常用于烧伤性不完全性并指的手术设计,也可用于先天性并指畸形的矫正,手术设计简单,易行。其实,这也可归纳为 Z 成形的一种(图 3-5-3-13 H)。

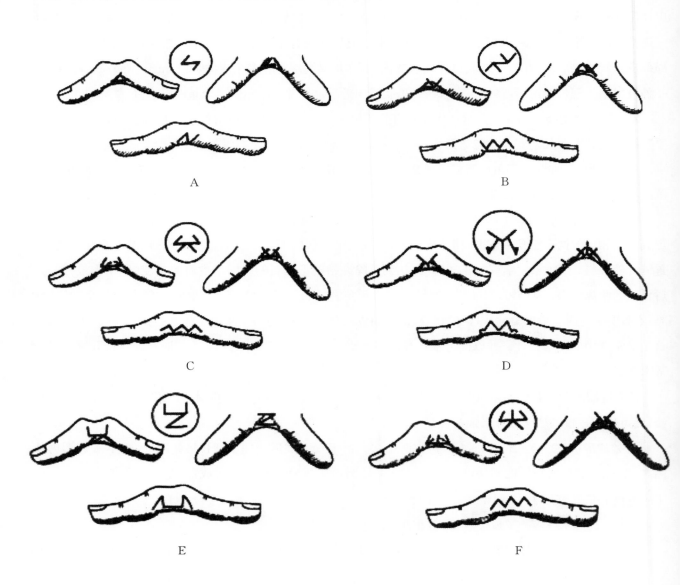

A

B

C

D

E

F

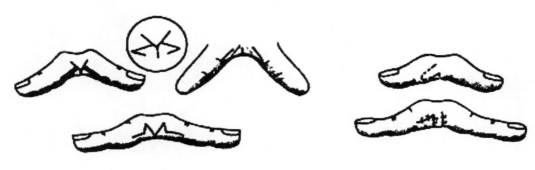

G   H

图 3-5-3-13　并指指蹼整形技术（部分仿自 Eaton, CJ：Syndactyly Hand Clinics 1990；6：555）
A.指蹼单 Z 成形；B. 交错四瓣法，反方向双 Z 成形；C. 镜影式两个相对的 Z 成形；D. V-Y 及 Y-V 成形；E. 矩形瓣加 Z 成形；F. 蒂部在手掌的 Y-V 加双 Z 成形——五瓣成形；G. 蒂部在手背的 V-Y 成形加海鸥瓣成形；H. 指侧舌状瓣转移

　　姚建民、徐靖宏建立了筋膜蒂指蹼皮瓣后退术治疗单纯性并指。其设计要点如图所示（图3-5-3-14）。在单纯性并指指蹼的远端设计指蹼皮瓣，以并指间纵向筋膜蒂的近端为蒂。手指掌、背侧尖端的皮肤设计 V 形切口，按正常指蹼比例，背面长度是掌面的 2 倍，锯齿状切口向近端延伸至蒂部，指蹼远端的筋膜蒂皮肤游离、转移进入指蹼的深部，皮下组织仔细分离，形成一个皮肤蒂，指动脉和筋膜蒂不被损伤，手指间两侧的皮肤用多个 Z 字缝合。该术式适用于指蹼皮肤丰富的单纯性并指，不能用于复合性并指及指端细小的完全性并指。

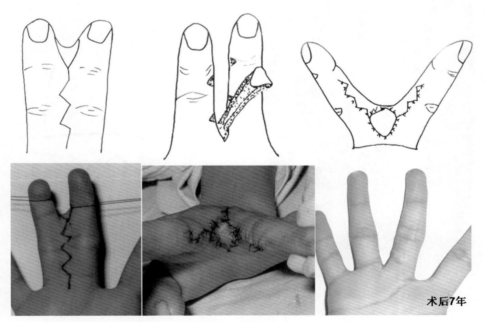

术后7年

图 3-5-3-14　筋膜蒂指蹼皮瓣后退术的设计、术中及术后所见

　　丁晟设计了指间近远端筋膜蒂皮瓣来重建并指分离所造成的皮肤缺损，手术要点是于皮肤富裕的指间中段设计菱形皮瓣，横断一分为二。顺行的蒂点位于近节指骨根部，逆行蒂点灵活设计于轴线的远端，皮瓣顺行部重建指蹼，逆行部修复手指远端缺损（图3-5-3-15）。

　　第一指蹼的并指可见于 3 型分裂手、尺侧发育不全或综合征患儿，如 Apert 综合征，并常合并拇指畸形。

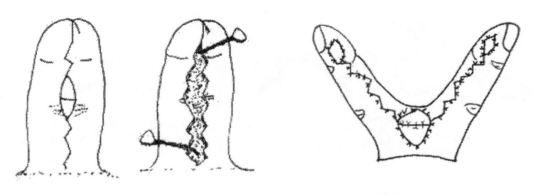

图 3-5-3-15 指间近远端筋膜蒂皮瓣设计要点

其较其他各指发生并指更影响手的功能。轻度至中度的第一指蹼并指可通过局部皮瓣治疗,如四瓣 Z 成形术(图 3-5-3-13B)。其他选项包括:示指的转移皮瓣,联合应用从示指桡侧及拇指尺侧的转移皮瓣,或在中央指蹼做 V-Y 皮瓣推进。严重并指伴显著的拇示指指蹼狭窄需要比局部皮瓣所能提供的更多的皮肤。这种情况下,皮肤可通过手背部组织扩张后获取,或通过旋转推进皮瓣。远处的带蒂或轴形皮瓣,如腹股沟、骨间背侧或臂内侧皮瓣也可使用(图 3-5-3-16)。游离皮瓣能为严重皮肤缺损的并指综合征患儿的手提供更多的覆盖。

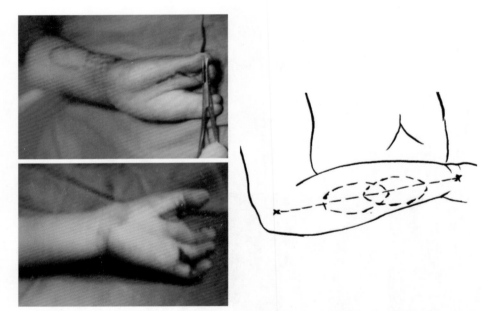

图 3-5-3-16 骨间背侧岛状皮瓣重建并指分离造成的虎口缺损(王炜,1984 年)

九、手指的分离及皮肤覆盖

分离并指需要仔细设计切口从而优化使用可用的皮肤,手术暴露手指分指的结构。切口的设计必须确保瘢痕收缩不会导致关节及趾蹼间挛缩。现已演变出为数众多的切口设计,包括侧方基底的三角瓣和矩形瓣。Cronin 技术一直是并指分离最常用的技术,通过多个锯齿形切口形成并指掌侧及背侧的三角瓣,从而实现避免挛缩的皮肤覆盖(图3-5-3-17A)。该方法的改良较多,很多旨在重新分配可用皮肤,从而避免指蹼处两边的皮肤移植(图3-5-3-17B~E)。Sawabe近期发表了一小系列并指分离病例,采用侧中央直线切口,用皮肤移植闭合创面,术后支具避免挛缩,后续切除遗留一个可以接受的侧中央瘢痕。这虽然违背了传统的技术,但当皮肤移植及瘢痕可能发生色素沉着或瘢痕增生时,还是有用的。另一个方法是Sommerlad的"旷置指"技术,残留的皮肤缺损任其自行二期愈合。然而,大部分医生担心这会导致二期瘢痕形成。

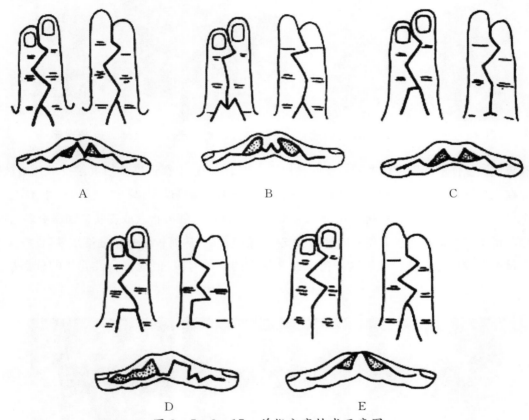

图3-5-3-17 并指分离技术示意图

A. 两手指分开,双三角皮瓣法(Cronin的技术);B. V-W皮瓣再造指蹼;C. 手背矩形皮瓣;D. 手掌横行矩形皮瓣;E. 掌侧三角皮瓣,V-Y成形

分指手术需分割、切除两指间的筋膜,不仅要注意识别保护各指的神经血管束,还要确保指蹼有足够的静脉回流(图3-5-3-18)。指神经及动脉的分叉处可能较设计的指蹼位置更远。这种情况下,如该指另一侧未行手术或术后指动脉完好,则可结扎指动脉。否则,指蹼的水平受限于动脉分叉水平,或可通过静脉移植来延长动脉长度(极少数情况需如此)。当多根手指分离时,每根手指必须保留至少一根指动脉,因而这些病例一定要有精确的手术记录。指神经远端分叉的处理可为束间切断,近端分离。

手指皮肤覆盖有赖于并指处掌、背侧皮瓣转移辅以皮肤移植。全厚皮片移植优先于中厚皮片移植,可减少挛缩。移植皮肤的供区多选择腹股沟区。其他供区包括上臂内侧、肘前窝、小鱼际、腕部或副指的皮肤。虽然包皮可能皮量不足及颜色不匹配,也曾被使用。不管选择哪里作为供区,都要向患儿仔细解释并获其同意,因为会产生瘢痕。

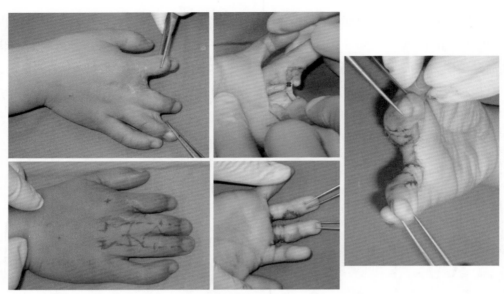

图 3-5-3-18　识别神经血管结构的分叉,避免单个手指双侧血运受到影响

　　为了改善皮肤整体的匹配度以及避免皮肤移植后出现的挛缩,不移植皮肤的重建技术开始被应用。这一技术需要在保护好指血管系统和神经的同时,去除手指的皮下脂肪从而减小手指周径手术,需要精细操作(图 3-5-3-19)。另一种避免皮肤移植的方法是从手背和(或)邻近指获取皮肤。如需更多的皮肤,可通过组织扩张获得。有学者在并指远端安放骨牵引支架,横向牵引,从而扩张并指远端皮肤,使完全性并指远端也获得足量可供转移的皮肤。虽然这一技术在并指中的应用有限,但为复合性并指的分离提供了新的手段。

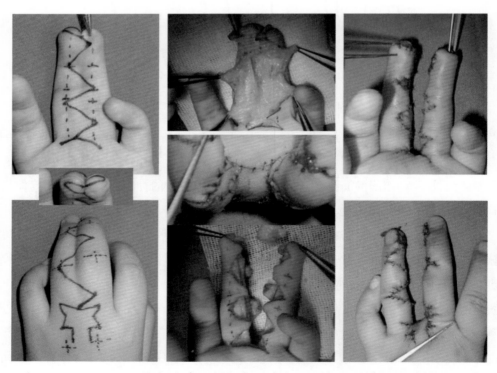

图 3-5-3-19　不植皮的并指分离术。手术要点包括重建指蹼的背侧皮瓣设计、甲皱再造成形、保留神经血管的减脂技术、精确的三角瓣缝合

十、甲皱成形

　　完全性并指分离,特别是合并有远节指骨融合的,需要再造甲皱。远节指骨部可采用 Buck-Gramcko 介绍的技术处理。在并指远端设计交叉舌状瓣,分别折叠再造两侧甲皱;或者设计指背舌状旋转皮瓣＋指端舌状皮瓣再造甲皱(图 3-5-3-20,图 3-5-3-21)。也可以在相联合的指腹处做一皮瓣重建一指的甲皱,再用该处的皮下脂肪瓣＋皮肤移植来重建另一指的甲皱。还可以运用鱼际皮瓣等带蒂皮瓣重建甲皱,从足趾移植皮肤及皮下组织重建甲皱。

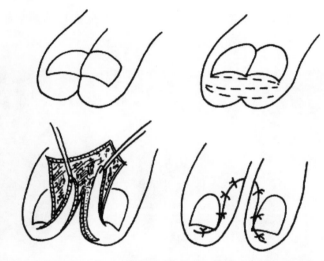

图 3-5-3-20　指端舌状旋转皮瓣,修复指端缺损,再造甲皱

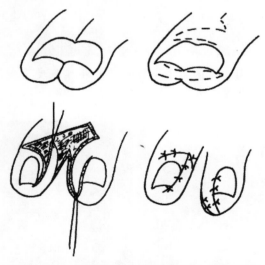

图 3-5-3-21　指背舌状旋转皮瓣＋指端舌状皮瓣修复指端缺损,再造甲皱

十一、并发症

早期并发症包括血管损伤、感染、伤口裂开以及植皮坏死。术中的精细分离可以避免血管损伤，术前的指甲修整清洁可大大减少感染发生，无张力缝合有助于避免伤口裂开，在血运良好的组织床上植皮可减少坏死率。

晚期的并发症包括：

1. 指蹼深度丢失　多由于皮瓣设计不佳，在手指基底部形成纵向瘢痕所致；也可与植皮坏死、指蹼皮瓣裂开等有关（图 3－5－3－22）。

2. 关节挛缩　多由指间关节掌侧面瘢痕挛缩所致。这一并发症需切除瘢痕组织并进一步行皮肤移植，如局部有足够皮肤，也可行 Z 成型术延长瘢痕（图 3－5－3－23）。

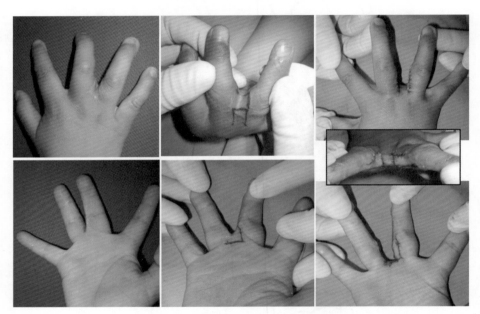

图 3－5－3－22　由于纵向瘢痕挛缩导致的指蹼深度丢失，笔者运用矩形瓣重新加深指蹼，重建手指亚单位结构

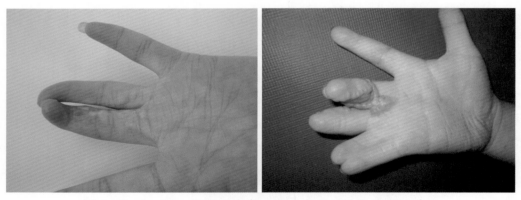

图 3－5－3－23　指间关节掌侧面瘢痕所致的关节挛缩畸形

3. 钩甲畸形、甲板歪斜 常由指尖、指腹软组织量不足导致。

4. 关节不稳 多由于复杂性并指分指后侧副韧带缺陷所致。

5. 瘢痕疙瘩形成 大多与体质有关,常常需要进行瘢痕疙瘩切除,重新植皮,进行瘢痕综合治疗(图3-5-3-24)。

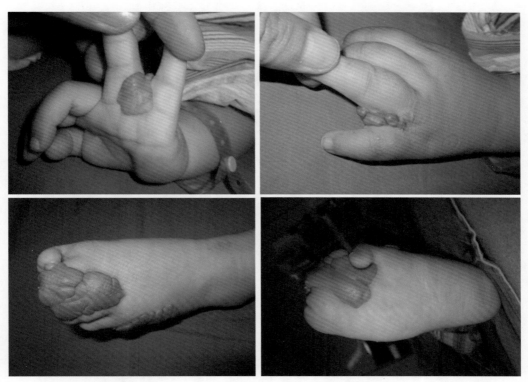

图3-5-3-24 并指(趾)分离术后瘢痕疙瘩形成

十二、笔者的方法

患儿全身麻醉,上止血带后,进行并指分离手术。

首先设计背侧皮瓣重建指蹼(图3-5-3-25)。皮瓣始于掌骨头,外形类似指蹼沙漏样结构,延伸长度约2/3近节指骨长度。标记出皮瓣远端所要到达的近侧指横纹水平。随后,在指蹼皮瓣和近侧指横纹以外,分别在掌侧面及背侧面做锯齿形切口。切口顶点达到手指中线,从而使三角瓣具备较大的移动度。这种设计尽可能地减小了术后屈曲挛缩的可能,同时最大化所能覆盖的面积。皮瓣通过锐性分离,并使用双极电凝止血。背侧皮瓣首先分离,注意保护好伸肌腱的腱旁组织。然后,分离掌侧皮瓣及其下的神经血管束。保护好神经血管束的同时由远向近分离并指。拉开两指,保持牵引力下处理组织,有助于分辨血管神经结构。在近端解剖时注意标示血管神经的分叉处。在显微操作下可轻易分离出远端的指神经。若动脉分叉远离指蹼重建位置时,处理方法前文已述。有时需要结扎指动脉。结扎动脉的选择有赖于邻侧指动脉是否成功分离。如两指的双侧指动脉均完好无损,常结扎较小的指动脉。然而,如果某一手指仍需再次手术(如二期并指分离),有时需结扎较大的动脉。如对侧动脉不清,可用血管夹夹闭指动脉后,松止血带,确认各指血运可靠。在嵌入皮瓣前,两指相邻边要进行减脂。减脂可减少皮瓣张力,改善手指整体外观。先缝合指蹼皮瓣,使其远端加入近侧指横纹,注意保持45°指蹼倾斜角,形成沙漏样结构。然后,指间三角皮瓣缝合,注意避免过多张力。缝线使用5-0或6-0缝线(图3-5-3-25,图3-5-3-26)。

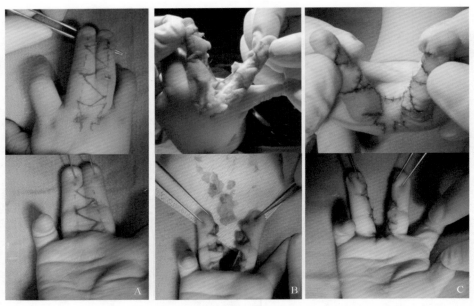

图3-5-3-25　手术设计(A),保留神经血管束的精细减脂(B),指蹼沙漏样结构的成形、屈指横纹重建及三角瓣精确对合(C)

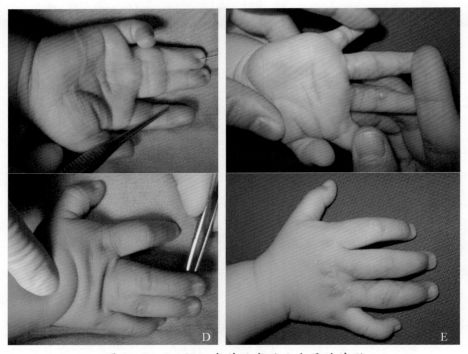

图3-5-3-26　术前及术后6个月的外形

适当的包扎是手术的重要组成部分。敷料必须对植皮区提供压力同时保护分开的各指。防粘连敷料可放于指蹼处,再用大纱布包扎固定。幼儿患儿,可加压包扎后再用过肘的支具行外固定,防止无意间的移位。术后 3 周去除敷料,换药、护理伤口。在伤口干燥并愈合前要注意防护。去除敷料后手即可正常使用。伤口愈合后,可使用弹力套 3 个月以控制瘢痕。硅凝胶敷贴、瘢痕内注射确炎醋松或其他弹力产品可用于治疗局部增生性瘢痕。

十三、特殊病例的处理

1. 末端并指　是指远端融合而两指之间近端穿通,这是环状缩窄带综合征的一个特征(也称为羊膜带综合征)。50%为双侧发病,50%合并有缺指畸形。并指可表现为简单的并指,也可为远端多指融合形成指尖一团块的复杂性并指。两指之间的缝隙可大可小(从针孔大小至宽阔通道),多位于指蹼以远(图 3-5-3-27)。环状缩窄以远的指体可水肿或萎缩。

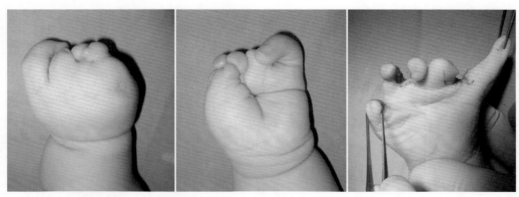

图 3-5-3-27　羊膜带综合征患儿的并指,从背侧向掌侧有窦道,一般需要分次手术,首先分离指尖

治疗方法取决于远端畸形程度及窦道的位置及大小。远端指保存完好的轻度畸形可按常规分指,具体方法如前述。窦道可在重建表皮时一并覆盖或切除。若为更复杂的畸形,建议分期手术,分离指尖后延期重建结合处。分期手术使手指可以不受约束地生长。在严重畸形时,首选切除萎缩的指尖,因为将其与正常手指成功拼接的可能性很小。在松解并指时,缩窄环可一并切除并作 V-Y 成形。

2. Apert 综合征　患儿手部畸形的治疗安排,必须与颅面部以及其他相关畸形的治疗相协调。实际上,这是一个复合的手术,需要细致协调手外科与颅面外科的合作。手术的目标是:2 岁前完成分指并纠正拇指畸形,从而使手功能正常发育。如果小指是有功能的,可以手术松解环小指的掌骨融合使小指可活动。肩、肘部很少实施手术。

手术的第一要务是重建足够大的虎口。一期手术按序松解皮肤、筋膜,延长手内在肌,腕掌关节囊切开从而使拇指列位于外展 45°位。轻微的虎口狭窄可用局部皮瓣如四瓣 Z 成形术。较重的狭窄伴有皮量不足,需要背侧旋转推进皮瓣或手背预行组织扩张(图 3-5-1-16)。若为不完全的拇示指并指,我们倾向于使用从示指桡侧做一移位皮瓣。示指皮瓣可开大虎口并缝合于鱼际纹处以纠正任何相关的屈曲、内收挛缩畸形。对更严重的虎口挛缩,Buck-Gramcko 曾报道成功应用一块大的背侧旋转皮瓣松解挛缩的病例。腹股沟及臂内侧的皮瓣可作为游离组织瓣移植。与人们普遍相信的情况相反,虎口的血管足以行微血管吻合。当然,这种手术对麻醉的要求非常高,特别是如果需要一次进行双手的手术。拇指的弯曲畸形必通过指骨截骨矫形术加以纠正。开放性楔形截骨术＋骨移植可延长缩短了的拇指。截骨矫形术最好与分指术一期完成，术后可同时进行包括虎口开大及骨移植所需要的固定。移植骨可取自第四五掌骨骨性联合的分离手术。通常情况下，拇指的桡侧会形成皮肤不足，可通过 Z 成形解决（图 3-5-3-28）。

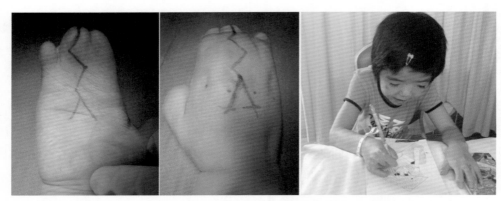

图 3-5-3-28　Apert 综合征手畸形的手术设计及术后功能

并指的手术分离一般分期进行，常见神经血管束异常。手术计划视虎口重建及示指状况而定。尽管我们希望能保留所有的手指，严重畸形的手指如果预后不佳，可以放弃。三维 CT 可获取骨骼畸形的更多信息，可在行颅面部成像时一起进行。

当拇指松解后，抓紧机会松解远端骨联合，使得蹄形手转变为如Ⅰ型的铲形手。这还有助于预防反复的指甲感染（患儿早期最常见的手部感染）。后续的各指分指手术分期进行，避免同时在一根手指的双侧进行手术。

对严重的手部畸形，我们分期松解。首先分离远端骨性融合，并在两指间背侧做一纵行切口分离甲床。这一过程使复杂性并指转变为简单性并指，并使手指从骨性约束中解脱出来。指间的缺损可用全厚皮片移植覆盖，使两指间可有一定程度的各自活动。移植产生足够的指腹皮肤，在后期分指时可重建甲皱等。Apert 手的手指伸展僵硬，因此并指的近端分离可采用直线切口，因为不存在如同其他患儿在指间关节处纵向切口造成挛缩的风险。皮肤缺损用全厚皮片移植覆盖，因所需植皮量巨大，需要自下腹部取皮而非腹股沟区。需要强调的是，指蹼重建要让掌指关节能独立自由的活动，常用背侧皮瓣。

如小指有功能，需手术松解。环小指掌骨骨性联合的松解，要包括筋膜或脂肪植入以避免复发。可以用切下来的骨质作为拇指弯曲畸形矫正术中用到的移植骨，Upton 的经验建议这一步最好在 5 岁后进行，可减少复发。第 5 指列的位置可通过松解腕掌关节，允许掌骨屈曲加以改善。

3. 短并指　短并指（Symbrachydactyly）一词来自希腊语，以指蹼浅、指体短小为特征，常见于 Poland 综合征。多为单侧发病，严重程度从几乎完全缺指到相对完整的短指。当指体完整时，需手术治疗。手术方式为切断掌横韧带以增加各指的长度及活动度，指蹼处不应重建于两掌骨头之间过于近侧，因为那可能形成 V 形指蹼（图 3-5-3-29）。

Poland 综合征手畸形多变，但中央数指最常累及，由于中节指骨较短，各指也较短。并指多为单纯性的，可为完全或不完全并指。手术分离遵前述时机及技术。治疗安排与胸壁畸形的治疗（同侧肌肉移位）、女性乳房的重建相联合。

4. 营养不良型大疱泡性表皮松解症　营养不良型大疱泡性表皮松解症（EB）患儿的并指并非真正意义

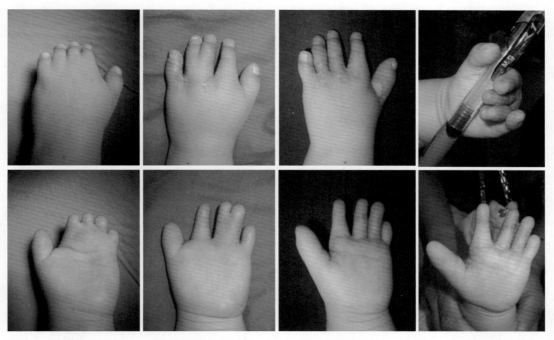

图 3-5-3-29 Poland 综合征短并指患儿通过分次分指手术,重建屈指横纹及指蹼结构,指体获得良好的发育基础,功能与外形均有明显改善

上的先天性畸形,而是鳞状上皮面瘢痕所致。EB 是一种罕见的先天性起泡异质群体的病症。皮肤因不同层之间失去黏附而导致结构破坏。可根据起泡的程度和原因对其分类。单纯性大疱性表皮松解症由基底角化细胞层起泡所致,交界性大疱性表皮松解症由于基底膜透明层起泡所致,营养不良型大疱性表皮松解症则是由于乳突真皮层Ⅶ型胶原蛋白的缺陷所致。营养不良型大疱性表皮松解症伴随着真皮反复损伤。其无可避免的瘢痕导致并指和挛缩。常染色体显性和隐性的营养不良性大疱性表皮松解综合征已为人所知,常染色体隐性的营养不良型大疱性表皮松解症更为严重。典型来说,手部畸形进展为指端屈曲挛缩,使得手指粘连成一团。拇指可能粘连在一起呈蚕茧状。手部的问题仅是复杂症状的一部分,病症需要多学科联合治疗。这些患儿需各学科专家会诊一同治疗,涉及专科包括皮肤科、消化科、眼科、口腔科、肿瘤科、心理科和麻醉科。手外科手术基于并指分离和挛缩松解及其后的皮肤重建。在这种情况下的并指(也被称为假性并指)通常由于指间粘连引起,能够在去除瘢痕表面的包膜之后进行钝性分离。并指通常会导致指部屈曲挛缩或虎口挛缩。我们相信,保留虎口是这些孩子手部功能发挥的关键。可从身体无瘢痕处取皮片移植(比如腹沟股处)。局部皮瓣基本无法使用,因为在这些严重畸形的手上有太多的瘢痕。皮肤缺损可通过二期愈合或通过使用粘连指体上的皮肤,或切下的指部的皮肤移植。虽然我们成功地使用了腹股沟游离皮瓣来重建至关重要的虎口,我们还是希望能使用中厚皮片。术后效果尚满意,但常常复发,再次手术的概率超过 50%。

(王 炜 王 斌 张云飞 张红星 周晟博 孙文海)

参考文献

[1] Salas-Vidal E，Valencia C，Covarrubias L：Differential tissue growth and patterns of cell death in mouse limb autopod morphogenesis. Dev Dyn 2001，220：295 − 306.

[2] Dupé V，Ghyselinck NB，Thomazy V，et al：Essential roles of retinoic acid signaling in interdigital apoptosis and control of BMP − 7 expression in mouse autopods. Dev Biol 1999，208：30 − 43.

[3] Eaton CJ：Three-flap web-plasty. J Hand Surg [Am] 1992，17：583 − 585.

[4] Guha U，Gomes WA，Kobayashi T，et al：In vivo evidence that BMP signaling is necessary for apoptosis in the mouse limb. Dev Biol 2002，249：108 − 120.

[5] Merino R，Gañan Y，Macias D，et al：Bone morphogenetic proteins regulate interdigital cell death in the avian embryo. Ann N Y Acad Sci 1999，887：120 − 132.

[6] Montero J，Gañan Y，Macias D，et al：Role of FGFs in the control of programmed cell death during limb development. Development 2001，128：2075 − 2084.

[7] Jones N，Upton J：Early release of syndactyly within six weeks of birth. Orthop Trans 1992，17：360 − 361.

[8] Keret D，Ger E：Evaluation of a uniform technique to treat syndactyly. J Hand Surg [Am] 1987，124：727 − 729.

[9] Bauer T，Tondra J，Trusler H：Technical modification in repair of syndactylism. Plast Reconstr Surg 1956，17：385 − 391.

[10] Ekerot L：Syndactyly correction without skin-grafting. J Hand Surg [Br] 1996，21：330 − 337.

[11] Niranjan NS，Azad SM，Fleming AN，et al：Long-term results of primary syndactyly correction by the trilobed flap technique. Br J Plast Surg 2005，58：14 − 21.

[12] Smith P，Harrison S：The 'seagull' flap for syndactyly. Br J Plast Surg 1982，35：390 − 393.

[13] Sherif MM：V − Y dorsal metacarpal flap：a new technique for the correction of syndactyly without skin graft. Plast Reconstr Surg 1998，101：1861 − 1866.

[14] Teoh LC，Lee JYL：Dorsal pentagonal island flap：a technique of web reconstruction for syndactyly that facilitates direct closure. Hand Surg 2004，9：245 − 252.

[15] Brennan MD，Fogarty BJ：Island flap reconstruction of the web space in congenital incomplete syndactyly. J Hand Surg [Br] 2004，29：377 − 380.

[16] Coombs CJ，Mutimer KL：Tissue expansion for the treatment of complete syndactyly of the first web. J Hand Surg [Am] 1994，19：968 − 972.

[17] Yao JM，Song JL，Sun H. Repair of incomplete simple syndactyly by web flap on a subcutaneous tissue pedicle.Plast Reconstr surg1997，99：2079 − 2081.

[18] 丁晟，马亮，姚建民.两种指间筋膜蒂皮瓣治疗先天性并指 36 例.中华显微外科杂志，36(1)：71 − 72.

[19] Gulgonen A，Gudemez E：Reconstruction of the first web space in symbrachydactyly using the re-

verse radial forearm flap. J Hand Surg [Am] 2007,32:162-167.

[20] Cronin T: Syndactylism: Results of zig-zag incision to prevent postoperative contracture. Plast Reconstr Surg 1956,18:460-468.

[21] Buck-Gramcko D: Cleft hands: Classification and treatment. Hand Clin 1985,1:467-473.

[22] Sawabe K, Suzuki Y, Suzuki S: Temporal skin grafts following straight incision for syndactyly correction. Ann Plast Surg 2005,55:139-142.

[23] Sommerlad BC: The open finger technique for release of syndactyly. J Hand Surg [Br] 2001, 26:499-500.

[24] Kozin S: Syndactyly, J Am Soc Surg. Hand 2001,1:1-13.

[25] Greuse M, Coessens BC: Congenital syndactyly: defatting facilitates closure without skin graft. J Hand Surg [Am] 2001,26:589-594.

[26] Johansson SH: [Nail fold formation using a thenar flap in complete syndactylia.]. Handchir Mikrochir Plast Chir 1982,14:199-203.

[27] Sommerkamp TG, Exaki M, Carter PR, et al: The pulp plasty: a composite graft for complete syndactyly fingertip separations. J Hand Surg [Am] 1992,17:15-20.

[28] Wilkie A, Slaney S, Oldridge M: Apert syndrome results from localized mutations of FGFR2 and is allelic with Crouzon syndrome. Nat Genet 1995,9:165-171.

[29] Upton J: Apert syndrome. Classification and pathologic anatomy of limb anomalies. Clin Plast Surg 1991,18:321-355.

[30] Fereshtian S, Upton J: The anatomy and management of the thumb in Apert syndrome. Clin Plast Surg 1991,18:365-380.

[31] Brodwater BK, Major NM, Goldner RD, et al: Macrodystrophia lipomatosa with associated fibrolipomatous hamartoma of the median nerve. Pediatr Surg Int 2000,16:216-218.

[32] Dunker N, Schmitt K, Krieglstein K: TGF-beta is required for programmed cell death in interdigital webs of the developing mouse limb. Mech Dev 2002,113:111-120.

[33] Van Heest AE, House JH, Reckling WC: Two-stage reconstruction of Apert acrosyndactyly. J Hand Surg [Am] 1997,22:315-322.

[34] Holten IW, Smith AW, Isaacs JI, et al: Imaging of the Apert syndrome hand using three-dimensional CT and MRI. Plast Reconstr Surg 1997;99:1675-1680.

[35] Terrill PJ, Mayou BJ, McKee PH, et al: The surgical management of dystrophic epidermolysis bullosa (excluding the hand). Br J Plast Surg 1992; 45:426-434.

第四节　多指畸形

一、概述

先天性多指畸形(congenital polydactyly)是手部最常见的先天性畸形,主要分 3 型:轴前型的拇指多指、中央型的中间三指多指以及轴后型的小指多指。以拇指多指最为常见,约占总数的 90%。

国际手外科学会联合会(International Federation of Societies for Surgery of the Hand,IFSSH)通过的先天性手及上肢畸形的 Swanson 分型界定多指属于胚胎期肢芽的"重复"类畸形。但 OMT 分型法认为是掌板的形成以及分化障碍共同导致的。很多时候,多指并不单纯表现为手指的重复,更多地表现为正常手指的分裂,每个手指都有不同程度的发育不良。

二、病因

多指的病因未明,部分与遗传有关,是一种染色体疾病。环境因素对胚胎发育过程中的影响,使肢芽胚基分化早期受损,也是导致多指畸形的重要原因。某些药物、病毒性感染、外伤、放射性物质等在胚胎肢芽形成期的刺激,特别是近代工业的污染,都可成为致畸因素。

三、症状和体征

多指的外形和结构差异很大,大多数是单个发生,也可以多个发生。有的一只手多余 2 个或 3 个手指,形成"镜影手"畸形。可以单侧手或双侧手发生。双侧多指可以是对称相同的类型,也可以不相同。多生的手指可发生在末节指骨、近节指骨或掌骨骨干,或者可发生在掌指关节、指间关节的关节处。多指可以有明显的主次之分,最轻的多指仅为手指侧方一个凸出的小肉赘,也可以与 2 个指头大小相当,无明显主次之分。通常习惯把发育较小的称为多指。多指的发出部位通常是在手指的桡、尺侧,拇指多指以桡侧居多,小指多指以尺侧居多。多指在桡、尺侧发出后,可略向掌侧或背侧偏斜,但目前尚未发现多指完全由手指背侧或腹侧发出的现象。多指畸形的预后,取决于重复两指有无主次之分以及主干指的发育情况,主干指体积、轴向、形态越接近正常,则预后越好。

四、诊断和分型

依据临床表现及 X 线检查,均可明确诊断。

1. 轴前型的拇指多指　其分型的方法很多,但尚没有一种分型可以概括临床上所有类型的多指。因此,更不能完全根据分型来指导手术方式的选择。对于多指与主干指有骨关节相连的,目前临床上仍习惯采用 1996 年沿用至今的 Wassel 分类法,相对较为简单实用(图 3-5-4-1)。

(1)Ⅰ型:末节指骨分叉型。

(2)Ⅱ型:末节指骨复指型。

(3)Ⅲ型:近节指骨分叉型。

(4)Ⅳ型:近节指骨复指型。

(5)Ⅴ型:掌骨分叉型。

(6)Ⅵ型:掌骨复指型。

(7)Ⅶ型:指骨全部多指,伴其中一指为三节指骨型。

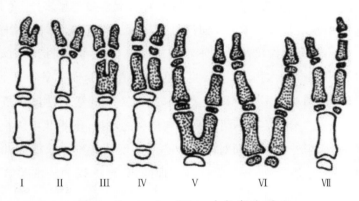

图 3-5-4-1 Wassel 分类法图示

Wassel 分类法只能对多指和主干指间指骨连接的情况做大致的判断,而某些类型如Ⅳ型多指,其临床表现可有很大差异,最佳的手术方案也不同。因此,徐蕴岚等又将Ⅳ型多指分为 4 个亚型:

Ⅳ-1:多指发育不全型,即主次分明,多指发育较差。

Ⅳ-2:拇指尺偏型,即主干指掌指关节尺侧偏斜,临床多见。

Ⅳ-3:分支型,即两指从掌指关节发出后,反向分散。

Ⅳ-4:汇聚型,即两指从掌指关节发出后,近节先分散,末节再汇聚,俗称"蟹钳样多指"。

2.单纯的中央三指的多指畸形 极为少见,最常见的是隐藏在中指与环指并指之间的多指,有时外观看不出多指,仅 X 线片发现中间多余的发育不良的指骨。其次是中指多指相,常为中指掌骨分叉发出多指,再与相邻手指并连。因伴发畸形较多,中央型多指没有较统一的分型。

3.尺侧多指 即小指多指,分类多采用 Stelling-Twrek 分类法,分为 3 型:

Ⅰ型:赘生指。

Ⅱ型:存在部分骨结构。

Ⅲ型:包括掌骨的完全性的多指。

小指多指往往是对称发生,同时合并双手小指多指、双足小趾多趾者也很常见,一般不影响其余正常手指的发育。

笔者认为,除了对多指的类型进行诊断,更重要的是对主干指的发育情况进行判断。对于有主次之分的多指,术前观察的重点不在多指,而在于主干指的形态和功能。对于没有明显主次之分的多指,需要仔细辨别哪个手指的外形和功能发育更好；指甲的大小、手指轴向有无偏斜是较好的判断依据，往往指甲发育较好、轴向较直的手指相对发育更好。此标准有利于手术方式的选择并预测术后效果，但并非绝对，还有一种特殊类型的多指，外观发育较好的手指却不能活动。

五、治疗

（一）治疗原则

即使不影响功能的肉赘型多指，也可能对患儿心理造成阴影。因此，诊断明确者，均建议手术治疗。

多指手术重建的目的是获得一个轴向直、可活动、关节稳定，且有足够大小和正常形状的拇指。但即使经过成功的手术，要想获得外观和功能都十分理想的手指，对于大多数类型多指，尤其是复杂的拇指多指来说都是很难的。手术者应该追求在既有基础上，如何最大程度去接近正常。多指矫正术后的手指的稳定性、大小与抓握和对捏的力量有关，拇指尺侧关节不稳定则不能握重物。拇指的活动性很大程度上依赖于腕掌关节，通常在 Wassel Ⅰ～Ⅳ型的多指，其腕掌关节活动是正常的，而在 Ⅴ 和 Ⅵ 型的多指，腕掌关节存在不同程度的发育不良、轴向偏斜和功能不足。掌指关节和指间关节的活动性虽然是正常拇指该有的，但并不是最重要的，尤其是指间关节。指间关节不活动只影响指尖的对捏，但小儿可以很有效地代偿，而不会有明显的日常生活的障碍。因此，当外科医生面对稳定性和活动度两者不能兼得的冲突时，付出牺牲指间关节活动的代价去获得指间关节的稳定，使拇指矫直是合理的，只要拇指的腕掌关节、掌指关节活动正常即可。并且，拇指的伸直的外观亦很重要。

（二）手术时机

尚没有具体的统一标准，早期的学者推荐的年龄往往偏大。近年来，得益于小儿麻醉技术的提升普及，以及应家长们想要尽早手术的要求，多指的手术年龄越来越提前。笔者认为，多指的最佳手术年龄主要应该依据多指的类型而定，其次还需要结合患儿有无其他系统的问题来综合决定。

对于只有一条细长的皮蒂相连的肉赘型多指，新生儿期就可手术切除，亦可蒂部结扎，防止扭转后坏死感染。蒂部较宽不易扭转的肉赘型多指，可在 3 月龄时于基础麻醉加局麻下实施手术切除。

对于与主干指有骨关节相连的多指，如果主干指发育好，指间关节无侧弯畸形，最早可以在半岁左右实施手术。

对于与主干指有骨关节相连的多指，如果主干指发育不好，指间关节有侧弯畸形，或两个指端无主次之分，单纯切除多指后外观不佳需要做融合手术者，宜在 1 岁后实施手术。

对于两个指端均有严重的骨关节异常，或一个指端外形好但无功能，一个指端有功能但外形差，甚至无指甲或三节拇伴侧弯等复杂多指畸形，需要实施拇指顶端移位术抑或是三指节拇指拇化者，也应在 1 岁以上，甚至年龄更大一点手术为宜。

（三）手术方法

单侧指一般选择基础＋臂丛麻醉，双侧则多为气管插管全麻，近几年也有采用喉罩吸入麻醉。小儿因为有不能主动配合，惧怕疼痛、拒绝生人的特点，即使肉赘型多指，也推荐在静脉复合麻醉下让其入睡后再行局部麻醉。手术推荐采用 5－0 的快吸收线缝合伤口，如果使用非吸收线，也建议在镇静下拆线。

多指的畸形分型较多，应根据每例患儿的不同畸形特点，制订出个性化的治疗方案。依据从简单的漂浮多指到复杂的骨关节连接型多指的不同类型,手术方式主要有5种:肉赘样多指结扎、简单切除多指、切除多指同时重建外形和功能、两指融合术、顶端移位术。

仅有较窄皮蒂的漂浮多指,可在出生后,采用5-0或6-0的线结扎,尽可能靠近皮蒂根部结扎。通常结扎2周后能够自行脱落,但会遗留轻微的皮肤小结节,另外,也可能产生局部神经瘤。所以,此型也更推荐手术切除,切口可以很平整,更美观。

对于超过3 mm的较宽皮蒂,或者多指与主干指连接范围广泛,但没有骨关节连接的简单类型多指,可行单纯多指切除。推荐环绕多指根部的弧形或S形切口,切开皮肤后,注意寻找并分离支配多指的血管和神经。血管需要结扎或烧灼止血,神经则需要用锋利的剪刀剪断后使其退缩到正常软组织中,以免形成神经瘤。

对于有骨关节连接的轴前型多指,笔者根据Wassel分型来具体阐述。在婴幼儿期,X线片上表现为Ⅱ型、Ⅳ型及Ⅴ型的多指,可能是两指间连接的软骨不显影,手术中或成年后可发现实际为Ⅰ型、Ⅲ型以及Ⅴ型。故笔者将Ⅰ型和Ⅱ型,Ⅲ型和Ⅳ型以及Ⅴ型和Ⅵ型合并介绍。

1. 轴前型多指(拇指多指)

(1) Wassel Ⅰ型和Ⅱ型

1) 外观和骨关节完全对称者,可采用传统Bilhaut-Cloquert融合术,即"V"形等量切除分叉的中央部分包括指甲、指骨及软组织,剩余部分并拢缝合。这种术式可能导致骨不愈合、关节功能不良。外观基本对称,但骨关节发育略有主次之分者,更推荐采用改良Bilhaut-Cloquert融合术,即保留发育好的一套骨关节肌腱,仅做指甲、软组织融合,术后关节活动功能较好(图3-5-4-2)。

2) 不对称型:保留发育较好的主干指,将偏斜的、发育小的多指切除。对于指甲相连者,很多学者倾向于保留拟切除的多指外侧1 mm的指甲及完整甲襞,合并缝合指甲,这样成形的甲沟、甲襞形态正常。但这样的指甲融合,仍然较容易发生指甲不平整,影响美观。笔者更推荐切除多指后利用多指皮肤重建甲缘,只要对合仔细,成形的甲沟、甲襞外形接近自然,重要的是,保留的指甲完整,外形更美观(图3-5-4-3)。

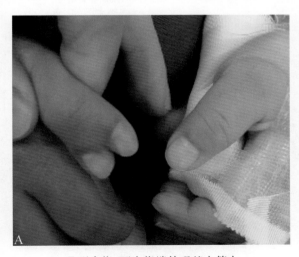

Ⅱ型多指,两个指端外观基本等大

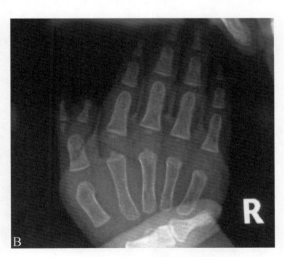

X线片示尺侧指骨关节发育较好

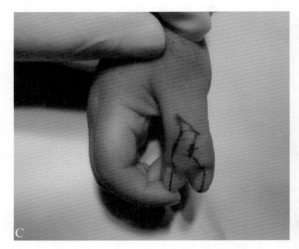

C

改良 BC 融合术,保留尺侧骨关节

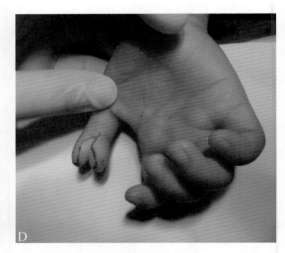

D

掌侧对应切口

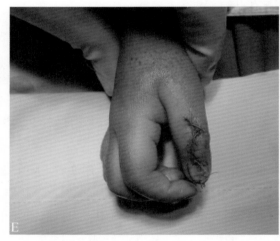

E

拇指融合术后即刻

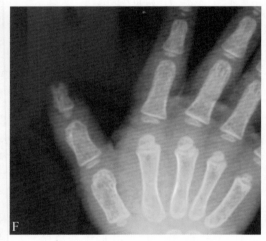

F

术后 2 个月,X 线片示末节指骨愈合

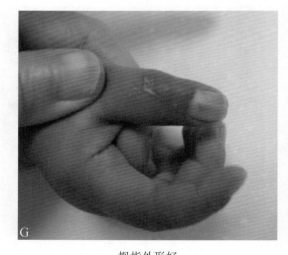

G

拇指外形好

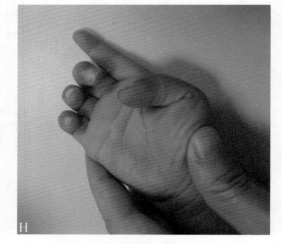

H

指间关节活动尚可

图 3 - 5 - 4 - 2 Wassel Ⅰ型和Ⅱ型的 Bilhaut-Cloquert 融合术

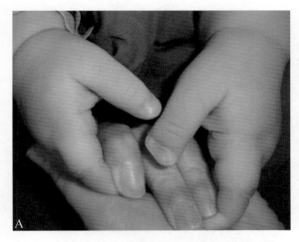

根据X线片诊断的Ⅱ型多拇，指甲相连，桡侧发育较差

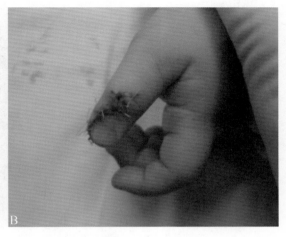

手术中发现为末节指骨相连，实际为Ⅰ型多指，切除桡侧多指后甲缘成形

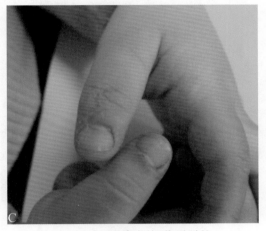

术后1年，甲缘自然，指甲平整

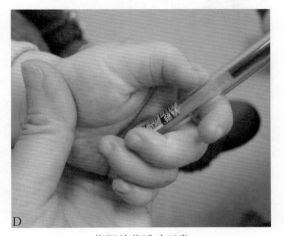

指间关节活动正常

图3-5-4-3　不对称型的手术方法

（2）Ⅲ型和Ⅳ型　Ⅲ型中最常见的是对称型：两个指头指甲均细小歪斜，同样可采用传统 Bilhaut-Cloquert 融合术，即"V"形等量切除分叉的中央部分，包括指甲、远节、近节指骨及软组织，剩余部分并拢缝合。但实际上，完全对称，尤其是近节指骨、中节指骨长度完全相同的病例很少见，通常近节指骨近端关节面对齐后，指间关节的关节面可能不平整，可以用15号手术刀片削去略高出的一侧关节面软骨，使之平整。两半对合的掌指关节，通常功能良好，但对合的指间关节功能常不理想，原因首先为此型多指术前指间关节本身屈伸活动就较差，其次为关节面不平整，或指间关节粘连（图3-5-4-4）。因此，此型也可采用改良融合法，保留相对更好的一套骨关节，切除多余的近节指骨，保留末节一大半指甲以及对应的指骨，行末节融合，方法同上述Ⅰ、Ⅱ型多指所阐述。需要注意的是，无论传统还是改良融合术，对合的指甲、指体宽度会在后期轻度增宽，所以，术后即刻应该比健侧小1~2mm。另外，两指术前存在长度不等、关节面倾斜时，手术中需要做短的一侧组织瓣的推进以及关节面倾斜的校正，否则术后会出现指体偏斜。即使术前两指等长，关节面也平整，如果手术切口呈直线或是曲度不够的弧线，术后伤口瘢痕挛缩也会导致指体偏斜。因此，笔者推荐锯齿状切口。

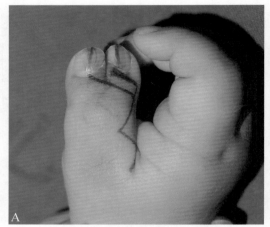

A

三型多指,指头均细小,指甲歪斜

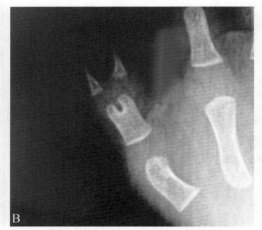

B

X线片示近节指骨远端重复,基本等大

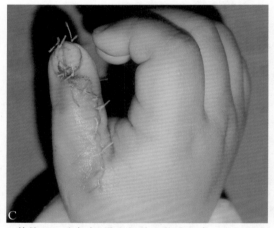

C

传统 BC 融合术,纵向切除两指中间各 1/3 组织

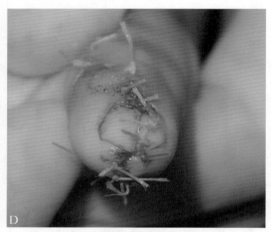

D

术后指甲对合好,指腹饱满

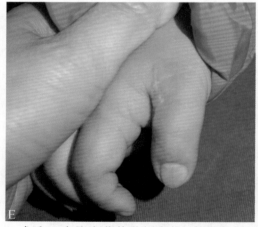

E

术后 10 个月,拇指外形尚可,指甲轻微瘢痕

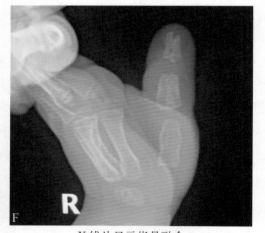

F

X线片显示指骨融合

图 3-5-4-4 Ⅲ型和Ⅳ型的手术方法

Ⅲ型中,还常见一种不对称型多指,因主干指和多指的轴向均桡侧偏斜,笔者称之为"Ⅲ型桡偏型多指"。手术中,切除偏斜的、发育小的桡侧多指后,发育较好的尺侧指指间关节桡偏,为近节指骨远端关节面桡侧倾斜所致,因此,需要利用切除多指的指骨,修剪成三角形小骨块,将保留的尺侧指近节指骨远端指骨

颈桡侧切断,将三角形骨块植入使指间关节恢复水平。因为骨块小,克氏针往往固定困难,笔者推荐用 5 - 0 的慢吸收线将骨块与两断端缝合固定(图 3 - 5 - 4 - 5)。

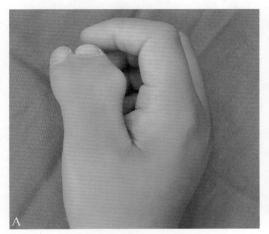

左Ⅲ型多指伴指间关节桡侧偏

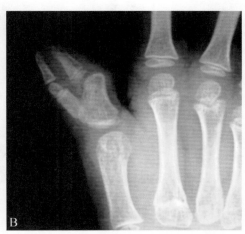

X线片示多指自近节指骨桡侧基底发出

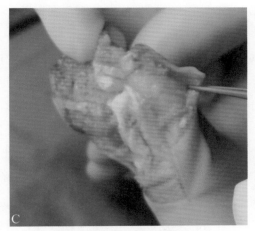

术中见近节指骨远端关节面向桡侧倾斜

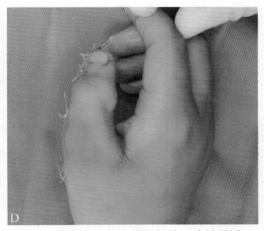

切除多指,近节指骨远端桡侧撑开式植骨矫正关节面倾斜,同时屈肌腱止点平衡

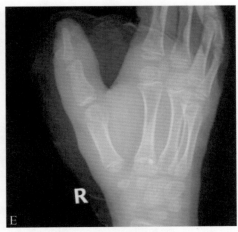

术后即刻摄X线片,显示植骨块于近节指骨远端桡侧

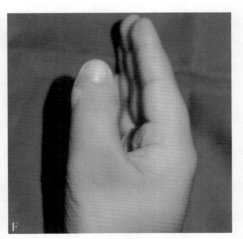

术后1年,拇指伸直尚可

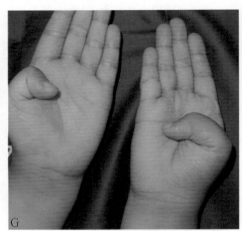

指间关节活动正常

术后1年,X线片示骨关节正常

图 3-5-4-5 "Ⅲ型桡偏型多指"的手术方法

Ⅳ型是临床最常见的类型,多数尺侧指为主干指,发育较好,通常切除桡侧多指后,保留的尺侧指关节囊修复,鱼际肌止点重建即可。但此型常常伴有掌指关节尺偏,即拇指尺偏型,当尺偏角度大于20°时,需切除多指同时掌骨远端桡侧楔形截骨矫正掌指关节尺偏(图 3-5-4-6)。

较为复杂的是Ⅳ型汇聚型,两指镜像侧偏,但非常对称的病例,实际常为近节指骨近端软骨连接的Ⅲ型。此型,如果单纯切除多指则遗留 Z 字畸形。因此,笔者建议切除多指同时利用多指的屈伸肌腱,转移到保留的主干指末节(往往是尺侧指)尺侧以平衡肌力。同时在近节指骨远端指骨颈处尺侧行楔形截骨矫正关节面桡侧偏斜,截骨后常规的做法是用 0.6 mm 或 0.8 mm 的克氏针固定断端,但往往因为克氏针固定指间关节的位置可有偏斜,这会影响截骨角度的把握,导致术后关节面矫正不够或者矫枉过度。因此,笔者推荐采用抗张力强的慢吸收线缝合断端同时紧缩尺侧关节囊,达到即刻指间关节伸直或是轻微过矫的位置,为维持关节位置,此时可再用克氏针固定关节。如缝合可靠,也可不用克氏针固定,术后妥善包扎固定 3 周,也能获得良好的骨关节愈合。此型在矫正指间关节侧偏后,常有桡侧皮肤软组织的不足,可利用多指皮瓣丰满主干指(图 3-5-4-7)。

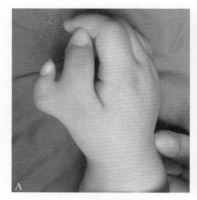

左Ⅳ型多指,主干指尖发育尚可

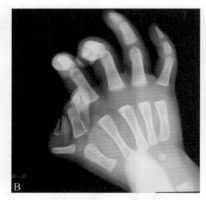

多指由掌指关节发出

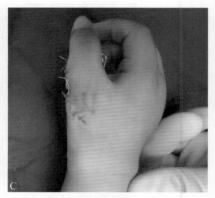

切除多指,掌骨远端桡侧楔形截骨矫形,缝合的切口位于侧方

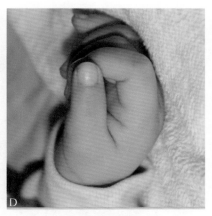
术后6个月，轴向正常

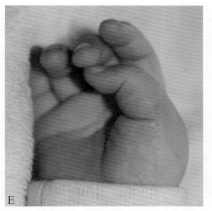
功能正常

图3-5-4-6　Ⅳ型尺侧指为主干指的手术方法

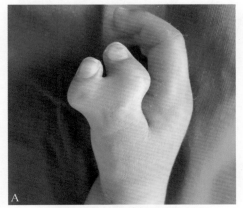
右拇蟹钳样多指，尺侧指发育较好

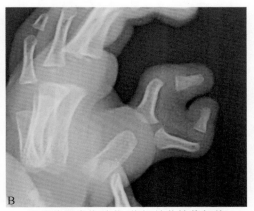
X线片示掌指关节、指间关节镜像侧偏

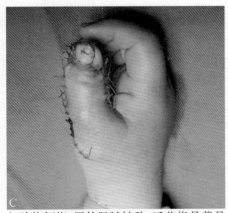
切除桡侧指，屈伸肌腱转移，近节指骨截骨
矫形关节囊紧缩，多指皮瓣丰满主干指

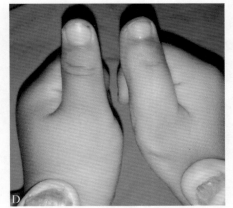
术后1年半，右拇指伸直度好

图3-5-4-7　Ⅳ型汇聚型，两指镜像侧偏的手术方法

　　(3) Ⅴ型和Ⅵ型　部分Ⅳ型多指，手术中见两指掌指关节不相通，实际为Ⅴ型，手术方案也和Ⅳ型类型，对于主干指轴向正常的多指，切除发育差的多指，通常为桡侧多指，重建鱼际肌止点即可(图3-5-4-8)。Ⅴ型多指更容易存在掌指关节尺偏，角度大于20°，也需要在掌骨远端桡侧楔形截骨矫正。

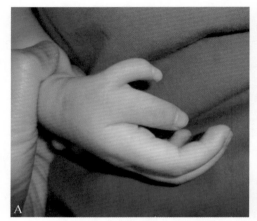

V型多指,主干指发育较好

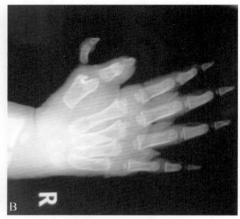

X线片示掌骨部分重复

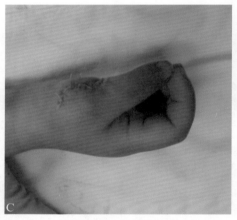

切除多指及多余掌骨后

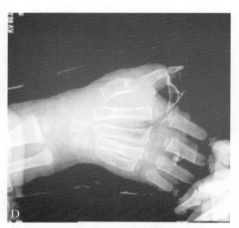

X线片示切除多余掌骨后

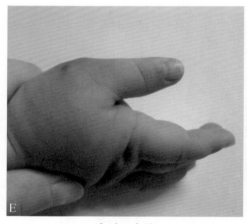

术后2个月

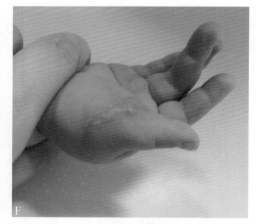

切口瘢痕大部分隐蔽在掌纹里

图3-5-4-8 V型多指重建鱼际肌止点

部分病例,X线片表现为Ⅳ型多指,但实际掌骨近端软骨连接,为V型。常常表现为第1、2掌骨夹角缩小,由正常的倒"八"字形变为两个掌骨平行的状态,往往还伴有拇指掌骨关节桡偏,此时,切除桡侧多指后,可利用多指指骨行掌骨远端桡侧撑开式植骨以矫正掌指关节桡偏,同期行虎口"Z"形开大,也可采用多指和主干指背侧的"M"形双叶皮瓣转移加大虎口,此方法遗留瘢痕较多,适合于虎口皮肤不足的严重病例(图3-5-4-9)。

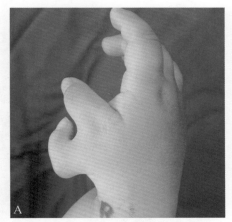
右拇多指,尺侧指掌指关节桡偏

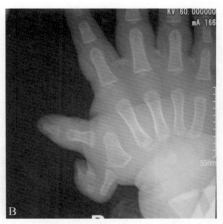
X线片示第1、2掌骨平行

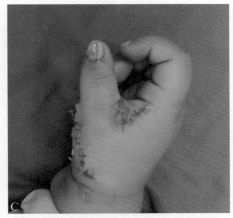
切除桡侧多指,掌骨近端桡侧楔形截骨矫正掌骨轴向,Z成形开大虎口

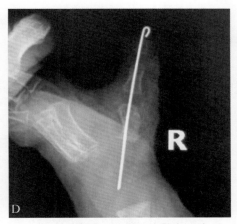
X线片示第1、2掌骨夹角恢复正常

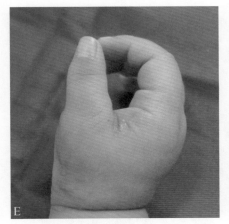
术后2个月,拇指轴向正常,虎口正常

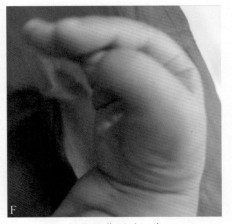
拇指屈曲活动正常

图3-5-4-9　Ⅴ型多指,表现为第1、2掌骨夹角缩小的情况,其手术设计和方法

真正的Ⅳ型多指，通常伴有拇指发育不良，切除发育更差的桡侧多指，通常是桡侧指后，不仅要重建鱼际肌止点，还需要将多指上的屈伸肌腱转移到保留主干指上以增强其功能（图3-5-4-10）。需要切除尺侧指时，需要缩小虎口。

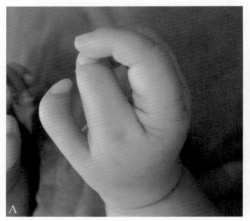

左拇Ⅵ型多指，虎口偏小

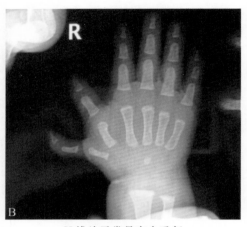

X线片示掌骨完全重复

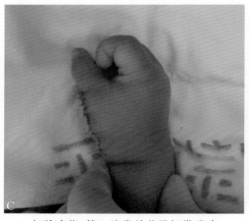

切除多指，第1腕掌关节及韧带重建

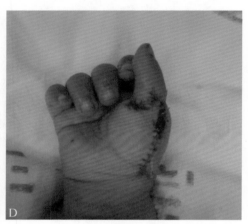

侧方切口

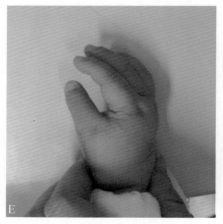

术后半年，虎口正常

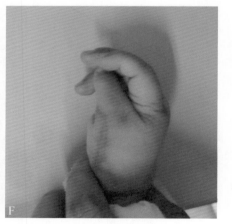

活动正常

图3-5-4-10　Ⅴ型多指半拇发育不良的手术方法

（4）Ⅶ型及其他特殊类型多指　Wassel 分型时，定义任意一个拇指有三节都属于Ⅶ型，故临床表现差异很大。在某些情况下，主干指较为正常，仅仅外生的多指是三节拇，则单纯切除多指即可。但更多的情况是，两指均为三节拇，或者发育相对较好的拇指为三节拇，也可能两指没有明确的主次之分，没有外形和功能均较好的拇指可保留。临床常见的类型是多指从掌指关节桡侧发出，尺侧指为主干指但伴有末节的偏斜，在 X 线片上可见指间关节桡侧多出一块小的骨块，导致末节向尺侧弯曲。切除多指后，须切除这个多余的籽骨。如果是较大小儿或成人，切除多余骨块后，远近端关节面可能不匹配，则推荐行骨块远端的关节楔形切除以矫正侧弯，同时保留近端匹配的关节，修复关节囊后用克氏针固定。切除多指时同样应注意保留附着在多指上的侧副韧带，修复异位肌腱，重建主干指的功能（图 3 - 5 - 4 - 11）。对于两个拇指均为如同示指一样的三指节，切除相对发育不良的拇指后，可将发育良好的三节拇按示指拇化术短缩（图 3 - 5 - 4 - 12）。

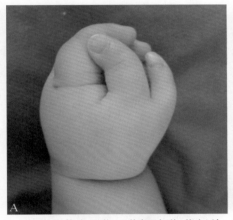

右拇多指伴主干指三节拇畸形，指间关节尺侧偏，掌指关节尺侧偏

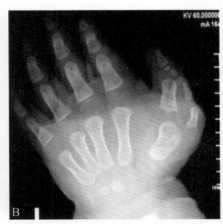

X 线片示指间关节多余骨块

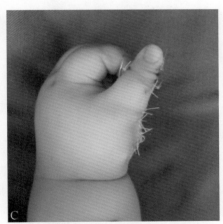

切除多指，掌骨楔形截骨矫正尺偏，指间关节多余骨块切除，关节囊修复

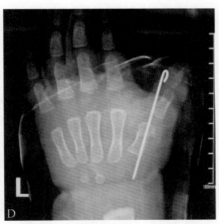

X 线片示术后指间关节正常，掌骨楔形截骨断端对合良好

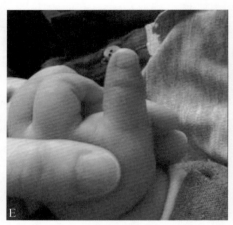
术后 2 个月，拇指伸直可

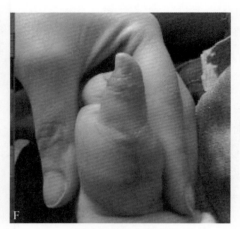
切口瘢痕于指侧方

图 3-5-4-11　多指从掌指关节桡侧发出，尺侧指为主干指但伴有末节偏斜的复拇指。手术方法：手术行骨块远端的关节楔形切除以矫正侧弯，同时保留近端匹配的关节，修复关节囊后用克氏针固定。切除多指时同样应注意保留附着在多指上的侧副韧带，修复异位肌腱，重建主干指的功能

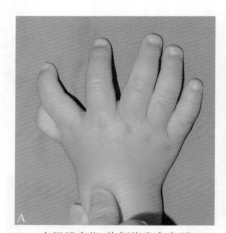
右拇Ⅶ多指，桡侧指发育尚可

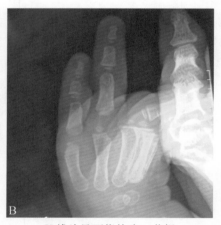
X 线片见两指均为三节拇

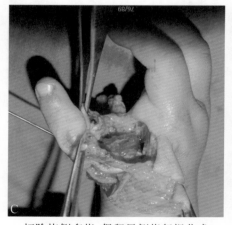
切除桡侧多指，保留尺侧指行拇化术

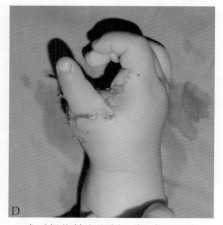
术后拇指轴向即刻正常，虎口正常

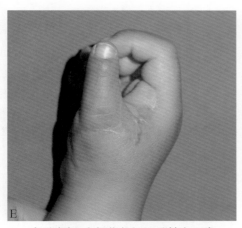

E　术后半年,右拇指长短以及轴向正常

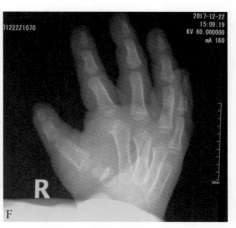

F　X线片示拇化术后轴向正常

图3-5-4-12　三节拇按示指拇化术短缩的手术

临床上,尚有部分拇指多指,不能以Wassel分型来诊断。如笔者称之为"尺侧指掌骨发育不良"型,表现为拇指多指,桡侧指掌指关节活动较好,但末节发育不良或者指间关节严重屈曲,桡侧指末节发育好,形态较好,但掌骨发育差,一般无活动。这种类型需行尺侧指"顶端移位术(on top plasty)",即切除发育不良的桡侧指远端,将尺侧指远端移位到桡侧指近端。根据每个病例的掌指关节发育情况,移位节段可在近节指骨水平或是掌骨远端水平(图3-5-4-13)。

2. 中央型多指(中间三指多指)　单纯的中央型多指应切除发育差的手指,手术原则同拇指和小指。合并并指者根据并指畸形的特点决定手术时机及方案,如因并指畸形致发育不平衡者应较早手术,最早可在半岁进行。远端指骨融合的畸形应在1岁内手术,以使手指能正常发育(图3-5-4-14)。

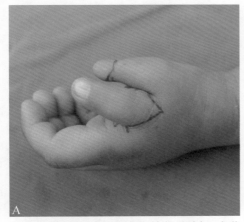

A　特殊类型多指,桡侧指掌指关节活动好,末节缺如,尺侧指末节发育好,无活动

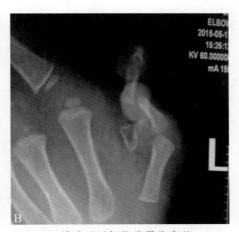

B　X线片示尺侧指掌骨发育差

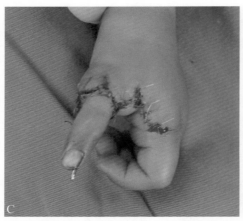

C 切除桡侧指发育不良的末节,行尺侧指顶端移位术

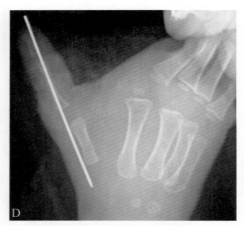

D 桡侧指近节指骨近端套入尺侧指近节指骨远端,用克氏针固定

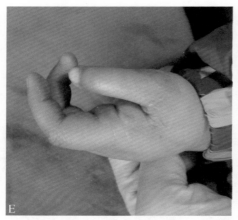

E 术后8个月,左拇指轴向外观正常

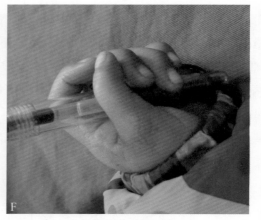

F 关节屈曲功能正常

图 3-5-4-13 "尺侧指掌骨发育不良"型拇指多指的手术方法

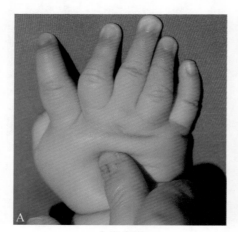

A 中指多指

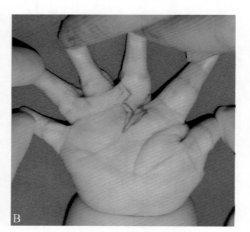

B 伴中指与环指近节并连

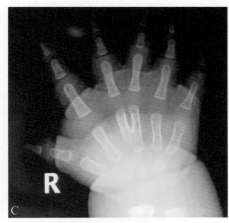

X线片见中指掌骨分叉

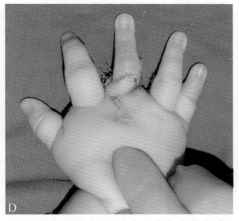

切除桡侧中指多指,缩小示指与中指指蹼

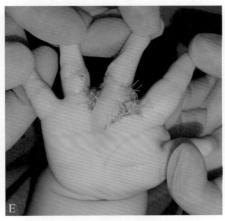

分离中指与环指并指,指蹼成形

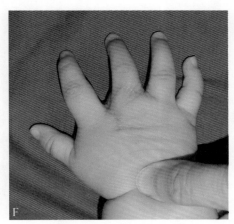

术后5个月,中指轴向正常

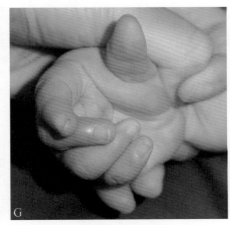

术后中指屈曲正常

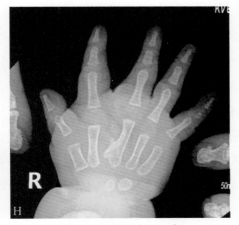

X线片见中指轴向正常

图3-5-4-14　中央型多指(中间三指多指)的手术方法

3. 轴后型多指(小指多指)　多指发育较差者单纯切除缝合即可。对于多指发育有完整指列者,需剥离并保护附着在多指上的小指外展肌腱,继之复位到保留的小指上(图3-5-4-15)。

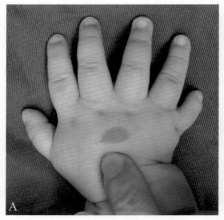

右小指多指

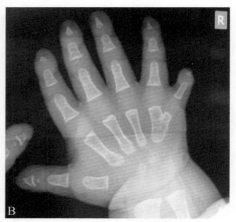

X线片示多指自掌骨发出

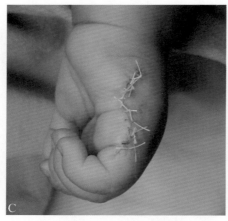

切除多指，小指展肌复位

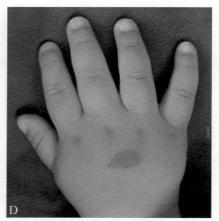

术后9个月，外形功能好

图3-5-4-15 轴后型多指（小指多指）的手术方法

总的原则，多指切除整复术不是单纯切除多余的手指，而是要重建一个外观和功能正常的手指。手术的关键在于：切断的侧副韧带及关节囊的修复，以增强指间关节的稳定性；将多指上附着的鱼际肌和拇短展肌等肌肉转位到保留的主干指上重新附着，以重建或加强主干指的功能。保留指有偏斜畸形时，需对屈伸肌腱止点予调整以矫正力线，同时楔形截骨矫正骨关节面的倾斜；术中保留并修整多指切除后的皮肤软组织，必要时利用多指皮瓣以增加主干指的丰满度。

（四）术后处理

1. 包扎固定　如手术方式采用了融合或皮瓣转移，为保证血供，包扎不易过紧，防止肿胀后压迫造成血循环障碍，同时可置橡皮片于伤口引流皮下出血，并留出观察窗观察肢端或是皮瓣血供。48小时后拔引流条，更换敷料。普通术式，术后可予适当加压包扎，防止出血。多数文献仍然主张术后采取石膏或支具固定，达到制动以及维持术指、术手所需骨关节位置的目的，因为幼儿及小婴儿石膏支具固定会带来护理的困难，因此患儿不适应。笔者近年来采用纱布、多层绷带以及用棉签自制的小夹板固定术指以及术手，使之制动并保持骨关节在术者所需位置，外层再予黏附性好的弹力胶带缠绕使之与皮肤黏附不易脱落。这样的处理同样能达到制动以及固定关节位置的目的，轻便易于更换衣服，很方便家长护理，患儿也感觉更舒适（图3-5-4-16）。

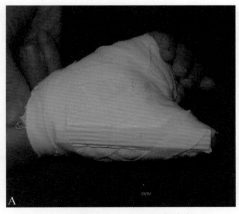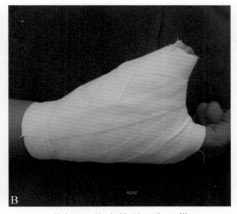

纱布、绷带以及小夹板固定掌侧观	背侧观,指尖外露观察血供

图 3 - 5 - 4 - 16　多指的包扎固定

2. 术后药物应用　多指术后不建议给止血药,以免发生肢端血循环障碍。对于行融合术或者皮瓣转移的病例,可以适当给予活血化瘀,促进血循环的药物。普通多指手术后,也不建议静脉输注抗生素,如果手术时间较长,超过 3 小时,可予口服抗生素预防感染。如术后需要长时间包扎固定不方便换药,术中包扎时可予伤口外用抗生素软膏或者覆盖银离子敷料等预防感染。笔者以此方法处理,近年来 3 000 多例多指术后患儿均 3 周才拆开包扎,无一例出现伤口感染。术后不频繁换药,既能很好制动,维持所需的骨关节形态,又能极大地减少患儿换药时的疼痛感和恐惧感。

六、治疗方法评价及其标准

(一)多指切除整复术理想的手术效果

在切除多指的同时,尽可能重建拇指正常的外观和功能。

(二)常用改良 data 评分来评价手术效果

该方法强调骨关节的修复效果,未对软组织外形尤其指甲进行评价。因此笔者推荐以下手术效果评价标准,理想的多指术后应符合以下标准:

1. 恢复拇指长轴线,矫正动态和静态的关节侧弯畸形。

2. 术后拇指外观大小差异与健侧相比不超过 1/3。

3. 皮肤平整,指甲形态端正。

4. 掌指关节屈伸、内收、外展功能基本正常,指间关节稳定,具有一定活动度。

(田晓菲)

参考文献

[1] 王炜.整形外科学[M](下册).杭州:浙江科学技术出版社,1999;1269 - 1275.

[2] wassel HD. The result of surgery for polydactyly of the thumb. A review [J]. Clin Orthop Relat Res,125;175 - 193,1969.

［3］ Hung LK，Cheng JCY，Bundoc R，Leung PC. Thumb duplication at the metacarpophalangeal joint：Management and a new classification. Clinical Orthopedics and related research ［M］，1996，Feb. 31－41.

［4］ Goldfarb Charles A. Reconstruction of radial polydactyly［J］. Hand and up Extrem Surg，2006(4)：265－270.

［5］ Tien. Soft tissue reconstruction for type IV-d duplicated thumb：a new surgical technique［J］. J Pediatr Orthop，2007(4)：462－466.

［6］ Donald R，Laub Jr. ed. Congenital Anomalies of the Upper Extremity：Etiology and Management［M］. Springer，2015：241－272.

第五节　巨指（趾）症

单个或多个手指或伴手掌、肢体超常的变大增粗和发育,称之为先天性巨指（趾）畸形或巨指（趾）症,是小儿常见的四肢畸形之一,严重地影响小儿的生长发育。

一、病因

巨指（趾）症的病因尚未明了。本病可能和胚胎过程中,局部生长激素过剩,缺乏生长抑制因子有关;有人提出本病是由于指（趾）神经纤维瘤病的变化而引起;个别病例有家族史。受累的指（趾）神经粗且长,呈不规则弯曲走行,神经内膜与神经束膜增厚,骨与脂肪组织增殖。电子显微镜显示所有神经组成成分增加和髓鞘都存在着退行性变。

二、临床表现

巨指（趾）(macrodactyly),常发生于单指,男性多于女性。在临床上将巨指（趾）症分为两大类:① 原发性巨指（趾）症,或称真性巨指（趾）症;② 继发性巨指（趾）症,或称获得性巨指（趾）症。此症会导致外形巨大而丑陋、功能障碍及神经卡压等症状。其共同的临床表现为肢体远端巨大明显,以第2、第3指（趾）受累最常见,小指巨指畸形罕见,可涉及掌骨、腕骨和部分前臂,甚至整个肢体。巨大的手指（脚趾）变粗成角,或呈弧形侧方偏斜(如图3－5－5－1),有的合并并指（趾）畸形及指间关节发育不全。

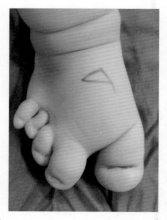

图3－5－5－1　巨趾的临床表现

（一）发原性巨指（趾）症

原发性巨指（趾）症分为常态性巨指（趾）症及进行性巨指（趾）症两种类型。

1. 常态性巨指(趾)症　出生时即显现有某一个肢体或指(趾)均匀地比其他肢体或指(趾)肥大,手指(脚趾)增粗、增长。随着孩子生长同比例增大。不会由于生长而发生迅速增长。

2. 进行性巨指(趾)症　是指出生时肢体或指(趾)不一定肥大。而是在婴幼儿早期迅速增粗、增长。这种巨指(趾)有时会无限制地生长而毁坏整个肢体或指(趾)。临床上以进行性巨指(趾)症为多见。

（二）继发性巨指(趾)症

多由其他疾病引起,如肢体血管瘤、淋巴管畸形、神经纤维瘤等。由于血液供应的增加使肢体变粗,这是肢体血管畸形引起。这类巨指(趾)多伴有表面和肌肉内的血管畸形,容易鉴别。而淋巴管畸形由于淋巴回流障碍,使得肢体变粗。一般可以见到肿块和弥漫型的肢体增粗,MRI 可以诊断。

三、诊断

根据临床表现和特殊的检查就可确诊巨指(趾)症。特殊检查有 X 线、CT 和 MRI。X 线片可见增粗的指(趾)(图 3-5-5-2)。CT 可见明显增大的肢体和增粗的骨骼(图 3-5-5-3)。MRI 可见软组织增粗明显,可以鉴别原发或继发的巨指(趾)。

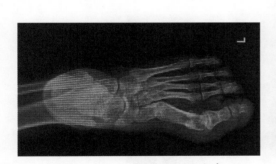
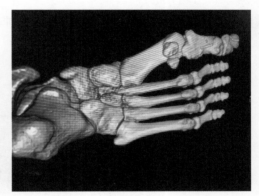

图 3-5-5-2　巨指的 X 线表现　　　　图 3-5-5-3　巨趾的 CT 表现

四、治疗

目前巨指(趾)的治疗分为两类:缩小术和截肢去除病灶术。

（一）缩小术

1. 软组织切除术　切除过度生长的软组织,使巨指(趾)体积缩小。为防止手指术后血运供应障碍,手术可以分两期进行。如果手术者技术熟练也可以做一次手术,一次性切除多余的皮肤及皮下组织。如果是分两期进行手术应相隔 3 周以上,再切除另一半增多的组织。多半选用手指侧方梭形切口,切除指侧或背侧多余的脂肪组织。在手指皮肤血供不受影响的情况下,尽可能地切除皮肤及皮下组织(图 3-5-5-4)。

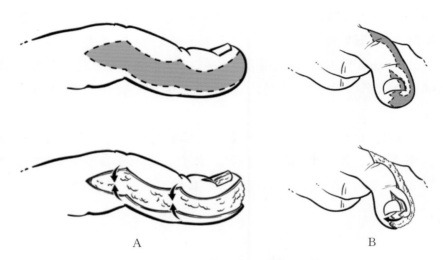

图 3-5-5-4　巨指切除软组织示意图

A. 两侧全切；B. 一侧切除部分巨指组织

2. 神经剥离及神经减压切除术　由于巨指（趾）症与指（趾）神经的过度增长，手术需要分离、切除皮肤及皮下组织以及部分增粗的神经。小心分离神经，切除指（趾）神经的分支，保留指（趾）神经的主干，以达到治疗巨指（趾）症。神经生长过度时，可切除增粗的神经（图 3-5-5-5）。

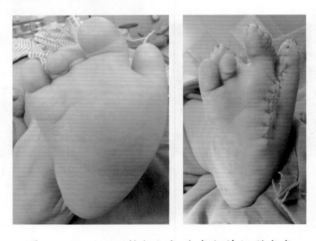

图 3-5-5-5　软组织切除术加神经剥离术

3. 截骨术及骨骺遏制术　巨指（趾）的过度生长形成畸形肢体过长及弯曲畸形，可使用截骨术或骨骺遏制术。较多使用的是指骨缩短、指骨缩窄术或截除关节做关节融合。由于巨指（趾）长，所以要纵向截骨。涉及肌腱附着处移位，故操作要避开这些附着点。弯曲畸形可楔形截骨，多半采用于指（趾）侧面切口，用超声骨刀截除弯曲的突侧，用克氏针固定（图 3-5-5-6）。

4. 截除增大的中节骨，游离移植指端术　截除过度肥大的指（趾）骨和掌骨但保留指（趾）末节，分离出血管神经。截除部位要选择好指动静脉，留作吻合用。

（二）截肢去除病灶术

截除巨大病变的肢体或指（趾）的手术。对严重影响功能及外形的巨指，无法采用上述方法时，可选用这类毁损手术（图 3-5-5-7）。

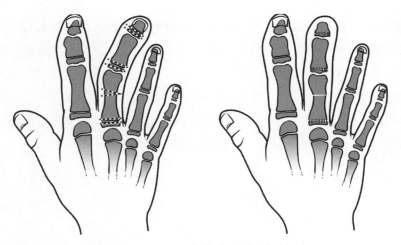

图 3-5-5-6　截骨术及骨骺遏制术

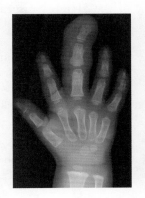
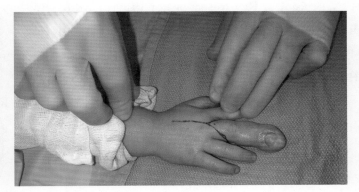

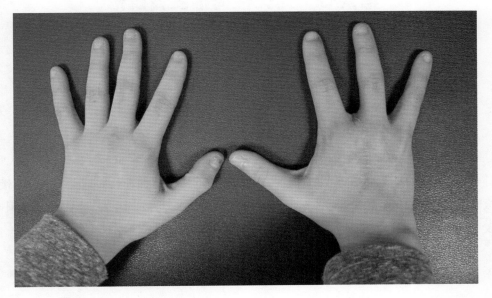

图 3-5-5-7　Peter M. Waters 的截指术(J Hand Surg Am. 2016;41(8):e251ee256.)

（三）其他方法

1. 巨肢的早期吸脂术　利用吸脂技术，全范围地抽吸增粗的肢体，但对巨指（趾）不适用该法。吸脂术通常适用在 1 岁以后，抽吸一次后可酌情在 1～2 年后再次抽吸。抽吸完成后需要带弹力套加压，以减少出血或再次增大。

2. 巨指（趾）的早期压迫疗法　在 1 岁以内，发现指（趾）增粗可以使用弹力套加压治疗。在术后 1 周缩短弹力套的周径 0.5 cm，术后 2 周缩短弹力套周径 0.4 cm，术后 3 周缩短 0.3 cm，以后每周都缩小压迫周径。直到和对侧肢体的周径相等，之后继续加压。定期每月随访一次。

（沈卫民）

参考文献

［1］曲智勇，程国良，郝铸仁.实用手外科手术学［M］.北京：人民军医出版社，2003.

［2］Peter MW，Bryce TG. Ray Resection for Progressive Macrodactyly of the Hand：Surgical Technique and Illustrative Cases.J Hand Surg Am. 2016；41（8）：e251ee256.

［3］Ezaki M，Beckwith T，Oishi SN Macrodactyly：decision-making and surgery timing. J Hand Surg Eur Vol 2019 Jan；44（1）：32－42.

［4］Cavadas PC，Thione. A Treatment of Hand Macrodactyly With Resection and Toe Transfers.J Hand Surg Am 2018 Apr；43（4）：388.e1－388.e6.

第六节　先天性拇指发育畸形

先天性拇指发育不良（thumb hypoplasia）是拇指的先天性发育障碍，是先天性拇指畸形中比较常见的一种畸形。轻者可能仅仅表现为拇指大小尺寸方面的差异，重者可以表现为拇指的完全性缺失。作为桡侧列发育不全的一部分，拇指发育不良可能还合并其他器官畸形，如 VACTERL 综合征（椎体畸形、肛门闭锁、心脏畸形、气管食管瘘或食道闭锁、肾缺失和发育不良及肢体缺损）、Fanconi 贫血、基因紊乱（如 Holt-Oram 病等常染色体隐性遗传病）。因此，在做出拇指发育不良诊断的同时，我们应该完善相关检查，排除相关疾病。无桡骨血小板减少综合征（thrombocytopenia absent radius ，TAR）虽然没有表现出拇指发育不良，但拇指明显变得又宽又平。

一、病因

先天性拇指发育不良和其他先天性上肢畸形一样，目前发病原因不明确。从胚胎发育角度来解释，可能是由于胚胎肢芽形成缺陷所致，其发病机制与桡侧球棒手相似，也可能是肢芽在发育过程中分化障碍所引起。20 世纪中后期，反应停作为在市场上销售的一种镇静药物，大量的妊娠期妇女服用此药后，分娩出相当多的先天性手及上肢畸形的婴儿，这可能也是其中一种致病因素。有学者还观察到遗传也是重要因素，上海九院曾收治一名拇指缺失的患儿，其家族中 4 代有 6 例拇指发育不良，4 女 2 男，患儿为六指畸形，拇指缺失，其外祖母及母亲均为五指手，拇指缺失。

二、临床表现及分类

先天性拇指发育不良可以是单发的，也可以作为桡侧列发育不全的一部分出现，有 20%～60% 是双侧发病。先天性拇指发育不良表现为拇指细、小、短，功能不全，或拇指完全缺失。国外学者最初将拇指发育不良分成 5 类，即：① 短拇指畸形；② 内收型拇指发育不良；③ 外展型拇指发育不良；④ 浮动拇指畸形；⑤ 拇指缺失。这种分类有些缺陷。首先，在此分类中，无论是内收型拇指发育不良或是外展型拇指发育不良，常常伴有不同程度的短拇指畸形，与短拇指畸形的界线较难确定；其次，内收型拇指发育不良，又难以将其从其他的先天性拇内收畸形中区分出来；第三，多指型拇指缺失，其治疗目的也是重建一个功能性拇指，在先天性手畸形分类中，没有它的位置。上海九院王炜教授曾经将拇指发育不良分为下列 5 类，以利于治疗方案的选择。

第一类（I 型）：先天性拇指缺失。拇指完全缺失，为四指畸形手。拇指近及远节指骨、第 1 掌骨、腕掌关节缺失，大鱼际肌缺失。

第二类（II 型）：多指型拇指缺失。拇指缺失，患手有五指或六指，桡侧边缘手指为典型的三节指骨手指，手指细长，第 1 掌骨为手指型掌骨，骨化中心位于掌骨的远端，大鱼际肌缺失（图 3 - 5 - 6 - 1）。

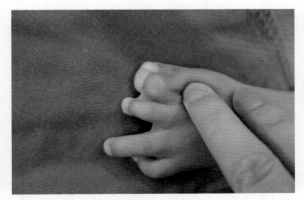

图 3 - 5 - 6 - 1　多指并指型拇指缺失

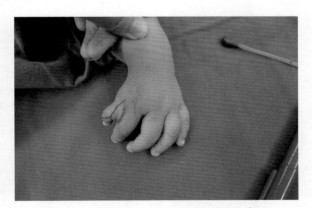

图 3 - 5 - 6 - 2　无功能性短拇指畸形

第三类（III 型）：浮动拇指。拇指形如肉赘，仅以皮肤蒂悬垂于手的桡侧缘。但存有细小指骨，第 1 掌指关节缺失，第 1 掌骨及腕掌关节严重发育不良或缺失。浮动拇指除了皮肤及皮下组织外，尚有血管、神经与手相连。

第四类（IV 型）：无功能性短拇指畸形。拇指短、小、细，其短小程度不一，第 1 掌骨十分细小，掌指关节及腕掌关节严重发育不良，没有稳定的关节结构。拇指附着的部位可能位于手桡侧的不同平面，没有功能性虎口，或虎口狭窄，大鱼际肌发育不良，拇指伸、屈肌腱发育不良，是介于浮动拇指及功能不全拇指畸形之间的一类(图 3 - 5 - 6 - 2)。

第五类(Ⅴ型):功能不全短拇指畸形。以拇指短小为特征,拇指的末端不能达到示指指间关节附近。这类拇指可能是掌骨短小,也可能是单独存在的畸形。不同程度的短拇指畸形有不同的形态及功能缺陷,可概括为:拇指短小、细或扁阔;虎口狭窄或畸形;大鱼际肌发育不良;掌指关节不稳定,尺侧副韧带松弛;伸指肌腱发育不良或缺失;屈指肌腱缺失或发育不良等。

拇指发育不良的分类及临床表现见图 3 - 5 - 6 - 3。

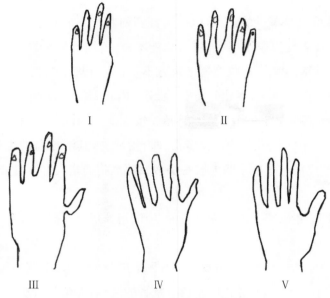

图 3 - 5 - 6 - 3 拇指发育不良的分类

但目前国际上接受度最高的还是改良型 Blauth 分类法,此方法不仅可以用来描述发育不良的程度,而且能提示体检情况并指导治疗方案(表 3 - 5 - 6 - 1)。

表 3 - 5 - 6 - 1 拇发育不良类型及治疗策略

类型	表现	治疗
Ⅰ	轻微外形改变	不需要治疗
Ⅱ	鱼际肌发育不良 第 1 指蹼缩窄 尺侧副韧带松弛	对掌成形术 第 1 指蹼松解 尺侧副韧带重建
Ⅲ	在Ⅱ型基础上合并有内在肌和肌腱的异常 根据骨性结构异常又分为 A:稳定的大多角骨掌骨关节 B:不稳定的大多角骨掌骨关节	A:拇指重建术 B:示指拇化
Ⅳ	漂浮拇指	示指拇化
Ⅴ	拇指缺失	示指拇化

三、治疗

从改良型 Blauth 分类法中可以很清晰地看到先天性拇指发育不良的治疗主要包括两方面：① 拇指的再造；② 拇指功能不全的功能重建。拇指再造适用于改良型 Blauth 分类法中ⅢB、Ⅳ及Ⅴ型，王炜教授分类法中的第一、二、三类拇指发育不良亦可采用此方案。拇指功能不全的功能重建，适用于改良型 Blauth 分类法中的Ⅱ及ⅢA型，王炜教授分类法的第四、五类拇指畸形亦采用此方法，即短拇指畸形的功能重建拇指再造的方法有示指拇化、足趾移植拇指再造或其他手术方法，在临床上以示指拇化为首选的手术方案，足趾移植也是可选择的手术方案。至 2018 年世界上肢及手畸形年会报道为止，全世界已进行了相当数量的先天性拇指缺损的足趾移植拇指再造手术，随访结果也令人满意，证明其功能良好，移植的足趾能随年龄增长而生长。

（一）示指拇化

示指拇化（pollicizationpollizi）可用于改良型 Blauth 分类法中ⅢB、Ⅳ及Ⅴ型。在这几类畸形中，共同的病理解剖特点是：① 第 1 掌骨缺如或严重发育不良，缺少一个能在 3 个轴向活动的马鞍形第 1 腕掌关节；② 拇指指骨缺失或严重发育不良，第 1 指蹼狭窄；③ 大鱼际肌群缺失或严重发育不良，拇伸、拇屈及拇展长肌缺失或严重发育不良；④ 可伴有整个手及前臂血管、神经的发育不良。由于示指拇化手术宜在婴幼儿时期进行，患儿仅有 1～3 岁，肌腱及血管、神经都十分细小，需借助手术放大镜或显微镜，才能有效地进行拇指及其动力腱的功能重建，因此，这类手术属于显微修复外科手术。这类畸形可能伴有其他器官的异常，术前应完善检查并予以确诊，排除手术禁忌证。肢体血管发育异常也是常见的伴发症状，需仔细检查及诊断。如桡动脉缺失，在术前应确诊，否则在手术中可能会使转移的手指发生意外，但是桡动脉缺失的病例常伴有较粗大的正中动脉（骨间掌侧动脉）存在，只要术中注意保护转移手指的血管不受损伤，一般情况下不会造成转移手指的坏死。

手术切口尽量设计掌侧对偶三角皮瓣切口，利用桡侧多余皮肤开大虎口。为了防止伴发畸形影响转移手指血运，术中尽量保护好血管。测定正常拇指从指尖到腕掌关节的距离，也就是示指近侧指间关节到腕掌关节的距离，以决定再造拇指的长度。转移示指的近节指骨变成第 1 掌骨，掌指关节变成腕掌关节，在掌骨颈部截断掌骨后，保留掌指关节的侧副韧带及掌板，使掌骨头向背侧旋转 90°固定，再将掌骨头固定在大多角骨上。拇指化手指对掌位重建拇指化手指再造的腕掌关节，应能使掌侧外展旋前至与掌平面呈 45°角的对掌位，并使再造拇指的指腹旋转 45°能与其他四指相对（图 3-5-6-4）。

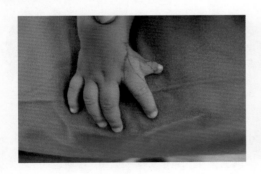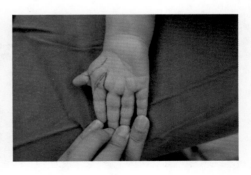

图 3-5-6-4　示指拇化设计图

拇指化手指的动力重建：屈指肌腱转移后成为拇长屈肌及拇短屈肌，肌腱任其术后自行短缩。伸指肌腱转位后缩短缝合，行使拇长伸肌功能；示指固有伸肌改向固定在近节指骨底部，行使拇长展肌功能。骨间背侧肌与转位手指的伸腱桡侧束缝合，变成拇短展肌。骨间掌侧肌与伸腱尺侧束缝合，行使拇收肌功能。宜用静力支具保持拇指对掌位，术后维持4周，拆除支具后开始进行功能训练。

（二）足趾移植拇指再造

足趾移植拇指再造或其他方法拇指再造均可用于先天性拇指发育不良，目前国际上有不少专家积累了大量的成功病例，再造拇指形态较好，基本拥有接近正常拇指的功能。在我们国内家长传统观念中，5个手指与4个手指还是有差别的，大部分家长可能会选择足趾移植再造拇指。

（邹继军）

参考文献

［1］Kozin SH. Deformities of the thumb. In：Wolfe SW，Hotchkiss RN，Pederson WC，Kozin SH，eds. Green's Operative Hand Surgery. 6th ed. Philadelphia：Elsevier Churchill Livingstone；2010；1371-1404.

［2］Smith P，Sivakumar B，Hall R，Fleming A. Blauth Ⅱ thumb hypoplasia：a management algorithm for the unstable metacarpophalangeal joint. J Hand Surg Eur Vol. 2012；37(8)：745-750.

［3］Goldfarb CA，Deardorff V，Chia B，Meander A，Manske PR. Objective features and aesthetic outcome of pollicized digits compared with normal thumbs. J Hand Surg Am. 2007(7)；32：1031-1036.

［4］Goldfarb CA，Wustrack R，Pratt JA，Mender A，Manske PR. Thumb function and appearance in thrombocytopenia：absent radius syn-drome. J Hand Surg Am. 2007(2)；32：157-161.

［5］王炜.整形外科学［M］.杭州：浙江科学技术出版社，1999.

［6］Kozin SH，Ezaki M. Flexor digitorum superficialis opponensplasty with ulnar collateral ligament reconstruction for thumb deficiency. Tech Hand Up Extrem Surg. 2010；14(1)：46-50.

［7］de Roode CP，James MA，McCarroll HR. Abductor digit minimi opponensplasty：technique，modifications，and measurement of opposition. Tech Hand Up Extrem Surg. 2010；14(1)：51-53.

第七节　分裂手（足）畸形

分裂手（足）（split hand/ split foot）是因为手（足）分裂成尺、桡侧两部分而命名，是一种中央纵裂发育不良。典型的表现为中指（趾）缺失，手（足）裂开，伴有第3掌骨发育不良或缺失。可单侧也可双侧发病。分裂手又命名为缺指畸形、少指畸形等。龙虾钳手（obster claw hand）畸形也属于分裂手畸形的一种。

一、病因

分裂手有明显的遗传特征。很多作者报告了分裂手是一种染色体病,常表现为染色体结构异常。分裂手畸形常常与分裂足同时发生,也可见于综合征症状中的一种畸形表现,如 carpanter 综合征等。典型的分裂手畸形的染色体畸形发生在 7q21.32—q21.3 区。染色体发生畸变率为 96％。因此,分裂手是一种遗传性疾病。

二、临床表现与分类

(一) 分裂手(足)畸形的表现

分裂手(足)表现为手指(足趾)及手掌(脚掌)在手(足)中部分裂开,分为尺、桡侧两部分,往往中指(趾)缺失。不仅因为手指缺失程度及掌骨发育缺陷程度不一而表现出不同的症状,而且由于伴有不同程度的并指、多指等,使临床症状上的表现也呈多样化(图 3-5-7-1)。很多作者企图对此进行分类,以指导临床治疗,但至今仍没有一种完善的分类方法。

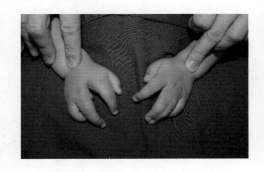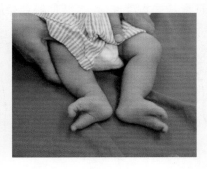

图 3-5-7-1　分裂手(足)畸形的表现

(二) 分裂手畸形的分类

分裂手一般可笼统地分为典型分裂手及非典型分裂手。

1. 典型分裂手　从畸形骨结构来看存在:① 掌骨、指骨发育不良;② 掌骨发育不良,手指缺损;③ 掌骨及手指均缺损。根据以上缺损及发育不良程度,可将典型分裂手分为:

(1) 五指分裂手:手分裂为尺、桡侧两部分,五指均存在,手中部有一深而大的沟槽。第 3、4 掌骨分离,掌骨头间韧带缺失,第 3、4 掌骨头间隙明显增宽。中指正常或发育不良,其发育不良的程度不一,轻者中指较为细小,严重时完全没有功能。这类分裂手只是中指功能不全,其他指功能良好,此类患儿手的功能近似正常。

(2) 四指分裂手:手分裂为尺、桡侧两部分,中指缺损,或只在第 2 指基底部存有中指残迹,第 3 掌骨发育不良,部分或全部缺损,手掌分裂为两部分。

(3) 三指分裂手:手分裂为尺、桡侧两部分,仅存有拇指、环指及小指,表现为示、中指缺失,也可表现为中、环指缺失,可伴有第 2、3 掌骨不同程度的发育不良或缺失,或第 3、4 掌骨不同程度的发育不良或缺失。

（4）两指分裂手：似龙虾钳，故俗称龙虾钳手。手分裂，仅存有尺侧或桡侧边缘的两只手指。两手指形态及功能类似拇指及小指。两手指指间关节向中央侧屈畸形，其拇指多半向尺侧呈成角畸形，有三节指骨，中间指骨呈楔形，称为三角形指骨拇指。小指的指深屈肌腱常常缺失，两指间有膜状组织相连，第2、3、4掌骨有不同程度的发育不良或缺失，即使如此，畸形手的残存功能仍可完成日常生活活动。

（5）单指分裂手：仅小指存在，其他四指均缺失，桡侧掌骨及手掌有不同程度的缺失，仅存的小指的指骨及掌骨也常为异常发育，呈成角畸形。指间关节及掌指关节结构异常，并且活动也不正常。这类畸形常常与两趾分裂足同时发生。

2. 非典型分裂手

（1）多指分裂手：具有典型分裂手的特征，即手分裂成尺侧及桡侧两部分。同时又有多指畸形。多指多半位于中央纵裂区，其掌骨呈赘生掌骨，呈"Y"形。一根掌骨上支撑两个手指，或两根掌骨支撑一个手指，或赘生掌骨、赘生指骨与邻近掌骨、指骨融合，呈现较粗较扁的掌骨及指骨畸形。此类分裂手也可伴有复拇指畸形。

（2）并指分裂手：具有典型分裂手的特征，同时又有并指畸形。并指可出现在拇、示指，也可出现在环、小指之间。有时还伴有腕骨融合及尺桡骨融合等。

3. Manske分类法　该法根据虎口狭窄程度和中央纵裂缺损的程度分为5型：Ⅰ型是正常型虎口；Ⅱ型是狭窄型虎口；Ⅲ型是并指型虎口；Ⅳ型是融合型虎口；Ⅴ型是缺如型虎口（图3-5-7-2）：

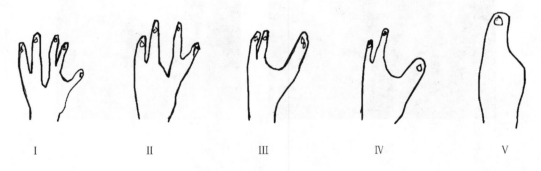

Ⅰ　　　　　　Ⅱ　　　　　　Ⅲ　　　　　　Ⅳ　　　　　　Ⅴ

图3-5-7-2　Manske分类法

三、治疗

手术治疗

通常可分为分裂手合并术和虎口再造术。一般认为6～12个月的患儿就可治疗。

1. 分裂手合并术　适用于典型的五指分裂手及四指分裂手。手术包括分裂指间软组织合并及掌骨头间韧带再造。在分裂的裂隙桡侧及尺侧手指近节指骨基底部设计一个三角形皮瓣，切开皮肤，掀起皮瓣，暴露第2、4掌骨，第3、4掌骨，或第2、3掌骨的相对面，切开骨膜，分离出掌骨颈部，用直径为0.25～0.5 mm的软质细钢丝或3-0锦纶线使分离的两掌骨向中央靠拢，达到掌骨头间韧带再造的目的。最后将分裂手裂隙两侧的三角形皮瓣相互插入缝合，根据裂隙闭合后的情况，可适当切除多余的皮肤。

2. 虎口再造术　虎口再造术及分裂手截骨矫正术适用于四指分裂手、三指分裂手畸形以及并指分裂手畸形。本手术包括：① 分裂指掌合并；② 第2掌骨截骨移位中指再造或第2掌骨截骨移位拇指再造、骨间肌及拇内收整形术；③ 虎口皮瓣转移修复等。

关于虎口的再造，根据畸形的不同应设计不同的手术方法。指掌骨可以按上面的方法治疗，对虎口的软组织再造，可以使用各种皮瓣来修复，手术要求符合血运、不引起皮瓣坏死亦可。

（沈卫民）

参考文献

[1] Shikino K，Ikusaka M. Split Hand Syndrome and Syndrome of Inappropriate Antidiuretic Hormone. Mayo Clin Proc. 2016 Jan;91(1):124.

[2] Guero S，Holder-Espinasse M. Insights into the pathogenesis and treatment of split/hand foot malformation (cleft hand/foot).J Hand Surg Eur Vol. 2019 Jan;44(1):80 - 87.

[3] Al Kaissi A，Ganger R，Klaushofer K，Grill F. Reconstruction of bilateral tibial aplasia and split hand-foot syndrome in a father and daughter.Afr J Paediatr Surg. 2014 Jan-Mar;11(1):3 - 7.

[4] 王炜.整形外科学[M].杭州:浙江科学技术出版社.

第八节　环状缩窄综合征

环状缩窄综合征(也称羊膜中断肢体序列或羊膜带综合征)，文献报道的名称有31种(表3-5-8-1)。

表3-5-8-1　环状缩窄综合征的不同名称

Constriction bands	Congenital ring constriction syndrome
Constriction rings	Congenital bands
Constriction grooves	Congenital amputations
Anmiogenic bands	Congenital ring constriction
Amniotic bands	Congenital annular constrictions
Amniotic disease	Congenital annular defects
Amniotic constrictions	Annular defects
Amniotic band syndrome	Annular constricting bands
Amniotic band disruption complex	AmniochorionicmesoblasticFibrousstrings
Ring constiction	Circular constricting scars
Ring constriction syndrome	Focal deficiency,
Constriction ring syndrome	Streeter's dysplasia
Congenital ring syndrome	Acrosyndactyly
Congenital constricting band	Intrauterine amputations
Congenital constriction band syndrome	Fetal amputations
Congenital Constriction ring syndrome	

其以发生在四肢和手指的完全或不完全的环形缩窄为特点,临床表现包括末端并指(趾)、短指或缺指畸形以及缩窄带以远端的局部肿胀和指(趾)淋巴水肿(图 3-5-8-1)。

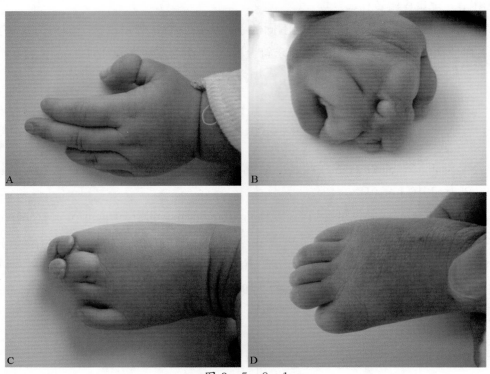

图 3-5-8-1
A. 拇指典型环状缩窄带伴指体远端淋巴水肿;B. 示中环指远端融合而近端皮肤有隙并指;C. 第 1、2、3、4 趾远端融合而近端有隙并趾;D. 环状缩窄带造成的截趾

一、病因

有内因和外因两大学说。内因学说以 Streeter 于 1930 年首先提出,认为疾病为胚胎内血管中断所致,囊胚层发育受到干扰。Van Allen 利用 RMA 和 TCA 观察到新生儿肢体环状缩窄处动脉呈分叉或细而无分支。外因学说以 Torpin 为代表,认为子宫内羊膜破裂,胎儿肢体或部分肢体被释放的羊膜带缠绕绞窄所致,还有假设认为是因为肢体可能被卡在羊膜壁的破口处。但此学说无法解释伴有其他先天性疾患(如并指、唇腭裂、肛门闭锁等)。1975 年,Kino 用胚胎大鼠复制出环状缩窄伴远端粘连性并指的动物模型(图 3-5-8-2)。

二、临床表现

缩窄可为完全的环状或不完全的环状收缩,发生部位可为身体任何部位,但以肢体处最为常见。这些缩窄可导致先天性截肢或不全离断伴远端水肿,严重病例可影响肢体的发育。缩窄还可导致指(趾)与相邻指(趾)或非相邻指(趾)融合,从而形成复合并指和(或)末端并指畸形,两指远段融合而近段间留有窦道(图3-5-8-3,图3-5-8-4)。然而缩窄环以近的肢体几乎正常。缩窄环引起的残肢或残指可发生在肢体的

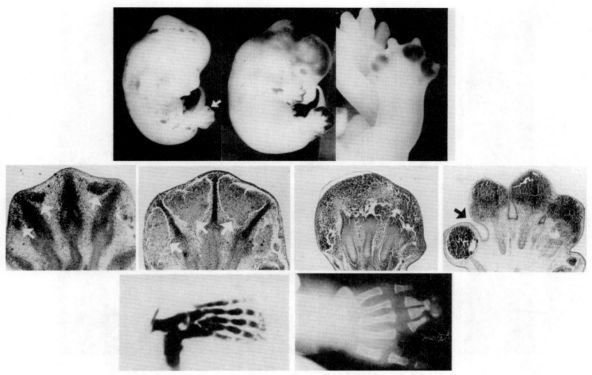

图 3-5-8-2　环状缩窄动物模型的建立(Kino,1975)

任何水平,其至有报道发生在头颈部、腹部。更小的缩窄环可能造成一些罕见的面裂。残肢可能表现为皮肤紧绷地覆盖在尖端变细的骨骼上。当缩窄环以远残留肢体时,其皮肤可能较硬且呈现非凹陷性水肿。神经损伤可为缩窄环所致后遗症并在出生后即表现出症状。作者经过手术探查,发现这些症状与远端的神经缺如有关。环状缩窄还可以伴发唇腭裂、裂足畸形,其至伴发桡侧纵裂发育不全(图 3-5-8-4～图 3-5-8-7)。MRI 对于判断深部组织的累及程度具有意义,可以显示重要血管的走行。而我们的研究也表明在大多数环状缩窄病例中,深部血管很少被累及,这为一次性切除提供了有力的影像学支持(图 3-5-8-8)。

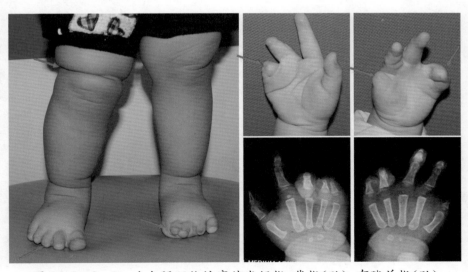

图 3-5-8-3　右大腿环状缩窄伴发短指、截指(趾)、有隙并指(趾)

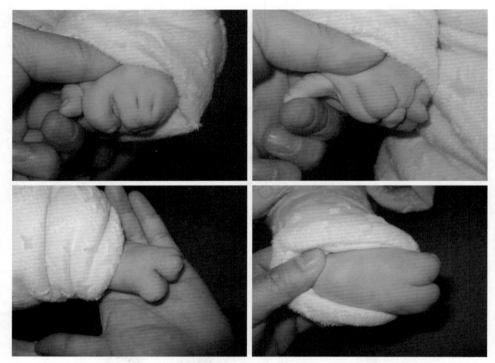

图 3-5-8-4　环状缩窄伴发裂足、短指、截指(趾)、有隙并指(趾)

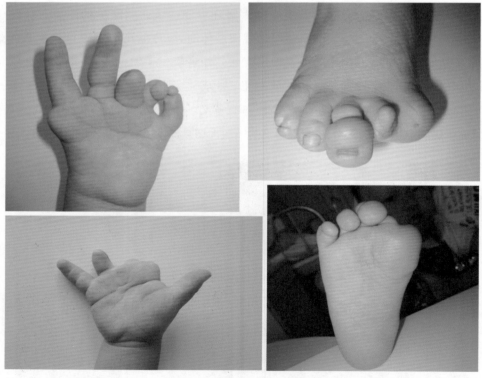

图 3-5-8-5　环状缩窄伴发肢体淋巴水肿、左侧桡侧纵列发育不全、短指、截指(趾)、并指

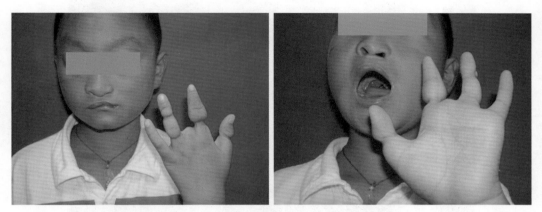

图3-5-8-6　环状缩窄伴有隐性唇腭裂、截指

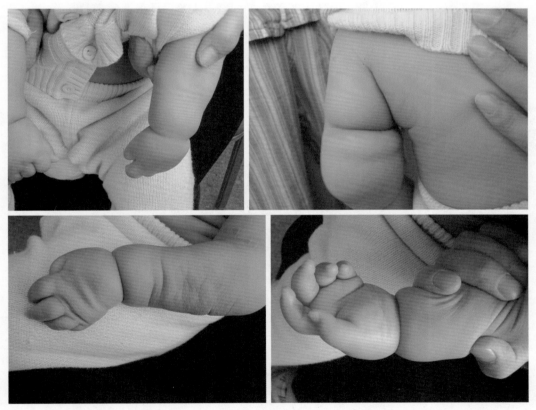

图3-5-8-7　婴幼儿上臂、腕部的缩窄环合并桡神经损伤、手部淋巴水肿

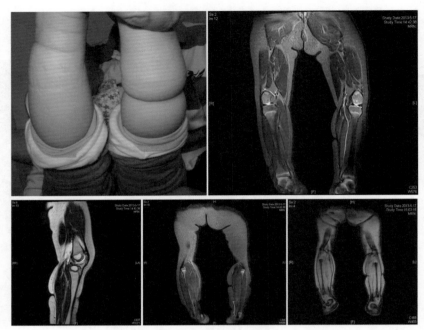

图 3-5-8-8 幼儿左小腿缩窄环存在,但 MRI 显示深部血管未受累及

三、分类

环状缩窄综合征被定义为一个整体,并进一步根据肢体的表现而分类。这些分类对于指导治疗可能没有帮助,但在研究上可能有一定意义,常见的分类有两种,见表 3-5-8-2 和表 3-5-8-3。

表 3-5-8-2 环状缩窄综合征分类(*Patterson* 分类)

1		单纯环状缩窄
2		环状缩窄伴远端畸形,合并(或不合并)淋巴水肿
3		环状缩窄伴远端融合,末端并指
	Ⅰ型	指尖融合
	Ⅱ型	指尖融合,指蹼较远
	Ⅲ型	指尖融合,无指蹼。复合并指伴近侧窦道
4		宫内截肢

Patterson T: Congenital ring-constrictions, Br J Plast Surg 1961; 14: 1-31.

表 3-5-8-3 环状缩窄综合征分类(*Isacsohn* 分类)

1	皮肤浅沟
2	深达皮下及肌肉
3	深达骨骼
4	骨假关节形成
5	宫内截肢

Isacsohn M. Congenital annular constrictions due to congenital constriction bands. Acta Obstet Gynecol Scand 1976; 55: 179-182.

四、治疗

(一) 出生前指(趾)及肢体的治疗

在极少数的情况下,缩窄环会导致远端缺血,此时手术松解缩窄带的压迫是必要的。但术后肢体的存活常成问题,多需要手术截肢。宫内松解下肢缩窄环的手术已成功实施并保存患肢,当产前超声检查发现严重缩窄时,可考虑行该项治疗。但是,孕妇及胎儿的风险必须考虑。目前,胎儿镜下羊膜带松解仅限于造成进行性水肿及循环中断的、可致肢体缺损的病例(图 3-5-8-9)。医生必须向患方告知自发性流产的可能,目前胎儿镜后自发性流产的发生率为 6%~10%。

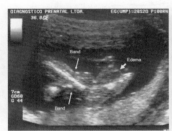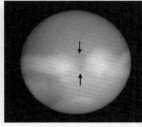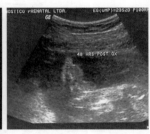

图 3-5-8-9　胎儿镜下束带松解(Ronderos-Dumit 2006):超声下束带定位,胎儿镜下束带松解,超声观察到肢体淋巴水肿的减退

(二) 环状缩窄带的治疗

治疗的目的是重建功能与美观。主要依靠切除缩窄环的皮肤及皮下组织,环形束带"Z"字成形或"W"字成形。这些技术可延长并重新设计瘢痕使缩窄环得以松解消除(图 3-5-8-10,图 3-5-8-13)。Upton 强调了在皮下筋膜瓣复位纠正挛缩的重要性(图 3-5-8-11)。Mutaf 报道了一种矩形瓣技术,通过裂缝处真皮脂肪瓣的转位来提高组织厚度从而不延长皮肤的瘢痕(图 3-5-8-12)。以前认为不必一次切除整个束带;现在认为一次切除整个束带是安全的。但当存在两个束带且互相毗邻时,推荐分次手术,一次切除一个束带。笔者倡导以完整切除缩窄环、筋膜瓣复位、皮肤三角瓣成形为特点的一次性切除术,不仅能有效缓解淋巴水肿,还可以实现瘢痕最小化(图 3-5-8-14)。

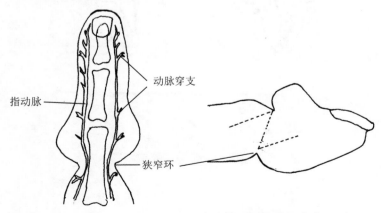

图 3-5-8-10　手指环状缩窄的解剖特点与手术设计

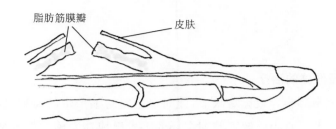

脂肪筋膜瓣   皮肤

脂肪筋膜瓣复位   皮肤缝合

图 3-5-8-11   筋膜瓣的推进和复位

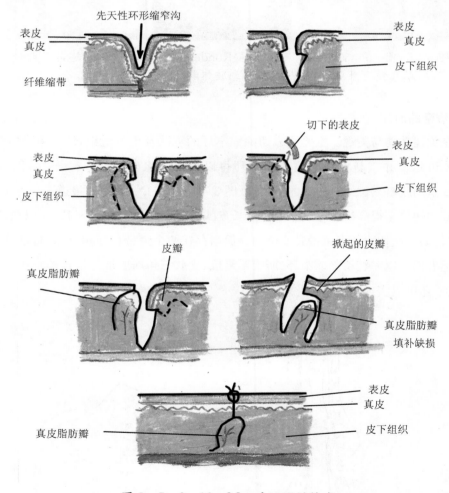

先天性环形缩窄沟

表皮
真皮

纤维缩带

表皮
真皮

皮下组织

切下的表皮

表皮
真皮

皮下组织

表皮
真皮

皮下组织

皮瓣

真皮脂肪瓣

掀起的皮瓣

真皮脂肪瓣
填补缺损

表皮
真皮

真皮脂肪瓣

皮下组织

图 3-5-8-12   Mutaf 矩形瓣技术

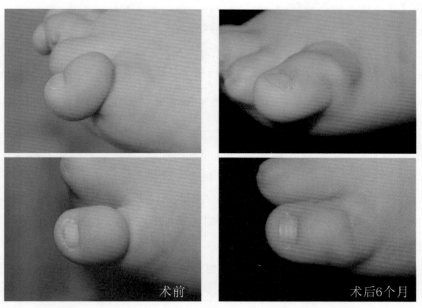

图 3-5-8-13　环状缩窄一次性切除的手术效果

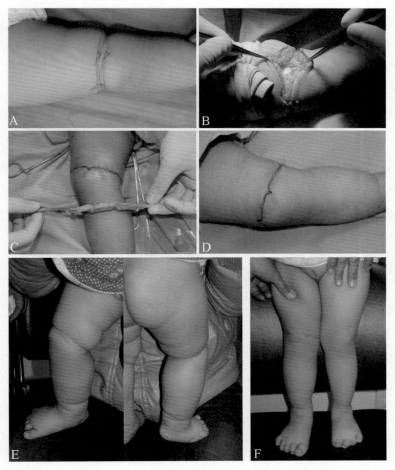

图 3-5-8-14　以完整切除缩窄环、筋膜瓣复位、皮肤三角瓣成形
为特点的一次性切除术可有效缓解淋巴水肿、实现瘢痕最小化

（三）环状缩窄合并末端并指的治疗

环状缩窄合并末端并指畸形的治疗原则同并指治疗原则。分指需要注意指蹼重建，手指皮肤缺损处植皮，指甲、指腹的成形。通常瘘管距离较远无法并入结合处的皮瓣，所以切除后皮肤常用于全厚皮片移植。此外还需注意松解伴随的缩窄环。分指手术的时间很重要，因为相连但不相邻的手指常常是不等长的，随着生长会导致成角畸形。解除两并指末端的粘连后将解除这种栓系作用，而近段的分指及指蹼的重建可延期至学龄以后。

（四）环状缩窄引起的并发症的治疗

1. 皮肤结节　皮肤结节在环状缩窄综合征中常见。这些肿块常位于指背并且位置固定而水肿。这些皮肤的结节可用很多方法治疗，"Z"字成形疗效不佳，常用的方法是完全切除，必要时局部全厚皮片移植。

2. 指趾缺如　环状缩窄综合征中常见指（趾）缺如。缺如数量多变。指（趾）外形与横断缺如相似。因缺如水平近端的结构正常，可以行足趾移植。

3. 神经损伤的治疗　环状缩窄可导致周围神经损伤。电生理评估的价值尚有疑问。有报道称神经压迫解除后获得良好疗效，神经连续性存在但松解术后无改善的病例仍居多数。大多数患儿仍需要神经移植。

（王　斌　周晟博）

参考文献

［1］ Streeter GL. Focal deficiencies in fetal tissues and their relation to intrauterine amputations. Contrib Embryol Carnegie Inst 1930,22:1-44.

［2］ Van Allen MI, Siegel-Bartelt J, Dixon J et al. Constriction bands and limb reduction defects in two newborns with fetal ultrasound evidence for vascular disruptions. Am J Med Genet 1992,44:598-604.

［3］ Torpin R. Amniochorionic mesoblastic fibrous rings and amniotic bands: associated constricting fetal malformations or fetal death. Am J Obstet Gynecol 1965,91:65-75.

［4］ Kino Y. Clinical and experimental studies of the congenital constriction band syndrome, with an emphasis on its etiology. J Bone Joint Surg 1975,57A(5):636-43.

［5］ Patterson T: Congenital ring-constrictions, Br JPlast Surg 1961,14:1-31.

［6］ Isacsohn M, Aboulafia Y, Horowitz B, Ben-Hur N. Congenital annular constrictions due to congenital constriction bands. Acta Obstet Gynecol Scand 1976,55:179-182.

［7］ Ronderos-Dumit D, Briceño F, Navarro H, Sanchez N.Endoscopic release of limb constriction rings in utero. Fetal Diagn Ther 2006,21(3):255-8.

［8］ Mutaf M, Sunay M. A new technique for correction of congenital constriction rings. Ann Plast Surg 2006,57(6):646-52.

第六章
血管瘤和脉管畸形

第一节　血管瘤和脉管畸形的分类

科学规范地对疾病分类是诊断和治疗的基础。1982 年，Mulliken 和 Glowacki 根据临床病理与细胞动力学的基础关系，将传统意义的"血管瘤"重新分为血管瘤（hemangioma）和脉管畸形（vascular malformation）。前者病变表现为内皮细胞增生，后者则表现为正常的内皮细胞更新。1992 年国际血管瘤和脉管畸形研究学会（The International Society for the Study of Vascular Anomalies，ISSVA）在匈牙利首都布达佩斯成立，并制定了一套分类系统；2018 年 ISSVA 于阿姆斯特丹对该系统分类进行了一次修订（表 3 - 6 - 1 - 1）。本章只介绍血管瘤和单纯脉管畸形，相关综合征在下一章中介绍。

表 3 - 6 - 1 - 1　ISSVA 血管瘤和脉管畸形分类总表（2018 年）

血管瘤与脉管畸形		
血管肿瘤	脉管畸形	
良性	单纯性	混合性★
局部侵袭性或交界性 恶性	毛细血管畸形 淋巴管畸形 静脉畸形 动静脉畸形* 动静脉瘘*	CVM CLM LVM CLVM CAVM* CLAVM* 其他

★ 定义为同一病灶中含有两种或两种以上血管畸形。

＊ 高血流量病灶。

第二节 血管瘤和脉管畸形的发病机制

婴幼儿血管瘤(infantile hemangioma)是来源于血管内皮细胞的先天性良性肿瘤。血管瘤的病因与发病机制尚未明确,目前主要认为与"血管形成"(angiogenesis)和"血管新生"(vasculogenesis)密切相关,且近年认为后者起主要作用。血管瘤的组织病理学研究显示,增殖期血管瘤组织中,多种内皮细胞因子、血管形成因子、生长因子、血管内皮细胞受体家族(VEGF-R)、骨髓标志物等均高表达;而在消退期血管瘤组织中,内皮细胞凋亡加速、肥大细胞(mast cell)以及金属蛋白酶组织抑制因子(tissue inhibitor of metalloproteinase 1,TIMP)等水平上调。因此,不少学者认为,血管瘤的形成可能是由于局部微环境的变化以及内皮细胞自身转化的异常,从而导致血管内皮细胞的异常增殖。与血管内皮细胞异常增殖相关的因素主要有:① 血管形成因子与血管形成抑制因子之间平衡失调;② 细胞组成及其功能的变化,如肥大细胞、周细胞、免疫细胞异常;③ 雌激素水平升高;④ 细胞外基质和蛋白酶表达变化;⑤ 局部神经支配的影响;⑥ 凋亡学说等。

脉管畸形则是血管或淋巴管的先天发育畸形,大多数学者认为,其发生是由于胚胎发育时期"血管发生"(vasculogenesis)过程的异常,从而导致血管结构的异常。毛细血管畸形也称为葡萄酒色斑或鲜红斑痣。葡萄酒色斑的发病机制包括两个部分:先天性(基因突变)及后天性(血流动力学及血管新生)。毛细血管畸形也可合并不同的血管畸形,例如:Sturge-Weber综合征、Klippel-Trenaunay综合征和Parkers Weber综合征等。2003年从偶发的葡萄酒色斑家族性病例中发现RASA基因的失活性突变,而这些患儿的临床表现具有一定的特征性,从而命名RASA基因突变所对应的疾病为毛细血管畸形-动静脉畸形综合征(capillary malformation-arteriovenous malformation,CM-AVM),对68个家系病例的进一步验证也证实了RASA基因突变可特异性地造成CM-AVM。近年研究者利用全基因组测序的方法比较了3例Sturge-Weber综合征患儿的病灶组织和全血基因组,发现GNAQ基因上c.548G→A、p.Arg183Gln突变,进一步在88% Sturge-Weber综合征和92%无综合征表现的葡萄酒色斑患儿体细胞中验证了GNAQ基因的单个碱基突变,从而证实了长久以来对于Sturge-Weber综合征与葡萄酒色斑先天性因素的假说。而对于静脉畸形(venous malformation,VM),仅家族遗传性VM发病机制研究得较为透彻:皮肤黏膜静脉畸形是由定位于染色体9p21的TEK突变引起,该突变为细胞内激酶区域的精氨酸被色氨酸替代(R849W);在散发型VM患儿中,仅有近50%患儿(28/57)中能检测到TEK基因突变,但其中80%突变表现为激酶区域的亮氨酸被苯丙氨酸替代(L914F)。球细胞静脉畸形为另一种特殊类型的静脉畸形,其突变位点位于1p21—22区域内,该突变将造成肾小球蛋白缺乏,血管平滑肌分化异常,形成特征性的球细胞。各种血管性病变的治病基因可见下列表格(表3-6-2-1~表3-6-2-6)。

表 3－6－2－1　血管性病变的致病基因（毛细血管畸形）

毛细血管畸形	
皮肤和（或）黏膜毛细血管畸形（又称葡萄酒色斑）	GNAQ
毛细血管畸形伴骨和（或）软组织增生	
毛细血管畸形伴中枢神经系统和（或）眼部畸形（Sturge-Weber 综合征）	GNAQ
毛细血管-动静脉畸形	RASA1
毛细血管扩张	
遗传性出血性毛细血管扩张症（HHT）	
HHT1	ENG
HHT2	ACVRL1
HHT3	
婴幼儿息肉出血性毛细血管扩张	SMAD4
其他	
先天性皮肤大理石样毛细血管扩张症	
单纯血管痣/鲑鱼斑	
其他	

表 3－6－2－2　血管性病变的致病基因（淋巴管畸形）

淋巴管畸形	
原发性淋巴水肿	
Nonne-Milroy 综合征	FLT4/VEGFR3
原发性遗传性淋巴水肿	VEGFC
原发性遗传性淋巴水肿	GJC2 / Connexin 47
淋巴水肿-双睫症	FOXC2
稀毛症-淋巴水肿-毛细血管扩张	SOX18
原发性淋巴水肿伴脊髓发育不良	GATA2
原发性泛发性淋巴管畸形 （Hennekam 淋巴管扩张-淋巴水肿综合征）	CCBE1
小头畸形伴/不伴脉络膜视网膜病变 淋巴水肿，或智力发育迟缓综合征	KIF11
淋巴水肿-鼻后孔闭锁	PTPN14

表 3－6－2－3　血管性病变的致病基因（静脉畸形）

静脉畸形	
普通静脉畸形	TIE2 somatic
家族性皮肤黏膜静脉畸形	TIE2
蓝色橡皮乳头样痣综合征中静脉畸形	
球形细胞静脉畸形（静脉畸形含有球形细胞）	Glomulin

静脉畸形	
脑海绵样静脉畸形（CCM）	
CCM1	KRIT1
CCM2	Malcavernin
CCM3	PDCD10

表 3-6-2-4　血管性病变的致病基因（动静脉畸形）

动静脉畸形	
散发型	
遗传性出血性毛细血管扩张（HHT）	
HHT1	ENG
HHT2	ACVRL1
婴幼儿息肉出血性毛细血管扩张	SMAD4
毛细血管-动静脉畸形	RASA1
动静脉瘘	

表 3-6-2-5　血管性病变的致病基因（综合征）

血管畸形合并其他畸形	
Klippel-Trenaunay 综合征	
Parkes-Weber 综合征	RASA1
Servelle-Martorell 综合征	
Sturge-Weber 综合征	GNAQ
四肢毛细血管畸形＋先天性非进行性肢体过度发育	
Maffucci 综合征	
巨头畸形-毛细血管畸形	PIK3CA
小头畸形-毛细血管畸形	STAMBP
CLOVES 综合征	PIK3CA
Proteus 综合征	AKT1
Bannayan-Riley-Ruvalcaba 综合征	PTEN

表 3-6-2-6　血管性病变的致病基因（暂未归类）

暂未归类的血管性病变
疣状血管瘤
角化性血管瘤
多发性淋巴管内皮瘤病合并血小板减少/皮肤内脏血管瘤病合并血小板减少
卡波西型淋巴管瘤病
PTEN（型）软组织错构瘤/软组织血管瘤病 PTEN

第三节　血管源性肿瘤的诊断与治疗

一、婴幼儿血管瘤

（一）临床表现

婴幼儿血管瘤是婴儿和小儿中最常见的肿瘤,多数在出生后1～4周出现,深部血管瘤通常在出生后2～3个月被发现,男女发病比例约为1:3,在新生儿中的发病率为2%～3%,在1岁以下小儿中发病率约为10%,而在早产儿或低体重新生儿中的发病率可高达22%～30%。浅表病变表现为明亮粉色、紫红色或红色丘疹、斑块或结节,混合型病变表现为粉红色或蓝色肿块,常发生于头颈部(60%)、躯干(25%)和四肢(15%)。患儿出生后6个月为早期增殖期,瘤体增殖迅速隆起于皮肤表面,形成草莓样斑块或肿瘤;6～9个月为晚期增殖期;1岁左右逐渐进入消退期,大多数血管瘤可完全消退;未经治疗的瘤体消退完成后有25%～69%的患儿残存皮肤及皮下组织退行性改变,包括瘢痕、萎缩、色素减退、毛细血管扩张和皮肤松弛。

（二）诊断及鉴别诊断

婴幼儿血管瘤根据临床资料(年龄、疾病自然发病史、症状)及影像学检查可诊断。出生后发现红色丘疹样病变是其特征表现。浅表性婴幼儿血管瘤应与毛细血管畸形鉴别;深部婴幼儿血管瘤与静脉畸形、动静脉畸形等鉴别。

毛细血管畸形大多短期内无变化,婴幼儿血管瘤则有明显的增殖和消退史;静脉畸形柔软且可压缩,体位实验阳性,而婴幼儿血管瘤病灶有弹性且不可压缩;动静脉畸形坚硬、皮温高,可触及搏动;淋巴管畸形更柔软,部分可透光。

PHACE综合征是一组以后颅窝畸形(posterior fossa defects)、血管瘤(hemangiomas)、动脉异常(arterial anomalies)、心脏畸形和主动脉缩窄(cardiac defects and Coarctation of the aorta)以及眼异常(eye anomalies)为表现的神经皮肤综合征,以这一系列相关畸形的首字母而命名。临床上,面部节段性血管瘤是该综合征的特征性表现,根据一项对108位面部节段性大面积血管瘤患儿的前瞻性多中心研究,有31%患有PHACE综合征。脑血管异常是该征最常见的皮肤外表现,约有91%的患儿存在,通常发生在面部血管瘤的同侧大脑,主要表现为一侧动脉发育不全或缺失,因脑血管异常引起的中枢神经系统后遗症也是常见的临床表现。其他的皮肤外表现还包括心血管畸形(37%)、眼异常(16%)、腹侧发育异常(14%)等。

婴幼儿血管瘤是出生后发现肿瘤增长,而有一些血管瘤在出生时即生长完全,称为先天性血管瘤。有两种表型,快速消退型先天性血管瘤(RICH)和不消退型先天性血管瘤(NICH)。RICH和NICH形态相似,好发于头部、四肢的关节附近。多颜色鲜红,可见小血管和毛细血管扩张,周围有苍白晕,RICH中央有溃疡、瘢痕或凹陷。RICH加速消退期可达12个月,消退后可残留少量扩张的毛细血管;NCIH则保持不变。

（三）辅助检查

90％以上的患儿局部 B 超检查即可了解瘤体的范围及血供情况，少数位于头皮、骶尾部、重要器官周围的瘤体需要进行 MRI 检查了解是否累及周围组织器官以及侵及的程度。

（四）并发症

通常包括溃疡、出血、充血性心力衰竭、骨骼变形、甲状腺功能减退，根据瘤体不同部位可有局部影响，如眼睑病灶可影响视力，颈部病灶引起呼吸道阻塞和听觉障碍。

（五）治疗

婴幼儿血管瘤多数较小且位置隐蔽，多数可在 5 岁后自行消退，每 1～2 个月复诊观察 1 次。早期干预以局部外用和系统用药为主，辅以激光或局部注射。

1. **系统治疗**　系统用药适应于瘤体较大、位于面中部的血管瘤。一线治疗为口服普萘洛尔，不耐受或有禁忌证的患儿可口服糖皮质激素。

口服普萘洛尔，国内目前使用剂量建议为每日 1.5～2 mg/kg，分 2 次服用。用药前做全面体格检查，治疗起始剂量为每日 1.0 mg/kg，分两次口服。首次服药后观察患儿有无肢端湿冷、精神萎靡、呼吸困难和明显烦躁等现象。出现不良反应剂量减半，严重不良反应停药观察，无明显残留病灶，或病灶持续 2 个月以上无明显变小，且患儿接近或超过 1 周岁时，可考虑在 1 个月内逐渐减量至停药。

口服糖皮质激素，国内口服泼尼松剂量为 3～5 mg/kg，隔日早晨 1 次顿服，共服 8 周；第 9 周减量 1/2；第 10 周，每次服药 10 mg；第 11 周，每次服药 5 mg；第 12 周停服，完成 1 个疗程。适用于口服普萘洛尔不耐受或无效的患儿。

2. **局部外用药物**　局部用药适用于浅表性婴幼儿血管瘤，常用 β 受体阻滞剂类如普萘洛尔软膏、噻吗洛尔乳膏、噻吗洛尔滴眼液、卡替洛尔滴眼液等，外涂于瘤体表面，2～4 次／日，持续用药 3～6 个月或至瘤体颜色完全消退；5％咪喹莫特的使用方法为隔日夜间睡前薄层外涂于瘤体表面，次日洗去，疗程 16 周，因皮肤免疫反应强烈，建议慎用。

3. **局部注射**　局部注射糖皮质激素适用于早期、局限、明显增厚凸起的血管瘤，用量为 2～3 mg/kg，体积不超过 1 ml，间隔 6～8 周一次，注射 2～4 次。局部注射平阳霉素、博莱霉素等，剂量为 0.3～1 mg/kg，每周一次，平均注射 5 次，总量不超过 20 mg。

4. **脉冲染料激光**　局部用 585/595 nm 脉冲染料激光，适用于浅表血管瘤或消退期后遗留毛细血管扩张性红斑。

5. **手术治疗**　对于位置特殊影响视力、引起呼吸道阻塞、影响外观、出血溃疡的血管瘤可早期切除，消退后残留纤维脂肪组织、瘢痕等可通过手术改善，预计手术效果理想的患儿可行手术改善外观。

二、血管内皮瘤

（一）临床表现

血管内皮瘤指血管内皮来源的增殖性的良性、交界性或恶性肿瘤，包括卡波西样血管内皮瘤（kaposiform hemangioendothelioma，KHE）、丛状血管瘤（tufted angioma，TA）、梭形细胞血管内皮瘤

(spindle cell hemangioendothelioma,SCH)和其他少见血管内皮瘤(上皮样血管内皮瘤、混合性血管内皮瘤多形性血管管内皮瘤、网状血管内皮瘤、多形性血管内皮瘤、血管内乳头状血管内皮瘤、良性淋巴管内皮瘤)。外观表现为皮肤黏膜缓慢生长的单发或多发结节或斑块,大多无特征性临床表现。梭形细胞血管内皮瘤表现为好发于肢体的结节,并伴有静脉石产生,具有一定的诊断意义。而 KHE 和 TA 可引起 Kasabach-Merritt 现象(Kasabach-Merritt phenomenon,KMP)。

(二)诊断及鉴别诊断

血管内皮瘤临床及影像学均无特征性表现,均需通过病理学明确诊断。其中 KHE 病理上同时结合了婴幼儿血管瘤及结节性卡波西肉瘤的特点,最具特征性的表现为病灶由许多实性的边界不清的结节构成,结节之间由结缔组织分隔开。每一个结节由小的毛细血管和内皮细胞团组成,呈肾小球样结构。丛状血管瘤特征是毛细血管和内皮细胞像"加农炮弹"一样分布,有裂隙样腔隙的小而紧密排列的血管以圆形、椭圆形的方式成簇随机分布于真皮层。增大的内皮细胞紧密排列,使毛细血管腔难以辨认。出血和含铁血黄素沉积很明显,梭形细胞血管内皮瘤病理上最典型的表现为薄壁的扩张静脉,管腔中通常可见血栓或静脉石,在这些静脉之间可见成簇梭形细胞。其他少见血管内皮瘤亦各有特征性的病理表现。

(三)辅助检查

影像学检查可辅助诊断及鉴别诊断。彩色多普勒可检测病灶内血流量,与其他低流量或高流量脉管畸形相鉴别。MRI 有利于明确病灶范围。对大多数的病例,活检通常必不可少,病理学诊断是血管内皮瘤的诊断金标准。此外,需要定期复查血常规,以明确血小板水平及凝血功能,判断 Kasabach-Merritt 现象是否发生及严重程度。

(四)治疗

1. KHE 和 TA 针对 KHE 和 TA 的治疗可分为三种情况:① 病灶稳定无临床症状,不伴有 KMP。可选择观察随访,少数局限、表浅的病灶可选择手术切除。② 病灶增大或有临床症状,但不伴有 KMP。可选择口服泼尼松龙每日 2～3 mg/kg,服用 3～4 周后评估临床疗效并确定是否停药。口服阿司匹林 2 to 5 mg/(kg·d)可作为其辅助治疗。③ 伴有 KMP 一线治疗可选用每日口服泼尼松龙 2～3 mg/kg 或静脉用甲强龙 1.6 mg/kg,长春新碱 0.05 mg/kg 每周一次静脉滴注,监测血小板变化情况,输注血小板只适用于手术前或有急性出血时,不作为常规治疗。一线治疗效果不佳时,可联合使用环磷酰胺10 mg/(kg·10 d)。雷帕霉素 0.1 mg/(kg·d)可作为二线治疗,有很好的前景,未来有望成为缓解 KMP 及控制 KHE 或 TA 的一线治疗方法。在较多研究中证实普萘洛尔对于 KMP 现象效果不佳,不建议单独使用。

2. 梭形细胞血管内皮瘤 单纯切除病灶可达到一定治疗效果,但 60% 的病例出现邻近皮肤及软组织的复发。伴有 Maffucci 综合征的患儿需密切随访,其内生软骨瘤有很高风险转变为内生软骨肉瘤。

3. 其他少见血管内皮瘤 其他血管内皮瘤治疗相对较棘手。其发生率较低,目前尚无治疗共识,手术治疗被认为是唯一的根治方法。病灶较小者可通过手术完整切除,但手术复发率较高。如无明显增长或并发症,可选择观察随访。

第四节　脉管畸形的诊断与治疗

一、毛细血管畸形

（一）临床表现

葡萄酒色斑（port-wine stains，PWS）是最常见的毛细血管畸形，又称鲜红斑痣，发病率为 0.3%～0.5%，常见于头颈部，也可发生在躯干或四肢，在患儿出生时即出现，由真皮上层扩张的毛细血管到微静脉大小的扩张血管组成。病灶表现为平于皮面，颜色从粉红色到紫红色，边界清晰，压之褪色或不完全褪色，但病变不会消失。随着年龄的增长，病灶成比例增长，到青春期后，病灶皮肤可有增厚或结节增生呈鹅卵石样，颜色加深，部分伴有病变深部软组织及骨骼肥大，唇部病灶组织过度增长尤为明显，男性患儿常见。

临床可分为三型：① 粉红型，病变区平坦，呈浅粉红至红色，指压完全褪色。② 紫红型，病变区平坦，呈浅紫红至深紫红，指压褪色至不完全褪色。③ 增厚型，病变增厚或有结节增生，指压不完全褪色至不褪色。

（二）诊断

单纯葡萄酒色斑根据病史、临床表现即可诊断。组织病理学表现为真皮浅层的毛细血管和静脉大小管腔扩张，被覆扁平不活跃的内皮细胞，毛细血管数量可正常。

（三）鉴别诊断

6 个月内患儿需与婴幼儿血管瘤鉴别，均表现为皮肤红斑，婴幼儿血管瘤病史有增生的过程，病灶可隆起，葡萄酒色斑在幼儿期呈平坦的红斑；葡萄酒色斑需要与毛细血管-动静脉畸形（CM-AVM）鉴别，后者可伴有全身多发红斑，伴深部的动静脉畸形病灶有搏动感。此外，还需与毛细血管畸形相关的综合征等鉴别。

1. Sturge-Weber 综合征　Sturge-Weber 综合征表现为面上部毛细血管畸形、脉络膜及同侧软脑膜血管畸形，红斑出现在三叉神经分布区，有上述 3 个基本特征中的 2 种即可确诊，部分患儿可有眶周毛细血管畸形和青光眼。典型病变毛细血管畸形累及上睑和眶上区，有神经功能损害出现癫痫发作甚至双侧肢体痉挛性偏瘫。头颅 CT 可有效检查，顶枕区有车轮状压迹密度增高区，MR 可显示软脑膜血管畸形；脑电图检查用于诊断癫痫；眼底检查筛查青光眼及脉络膜血管畸形。

2. Klippel-Trénaunay 综合征　Klippel-Trénaunay 综合征（Klippel-Trénaunay syndrome）表现为患肢大面积红斑、先天性静脉或淋巴管畸形、骨和软组织增生肥大。多见单侧下肢肥大，周径和长度增加，多出生即存在，也可发生在任何年龄。毛细血管畸形在出生时不高于皮肤，后形成散在的血管结节，多呈地图状、斑点状广泛分布，可伴病灶局部多汗症。血管造影和 MRI 有助于发现深部静脉畸形。

3. Proteus 综合征　Cohen 和 Hayden 在 1979 年首次进行描述，其临床表现为：脑回状结缔组织痣；表皮痣；脂肪瘤；两种特殊类型的肿瘤（卵巢囊腺瘤和唾液腺单形性腺瘤），骨骼不呈比例、进行性、非对称性过度生长，以及眼、肺、肾脏畸形。

（四）治疗

1. 激光治疗　激光的选择性光热作用可以治疗异常扩张的血管并且不破坏临近的健康组织,适用于各年龄段的患儿,利用血红蛋白吸收波段(532～1064 nm)的脉冲激光治疗,为国际上本病的通用治疗。需根据患儿个体和病情、局部反应等确定治疗参数,剂量过大将致热损伤瘢痕。重复治疗间隔期为 1～2 个月。常用脉冲染料激光(pulsed dye laser, PDL)治疗,595 nm PDL,脉宽 0.45～20 ms,需要根据光斑大小调节能量密度,能量密度 8～15 J/cm^2;或 585 nm PDL,脉宽 0.45 ms,能量密度 5～7 J/cm^2;治疗终点为皮肤即刻出现紫癜,扁平、粉红色病灶对 PDL 反应好,面颈中线区域祛色比面颈外侧快。其余还包括脉冲倍频 Nd:YAG 激光、长脉冲 Nd:YAG 激光、长脉冲翠绿宝石激光,可用于增厚病灶。

2. 光动力疗法(photodynamic therapy, PDT)　PDT 利用激光激发富集于畸形毛细血管内皮细胞中的光敏剂所产生的单线态氧,选择性破坏畸形毛细血管网,向性强,疗效好,安全性佳,且无热损伤。需根据患儿个体和病情,制定个性化方案,主要参数包括光敏药物与剂量,激光参量与治疗量,以及治疗区规划等,重复治疗间隔期至少 2～4 个月。

3. 非相干光治疗　强脉冲光治疗(intense pulsed light, IPL),一般选用 560 nm 或 590 nm 的滤光片。需要根据皮肤类型选择合适的能量密度和脉宽,以避免热损伤导致的瘢痕和疼痛等副作用。

4. 手术治疗　对于非手术治疗无效及增生明显的病灶,可用手术治疗切除以改善外观进行矫正,根据病灶的具体情况设计手术方式,包括直接切除缝合、局部皮瓣、皮片移植、组织扩张、预构扩张皮瓣、正颌正畸手术。

二、静脉畸形

（一）临床表现

静脉畸形(venous malformation, VM)为静脉异常发育产生的静脉血管结构畸形,病理上表现为从毛细血管到腔穴不等的扩张血管腔窦,腔内壁衬以正常扁平的内皮细胞,内皮细胞下为一单层基底膜。血窦的管腔壁平滑肌稀少,外膜纤维变性。静脉畸形通常发生于皮肤,也可发生于任何组织包括肌肉、骨骼、窦腔和实质性脏器。静脉畸形出生时即存在,随着个体生长呈比例增长,在青春期、妊娠期、应急创伤后增大显著,没有自然消退的过程。覆盖在静脉畸形上的皮肤可以正常,如累及皮肤真皮层则表现为蓝色或深蓝色且皮温正常,静脉畸形质软、可压缩性、无搏动,大多数患儿可有病变部位的疼痛和肿胀,包块体积大小可随体位改变或静脉回流快慢而发生变化,如头颈部病灶在做 Valsalva 动作时更明显,在四肢者,肢体抬高缩小,低垂或上止血带则充盈增大。根据病灶的形状、部位、与周围的关系等可影响临近结构。患儿剧烈运动后或运动期间可感受到病变部位不适感增强。大部分静脉畸形处于自发性血栓形成和血栓溶解的循环状态中,部分凝结停滞的血液钙化形成静脉石。约半数静脉畸形患儿可有 D-二聚体升高,大面积静脉畸形患儿可有局部血管内凝血物质消耗疾病(LIC),纤维蛋白原、凝血蛋白和血小板减少。

（二）诊断

根据临床表现、体格检查、影像学辅助检查可确诊大部分病灶,但部分分布不明确的病灶则需行进一步检查提供诊断及治疗依据。

（三）鉴别诊断

1. Maffucci 西综合征　是一种遗传性结缔组织疾病，患儿有进行性软骨发育障碍、多发脉管畸形，且静脉畸形内多含有静脉石。

2. 蓝色橡皮疱痣综合征　蓝色橡皮疱痣综合征（blue rubber bleb nevus syndrome，BRBNS）是一种罕见的疾病，其特点为皮肤和胃肠道同时出现静脉畸形，其他内脏器官有时也会受累。皮肤静脉畸形出现一个或数个迅速增加，从针眼大小到直径 1.5 cm 不等，蓝紫色、质实、圆形、有弹力，散在躯干和四肢。诊断的一个特点是可压缩结节，结节压之退缩，留下一个空的皱缩囊，松开后立即恢复原样。

3. 球形细胞静脉畸形　旧称"血管瘤球"，组织病理学上以基质中存在平滑肌样的球细胞围绕在扩张的血管腔周围为特点。病灶多表浅，累及皮肤和皮下组织，临床表现为分散的结节状或局限斑片状病灶，颜色从粉红色到深紫蓝色不一，有明显凸起，触诊疼痛明显，不能被压缩。

（四）辅助检查

1. 瘤体穿刺　从瘤体中央处穿刺，很容易抽到回血，可也不能完全排除非血管但血供十分丰富的疾病包块。

2. X 线平片　可用于确定瘤体范围及骨质的变化，可以确认静脉畸形腔内钙化灶及静脉石。

3. B 超　静脉畸形在 B 超上表现为明显的液性暗区。有助于硬化治疗中的穿刺引导，准确穿刺至血窦，特别是深部病灶或多次治疗后残余的分散血窦。

4. MRI　由于静脉畸形内有丰富的血液及流动性，用 MRI 在加权下能清楚显示静脉畸形的范围及与周围组织紧密的关系，应作为首选检查，同时进行血管增强可以区分是否存在其他非血流液体（如淋巴液等）。典型影像学特征为：在 T1 加权相为等信号或低信号，增强时可见不均匀的强化；T2 加权相表现为明显的高信号，在抑制相中，更能清晰显示病灶。

5. 瘤体造影　包括经手背或足背浅静脉穿刺的肢体顺行静脉造影和瘤体直接穿刺造影。顺行静脉造影适合于四肢部位的静脉畸形，尤其对广泛多发性的病例。静脉畸形的静脉造影特征为造影剂进入并潴留在与静脉沟通的异常血窦组织内，后者分隔为多腔，单发或多发，形态各异。瘤体与主干静脉之间常以数条回的引流静脉沟通。但如瘤体过大或瘤体与静脉间的交通过细，顺行造影常不能充分显示整个瘤体，或造影剂不能进入瘤体使之不显影，此时选用瘤体直接穿刺的造影法。直接穿刺方法可确定穿刺的瘤腔大小，特别可以确认瘤体回流静脉血管与正常主干静脉的关系。另外，若瘤腔间交通不畅，需多点穿刺造影，才能较真实反映病灶情况。

6. 选择性动脉造影　可以显示瘤体的营养和回流血管，对是否存在动静脉瘘有帮助。由于是创伤性检查，需酌情考虑。

（五）治疗

1. 硬化治疗　对于大多数静脉畸形，硬化治疗可缓解症状并改善外观，患儿的病灶明显萎缩，疼痛和肿胀能得到有效缓解或解除，复发概率很小不能改变残留血管腔的形态异常和遗传缺陷，通常无法达到治愈的效果。序列化多次硬化治疗可有效治疗，每次治疗间隔为 2～3 个月，直到病变部位明显萎缩且不再出现异常的血管再通和肿胀。经皮硬化治疗时，从病灶穿刺，回抽见静脉血缓慢流出，治疗应在全麻、局麻或神经阻滞下进行，辅以止痛治疗。硬化治疗药物包括无水乙醇、博莱霉素、泡沫硬化剂（聚多卡醇、聚桂醇、十四烷基硫酸钠），其机制是破坏血管内皮细胞，造成病灶血管的纤维化闭塞和体积的萎缩。单次治疗时，无水乙醇最为强效,但并发症较多,疼痛、肿胀明显,每次注射剂量不超过 0.5 ml/kg;聚桂醇相对温和,单次剂量不超过 8 ml;博莱霉素总剂量不超过 400 mg。当瘤体侵及眼眶球后、颈部等很多危险区域时,建议在 DSA 下评估治疗的安全性,再行血管内治疗。

硬化治疗的并发症包括皮肤坏死、短暂性肌肉痛、神经损伤、肺栓塞等,如注射至动脉中可能导致组织器官、肢体坏死甚至心肺危象死亡,减缓静脉回流是治疗中提高疗效、减少并发症的重要措施。

(2)铜针/铜丝治疗　Mullan 于 1972 年用铜针留置治疗颈内动脉海绵窦瘤,其机制是铜针或铜丝置入后释放出带正电荷的铜离子,改变了血管内的负电荷,血细胞、纤维素粘于管壁释放出凝血因子,诱发血栓形成,起效快,效果明显。但此方法患儿疼痛明显,适用于广泛静脉畸形患儿。

(3)手术治疗　绝大部分患儿病灶边界不清难以切除,并且对局部组织的功能和形态影响较大,创伤大、出血控制难、复发快、功能和外观影响大,因此,手术不是静脉畸形的首选治疗。部分界限较清楚的局限性异常扩张病灶手术较可行,或弥散型的静脉畸形对硬化治疗反应差,需要手术修复达到外观改善,比如,此类型的巨唇、眼睑臃肿、面部软组织萎缩等都是手术治疗的适应证;此外,对于疑难性静脉畸形病例,手术是辅助治疗的手段。手术原则应在保存基本功能的情况下,仔细分离,保护神经、血管、肌腱等重要组织结构,作适当的切除。

三、动静脉畸形

(一)临床表现

动静脉畸形(arteriovenous malformation,AVM)是一种高流量的先天性血管畸形,由扩张的动脉和静脉组成,异常的动静脉之间缺乏正常毛细血管床,血管扩张和侧支循环的开放导致动静脉畸形的发展,动脉和静脉通过畸形血管团相连接。动静脉畸形发病率低,无性别差异。40%~60%的患儿出生时即发现,没有明显增生的过程,随着年龄增长症状逐渐加重,激素水平、外伤等可促进发展,易被误诊为毛细血管畸形或血管瘤。头颈部相对好发,其次为四肢、躯干和内脏。病灶表现为皮肤红斑、皮温高、可触及搏动或震颤,听诊可闻及动脉杂音。局部可出现疼痛、溃疡或反复出血,严重者因长期血流动力学异常可致心力衰竭。畸形脉管形成侧支分流,血液分流到阻力低的动静脉管道,血压降低、血流量增加,导致血管扩张,静脉扩张、动脉肥厚,称为"盗血现象"。动静脉畸形常伴发溃疡形成,多与动静脉畸形盗血导致的动脉缺血或急性临近部位的毛细血管静脉压力增加有关。

1990 年,ISSVA 采纳了 Schobinger 分期,将动静脉畸形按照疾病进展的严重程度分为 4 期(表 3-6-4-1)。

表 3-6-4-1　动静脉畸形的 Schobinger 临床分期

Schobinger 分期	临床表现
一期(静止期)	无症状,通常从出生到青春期。病灶不明显,或仅仅表现为葡萄酒色斑或血管瘤消退期的外观。触诊可及皮温升高
二期(扩张期)	通常在青春期开始,肿物增大,肤色加深,侵及皮肤和深部结构。触诊可及搏动、震颤,听诊可闻及杂音
三期(破坏期)	出现自发性坏死、慢性溃疡、疼痛或出血等症状
四期(失代偿期)	长期血流动力学异常,并发高排低阻性心功能不全或心力衰竭

（二）诊断

大多数动静脉畸形可通过临床表现明确诊断。部分深部病灶通过 DSA、MRI 等辅助检查明确诊断。

（三）鉴别诊断

1. CM－AVM　毛细血管畸形-动静脉畸形（CM－AVM），与 RASA1 基因突变相关，临床上毛细血管畸形的表现多样，通常较小（1～2 cm），圆形或椭圆形，颜色从粉红色至浅棕粉色，或孤立的大面积（2～3 cm）病变，周围可有"盗血现象"引起的浅色圆环，患儿多存在动静脉畸形或动静脉瘘，大部分位于头颈部。

2. 遗传性出血性毛细血管扩张症（HHT）　患儿自发复发性鼻衄多出现在夜间，皮肤（唇部、手指等）和黏膜出现多发性毛细血管扩张，动静脉瘘和动静脉畸形均可发生，好发于肝、肺、脑部，家族史阳性。血管壁变薄，弹力纤维缺乏，平滑肌缺乏，毛细血管壁和小动脉壁仅由一层内皮细胞组成，血管迂曲或扩张。

3. Parkes-Weber 综合征　又称血管-骨肥大综合征，与 KT 综合征类似，但 Parkes-Weber 综合征合并有动静脉瘘，后者是以流速缓慢脉管畸形为特征。受累肢体皮肤呈粉色，皮温高，MRI 可显示动静脉畸形。

4. Cobb 综合征　也称为皮肤-脊椎脊髓-血管瘤病，是指皮肤血管畸形合并同一节段脊髓血管畸形，是散发的躯干水平动静脉结构异常，连接脊髓到皮肤的相同位置的动静脉畸形。脊髓畸形的神经病学表现包括神经根疼痛、运动功能障碍、感觉异常和痉挛性麻痹。

（四）辅助检查

通过临床表现如不能明确，可利用影像学检查辅助诊断。彩色多普勒可检测 AVM 的高流量特征。MRI 有利于明确病灶范围。数字减影血管造影（digital subtraction angiography，DSA）是动静脉畸形诊断的金标准，治疗前需进行 DSA 检查，为治疗方案的选择提供指导。如果病灶累及骨骼，则需进行计算机体层血管成像（computed tomography angiography，CTA）检查。除了疑似恶性肿瘤不能明确诊断的病例，活检通常不必要，且活检创伤可能引起病灶出血和病情加重。

（五）治疗

动静脉畸形治疗困难，复发率高，在患儿出现明显症状或有明确的病灶进展时（如发展到二期、三期）可进行治疗。病灶供血动脉结扎或供血动脉近端栓塞可临时控制出血，因病灶未充分处理，侧支循环迅速建立可加重病情，且不利于后期治疗，这种有害无益的治疗方式应予废弃。目前动静脉畸形常用的治疗方法包括介入栓塞、无水乙醇介入治疗、外科手术、联合治疗。

1. 介入栓塞　栓塞的目的是为了使病变中心的微动静脉瘘及畸形血管团闭塞。栓塞剂包括固体栓塞剂、液体栓塞剂、无水乙醇。固体栓塞剂包括明胶海绵粉、聚乙烯醇泡沫颗粒（polyvinyl alcohol，PVA）及弹簧圈，可用于术前栓塞，减少术中出血，此类栓塞剂不能破坏血管内皮细胞，易复发，不适用于缓解症状，多用于动静脉畸形手术前准备。液体栓塞剂包括黏性丙烯酸聚合物氰基丙烯酸异丁酯（n-butyl cyanoacrylate，NBCA）或 Onyx，可用于动静脉畸形的初始治疗，引起血管内皮细胞和血管堵塞，但再通率高且价格昂贵，也多用于术前准备。无水乙醇介入栓塞后，滞留在血管腔的乙醇可使血管内皮细胞变性，血管壁破坏、血栓形成，每次栓塞量不超过 0.5 ml/kg，但误栓可引起不可逆性并发症如周围正常组织坏死、重要器官功能丧失（如失明），甚至心肺衰竭死亡，该治疗必须由经验丰富的专科医生实施，以尽可能减少严重并发症的发生。对于很多颅外动静脉畸形，如果能够有效控制很低的并发症率，无水乙醇介入是颅外动静脉畸形首选的、有治愈潜力且实现高度选择性的主要治疗。

2. 手术治疗　外科手术在无水乙醇介入栓塞治疗出现以前长期是动静脉畸形治疗的金标准。彻底清除病灶是手术治疗的理想目标。病灶切除后的缺损不建议直接植皮,可予局部皮瓣、扩张皮瓣或游离皮瓣修复。彻底的手术切除可以实现病灶区域的长期稳定,不再复发,而不完全的切除通常与后期的复发有关。严重的、范围过大和已经导致严重并发症如出血、疼痛或坏死的肢体动静脉畸形,最终需要截肢。

3. 联合治疗　一期患儿主要采取保守治疗并严密观察病变发展,较大小儿方可考虑栓塞治疗;二期患者多见于青壮年,可以行栓塞治疗或手术治疗;三期患儿病变侧支循环建立迅速,可栓塞后 24 小时或 48 小时行手术治疗。

无水乙醇介入栓塞技术和外科手术技术(包括器官重建技术、显微外科技术、颌面外科技术、美容外科技术等)均熟练掌握的联合治疗团队可有效实现针对同一患儿应用多学科技术的联合应用,实现患儿在疗效和安全性方面的利益最大化。

四、淋巴管畸形

(一) 临床表现

淋巴管畸形(lymphatic malformation,LM),以往称为"淋巴管瘤",是先天性脉管畸形疾病,可能由原始淋巴囊的出芽异常造成。该病多在 2 岁前个体中发病,约 50%患儿出生时即发现罹患此病。淋巴管畸形可发生在身体具有淋巴管网的任何部位即除中枢神经系统以外的任何地方,约 75%病变发生在头、颈部,其次为腋窝、纵隔及四肢。通常根据囊腔大小被分为大囊型、微囊型和混合型。大囊型淋巴管畸形由 1 个或多个体积≥2 cm³ 的囊腔构成(即以往所称的囊肿型或囊性水瘤),很少是单一的囊肿,多是由多个、相通或分隔的囊肿组成,这些淋巴管囊肿含有半透明状琥珀色液体,而微囊型淋巴管畸形则由多个体积<2 cm³ 的囊腔构成(即以往的毛细管型和海绵型),病灶相对较实心;二者兼而有之的则称为混合型淋巴管畸形。微囊型和巨囊型可以通过抽吸完成减压进行区别。淋巴管畸形的临床表现受病变的类型、范围和深度的影响差异很大。有些表现为皮肤黏膜上充满液体的小泡,而有些表现为巨大的肿物。

(二) 诊断

淋巴管畸形的临床症状多比较典型,再结合超声、诊断性穿刺及 MRI 检查,必要时依据情况辅以 CT 检查及活检,基本可以确诊。

结合病史和体征后怀疑为淋巴管畸形时,应常规先行超声检查,可明确瘤体的部位、性质、大小及与周围组织的关系,为手术或药物注射治疗提供依据,并可用于监测预后情况。MRI(血管增强)检查可提供比较可靠的客观图像及鉴别淋巴管和血管,淋巴管异常在 T2 加权序列相呈高信号、在 T1 相呈流体等信号。深入了解瘤体的位置及与周围组织的关系,对于颈腋部较复杂位置以及腹盆腔较深位置的瘤体,在超声不能诊断时可用于鉴别诊断,也可辅助诊断性穿刺。若穿刺抽出淡黄色清亮淋巴液即可诊断为淋巴管畸形,若抽出陈旧性血液结合细胞学检查可诊断为淋巴管瘤伴出血。

(三) 并发症

淋巴管畸形发展较大引起容貌缺陷,其余并发症以蜂窝组织炎多见。由细菌通过皮肤囊泡侵入引起,若病变没有屏障功能可引起感染。伴皮肤囊泡的淋巴管畸形易并发淋巴和血液渗漏;大囊型病变会自发性出血和形成血栓;累及肌肉或器官可导致相应的功能障碍。

（四）治疗

淋巴管畸形是淋巴系统的良性病变,生长缓慢,很少自然消退,但在遭受创伤、感染及发生囊内出血或不适当治疗后增长迅速。若淋巴管畸形生长在特殊部位,则可能导致毁容、畸形、压迫重要器官引起功能障碍,造成长期后遗症,甚至危及患儿生命。故对该病需采取积极恰当的医疗干预措施。

1. 硬化治疗　对于巨囊型淋巴管畸形,手术切除难度较高,易造成神经损伤,难以完全切除则易引起复发,而硬化治疗对巨囊型效果显著,80%巨囊型病灶对硬化治疗效果很好,且硬化治疗创伤小,不易复发,操作简单安全,不遗留瘢痕。行硬化剂注射治疗时,应根据病灶特点,进行分部位、多次囊腔内注射治疗,避免损伤重要神经、腺体等。一般应抽尽或接近抽尽每个囊腔中的淋巴液,再注入合适剂量与浓度的硬化剂。对于侵犯口底、咽旁、气道周围的病例,为避免治疗后肿胀引起的气道阻塞,治疗前需争取行气管切开术。若气管切开区域有病灶,可先行治疗。硬化剂包括无水乙醇、多西环素、沙培林、博莱霉素等。无水乙醇和博莱霉素剂量控制如静脉畸形的治疗;多西环素通常以 10 mg/ml 的浓度注射,总注射量达 100 ml,术中过程痛苦,建议全麻或术后镇痛,但治疗后的疼痛和肿胀发生率低;沙培林是溶血性链球菌制剂 OK-432,可以引起囊腔的炎症反应和后续收缩,适用于混合病变,针对残留或切除后复发的病灶效果也较好,但会术后肿胀明显。

（2）手术治疗　随着硬化治疗的开展和经验的积累,目前不主张毫无选择地对任何类型的淋巴管畸形都进行手术切除,只有很少数病例需要在婴幼儿期行手术切除。局限性巨囊型病变可以手术完全切除,但弥漫性微囊型病变完全切除困难。目前认为手术的指征为:① 病灶较小,位置较好可完全切除;② 有症状的微囊型淋巴管畸形;③ 硬化治疗后仍有症状的巨囊型及混合型淋巴管畸形;④ 有危及生命的并发症;⑤ 对外观影响较大。手术切除淋巴管畸形首先需考虑到其良性疾病的性质,保证重要结构的保留。残留的病灶可通过注射硬化剂进一步治疗。对于头面部淋巴管畸形,巨囊型的舌骨下和舌骨上淋巴管畸形完全或次全切除的可能性较大,对于双侧较大病灶并且有上呼吸道压迫的患儿,手术应为首选治疗。双侧舌骨上伴有上呼吸道压迫的淋巴管畸形只能行部分手术切除,术后应注意水肿引起的上呼吸道压迫加重。气管切开和放置胃管对于这些病例预防压迫发生很重要。

（3）雷帕霉素　雷帕霉素(Rapamycin)又称西罗莫司(Siromus),是吸水链霉菌产生的一种大环内酯类抗生素,为 mTOR 抑制剂,最早用于肾脏移植患儿术后的免疫治疗。2008 年,首次应用于 Proteus 综合征患儿,病情得到控制,近年来研究发现雷帕霉素在难治性脉管异常疾病中也有不错的效果。

雷帕霉素用于难治性脉管畸形,包括 PHACE 综合征、卡波西样血管内皮瘤、丛状血管瘤、弥散淋巴管微囊变、毛细血管-淋巴管-静脉畸形、Sturge-Weber 综合征、蓝色橡皮泡痣综合征、Maffucci 综合征等,对于 6 月龄以下患儿,剂量为 0.1 mg/kg,每日一次;6 个月以上患儿,剂量多以 2 mg/d 开始,根据血清药物浓度进行调整 1～3 mg/d,使血清浓度稳定在 10～15 ng/ml,患儿症状得到显著改善。口服雷帕霉素副作用包括口腔黏膜炎、头痛、恶心、头晕、鼻出血、高血压、关节疼痛等,这些副作用与剂量相关且可逆;实验室检查异常包括:血小板减少、白细胞减少、血色素降低、高甘油三酯血症、高胆固醇血症、高血糖、肝酶升高、乳酸脱氢酶升高、低钾、低镁血症等;但有报道描述 2 例 KHE 和 KMP 的婴儿患儿在雷帕霉素开始治疗后不久出现阵发性咳嗽和呼吸急促,后死于感染,提示雷帕霉素对于婴幼儿患儿的潜在感染风险,强调了抗生素预防和血清西罗莫司监测的重要性。目前也有雷帕霉素乳膏外用的相关研究,但是副作用较大且效果不明显,仍缺乏相关研究证实其有效性。

目前雷帕霉素用于血管瘤和脉管畸形疾病中仍是二线治疗方式,对于传统药物治疗有效的病变及不严重的病变,雷帕霉素不是首选治疗方式;对于难治性的病变可考虑使用雷帕霉素治疗来缓解症状。目前国外报道雷帕霉素治疗仍多数是个案报道,随机对照研究的临床疗效和安全性观察仍待进一步研究。总之,雷帕霉素有良好的应用前景。

(欧阳天祥　袁斯明)

参考文献

[1] 中华医学会整形外科分会血管瘤和脉管畸形学组. 血管瘤和脉管畸形诊断和治疗指南(2016 版)[J]. 组织工程与重建外科,2016,12(2):63-93.

[2] 邹运,陈辉,林晓曦. ISSVA 血管瘤和脉管畸形新分类(2018 版)[J]. 中国美容整形外科杂志,2018,29(12):711-713.

[3] Mulliken JB, Glowacki J. Hemangiomas and vascular malformations in infants and children: aclassification based on endothelial characteristics[J]. Plast Reconstr Surg,1982,69(3):412-422.

[4] International Society for the Study of Vascular Anomalies. ISSVA classification for Vascular Anomalies[EB/OL]. http://www.issva.org/UserFiles/file/ISSVA-Classification-2018.pdf,2018-05/2018-06-30.

[5] Greenberger S,Boscolo E, Adini I, et al. Corticosteroid suppression of VEGF-A in infantile hemangioma-derived stem cells[J]. New England Journal of Medicine,2010,362(11):1005-1013.

[6] N.Revencu,L.M.Boon,A. Mendola, et al. RASA1 mutations and associated phenotypes in 68 families with capillary malformation-arteriovenous malformation[J]. Hum Mutat,2013,34(12):1632-1641.

[7] Brouillard P,Vikkula M. Genetic causes of vascular malformations. Hum Mol Genet. 2007 Oct 15;16 Spec No. 2:R140-9. Epub 2007 Jul 31. Review.

[8] McCuaig, Catherine C. Update on classification and diagnosis of vascular malformations[J]. Current Opinion in Pediatrics,2017,1-11.

[9] Haggstrom A N, Drolet B A, Baselga E, et al. Prospective Study of Infantile Hemangiomas: Clinical Characteristics Predicting Complications and Treatment[J]. PEDIATRICS,2006,118(3):882-887.

[10] Chang L C,Haggstrom A N, Drolet B A, et al. Growth characteristics of infantile hemangiomas: implications for management.[J]. Pediatrics,2008,122(2):360-367.

[11] Fishman SJ,Mulliken J B. Hemangiomas and vascular malformations of infancy and childhood[J]. Pediatric Clinics of North America,1994,40(6):1177-1200.

[12] Mintz J, Mintz B L, Jaff M R. Kaposiform Hemangioendothelioma[M]// Atlas of Clinical Vascular Medicine. 2013.

[13] Enjolras O, Wassef M, Mazoyer E, et al. Infants with Kasabach-Merritt syndrome do not have "true" hemangiomas[J]. Journal of Pediatrics,1997,130(4):631.

[14] Zukerberg L R, Nickoloff B J, Weiss S W. Kaposiform hemangioendothelioma of infancy and childhood. An aggressive neoplasm associated with Kasabach-Merritt syndrome and lymphangiomatosis[J]. American Journal of Surgical Pathology,1993,17(4):321.

[15] Sarkar M，Mulliken J B，Kozakewich H P W，et al. Thrombocytopenic Coagulopathy（Kasabach-Merritt Phenomenon）Is Associated with Kaposiform Hemangioendothelioma and Not with Common Infantile Hemangioma[J]. Plastic & Reconstructive Surgery，1997，100(6):1377 - 1386.

[16] Kunzi-Rapp K. Topical propranolol therapy for infantile hemangiomas.Pediatr Dermatol 2012,29(2): 154 - 159.

[17] Metry D W，Haggstrom A N，B.A. Drolet，et al. A prospective study of PHACE syndrome in infantile hemangiomas：Demographic features，clinical findings，and complications[J]. American Journal of Medical Genetics，2006，140A(9):975 - 986.

[18] Frieden IJ，Reese V，Cohen D. PHACE Syndrome：The Association of Posterior Fossa Brain Malformations，Hemangiomas，Arterial Anomalies，Coarctation of the Aorta and Cardiac Defects，and Eye Abnormalities[J]. Archives of Dermatology，1996，132(3):307 - 311.

[19] Drolet BA，Trenor CR，Brandao LR，et al. Consensus-derived practice standards plan for complicated Kaposiform hemangioendothelioma. J Pediatr,2013,163: 285 - 291.

[20] Shirley MD，Tang H，Gallione C J，et al. Sturge-Weber Syndrome and Port-Wine Stains Caused by Somatic Mutation in GNAQ[J]. New England Journal of Medicine，2013，368(21):1971.

[21] Enjolras O，Riche M C，Merland J J. Facial port-wine stains and Sturge-Weber syndrome[J]. Pediatrics，1985，76(1):48 - 51.

[22] Alster T S，Tanzi E L. Combined 595-nm and 1,064-nm Laser Irradiation of Recalcitrant and Hypertrophic Port-Wine Stains in Children and Adults[J]. Dermatologic Surgery，2009，35(6):914 - 918; discussion 918 - 919.

[23] Balakrishnan C，Vanjari S B. 585 nm FOR THE TREATMENT OF PORT - WINE STAINS[J]. Plastic and Reconstructive Surgery，1991，88(3):547.

[24] Dompmartin A，Vikkula M，Boon L M. Venous malformation：update on aetiopathogenesis，diagnosis and management[J]. Phlebology，2010，25(5):224 - 235.

[25] Burrows PE，Mason K P. Percutaneous Treatment of Low Flow Vascular Malformations[J]. Journal of Vascular & Interventional Radiology，2004，15(5):431 - 445.

[26] Lee BB，Kim D I，Huh S，et al. New experiences with absolute ethanol sclerotherapy in the management of a complex form of congenital venous malformation[J]. Journal of Vascular Surgery，2001，33(4):764 - 772.

[27] Lee BB，Do Y S，Byun H S，et al. Advanced management of venous malformation with ethanol sclerotherapy：Mid-term results[J]. Journal of Vascular Surgery，2003，37(3):533 - 538.

[28] Lee BB，Kim D I，Huh S，et al. New experiences with absolute ethanol sclerotherapy in the management of a complex form of congenital venous malformation[J]. Journal of Vascular Surgery，2001，33(4):764 - 772.

[29] LiuY，Liu D，Wang Y，et al. Clinical Study of Sclerotherapy of Maxillofacial Venous Malformation Using Absolute Ethanol and Pingyangmycin[J]. J Oral Maxillofac Surg，2009，67(1):98 - 104.

[30] Moukaddam H，Pollak J，Haims A H. MRI characteristics and classification of peripheral vascular

malformations and tumors[J]. Skeletal Radiology，2009，38(6):535－547.

[31] Capillary Malformation－Arteriovenous Malformation，a New Clinical and Genetic Disorder Caused by RASA1 Mutations[J]. American Journal of Human Genetics，2003，73(6):1240－1249.

[32] Timmerman D，Wauters J，Calenbergh S V，et al. Color Doppler imaging is a valuable tool for the diagnosis and management of uterine vascular malformations[J]. Ultrasound in Obstetrics and Gynecology，2003，21(6):570－577.

[33] Spetzler R F，Martin N A，Carter L P，et al. Surgical management of large AVM's by staged embolization and operative excision[J]. Journal of Neurosurgery，1987，67(1):17－28.

[34] Spetzler R F，Martin N A. A proposed grading system for arteriovenous malformations[J]. Journal of Neurosurgery，1986，65(4):476－483.

[35] Fleetwood I G，Steinberg G K. Arteriovenous malformations [J]. The Lancet，2002，359(9309):863－873.

[36] Kohout M P，Hansen M，Pribaz J J，et al. Arteriovenous Malformations of the Head and Neck：Natural History and Management[J]. Plastic and Reconstructive Surgery，1998，102(3):643－654.

[37] Hamilton MG，Spetzler R F. The Prospective Application of a Grading System for Arteriovenous Malformations[J]. Neurosurgery，1994，34(1):2－7.

[38] Mathur NN，Rana I，Bothra R. Bleomycin sclerotherapy in congenital lymphatic and vascular malformations of head and neck[J]. International Journal of Pediatric Otorhinolaryngology，2005，69(1)：75－80.

第五节　与血管瘤和脉管畸形相关的综合征

脉管异常(Vascular Anomalies)是全部血管以及淋巴管异常疾病的统称。长期以来由于临床症状繁杂、涵盖病种广泛，对于脉管异常的诊断、分类和治疗方案选择一直存在许多争议。很多类型的脉管性疾病会合并其他异常而表现出典型的临床症状，形成各种脉管异常相关的临床综合征(Syndromes Associated with Vascular Anomalies)。这些脉管异常相关综合征并不常见，然而相比于孤立的脉管性疾病，这些综合征涉及的脉管疾病在治疗上通常更加困难且需要较长的治疗周期，因而更需要得到及时而准确的诊断以及合理的治疗方案。本文旨在以最新研究进展为基础对几种典型的脉管异常相关综合征的诊断与治疗进行概括和总结。

一、脉管异常的分类及相关综合征

1863 年，细胞病理学之父 Virchow 首次提出了"血管瘤"的概念，其分类包括单纯性血管瘤、海绵状血管瘤和蔓状血管瘤。此后的一个世纪里"血管瘤"的概念一直被沿用,且至今仍有部分学者将这类疾病称为"血管瘤"。1982 年 Mulliken 和 Glowacki 等根据这类疾病的临床表现、组织病理学和细胞生物学特征将脉管性疾病分为血管肿瘤和脉管畸形两大类。1992 年,国际脉管性疾病研究协会((ISSVA)成立,Mulliken 等提出的这一分类标准逐渐被大家接受,并在各位学者的持续研究下不断完善。ISSVA 于 2014 年提出最新脉管分类标准及相关的脉管异常综合征。

1. 血管肿瘤及相关综合征 血管肿瘤包括良性肿瘤(婴幼儿血管瘤、先天性血管瘤、丛状血管瘤、梭状细胞血管瘤、上皮样血管瘤和化脓性肉芽瘤等)、局部浸润性肿瘤(卡波西肉瘤、网状血管内皮瘤、血管内乳头状血管内皮瘤、复合性血管内皮瘤和卡波西样血管内皮瘤等)和恶性肿瘤(血管肉瘤和上皮样血管内皮瘤等)。血管肿瘤相关综合征主要包括 Kasabach-Merritt 综合征(卡梅综合征)、PHACE 综合征和 VHL 综合征等。

2. 脉管畸形及相关综合征 脉管畸形包括毛细血管畸形、静脉畸形、动静脉畸形、淋巴管畸形和混合性脉管畸形等。脉管畸形相关综合征主要包括 Klippel-Trenaunay 综合征、Parkes-Weber 综合征、Sturge-Weber 综合征、Rendu-Osler-Weber 综合征、Maffucci 综合征、Blue rubber bleb nevus 综合征(蓝色橡皮乳头样痣综合征)、Proteus 综合征、CLOVE(S)综合征、Bannayan-Riley-Ruvalcaba 综合征、Gorham-Stout 综合征和 Wyburn-Mason 综合征等。

二、血管肿瘤相关综合征

1. Kasabach-Merritt 综 合 征 (Kasabach-Merritt Syndrome,KMS) 又称卡梅综合征或卡梅现象,放射科医生 Kasabach 与儿科医生 Merritt 于 1940 年首次报道了该疾病。KMS 是指巨大血管肿瘤伴有严重血小板减少、微血管病性溶血性贫血、继发性纤维蛋白原和凝血因子消耗的一种临床综合征。多种血管肿瘤可以伴有 KMS,如卡波西样血管内皮瘤(Kaposiform hemangioen-dothelioma,KHE)、丛状血管瘤(Tufted angioma,TA)等,其中以 KHE 最为常见,占比约 70%。KMS 的临床表现差异较大,其皮肤血管肿瘤特点是:KHE 多为单发的巨大(>5 cm)血管瘤,且可在短时间内迅速增大,常见

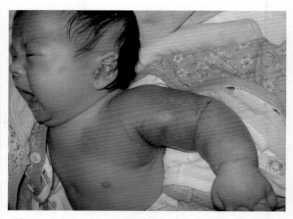

图 3-6-5-1 女性患儿,48 d,左上臂 KHE

于肢体近端(图 3-6-5-1);TA 则颜色鲜红,压之不褪色,略突出于表面。除了皮肤外,血管肿瘤还可发生于肝脏、脾脏、胰腺等多种脏器。

KMS 的血管肿瘤通常累及真皮、皮下脂肪和肌肉。从组织学上看,瘤体由大片不规则的梭形细胞和内皮细胞组成裂隙状的血管通道,免疫组化染色中 D2-40、lyve1 和 prox-1 等淋巴管相关标记物及 CD31 和 CD34 等血管相关标记物表达阳性,而 GLUT-1 则为阳性(图 3-6-5-2)。TA 组织学特点为"炮弹"样大小不一的结节或成簇的毛细血管。TA 和 KHE 有相同的免疫表型,Prox-1、D2-40、lyve1、CD31 和 CD34 均表达阳性。

KMS 有多种检查方法,包括 MRI、超声、血管造影、CT 等,其中 MRI 为最常用的检查方法,但价格相对较贵,且不能动态观察。超声方便快捷且经济实惠,对于血管病变检查技术也相对成熟,可以清楚识别

和界定这些血管病变的边缘、形态等，且可对肿瘤内部血流大体情况及动态变化提供直观的影像学资料。

KMS 的发病机制主要是肿瘤内血小板潴留、局部和弥散性血管内凝血，继发消耗性凝血功能障碍。实际上部分脉管畸形也被证实能够引起血小板减少以及凝血紊乱，因此在 1997 年 Sarkar 等提出了卡梅现象（KMP）的概念作为统称以替代 KMS。

KMS 的治疗方法选择很多，治疗手段因人而异，对于局灶病变手术仍是首选治疗，对于重症的或手术难以切除的 KMS 可选择血管瘤内栓塞、硬化剂注射并结合激素治疗或放射治疗。药物治疗方法应用于 KMP 的治疗也是有一定效果的，包括激素、长春新碱、干扰素、普萘洛尔、雷帕霉素、丙种球蛋白和联合药物治疗等。对于 KMS 的治疗方法的研究还在继续，近年来的研究提出由于长春新碱和激素治疗的副作用较多而不再被提倡，而雷帕霉素成为了研究新宠，然而其在临床上的运用还需进一步研究。大部分的 KMS 发展缓慢甚至可以自行消退，也有部分会长期存在或治疗后复发。KMP 的治疗方案见表 3－6－5－1。

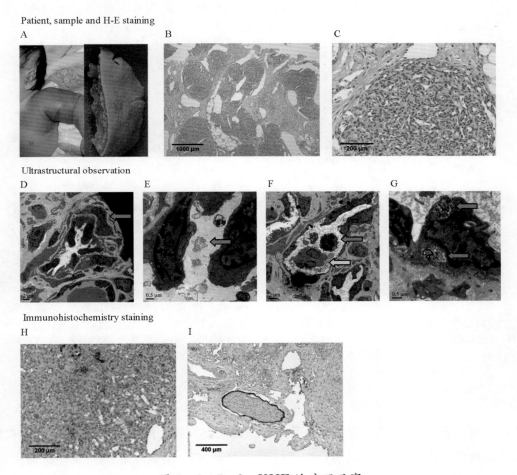

图 3－6－5－2　KHE 的病理观察

新鲜肿瘤标本（A）染色显示肿瘤结节（B）（×40），肿瘤结节的中心区域是狭缝状管腔，而边缘是不规则的毛细血管（C）（×200）。超微结构观察显示肿瘤结节中的狭缝状管腔，管腔内皮细胞胞核大，胞核呈乳头状向管腔突起（D）；狭缝状管腔中的血小板，管壁周围的薄层基底膜和周细胞（E）；狭缝状管腔中的淋巴细胞和巨噬细胞（F）；肿瘤内皮细胞胞浆中的吞噬泡（G）。免疫组化染色显示肿瘤结节的血管腔中可见大量 Glut1 阳性红细胞（H、I）（×200）。引自：Yuan SM, Hong ZJ, Chen HN, Shen WM, Zhou XJ. Kaposiform hemangioendothelioma complicated by Kasabach-Merritt phenomenon：ultrastructural observation and immunohistochemistry staining reveal the trapping of blood components [J]. Ultrastruct Pathol，2013，37(6)：452－5.

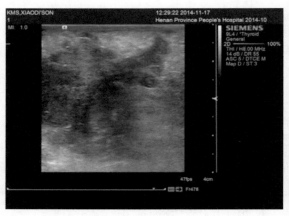
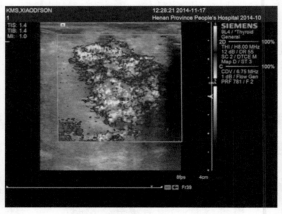

A   B

图 3-6-5-3　伴有 KMP 的 KHE 超声表现。血管瘤体积大,边界不清晰,沿组织间隙生长,形态不规则(A)血管瘤内部血流杂乱、每平方厘米组织内可见 5～6 条小血管(B)。
引自:徐瑞,张小林. Kasabach-Merritt 综合征血管瘤超声特征[J]. 中国实用医药,2017,12(23):91-93.

表 3-6-5-1　KMP 的治疗方案

药物治疗方案		推荐剂量	疗程	副作用
北美治疗标准	糖皮质激素＋长春新碱	口服泼尼松龙 2 mg/(kg·d)或甲基强的松龙 1.6 mg/kg/d＋四甲基长春新碱 0.05 mg/(kg·w)	糖皮质激素治疗到 KMP 症状完全缓解 根据临床反应继续长春新碱	糖皮质激素:高血糖,免疫抑制,胃肠道反应,高血压等 长春新碱:便秘,周围神经病变,SIADH 等
欧洲治疗标准	长春新碱＋阿司匹林＋噻氯匹啶	口服四甲基长春新碱 0.05 mg/(kg·w)＋阿司匹林 10 mg/(kg·d)＋噻氯匹啶 10 mg/(kg·d)	长春新碱治疗到 KMP 症状完全缓解 根据临床反应继续使用阿司匹林和噻氯匹啶	长春新碱:便秘,周围神经病变,SIADH 等 阿司匹林:Reye 综合征等 噻氯匹啶:血脂异常,腹泻等
替代疗法	糖皮质激素＋雷帕霉素	口服泼尼松龙 2 mg/(kg·d)或甲基强的松龙 1.6 mg/(kg·d)＋西罗莫司 0.8 mg/m²/d	糖皮质激素治疗到 KMP 症状完全缓解 继续使用雷帕霉素至少 1 年	糖皮质激素:高血糖,免疫抑制,胃肠道反应,高血压等 雷帕霉素:高脂血症,口腔溃疡,免疫抑制等
	干扰素 α	300 万 U/(m²·d)		流感样症状,痉挛型脑瘫风险(小于 1 岁小儿不推荐)

2. PHACE综合征　PHACE综合征是指头颈部血管瘤伴有多个部位畸形,是一组神经皮肤综合征。PHACE综合征典型临床表现包括:后颅窝畸形(P)、血管瘤(H)、动脉异常(A)、主动脉缩窄和心脏畸形(C)、眼异常(E)。Frieden 在 1996 年首先报道该疾病。除了上述症状,PHACE综合征也存在一些特殊的病变,包括成视网膜细胞瘤、淋巴管畸形、面裂或牙釉质发育不全等。该疾病女性小儿多见,病程中可能发生脑卒中和癫痫发作,也会出现语言发育延迟和吞咽困难。现在已制定出了诊断标准,见表 3-6-5-2。

PHACE综合征中血管瘤特点是:发生于头颈部大面积血管瘤,有人进行了分节段(图 3-6-5-5)。有 4 种不同的分布模式:1 节段(额颞部),2 节段(上颌部),3 节段(下颌部)和 4 节段(额鼻部),其中 1、4 节段分布的血管瘤比例较高,孤立的上颌部血管瘤很少见;增生期为 6～18 个月,然后消退;若血管瘤分布大于 1

个节段则PHACE综合征的危险较高。PHACE综合征的发病机制仍不清楚,目前的研究认为该疾病与神经嵴细胞在胚胎发育过程中的突变及发育异常有关。

　　由于PHACE涉及多脏器的病变,因此需要多科室联合治疗,一旦确诊,需尽早开始长期规范化的药物治疗,手术一般不作为首选方案。全身用药以糖皮质激素和普萘洛尔为主(图3-6-5-4),局部外用药有噻吗洛尔乳膏、卡替洛尔滴眼液等,局部注射剂包括平阳霉素、糖皮质激素注射剂等。PHACE综合征的血管瘤需谨慎采用普萘洛尔治疗,为避免低血糖、气喘、低血压和心动过缓等副作用,用药剂量应尽可能低,缓慢增加剂量,多次服用,同时严密随访和评价疗效及其副作用。

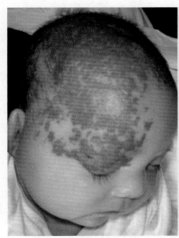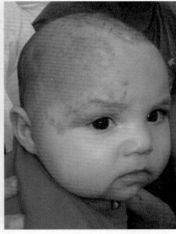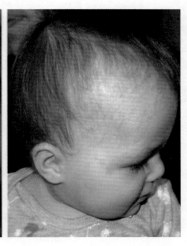

图3-6-5-4　女性患儿,10月龄,右半颜面快速增殖期的婴幼儿血管瘤,影响到头皮、额头和上眼睑与视觉,口服普萘洛尔治疗3个月后好转,药物最大剂量为2 mg/kg。
引自:Winter P carotid artery and anomalous circle of R, Itinteang T, Leadbitter P, et al. PHACE(S) syndrome with absent intracranial internal Willis[J]. J Craniofac Surg,2015, 26: 315-317.

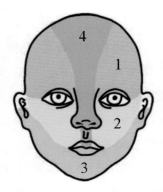

图3-6-5-5　PHACE综合征中面部血管瘤的节段性分布:1节段(额颞部),2节段(上颌部),3节段(下颌部)和4节段(额鼻部)。
引自:Haggstrom AN, Lammer EJ, Schneider RA, Marcucio R, Frieden IJ. Patterns of infantile hemangiomas: new clues to hemangioma pathogenesis and embryonic facial development [J]. Pediatrics, 2006, 117(3):698-703.

表 3－6－5－2　PHACE 综合征的诊断标准
（直径＞5 cm 的面部血管瘤＋1 个主要标准或 2 个次要标准）

器官系统	主要标准	次要标准
脑血管	大脑大动脉异常 大脑血管发育不良 动脉狭窄或闭塞伴或不伴烟雾 缺血或中度至重度的脑血管发育不全 大脑血管发生或发育异常 持续性三叉动脉 脑动脉的囊状动脉瘤	非三叉动脉的持续性胚胎动脉 窦前节间动脉与颈总动脉缺失 舌下动脉发育异常 听动脉发育异常
脑结构	颅后窝发育异常 dandy-walker 复合体或单侧/双侧小脑发育不良/发育不良	颅内血管瘤与颅外病变一致 胼胝体和透明隔发育异常 神经元迁移障碍
心血管	主动脉弓发育异常 主动脉缩窄 动脉瘤 锁骨下动脉异常伴或不伴血管环形成	室间隔缺损 右主动脉弓（双主动脉弓）
眼	眼后段发育异常 持续性胎儿血管（持续增生的原玻璃体） 视网膜血管异常 牵牛花综合征 视神经发育不全 视乳头旁巩膜葡萄肿	眼前段发育异常 角膜硬化 白内障 眼组织残缺 小眼畸形
腹侧和中线	胸骨缺损 胸骨裂 脐上裂	垂体机能减退 异位甲状腺

2. Von Hippel-Lindau 综合征（VHL）　又称林岛综合征，是指发生于神经系统或视网膜的血管母细胞瘤伴发全身多处肿瘤的一种罕见的常染色体显性遗传疾病。其基本病变包括：发生于神经系统或视网膜的血管母细胞瘤、肾脏透明细胞癌、嗜铬细胞瘤以及肝、肾、胰腺、附睾等多发囊肿或肿瘤。它的发病部位可见图 3－6－5－6。德国眼科医生 Eugen von Hippel 在 1904 年第一个描述了眼球内血管瘤的病例。Arvid Lindau 在 1927 年描述了小脑及脊髓内血管瘤的病例。

VHL 的致病基因位于 3p25－p26，突变类型有 1 500 多种，根据突变类型不同，表型也不同。目前还没有方法能逆转 VHL 的病程，也没有特异性的治疗手段，手术仍是首选治疗方法。最近 Martins 等提出 VHL 很多表型都是由 HIF2α 的异常表达导致的，对 HIF2α 的小分子靶向治疗可能改善疾病的多种症状；而 Feldman 等发现 VHL 相关的血管母细胞瘤（图 3－6－5－7，图 3－6－5－8）基质细胞特异性表达生长抑素受体（SSTR2a，SSTR4 和 SSTR5），激活这些受体可以下调基质细胞的活性，这些发现为 VHL 的治疗指出新的方向。

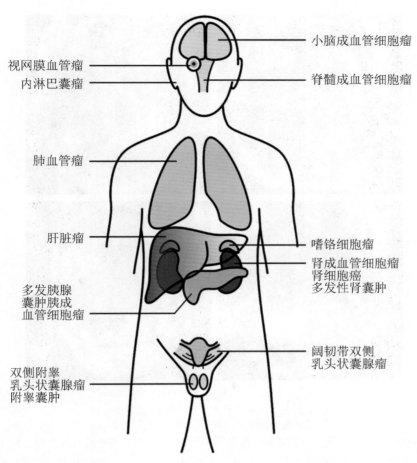

视网膜血管瘤
内淋巴囊瘤

小脑成血管细胞瘤
脊髓成血管细胞瘤

肺血管瘤

肝脏瘤

嗜铬细胞瘤
肾成血管细胞瘤
肾细胞癌
多发性肾囊肿

多发胰腺
囊肿胰成
血管细胞瘤

阔韧带双侧
乳头状囊腺瘤

双侧附睾
乳头状囊腺瘤
附睾囊肿

图 3-6-5-6 VHL 综合征的病变部位示意图

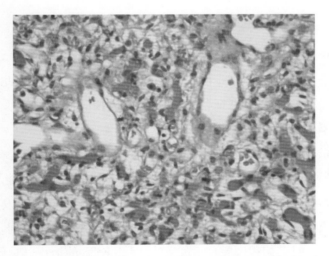

图 3-6-5-7 VHL 综合征的小脑血管母细胞瘤,表现出丰富的薄壁毛细血管和巨大基质细胞的增殖泡沫细胞质(HE 染色,400×)
引自:Findeis-Hosey Jennifer J,McMahon Kelly Q,Findeis Sarah K. Von Hippel-Lindau Disease [J]. J Pediatr Genet, 2016, 5(2):116-123.

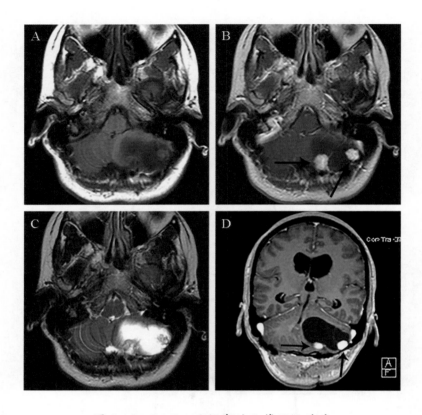

图 3-6-5-8　后颅窝的血管母细胞瘤

A:矢状位 T1 平扫,B:T1 增强,C:T2 加权,D:冠状位 T1 加权。MRI 显示 2 个相邻的囊性病变各有明显强化的结节(黑色箭头)对接左侧小脑软膜表面,可见水肿和邻近组织的侵袭。引自:Shanbhogue Krishna Prasad, Hoch Michael, Fatterpaker Girish, et al. von Hippel-Lindau Disease:Review of Genetics and Imaging [J]. Radiol. Clin. North Am.,2016,54(3):409-422.

3. 脉管畸形相关综合征

（1）Klippel-Trenaunay 综合征（KTS）　又称先天性静脉畸形骨肥大综合征,是指血管瘤伴发骨质和软组织肥大的一种临床综合征,1900 年 Klippel 和 Trenaunay 两名医生首先报道此征。其主要临床表现为毛细血管畸形、静脉畸形和骨软组织肥大三联征,淋巴管畸形也是 KTS 的常见特征。病变主要累及下肢,少数累及上肢,躯干少见,也可累及颅脑和内脏,如尿道、脑组织、纵隔、消化道等。

KTS 的临床表现与 Parkes-Weber 综合征（PWS）以及其他一些血管瘤病变有较多相似之处,特别是与 PWS 需要相互鉴别。目前 KTS 的病因尚不明确,有学者认为该疾病的发生可能与 AGGF1（VG5Q）基因变异导致脉管发育异常有关,如肢体静脉数量增多、管径扩大和血流增加;深静脉发育细小、闭塞或瓣膜缺如;淋巴管扩张和淋巴管瘤形成等。Klippel-Trenaunay 综合征需要和一些疾病鉴别,见表 3-6-5-3。

由于 KTS 可累及各系统,且其病程进展是不可逆的,因此 KTS 的治疗以对症处理、延缓病情发展和手术切除病理组织为主。对症治疗包括:压迫治疗、硬化剂注射、曲张浅静脉剥脱或射频治疗、解除深静脉压迫等。对于肢体肥大非常严重的患儿,手术切除病理组织是减轻肢体负担维持肢体功能的唯一选择。Sermsathar Iasawadi 等提出了一种超声引导下的射频消融联合泡沫硬化剂疗法,Saluja 等人报道了分馏 CO_2 激光消融治疗成功的案例,也有学者运用 595 nm 脉冲染料激光（PDL）治疗成功的案例,但长期效果还有待观察。单一的治疗手段效果都欠佳,只有早期确诊即开始综合贯序治疗才能为 KTS 患儿带来更好的疗效和预后。袁斯明主任多采用介入之后 3 日切除瘤体(图 3-6-5-9)。

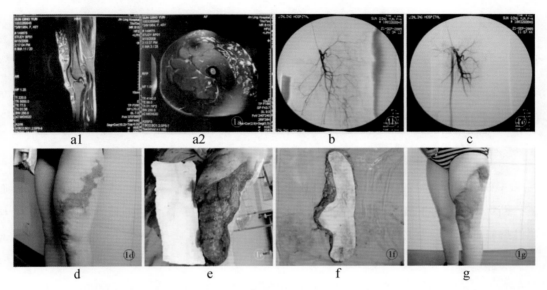

图 3-6-5-9 患者女性,50 岁,先天性左下肢肥大

a. MRI 检查;b. DSA 检查栓塞前;c. DSA 检查栓塞后术前;d. 术前;e. 栓塞后 3 日手术切除瘤体,皮片修复创面;f. 切除的瘤体;g. 术后 1 年。引自:袁斯明,洪志坚,姜会庆,等. 营养动脉栓塞辅助手术治疗 Klippel-Trenauney 综合征:2 例报告及文献回顾[J].中国美容整形外科杂志,2015,26(8):459-461.

表 3-6-5-3 Klippel-Trenauney 综合征与其他疾病的鉴别诊断

Sturge-Weber 综合征	面部皮肤毛细血管畸形(葡萄酒色斑) 软脑膜血管瘤病 青光眼
Parkes Weber 综合征	高流量血管畸形(AVM) 肢体过度生长 毛细血管、静脉和淋巴管畸形
CHILD 综合征	男性致死性的鱼鳞病样痣 偏侧肢体畸形
神经纤维瘤病(Ⅰ型)	牛奶咖啡斑 皮肤雀斑 神经纤维瘤 Lisch 结节 视神经胶质瘤 骨发育不良
Triploid 综合征	脑积水 中枢神经系统畸形 颅面畸形 足畸形及并指
淋巴丝虫病	来自热带的丝虫线虫寄生 鞘膜积液,淋巴水肿

Beckwith-Wiedemann 综合征	过度生长综合征 巨舌症,脏器肿大 增加小儿罹患肿瘤的风险
Russel-Silver 综合征	生长迟缓 偏身肥大,巨脑畸形 先天性趾侧弯,三角形面容
Proteus 综合征	毛细血管、静脉和淋巴管畸形 肺梗死 脊柱侧凸,肢体不对称 脂肪肥厚

（2）Parkes-Weber综合征（PWS）　又称为血管扩张性肥大综合征,是一种罕见复杂的先天性血管畸形综合征。其诊断标准为：① 下肢皮肤的葡萄酒色血管痣或血管瘤；② 静脉曲张和静脉畸形；③ 骨与软组织增生造成患肢增粗增长；④ 先天性动静脉瘘。从病理上而言,PWS的动静脉瘘中的动静脉间异常通道通常细且多。

由于PWS的临床表现和KTS颇为相似,部分临床医生将这两种疾病并称为Klippel-Trenauney-Weber综合征。实际上,虽然都伴有骨或软组织肥大,它们是两种不同性质的混合性脉管畸形。KTS为低流量脉管畸形,有毛细血管、静脉和淋巴管畸形,不伴有动静脉瘘。而PWS为高流量脉管畸形,有毛细血管和动静脉畸形,有丰富的动静脉瘘,而不伴有淋巴管畸形（图3-6-5-10）。PWS患儿具有RASA1基因突变,KTS患儿不具有该突变。Burrows报道了一例20岁男性PWS患者及其父亲的临床照片（图3-6-5-11）。赵青报道了用频谱多普勒诊断Parkes-Weber综合征（图3-6-5-12）。

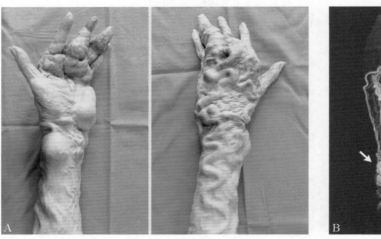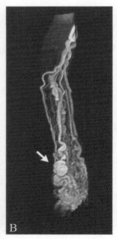

图3-6-5-10　77岁女性PWS患者,左手臂动静脉畸形,幼年起病

A:体格检查显示右手肥大,伴有巨大的动静脉畸形,包括手指、前臂、肘部和上臂；扩张的静脉和动脉异常搏动并伴有明显的震颤；在指尖见小的溃疡病灶；没有心脏衰竭的迹象。B:肘部、前臂和手部的磁共振血管造影显示动静脉的扩张和弯曲,在肢体的成像部分（箭头）存在多个高流量动静脉瘘及动脉瘤样扩张。引自：Stefan Stefanov-Kiuri, M. D.；Alvaro Fernandez-Heredero, M. D. Parkes Weber Syndrome [J].New England Journal of Medicine.2014.371（22）:2114.

PWS具有广泛的动静脉瘘,因此对于PWS的治疗非常棘手。目前的治疗方法主要是局部加压、介入栓塞和手术切除等对症治疗。应早期识别和确诊PWS,根据患儿的年龄和临床特征制订个性化的治疗方案,这样可延缓病情发展以及避免一些不必要的侵袭性诊断实验。

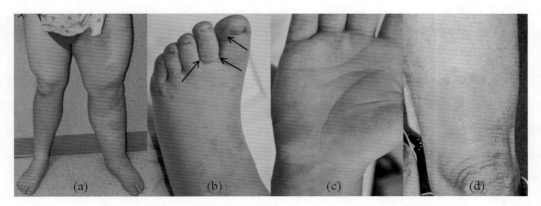

图3-6-5-11 20岁男性PWS患者及其父亲的临床照片

(a) 患者左下肢骨和软组织增生伴浅红色葡萄酒色斑。

(b) 患者左足肿胀伴多处淋巴滤泡(箭头)。

(c) 患者右手表现为典型的CM-AVM毛细血管染色(RASA1基因突变)。

(d) 父亲的左下肢表现为CM典型的葡萄酒色斑,可见边缘灰白色。

引自:Burrows P E, Gonzalez-Garay M L, Rasmussen J C, et al. Lymphatic abnormalities are associated with RASA1 gene mutations in mouse and man [J]. Proceedings of the National Academy of Sciences of the United States of America,2013,110(21):8621-8626.

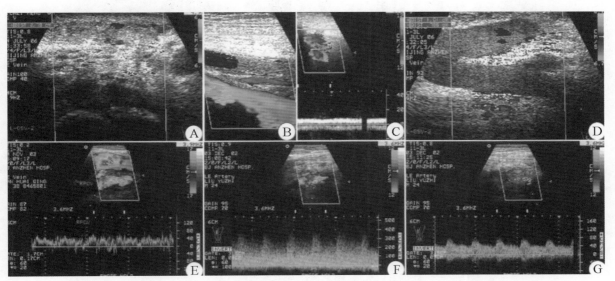

图3-6-5-12 Parkes-Weber综合征患儿的彩色及频谱多普勒影像学表现

A:11岁男性,左下肢软组织增厚,呈蜂窝状改变,广泛血管瘤;B:11岁男性,左股浅静脉上段血管狭窄,血流较细,静脉管径明显小于同名动脉;C:11岁男性,左股浅静脉上段血流频谱;D:11岁男性,左下肢外侧粗大浅静脉与大隐静脉伴行,血栓形成,未见血流;E:右腘动脉导管型瘘口与腘静脉相通,静脉内花色血流,呈"毛刺状"动静脉混合频谱;F:24岁男性,多发股动静脉瘘,为裂孔型瘘口,瘘口处高速低阻血流频谱;G:24岁男性,动脉瘘口远段管径较细,流速较低。引自:赵青,勇强,崔复霞,等.彩色多普勒超声对Parkes-Weber综合征的诊断[J].中国医药,2014,9(6).

（3）Sturge-Weber 综合征（SWS）：又称脑三叉神经血管瘤病、脑颜面部血管瘤病，是一种以眼脉络膜、颜面部及软脑膜毛细血管畸形为主要表现的先天性遗传性疾病，常伴有骨和软组织的过度增生。主要的临床表现为沿面部三叉神经区分布的毛细血管畸形、癫痫、对侧偏瘫、智力减退及伴发青光眼等。SWS 患儿多为小儿，常单侧发病，目前尚未发现性别、地域及种族差异。

SWS 的颜面部血管畸形特点是：畸形的毛细血管多位于三叉神经第 1 支或第 2 支分布的区域，常为单侧性，约 15% 为双侧性。除三叉神经分布区域外，偶有皮神经支配区域发生血管畸形的报道，亦可延伸至耳郭、口唇、牙龈、软腭、舌咽等其他面部区域或头皮，甚至可蔓延至颈部、躯干或四肢。病理上看 SWS 的颜面部血管畸形为位于真皮浅层的大量扩张的薄壁微静脉，扩张的血管腔内充斥乏氧血而呈现葡萄酒色。有学者认为，SWS 的颜面部血管畸形是脑静脉发育不良的代偿反应。SWS 的脑膜葡萄状血管畸形由位于蛛网膜下扩张的静脉组成，常累及大脑的枕叶及颞叶。脑面血管畸形对侧可出现偏瘫及偏身萎缩。其临床表现见图 3-6-5-13，眼底和眼部表现见图 3-6-5-16，图 3-6-5-17。而 SWS 的脑膜葡萄状血管畸形的核磁改变见图 3-6-5-15。病理变化见图 3-6-5-14。

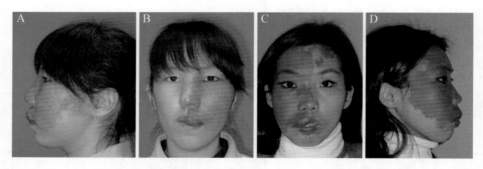

图 3-6-5-13　15 岁女性 SWS 患者，左下眼睑至上唇的毛细血管畸形（A）（B）；29 岁女性 SWS 患者，右面部毛细血管畸形，前额的对侧存在跳跃性病变（C）（D）
引自：Yamaguchi K，Lonic D，Chen C，et al. Correction of Facial Deformity in Sturge-Weber Syndrome [J]. Plastic & Reconstructive Surgery Global Open，2016，4(8)：1.

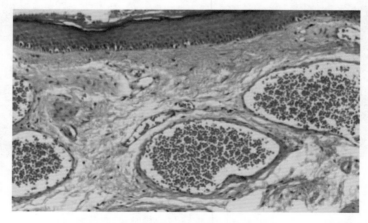

图 3-6-5-14　SWS 患儿颜面部葡萄酒色斑，表现为位于真皮浅层扩张的微血管，内皮细胞有丝分裂不活跃
引自：Aboutalebi A，Jessup C J，North P E，et al. Histopathology of vascular anomalies [J]. Clinics in Plastic Surgery，2011，38(1)：31.

　　Sturge-Weber 综合征的病因为先天遗传,发病机制尚不清楚,最近有研究发现体细胞的 GNAQ 基因突变可能与 Sturge-Weber 综合征的面部血管瘤有关,也有学者认为可能是纤维粘连蛋白基因突变所致,主要与发育异常导致的血管畸形有关。

　　Sturge-Weber 综合征的治疗以对症为主,影像学检查在诊断和治疗中都起着重要的作用。面部毛细血管畸形可行激光治疗结合激素局部注射,较深的血管瘤也可手术切除,但需要做好充分的术前准备。癫痫可用抗癫痫药控制。青光眼和突眼主要通过手术治疗。对于脉络膜血管瘤的治疗包括:光动力治疗、近距离放疗、放射治疗和抗血管内皮细胞生长因子注射治疗,但成功率不一且很有限。近年来学者提出了多个SWS 潜在的生物靶点,包括乙酰胆碱酯酶、碱性磷酸酶、HIF-1α 和 2α 等,为 Sturge-Weber 综合征的治疗提供了新的可能。

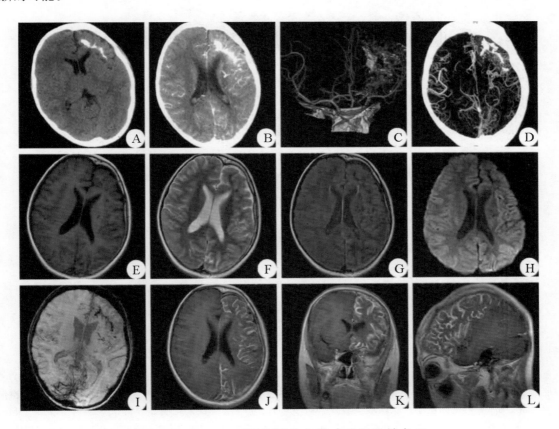

图 3-6-5-15　SWS 颅脑血管畸形影像学表现

A:左额顶叶皮髓质交界处多发钙化影,左额顶部颅骨较对侧增厚;B~D:头颈部 CTA 左侧大脑前、中动脉远端分支走行区示多发迂曲、增粗、紊乱的血管影及斑片状钙化灶;E~I:左侧额顶叶皮质萎缩、颞叶外侧裂近脑皮质处示条状稍低信号影,边缘尚光整,SWI 序列示左侧额顶叶多发异常低信号表现;J~L:T1 序列增强后左侧颞叶外侧裂近脑皮质处强化明显,部分呈不规则改变。边界欠清,左侧大脑半球脑表面沟回强化明显,左侧额顶叶皮质萎缩。引自:吴洁,花放,王晓华等.Sturge-Weber 综合征的临床及影像学特点分析(附八例报道)[J].中华神经医学杂志,2016,15(10):1026-1031.

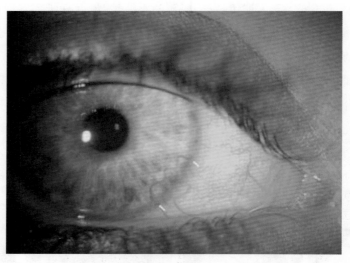

图 3-6-5-16 SWS 患儿眼部血管畸形表现

可见结膜局部血管增生,虹膜 360°可见血管,其中 4 点及 6 点钟方向见较大的畸形增生虹膜血管(箭头所指)。引自:Abdolrahimzadeh S, Parisi F, Mantelli F, et al. Retinal pigment epithelium - photoreceptor layer alterations in a patient with Sturge-Weber syndrome with diffuse choroidal hemangioma [J]. Ophthalmic Genetics,2017:1.

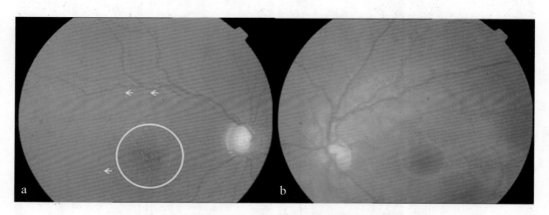

图 3-6-5-17 SWS 患儿眼底镜彩色图像

右眼眼底检查显示视盘苍白伴凹陷,眼底镶嵌的情况下,可见弥漫性脉络膜血管瘤,黄斑中心凹反射消失及黄斑区低色素沉着,在视网膜后极可见白色小点状微玻璃疣样改变(a)。左眼底检查未见明显异常(b)。引自:Abdolrahimzadeh S, Parisi F, Mantelli F, et al. Retinal pigment epithelium-photoreceptor layer alterations in a patient with Sturge-Weber syndrome with diffuse choroidal hemangioma [J]. Ophthalmic Genetics,2017:1.

(4) Rendu-Osler-Weber 综合征 又称为遗传性出血性毛细血管扩张症(HHT),其主要临床表现为皮肤、黏膜有多发性成簇的毛细血管扩张。患儿自小儿期开始常有反复的鼻衄和黑便等出血现象。除了微观的黏膜皮肤毛细血管扩张,HHT 还在其他部位引起较大的血管畸形,其中肺、脑和肝脏部位的动静脉畸形是引起 HHT 致命并发症的主要原因。HHT 的国际基金委员会提出的诊断标准为:① 反复自发性鼻出血;② 毛细血管扩张;③ 动静脉畸形;④ 一级亲属中,至少有 1 位被诊断为 HHT。上述 4 项中 3 项及 3 项以上符合标准则明确诊断为 HHT,若符合 2 条则为疑似,见表 3-6-5-4。其临床表现见图 3-6-5-18,图 3-6-5-19。

HHT 以常染色体显性方式遗传,是一类由于 TGF-β 信号通路异常导致的疾病,已经证明至少有 4 个基因的突变与 HHT 有关:endoglin 基因、GDF2 基因、ACVRL1 基因和 SMAD4 基因。

HHT 的治疗以对症治疗为主,包括保守或介入治疗鼻出血、栓塞或手术治疗内脏动静脉畸形、抗凝和抗栓治疗进行性贫血等。最近研究提出很多新的治疗方法,包括运用普萘洛尔、贝伐单抗治疗难治性的 HHT 相关鼻出血、二甲双胍治疗 HHT 的肺动脉畸形以及射频消融治疗 HHT 的毛细血管血管畸形等。

表 3-6-5-4 HHT 的诊断标准

HHT 的诊断	标准数量
确诊	3~4
疑似	2
排除	0~1
诊断标准	描述
鼻衄	自发性和复发性鼻出血
毛细血管扩张	鼻、颊黏膜、唇、舌、咽、鼻、手等多处部位
内脏动静脉畸形	如肺、肝、胃、脑、脊髓等
家族史	直系亲属患有 HHT

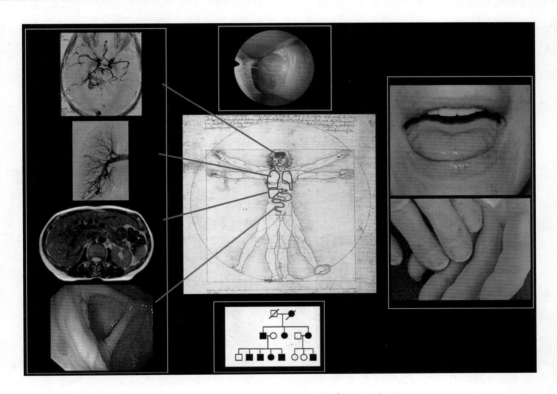

图 3-6-5-18 HHT 临床表现示意图

引自:Geisthoff U W, Maune S, Schneider G. [Hereditary hemorrhagic telangiectasia (Rendu-Os-ler-Weber disease) as an example of a rare disease relevant for oto-rhino-laryngology [J]. Laryngo-rhino-otologie, 2011, 90(4):243-244.

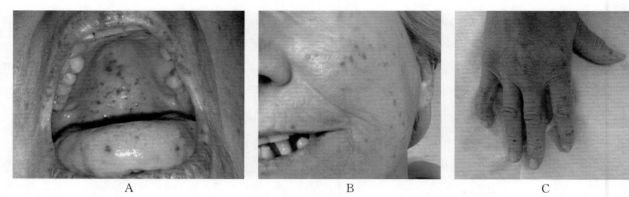

图 3-6-5-19　女性 HHT 患者,66 岁,全身多发毛细血管扩张,包括:腭黏膜、舌、嘴唇(A),脸颊(B),手(C)

引自:Ataali F, Ataali J, Ataali F. Hereditary hemorrhagic telangiectasia (Rendu-Osler-Weber disease) [J]. Minerva Cardioangiologica, 2002, 50(3):221-238.

（5）Maffucci 综合征(MS)　是指广泛静脉畸形合并内生软骨瘤病的一种罕见疾病,1881 年由 Maffucci 首先报道。患儿出生时并无表现,而在童年和青春期时发病,其临床表现常为双侧性,但单侧比较明显,软骨瘤常见于掌骨及指骨。

MS 的血管畸形表现为:蓝紫色,质软,可压缩,皮肤上表现为小结节。大多表现在肢端,也有报道发生在胃肠道系统和上呼吸道系统。Maffucci 综合征的发病机制目前尚不清楚,目前认为与 IDH2 基因的突变有关。最近 Amyere 等通过对 MS 的软骨瘤细胞的基因筛查发现在 2p22.3、2q24.3 和 14q11.2 三个位点有明显的基因拷贝数的异常,这一发现可能为 MS 的病因研究揭开新的篇章。MS 的临床表现和病理见图 3-6-5-20,图 3-6-5-21。

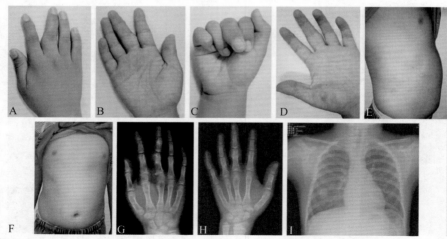

图 3-6-5-20　男性患儿,9 岁。A～C. 双手多发性掌指骨畸形膨大,右手握拳部分受限;D. 左手大鱼际、拇指可见蓝紫色绿豆至黄豆大皮下结节;E. 右胸胁部见一片状不规则褐色咖啡斑;F. 右侧肋骨皮下膨出,左、右肋骨不对称;G. X 线检查示:右手 2、3 掌指骨形态不规则,边缘凹凸不平,以第 3 指为著,阴影内可见沙砾样小钙化点(G);左手第 1、3 掌骨及第 2～4 指多发指骨形态不规则,骨质密度不均匀减低(H);双侧多发肋骨骨质密度不均匀,右侧第 5 前肋为著,前端膨大,内可见多发点状钙化影(Z)。

引自:李静,孙玉娟,张宏,等. 小儿 Maffucci 综合征 1 例及文献回顾[J]. 中国皮肤性病学杂志,2015(10):1059-1061.

该疾病暂无特效治疗方法,治疗以对症为主,主要有两个方面:软骨瘤治疗以手术为主,放疗为辅;广泛的静脉畸形较难治疗,可采用手术或硬化剂的治疗方法。患儿肢体的功能常因肿瘤而受损,整形科与外科手术应共同干预减轻畸形,要注意监测骨骼以及非骨骼肿瘤的恶变,特别是脑和腹部的肿瘤尤为小心。

（6）Blue rubber bleb nevus 综合征（BRBNS）:即蓝色橡皮疱痣综合征,也称为 Bean 综合征,是指一种皮肤与内脏同时出现散发的静脉畸形的临床综合征。该病于1860 年被 Gascoyens 首次报道,Bean 于 1958 年进一步阐述并命名为 BRBNS。BRBNS 血管瘤的数目及大小不等,会随年龄增长而增多、增大,且不会自行消退,可累及全身不同部位,如鼻咽部、眼、舌、胸腹膜、肺、肝、脾、骨骼肌、关节、泌尿生殖系统、血液系统、中枢神经系统等,该病多发性血管瘤主要表现在皮肤及胃肠道。

BRBNS 典型的皮肤静脉畸形表现为:蓝黑色,橡皮

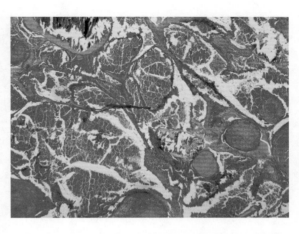

图 3-6-5-21　Maffucci 综合征皮下血管瘤的组织病理表现。呈结节状,可见血栓性毛细血管瘤
引自:Prokopchuk O, Andres S, Becker K, et al. Maffucci syndrome and neoplasms: a case report and review of the literature [J]. Bmc Research Notes, 2016, 9(1):126.

样,直径为 0.1~5 cm,伴有疼痛或压痛,局部有多汗现象,孤立、散在或数百个聚集,可见于任何部位,以躯干及上肢多见,皮肤病损一般不易出血(图 3-6-5-22~图 3-6-5-24)。这种静脉畸形常发生于胃肠道中并造成胃肠道的出血,继而导致贫血和慢性凝血功能障碍。近年来有研究表明 BRBNS 的发病可能与体细胞中 TIE2 基因的突变有关。

该病的治疗尚无统一标准,主要是针对并发症对症支持治疗。皮肤病灶除非出现功能障碍或面部畸形,否则无需治疗。对于消化道血管瘤的治疗,分散、孤立病灶主要采用内镜下如硬化剂治疗、套扎术、电凝术和激光治疗。若病变范围局限,血管瘤分布密集,可考虑手术切除。因随访报道不一,总体预后难以评估,消化道大出血是其主要死亡原因。近年来很多学者开始研究雷帕霉素对 BRBNS 的疗效,但该药物的治疗尚未规范,还需要更多的临床试验证实其效果。

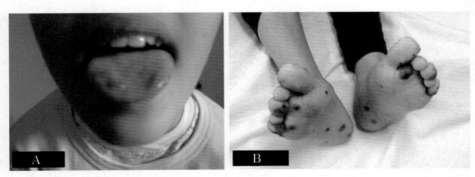

图 3-6-5-22　女性 BRBNS 患儿,8 岁,舌和脚多发血管畸形
引自:Yuksekkaya H, Ozbek O, Keser M, et al. Blue rubber bleb nevus syndrome: successful treatment with sirolimus [J]. Pediatrics, 2012, 129(4):e1080.

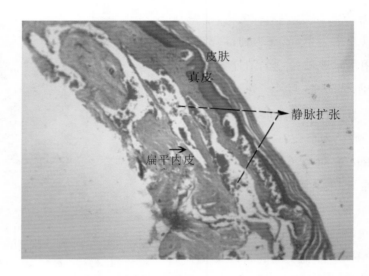

图 3-6-5-23　BRBNS 患儿足趾皮肤病变活检显示多个扩张的静脉通道伴明显充血，内衬扁平内皮和变薄的平滑肌层
引自：Yuksekkaya H，Ozbek O，Keser M，et al. Blue rubber bleb nevus syndrome：successful treatment with sirolimus [J]. Pediatrics，2012，129(4)：e1080.

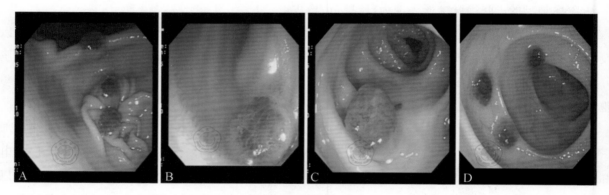

图 3-6-5-24　BRBNS 患儿的胃肠道病变内镜表现以蓝紫色乳头状或丘疹样、扁平状海绵样血管瘤为主，大小可由 0.2～2.0 cm 不等，病变数目不等，可多至数百个。A. 胃镜显示胃窦、胃角病变；B. 胶囊内镜显示小肠病变；C、D. 结肠镜显示结肠病变
引自：肖欣，吴广利. 蓝色橡皮疱痣综合征的研究进展. 中华临床医生杂志：电子版，2016(2)：275-278。

（7）Proteus 综合征（PS）：又名"变形综合征"，是非常罕见的综合征，于 1983 年由德国儿科医生 Wiedemamm 等根据该病临床表现的复杂多变而最终命名。其临床表现多样复杂，病变范围广泛。其病理改变属于一种罕见的错构增生综合征，以皮肤、骨骼及软组织的不对称过度生长为主要特点。其临床表现包括：表皮痣、髓样结缔组织痣、低流量血管畸形、骨骼不对称性的异常增生、肿瘤（脂肪瘤、腮腺腺瘤、卵巢囊腺瘤等）、面部畸形、肺栓塞、深静脉血栓及其他异常（图 3-6-5-25）。PS 目前已被证实 91% 以上的患儿的体细胞有 AKT1 基因的突变。而最近 Youssefian 等提出 PIK3CA 基因也可能与该疾病有关。

Proteus 综合征目前仍无特效的治疗方法，以对症治疗为主，包括：手术延迟或停止骨骼生长、纠正骨骼畸形、监测和治疗深静脉血栓以及肺栓塞、监控肺部并发症、治疗皮肤病变尤其是髓样结缔组织痣以及特殊教育干预发育延迟等。诊断困难造成了许多治疗的延迟,建立一个多学科的治疗团队势在必行,需要对患儿不断地进行监控和随访。最近 Agarwal 等提出基因靶向治疗可能成为包括 PS、VHL 和 Cowden 综合征等基因突变引起的临床综合征的未来治疗方向。

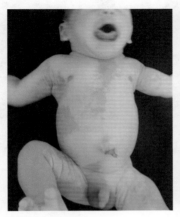
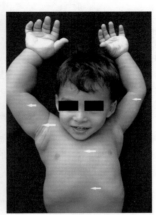
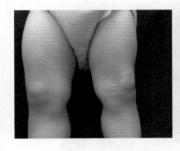
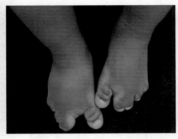
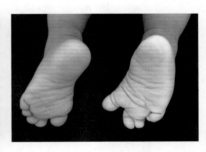

图 3-6-5-25　男性 Proteus 综合征患儿,2 岁,出生时即发现全身散在的葡萄酒色斑,于 2 岁左右时有所消退,其右侧肢体异常发育呈巨肢,右足第二和第三足趾生长突出,与第一足趾之间形成较大分隔

引自:Rcc R, Mps E, Dmd A, et al. Proteus syndrome [J]. Anais Brasileiros De Dermatologia,2017:717-720.

(8) CLOVE(S)综合征(congenital lipomatous overgrowth,uascular malformations,and epidermal nevi syndrome,CLOVE):一种以先天性脂肪瘤过度生长、血管畸形、表皮痣和脊柱侧弯以及其他骨骼畸形为主要表现的临床综合征。该综合征中脂肪瘤常见于背部和腹壁,表面有红斑;脉管畸形常见静脉和淋巴管畸形,也有脊柱部位的动静脉畸形;骨骼畸形最常见的是脊柱侧弯,也有肢体骨骼肥大畸形,如巨指;皮肤病变常见表皮痣,也有静脉或淋巴囊泡。

CLOVE(S)综合征的脉管畸形主要表现为:低流速的毛细血管畸形、静脉畸形或淋巴管畸形,也可为混合畸形,高流速的动静脉畸形较少见。毛细血管畸形常覆盖于脂肪瘤表面或局限于四肢。淋巴管畸形、静脉畸形或淋巴管静脉混合畸形可仅限于局部,也可累及整个肢体,其中淋巴管畸形常混杂于脂肪瘤内,静脉畸形通常表现为静脉扩张,覆盖于脂肪瘤上或围绕其周围(图 3-6-5-26,图 3-6-5-27)。

目前 CLOVE(S)综合征的病因尚不清楚,有学者发现该疾病有着与 KTS 相同的信号通路的缺失,很多研究表明该疾病可能与 PIK3CA 基因突变有关。对于 CLOVE(S)综合征的治疗以对症为主,对于脉管畸形的治疗包括:激光治疗、血管内栓塞、手术治疗、硬化剂治疗等,综合治疗还需多学科联合。

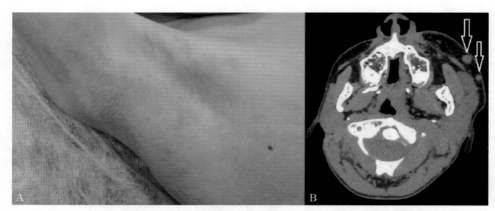

图 3-6-5-26 A. 男性 CLOVE(S)综合征患儿,9 岁,查体见腋下毛细血管畸形;
B. 女性 CLOVE(S)综合征患儿,12 岁,头颅 CT 显示面部浅表静脉左偏侧肥大、静脉畸形,
箭头所指为静脉扩张。

引自:Martinez-Lopez A,Blasco-Morente G,Perez-Lopez I,et al. CLOVES syndrome:review of a
PIK3CA-related overgrowth spectrum (PROS) [J]. Clinical Genetics,2016,91(1):14.

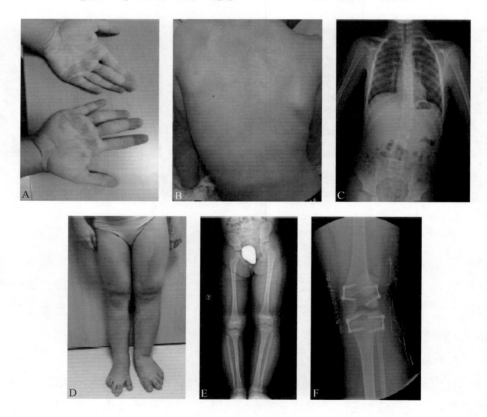

图 3-6-5-27 CLOVE(S)综合征患儿临床及影像学表现

A. 手部过度增生伴毛细血管畸形;B. 患儿左侧脊柱侧凸;C. 脊柱 X 线片显示脊柱侧弯;D. 患儿左足不对称
性过度生长伴毛细血管畸形,第一足趾与第二足趾呈凉鞋样间隙;E. 四肢 X 线片提示下肢双侧对称;F. 患儿
膝关节 X 线片示差异腿矫正固定术后改变。

引自:Martinez-Lopez A,Blasco-Morente G,Perez-Lopez I,et al. CLOVES syndrome:review of a PIK3CA-
related overgrowth spectrum (PROS) [J]. Clinical Genetics,2016,91(1):14.

(徐 媛 袁斯明)

参考文献

[1] Kasabach H H, Merritt K K. Capillary hemangioma with extensive purpura-Report of a case[J]. American Journal of Diseases of Children, 1940, 59(5):1063-1070.

[2] Croteau S E, Liang M G, Kozakewich H P, et al. Kaposiform Hemangioendothelioma: Atypical Features and Risks of Kasabach-Merritt Phenomenon in 107 Referrals[J]. Journal of Pediatrics, 2013, 162(1):142-147.

[3] Bouvet R, Pierre M, Toutain F, et al. Tufted angioma with Kasabach-Merritt syndrome mistaken for child abuse[J]. Forensic Science International, 2014, 245:e15-e17.

[4] Bozkaya H, Cinar C, Ünalp ÖV, et al. Unusual treatment of Kasabach-Merritt syndrome secondary to hepatic hemangioma: embolization with bleomycin[J]. Wiener Klinische Wochenschrift, 2015, 127(11-12):1-3.

[5] Haque P D, Mahajan A, Chaudhary N K, et al. Kasabach-Merritt Syndrome Associated With a Large Cavernous Splenic Hemangioma Treated With Splenectomy: A Surgeon's Introspection of an Uncommon, Little Read, and Yet Complex Problem—Review Article[J]. Indian Journal of Surgery, 2015, 77(Suppl 1):166.

[6] Michael L, Yin C N S, Tang P M Y, et al. Pancreatic Kaposiform Hemangioendothelioma Presenting with Duodenal Obstruction and Kasabach-Merritt Phenomenon: A Neonate Cured by Whipple Operation[J]. European Journal of Pediatric Surgery Reports, 2014, 2(1):7.

[7] 徐瑞, 张小林. Kasabach-Merritt综合征血管瘤超声特征[J]. 中国实用医药, 2017, 12(23):91-93.

[8] Yuan S M, Hong Z J, Chen H N, et al. Kaposiform Hemangioendothelioma Complicated by Kasabach-Merritt Phenomenon: Ultrastructural Observation and Immunohistochemistry Staining Reveal the Trapping of Blood Components[J]. Ultrastructural Pathology, 2013, 37(6):452-455.

[9] Sarkar M, Mulliken J B, Kozakewich H P, et al. Thrombocytopenic coagulopathy (Kasabach-Merritt phenomenon) is associated with Kaposiform hemangioendothelioma and not with common infantile hemangioma[J]. Plastic & Reconstructive Surgery, 1997, 100(6):1377-1386.

[10] Ghassan N, Valeria C, Pietro Q, et al. Chemotherapy and Surgical Approach with Repeated Endovascular Embolizations: Safe Interdisciplinary Treatment for Kasabach-Merritt Syndrome in a Small Baby[J]. Case Reports in Oncology, 2014, 7(1):23-28.

[11] 任松林, 齐鸿燕. 卡-梅现象的发病机制和治疗的研究进展[J]. 中华小儿外科杂志, 2017, 38(1):75-78.

[12] Reichel A, Hamm H, Wiegering V, et al. Kaposiform hemangioendothelioma with Kasabach - Merritt syndrome: successful treatment with sirolimus[J]. Journal Der Deutschen Dermatologischen Gesellschaft, 2017, 15(3):329-331.

[13] Fernández-Ibieta M, López-Gutiérrez J C. Lymphatic Malformation, Retinoblastoma, or Facial Cleft:

Atypical Presentations of PHACE Syndrome[J]. Case Reports in Dermatological Medicine, 2015, 2015(1):487 - 562.

[14] Chiu YE, Siegel DH, Drolet BA, et al. Tooth enamel hypoplasia in PHACE syndrome [J]. Pediatric dermatology, 2014, 31(4):455 - 458.

[15] Sullivan CT, Christian SL, Shieh JT, et al. X Chromosome-Inactivation Patterns in 31 Individuals with PHACE Syndrome [J]. Molecular Syndromology, 2013, 4(3):114 - 118.

[16] Bellaud G, Puzenat E, Billon - Grand N C, et al. PHACE syndrome, a series of six patients: clinical and morphological manifestations, propranolol efficacy, and safety [J]. International Journal of Dermatology, 2015, 54(1):102 - 107.

[17] Martin K L, Arvedson J C, Bayer M L, et al. Risk of Dysphagia and Speech and Language Delay in PHACE Syndrome[J]. Pediatric Dermatology, 2015, 32(1):64.

[18] Forde KM, Glover MT, Chong WK, et al. Segmental hemangioma of the head and neck: High prevalence of PHACE syndrome[J]. Journal of the American Academy of Dermatology, 2017, 76 (2):356.

[19] Devriendt K, Swillen A, Stalmans I, et al. Pulmonary atresia/ventricular septal defect associated with facial port-wine stain and retinal vascular abnormality: A new constellation or deletion in chromosome 22q11.2? [J]. American Journal of Medical Genetics Part A, 2010, 132A(3):340 - 341.

[20] Itinteang T, Withers AH, Davis PF, Tan ST. Biology of Infantile Hemangioma. Front Surg 2014,1: 232 - 236.

[21] 孙龙龙,孙斌,马玉春,等. PHACE 综合征的诊断标准及治疗进展[J]. 中华口腔医学杂志, 2017 (11):112 - 113.

[22] Gunturi N, Ramgopal S, Balagopal S, et al. Propranolol therapy for infantile hemangioma[J]. Indian pediatrics, 2013, 50(3):307 - 13.

[23] Crespigio J, Berbel L C L, Dias M A, et al. Von Hippel-Lindau disease: a single gene, several hereditary tumors [J]. Journal of Endocrinological Investigation, 2017(283):1 - 11.

[24] Latif F, Tory K, Gnarra J, et al. Identification of the von Hippel-Lindau disease tumor suppressor gene[J]. Science, 1993, 260(5112):1317 - 1320.

[25] Metelo A M, Noonan H R, Li X, et al. Pharmacological HIF2α inhibition improves VHL disease-associated phenotypes in zebrafish model [J]. Journal of Clinical Investigation, 2015, 125 (5): 1987 -1997.

[26] Feldman M, Piazza M G, Edwards N A, et al. 137 Somatostatin Receptor Expression on VHL-Associated Hemangioblastomas Offers Novel Therapeutic Target[J]. Neurosurgery, 2015,209 - 210.

[27] Liu NF, Lu Q, Yan ZX. Lymphatic malformation is a common component of Klippel-Trenaunay syndrome. J Vasc Surg, 2010, 52(6):1557 - 63.

[28] 郭遥,袁斯明. Klippel-Trenaunay 综合征:回顾与进展[J]. 中国美容整形外科杂志, 2014,25(12): 745 - 746.

[29] Alomari A I，Orbach D B，Mulliken J B，et al. Klippel-Trenaunay syndrome and spinal arteriovenous malformations：an erroneous association[J]. American Journal of Neuroradiology，2011，32(4)：78－79.

[30] Wang S K，Drucker N A，Gupta A K，et al. Diagnosis and management of the venous malformations of Klippel-Trénaunay syndrome[J]. Journal of Vascular Surgery Venous & Lymphatic Disorders，2017，5(4)：587.

[31] Gloviczki P，Driscoll DJ. Klippel-Trenaunay syndrome：current management[J]. Phlebology，2007，22(22)：291－298.

[32] 袁斯明，洪志坚，姜会庆，等. 营养动脉栓塞辅助手术治疗 Klippel-Trenauney 综合征：2 例报告及文献回顾[J]. 中国美容整形外科杂志，2015，26(8)：459－461.

[33] Sermsathanasawadi N，Hongku K，Wongwanit C，et al. Endovenous Radiofrequency Thermal Ablation and Ultrasound-Guided Foam Sclerotherapy in Treatment of Klippel-Trenaunay Syndrome[J]. Annals of Vascular Diseases，2013，7(1)：52－55.

[34] Saluja S，Petersen M，Summers E. Fractional carbon dioxide laser ablation for the treatment of microcystic lymphatic malformations (lymphangioma circumscriptum) in an adult patient with Klippel-Trenaunay syndrome[J]. Lasers in Surgery & Medicine，2015，47(7)：539－541.

[35] Rahimi H，Hassannejad H，Moravvej H. Successful Treatment of Unilateral Klippel-Trenaunay Syndrome With Pulsed-Dye Laser in a 2-Week Old Infant[J]. Journal of Lasers in Medical Sciences，2017，8(2)：98.

[36] 季易，崔杰，陈建兵，等. Klippel-Trenaunay 综合征的序贯综合治疗和文献回顾[J]. 中华小儿外科杂志，2017，38(1)：28－31.

[37] 张培华.临床血管外科学[M].北京：科学出版社，2003，415－420，555－560.

[38] Chhajed M，Pandit S，Dhawan N，et al. Klippel-Trenaunay and Sturge-Weber overlap syndrome with phakomatosis pigmentovascularis[J]. Journal of Pediatric Neurosciences，2010，5(2)：138－140.

[39] Li Z F，Li Q，Xu Y，et al. Spinal arteriovenous malformation associated with Parkes Weber syndrome：Report of two cases and literature review[J]. World Neurosurgery，2017.Nov；107：1043.e7－1043.e13.

[40] Satyarthee G D，Prabhu M，Moscotesalazar L R. Sturge Weber Syndrome：review of literature with case illustration[J]. Romanian Neurosurgery，2017，31(1)：122－128.

[41] 田钧，张兰田，李侠，等. Sturge-Weber 综合征四例并文献复习[J]. 中华神经外科杂志，2015，31(3)：283－285.

[42] Di Rocco C，Tamburrini G. Sturge-Weber syndrome[J]. ChiIds Nerv Syst，2006，22(8)：909－921.

[43] Reith W，Yilmaz U，Zimmer A. Sturge-Weber-Syndrom[J]. Der Radiologe，2013，53(12)：1－5.

[44] Comi A M. Presentation，diagnosis，pathophysiology，and treatment of the neurological features of Sturge-Weber syndrome [J]. Neurologist，2011，17(4)：179－184.

[45] Mitsuko N，Masakazu M，Hidenori S，et al. The somatic GNAQ mutation c.548G>A (p.R183Q) is

consistently found in Sturge-Weber syndrome [J]. Journal of Human Genetics，2014，59（12）：691 -693.

[46] Qin Z，Jia Wei Z，Xiu Juan Y，et al. Fibronectin：characterization of a somatic mutation in Sturge-Weber syndrome (SWS) [J]. Medical Hypotheses，2009，73(2)：199 - 200.

[47] Kaplan E H，Offermann E A，Sievers J W，et al. Cannabidiol Treatment for Refractory Seizures in Sturge-Weber Syndrome [J]. Pediatric Neurology，2017，71：18.

[48] Javaid U，Ali M H，Jamal S，et al. Pathophysiology，diagnosis，and management of glaucoma asso-ciated with Sturge-Weber syndrome[J]. International Ophthalmology，2017,1 - 8.

[49] Pearce J M S. Sturge—Weber syndrome (encephalotrigeminal or leptomeningeal angiomatosis)[J]. Journal of Neurology Neurosurgery & Psychiatry，2006，77(11)：1291 - 1292.

[50] Mohammadipanah F，Salimi F. Potential biological targets for bioassay development in drug discovery of Sturge-Weber syndrome [J]. Chemical Biology & Drug Design，2017.Apr 29. doi：10. 1111/cbdd.13014.［Epub ahead of print].

[51] Santos M A. Hereditary Hemorrhagic Telangiectasia (Osler-Weber-Rendu syndrome)[J]. Journal of General Internal Medicine，2017，32(2)：218 - 219.

[52] Faughnan ME，Palda VA，GarciaTsao G，et al. International guidelines for the diagnosis and man-agement of hereditary haemorrhagic telangiectasia[J]. Journal of medical genetics，2011，48(2)：73.

[53] Shovlin CL，Guttmacher AE，Buscarini E，et al. Diagnostic criteria for hereditary hemorrhagic telan-giectasia (Rendu-Osler-Weber syndrome). Am J Med Genet，2000，91(1)：66 - 67.

[54] 易彦，刘小凤，吴博达，等. 一个遗传性出血性毛细血管扩张症家系的临床和基因诊断[J]. 中南大学学报(医学版)，2017，42(9)：1017 - 1022.

[55] Geisthoff U W，Nguyen H L，Röth A，et al. How to manage patients with hereditary haemorrhagic telangiectasia[J]. British Journal of Haematology，2015，171(4)：443.

[56] Contis A，Gensous N，Viallard J F，et al. Efficacy and safety of propranolol for epistaxis in Heredi-tary Hemorrhagic Telangiectasia (HHT)：retrospective，then prospective study，in a total of 21 pa-tients[J]. Clinical Otolaryngology，2017，42(4).

[57] Amann U D M U A，Steiner N，Gunsilius E. Bevacizumab：an option for refractory epistaxis in he-reditary haemorrhagic telangiectasia[J]. Wiener Klinische Wochenschrift，2015，127(15 - 16)：631 -634.

[58] Lacout A，Marcy P Y，El H M，et al. Metformin as possible therapy of pulmonary arterio venous malformation in HHT patients[J]. Medical Hypotheses，2015，85(3)：245 - 248.

[59] Rotenberg B，Noyek S，Chin C J. Radiofrequency ablation for treatment of hereditary hemorrhagic telangiectasia lesions："How I do it"[J]. American Journal of Rhinology & Allergy，2015，29 (3)：226.

[60] Maione V，Stinco G，Errichetti E. Multiple enchondromas and skin angiomas：Maffucci syndrome [J]. Lancet，2016，388(10047)：905 - 905.

[61] Shepherd V，Godbolt A，Casey T. Maffucci's syndrome with extensive gastrointestinal involvement

[J]. Australasian Journal of Dermatology，2005，46(1)：33 - 37.

[62] Sun G H. Otolaryngologic manifestations of Maffucci's syndrome[J]. International Journal of Pediatric Otorhinolaryngology，2009，73(7)：1015 - 1018.

[63] Moriya K，Kaneko M K，Liu X，et al. IDH2 and TP53 mutations are correlated with gliomagenesis in a patient with Maffucci syndrome[J]. Cancer Science，2014，105(3)：359 - 362.

[64] Amyere M，Dompmartin A，Wouters V，et al. Common Somatic Alterations Identified in Maffucci Syndrome by Molecular Karyotyping[J]. Molecular Syndromology，2014，5(6)：259 - 267.

[65] 李静，孙玉娟，张宏，等. 小儿 Maffucci 综合征 1 例及文献回顾[J]. 中国皮肤性病学杂志，2015(10)：1059 - 1061.

[66] Gao H，Wang BJ，Zhang X，et al. Maffucci syndrome with unilateral limb：a case report and review of the literature[J]. Chinese journal of cancer research，2013，25(2)：254 - 258.

[67] 肖欣，吴广利. 蓝色橡皮疱痣综合征的研究进展[J]. 中华临床医生杂志：电子版，2016(2)：275 - 278.

[68] Nahm WK，Moise S，Eichenfield LF，et al. Venous malformations in blue rubber bleb nevus syndrome：variable onset of presentation[J]. Journal of the American Academy of Dermatology，2004，50(5)：101 - 106.

[69] Wong CH，Tan YM，Chow WC，et al. Blue rubber bleb nevus syndrome：a clinical spectrum with correlation between cutaneous and gastrointestinal manifestations[J]. Journal of Gastroenterology & Hepatology，2010，18(8)：1000 - 1002.

[70] Soblet J，Kangas J，Nätynki M，et al. Blue Rubber Bleb Nevus (BRBN) Syndrome is caused by Somatic TEK (TIE2) Mutations[J]. Journal of Investigative Dermatology，2016，137(1)：207.

[71] Salloum R，Fox CE，Alvarez - Allende C R，et al. Response of Blue Rubber Bleb Nevus Syndrome to Sirolimus Treatment [J]. Pediatric Blood & Cancer，2016，63(11)：1911 - 1914.

[72] Biesecker LG，Happle R，Mulliken JB，et al. Proteus syndrome：diagnostic criteria, differential diagnosis, and patient evaluation[J]. American journal of medical genetics，1999，84(5)：389 - 95.

[73] Jr M MC. Proteus syndrome review：molecular, clinical, and pathologic features[J]. Clinical Genetics，2014，85(2)：111 - 119.

[74] Lindhurst MJ，Wang JA，Bloomhardt HM，et al. AKT1 gene mutation levels are correlated with the type of dermatologic lesions in patients with Proteus syndrome[J]. The Journal of investigative dermatology，2014，134(2)：543 - 546.

[75] Youssefian L，Vahidnezhad H，Baghdadi T，et al. Fibroadipose hyperplasia versus Proteus syndrome：segmental overgrowth with a mosaic mutation in the PIK3CA gene[J]. Journal of Investigative Dermatology，2015，135(5)：1450 - 1453.

[76] Alves C，Acosta AX，Toralles MB. Proteus syndrome：Clinical diagnosis of a series of cases[J]. Indian journal of endocrinology and metabolism，2013，17(6)：1053.

[77] Agarwal R，Liebe S，Turski M L，et al. Targeted therapy for genetic cancer syndromes：Von Hippel-Lindau disease, Cowden syndrome, and Proteus syndrome [J]. Discovery Medicine，2015，19(103)：

109－116.

[78] Guillet A，Aubert H，Tessier M H，et al. CLOVES syndrome：a malformational syndrome closely resembling Proteus syndrome [J]. Annales De Dermatologie Et De Venereologie，2014，141(8－9)：507－513.

[79] 尹瑞瑞，孙玉娟，马琳. CLOVES 综合征[J]. 实用皮肤病学杂志，2016，9(2)：124－126.

[80] Klein S，Stroberg A，Ghahremani S，et al. Phenotypic progression of skeletal anomalies in CLOVES syndrome[J]. American Journal of Medical Genetics Part A，2012，158A(7)：1690－1695.

[81] Emrick L T，Murphy L，Shamshirsaz A A，et al. Prenatal diagnosis of CLOVES syndrome confirmed by detection of a mosaic PIK3CA mutation in cultured amniocytes[J]. American Journal of Medical Genetics Part A，2015，164(10)：2633－2637.

[82] Uller W，Fishman SJ，Alomari AI. Overgrowth syndromes with complex vascular anomalies [J]. Semin Pediatr Surg，2014，23 (4)：208－215.

第六节　婴幼儿血管瘤发病机制研究概述

婴幼儿血管瘤(下文简称血管瘤)是最常见的小儿良性肿瘤,女婴发生率高于男婴。白种小儿的发病率达 10%,比黑种人、黄种人高,早产低体重儿的发病率较高。它好发于头面部,大部分是单发病变。一般在出生时或出生后几周出现,鲜红色斑块,常被称为"胎记"。大部分血管瘤在患儿出生后 3～6 个月增生较快,迅速增大,高出皮面,瘤体呈鲜红或紫红色,似"草莓状"。如瘤体位于真皮网状层或皮下组织,表面皮肤可呈蓝色或正常。这一时期的婴幼儿血管瘤可能发生各种并发症,如溃疡、出血、感染,发生于眼睑、结膜处的将影响视力,发生于呼吸道的将影响呼吸功能。有并发症风险的血管瘤需要早期积极干预。1 岁后大部分血管瘤停止生长,缓慢消退。消退从中心向四周进行。到 7～8 岁时大部分婴幼儿血管瘤消退完成,病变区颜色接近正常或略深于正常肤色,肿物基本消失,皮肤出现皱褶。血管瘤可以消退得无影无踪,也可能遗留毛细血管扩张、局部脂肪堆积等需要治疗。

如上所述,血管瘤是一种很独特的肿瘤,它的发生、发展和消退,就像一部三幕剧。我们看到表象,但推动表象的幕后机制并不清楚。关于血管瘤的基础研究内容很多,我们回顾的内容包括四个部分:① 婴幼儿血管瘤的病理结构;② 婴幼儿血管瘤的起源;③ 婴幼儿血管瘤病理演变机制;④ 婴幼儿血管瘤的模型研究。

一、婴幼儿血管瘤的病理结构

(一) H-E 染色观察

增殖期(1 岁以内)　最早期血管瘤由许多紧密堆积的细胞团组成,大部分细胞团位于真皮层(浅表血管瘤),少数位于皮下组织中(深部血管瘤)。细胞团形状不规则,但界限清楚。细胞团中可见一些细胞群包绕形成微血管。微血管数量迅速增多,管径扩大,管腔不规则。

2. 消退期(1～5岁)　1岁左右血管瘤进入消退期,消退期血管瘤的病理特征包括:① 微血管闭塞消失;② 纤维脂肪组织增生;③ 同一血管瘤组织中,不同区域的瘤体消退速度不一致,可见到真皮层的瘤体已经消退呈微血管团样,而皮下组织中仍有较密集的肿瘤细胞团。部分累及浅表和深部组织的血管瘤,在消退期可呈微血管团状,触诊柔软有压缩性,易被误诊为"海绵状血管瘤",需要详细询问病史才能鉴别。

3. 消退完成期(大于5岁)　5岁之后,大部分血管瘤消退完成,病理特征是:① 细胞团消失,遗留小叶状分布的纤维脂肪组织。② 仍有少数小动静脉和微血管,形态正常。③ 部分血管瘤遗留真皮内毛细血管扩张、色素沉着或瘢痕。

各期血管瘤的典型临床表现和病理结构见图3-6-6-1。

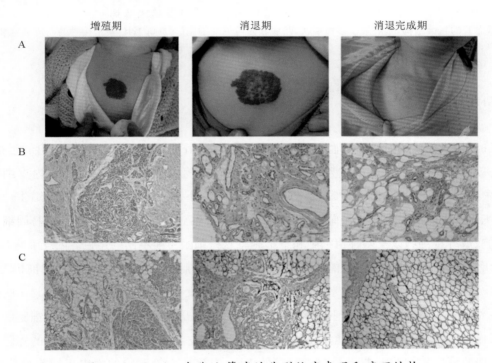

图3-6-6-1　各期血管瘤的典型临床表现和病理结构
A. 临床演变:增殖期血管瘤呈鲜红色斑块。消退期血管瘤颜色变淡,从中心部位开始消退。消退完成期血管瘤表面遗留毛细血管扩张。B. H-E染色:增殖期血管瘤由众多微血管团组成。消退期血管瘤内微血管数量减少,管径扩大。消退完成期血管瘤由纤维脂肪组织和少量微血管组成。C. 免疫组化染色:增殖期血管瘤中微血管周围有少量 Perilipin A 阳性脂肪组织。消退期血管瘤中脂肪组织增多。消退完成期血管瘤以脂肪组织为主。标尺:200 μm。

(二)透射电镜观察超微病理结构

1. 快速增殖期(小于1岁)　微血管数量多,由数目不等的单层内皮细胞围绕形成管壁,内皮细胞胞核饱满、核浆比大。内皮下基底膜结构清晰,呈多层板状结构,基底膜内可见数量不等的周细胞。内皮细胞和周细胞紧密接触,可见胞浆胞膜突起相互嵌合(图3-6-6-2)。

2. 消退期(1～5岁)　微血管数量减少,管径扩大。血管内皮细胞衬里脱落,脱落的内皮细胞部分阻塞血管腔。

3. 消退完成期(大于5岁)　血管已恢复正常结构,管壁可见单层扁平内皮细胞。

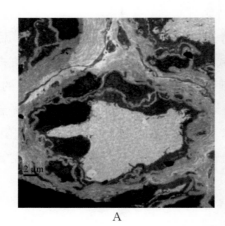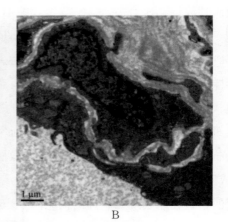

A   B

图 3-6-6-2 增殖期血管瘤的超微病理结构

A. 微血管的超微结构,基底膜呈多板层状,基底膜内可见周细胞(×3000);B. 紧密接触的内皮细胞和周细胞(×10 000)。

二、婴幼儿血管瘤的起源

曾经很长时间,人们认为血管瘤是血管内皮细胞肿瘤。在 Mulliken 和 Glowacki 提出的生物学分类中,血管瘤的标志就是"血管内皮细胞的增殖率升高"。事实上,血管瘤的根本特征并不是内皮细胞的无序增殖,而是早期失控的血管发生和血管形成、晚期神秘的微血管闭塞消失和纤维脂肪组织增生。如此多的生理现象,内皮细胞不可能单独完成。在血管瘤组织中,我们观察到很多细胞,如内皮细胞、周细胞或平滑肌细胞、肥大细胞、成纤维细胞以及多种祖细胞和干细胞。这些细胞扮演不同的角色。内皮细胞和周细胞是血管发生和血管形成的主角。肥大细胞可能分泌多种因子而参与细胞趋化、迁移,它的角色目前仍无定论。而祖细胞和干细胞可能是血管瘤中多细胞的来源,也是血管瘤病理演变的基础,这正是我们下文讨论的内容。

1. 内皮祖细胞 克隆性是肿瘤细胞的特征之一,即一个肿瘤的所有细胞来自某个祖细胞的克隆。Boye 等首先证实了血管瘤内皮细胞的克隆性,即某一处血管瘤的内皮细胞来自同一个祖细胞的克隆。但同一患儿不同部位的血管瘤内皮细胞并非一个"祖细胞"的克隆。接着,血管瘤中的内皮祖细胞被分离出来。Yu 等证实血管瘤组织中存在 EPCs,且以增殖期血管瘤组织中的 EPCs 数量较多(图 3-6-6-3)。血管瘤来源的内皮细胞和内皮祖细胞(Hem-ECs 和 Hem-EPCs)具有不同于成人内皮细胞的特性,内皮抑素抑制成人内皮细胞的迁移,但却促进 Hem-ECs 和 Hem-EPCs 的迁移。Kleinman 等观察到血管瘤患儿的循环内的 EPCs 数量显著升高。进一步检测证实血管瘤患儿血液和瘤体组织中 SDF-1α、MMP-9、VEGF-A 和 HIF-1α 的表达均明显升高。

2. 胎盘来源(胎盘绒毛微血管内皮细胞) 婴幼儿血管瘤在出生时或出生后不久即出现,提示还在胎儿时期已经有异常增殖的血管瘤内皮细胞。因此有人怀疑可能有外来内皮细胞通过脐动脉进入胎儿血循环在某处末梢血管锚着进而异常增殖形成血管瘤。Burton 等调查发现曾经进行绒毛活检的患儿的血管瘤发生率显著上升,他推测绒毛活检损伤了局部绒毛微血管,可能使微血管内皮细胞脱落,脱落的内皮细胞顺脐动脉进入胎儿体内循环,在某处末梢血管锚着并增殖形成血管瘤。López Gutiérrez 等回顾性分析发现早产低体重儿的血管瘤发生率上升,且血管瘤患儿的胎盘病变发生率也明显增高。Barnés 等进一步研究证实胎

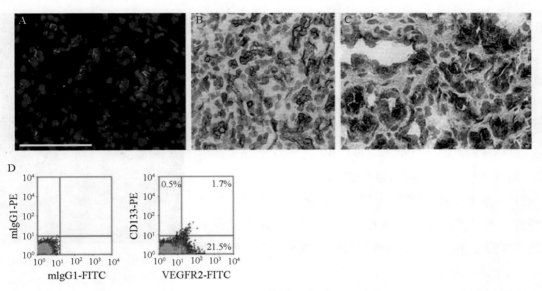

图 3-6-6-3　血管瘤组织中的 EPCs

A. 在增殖期血管瘤中通过 CD133 抗体(绿色)检测 EPCs。DAPI 衬染细胞核(蓝色)(15 个月大的小儿)。B. 抗 VEGFR-2(KDR)染色后的新生内皮(5 个月大的小儿)。C. 抗 TIE-2 染色的新生血管；D. 增殖期血管瘤制备的单细胞悬液的流式细胞术图像。左图用荧光抗体染色作对照,右图用 CD133 和 VEGFR-2 免疫染色显示内皮细胞占 21%,内皮祖细胞少于 2%。

盘和血管瘤的转录子水平相似性很高,与特定组织和相应肿瘤的转录子水平的相似程度相当,例如正常的肺组织和肺癌。North 等观察到与胎盘有关的抗原如 Glut1、FcgammaRII、Lewis Y antigen（LeY）、merosin 等也在血管瘤中有较强的表达,在血管畸形、化脓性肉芽肿、肉芽组织、其他非血管源性的恶性肿瘤和正常皮肤及皮下组织中没有表达。我们的研究也证实增殖期血管瘤强烈表达 Glut-1,消退期血管瘤表达减少,血管畸形不表达(图 3-6-6-4)。血管瘤内皮细胞和胎盘绒毛微血管内皮细胞在抗原表达上的相似提示它们可能具有共同的起源,这是对以上假设的有力支持。胎盘来源作为婴幼儿血管瘤起源的主要假设之一,目前仍需要进一步的研究证据。

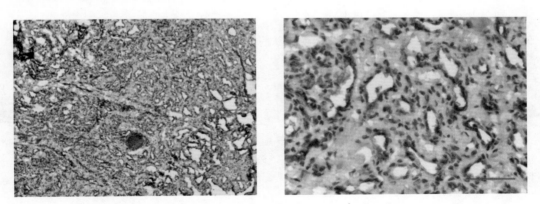

图 3-6-6-4　增殖期血管瘤中的 Glut-1 表达。标尺:100 μm

　　3. 母体内皮细胞　基于真性血管瘤和胎盘之间的密切联系,有研究者怀疑真性血管瘤是否来自母体内皮细胞,即血管瘤患儿是母体-胎儿的嵌合体。Pittman 等对 8 例增殖性血管瘤的标本进行荧光原位杂交证实从男性患儿切除的血管瘤中没有 XX 标记的血管瘤内皮细胞。使用微卫星标记的方法进行血管瘤内皮细胞的 PCR 基因分型,并与相应的母体-小儿配对的基因组 DNA 比较。结果证实血管瘤内皮细胞匹配小儿的基因型,而不是母体的基因型。进一步使用胎盘特异性内皮细胞标记 Fc γ-RII 纯化血管瘤内皮细胞,这些细胞仍然只与小儿的基因型匹配。序列分析证实血管瘤内皮细胞的 Glut1 基因有一个单核苷酸多态性。将血管瘤内皮细胞的 Glut1 cDNA 与母体-小儿配对的 DNA 比较,血管瘤的 Glut1 cDNA 的基因型与小儿的 cDNA 匹配。上述结果提示婴幼儿血管瘤并非母体-胎儿的微嵌合体。Régnier 等的荧光原位杂交研究也证实婴幼儿血管瘤内皮细胞来自小儿自体而不是母体,在该研究中,4 例男性患儿的血管瘤组织,仅在一例中发现一个 XX 细胞(可能来自母体),该标本的其他细胞和其余男性血管瘤组织的细胞全部是阴性(图 3-6-6-5)。

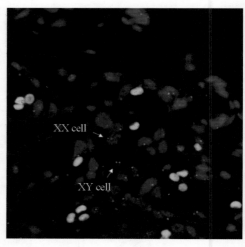

图 3-6-6-5 男性患儿血管瘤组织中的性染色体,仅见一个 XX 细胞

4. 间充质干细胞 血管瘤中有多种细胞。早期血管瘤的主要组成细胞是内皮细胞和周细胞,它们共同进行血管发生和血管形成。消退完成期血管瘤的主要组成细胞是脂肪细胞和成纤维细胞,这是血管瘤消退的结果——纤维脂肪组织。不同阶段血管瘤中有多种细胞成分、多种组织的形成,这提示干细胞这一具有多向分化潜能的细胞群体的存在。Yu 等首先从血管瘤中分离出间充质干细胞(Hem-MSCs),Hem-MSCs 具有很强的成脂肪潜能。Khan 等进一步从血管瘤组织中分离 CD133(+)干细胞(Hem-SCs),体外实验观察到这些细胞具有间充质干细胞的特征。令人惊奇的是,Hem-SCs 在一项裸鼠种植实验中成功地模拟了血管瘤的发生、发展和消退过程,即增殖—消退过程(图 3-6-6-6)。进一步研究证实了 Hem-SCs 能分化为内皮细胞、周细胞和脂肪细胞。而用血管瘤内皮细胞特异标记抗原 Glut-1 分离的 Hem-Glut1(+)细胞,具有内皮细胞的特征,但培养 3 周后这些细胞有表现出间充质干细胞的特征。这些结果在很大程度上证实血管瘤组织中的间充质干细胞可能是我们一直寻找的血管瘤的起源细胞。

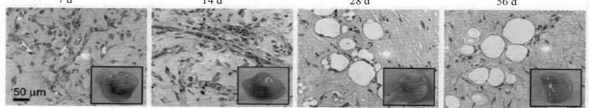

图 3-6-6-6 血管瘤来源的 CD133(+)干细胞(Hem-SCs)的裸鼠移植瘤模型。Hem-SCs/Matrigel 移植到裸鼠背部皮下建立模型。移植后 7 日,移植块内可见微血管形成。移植后 14 日,移植块中的微血管增多。移植后 28 日和 56 日,移植块内微血管消失,并出现脂肪细胞

那么这些细胞存在血管瘤组织中的何处呢?荧光免疫组织化学染色证实这些干细胞主要存在于微血管周围,就是"周细胞"(图 3-6-6-7)。事实上,多个器官和组织中的微血管周围细胞具有干细胞的特征——多向分化潜能。以 PDGFR-β 为抗原标记,用流式细胞分选仪从血管瘤中分离 PDGFR-β(+)血管周围细胞(Hem-PCs),裸鼠移植实验证实这些细胞分化为脂肪细胞,结果提示血管瘤组织中的微血管周围细胞

是消退期脂肪形成的来源(图3-6-6-8)。目前普遍认同的是,血管瘤是一种干细胞肿瘤。这些干细胞发生了与血管形成相关的突变,导致其在血管形成方面的异常行为,进而导致血管瘤的形成和快速增殖。

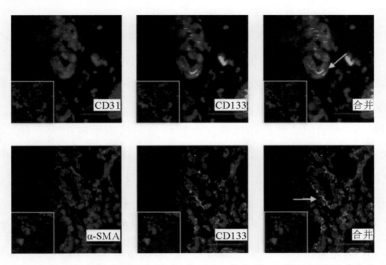

图3-6-6-7 血管瘤组织中的间充质干细胞定位。CD133(绿色)和CD31(红色)或α-SMA(红色)共染色。合并图中的箭头提示CD133主要表达于血管周围细胞,也表达于少数内皮层。CD133和α-SMA的表达共同定位于血管周围区域。插图为同型对照染色结果。标尺:50 μm

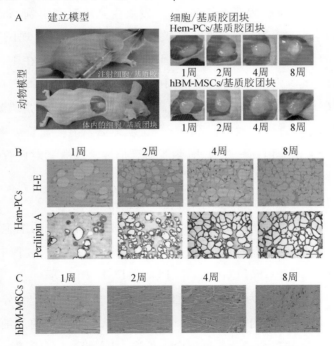

图3-6-6-8 Hem-PCs在体内的分化实验

A. 动物模型的建立。Hem-PCs/Matrigel混合物被注射于裸鼠皮下,注射后1周、2周、4周和8周取出移植块。以hBM-MSCs/Matrigel混合物作为对照。B. H-E染色显示Hem-PCs/Matrigel移植块在1周后出现脂肪形成;移植后2周、4周和8周,移植块内脂肪细胞逐渐增多,最终形成成熟脂肪组织。免疫组化染色显示Hem-PCs/Matrigel移植块在1周后表达perilipin A;移植后2周,可见移植块中密集的perilipin A(+)脂肪细胞,提示旺盛的脂肪形成;移植后4周和8周,移植块中perilipin A表达与成熟脂肪组织相似。C. hBM-MSC/Matrigel移植块中始终没有脂肪形成,而形成纤维结缔样组织。

三、婴幼儿血管瘤病理演变的机制

血管瘤在婴儿出生后3～6个月内迅速增殖、扩大,其生长速度可用"日新月异"来形容。6个月后生长速度减慢。1岁后停止增长,逐渐消退。血管瘤的"快速生长—停止生长—自发消退"的特征非常特别。研究者对此进行了许多研究试图揭开这个谜团。虽然至今我们仍不完全清楚这其中的机制,但已有的研究结果让我们对这个独特现象有了初步了解。

1. **肥大细胞的作用** 肥大细胞的数量和功能在血管瘤发展过程中有很大变化。Glowacki 和 Mulliken 等报道增殖期血管瘤中肥大细胞数量显著多于消退期和正常皮肤组织。但 Tan 等研究认为消退期肥大细胞含量最高,均呈成熟的生物氨表型;Pasyk 等的研究也认为消退早期的肥大细胞含量较高。他们的研究认为肥大细胞是血管瘤开始消退的前体细胞。观察发现肥大细胞有两种类型:一种是未成熟型肥大细胞,形态细长、水滴状或纺锤形,在增殖期血管瘤多见;另一种是成熟型肥大细胞,这些细胞是圆形或卵圆形的,在消退期血管瘤更常见。随着增殖和消退早期的进行,肥大细胞与巨噬细胞和成纤维细胞有相互作用。Yamashita 等研究证实肥大细胞产物可刺激成纤维细胞增殖。Hasan 发现应用激素治疗后血管瘤组织中肥大细胞含量上升。综上所述,肥大细胞可能与血管瘤自行消退有关,因为在血管瘤的消退过程中伴随着纤维脂肪组织增生。

2. **性激素及其受体** 有很多证据表明血管瘤发生、发展受到雌激素影响,如血管瘤在女性小儿发生率较高、血管瘤患儿体内雌激素水平升高,研究表明雌激素能扩张微血管。肖现民等研究证实雌二醇(E2)可促进血管内皮细胞增殖,并且可被 4-羟基-三苯氧胺所抑制。Gorden 等早在 1984 年就发现血管瘤组织中雌激素受体(ER)增多。刘文英等则认为血管瘤组织中 ER、PR、AR 数目均高于正常,说明血管瘤是雌激素作用的靶组织之一。至于瘤体组织中 PR、AR 数目增高,刘文英等认为可能是雌激素与 PR、AR 之间可发生非特异结合而产生一些特殊的病理生理效应。Zhang 等证实雌激素能使血管瘤来源的干细胞(Hem-SCs)表面的 α 型雌激素受体结合上调 VEGF-A 表达,刺激血管形成。雌激素对血管瘤发生和发展的影响是客观存在的,也是靶向治疗潜在目标。

3. **与血管形成和细胞增殖有关的因子、受体、酶和基质蛋白等**

(1)血管形成因子及其受体:血管形成因子是一系列能促进血管形成的细胞因子。在对胚胎新生血管形成、器官发育中血管发芽以及某些病理过程如炎症、伤口愈合、肿瘤生长过程中新生血管形成的研究中,发现了一系列血管形成因子,如 VEGF、bFGF、TGF、PDGF、EGF、Ang 等。

血管内皮生长因子(VEGF),又称为血管通透性因子(VPF),是内皮细胞特异性分裂原。VEGF 与受体结合后,使受体自身磷酸化,激发细胞内信号传导,产生生物效应:① 促进内皮细胞进行有丝分裂;② 提高血管通透性,致使内皮细胞产生的整合素及各种蛋白酶外渗,基底膜溶解,成纤维细胞、内皮细胞游走,新生血管形成。碱性成纤维细胞生长因子(bFGF),是另一种促有丝分裂原。bFGF 主要分布于中胚层和神经胚层来源的组织和肿瘤,以自分泌或旁分泌发挥作用。bFGF 的主要作用包括:促多种细胞分裂、诱导内皮细胞趋化、调节细胞代谢和促血管生成。转化生长因子-β(TGF-β),其作用很广泛。TGF-β1 几乎作用于所有细胞,使间充质细胞分化成周细胞和平滑肌细胞,抑制内皮细胞和平滑肌细胞增殖和迁移,诱导内皮细胞凋亡,诱导血管平滑肌细胞产生 α-SMA,增加内皮细胞合成、分泌基质蛋白和纤溶酶原抑制物。血管生成素(angiopoietin,Ang),有3种亚型Ang-1、Ang-2、Ang-3,其中Ang-1、Ang-2与血管生成关系密切。Tie-1和Tie-2是血管内皮特异性酪氨酸激酶型受体,Tie的受体后途径可能通过作用于DOK-R、PI3激酶、AKT激酶,激活转录因子STAT,促进P21转录等参与血管生成的调节。Tie-1的作用主要是维持血管内皮细胞的完整性。Tie-2的功能与内皮细胞形成血管有关(发芽、分枝或塑型)。

Chang等用原位杂交技术研究显示增殖期血管瘤中表达VEGF mRNA、bFGF mRNA的细胞(大部分是内皮细胞)明显多于消退期,TGF-β1 mRNA的表达细胞在增殖期和消退期都较少。Ye等报道血管瘤中VEGF-A异构体比例异常且周细胞表达DLL4导致血管成熟障碍。Takahashi等研究发现,在增殖期及退化早期婴幼儿血管瘤组织有bFGF过量表达,而在退化完成期则没有表达。董长宪等也认为bFGF和bFGFR在血管瘤中的表达明显高于血管畸形。Dosquet等研究证实增殖期血管瘤患儿尿中bFGF水平高于血管畸形和正常婴幼儿。胰岛素样生长因子(IGF)在血管瘤增殖期的表达明显强于消退期,并能诱导血管瘤组织向外发出血管芽,表明可能它在血管瘤的发生中也起作用。

Yu等检测血管瘤来源的内皮细胞和血管瘤组织中Tie-1 mRNA、Tie-2 mRNA和Ang-2 mRNA的表达很强,而Ang-1 mRNA的表达很少,但这些内皮细胞对Ang-1的反应性升高;将这些内皮细胞置于血清中则Ang-2 mRNA的表达减少,与正常内皮细胞不同;血管瘤中Ang/Tie家族的表达和反应性的变化表明Ang/Tie家族可能参与了血管瘤的病理演变过程。Boscolo等从血管瘤中分离周细胞,这些周细胞具有促血管形成特征,Ang-1表达水平低,提示周细胞在血管瘤早期失控的血管形成中的作用。Giatromanolaki等研究证实各阶段真性血管瘤标本均表达VEGF和HIF-2α,都不表达HIF-1α,推测HIF-2α通路的激活和VEGF的后续表达与真性血管瘤的发病机制有关。而陈达、林晓羲等研究表明增殖期IH表达HIF-1α上升,并与VEGF表达上升之间有密切联系,结果提示增殖期IH组织存在特殊的缺氧环境,诱导HIF表达,并使VEGF表达上升。陈达等和Giatromanolaki A等的研究结果有所不同,需要进一步研究验证,但都表明HIF/VEGF信号通路在真性血管瘤发病中的作用。

(2)血管形成抑制因子:血管形成抑制因子是一类能抑制新生毛细血管形成的物质,主要有:糖皮质激素、IFN、TNF、TGF-β、NO-EDGF(内皮衍生生长因子)、氧自由基、前列腺素等,来源于内皮细胞、肥大细胞、周细胞和纤维母细胞等。

Hasan等的研究表明糖皮质激素治疗增殖期血管瘤后PDGF-A、PDGF-B、IL-6,TGF-β1表达减少,但bFGF、VEGF表达没有改变,应用差异显示RT-PCR技术还发现瘤体中细胞色素b基因表达增强,进一步检测婴幼儿发展过程中细胞色素b基因的表达,证实细胞色素b基因在消退期表达最强,这提示糖皮质激素可能是通过细胞色素b基因表达增强而促使血管瘤消退,但可能还与PDGF、TGF等有关。

干扰素可用于某些糖皮质素激素治疗无效的婴幼儿血管瘤,其作用机制仍不清楚。Uchida等报道了一例患睾丸血管瘤、肝血管瘤和皮肤血管瘤的幼儿,用干扰素治疗后肝血管瘤、皮肤血管瘤消退,但睾丸血管瘤却没有改变,免疫组化检测发现肝血管瘤、皮肤血管瘤组织中有VEGF、bFGF表达,而睾丸血管瘤中却只有VEGF表达,无bFGF表达,因此推测这可能是干扰素治疗无效的原因。如Hasan等研究糖皮质激素对bFGF表达无影响,而干扰素往往对糖皮质激素无效的血管瘤有效,结合两者的研究推测干扰素可能是通过抑制bFGF的分泌或其作用途径而发挥作用。Sgonc等发现IFN-α可诱导正常毛细血管内皮细胞和婴幼儿血管内皮细胞凋亡,此种作用的发生机制尚不清楚。

肿瘤坏死因子(TNF)在血管瘤中的作用尚有争议。陈光等研究证实增殖期血管瘤TNF表达水平明显高于消退完成期,并由此认为 TNF 是一种血管生成刺激剂。但也存在不同的观点认为 TNF 是一种血管生成抑制剂,在血管瘤增殖期,肿瘤本身固有增殖分裂因素使巨噬细胞向肿瘤局部浸润聚集,刺激它分泌大量的 TNF,杀伤血管内皮细胞,加速血管瘤的消退;血管瘤消退期血管内皮细胞增殖分裂能力减弱,凋亡细胞数目增多,免疫反应减弱,使巨噬细胞数目及 TNF 分泌相应减少,由此认为 TNF 对血管瘤的消退有重要意义。

(3) 细胞外基质、蛋白酶及其抑制物:基质是细胞赖于生长的土壤,胞外基质作为一种非弥散的固相介质,调节肿瘤细胞的增生反应和分泌各种活性物质,对细胞的增殖、分化和基质合成等生物功能具有重要的协调作用。因此,管壁基质对血管发育有重要影响。细胞外基质(ECM)主要有:Ⅳ型胶原(Ⅳ-COL)、纤连蛋白(FN)、层粘连蛋白(LN)、细胞黏附分子、玻连蛋白(VN)、血小板反应素、单核细胞趋化蛋白等。

胶原是细胞外基质的主要成分。Ⅰ型、Ⅲ型、Ⅳ型胶原在增殖期中的表达明显高于消退期和消退完成期,以Ⅳ型胶原为主。Tan 等的研究表明Ⅳ型胶原、层粘连蛋白的 β2 链和串珠蛋白聚糖在各期的基底膜中都有表达,Ⅰ型、Ⅲ型和Ⅴ型胶原随血管瘤的进展表达更强,Ⅷ型胶原的短链表达于各期的细胞外基质和增殖早期的肥大细胞中。血管瘤病理演变过程中胶原蛋白含量变化提示血管瘤内皮细胞增殖与基质内胶原蛋白的变化存在密切的相关性。胶原蛋白对血管形成有一定的影响:Ⅰ型、Ⅲ型和Ⅷ型胶原有利于细胞的增殖、移动并有利于其他细胞外基质成分的沉积;Ⅳ型胶原则可促进细胞的黏着、扩散;正常情况下,间质胶原为细胞合成基膜成分提供网架,随着血管瘤的退化,胶原蛋白表达减少、断裂,纤维胶原张力降低,造成基底膜结构、胶原连接及细胞表面与基质之间的局部解剖结构破坏,最终导致血管退化消失。

FN 是一种多功能糖蛋白,广泛存在于细胞外基质、基底膜及各种体液,根据分布不同将 Fn 分成两种形式:血浆 FN 和细胞 FN。细胞 FN 主要由成纤维细胞分泌,而血浆 FN 主要来自肝细胞。FN 分子由多个结构域组成,可分别与胶原、纤维蛋白、肝素、DNA 乃至细胞发生专一性结合,影响细胞形态、维持组织细胞器官整体性以及黏附、移动、增殖、分化、吞噬等。LN 是一种多结构域糖蛋白,功能相当复杂,可介导上皮细胞及内皮细胞黏着于基膜,从而影响细胞的生长、分化和运动,并能促进毛细血管的成熟。

细胞黏附分子介导胞外基质分子、白细胞、血小板与激活内皮细胞的黏附,它包含许多家族如免疫球蛋白、整合素、选择素(P、L、E)、钙粘连蛋白等。E 选择素在增殖期血管瘤标本中的表达显著高于消退期,位于正在分裂的内皮细胞附近,同时也存在于新生儿包皮正常分裂的内皮细胞附近,它可能是内皮细胞增殖活跃的标志。Verkarre 等研究发现在处于增殖状态的血管中 ICAM-3 表达水平高,分化良好的血管中表达很低或没有表达,VCAM-1 在增殖和分化良好的血管中均有表达,提示 ICAM-3 在血管形成中有作用。VEGF 可通过 PI3-K/AKT/N0 通路促进内皮细胞表达 ICAM-I,并进一步调节内皮细胞迁移。VE-钙粘连素(VE-cadherin)在血管瘤血管内皮细胞中呈高表达,而在血管肉瘤和血管内皮细胞瘤中则呈低表达。HOX D3 同源基因介导血管内皮细胞从静止状态向浸润状态转化。Boudreau 等用 bFGF 刺激内皮细胞,导致 HOX D3 基因表达增强,整合素-α、β 和尿激酶型纤溶酶原激活剂(uPA)表达增加,反义 HOX D3 序列阻断 bFGF 诱导整合素-α、β 和 uPA 表达,在没有 bFGF 存在的情况下,HOX D3 基因表达增强也会使整合素-α、β 和 uPA 表达增加,对小鸡尿囊绒膜的研究表明:HOX D3 基因持续表达增强、整合素-α、β 和 uPA 高表达使血管内皮细胞一直处于浸润状态,阻止血管成熟,可导致血管瘤或血管畸形产生。Smadja 等证实 α6-整合素对于血管瘤来源的干细胞的黏附和血管形成潜能是必需的。

正常血管内皮细胞所具有的抗原性成分,如:CD31、CD34、ICAM-1、VWF、VLA-整合素等在血管瘤内皮细胞中亦有表达,而且,Ⅳ-COL、FN、LN 等主要的基底膜成分在血管瘤内皮细胞中也正确表达并正确排列。这些观察结果表明血管瘤内皮细胞具有大多数正常血管内皮细胞的分化特征。

VN 可能也参与调节新生血管形成。增殖期血管瘤内皮下区有广泛的 VN 沉积,消退期血管瘤和血管畸形中则没有 VN 沉积,而且,在含 VN 的培养基上生长的微血管内皮细胞能更多地合成 FGFR-1 和 FGFR-2 蛋白。

蛋白酶及其抑制物通过调节基质分解与合成的平衡而影响内皮细胞迁移和新生血管形成。血管瘤内皮细胞和周细胞中,SDH、细胞色素氧化酶的活性均有不同程度降低,大部分瘤体组织中 ACP 活性亦降低,但 AKP 和类特异性酯酶的活性则显著提高。如前述血管瘤内皮细胞线粒体细胞色素 b 在消退期表达增强,这与细胞色素氧化酶活性降低可能有关系。Ⅳ型胶原酶在增殖期血管瘤中的表达水平明显高于消退期,尿激酶在增殖期和消退期均高表达,金属蛋白酶组织抑制因子(TIMP)则只在消退期的周细胞中表达。Ⅳ型胶原酶和尿激酶高表达、分解基质蛋白,为内皮细胞的增殖、迁移、形成微血管提供了空间;TIMP 能抑制内皮细胞侵入卵黄囊,被认为是一种血管形成抑制因子,Vergani 等用鼠内皮瘤 eEnd.1 细胞种植于裸鼠得到血管瘤动物模型,实验证实 TIMP 能通过抑制 MMP 而抑制实验性血管瘤生长。血管形成因子促进血管瘤内皮细胞和周细胞增殖、分化,分化的内皮细胞和周细胞一方面表达 TIMP 增强,通过自分泌机制抑制新生血管形成,另一方面分泌某些趋化因子使肥大细胞向局部聚集,肥大细胞分泌抑制血管形成的因子如 IFN、TGF,两方面的共同作用促使血管瘤消退。Marler 等研究证实,婴幼儿血管瘤、其他血管肿瘤、淋巴管畸形、毛细淋巴管静脉畸形、广泛毛细血管畸形和动静脉畸形患儿的尿液中的高分子量 MMPs 和 bFGF 水平高于正常个体,而低分子量 MMPs 和 VEGF 则无明显异常。高分子量 MMPs 和 bFGF 在血管肿瘤和畸形患儿的尿液中的表达模式与它们的不同的临床行为一致。这些数据提示血管畸形也是血管形成依赖性的,也许可以通过血管形成抑制剂的应用而抑制血管畸形的进展,如靶向抑制 bFGF 和 MMPs。张端莲、陕声国、余瑛和李劲松等在上述相关研究中做了许多工作,为揭示血管瘤的发生发展机制提供了有益线索。

(4) 细胞凋亡在血管瘤消退中的作用:细胞凋亡(apoptosis),亦称为程序性细胞死亡(programmed cell growth),是多细胞有机体为调控机体发育、维持内环境稳定由基因控制的细胞主动死亡过程。婴幼儿血管瘤自发消退的过程中无炎症反应,无组织坏死,很符合凋亡过程,因此许多人推测是由于增殖血管内皮细胞凋亡导致血管瘤自发消退。

Razon 等报道增殖期血管瘤中细胞凋亡水平低,而在退化期血管瘤中凋亡水平升高 5 倍(图 3-6-6-9)。程立新等报道血管瘤的 bcl-2 表达低于正常皮肤组织。Clusterin/apo J 是一种与凋亡有关的多功能糖蛋白,Hasan Q 研究表明在血管瘤由增殖期向消退期转变的过程中,Clusterin/apo J 的转录和蛋白表达水平均增高,表达定位于肥大细胞。Mancini 等研究也认为 bcl-2 主要表达于间质细胞中。以上研究说明肥大细胞在血管瘤消退中的作用。Hasan 等的进一步研究证实细胞色素 b 基因在消退期显著增强,他特别强调了线粒体在细胞凋亡中所起的影响。

虽然观察到消退期血管瘤组织中凋亡细胞增多,但导致凋亡水平升高的原因并不清楚。近来的研究表明,许多细胞因子可诱导血管内皮细胞凋亡,如 TGF-β、IFN-α、血管他丁(angiostatin)、内皮他丁(endostatin)等。因此推测在血管瘤发展到一定时期,通过某种机制使肥大细胞等合成释放凋亡相关蛋白及上述促凋亡细胞因子,诱导血管内皮细胞的凋亡水平增高,血管瘤逐渐消退。

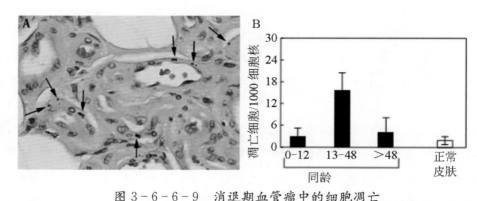

图 3-6-6-9 消退期血管瘤中的细胞凋亡
A. 一例 2 岁血管瘤标本中的细胞凋亡图像(箭头)(H & E, ×480)。B. 根据年龄分组定量检测血管瘤标本中的凋亡细胞。

（5）家族遗传和基因突变：通常认为血管瘤没有家族聚集性，但调查发现 10％血管瘤患儿其父母有阳性家族史。血管瘤的发病率，高加索人比黑种人高。在高加索人中，出生时有 1.9％～2.6％的人患血管瘤，到 1 岁时则达 10％～12％，低体重儿(500～1000 g)的发病率高达 23％。相比之下，非洲裔美国婴幼儿出生时只有 1.4％，日本人只有 0.8％。婴幼儿血管瘤患病率男女婴比例是(3～5)：1。婴幼儿血管瘤在人种、性别中的患病率差异反映了它的发病可能受到遗传的影响。

Cheung 等调查了 118 对患婴幼儿血管瘤的双胞胎(两者都有或其中之一有)，其中 40 对是单卵双生(32 对为女性，8 对为男性)，78 对双卵双生(30 对为女性，17 对为男性，31 对为不同性别)。结果发现：女性双胞胎同时患血管瘤的一致率，在单卵双生中是 32％，双卵双生中是 20％(卡方检验 $p=0.5$)；男性双胞胎同时患血管瘤的一致率，在单卵双生中是 25％，在双卵双生中是 12％(Fisher 精确检验，$P=0.4$)；双胞胎同时患血管瘤的一致率在男性和女性中都不具有统计学差别。从遗传学看，如果某种疾病完全是由基因决定，那么单卵双生双胞胎的患病一致率应是 100％；如果完全与基因无关，那么单卵双生和双卵双生的患病一致率都应很低且没有统计学差别；如果是多因素但以基因决定为主，那么单卵双生的患病一致率应小于 100％，但与双卵双生相比有显著差别。从 Cheung 等的调查结果看，假定男性与女性的婴幼儿血管瘤发病机制相同，那么遗传因素似乎不占据主要原因。支持这一点的还有：将所有这些单卵双生与双卵双生双胞胎进行统计发现，男性双胞胎的患病率与女性双胞胎没有显著差别，而根据遗传学的原理，如果某种疾病主要是由基因决定的，那么相对患病率较低的那种性别其患病一致率应比患病率高的性别高，这显然与调查结果不符。

Cheung 等的调查结果说明大部分婴幼儿血管瘤发生不是由遗传决定。然而，基因方面的影响确实存在，如上所述的人种、性别之间患病率的差异。而且，确实存在一些为数不多的婴幼儿血管瘤高发家族，具有明显的遗传现象。Blei 等观察到 6 个婴幼儿血管瘤高发家族，共有 37 个患儿，男女患儿的比例是 2：1，呈常染色体显性遗传，外显率较高，其中 4 个家族有三代或三代以上的人发病。他们应用基因连锁分析的方法发现其中 3 个家族与染色体 5q 有关，进一步研究表明致病基因位于 D5S1409-D5S211，长度 38 Mbp，目前已知其中有 3 个与血管形成有关的的候选基因：FGFR-4、PDGFR-β、FLT-4(酪氨酸激酶-4)，发生突变的基因及其位置仍有待证实。

综合来看,大部分散发婴幼儿血管瘤不是遗传的,而少部分多发血管瘤则可能有家族史。导致血管瘤发生的不一定是某个特定基因的突变,可能有几个或者很多个与血管形成有关的基因的突变都会导致血管瘤发生,即具有遗传异质性。

体细胞突变是指胚胎发育中某个体细胞发生基因突变,由这个细胞发育分化而成的细胞都将携带这个基因突变。许多研究者认为婴幼儿血管瘤中内皮细胞异常增殖可能是由于其自身缺陷,而其他表现诸如血管形成因子与抑制因子、结构蛋白等的变化则是继发现象。

Boye E 等分离血管瘤内皮细胞,证实这些血管瘤的内皮细胞都具有同源性,发现有两种不同的基因缺陷,甚至同一位患儿的两处血管瘤表现有两种不同的基因缺陷。血管瘤内皮细胞发生突变的部位可能不只是一个。Berg 对散发增殖期血管瘤的研究发现在 5q 部位有许多微卫星标记杂合子丢失,提示此处可能有基因突变,这与 Walter 等对家族遗传性血管瘤的连锁分析结果是一致的,这表明家族遗传性血管瘤和散发血管瘤的致病机制可能是一致的。Walter 等对血管瘤内皮细胞的 VEGF 受体基因的序列分析发现 VEGFR-3(FLT-4)基因和 VEGFR-2(FLK-1/KDR)基因发生了无义突变(P954S,P1147S),瘤旁正常组织的内皮细胞没有突变。

四、婴幼儿血管瘤的模型研究

1. 体外培养模型 最简单的体外血管瘤实验模型是单纯血管瘤内皮细胞培养,可以用人血管瘤内皮细胞,也可以用能产生动物血管瘤的细胞,如鼠内皮瘤 eEnd.1 细胞。通常采用消化法和微小组织块法观察细胞生长、运动等简单的生命现象,可加入某些物质观察细胞的反应。普通培养基只能维持细胞的生存,很多情况下,培养细胞的生物学行为与在体内环境下有较大变化,原因是普通培养基与细胞的体内环境有很大差别。

将活体血管瘤组织取下整块培养,其优点是包含了各种细胞和细胞外基质,更加接近体内血管瘤生长环境。Tan 等报道了一种血管瘤组织培养模型,将一小块血管瘤活检组织包埋在培养板上培养孔内的纤维凝胶中,然后置入无血清、盐性缓冲液的基本培养基内孵育,结果从血管瘤组织块中长出了微血管网络。应用这种方法,三个时期的血管瘤组织都能培养成功并长出微血管,消退期和消退完成期的血管瘤组织长出微血管晚于增殖期血管瘤组织。培养的血管瘤组织在内皮细胞和肥大细胞的数目、位置、表型,基底膜成分(层粘连蛋白、IV 型胶原和基底膜蛋白多糖)和生长因子的表达都与血管瘤活检组织相似。江成鸿等将新鲜的增殖期血管瘤组织置于纤维蛋白凝胶中,以双层夹心法建立三维血管瘤血管生成体外培养模型。血管瘤组织培养 2~3 日后芽生出细小血管,后呈枝丫状生长,至第 8~9 日长成树枝状血管,分叉交叠。之后血管生长渐缓停滞。相比细胞培养模型,血管瘤组织培养模型更有利于研究血管瘤的病理演变机制,探索新的治疗方法。

2. 血管瘤组织移植模型 Tang 等将新鲜的增殖期血管瘤组织植入裸鼠背部皮下,建立血管瘤的异种移植模型。病理观察表明:在移植早期瘤体内有细胞水肿、变性和坏死。移植后大约 30 日,细胞密度增加;移植后 45 日,观察到有丝分裂。在 2 个月后,移植物主要有血管瘤组织组成,并开始出现消退的征兆。此后,消退的征兆变得明显,移植瘤逐渐被纤维脂肪组织代替。该方法在裸鼠体内建立了血管瘤的移植瘤模型。来自同一个小组的 Peng 等在此基础上向裸鼠体内注射雌激素,使移植瘤增生周期更长,病理结构更接近人体血管瘤。该模型保留了人类血管瘤的大部分生物学特征,可以广泛用于血管瘤研究。我们采用类似的方法建立了血管瘤的裸鼠移植模型(图3-6-6-10)。

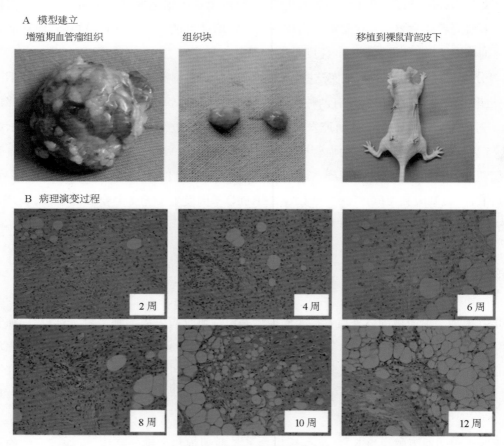

图 3-6-6-10　血管瘤的裸鼠移植模型建立及其病理演变过程

　　3. 多瘤病毒诱导模型　目前尚无自然条件下动物发生血管瘤的报道,现有的血管瘤动物模型是应用鼠多瘤病毒(murine polyomavirus)直接注射到鼠体内或转染鼠内皮细胞后再种植或注射到鼠体内而诱导鼠发生血管瘤。多瘤病毒能够诱导许多肿瘤发生,如:血管瘤、肉瘤、淋巴管瘤和癌,它使细胞发生恶性转化的机制目前仍不完全清楚。多瘤病毒的主要转化蛋白是 PmT(Polyoma middle T),它能与细胞溶质中一些调节细胞周期的蛋白组成复合体,如:src 酪氨酸激酶家族、磷脂酰肌醇-3 激酶(PI-3K)、src 同源胶原蛋白(Shc)、生长因子受体接合蛋白 2 和 14-3-3 蛋白等。不同研究得到的多瘤病毒诱导的血管瘤的结构不完全一致。

　　多瘤病毒局部注射如腹腔内或皮下注射将在局部发生血管瘤,如在静脉内注射将导致多个器官发生血管瘤,如脾、肝、肠、肾、肌肉、肺等发生血管瘤。多瘤病毒只诱导内皮细胞转化,对成纤维细胞没有作用。如果用多瘤病毒转化的 ES 细胞注射到鼠胚泡腔中,将在卵黄囊中发生血管瘤,胚胎是一个嵌合体,由 ES 细胞发育而来的内皮细胞和成纤维细胞都有多瘤病毒基因表达。从鼠血管瘤中分离了许多内皮细胞株,如:sEnd.1、tEnd.1、eEnd.1、eEnd.2、Py-4-1 等,并分离了成纤维细胞株,如 eFib.1、eFib.2,细胞株的分离方便了进一步研究和推广。Williams 等用 sEnd.1、tEnd.1、eEnd.1、eEnd.2 细胞注射到新生小鼠和成年鼠的皮下,结果新生小鼠和成年鼠的局部都发生血管瘤和出血,血管瘤中有许多充满血液的大小不一的囊腔,腔壁衬于连续单层内皮细胞,结构与人海绵状血管瘤类似;新生小鼠在 1～2 周内死亡,成年小鼠将成活并生长出稳定的血管瘤动物模型;分析模型的细胞组成发现其中 95％ 的内皮细胞都是宿主内皮细胞,但这些宿主内皮细胞并不在活跃增殖;用来种植的转化细胞在体外也没有分泌可溶性的内皮细胞分裂原;基于以上特点,Williams 等认为这些鼠血管瘤中的宿主内皮细胞没有被种植的转基因内皮细胞所转化,鼠血管瘤不是由转化内皮细胞增殖而形成的,而是在种植的转基因内皮细胞的影响下,宿主内皮细胞向种植部位大量聚集的结果。但 Dubois 等用 Py-4-1 细胞种植于成年小鼠的皮下和腹腔中诱导局部发生的血管瘤中的内皮细胞增殖形成细胞团、条索和微囊,增殖的内皮细胞中有明显的核分裂相,宿主鼠呈现 Kasabach-Merritt 现象。Liekens 等用多瘤病毒注射入大鼠腹腔中导致大鼠全身多发血管瘤,这些血管瘤的结构类似人海绵状血管瘤,但其中的内皮细胞增殖活跃,表达 vWF、PCNA、VEGF 和鸟激酶型纤溶酶原激活剂等。以上研究结果的不同提示多瘤病毒可能通过不同机制诱导出不同类型的血管肿瘤,它诱导的血管瘤模型与婴幼儿血管瘤还有很大差别。

总结本部分内容,虽然婴幼儿血管瘤多见,但我们对它的发生、发展和消退机制并不完全了解。缺乏合适的动物模型是血管瘤研究迟滞不前的原因之一。根据已有文献分析,异常的间充质干细胞可能是血管瘤的起源,这些干细胞发生了与血管发生和血管形成有关的突变。在出生后早期,这些干细胞分化为内皮细胞和周细胞,进行旺盛的、失控的血管发生和血管形成,导致血管瘤的迅速生长。血管瘤的生命周期仍是一个令人困惑的问题。由于目前仍未知的原因,到 1 岁左右,血管瘤中的细胞(主要是内皮细胞)大量凋亡,微血管数量减少。而同时,微血管周围的周细胞或间充质干细胞分化为脂肪细胞。最终,血管瘤消退为纤维脂肪组织(图 3-6-6-11)。

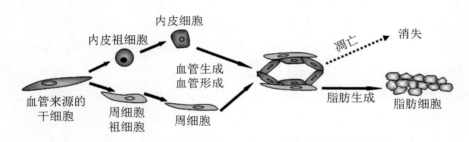

图 3-6-6-11　血管瘤发生、发展和消退的示意图

(袁斯明)

参考文献

[1] Jacobs AH, Walton RG. The incidence of birth markers in the neonate[J]. Pediatrics, 1976, 58: 218-222.

[2] AmirJ, Metzker A, Krikler R, et al. Strawberry hemangioma in preterm infants[J]. Pediatr Dermatol, 1986(3), 331-332.

［3］Yuan SM，Cui L，Guo Y，et al. Management of periorbital hemangioma by intralesional glucocorticoids and systemic propranolol：a single-center retrospective study［J］. Int J Clin Exp Med，2014，7（4）：962－967.

［4］袁斯明，姜会庆，欧阳天祥，等. 婴幼儿血管瘤病理结构变化与临床演变过程的联系［J］. 中国美容整形外科杂志，2006,17（5）：388－391.

［5］袁斯明，陈荣亮，陈海妮，等. 血管瘤演变过程中过氧化物酶体增殖物激活受体-γ基因表达的规律及和脂肪形成的关系［J］. 中华整形外科杂志，2013,29（1）：45－48.

［6］袁斯明，沈卫民，王修坤，等. 增殖期血管瘤和卡波西样血管内皮瘤的比较病理研究［J］. 组织工程与重建外科杂志，2010，6（2）：85－88.

［7］Mulliken JB，Glowacki J. Hemangiomas and vascular malformation in infants and children，a classification based on endothelial characteristics［J］. Plas Reconstr Surg，1982，69：412.

［8］Boye E，Yu Y，Paranya G，et al. Clonality and altered behavior of endothelial cells from hemangiomas［J］. J Clin Invest，2001，107（6）：745－752.

［9］Walter JW，North PE，Waner M，et al. Somatic mutation of vascular endothelial growth factor receptors in juvenile hemangioma［J］.Genes Chromosomes Cancer，2002，33（3）：295－303.

［10］Yu Y，Flint AF，Mulliken JB，et al. Endothelial progenitor cells in infantile hemangioma［J］. Blood，2004，103（4）：1373－75.

［11］Kleinman ME，Tepper OM，Capla JM，et al. Increased Circulating AC133＋CD34＋Endothelial Progenitor Cells in Children with Hemangioma［J］. Lymphatic Research and Biology. 2003，1（4）：301－307.

［12］Burton BK，Schulz CJ，Angle B，et al. An increased incidence of haemangiomas in infants born following chorionic villus sampling （CVS）［J］. Prenat Diagn，1995，15（3）：209－214.

［13］López Gutiérrez JC，Avila LF，Sosa G，et al. Placental Anomalies in Children with Infantile Hemangioma［J］.Pediatr Dermatol，2007，24（4）：353－355.

［14］Barnés CM，Huang S，Kaipainen A，et al. Evidence by molecular profiling for a placental origin of infantile hemangioma［J］. Proc Natl Acad Sci U S A. 2005，102（52）：19097－19102.

［15］North PE，Waner M，Mizeracki A，et al. A unique microvascular phenotype shared by juvenile hemangiomas and human placenta［J］. Arch Dermatol，2001,137（5）：559－570.

［16］袁斯明，姜会庆，洪志坚，等. 葡萄糖转运蛋白-1在血管瘤和血管畸形中的表达及其意义［J］. 中华整形外科杂志，2007,23（2）：90－93.

［17］Pittman KM，Losken HW，Kleinman ME，et al. No evidence for maternal-fetal microchimerism in infantile hemangioma：a molecular genetic investigation［J］. J Invest Dermatol. 2006，126（11）：2533－2538.

［18］S.Régnier，N. Dupin，C. Le Danff，M. et al. Endothelial cells in infantile haemangiomas originate from the child and not from the mother （a fluorescence in situ hybridization-based study）［J］. British Journal of Dermatology，2007，157（1）：158－160.

［19］Yu Y，Fuhr J，Boye E，et al. Mesenchymal Stem Cells and Adipogenesis in Hemangioma Involution ［J］. Stem Cells，2006，24：1605 - 1612.

［20］Khan ZA，Boscolo E，Picard A，et al. Multipotential stem cells recapitulate human infantile hemangioma in immunodeficient mice［J］. J Clin Invest，2008，118(7)：2592 - 2599.

［21］Boscolo E，Stewart CL，Greenberger S，et al. JAGGED1 signaling regulates hemangioma stem cell-to-pericyte/vascular smooth muscle cell differentiation［J］. Arterioscler Thromb Vasc Biol，2011，31 (10)：2181 - 2192.

［22］Huang L，Nakayama H，Klagsbrun M，et al. Glucose transporter 1-positive endothelial cells in infantile hemangioma exhibit features of facultative stem cells［J］. Stem Cells，2015，33(1)：133 - 145.

［23］Yuan SM，Chen RL，Shen WM，et al. Mesenchymal stem cells in infantile hemangioma reside in the perivascular region［J］. Pediatr Dev Pathol，2012，15(1)：5 - 12.

［24］Crisan M，Yap S，Casteilla L，et al. A perivascular origin for mesenchymal stem cells in multiple human organs［J］. Cell Stem Cell，2008，3：301 - 313.

［25］Yuan SM，GuoY，Zhou XJ，et al. PDGFR - β (+) perivascular cells from infantile hemangioma display the features of mesenchymal stem cells and show stronger adipogenic potential in vitro and in vivo［J］. Int J Clin Exp Pathol，2014，7(6)：2861 - 2870.

［26］Greenberger S，Bischoff J. Pathogenesis of infantile haemangioma［J］. Br J Dermatol，2013，169：12 - 19.

［27］Glowacki J，Mulliken JB. Mast cells in hemangiomas and vascular malformations［J］. Pediatrics，1982，70(1)：48 - 51.

［28］Tan ST，Velickovic M，Ruger BM，et al. Cellular and extracellular markers of hemangioma［J］. Plast Reconstr Surg，2000，106(3)：529 - 538.

［29］Pasyk KA，Cherry GW，Grabb WC，et al. Quantitative evaluation of mast cells in cellularly dynamic and adynamic vascular malformations［J］. Plast Reconstr Surg，1984，73(1)：69 - 77.

［30］Yamashita Y，Nakagomi K，Takeda T，et al. Effect of heparin on pulmonary fibroblasts and vascular cells［J］. Thorax，1992，47(8)：634 - 639.

［31］Hasan Q，Tan S，Gush J，et al. Steroid therapy of a proliferating hemangioma：histochemical and molecular changes［J］. Pediatrics 2000 Jan，105(1 Pt 1)：117 - 120.

［32］Xiao X，Hong L，Shang M. Promoting effect ofg estrogen on the proliferation of hemangioma vascular endothelial cells in vitro［J］. J Pediatr Surg，1999，34(1)：1603 - 1605.

［33］Gordeon HS，Cho YP，James LW. Pathogenesis and treatment of infant skin strawberry hemangiomas：clinical and in vitro studies of hormonal effects［J］. Plastic Reconstructive Surgery，1984，73：359.

［34］Liu Wenyin，Zhang Shangfu，Hu Yanzhe，et al. Sex hormone receptor of hemangiomas in children ［J］. Chinese Medical Journal 1997，110(3)：349 - 351.

［35］Zhang L，Wu HW，Yuan W，et al. Estrogen-mediated hemangioma-derived stem cells through estrogen receptor-α for infantile hemangioma[J]. Cancer Management and Research，2017，9：279－286.

[36] Chang J，Most D，Bresnick S，et al. Proliferative hemangiomas：analysis of cytokine gene expression and angiogenesis[J]. Plast Reconstr Surg，1999，103(1)：1－9.

[37] Ye X，Abou-Rayyah Y，Bischoff J，et al. Altered ratios of pro-and anti-angiogenic VEGF-A variants and pericyte expression of DLL4 disrupt vascular maturation in infantile haemangioma[J]. J Pathol，2016，239(2)：139－151.

[38] Takahashi K，Mulliken JB，Kozakewich HP，et al. Cellular markers that distinguish the phases of hemangioma during infancy and childhood[J]. J Clin Invest，1994，93(6)：2357－2364.

[39] 董长宪,李恭才,张宪生,等.碱性纤维母细胞生长因子在血管瘤及血管畸形中的表达[J]. 中华小儿外科杂志,1997,18(6):322－324。

[40] Dosquet C，Coudert MC，Wassef M，et al. Importance of bFGF（"basic fibroblast growth factor"）for diagnosis and treatment of hemangiomas[J]. Ann Dermatol Venereol，1998，125(5)：313－316.

[41] Ritter MR，Dorrell MI，Edmonds J，et al. Insulin-like growth factor 2 and potential regulators of hemangioma growth and involution identified by large-scale expression analysis[J]. Proc Natl Acad Sci U S A，2002，99(11)：7455－60.

[42] Yu Y，Varughese J，Brown LF，et al. Increased Tie2 expression，enhanced response to angiopoietin－1，and dysregulated angiopoietin－2 expression in hemangioma-derived endothelial cells[J]. Am JPathol，2001，159(6)：2271－2280.

[43] Boscolo E，Mulliken JB，Bischoff J. Pericytes from infantile hemangioma display proangiogenic properties and dysregulated angiopoietin－1[J]. Arterioscler Thromb Vasc Biol，2013，33(3)：501－509.

[44] Giatromanolaki A，Arvanitidou V，Hatzimichael A，et al. The HIF－2alpha/VEGF pathway activation in cutaneous capillary hemangiomas[J]. Pathology，2005，37(2)：149－151.

[45] 陈达,林晓曦,李伟.血管瘤中缺氧诱导因子1α的表达和血管生成研究[J].中华整形外科杂志,2005,21(2):115－118.

[46] Hasan Q，Tan ST，Gush J，et al. Altered mitochondrial cytochrome b gene expression during the regression of hemangioma[J].Plast Reconstr Surg，2001,108(6)：1471－1476.

[47] Uchida K，Takahashi A，Miyao N，et al. Juvenile hemangioma of the testis：analysis of expression of angiogenic factors[J]. Urology，1997，49(2)：285－6.

[48] Sgonc R，Fuerhapter C，Boeck G，et al. Induction of apoptosis in human dermal microvascular endothelial cells and infantile hemangiomas by interferon-alpha[J]. Int Arch Allergy Immunol，1998，117(3)：209－214.

[49] 陈光,贺占国,王永海,等.毛细血管瘤中肿瘤坏死因子的作用[J]. 现代口腔医学杂志,1998,12(4)：266－267.

[50] 陈光,贺占国,王永海,等.胶原蛋白对毛细血管瘤病理演变的影响[J]. 中华小儿外科杂志,1998,19(6)：329－330.

[51] Tan ST，Velickovic M，Ruger BM，et al. Cellular and extracellular markers of hemangioma[J]. Plast

Reconstr Surg，2000，106(3):529－538.

[52] Kraling BM，Razon MJ，Boon LM，et al. E-selectin is present in proliferating endothelial cells in human hemangiomas[J]. Am J Pathol，1996，148(4)：1181－1191.

[53] Verkarre V，Patey-Mariaud de Serre N，Vazeux R，et al. ICAM and E-selectin endothelial cell expression differentiate two phases of angiogenesis in infantile hemangiomas[J]. J Cutan Pathol，1999，26(1):17－24.

[54] Radisavljevic Z，Avraham H，Avraham S. Vascular endothelial growth factor up-regulates ICAM－1 expression via the phosphatidylinositol 3 OH－kinase/AKT/Nitric oxide pathway and modulatesmigration of brain microvascular endothelial cells[J]. J Biol Chem，2000，275(27):20770－20774.

[55] Martin-Padura I，De-Castellarnau C，Uccini S，et al. Expression of VE(vascular endothelial)-cadherin and other endothelial-specific markers in hemangiomas[J]. J Pathol，1995，175(1):51－57.

[56] Boudreau N，Andrews C，Srebrow A，et al. Induction of the angiogenic phenotype by Hox D3[J]. J Cell Biol，1997，139(1):257－264.

[57] Smadja DM，Guerin CL，Boscolo E，et al. $\alpha6$－Integrin is required for the adhesion and vasculogenic potential of hemangioma stem cells[J]. Stem Cells，2014，32(3):684－693.

[58] Jang YC，Arumugam S，FergusonM，et al. Changes in matrix composition during the growth and regression of human hemangiomas[J]. J Surg Res，1998，80(1):9－15.

[59] Stefanova P，Dimova P. Histochkemical study on hemangiomas in childhood[J]. Folia-Med Plovdiv，1996，38(1):69－73.

[60] Vergani V，Garofalo A，Bani MR，et al. Inhibition of matrix metalloproteinases by over-expression of tissue inhibitor of metalloproteinase－2 inhibits the growth of experimental hemangiomas[J]. Int J Cancer，2001，15;91(2):241－247.

[61] Marler JJ，Fishman SJ，Kilroy SM，et al. Increased expression of urinary matrix metalloproteinases parallels the extent and activity of vascular anomalies[J]. Pediatrics，2005，116(1):38－45.

[62] 张端莲，陕声国，杨勇，等.NF－κB p65 在皮肤血管瘤不同时期的表达[J]. 中国组织化学与细胞化学杂志,2004,13(2):133－137.

[63] 余瑛,张端莲,陕声国,等.Bax 和 Fas 在人皮肤血管瘤不同时期的表达及意义[J]. 解剖学研究,2003,25(2):117－119.

[64] 李劲松,李海刚,陈伟良,等.婴幼儿血管瘤 iNOS 的表达及其与血管内皮细胞增殖能力的关系[J]. 中华整形外科杂志,2006,22(1):49－51.

[65] Razon MJ，Kraling BM，Mullikenn JB，et al. Increased apoptosis coincides with onset of involution in infantile hemangioma[J]. Mircocirculation，1998，5(2－3):189－195.

[66] 程立新，梁杰，汤少明，等. 细胞凋亡抑制基因 bcl－2 在血管瘤发病中的作用的研究[J].中华整形烧伤外科杂志，1999，15(1):35－36.

[67] Hasan Q，Ruger BM，Tan ST，et al. Clusterin/apoJ expression during the development of hemangioma[J]. Hum Pathol，2000，31(6):691－697.

［68］ Mancini AJ, Smoller BR. Proliferation and apoptosis within juvenile capillary hemangiomas[J]. Am J Dermatopathol, 1996, 18(5):505 - 514.

［69］ Cheung DS, Warman ML, Mulliken JB. Hemangioma in twins[J]. Ann-Plast-Surg, 1997, 38(3): 269 -274.

［70］ Blei F, Walter JW, Orlow SJ, et al. Familial segregation of hemangiomas and vascular malformations as an autosomal dominant trait[J]. Marchuk DA. Arch Dermatol, 1998, 134(6): 718 -722.

［71］ Walter JW, Blei F, Anderson JL, et al. Genetic mapping of a novel familial form of infantile hemangioma[J].Am J Med Genet,1999, 82(1):77 - 83.

［72］ Marchuk DA. Pathogenesis of hemangioma[J]. J Clin Invest, 2001, 107(6): 665 - 666.

［73］ Berg JN, Walter JW, Thisanagayam U, et al. Evidence for loss of heterozygosity of 5q in sporadic haemangiomas: are somatic mutations involved in haemangioma formation? [J] J Clin Pathol, 2000, 54(3):249 - 252.

［74］ Tan ST, Hasan Q, Velickovic M, et al. A novel in vitro human model of hemangioma[J]. Mod Pathol,2000,13(1):92 - 9.

［75］ 江成鸿,庄福连,黄拔瑞,等.一种三维血管瘤血管生成体外培养模型的建立[J]. 中华整形外科杂志, 2005,21(5): 364 - 367。

［76］ Tang Y, Liu W, Yu S, et al. A novel in vivo model of human hemangioma: xenograft of human hemangioma tissue on nude mice[J].Plast Reconstr Surg, 2007, 120(4):869 - 878.

［77］ Peng Q, Liu W, Tang Y, et al. The establishment of the hemangioma model in nude mouse[J]. J Pediatr Surg, 2005, 40(7):1167 - 1172.

［78］ Williams RL,Courtneidge SA, Wagner EF. Embryonic lethalities and endothalial tumors in chimeric mice expressing Polyoma virus middle T oncogene[J]. Cell, 1988, 52:121 - 131.

［79］ Dubois NA,Kolpack LC, Wang R, et al. Isolation and characterization of an established endothelial cell line from transgenic mouse hemangiomas[J]. Exp Cell Res, 1991, 196(2):302 - 313.

［80］ Williams RL,Risau W, Zerwes HG, et al. Endothelioma cells expressing the polyoma middle T oncogene induce hemangiomas by host cell recruitment[J]. Cell, 1989, 57(6):1053 - 1063.

［81］ Dubois NA,Kolpack LC, Bautch VL, et al. Mice with hemangiomas induced by trangenic endothelial cells:A model for the Kasabach-Merritt syndrome[J]. Am J Pathol, 1994, 144(4):796 - 806.

［82］ Liekens S, Verbeken E, Vandeputte M, et al. A novel animal model for hemangiomas: inhibition of hemangioma development by the angiogenesis inhibitor TNP - 470 [J]. Cancer Res, 1999, 59 (10):2376 - 2383.

第七节　淋巴管畸形

淋巴管畸形(lymphangioma)是小儿常见良性肿瘤,发病率仅次于血管瘤。淋巴管畸形是因胚胎淋巴组织发育异常所致错构瘤,具有先天畸形及肿瘤双重特性。小儿淋巴管畸形好发于颈部、肩及腋下,纵隔及腹膜后,这些部位与胚胎淋巴管形成有密切关系。

一、胚胎与病因学

1. 淋巴系统的形成　胚胎5～8周原始淋巴管从两侧颈内静脉外侧各突出一个囊形成颈囊;随后肠系膜静脉发出腹膜后囊;最后从左右髂静脉各形成一个髂静脉囊,以这5个原始淋巴囊向胸腹腔及四肢扩展,逐渐相互连接形成全身淋巴系统。

2. 淋巴管畸形的形成　根据以上淋巴管形成学说,当原始淋巴囊部分孤立分隔时就会形成淋巴管囊肿,如多次分隔形成多囊性淋巴管囊肿。如原始淋巴管局部过度增生就形成单纯性或海绵状淋巴管畸形,也有学者提出淋巴管梗阻学说、淋巴管系统连接障碍学说,少数学者认为淋巴管畸形与外伤、炎症及肿瘤导致淋巴管阻塞有关,但未得到证实。

3. 基因遗传学说　Descamp 在颈部淋巴管畸形研究中发现,62%胎儿伴有不同程度的染色体异常,推断该畸形发生可能与患儿染色体数量或其亚型异常有关。近年来,随着分子生物学和遗传学的发展,发现与淋巴管畸形发生的有关突变基因,如血管内皮细胞生长因子家族中的 VEGF-G 参与原始淋巴管的形成,其特异性配件 VEGFR-3 在淋巴管形成中起十分重要的作用。

二、淋巴管畸形的分类及病理

最早的淋巴管畸形的分类是 Wegner 分类法,即毛细淋巴管畸形、海绵状淋巴管畸形、囊性淋巴管畸形(囊状水畸形)及弥漫性淋巴管畸形(淋巴管巨肢症)。但最近 ISSVA(血管异常病学会)将血管瘤分为三类,即微囊型、巨囊型、混合型。

1. 微囊型　其内有毛细淋巴管和若干细小、成熟淋巴管丛以及众多小房性腔隙组成,腔壁衬有内皮细胞层,间质成分较多。多位于皮肤、皮下组织,也有的在深层组织和器官内。

2. 巨囊型　肿块内的淋巴管呈现巨大的囊性改变,有囊腔,多呈分叶状或椭圆形,囊壁光滑、薄而透明,常有纤维隔膜形成多个副囊,囊腔之间交通。囊肿常位于颈部、腋窝、腹膜后及腹股沟区。

3. 混合型　既有微囊型的改变,又有巨囊型的变化。

4. 淋巴血管畸形型　有许多弥漫性混合淋巴管畸形同时伴有血管畸形,在近来的分型中也为一类,常位于四肢,形成畸形体巨大,深达肌肉组织甚至骨膜,常伴有肢体功能障碍。

三、临床表现

1. 微囊型　淋巴管畸形的病变位于皮肤、皮下组织或黏膜和皮下组织内,有的存在于内脏器官内。常见于头皮、肢体、胸壁、四肢、颈部、腋窝及会阴部,也可发生在唇、口腔及舌。大面积出现在舌面时可形成巨舌,常伴功能障碍,侵犯口腔、舌及咽部可引起饮食、发音甚至呼吸困难。四肢畸形体较大,表现为柔软的肿块,畸形表皮常增厚,有时可见扩张的血管(图3-6-7-1)。

2. 巨囊型　淋巴管畸形新生儿期最常见的淋巴管畸形,囊肿畸形体积大,囊腔可见内皮细胞,可为单囊,多囊更常见。50%～60%囊性淋巴管畸形在新生儿期出现,80%～90%出现在2岁以前,约75%位于颈部之颈后三角,畸形可在锁骨后延伸至上纵隔,甚至到达胸腔,形成巨大畸形体。腋窝、胸壁及腹膜后也是囊性淋巴管畸形常见发生部位。畸形体表面光滑,一般张力不高,伴出血时可呈淡蓝色。巨大畸形体及特定发生部位是囊性淋巴管畸形临床主要特点,如囊腔出血或伴感染,囊肿可突然增大,张力增高,出现对周围组织、器官的压迫症状(图3-6-7-2)。

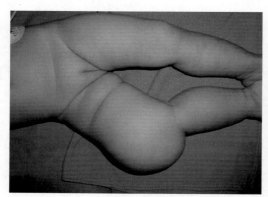 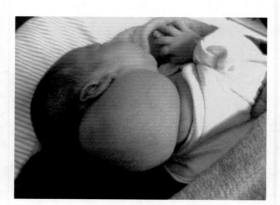

图3-6-7-1　微囊型淋巴管畸形的临床表现　　　　图3-6-7-2　巨囊型淋巴管畸形的临床表现

3. 淋巴血管畸形型　改变为弥漫性淋巴管血管畸形。主要发生在四肢,从肩部到手指,或从腹股沟区延伸至足趾。弥漫性的淋巴管畸形占据整个肢体,多数病例病变还累及肌肉组织甚至深达骨膜,严重影响肢体外观及功能。

四、诊断

淋巴管畸形诊断并不困难。微囊型淋巴管畸形有小泡状透明颗粒和海绵状的改变是其特征。囊性肿块穿刺抽出淋巴液即可确诊。婴幼儿颈部、腋窝巨大囊肿多为囊性淋巴管畸形。四肢弥漫性淋巴管畸形特征明显,不难确诊。位于皮下、肌层、胸腔、纵隔、腹腔淋巴管畸形超声检查可确定部位,鉴别囊性还是实体肿块,彩色多普勒还可显示畸形内血供与血管畸形鉴别。MRI在确诊淋巴管畸形时还可了解巨大囊腔内部结构及分隔,以及囊肿与周围组织、器官的关系。对于和血管瘤的鉴别,做CT增强检查可以区别。近年采用超声技术可以对妊娠小于30周的胎儿巨囊型淋巴管畸形做出准确诊断,了解相关并发畸形,为分娩后早期治疗提供依据(图3-6-7-3,图3-6-7-4)。

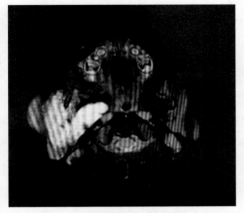 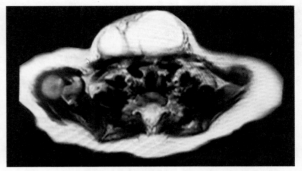

图3-6-7-3　微囊型淋巴管畸形的MR表现　　图3-6-7-4　巨囊型淋巴管畸形的MR表现

五、治疗

淋巴管畸形有10%的自行消退率,可以观察。但原则上发现肿块后都要采取积极治疗措施。

1. 药物注射治疗　近20年采用药物注射治疗淋巴管畸形疗效明显,已成为淋巴管畸形的主要治疗方法。

(1) 抗癌药物:常用有博莱霉素、平阳霉素及多西环素等。多半采用抗癌药物加糖皮质激素治疗,以减少抗癌药物的副作用。抗癌药物局部畸形肿块注射治疗淋巴管畸形机制与药物抑制淋巴管内皮细胞生长、刺激肿瘤间质纤维有关,适合各种明显囊腔的淋巴管畸形。对于位于深部组织或较小的淋巴管畸形可在超声引导下穿刺。具体方法:穿刺尽量抽吸囊腔内淋巴液,然后注射药物。博莱霉素浓度为1 mg/ml,按每次0.2~0.3mg/kg注入畸形肿块内,3~10次为1疗程,总剂量不得超过5 mg/kg。平阳霉素浓度为1 mg/ml,每次剂量2~6 mg,2~4周1次,反复注射总剂量不超过5 mg/kg。糖皮质激素及缩丙酮确炎舒松与平阳霉素有协同作用,联合用药效果更好。配制方法是将缩丙酮确炎舒松2~4 mg加入平阳霉素溶液中,也可用地塞米松1mg加入平阳霉素溶液中,注射方法相同。抗癌药物主要副作用是注射后出现低热,偶见腹泻、呕吐,最严重并发症是肺纤维化,据文献报道极少发生。

(2) OK-432:OK-432是一种经青霉素G钾盐处理,失去溶血性链球菌S产物性能而取得的人源性A群链球菌Ⅲ型,低毒Su菌株的冻干培养混合物。注射方法:0.1 mg OK-432溶于10 ml生理盐水,对囊性淋巴管畸形抽出多少淋巴液即注入等量OK-432溶液。对海绵状淋巴管畸形分点注射,总量不超过0.3 mg,3~5周重复1次。

(3) 聚桂醇治疗:聚桂醇是一种醇类,可以使淋巴管内皮细胞坏死,因此,可用于注射治疗。剂量为1 ml/kg。穿刺尽量抽吸囊腔内淋巴液,聚桂醇不要汽化,直接注射药物。

(4) 无水乙醇注射治疗:无水乙醇对淋巴管畸形的内皮细胞有凝固作用,因此注射后,组织会变性,纤维化,可使畸形的淋巴管闭塞纤维化,达到治疗的目的。剂量为0.1 ml/kg。

2. 外科手术　颈部囊性淋巴管畸形压迫气道导致呼吸困难是绝对手术指征,有时还需急诊手术。淋巴管畸形在注射治疗效果不佳时或影响器官功能明显时应选择手术治疗。手术年龄半岁左右,手术创伤较大病例可适当延后。

(1)直接手术切除:手术基本原则是完整切除肿畸形,特别巨大的囊性淋巴管畸形、弥漫性淋巴管畸形可采取分期手术方法。

(2)外科手术加注射治疗:对颈部、纵隔、腹膜后、盆腔及四肢巨大分隔囊性淋巴管畸形难以完全切除或重要器官有残留组织,应对残留囊腔及创面进行药物注射或涂擦。

(3)外科手术加负压吸引治疗:还有切除和注射效果不佳的情况下,可以采用外科手术加负压吸引治疗。这一方法是沈卫民教授于2007年最先提出。按腋下部淋巴管畸形手术为例具体如下:选择静脉全麻醉。切口选择腋窝横切口,切口长约3 cm,一直切入淋巴管畸形内,用吸引器吸光淋巴液。用"U"形拉钩导入30°角6 mm内镜,在显示屏图像指引下,从肿瘤上方探查,用分离剪一边电烧,一边打开淋巴管畸形内的分隔。直到打开B超检查划定的肿瘤区域内的所有肿块,用吸引器吸光淋巴液,检查是否贯通了整个淋巴管畸形,用电凝由肿瘤内壁上方向下烧灼整个瘤体内壁。再用10%的碘酊依次烧灼内壁一周。缝合切口,放负压吸引管。缝合固定吸引管,接负压吸引瓶,维持负压在-120 mmHg(图3-6-7-5)。这一方法创伤小,作用好,值得推广。

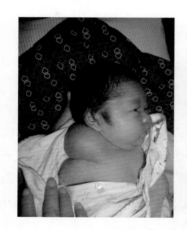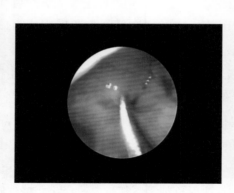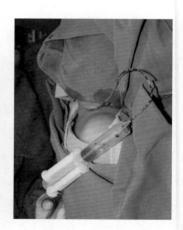

图3-6-7-5　内镜辅助下淋巴管畸形烧灼加负压吸引术

(4)光纤消融术:有HN激光针消融术和Nd:Yag激光消融术,是一种集激光、光纤、闭合性手术为一体的综合性疗法。激光消融术采用的是氦氖激光器和Nd:Yag激光消融,这类激光器的特点是光束质量好,输出功率低,用于手术中可达到高渗透性、无痛、对其他组织无损害的效果。一次性He-Ne激光光纤穿刺,可实现无切口、无创伤的治疗效果。从根本上治疗,消融淋巴组织,对人体没有副作用,安全性高,并发症少。

以Nd:Yag激光为例,在全麻下,在淋巴管畸形的外围做多点用穿刺针刺入至可见淋巴液流出。这时可以调节好Nd:Yag激光,按说明书的能量调节好。把光纤从刺入的开口处推入,这时光纤顶端的激光不断在进入过程中消融周围淋巴组织,反复多次从淋巴管畸形周围进消融光纤,到覆盖全部畸形淋巴管为止,加压包扎。术毕,患肢和患部位制动固定一周。

(沈卫民)

第八节　淋巴管畸形合并的综合征

一、CLOVES 综合征

CLOVES 综合征是一种以先天性脂肪瘤过度生长、淋巴管畸形、血管畸形、表皮痣和骨骼异常、脊柱侧弯或脊髓异常为主要表现的临床综合征。

2007 年 Sapp 等首先报道了 7 例以先天性脂肪瘤过度生长、血管畸形和表皮痣为主要表现的临床病例，将其命名为 CLOVE 综合征。不同于 Proteus 综合征以出生后发生、进行性发展、扭曲变形为特点的过度生长方式，CLOVE 综合征的增生往往为膨胀性的，同时合并以躯干为主的血管畸形、脂肪组织增生、脊柱侧弯、骨结构肥大，但不扭曲变形引临床表现。2009 年 Alomari 又报道了 18 例相似病例，指出骨骼异常、脊柱侧弯或脊髓异常在该综合征中也较常见，提议更名为 CLOVES 综合征。此命名由其临床表现而得，前 3 个字母 CLO 代表躯干先天性脂肪瘤（congenital lipomatous overgrowth），V 代表血管畸形（vascular malformations），E 代表表皮痣（epidermal nevi），S 代表包括多指/趾在内的多种骨骼畸形（scoliosis, and other skeletal anomalies）。

该征为散发性，尚缺乏家族病例报道，无遗传性。有学者通过分析 6 例患儿切除的病灶组织的 DNA 序列，发现其 PIK3CA 序列均存在错义突变，且突变比例为 3%～30%，因此该综合征可能是由胚胎发育早期 P13K‐AKT 途径体细胞激活突变所引起。

综合各地所报道多例 CLOVES 综合征病例特点，在临床表现上，最特征性的表现是出生时即可见的躯干部脂肪瘤，且表面常覆盖葡萄酒色斑，瘤体最常见的部位是背部及脊柱两侧，而后者易引起脊柱侧弯等继发畸形。本例患儿因脂肪瘤体位于腹壁浅层，故未侵犯脊柱。Alomar 对 8 例行脂肪瘤切除术的 CLOVES 综合征患儿的长期随访表明，它们均有所复发，故我们对本例脂肪瘤，选择了相对损伤较小的抽脂术，对其进行 2 个月随访，未见复发，远期效果还需进一步观察。

脉管畸形在 CLOVES 综合征患儿中表现多种多样，可以为静脉畸形、动静脉畸形、毛细血管畸形，也可为淋巴管畸形或多种畸形合并，其中淋巴管畸形可混杂于躯干脂肪瘤中。有报道显示在妊娠 26 周行磁共振检查，即可见到已形成的异常脉管畸形病灶。肢体骨骼肌畸形亦较常见，特别是手足畸形，具体可表现为宽三角手掌（或）足掌、巨指（趾）症、趾间间距过宽，本例患儿即存在上述多种畸形，在经过早期的多趾畸形矫正术后，患儿左足畸形明显改善，可穿鞋和正常行走，这提示应尽早行足部畸形矫正手术。CLOVES 综合征的表皮痣不同于 Proteus 综合征的特征性脑回状结缔组织痣，前者多由过多的脂肪组织所引起，而后者是由紊乱的胶原纤维所构成，在外观形态上也差别较大，前者多呈现沟壑状，而后者则为脑回状，本例患儿并未见有表皮痣表现。

CLOVES 综合征的预后不同于 Proteus 综合征，一般良好，故在疾病初期的鉴别诊断显得尤为重要，切忌轻易误诊为 Proteus 综合征。其治疗方法主要取决于患儿的临床表现,对症治疗,避免过度积极治疗,尤其在脂肪瘤的处理上,应注意其切除后的高复发率。

二、Kaposi 样淋巴管瘤病

Kaposi 样淋巴管瘤病(kaposiform lymphangiomatosis,KLA)是一种以淋巴扩张为特征的血管异常。它没有已知的原因,也没有有效的治疗,是一种累及多系统的淋巴管疾病。

(一)临床表现

最常见的表现为呼吸系统损害(55.5%)、肿胀/肿块(25%)、出血(15%)及骨折(5%)。所有患儿均累及胸腔和纵隔,其次为肺实质疾病(90%)、胸膜疾病(85%)及心包积液(50%)。最常见的胸外病变部位为腹膜后(80%)、骨(60%)、腹腔脏器(55%)和肌肉(45%)。纵隔和腹膜后沿淋巴分布有特征性的软组织增厚和浸润性增厚。出血的主要表现:鼻出血、巩膜出血、瘀斑、阴道出血、硬膜外血肿、出血性积液。伴有血小板减少症,有时血小板减少症合并脾肿大。其中胸内的疾病与不断恶化的呼吸道症状和出血量是 KLA 的特征。

(二)治疗

1. 对症治疗　胸水则做引流。纵隔肿块可手术切除。血小板减少输血小板。血管畸形可注射治疗。

2. 药物治疗　多种药物治疗,长春新碱、西罗莫司、干扰素、沙利度胺,以及多西环素,通常与上述干预措施联合使用。对于大多数药物治疗可使患儿的症状和体征得到暂时缓解。在治疗中西罗莫司的临床疗效较为稳定,推荐使用西罗莫司进行治疗,症状有所改善。

三、Hennekam 综合征

Hennekam 综合征又称 Hennekam 淋巴管扩张-淋巴水肿综合征。是以淋巴管扩张、淋巴水肿、特征性颜面部异常、生长发育迟缓为主要临床表现的一种常染色体隐性遗传性疾病。由 Hennekam 等于 1989 年首次报道。

(一)病因

目前认为 Hennekam 综合征病因是淋巴系统先天性发育不良。CCBE1(编码胶原蛋白和钙结合表皮生长因子结构域 1)基因突变与 Hennekam 综合征发生有关。CCBE1 基因位于 18 号染色体长臂 21 区,进化上高度保守,其编码的分泌性蛋白在淋巴管发育过程是不可缺少的,与淋巴管内皮细胞出芽及迁移有关。血管内皮生长因子 C/血管内皮生长因子受体(VEGFC/VEGFR3)信号通路对胚胎淋巴管发育至关重要,研究者对斑马鱼胚胎进行研究发现,CCBE1 基因敲除时 VEGFC 表达受抑制、VEGFC 和 VEGFC 依赖性细胞外信号调节激酶信号通路受损,CCBE1 基因过度表达则可增强 VEGFC 介导的淋巴内皮细胞出芽。进一步的研究则发现 CCBE1 通过整合素样金属蛋白酶与凝血酶 3(ADAMTS3)作为血管内皮生长因子 C 激活蛋白酶增强 VEGFC 介导的淋巴管生成。研究者对一个有 3 个孩子罹患广泛淋巴水肿的家庭进行连锁序列分析和单核苷酸多态性分析,在患儿中检出 CCBE1 基因纯合突变。除了 CCBE1 基因外,还有 8 个基因被确认与多种单独淋巴水肿或淋巴水肿综合征有关。一个对 78 例家族遗传性淋巴水肿患儿 7 个关键基因(FLT4、

GJC2、FOXC2、SOX18、GATA2、CCBE1、PTPN14)进行突变检测的研究显示,有28种突变可以解释36%的病例,且大多数由原发性淋巴水肿突变基因编码的蛋白在VEGFR3信号途径中有独立作用。

(二)临床表现

临床以小肠淋巴管扩张为主的全身多处淋巴管发育异常;特征性颜面部形态异常(眶距增宽);生长发育迟缓。

除了上述典型的主要临床表现外,多数文献报道病例合并有程度不等、部位不一的先天性畸形。包括先天性心脏和血管异常(肺静脉异位、下腔静脉离断),先天性泌尿系统畸形(交叉异位肾、异位肾、膀胱输尿管返流),消化系统畸形(幽门肥厚、直肠脱垂,肝脏多发海绵状血管瘤,多脾),耳发育异常(小耳、外耳道闭锁,中耳发育不良,外耳发育不良,听力丧失),其他合并症包括甲状腺功能减退。

(三)诊断

典型的临床表现如水肿、乳糜胸、乳糜腹;外周血淋巴细胞绝对计数减少;血浆白蛋白与IgG降低;内镜活检或手术标本病理证实有小肠淋巴管扩张症;实验证明肠道蛋白质丢失增多。具备前3点条件应疑诊,具备后2点条件可确诊。对于临床难以解释的慢性腹泻、低蛋白血症、生长发育迟缓、精神运动发育迟缓的患儿,需警惕先天性淋巴管发育异常疾病可能,应尽早行内镜、病理活检及淋巴显像检查以明确诊断。

(四)治疗

该病以对症支持治疗为主,包括低脂饮食、补充白蛋白、补充中链甘油三酯。中链甘油三酯在胃和十二指肠内可被脂肪酶分解成甘油和中链脂肪酸,具有较好的水溶性,可经门静脉直接吸收,在小肠内的水解速度是长链脂肪酸的6倍,吸收率是长链脂肪酸的4倍,不需淋巴转运,故可减轻淋巴管压力,进而减少淋巴液渗漏,使蛋白丢失减少,故可用于此病的治疗。国外有研究人员将奥曲肽用于原发性小肠淋巴管扩张的治疗,用于减少肠道蛋白的丢失,其中一例患儿血清白蛋白上升至可接受范围而不需输注白蛋白,另一例患儿血清白蛋白接近正常水平。但奥曲肽大规模应用于临床仍缺乏大样本病例的研究。外科治疗方面,小肠淋巴管扩张症可行淋巴管静脉吻合术。如为局限性淋巴管扩张,切除病变肠管可获得较好效果。

(沈卫民)

参考文献

[1] Le Guen L,Karpanen T,Schulte D,et al. Ccbel regulates Vegfc-mediated induction of Vegfr3 signaling during embryonic lymphangiogenesis[J].Development,2014,141:1239-1249.

[2] Jeltsch M,Jha SK,Tvorogov D,et al. CCBE1 enhances lymphangiogenesis via a disintegrin and metalloprotease ith thrombospondin motifs3-mediated vascular engothe lial growth factor C activation[J].circulation,2014,129:1962-1971.

[3] Connell F,Kalidas K,Ostergaard P,et al. Linkage and sequence analysis indicate that CCBE1is mutated in recessively inherited generalized lymphatic dysplasia[J].Hum Genet,2010,127:231-241.

[4] AL sinani S,Rawahi YA,Abdoon H.Octreotide in hennekam syndrome associated intestinal lymphangiectasia[J].World J Gastroenterol,2012,18:6333-6337.

[5] Glaser K,Dickie P,Dickie BH.Proliferative Cells From Kaposiform Lymphangiomatosis Lesions Re-

semble Mesenchyme Stem Cell-like Pericytes Defective in Vessel Formation[J]. J Pediatr Hematol Oncol. 2018,40(8):495 - 504.

[6] Goyal P，Alomari AI，Kozakewich HP，et al. Imaging features of kaposiform lymphangiomatosis[J]. Pediatr Radiol，2016,46(9):1282 - 1290.

[7] Croteau SE，Kozakewich HP，Perez-Atayde AR，et al. Kaposiform lymphangiomatosis：a distinct aggressive lymphatic anomaly[J].J Pediatr，2014,164(2):383 - 388.

第七章
生殖器畸形

第一节 男性生殖器畸形

一、阴茎缺如

（一）概述

阴茎缺如（aphallia）是因生殖结节发育障碍所致。该病罕见，占出生人口的 1/30 000 000～1/10 000 000。该病染色体核型几乎均为 46,XY。

（二）临床表现

外阴常表现为阴囊发育良好，且睾丸下降完全，但阴茎体缺如。尿道开口于肛门边缘，或者开口于直肠内，且肛门常向前移位。

（三）伴发畸形

阴茎缺如常伴发以下畸形：隐睾、膀胱输尿管反流、马蹄肾、肾发育不全、肛门闭锁以及骨骼肌系统和心血管系统畸形。

（四）辅助检查

阴茎缺如患儿出生后应立即检查染色体核型，积极行超声检查及静脉肾盂造影，了解有无伴发泌尿系统或其他器官、系统的畸形。

（五）治疗

对于阴茎缺如患儿，及时的性别分配是非常重要的。一些患儿尽管已经按女性重建了生殖系统，仍认为自己是男性，这可能是因为宫内或生活的性激素印迹所致。因此，患儿的性别推荐和分配应格外慎重，应该由包括小儿泌尿或整形外科医生、内分泌科医生和心理医生组成的专家组全面评估患儿情况后决定。阴茎缺如患儿的治疗非常棘手。作为男性，患儿有生育潜能，但目前难以重建具有外观满意、能完成排尿、性生活和生殖功能的阴茎。若作为女性重新分配性别,则需在新生儿期行睾丸切除术和女性化外生殖器整形术,后期的阴道成形术也是必须的。

二、蹼状阴茎

(一)概述

蹼状阴茎(webbed penis)系阴茎腹侧皮肤和阴囊中缝皮肤呈蹼状融合,使阴茎、阴囊之间不能完全分开,失去正常的阴茎阴囊角的形态。

(二)病因

该病多为先天性疾病,阴茎、尿道、阴囊是正常的,而阴茎阴囊的连接部位异常,也可能是由于包皮环切术或其他阴茎手术致阴茎腹侧皮肤切除过多所致。

(三)临床表现

阴茎腹侧皮肤和阴囊中缝皮肤呈蹼状融合,使阴茎、阴囊之间不能完全分开(图3-7-1-1)。尽管蹼状阴茎常常没有临床症状,但其外观是无法接受的;严重的蹼状阴茎可致阴茎伸直受限,进而妨碍性生活。

(四)治疗

由于该病严重影响外观和性功能,故需要整形手术治疗。具体方法:

1. 蹼状阴茎可以通过横切纵缝阴茎阴囊间皮肤使阴茎、阴囊分离。

2. 可以在距冠状沟大约1.5 cm取弧形切口,将Byars包皮皮瓣转移至阴茎腹侧表面,切除多余包皮。阴囊应缝合固定于阴茎根部以防止蹼状畸形复发。

3. 极少数情况下,远端尿道发育差,需要行尿道成形术。

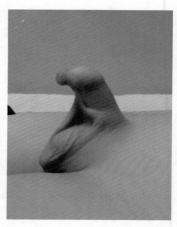

图3-7-1-1 蹼状阴茎

三、隐匿性阴茎

(一)概述

隐匿性阴茎(boncealed penis)或埋藏阴茎(buried penis)是指阴茎体无阴茎皮肤附着而被埋藏于耻骨前皮下脂肪内的阴茎畸形。因本病阴茎外观异常,并可导致反复包皮炎以及排尿困难等病症,会给家属带来心理负担。

(二)病因

病因尚不清楚,可能与胚胎时期阴茎白膜以及阴茎系带(fundiform ligament)的异常附着引起阴茎皮肤异常移动有关。因肥胖导致的阴茎显露不佳不属于本病的范畴。

(三)临床表现

1. 阴茎外观短小　出生后即发现阴茎外观短小或几乎看不见阴茎,仅在阴茎部位见一"皮丘",通常阴茎体发育正常。

2. 排尿异常　受尿道屈曲和包茎的影响,尿线常较细。因排尿受阻可导致包皮隆起,尿线不能前射。

3. 影响性交　成人患者可有痛性勃起和性交障碍。

（四）诊断

根据病史及体格检查，诊断不困难。

1. 病史　出生后即发现阴茎外观异常的病史。

2. 体格检查　阴茎外观短小似一"皮丘"，将阴茎皮肤向后推，可显示隐藏在皮下且与年龄大小相当的阴茎体。均为包茎，无法显露阴茎头，阴茎背侧皮肤缺乏。

3. 勃起试验　人工刺激阴茎勃起、排尿或夜间生理性勃起时，通常出现阴茎背曲。

（五）治疗

本病为阴茎皮肤缺乏，绝不能因包茎而行包皮环切术（图3-7-1-2，图3-7-1-3）。阴茎整形术是主要治疗手段。

1. 手术时机　一般在学龄前期进行整形手术。

2. 手术方式　手术方式多，但尚无公认的理想术式。理想的术式应包括包皮口扩大、阴茎松解以及阴茎根部成形等，以使阴茎完全伸直外露。阴茎伸直外露后，阴茎皮肤往往缺乏，可转移部分阴囊皮肤或利用包皮内板覆盖阴茎体。

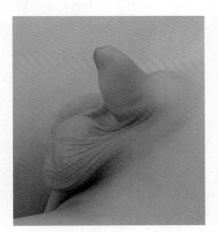 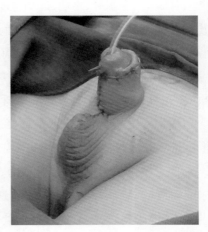

图3-7-1-2　隐匿性阴茎术前　　　图3-7-1-3　隐匿性阴茎术后

四、包茎及包皮过长

（一）概述

包茎（phimosis）是指包皮口狭小，包皮紧包阴茎头，不能向上翻转而显露阴茎头者。包皮过长（redundant prepuce）是指包皮虽覆盖阴茎头致其不能显露，但易于向上翻转而露出阴茎头者。包茎和包皮过长在临床上非常常见，几乎每个男孩都面临是否有包茎的疑问，成年男性包皮过长约占21%，包茎占4%～7%。

（二）病因

包茎和包皮过长多为先天性。发生包茎的另一种情况是常出现在包皮阴茎头炎症或损伤后，包皮口呈瘢痕性狭窄，此又称为病理性包茎或瘢痕性包茎。

（三）临床表现

1. 生理性包茎　部分典型者包皮口细小，排尿时包皮膨起如泡，排尿不尽，出现两次排尿，以致发生排尿困难。常发生阴茎头包皮炎。由于包皮及阴茎头受到刺激，其分泌物和脱落的表皮细胞，形成黄白色包皮垢，多堆积在冠状沟部，常被家长当作"肿块"而就诊。

2. 后天性包茎　又称病理性或瘢痕性包茎。表现为包皮口有一环状质硬的瘢痕缩窄带，若强行上翻，将引起局部创伤、出血和疼痛，刺激瘢痕增生。瘢痕性包茎常可致反复阴茎头包皮炎，加重包皮口狭窄，严重者可伴有尿道口狭窄。

3. 无并发症的包茎和包皮过长　一般无明显不适，排尿无明显困难。包茎严重者可影响阴茎头发育，引起阴茎勃起疼痛和性交困难。

（四）诊断

诊断不困难，应注意与隐匿性阴茎鉴别：此为先天性阴茎皮肤未附着阴茎体，阴茎体埋于阴茎根部皮下，阴茎体外露困难，外观似包皮过长，但当阴茎被松解而伸出后，往往包皮不足。

（五）并发症

1. 包皮嵌顿　是包茎的急性并发症。多因强行上翻包皮后，狭小的包皮口紧勒在冠状沟处，形成一环束带，导致包皮血液循环障碍，发生水肿、疼痛、远端包皮糜烂、溃疡，严重者可发生坏死、脱落，甚至阴茎头缺血。

2. 阴茎头包皮炎　包茎导致阴茎头与包皮之间的分泌物不易清除，致病菌进入时很容易感染，发生阴茎头包皮炎。非特异性细菌、淋病双球菌、真菌及滴虫均可引起此炎症。早期包皮及阴茎头充血水肿，红斑样创面，甚至糜烂渗液或出血，包皮腔有脓性分泌物，继之可发展成表浅的溃疡，溃疡互相融合。由于包皮腔内反复尿液刺激或感染，致使表皮脱落和分泌物积聚而形成包皮垢。

3. 排尿困难　包皮口严重狭窄者，特别是反复感染或外伤所致之瘢痕性包茎。尿线细或呈点滴状，排尿费力、缓慢，常很难排尽尿液，包皮腔积尿，甚至出现尿潴留。长期排尿困难可导致肾积水、尿毒症等。

4. 尿路感染　常伴有阴茎头包皮炎。未行包皮切除者尿路感染的发生率高于包皮切除者。排尿后包皮腔内常有少量尿液潴留，利于病原体生长，导致逆行性感染。常见致病菌是链球菌、大肠杆菌或葡萄球菌。发病后尿道内瘙痒、排尿刺痛，尿道外口有少量分泌物，也可有尿频。

5. 阴茎癌　包茎和包皮过长最严重的并发症是阴茎癌，二者发病关系极为密切，切除包皮者阴茎癌发病率极低。主要原因是包皮内的包皮垢，可能为致癌物，加上慢性阴茎头包皮炎等的慢性刺激，导致细胞过度增殖而癌变。

（六）治疗

1. 包皮分离术　少部分因包皮与阴茎头间有粘连，手法治疗无效，可行包皮分离术。在局部浸润麻醉下，止血钳轻柔分离包皮口及阴茎头粘连部分，而后上翻包皮，清洁包皮垢，并涂以少量紫草油或抗生素药膏，然后将包皮复位。其后每日上翻清洗、涂药 1 次，一般 1～2 周即愈。

2. 包皮环切（扎）术

（1）手术指征：① 包皮上翻困难，无法显露出阴茎头；② 包皮外口狭小或纤维化，导致排尿困难或勃起时疼痛，影响性交；③ 反复发作的尿路感染，包皮感染，致内板和阴茎头、尿道外口形成不同程度的粘连；④ 包茎及包皮嵌顿复位术后；⑤ 包皮肿瘤及其他顽固性皮肤病者。对排尿困难的小婴儿或伴有感染者可先作包皮背侧纵切横缝以解除梗阻，待条件成熟时再行包皮环切术。

（2）禁忌证：埋藏阴茎和阴茎发育不良，以及有出血性疾病的患儿。

（3）并发症：① 术后出血，其发生率为 0.1％～35％。绝大多数为少量出血，局部稍加压迫，即可止血。有的需拆除缝线结扎止血；② 切得太多留得太少，使得阴茎勃起时因包皮不足而疼痛，甚至使阴茎弯曲而致性交困难；③ 切得太少，比例高达 31％。如果包皮口狭窄，包皮不能上翻露出阴茎头者，应再行包皮切除术；④ 手术后包皮粘连，手术前包皮内板与阴茎头已有粘连，术中强力剥离，而术后包皮未完全翻转，内板与阴茎头贴在一起再次粘连；⑤ 感染，一般均为非特异性。轻微感染经局部处理或加用适当的抗生素，都可得到控制。个别严重者可广泛蔓延，大片皮肤坏疽、缺失、筋膜坏死，引起脓毒血症、败血症甚至死亡。术后少见的并发症还有尿道损伤、阴茎头损伤、包皮创口瘢痕增生致包皮口狭窄、医源性尿道下裂等。

（4）操作步骤：在局部浸润麻醉下，止血钳轻柔分离包皮口及阴茎头粘连部分，而后上翻包皮，清洁包皮垢，把套扎环放入用 4-0 可吸收线结扎包皮，剪除多余包皮（图 3-7-1-4，图 3-7-1-5）。

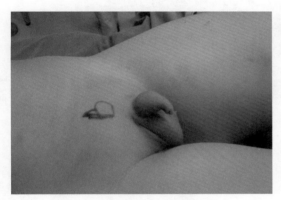

图 3-7-1-4 包茎，包皮环扎术前

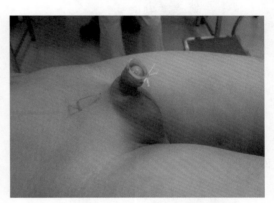

图 3-7-1-5 包茎，包皮环扎术后

五、尿道下裂

（一）概述

尿道下裂（hypospadias）是小儿最常见的泌尿生殖道先天畸形，发病率为 1/300～1/200，表现为尿道口异位、阴茎下弯、包皮异常分布等，导致患儿不能站立排尿、成年后生殖能力下降及阴茎痛性勃起等，严重影响患儿身心发育。尿道下裂发病率有逐年增加趋势，与环境污染、内分泌异常及遗传因素等密切相关。

（二）诊断

患儿出生后即可根据阴茎外观进行诊断，具体包括：尿道开口异位、包皮异常分布、勃起状态下阴茎下弯、合并隐睾（约占 10％）或鞘膜积液/腹股沟疝（占 9％～15％）。重型尿道下裂合并双侧或单侧不可扪及的隐睾。外阴性别显示模糊时，需进行染色体及性激素检查以排除两性畸形，尤其需排除先天性肾上腺皮质增生症。

（三）分型

分型的方法很多。传统的分型方法是 Browne（1936）提出的根据尿道原始开口位置，分为：

1. 阴茎头、冠状沟型 尿道口位于正常舟状窝近侧或包皮系带部（图 3-7-1-6）。

2. 阴茎体型　尿道口位于阴茎体部。

3. 阴茎阴囊型　尿道口位于阴茎根部与阴囊交界处。

4. 会阴型　尿道口位于阴茎根部与阴囊交界处(图 3-7-1-7)。

此分型能较好地阐明尿道下裂的实际情况及严重程度。尿道口越接近会阴,畸形越严重,手术治疗越困难。

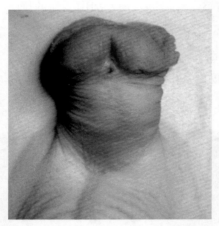
图 3-7-1-6　尿道下裂冠状沟型

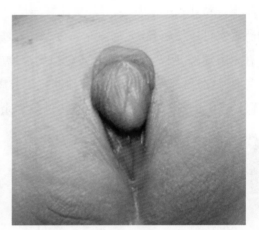
图 3-7-1-7　尿道下裂会阴型

(四) 治疗

1. 治疗目的

(1) 纠正阴茎下弯,能站立排尿。

(2) 尿道口成形至阴茎头,使阴茎外观接近正常。

(3) 成年后能进行正常性生活。

2. 手术时机　随着手术技巧的提高,现趋向早期手术,即 1 岁左右就可行手术。有学者认为,如果阴茎发育较好者,手术还可提前至出生后 3 个月。至少应在学龄前期矫正畸形,但应注意 2~3 岁的患儿在术后配合不佳,可能影响手术效果。

3. 手术方式　多而繁杂,迄今已有 300 多种,可采用分期手术,也可一期完成手术。常见手术并发症有尿漏、尿道狭窄以及残存阴茎弯曲,严重并发症可出现手术后尿道下裂残废等。无论手术技巧、材料、设备如何改进,目前仍然没有任何一种手术方式能够完全避免并发症的发生,达到手术最理想的要求。手术的效果除了与手术方式的选择和手术技巧有关外,更重要的是取决于阴茎的发育情况,尿道下裂的严重程度。但是,最终的结果,应力求减少手术次数、达到最好效果。常用的手术方式包括:

(1) TIP(Snodgrass)术式:适用于阴茎无或轻中度下弯、尿道板与尿道沟发育良好的冠状沟型或阴茎体型尿道下裂。尿道板两侧平行切开,于冠状沟下 0.5 cm 处环切包皮脱鞘至阴茎根部,彻底松解阴茎腹侧纤维索带使阴茎伸直。将尿道板正中纵向切开达阴茎白膜,适当游离尿道板使之可卷管缝合。置入尿管,并以其为支架用 6-0 可吸收线将尿道板连续内翻缝合形成新尿道。阴茎头成形,并转移阴茎腹侧皮下带蒂筋膜覆盖新尿道。术后 12 日拔除尿管。

(2) Onlay 术式:适用于大部分无或轻中度弯曲的阴茎体型或阴茎阴囊型尿道下裂。与 TIP 术式不同,该术式不受尿道板发育好坏影响。于包皮内板裁取一横行带蒂皮瓣,长度与下裂尿道口至阴茎头顶端距离相等。尿道板两侧纵形切开至下裂尿道口,将带蒂包皮瓣转至腹侧,用6-0可吸收线连续缝合,与尿道板作U形吻合形成新尿道。术后7日拔除尿管。

(3) Mathieu术式:适用于冠状沟型和轻度下弯的阴茎体型尿道下裂。取尿道口远端阴茎U形皮瓣,皮瓣长度为尿道口至阴茎头顶端的距离,宽0.6~0.8 cm。尿道板两侧纵形切开,切口深达阴茎海绵体白膜表面。翻转阴茎皮瓣,6-0可吸收线与尿道板两侧间断缝合,形成正位开口之新尿道。阴茎背侧包皮修剪后转移至腹侧Z形交错缝合覆盖创面。术毕用无菌敷料加压包扎,术后8日拆除敷料并拔除尿管。

(4) Koyanagi或Duckett术式(图3-7-1-8,图3-7-1-9):适用于阴茎中重度下曲、需横断尿道板的重型尿道下裂。Koyanagi术式切取连续的包皮内板及阴茎皮瓣,重建尿道板并包绕尿管卷管形成新尿道;Duckett术式于包皮内板切取横形皮瓣,将包皮瓣包绕尿管卷管形成新尿道,并转移至阴茎腹侧,近端与尿道口端端吻合,远端形成阴茎头正位尿道口。术后8日拆除敷料并拔除尿管。

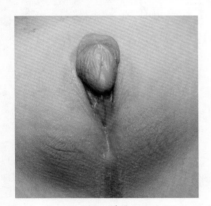 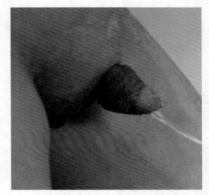

图3-7-1-8　尿道下裂会阴型Kayanagi术前　　图3-7-1-9　尿道下裂会阴型Kayanagi术后

(5) 分期手术:适用于部分阴茎重度下弯需横断尿道板的重型尿道下裂,往往合并前列腺小囊或假阴道。术中横断尿道板使阴茎伸直,尿道口成形于阴茎根部,远端尿道板由转移的包皮内板或阴茎皮肤重建。Ⅰ期术后半年左右可行Ⅱ期尿道成形,采用尿道板直接卷管或Duckett术式重建尿道。

(张德迎　林　涛　傅跃先)

第二节　女性生殖器畸形

一、小阴唇粘连

(一)概述

小阴唇粘连(adhesion of labia minora)是小儿外科常见病,多见于3月龄至7岁,新生儿罕见该病变,推测可能与该时期母体雌激素的保护作用有关。

（二）病因

小阴唇粘连的病因主要与低雌激素水平以及局部刺激、损伤等有关。

（三）临床表现与诊断

本病可没有任何症状，常在更换尿布或体检时发现；也可因并发尿路感染、阴道炎等就诊。典型表现为小阴唇在中线黏合成薄膜状，遮盖阴道口及尿道口，往往在膜的远端近阴蒂处留有一孔，由此排尿；有时黏合线成断续状，可出现两个孔隙（图3-7-2-1）。本病需与处女膜闭锁、阴道闭锁、先天性肾上腺皮质增生症等鉴别。

（四）治疗

本病虽有自愈趋势，但对于具有症状或家属强烈要求治疗的病例，可采用局部外用雌激素、倍他米松或手术分离粘连的方法。近期有文献报道，局部外用雌激素或倍他米松仅有15%左右的治愈率。手术分离可在局部消毒后，用平镊或弯钳从前端小孔轻轻插入，并逐渐向后方分离，将粘连分开。术后外涂紫草油以防止再度粘连。

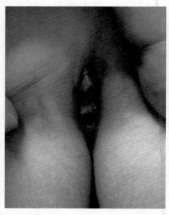

图3-7-2-1　小阴唇粘连

二、阴蒂肥大症

（一）概述

阴蒂肥大（clitoral hypertrophy）分为病理性肥大和单纯性肥大，以病理性肥大多见。

（二）病因

1. 病理性阴蒂肥大　分为激素水平异常和非激素水平异常两种病因。

（1）激素水平异常：此类阴蒂肥大常常合并不同程度的男性化表现，其原因是由于患儿生前或生后暴露于雄激素过多的环境。具体病因为：① 先天性肾上腺皮质增生症（CAH），皮质激素合成中羟化酶缺乏导致雄激素合成增多（图7-2-2）；② 妊娠期母亲罹患可导致男性化的肿瘤，如具有分泌雄激素功能的卵巢囊肿、肾上腺良性肿瘤或黄体瘤等；③ 妊娠期母亲使用雄激素类药物；④ 患儿罹患肾上腺男性化肿瘤，而在肿瘤发生以前为正常女性，患儿常伴有高血压、库欣综合征表现。

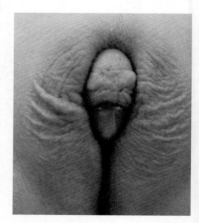

图3-7-2-2　先天性肾上腺皮质增生症致阴蒂肥大

（2）非激素水平异常　该类阴蒂肥大需考虑到染色体异常导致的先天性卵巢发育不全综合征（Turner综合征）、真两性畸形以及阴蒂神经纤维瘤病。

2. 单纯性阴蒂肥大　目前仅有2例报道，患儿均无染色体或性激素等异常。

（三）临床表现与诊断

1. 正常的阴蒂大小应为长度<6 mm，宽度<5 mm。若长×宽>35 mm²即为阴蒂肥大。

2. 应行包括激素水平、染色体以及内生殖系统、肾上腺等全面检查。

（四）治疗

除积极治疗原发疾病外,可对肥大阴蒂实施手术整形。虽然对最佳手术时机尚存争议,但考虑到对患儿性别抚养的问题,在3岁以前手术较为适宜。手术要点为保留阴蒂头,保护好阴蒂背侧血管神经束,切除阴蒂体,使前庭黏膜与阴蒂头相连。手术经过见图3-7-2-3所示。

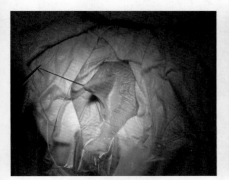

丝线牵引阴蒂头

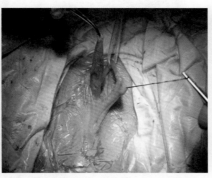

游离阴蒂海绵体,保护好阴蒂背侧血管神经束及腹侧皮肤

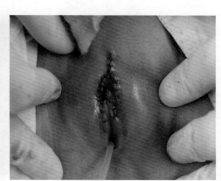

恢复女性外阴外观

图3-7-2-3　阴蒂肥大整形术

三、无孔处女膜

（一）概述

无孔处女膜又称处女膜闭锁(imperforate hymen),是最常见的女性生殖道梗阻原因。

（二）病因

在胚胎发育过程中,泌尿生殖窦上皮重吸收异常所致。

（三）临床表现

大多在新生儿时期发现阴道口处向外膨出的肿物,或11～13岁少女因腹痛、急性尿潴留、盆腔包块就诊时诊断。体检所见新生儿阴道积液是由于在母体雌激素作用下产生的阴道分泌物无法排出所致。

（四）诊断

1. 本病只要检查外阴即可诊断,即阴道口处有向外膨出的肿物,颜色略暗青,穿刺有陈旧性积血。

2. 部分患儿除阴道有积血扩张外,可合并子宫扩张积血。

3. B超是重要的辅助检查手段。

4. 需与输尿管囊肿经尿道脱垂相鉴别。无孔处女膜其尿道口位置正常,而输尿管囊肿的阴道口正常;无孔处女膜经穿刺抽吸数十毫升后膨出的囊并无多大变化,而输尿管囊肿经穿刺抽吸数毫升后,囊肿即回缩。

（五）治疗

手术是唯一的治疗方法。

手术方法较为简单,用电刀在处女膜正中行"×"形切开,排除积血,采用"5-0 Dexon"可吸收线缝合切口边缘(图3-7-2-4),即可治愈。

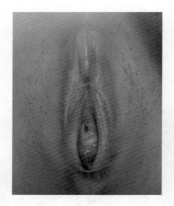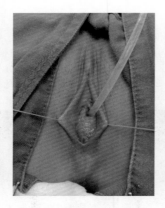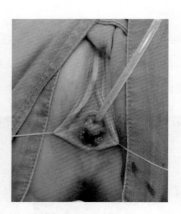

术前外观　　　　　　　处女膜正中行"×"形切开　　　　　　可吸收线缝合切口边缘

图 3-7-2-4　无孔处女膜整形术

四、小阴唇肥大

（一）概述

小阴唇肥大（labia minora hypertrophy）表现为突起的小阴唇组织超出大阴唇的范围。

（二）临床表现与诊断

目前对于小阴唇肥大的诊断尚无统一标准，有学者提出，小阴唇的宽度不应超过 4 cm。单侧或双侧的小阴唇肥大可造成局部不适、慢性炎症或疼痛，尤其在跑跳、骑车、游泳等运动时明显。另外，也可造成患儿心理上的忧虑。

（三）治疗

症状不明显的患儿无需手术治疗，但需向患儿及家属解释此为小阴唇的解剖变异。需做好个人卫生，避免穿紧身裤。即使手术整形，也可能因局部瘢痕增生，导致会阴部长期慢性疼痛。

1. 手术时机　小阴唇整形手术的最佳时机是 16 岁左右，可避免术后小阴唇继续生长而再次手术。

2. 手术方式

（1）最简单的手术方式是直接切除外观多余的小阴唇组织，间断缝合创面。该方法缺点在于瘢痕暴露在小阴唇外缘，可能造成局部不适。

（2）采用 V 形或楔形切口切除多余的小阴唇，其优点在于保留了完整的小阴唇外缘。

五、先天性无阴道或阴道发育不全

（一）概述

先天性无阴道或阴道发育不全（congenital absence of vagina）是一种先天性近端阴道的缺如，多伴子宫缺如和发育不全，在新生女婴的发生率约为 1/5000。

（二）临床表现与诊断

1. 患儿多至青春期后以原发性闭经就诊,少数患儿以周期性腹痛就诊。

2. 体检可发现阴道浅短。

3. 腹腔镜检查可见正常卵巢和输卵管,但子宫多呈双角残迹状。

4. 患儿卵巢多能正常发育,故第二性征、促卵泡素、黄体生成素等激素水平可无异常。

（三）伴发畸形

1. 泌尿系统及骨骼畸形　约70％的患儿可伴有肾发育异常,10％～20％的患儿可伴有骨骼发育异常,包括异位肾、肾发育不全、重复肾、颈椎融合畸形等。

2. Mayer-Rokitansky-Kuster-Hauser(MRKH)综合征　是一组包括米勒管、肾脏及骨骼系统发育异常的疾病,表现为阴道、子宫、输卵管不同程度的缺如或发育不良。诊断先天性无阴道或阴道发育不全时需注意患该疾病可能。

（四）治疗

可选择在性生活开始前行阴道再造手术;有子宫者,手术应在月经来临前完成。

参考文献

[1] Eroğlu E,Yip M,Oktar T,et al. How should we treat prepubertal labial adhesions? Retrospective comparison of topical treatments:estrogen only,betamethasone only,and combination estrogen and betamethasone [J]. J Pediatr Adolesc Gynecol,2011,24(6):389 - 391.

[2] Street ME,Weber A,Camacho-Hübner C,et al. Girls with virilisation in childhood:diagnostic protocol for investigation [J]. J Clin Pathol,1997,50(5):379 - 383.

[3] Lara-Torre E, Kives S. Isolated clitoral hypertrophy[J]. J Pediatr Adolesc. Gynecol. 2003,16(3):143 -145.

[4] Gordon LS,Morillo-Cucci G,Mulholland G,et al. Progressive idiopathic clitoral hypertrophy in a child:a previously undescribed type of female pseudohermaph-roditism [J]. Birth Defects Orig Artic Ser,1971,7(6):201.

[5] Shiraishi K,Ishizu K,Takeuchi K,et al. Idiopathic clitoral hypertrophy [J].Urol Int, 1999,62(3):174.

[6] Munhoz AM,Filassi JR,Ricci MD,et al. Aesthetic labia minora reduction with inferior wedge resection and superior pedicle flap reconstruction[J]. Plast Reconstr Surg .2006,118:1237.

[7] Oranges CM,Sisti A,Sisti G. Labia minora reduction techniques:a comprehensive literature review [J]. Aesthet Surg J. 2015,35(4):419 - 431.

（何大维　傅跃先）

第三节　性发育异常

一、概述

性发育异常（disorders of sexual Development，DSD）指各种原因引起的小儿出生后内、外生殖器官和第二性征的发育畸形，其发生率为 0.18%～1.7%。过去将性发育异常称为两性畸形（hermaphroditism），分为真两性畸形和假两性畸形。但近年来，多数专家认为"两性畸形"是一种歧视性的称谓，因此目前将其统称为性发育异常。性发育异常根据染色体核型不同可以分成三类：① 性染色体型 DSD；② 46，XY 核型 DSD；③ 46，XX 核型 DSD。每一类又可根据病因、临床表现、实验室检查等不同分为若干小类。

二、病因学

性发育和性分化是一个复杂而连续有序的过程，主要包括两个阶段：① 受精时染色体性别确立和性腺形成（性发育）；② 体细胞在性腺作用下第二性征形成（性分化）。若性染色体为 XX，性腺将发育为卵巢；若为 XY，性腺将发育为睾丸，最后在不同激素的作用下最终形成雄性或雌性的表现型。任何干扰因素均可引起这两个阶段的异常，使个体外生殖器辨别不清。加上某些单纯影响性发育但无生殖器异常表现的性染色体疾病，这二者统称为性发育异常。

三、临床表现

（一）真两性畸形（true hermaphroditism）

真两性畸形（true hermaphroditism）　指同一患儿体内同时有卵巢和睾丸两种性腺组织，外生殖器显示性别模棱两可。其染色体核型 50% 以上为 46，XX（图 3-7-3-1）；其他少数为 46，XY 或 46，XX/46，XY 嵌合体。

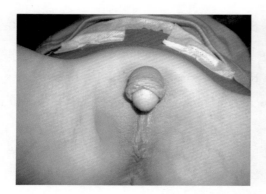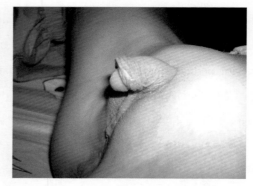

图 3-7-3-1　染色体 46，XX；性腺活检示卵睾；性激素水平正常

（二）女性假两性畸形（female pseudohermaphroditism）

女性假两性畸形（female pseudohermaphroditism）　指患儿染色体核型为 46,XX。卵巢及内生殖器均正常，而外生殖器有畸形，即表现为程度不同的男性化。可分为以下几型：

1. 先天性肾上腺皮质增生（congenital adrenal hyperplasia, CAH）　是一种常染色体隐性遗传病，皮质激素合成中酶缺陷使皮质激素，尤其是糖皮质激素合成不足，使促肾上腺皮质激素分泌增多，而促使肾上腺增生，造成雄激素分泌过多，引起性器官发育异常（图 3-7-3-2）。

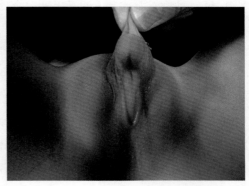

图 3-7-3-2　先天性肾上腺皮质增生

2. 母体雄激素增多引起女性假两性畸形　① 母亲在妊娠早期接受雄激素注射（如甲睾酮）或合成的黄体酮剂治疗，激素经过胎盘使女胎男性化，出生以后为女性假两性畸形患儿；② 母亲生长分泌雄激素的卵巢肿瘤或肾上腺皮质肿瘤，使女胎男性化，但此类型异常罕见。

（三）男性假两性畸形（male pseudohermaphroditism）

男性假两性畸形（male pseudohermaphroditism）　指患儿染色体核型为 46,XY 或有睾丸，而其内或外生殖器发育不正常，即表现为程度不同的女性化。此类畸形多为 X 连锁隐性遗传病或是男性常染色体显性遗传病。主要有以下三种情况：

1. 胎睾合成米勒管抑制因子（MIF）障碍　外生殖器完全为男性，性腺是睾丸，但约 50% 为隐睾，其染色体核型为 46,XY。性染色质为阴性，内生殖器有发育幼稚的子宫和输卵管，且常处于腹股沟，第二性征为男性。形成这种畸形的原因是胎睾能分泌睾酮，虽然有全套男性生殖器，但不能产生 MIF，所以副肾管衍变为子宫和输卵管。

2. 外生殖器模棱两可　临床表现型为外生殖器混杂形态。其内生殖器往往为男性，一般无女性内生殖器存在。青春期有或无乳房增大，无月经。原因是由于胎睾雄激素生物合成缺陷（睾酮或 5α 双氢睾酮）、不完全的靶细胞雄激素受体黏附蛋白不足或其他因素造成，以致外生殖器不能完全男性化。

3. 外生殖器完全为女性（睾丸女性化综合征）　患儿有睾丸，常在腹股沟内或大阴唇内，有时在腹腔内。染色体核型为 46,XY，性染色质阴性。外生殖器虽为女性，但阴道短浅盲闭，无子宫颈，剖腹探查无子宫和输卵管，表现型为女性，乳房发育，原发性闭经，在此种畸形中，虽然胎睾分泌正常雄性激素，但由于靶细胞雄激素受体黏附蛋白缺乏，使器官组织对雄激素不敏感，也就是终末器官细胞对睾酮完全不起作用，所以男性器官不能发育。

（四）性腺发育异常（gonadal dysgenesis）

1. 先天性睾丸发育不全症　又称 Klinefelter 综合征，是一种性染色体异常疾病，染色体核型为 47,XXY 或 46,XY/47,XXY 嵌合体。本病通常由于精子或卵细胞在减数分裂过程中发生染色体不分离所致。临床上多为男性化障碍，且智力低下，并随 X 染色体越多，男性化障碍越明显，智能低下发生率越高、越严重。

2. 性逆转综合征　是一种性染色体异常疾病，较罕见。此类患儿 XX 性染色体上有 Y 染色体组织相容性抗原（Histocompatibility-Y antigen）存在，表现为男性。临床表现：身高低于正常男性，睾丸小而硬，阴茎阴囊均小，无女性腺体，但可有乳房发育。

3. 先天性卵巢发育不全 也称性腺发育不全症和 Turner 综合征。由于卵细胞或精子减数分裂或受精卵有丝分裂时出现异常,染色体不分离,而出现 XO 染色体;性染色体呈嵌合体,一半有结构的异常,一半没有结构的异常。临床表现为外生殖器女性外观,幼稚型,原发闭经,乳房多不发育,常并发多种躯体畸形。

4. 混合性腺发育不全 此类患儿一侧为睾丸,而另一侧为索条状性腺。本病是新生儿性别异常的常见原因,无家族倾向。多数患儿染色体核型是嵌合体,45,XO/46,XY。一侧睾丸可发育不全或正常,多下降不全;若伴发有鞘状突未闭者,其内容物可有子宫及输卵管;另一侧索条状性腺,位于阔韧带或盆腔内,不能与卵巢基质区分,虽有输卵管结构,但无卵母细胞,亦不能生育。婴儿时多因男性化不全,表现为女性;青春期发育后,睾酮水平可在正常范围,多向男性发育,但无生育报道。

5. 纯性腺发育不全 此类患儿双侧均为索条状性腺,并内外生殖器幼稚。染色体核型为 46,XY 或 46,XX。临床上此类患儿多表现为女孩,多无体表畸形。

6. 无睾综合征 此类患儿染色体核型为 46,XY。外表是男性,无睾丸及附睾,有小阴茎,青春期后可有乳房发育。

四、诊断

1. 病史 明显的外生殖器畸形常常在出生时即被发现,但有些患儿以后常以尿道下裂、隐睾、阴蒂肥大、无阴道或以不育、无月经、男性乳房发育等主诉而就诊求医。

2. 体格检查 包括外生殖器形态检查、性腺触诊。注意体态、毛发、第二性征、皮肤色素等体征。

3. 染色体和染色质检查 染色体核型分析是确定患儿染色体性别的金标准。正常女性体细胞核的染色质可以在口腔黏膜细胞、阴道壁细胞、尿液沉淀细胞和皮肤组织等处的细胞中检查到,称为性染色质阳性,其中尤以口腔黏膜涂片检查最为常用。正常女性的涂片中有 20%~60%细胞核有染色质块。应注意染色质检查的假阳性和假阴性率都比较高。

4. 生化检查 21-羟化酶缺乏引起的性征异常是性别畸形中最常见的,因此血中 17-羟孕酮检测对不能扪及性腺的性别畸形有较高的诊断价值,同时尿中 17-酮类固醇及孕二醇滴定度检测对疾病诊断和鉴别诊断也有一定价值。血浆睾酮浓度升高支持先天性肾上腺皮质增生或存在有功能性睾丸组织。由于小儿正常值范围较宽,诊断价值受限,应用 HCG 刺激试验有助于明确诊断。

5. 影像学检查 超声检查可显示膀胱后发育较好的子宫,还可用于排除并发的肾、肾上腺发育异常,对腹股沟的性腺定位有较明确的诊断价值。

6. 性腺组织学检查 先天性肾上腺皮质增生及部分激素不敏感综合征的患儿,其病因可用生物化学方法确定;而其他两性畸形则依赖性腺组织学检查。腹腔镜能确定腹腔内性腺的情况。

五、治疗

(一)决定抚养的性别因素

1. 就诊时年龄 一般建立性别身份年龄在 2 岁左右,超过这一时期改变性别可能会发生心理障碍及精神变态。

2. 生育潜力 女性假两性畸形不论其男性化严重程度如何均有潜在生育力,因此应作为女性抚养。已有完全形成的阴茎且已被误作男性抚养、就诊时已在年长儿期者,可维持男性角色并切除内生殖器官。

3. 解剖学因素 阴茎大小应作为男性抚养时考虑的首要指标。评估时应注意海绵体容积,排除阴茎下曲及耻骨前脂肪增厚造成的假性小阴茎表征。

4. 内分泌功能 由于外源性雌激素及睾酮用药方便,性腺产生激素的功能不是确定抚养性别的主要因素。若性腺有功能,应保留与抚养性别相应的性腺。

5. 恶性变 性腺恶变的可能性应在性别确定时加以考虑。由于46,XY索条状性腺恶性变较常见,故应切除。对显示发育不全或组织学提示不正常的但滞留腹腔不能下降的睾丸宜予切除。对有轻度雄激素不敏感、混合性腺发育不全或真两性畸形,保留睾丸并固定于阴囊内便于长期观察。

总的来说,不应根据性染色体来决定其性别,而主要根据外生殖器的形态和心理来决定性别。

(二)性发育异常

患儿治疗的目的是尽量使其成年后能达到性生活能力,除女性假两性畸形外,几乎都无生育能力。因此,在治疗过程中,外生殖器成形至关重要。在性别确定后,根据具体情况进行必要的手术和激素治疗。

1. 真两性畸形 在抚养性别上较其他性别畸形选择余地更大,有利于作男性抚养的条件是阴茎发育良好、睾丸容积较满意且已下降或易于使之下降进入阴囊,但因内分泌功能将逐渐下降,青春期时多需要补充激素。性腺以卵巢为优势者宜作女性抚养,因其常有阴茎发育不良而子宫发育好,且完成女性外阴阴道成形亦无困难。手术处理包括切除不恰当的性腺和管道组织,并根据抚养性别完成相应的外生殖器成形手术;对男性抚养者,必须将保留的睾丸组织固定于阴囊内。

2. 女性假两性畸形 有生育可能,治疗一般使之向女性发展。如果是由于先天性肾上腺皮质增生所致,应给予糖皮质激素。对伴盐丧失者还应给氟氢可的松,剂量调整至维持血浆肾素在正常水平。年长儿可通过饮食疗法代偿盐丧失,但急性发病期应使用氟氢可的松以预防循环衰竭。外科治疗包括功能及整形两方面。成形合适的阴道以备成人后的性生活、妊娠及生育;缩小阴蒂以美化女性外观。

(1)手术年龄:目前对在婴儿或新生儿期行手术治疗尚有争议,但手术应于3~5岁间完成已成为共识。

(2)手术方法:① 阴道成形术。主要包括切开尿生殖窦,暴露外阴,插入会阴部皮瓣以扩大阴道外口;② 阴蒂缩短术。手术要点是保留阴蒂头及阴蒂背侧神经血管束,切除阴蒂体及阴蒂背侧过多的皮肤,使腹侧黏膜与阴蒂头相连,最后把阴蒂头固定于耻骨骨膜上。

3. 男性假两性畸形 估计多数男性假两性畸形患儿治疗后不具有男性功能,应使之向女性方向发展,行睾丸切除和外阴整形,必要时行人工阴道成形术。不论向男性或女性方向发展,体内的睾丸以切除为好。向女性发展的患儿若女性化不足,可给予雌激素。

4. 性腺发育不全 ① 核型是46,XX 或46,XY 且表型是女性的纯性腺发育不全者,如发现有男性化体征,则可能有性腺肿瘤,应手术探查,切除索条状性腺。接近青春期开始用雌激素替代治疗;② 核型为46,XY 且表型男性但有外生殖器男性化不全的无睾综合征者,应根据表型,进行手术整形,并于青春期开始用性激素替代治疗。

5. 性发育异常的诊治流程 见图3-7-3-3。

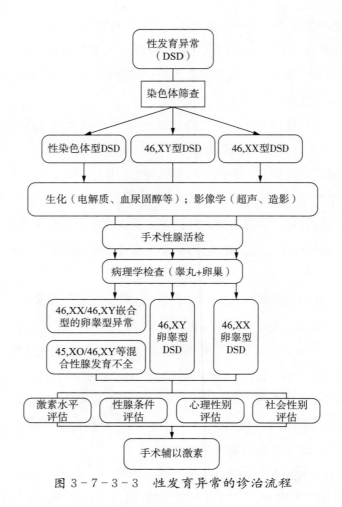

图 3-7-3-3 性发育异常的诊治流程

参考文献

[1] Hanley NA，Arlt W. The human fetal adrenal cortex and the window of sexual differentiation[J]. Trends Endocrinol Metab，2006，17(10)：391-397.

[2] MacLaughlin DT，Donahoe PK. Sex determination and differentiation[J]. N Engl J Med.，2004，350 (4)：367-378.

[3] Skakkebaek NE，Rajpert-De ME，Buck LGM，et al. Male Reproductive Disorders and Fertility Trends：Influences of Environment and Genetic Susceptibility[J]. Physiol Rev，2016，96(1)：55-97.

[4] Löwik MM，van den Berkmortel FW，Noordam C，et al. A genetic childhood disease with consequences in adult life：the Denys-Drash syndrome [J].Ned Tijdschr Geneeskd，2005，149(31)：1751-1755.

[5] Lee PA，Houk CP，Ahmed SF，et al. Consensus statement on management of intersex disorders. International Consensus Conference on Intersex[J]. Pediatrics，2006，118(2)：488-500.

[6] Hughes IA，Houk C，Ahmed SF，et al. Consensus statement on management of intersex disorders[J]. J Pediatr Urol，2006，2(3)：148-162.

[7] Amaral RC, Inacio M, Brito VN, et al. Quality of life of patients with 46, XX and 46, XY disorders of sex development [J]. Clin Endocrinol (Oxf). 2015, 82(2): 159-164.

[8] Meyer-Bahlburg HF, Baratz DK, Berenbaum SA, et al. Gender assignment, reassignment and outcome in disorders of sex development: update of the 2005 consensus conference [J]. Horm Res Paediatr, 2016, 85(2): 112-118.

[9] Mendonca BB, Domenice S, Arnhold IJ, et al. 46, XY disorders of sex development (DSD) [J]. Clin Endocrinol (Oxf), 2009, 70(2): 173-187.

[10] Kim KS, Kim J. Disorders of sex development [J]. Korean J Urol, 2012, 53(1): 1-8.

[11] Fernandez-Perez L, deMirecki-Garrido M, Guerra B, et al. Sex steroids and growth hormone interactions [J]. Endocrinol Nutr, 2016, 63(4): 171-180.

[12] Fadeyibi IO, Ikuerowo SO, Coker AO, et al. Delayed diagnosis of intersex state: surgical outcome of cases seen and review of current concepts [J]. Nig Q J Hosp Med. 2011, 21(2): 106-113.

[13] Jaruratanasirikul S, Engchaun V. Management of children with disorders of sex development: 20-year experience in southern Thailand [J]. World J Pediatr, 2014, 10(2): 168-174.

（吴盛德　魏光辉　傅跃先）

第四节　会阴骶部畸形

一、先天性会阴裂

（一）概述

先天性会阴裂（congenital perineal crack）是一种女性外阴罕见畸形，病因不明，可能是胚胎晚期生殖皱褶吻合不全而形成的裂口。

（二）临床表现与诊断

先天性会阴裂可表现为阴道口前庭处的黏膜向后方延伸，缺少会阴后联合；或者会阴后联合与肛门间的一道纵行裂口，内附黏膜组织（图3-7-4-1）。就诊的主要原因是裂口常常合并间断出血或感染。

（三）治疗

对于裂隙较小、没有合并出血或感染等并发症的病例，可以随访观察。对于裂隙较深、较长，且反复出现并发症的患儿可采用切除病变黏膜直接缝合法治疗，手术效果较好。术中注意避免缝合张力过高所导致的伤口裂开或瘢痕增生。

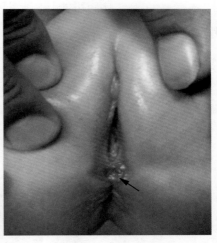

图3-7-4-1　会阴后联合与肛门间的会阴裂口（箭头所示）

二、潜毛窦

（一）概述

潜毛窦（pilonidal sinus）又叫藏毛窦，是发生在骶尾部直肠后、骶骨前的软组织内的一种慢性窦道或囊肿，内藏毛发，临床上少见，易被误诊。

（二）临床表现与诊断

本病可表现为骶尾部急性脓肿，穿破后形成慢性窦道，或暂时愈合，终又穿破，如此可反复发作。囊肿内伴肉芽组织，纤维增生，常含毛发。虽在出生后可见此病，但多在青春期后 20～30 岁发生，因毛发脂腺活动增加才出现症状。一般患儿感到直肠后胀感不适，有下坠感，检查摸到肿块。如发生感染、化脓，常误诊为肛旁脓肿而切开引流致形成窦道，长期不愈合，由此再误诊为肛瘘，或囊肿感染破溃，或切开引流形成窦道不愈。

潜毛窦在临床上较少见，因此易被误诊。凡年轻患儿，直肠后骶尾骨前囊性肿块，或切开引流或破溃形成窦道不愈，有恶臭分泌物流出，特别是窦道有毛发流出者，诊断更为明确。

（三）治疗

潜毛窦唯一的治疗方法是手术。对于并发感染或已切开引流形成窦道者，术前用抗生素治疗，待感染控制、病情稳定后再手术。手术方法较多，诸如窦道内碳酸注射疗法、单纯窦道及囊肿切开术、病灶切除和切口一期缝合术、病灶切除和创面开放引流术、病灶切除袋状缝合术以及病灶切除"Z"字成形术等。

三、阴茎阴囊转位

（一）临床表现与诊断

阴茎阴囊转位（penoscrotal transposition）指阴囊位于阴茎上方，常常为重型尿道下裂的并发畸形（图 3-7-4-2）。病因可能是胚胎期生殖膨大向下迁移不全所致。阴茎阴囊转位影响生殖器外观，不影响阴茎勃起功能。

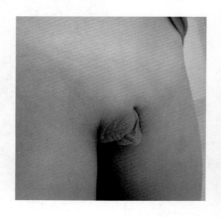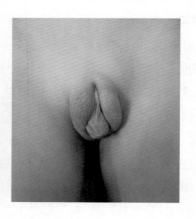

图 3-7-4-2 阴茎阴囊转位，阴囊位于阴茎上方

（二）治疗

单纯的阴茎阴囊转位可采用阴囊成形术治疗。对于合并尿道下裂的患儿，为保证成形尿道的血供，可于尿道成形术后 6 个月以上再行阴囊成形术矫正阴囊畸形。阴囊成形术是沿阴茎根部将皮肤环形切开，切口深及肉膜层，再将位于阴茎上方的阴囊部分向下方转移并与阴茎腹侧缝合。

参考文献

[1] Harsono M1，Pourcyrous M2. Perineal Groove：A rare congenital midline defect of perineum[J]. AJP Rep. 2016，6(1)：30 - 32.

[2] Bradley L. Pilonidal sinus disease：a review. Part 2[J]. J Wound Care，2010，19 (12)：522 - 530.

[3] Murray D. Pilonidal sinus disease[J]. Nurs Stand，2009，23(24)：5.

[4] Arslan S1，Karadeniz E1，Ozturk G1，et al. Modified primary closure method for the treatment of pilonidal sinus[J]. Eurasian J Med. 2016，48(2)：84 - 89.

（刘　星　林　涛　傅跃先）

第五节　骶尾部畸胎瘤的整形外科治疗

（一）概述

畸胎瘤是婴幼儿时期常见的实体肿瘤，几乎可发生在身体的任何部位和任何器官，但好发部位为身体的中线及其两旁。畸胎瘤约 80％ 为良性，20％ 为恶性，可表现为实体瘤，或以囊性为主，或囊实混合性畸胎瘤。

骶尾部畸胎瘤是以尾骨为中心并向骶骨内外生长的畸胎瘤，约占全部畸胎瘤的 40％。女性患儿多见，男：女＝1：4，大多数发现于新生儿期及婴幼儿期，且多向骶骨后方生长。若肿瘤向骶骨前方生长，常因肿瘤恶变后患儿出现大小便排除困难等症状未被及时诊断，预后较差。

（二）病因学

畸胎瘤确切病因尚不清楚。学者们曾用不同理论解释，目前被广泛接受的理论是原始生殖细胞学说。在正常胚胎发展过程中，具有全能发展潜能的组织或细胞可发展或分化成各个胚层的成熟细胞，如果这些组织和细胞逃逸机体的调节和监控出现分化异常可发生肿瘤。一般认为骶尾部畸胎瘤是在胚胎早期由原条（primitive streak）及尾骨的 Henson 结迁徙到骶尾部的多潜能细胞发生。

在骶尾部畸胎瘤患儿的家族中，双胞胎的发生率明显增高，因此部分学者认为，肿瘤可能来源于异常发育的双胞胎。

（三）临床表现

1. 分型　根据肿瘤与骶尾骨的关系，骶尾部畸胎瘤按 Altman 分类法（图 3 - 7 - 5 - 1）可分为四型：

（1）Ⅰ型:肿瘤显著突出于骶尾部,仅有极少部分位于骶前,约47%。

（2）Ⅱ型:瘤体骑跨于骶骨前后,主要部分位于骶骨后,骶前部分未进入腹腔,约34%。

（3）Ⅲ型:瘤体骑跨于骶骨前后,以骶前瘤体为主,并可由盆腔延伸至腹腔,约9%。

（4）Ⅳ型:骶前盆腔内肿块,而骶后无肿块,体表外观未见肿瘤,约10%。

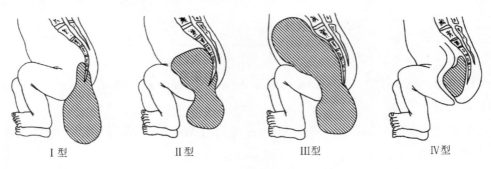

Ⅰ型　　　　　Ⅱ型　　　　　Ⅲ型　　　　　Ⅳ型

图 3 - 7 - 5 - 1　骶尾部畸胎瘤 Altman 分型

2. 组织学分级　肿瘤细胞的组织学分级帮助判断畸胎瘤的成熟度。按其未成熟组织和神经上皮的多寡分为 0 到 3 级;除 0 级外,其余均为未成熟畸胎瘤。各级特点为:

（1）0 级:均为成熟组织,无未成熟神经上皮。

（2）Ⅰ级:少量未成熟组织,未成熟神经上皮 1/低倍镜视野。

（3）Ⅱ级:中等量未成熟组织,未成熟神经上皮 2～3/低倍镜视野。

（4）Ⅲ级:大量未成熟组织,未成熟神经上皮≥4/低倍镜视野。

3. 病理学分类

（1）成熟畸胎瘤(mature teratoma):由已分化良好的成熟组织构成,囊性多于实性,肿瘤细胞组织学分级为 0 级。

（2）未成熟畸胎瘤(immature teratoma):肿瘤组织中含有未成熟胚胎组织,多为神经上皮组织(neuro-epithelium tissue)。肿瘤细胞组织学分级为Ⅰ、Ⅱ级。AFP 可能呈阳性。一般来说,细胞分化越不成熟,肿瘤越具有侵袭性。

（3）恶性畸胎瘤(malignant teratoma):肿瘤组织中含有胚胎发生期的未成熟组织成分,组织学分级为Ⅲ级,含有恶性胚胎性癌成分。

4. 骶尾部恶性畸胎瘤临床分期

（1）Ⅰ期:肿瘤切除完全,术后肿瘤标志物恢复正常,淋巴结阴性。

（2）Ⅱ期:镜下有残留病灶,术后肿瘤标志物可持续阳性,淋巴结阴性。

（3）Ⅲ期:肉眼可见残留病灶,术后肿瘤标志物可呈阳性,淋巴结阳性或阴性。

（4）Ⅳ期:远处转移。

5. 临床表现

（1）骶尾部肿块:为最常见临床症状,出现于Ⅰ、Ⅱ、Ⅲ型肿瘤中。肿块为圆形或椭圆形,小的仅在骶尾部有一突起,多为无痛性肿块,常不被注意,巨大的有如婴儿头部大小(图 3 - 7 - 5 - 2A),可致难产。有些明显地偏向一侧臀部,使两侧臀部呈不对称状(图 3 - 7 - 5 - 2B),甚至肿瘤可将肛门向前下方推移,使肛管外翻,黏膜显露。肿瘤表面可呈不对称状,皮肤张力大,因瘤体内所含组织成分的不同,肿瘤质地可呈囊性、实性甚至骨性感。Ⅱ、Ⅲ、Ⅳ型骶尾部畸胎瘤肛门直肠指检可触及骶前肿块。

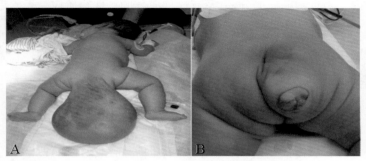

图 3-7-5-2 骶尾部畸胎瘤

(2) 排便、排尿困难:Ⅱ、Ⅲ、Ⅳ型肿瘤常因骶前肿块压迫直肠导致粪便变形、排便困难。骶前肿块压迫膀胱颈可导致小便困难、滴尿或尿潴留。在Ⅳ型畸胎瘤便秘及排尿困难为患儿首发症状及就诊原因。

(3) 肿瘤继发感染:如瘤体继发感染则可出现局部红肿,并可溃破和坏死,引起出血。Ⅲ、Ⅳ型肿瘤感染后可向会阴部、直肠内破溃。

(4) 贫血:如肿瘤巨大,大量血液进入瘤体,患儿可出现贫血及高输出性心力衰竭。如发生瘤体内出血,患儿可出现相关的急性失血症状。

(5) 相关伴发畸形:约 20% 骶尾部畸胎瘤伴发先天性畸形,畸形多为肌肉骨骼异常,亦可为肾脏发育异常及中枢神经系统、心脏和消化道畸形。骶前肿瘤(约 1/3 为骶前畸胎瘤)、肛门直肠狭窄、骶骨发育异常为特点的 Currarino 三联征则较为少见。

(6) 恶性畸胎瘤的相关症状:可向周围组织浸润破坏,若骶神经丛受浸润可产生大小便失禁,骶骨被浸润破坏,可发生骶尾部疼痛,向邻近椎管内浸润可致截瘫。骶前恶性畸胎瘤可向椎管内浸润,导致下肢肌力减退和大小便失禁。恶性畸胎瘤可随淋巴或血运向腹膜后淋巴结、肺、骨骼等远处转移。晚期,患儿可出现消瘦、贫血、瘤性发热等恶病质症状且发展迅速。

(四) 诊断

1. 产前诊断 约 25% 骶尾部畸胎瘤在妊娠中后期通过超声检查可以确诊。除确定肿瘤的存在外,常能发现羊水过多、因巨大肿瘤导致胎儿水肿和巨大胎盘等胎儿及孕妇的变化。

2. 病史 Ⅰ、Ⅱ型骶尾部畸胎瘤在出生时因骶尾部肿块即被发现,部分Ⅲ型及Ⅳ型肿瘤患儿常出生后无任何症状,在婴幼儿期以排便、排尿困难等主诉而就诊求医。

3. 体格检查 包括骶尾部肿块检查、肛门直肠指检及腹盆腔触诊。注意面色及甲床了解有无贫血,注意骶尾部肿块是否向周围组织浸润破坏及骶尾部压痛以了解有无肿瘤恶变表现,注意观察肿瘤局部是否红肿、溃破、坏死,甚至窦道形成以了解有无肿瘤急性或慢性感染。肛门直肠指检可防止Ⅳ型骶尾部畸胎瘤的漏检,并可估计其他几型肿瘤在骶前的大小和肿瘤向盆腔延伸的程度。腹盆腔触诊可帮助Ⅲ、Ⅳ型骶尾部畸胎瘤的诊断及鉴别诊断。

4. 生化检查 测定血清甲胎蛋白(alpha fetal protein,AFP)水平常作为判断良恶性畸胎瘤的重要指标。但正常新生儿出生时 AFP 可高达 5×10^4 ng/ml,因此对于 6 月龄以下的婴儿,如 AFP 高于正常值者需考虑到生理因素。用植物凝集素检测 AFP 异质体,可区别肝源性和卵黄囊来源的 AFP,从而判断瘤体内是否存在卵黄囊成分和胚胎癌成分。血清绒毛膜促性腺激素 β(beta human chorionic gonadotropin,β-HCG)的异常升高可作为判断肿瘤内是否有绒毛癌成分,以及有这种成分的恶性畸胎瘤是否术后复发。

5. 影像学检查　骨盆正侧位 X 线检查可见到骶骨前后的软组织块影,并常在肿块内见到点状或密集的钙化灶。通常在恶性畸胎瘤中钙化灶相对较少;骶骨的缺损提示肿瘤浸润椎管,但需与先天性脊柱裂相鉴别。超声、CT 和 MRI 检查能确定肿瘤在腹盆腔的伸展情况和它们邻近组织的解剖关系,帮助鉴别其他骶尾部肿块,如脊膜膨出、脂肪瘤、潜毛囊肿、淋巴管瘤、局部脓肿等。与脊髓栓系综合征相鉴别,则首选 MRI 检查。

6. 肿瘤组织学检查　就诊较晚的婴幼儿,骶尾部肿块向周围组织浸润破坏及骶尾部压痛明显,检测血清 AFP 和 β-HCG 异常升高,临床评估肿瘤有恶变且不能一期完整切除肿瘤者,需行肿瘤穿刺或切取肿瘤行肿瘤活组织检查以明确诊断是否为恶性畸胎瘤。

（五）治疗

1. 临床特点

（1）除新生儿骶尾部畸胎瘤外,其余骶尾部畸胎瘤恶变率随年龄增大逐渐增高。一旦发现骶尾部畸胎瘤,应立即手术,术中应完整切除肿瘤及尾骨以减少恶变及术后复发机会。

（2）巨大的骶尾部畸胎瘤病例,其肿瘤血管营养枝丰富,术中易发生大出血,部分病例可先开腹处理骶中动脉以减少术中出血。产前诊断的 I、Ⅱ型骶尾部畸胎瘤,有明确剖宫产适应证。

（3）骶尾部畸胎瘤特别是Ⅲ、Ⅳ型病例不仅可压迫直肠和尿道,而且随着肿瘤增长,任何类型的肿瘤都可严重压迫与排便有关的肌群,故术中应尽力保护这些肌群。

2. 一般病例手术治疗

（1）手术时机:骶尾部畸胎瘤一经确诊,除临床评估肿瘤有恶变且不能一期完整切除肿瘤患儿外,其余患儿应尽早施行手术切除。新生儿畸胎瘤 90% 以上为良性,随着年龄的增长,恶变发生率会大幅度上升。及早完整切除肿瘤,不但避免了瘤体感染、瘤内出血、肿瘤恶变等风险,而且尽可能降低患儿死亡率,并治愈绝大多数病例。因此,产前检查或出生后发现骶尾部畸胎瘤,应尽量在出生后 1 周内完整切除肿瘤,即便是早产儿亦无手术禁忌。

（2）手术径路及步骤:肿瘤的解剖位置决定手术径路,骶后切口进路适用于 I、Ⅱ型骶尾部畸胎瘤,腹、骶联合切口进路适用于Ⅲ、Ⅳ型骶尾部畸胎瘤。

1）骶后进路切口肿瘤切除术:全身麻醉下取俯卧蛙式体位,直肠内放置一直径约 1.5 cm、深度约 10 cm 扩肛器并固定稳妥,在骶尾部肿瘤表面,以骶尾关节为顶点,尽量远离肛门,避开肿瘤感染、溃破处,两侧达肿瘤边缘做一横弧形或倒"V"字形切口(图 3-7-5-3)。游离皮下脂肪达肿瘤包膜,沿肿瘤包膜游离直肠后方肿瘤,避免包膜破裂及注意保护臀部肌肉。分离肿瘤前缘时在直肠与肿瘤间仔细分离出间隙后再将肿瘤与直肠完全分离,避免损伤直肠。切除尾骨、游离骶前肿瘤、取出肿瘤并缝合结扎骶前动脉,以避免术后复发及术中失血。严密止血,用灭菌注射用水及生理盐水冲洗切口并更换手套及使用未被肿瘤污染器械以减少脱离的肿瘤细胞种植后,骶前瘤床内放置引流管经一侧臀肌作外引流。将肛提肌和臀部肌肉与骶骨缝合或向中间靠拢复位缝合,恢复盆腔组织解剖关系后,裁剪多余皮肤并进行消减"猫耳"等整形缝合。

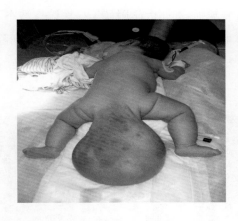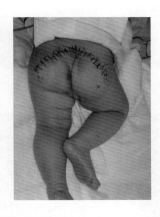

图 3-7-5-3　骶尾部巨大畸胎瘤倒"V"字形切口皮肤整形前后

2）腹、骶联合进路切口肿瘤切除术：全身麻醉下取平卧位，行下腹部横形切口进腹探查，先找到两侧输尿管并加以保护，后于肿瘤前方将直肠、乙状结肠左侧腹膜打开，为减少误伤肠系膜血管从而将结肠向系膜缘推开，显露肿瘤并沿包膜游离肿瘤，同时边游离边严密结扎肿瘤滋养血管。盆底肿瘤游离完成，如果评估肿瘤不能从骶后完整拖出，则从肿瘤最狭窄处离断肿瘤，残端荷包缝合并预留一段缝线做标志后，用灭菌注射用水及生理盐水冲洗盆腔并更换手套及使用未被肿瘤污染器械以减少脱离的肿瘤细胞种植，关闭盆底后腹膜及腹部切口。后将患儿转换为俯卧蛙式体位，重新消毒、铺巾，按骶后进路切口肿瘤切除术所有步骤进行操作，注意去除盆腔残端荷包缝合所预留的一段缝线以避免肿瘤残留。

3. 特殊病例手术治疗

（1）巨大骶尾部畸胎瘤皮肤整形：随着术中止血技巧的提高及手术时间的缩短，手术切口美观问题日益受到手术医生及家长关注。骶尾部畸胎瘤术后臀部的理想美观效果包括：缩减多余皮瓣，恢复正常臀部形状，避免瘢痕超过臀下皮纹。传统倒"V"字形切口通过延长切口消除"猫耳"，延长的切口往往超过臀下皮纹到大腿后方，导致臀部变形。美国波士顿儿童医院 Steven 和 Russell 等医生设计出一"π"字形切口（图 3-7-5-4），切除肿瘤及圆形皮瓣，小心保护臀肌，将臀肌用不可吸收缝线固定于肛门后方并使肛门恢复正常解剖位置，将充裕皮瓣首先向心性拖向肛门后线并在顶点固定一针，根据创面情况切除重叠皮瓣，后逐一整形切除 4 个"猫耳"并使外侧皮肤向中心靠拢，术后瘢痕居中且相对较短，能被泳裤遮挡。

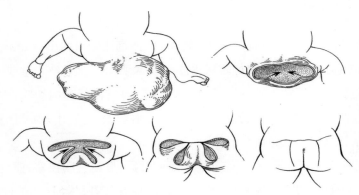

图 3-7-5-4　骶尾部巨大畸胎瘤"π"字形切口皮肤整形步骤示意图

（2）骶尾部畸胎瘤浸润皮肤或肿瘤感染后皮肤缺损：苏州大学附属第一医院崔浩杰、祁强等报道利用负压封闭吸引（vacuum sealing drainage，VSD）技术联合臀大肌皮瓣转移修复骶骨肿瘤切除术后皮肤软组织缺损的方法（图3-7-5-5），可供对骶尾部畸胎瘤大部分皮肤浸润及骶尾部畸胎瘤感染后皮肤大面积缺损的修复重建借鉴。

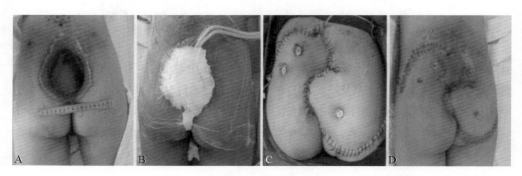

图3-7-5-5　骶骨肿瘤切除术后皮肤软组织缺损修复前后
A. 术前；B. VSD治疗；C. 皮瓣修复术后即刻；D. 术后3周

（3）骶尾部畸胎瘤术后巨大瘢痕或皮肤较大溃疡：日本Iwate医科大学Hiroaki Kimura、Wakako Nasu等运用腰臀肌感觉皮瓣（lumbo-gluteal sensory flap）修复骶尾部缺损的术式（图3-7-5-6），对骶尾部畸胎瘤切除后局部皮肤较大面积缺损进行修复有所帮助。

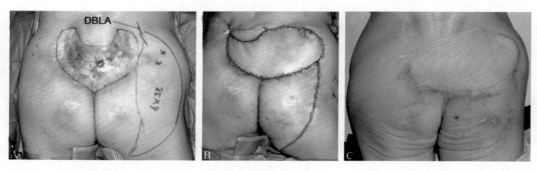

图3-7-5-6　腰臀肌感觉皮瓣重建骶尾部区域皮肤缺损修复前后
A. 覆盖整个骶尾部的不稳定瘢痕及在右侧臀部设计的皮瓣；DBLA；腰动脉背侧分支；B. 术后皮瓣颜色正常；C. 术后7年皮瓣无溃疡等异常

（4）有合并症的骶尾部畸胎瘤：对肿瘤感染、破溃、坏死、溃疡或肿瘤内出血等不同合并症采取不同处理措施。一般应先采取保守治疗，待局部状况好转后再施行手术切除。如感染严重或已经化脓则需急诊切开引流；合并感染的肿瘤，与周围组织粘连重、剥离困难、渗血多，有时需行囊内切除，残留囊壁可涂抹碘酊，或加引流，任其自愈。急性肿瘤内出血，如果通过抗休克、补充血容量及应用止血剂仍不能止血，则需行急诊肿瘤切除或必要时剖腹结扎骶中动脉止血。

（5）家族性遗传性骶前畸胎瘤（Currarino三联征：骶前肿瘤、肛门直肠狭窄、骶骨发育异常）：切除肿瘤，矫正肛门、直肠和泌尿系统畸形，切除脊膜膨出、修补骶骨缺损并修补已经损伤的硬脊膜，切除部分直肠壁以保证肿瘤完整切除。

4. 术后并发症的预防及处理

（1）手术切口感染：对肿瘤术前已并发感染者，应尽量控制感染后再手术；术前做好肠道准备，减少术中污染机会；术中紧贴肿瘤包膜分离肿瘤，尽量多地保留肌肉组织；术中彻底止血，瘤床尽量少留残腔并放置引流；切口缝合后用医用胶水涂抹并用半透明辅料覆盖切口，以减少大小便污染并便于观察。

（2）排便功能不良：因肿瘤压迫、扩张导致肛提肌、外括约肌等肌肉松弛和萎缩，切除肿瘤后虽解除了挤压，肌肉得以复位修补，但在术后相当长的时间会发生排便功能不良。条件允许下，术前应进行排便功能及直肠测压的检查，术中操作要仔细，使用肌电仪等，以便最大限度地保留盆底的肌群。

（3）损伤直肠致切口感染、直肠瘘：手术操作前，直肠内放置肛器等标志物并稳妥固定，判断清楚直肠位置后再分离肿瘤与直肠间间隙。一旦损伤应双重缝线修补肠壁，术后延长进食时间，以保证愈合。

（4）小便失禁及性功能障碍：靠近肿瘤分离盆底肿瘤，防止损伤阴部神经。

5. 非手术治疗　临床评估肿瘤有恶变且不能一期完整切除者，行肿瘤穿刺或切取肿瘤获取标本予病理检查。如明确诊断为恶性畸胎瘤，可先行 PEB 或 PVB 等方案辅助化疗，后尽量行肿瘤完整切除，再进行相同方案辅助化疗。肿瘤切除后，病理学检查肿瘤细胞的组织学分级为 3 级的未成熟畸胎瘤，亦需进行 PEB 或 PVB 等方案辅助化疗。

（六）预后及随访

与肿瘤预后不良的相关因素包括年龄大于 1 岁、病变范围大、肿瘤不能完全切除、混合性生殖细胞肿瘤。

大多数良性畸胎瘤术后可获得治愈，新生儿肿瘤切除后长期生存率可达 95%。未成熟畸胎瘤绝大多数预后良好，约 23% 术后复发。恶性畸胎瘤预后与肿瘤分期、分级、肿瘤部位、肿瘤对治疗的敏感性、是否接受规范治疗密切相关，通过正规治疗总的生存率可接近 80%。

术后随访每 3 个月 1 次，共 3～5 年。随访内容包括血清 AFP 检测、肛门直肠指检、盆腔骶尾部超声检查。

参考文献

[1] Steven J F, Russell W J, Sidney M J, et al. Buttock Reconstruction After Sacrococcygeal Teratoma Resection[J]. Pediatric Surgery, 2004, 39(3):439 - 441.

[2] Jignesh T, Punkaj G R, Rowena H, et al. Long-term Functional Outcome of Sacrococcygeal Teratoma in a UK Regional Center (1993 to 2006)[J]. Pediatr Hematol Oncol, 2009, 31(3):183 - 186.

[3] Jason S, Patrick J J, Christopher G T, et al. Damage control operation for massive sacrococcygeal teratoma[J]. Pediatric Surgery, 2011, 46:566 - 569.

[4] Emily A P, Douglas C, Christopher L, et al. Urologic and anorectal complications of sacrococcygeal teratomas: Prenatal and postnatal predictors[J]. Pediatric Surgery, 2014, 49:139 -143.

[5] Hiroaki K, Wakako N, Katsuhiko K, et al. Reconstruction of the sacral region using the lumbo-gluteal sensory flap[J]. Plastic, Reconstructive & Aesthetic Surgery, 2013, 66:239 - 242.

[6] Nicholas G C, James I G, Louis D L, et al. Urologic Co-Morbidities Associated With Sacrococcygeal Teratoma and a Rational Plan for Urologic Surveillance [J]. Pediatr Blood Cancer, 2013, 60:

1626 - 1629.

[7] Cheong YW,Sulaiman WA,Halim AS. Reconstruction of large sacral defects following tumour resection：a report of two cases[J]. Orthopaedic Surgery,2008,16(3):351 - 354.

[8] 施诚仁.小儿肿瘤[M].北京:北京大学医学出版社,2007.

[9] 王果,李振东.小儿外科手术学[M].北京:人民卫生出版社.

[10] 施诚仁,金先庆,李仲智.小儿外科学[M].北京:人民卫生出版社.

[11] 崔浩杰,祁强,何娜,等.骶骨肿瘤切除术后软组织缺损的修复[J].中国修复重建外科杂志,2009,23(10):1173 - 1176.

（李长春　傅跃先）

第八章

联体畸形

联体畸形(conjoined twins)是一种很复杂的少见的畸形。文献中最早报道的是 1100 年前生于英格兰的一对联体婴儿,有共同的直肠和阴道,一起生活了 34 年。根据文献记述,1495 年首次进行联胎分离术,是两个头部相连的女婴,她们 10 岁时,1 个因病死亡,不得不行分离术,但未成功。1902 年 Radica—Doadica 联体姐妹 1 个死于结核,行分离术后另 1 个成活,是分离术成功的首例。1960 年 Koning 首次将 1 例皮肤相连的联体儿分离成功。1957 年我国协和医院,手术分离一对已 71 岁的胸腹联体老人。马孝义(1964)报告 1 例对称性腹部联体女婴,在出生后 5 周行分离手术,术中发现两婴共有一个肝脏,中间无明显间隙,而胆囊及胆总管独立存在,各存完整的消化系统;切开分离肝脏后,分两组进行腹壁缺损缝合修补,最后一活一死。以后有陆续报道,病例逐渐增多。

第一节　分类和临床表现

一、分类

根据相连个体发育完好的程度和相连的部位可将联体双胎分为对称性联体双胎、非对称性联体双胎和胎内胎三种类型。对称性联体双胎是发育完全或接近完全的两个个体。但目前公认的分类是根据其联接部位的分类法,可分为五个类型(图 3-8-1-1),有人对其发病率进行了统计,胸腹及剑脐联体这两种类型最多见(73.5%),其次是臀部联体(18.8%)、坐骨联体(5.9%)、头部联体(3.7%)。联体畸形常伴其他发育畸形,以心脏大血管异常者最多见,约占 75%。

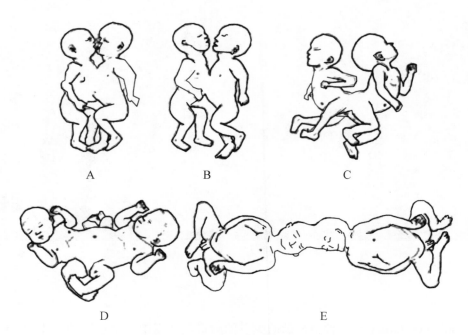

图 3-8-1-1　对称性联体双胎的五个类型
A. 胸腹联体；B. 剑脐联体；C. 臀部联体；D. 坐骨联体；E. 头部联体

二、临床表现

联体畸形的临床表现,就是两个孩子有部分组织长在了一起。依据不同的类型其表现不一样:

1. 胸腹联体　胸骨或接近胸骨的中线联接,联体的个体面对面,除胸骨共有外,两婴的部分肋骨和肋软骨相连,都有肝脏相连。

2. 剑脐联体　从剑突到脐之间相连,联体儿为面对面。一般两儿腹腔相通,肠管可自由进出对方腹腔,除肝脏相融合外,其他脏器均分开。剑脐联体是最容易分离的,效果也是最好的一种类型。

3. 臀部联体　背对背的联接,往往在骨盆部联接,有共同的骶尾骨,共用的直肠、肛门,有时膀胱、尿道也共用。可能有各自的肾脏、输尿管、阴道(图 3-8-1-2)。

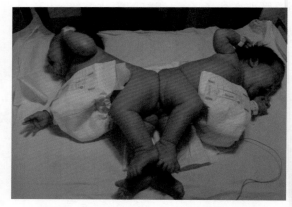

图 3-8-1-2　臀部联体型联体婴

4. 坐骨联体　在骨盆下方联接,身体融合部可延续到脐,脐以上的身体是正常分离的。脊柱下方是异常的,具有一个骶骨和骨盆。两条腿以直角形式向两侧伸出。阴道、尿道和肛门则开口于两侧。

5. 头部联体　往往是头部中线处联接,也有在顶部、枕部和侧颞部联接者。一般为颅骨联接,脑组织是分离的或有轻度融合。Winston 为了有利于判断手术的可行性,建议根据深部组织联合的内容划分为:① 仅颅骨融合;② 硬脑膜融合,两脑被硬膜分开;③ 硬脑膜不完全,软脑膜有融合,脑组织分开;④ 脑组织相连。

6. 其他联体畸形

（1）多部位联体：即头、颈、胸和上腹部联体，简称头胸联体，极为少见。除头部联合外，颈、胸和剑突及腹部也联合、尚有内部器官与心脏大血管的联合和共有、消化道的联合以及泌尿生殖系统的畸形等，手术分离更为复杂和困难，甚至不可能分离。

（2）不对称性联体：不对称性联体是一个发育不全的个体，往往是部分肢体，有时尚可见生殖器附着于正常儿体表的某一部件，多见于胸、腹壁或腰背部、臀部等（图3-8-1-3）。

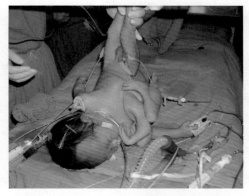

图 3-8-1-3　不对称性联体病

第二节　病　因

一、发病率

联体畸形极少见，其发生率文献中相差较大，有的报道为 5 万～20 万活婴中就有 1 例，也有的报道为 0.006%～0.04%。国内报道 40 万例分娩中，发现 7 例联胎。联体畸形女性较多，占 70%～95%，有人报道男女之比为 1∶1.8。

二、病因

关于联体畸形的发病原因尚不十分清楚，但国内外都倾向为单卵双胎分离不全所致。早期胚胎发育过程中，受精卵分裂发生在 7～13 日以内的是正常单卵双胎。如果分裂发生在 13.5～15 日之间，从卵裂到原囊胚的发育过程中，具有全能的内细胞群，如果分离的时间晚或不完全，就可使两个胎体的一部分组织和器官联接，发生各种部位的联体畸形，囊胚期如果两团内细胞群发育良好，则形成完整的联体双胎，内细胞群没有完全分开的部位不同，而出现不同部位的联体双胎，如果在发育早期，双胎中一个胎体发育正常，另一个因某种原因发育受阻则形成寄生胎，在囊胚期内细胞群分裂不对称。小的一团内细胞群发育不良，由于与正常发育胚胎的卵黄静脉吻合，逐渐包入其体内，成为包入性寄生胎，又称胎内胎，有人认为当胚卵细胞分裂时，因氧气供应、周围介质间化学成分改变或体温等影响，都可导致胎儿发生畸形也包括联体畸形的各种畸形。

Witchi 提出卵细胞的衰老是导致联体畸形的原因。Dragstedt 认为环境因素可能是参与联体发生的原因，因为许多先天性异常不是遗传因素，而是由于感染、供血不足导致胚胎的营养和生长障碍，从而导致一个胎儿依附于另一个胎儿。也有人认为，遗传因素也可能是人类发生联体畸形的原因之一。Stockard 等认为，联体畸形的发生与胚卵细胞分裂时缺氧、低温或受到各种有害刺激相关。这些因素都可导致联体畸形。

第三节 治疗方法

联体婴儿的分离是一个非常复杂的过程,需要多学科和多团队合作。不管哪类联体均要行手术分离,对于手术时机已经达成共识,目前一般不主张出生后即刻分离,多主张待患儿器官发育完善后手术治疗,也就是3个月以后,除非有其他危及两个婴儿的生命的疾病,才可断然手术以保证患儿的生命,手术无定式,但达成共识的是在联接部位上下各埋置一个扩张器,进行皮肤扩张术,扩张多出来的皮肤可以用来修复分离开的两个小儿联接部的缺损,一般用两个S形皮瓣进行覆盖分离后的创面。

1. 胸腹联体分离术 对于体桥直径小的(一般小于5 cm)患儿,可在术前用手指挤压体桥;对于体桥直径大于5 cm的患儿则采用在体桥上下先埋置扩张器,待扩张完成后2个月再进行分离手术。手术切口为沿体桥上下做S形切口,上从胸部切口切至脐,分离皮肤及皮下组织,切开腹腔及剑突胸骨相联接部分,分两种情况,一种是患儿有独自的胸腔,肝脏紧密相连,可于联接处用可吸收缝线贯穿"8"字缝合肝组织两排,从两排缝线中间切断肝脏,出血不多。对较大血管出血则缝合结扎止血,分开肝桥后暴露两婴儿相连的对侧腹壁,并将其反S形切开,至此分开婴儿,把两婴分开后分两台手术同时进行。用大网膜覆盖肝桥切面,用涤纶膜修复腹膜,缝合腹肌,把扩张皮瓣的S一侧皮瓣盖在缺损部位,分层缝合。另一种是供一个胸腔,同时心包相连,而心包相连者分为心包相连而有两个心脏,这种情况可分离心脏,用涤纶膜修复心包,其他同第一种手术方法,共一个心脏者无法分离,因此术前诊断非常重要,如果是在手术中发现共一个心脏,那只有舍弃一个孩子。

2. 剑脐联体分离术 分两期手术,一期是同样先行皮肤扩张,二期手术分离联体,设计S形切口,沿切口自剑突至脐部联体交界上侧皮肤皮下肌层进入腹腔,剑脐联体多为共肝,可于联接处用可吸收缝线贯穿"8"字缝合肝组织两排,从两排缝线中间切断肝脏,分开患儿,用大网膜覆盖肝脏切面,用涤纶膜修复腹膜,缝合腹肌,把扩张皮瓣的S一侧皮瓣盖在缺损部位,分层缝合。

3. 臀部联体分离术 分三期对患儿进行修复。如合并无肛门者,第一步造瘘解决患儿排便问题,同时进行新生儿期的皮肤扩张器植入术,为二期分离储备皮肤;如果有肛门,则先一期埋置扩张器,扩张器植入部位应该相互交错,一个偏左些,一个偏右些,注水完成后(图3-8-3-1)行二期手术分离联体婴同时修补缺损,二期分离,在扩张器的皮肤上设计两个皮瓣用于在把肛门前移时重建肛门和修复盆底缺损,大阴唇上设计两对S形皮瓣,用于重建大阴唇,在两个患儿的一侧小阴唇内侧设计一个黏膜瓣,用于重建阴道和肛门之间的组织和共同部位的阴道壁。先分离肛门瘘管,劈开漏口,游离直肠发现有0.5 cm的直肠共一个壁,小心保留一侧肠黏膜和肠壁,另一侧等待修复,之后开始分离会阴部,按设计在会阴部切开形成每侧3个皮瓣,分离处女膜见阴道有0.5 cm的壁是共一个,分离开,分离至尾骨发现有尾骨相连,切断尾骨,垂直分离盆腔底,最后完全分开联体婴儿,按设计重建盆底,用一部分扩张皮瓣插入缺损的肛门来重建肛门,用双大阴唇皮瓣重建会阴部大阴唇,用小黏膜瓣重建阴道下壁,最后用扩张皮瓣旋转覆盖修复盆底和会阴部缺损(图3-8-3-2)。

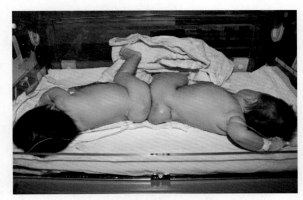 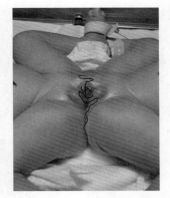

图 3-8-3-1　扩张器注水完成后　　图 3-8-3-2　分离时设计的皮瓣

　　第三期手术为关瘘手术,切除造瘘口,吻合肠管,送入腹腔,关闭腹腔,放置胃肠减压,肠管通气后 2～3日拔除胃肠减压。

　　4. 坐骨联体分离术　分三到四期手术,手术前部分和上述相同,用扩张器在联体桥的上下埋置扩张器,做 S 形和反 S 形切口,沿联体部从脐下切开联体中线到耻骨联合,一般两婴肝脏会在中线相联,第一部分是分离肝脏,可钝性分离后缝合,从中线切开分给两婴,第二部分是分离共用的肠管,如果是共用胃和十二指肠,则一边沿血运分离给两婴,如果胃和十二指肠是独立的,则分离下部分肠管,一般两个十二指肠汇合处呈 Y 形,共有一个盲肠、结肠、空回肠、直肠、肛门,在 Y 型汇合处将 B 婴的小肠切断,共用小肠的上段给 A婴。下段和 B 婴的十二指肠吻合,留到横结肠后切断结肠,做结肠造口,留下的横结肠和 A 婴的小肠吻合,故 A 婴有正常的直肠和肛门,在分离耻骨联合的同时。处理泌尿生殖系畸形。两婴膀胱前后多呈双角状,分离后的前膀胱给 A 婴,后膀胱给 B 婴,从后膀胱切下 A 婴肾脏的输尿管作隧道式黏膜下移植于前膀胱,从前膀胱切下 B 婴左侧输尿管,待分体后做皮管式输尿管造口。膀胱和尿道给 A 婴。然后分离躯干后面软组织骨性联合部分;沿后面共肢的肌皮管分成两半,利用带蒂的肌皮瓣和扩张的腹部皮肤修复巨大的腹壁缺损,A 婴作膀胱造口和输尿管膀胱移植。B 婴行结肠造口,膀胱会阴造口和右输尿管造口,半年后行二期修复。

　　5. 胎内胎　很少见,发生率共为出生总数的百万分之一。男女之比例为 2∶1,发生于腹膜后者最多。这类胎儿有羊膜样膜,胎儿在羊水中,有类似脐带的血管索,有部分病例可见外观具有人体形态,但多为头部缺损,两侧或单侧肢体缺如,尤其多为指(趾)缺损。该类患儿一旦发现,应即刻入院,检查完成后,切除多余器官和肢体或躯干,用局部皮瓣覆盖创面。

第四节　典型病例

一、病例

以南京儿童医院治疗的两例患儿做病例报道:

例 1　一对患儿均为男性,剖宫产娩出,出生时共重 5900 g,出生后 6 小时入院,面对面侧卧位,胸骨下部至脐部相联接,联接部约 11.5 cm 长。

例 2   一对患儿均为女性,剖宫产娩出,出生时共重 5300 g,出生后 4 小时入院,为臀骶会阴部相联,两侧大阴唇后端相联,可见处女膜痕。两阴道中有一隔。无肛门,只有一漏口,开口异位于侧后方之两婴交界皮肤皱褶处,距正中线 8 cm,用力分开肛门可见中间有一中隔,距肛门口 0.3 cm,联体部的直径 9 cm,婴儿有轻度脊柱侧弯,其余器官完好(图 3-8-4-1A、B)。

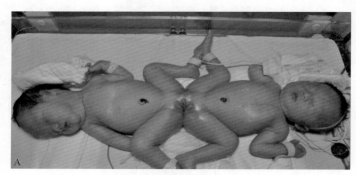

术前正面照片的表现

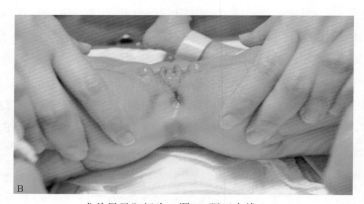

术前局示肛门为一漏口,距正中线 8 cm

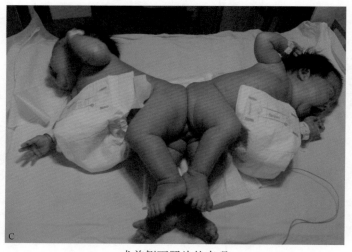

术前侧面照片的表现

图 3-8-4-1   例 2 患儿的术前照片

二、治疗

（一）术前检查及术前准备

术前均行 CT、MRI、B 超、X 线平片检查，例 1 示两患儿心脏各自独立，右旋心，各瓣膜功能良好。两肝脏融合，有两套门脉系统。例 2 示两婴骶椎、骨盆各自独立完整（图 3-8-4-2A）。两尾椎连接；直肠造影示两婴直肠后壁紧贴约 2 cm 后分开，两婴直肠间无交通（图 3-8-4-2B）。

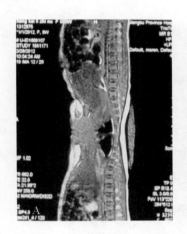
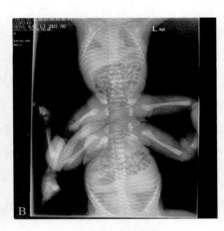

图 3-8-4-2　例 2 的术前 MRI 和 X 线：A. 术前核磁检查，B. 术前 X 线检查

（二）手术方法

1. 手术设计　骨骼缺损可直接分离用钢板重建：① 相联部位直径小的可用组织瓣修复；皮肤肌肉缺损和器官软组织缺损可用各器官组织做成对偶三角瓣来修补（图 3-8-4-3），三角形的长为缺损的 2/3，转移后腹部遗留的三角形缺损可纵缝关闭。② 相联部位大的可用皮肤扩张器来修复；第一期植入扩张器，可按每平方厘米缺损注水 10～20 ml 来计算扩张器大小，缺损面积可用公式 $S'=\pi d^2/4$ 来计算，扩张器植入部位需相互交错，一个偏左，一个偏右，第二期用扩张皮瓣转移修复联体部缺损。

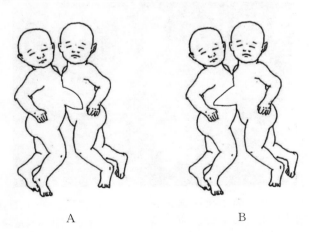

A　　　　　　　　　　B

图 3-8-4-3　例 1 的手术设计

A. 为左侧设计图；B. 为右侧设计图

2. 麻醉　采用静脉千插管麻醉,两组麻醉师分别为两对患儿进行气管内插管及建立静脉通路和动脉监测通路。

3. 手术方式

(1) 例1,于出生后26日行分离术,术中发现两患儿胸骨下部相连、心包部分相连、膈肌相连、肝脏融合,但有各自独立的胆道和血管系统,消化道也各自独立。分别为患儿进行了胸骨分离修补、心包分离三角瓣修补,膈肌分离后直接缝合,肝脏分离修补,以及肌皮瓣转移修补11 cm×6 cm腹壁巨大缺损。

(2) 例2,于出生后共分三期对患儿进行修复,即一期造瘘加皮肤扩张器植入术、二期分离连体、三期关闭造漏口。按预定手术方案,在降结肠部造瘘,于联体的臀部埋入扩张器,按设计应该埋入100 ml扩张器,但因新生儿臀部面积小,故各自埋入1枚50 ml扩张器,术后第8日开始注水,每次2～5 ml,注至局部皮肤发白时回抽1 ml,隔日1次,逐渐增加注水量,直至100 ml时停止注水。1周后行二期手术分离联体婴(图3-8-4-4),按设计(图3-8-4-5)先分离肛门瘘管,劈开漏口,游离直肠,遂发现有0.5 cm的直肠共一个壁,小心保留一侧肠黏膜和肠壁,另一侧则等待修复。之后开始分离会阴部,于会阴部切开形成每侧3个皮瓣,分离处女膜见阴道有0.5 cm的壁是共用的,遂行分离,至尾骨时又发现有尾骨相连,切断尾骨,垂直分离盆腔底,最后完全分离联体婴儿,用部分扩张皮瓣插入缺损的肛门以重建肛门,以双大阴唇皮瓣重建会阴部大阴唇,小黏膜瓣重建阴道下壁,最后用扩张皮瓣旋转覆盖修复盆底和会阴部缺损。

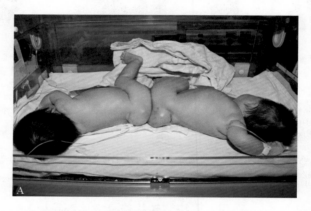

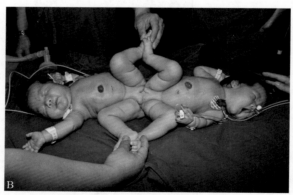

图3-8-4-4　例2的二次手术前示臀部埋有扩张器和正面示有造瘘口
A.二次手术前示臀部埋有扩张器;B.二次手术前正面示有造瘘口

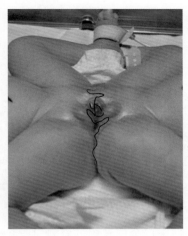

图 3-8-4-5　例 2 的术前设计的示意图

三、结果

例 1 两患儿术后 3 日开始进食,恢复良好,但其中 1 例因皮肤张力过大,切口不愈合,遂于术后 40 日再次行皮瓣转移术,后痊愈。现此对患儿已 10 岁,生长发育正常。

例 2,两患儿术后均给予抗感染、营养支持,充分引流治疗,但切口仍均有不同程度的感染,经过换药后愈合,外形良好,但有少许瘢痕(图 3-8-4-6)。

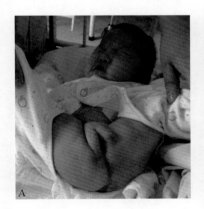
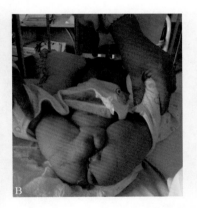
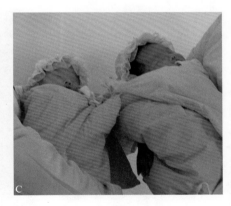

图 3-8-4-6　例 2 的术后情况
A. 小体重儿的术后情况;B. 大体重儿的术后情况;C. 联体婴合影照片

（沈卫民）

参考文献

[1] 徐小群,耿昌平,沈卫民,等.分离新生儿联体畸形一例[J].中华小儿外科杂志,2003,24(2):138.

[2] Spencer R. Anatomic description of conjoine dt wins:A pleaf ors tandardizedt erinol og y [J] Pediatric Surg,1996,31(4):941-944.

［3］Jackson OA，Low DW，LaRossa D. Conjoined Twin Separation：Lessons Learned［J］. Plast Reconstr Surg，2012，129(4)：956－963.

［4］Spitz L，Kiely EM. Experiecne in the management of Coinjoined twins［J］. Br J Surg，2002，89(9)：1188－1192.

［5］McDowell BC，Morton BE，Janik JS，et al. Separation of Conjoined Pygopagus Twins［J］. Plast Reconstr Surg，2003，111(6)：1998－2002.

［6］Kelly DA，Rockwell WB，Siddiqi F. Pelvic and Abdominal Wall Reconstruction Using Human Acellular Dermis in the Separation of Ischiopagus Tripus Conjoined Twins［J］. Ann Plast Surg，2009，62(4)：417－420.

［7］沈卫民，崔杰，陈建兵，等.婴儿先天性头皮全层缺损的修复［J］. 中华整形外科杂志，2010，26(2) 85－88.

［8］Karpelowsky JS，Millar AJ. Porcine dermal collagen (Permacol) for chest and abdominal wall reconstruction in thoraco-omphalopagus conjoined twin separation［J］. Pediatr Surg Int，2010，26(3)：315－318.

［9］Goh KY. Separation surgery for total vertical craniopagus twins［J］. Childs Nerv Syst，2004，20(8)：567－575.

第四篇　小儿创伤学

第一章　小儿颅颌面外伤

第一节　流行病学

在现代社会里,创伤被称为"现代社会疾病"或"发达社会病",有较高的发生率、致残率和死亡率。小儿由于活泼好动、自我保护意识较差、安全意识淡漠,常常因为交通意外、不规范的体育锻炼、监护人疏忽大意等原因导致颅颌面外伤频发。在颅颌面外伤中,创伤性脑损伤(traumatic brain injury,TBI)是致死和致残的最主要原因。在美国每年有 20.1 万人因为颅脑外伤入院,其中 50 000 人死亡,约 120 000 人因急性的颅脑外伤留有终身残疾。在英国、澳大利亚等西方国家,颅脑外伤是引起小儿和未成人的首要死因,此外由于颌面部解剖结构的特殊性,局部生理功能的严重损伤常会造成小儿咀嚼功能异常及面部畸形。创伤引发的心理障碍,对小儿的身心健康也有深远的影响。在小儿颅脑颌面外伤发生后,患儿往往需要长时间康复和生活照顾,花费成本也比成人高。近年来,中国的小儿颅脑颌面外伤处于高发状态。对小儿颅颌面外伤的流行病学做深入分析研究,有助于做好相关预防和救治工作。

1. 颅脑颌面外伤的发生率　由于种族、社会文化和环境差异,不同的国家和地区颅颌面创伤的发生率差异较大。据既往文献报道,欧美国家小儿颅颌面外伤占全身伤的 15%～40%。Kontio 比较了芬兰 1981 年和 1997 年,小儿颅颌面创伤患儿增加了 28.0%。Gassner 回顾了澳大利亚 1991～2000 年颅脑颌面外伤情况显示,1991～1995 年小儿发病人数上升明显。Koorey 等回顾 1987 年,在新西兰住院的小儿颌面部骨折与人口的比率,发现发生率达到 47.9/10 万。我国既往的资料表明,我国每年颅脑颌面外伤的发病率约为 1‰,患儿数量约 100 万,其中重型的颅脑颌面外伤患儿为 18%～20%,直接的经济损失 200 多亿元,给社会、家庭和个人造成了极大压力和经济负担。国内薄斌等调查 1986～1995 年共 10 年间的颅脑颌面外伤的患儿 1693 例,占外伤住院人数 16.4%,此后,颅脑颌面外伤患儿占住院人数的百分比呈逐年上升的趋势。虽然小儿颅颌面外伤有持续增高的发生率,但在日常的生活中是可以预防的。在美国、澳大利亚等国家建有健全的外伤患儿数据库和国家颅脑颌面外伤数据库,可以通过对小儿颅脑颌面外伤的流行病学特点的大数据分析,探索颅脑颌面外伤预防以及救治措施,防止和减少小儿颅脑颌面外伤的发生。

2. 颅脑颌面外伤的年龄、性别、季节发病分布 小儿颅脑颌面外伤在每年的冬春季高发,尤其是在春季,小儿患儿相对较多,5岁以下小儿颅脑颌面外伤在9～11月份高发,年龄6～12岁的小儿在7～9月份高发,年龄大于12岁则在5月份和9月份高发。我国7月和8月正是小学生放暑假期间,受监护程度较弱,小学生以下的小儿存在自我防护意识薄弱等原因,极容易发生意外外伤事件。一项来自英国小儿颅脑颌面外伤流行病学研究也证实小儿发生颅脑颌面外伤有季节和时间高峰。在所有年龄段中,男性的颅脑颌面外伤的人数始终高于女性,这可能与男孩子天性好动有关。总之,小儿各个年龄段不同颅脑颌面外伤高发的时间也不同,其发病相关因素和接受学校教育的时间、小儿的自律性等相关。

3. 颅脑颌面外伤的发病原因 国内的研究表明,交通伤是引起小儿颅脑颌面外伤的首要原因,这个结果同国外的几项小儿研究相符。此外,摔伤是小儿发生颅脑颌面外伤的第二原因,一项从出生到17岁的瑞典颅脑颌面外伤流行病学资料也证实了上述结论。国内研究把摔伤区分为平地跌倒和高处坠落伤,从出生到5岁的小儿第二外伤原因是高处的坠落伤,而在5～10岁和10～16岁的小儿平地摔伤较多,这也说明从出生到5岁的小儿自我安全意识差,容易发生高处坠落。国内一般参考损伤严重度评分(NISS)对外伤严重度进行评价,以便于对重症外伤患儿进行及时的救治,避免伤情的误判。国内研究发现,交通伤引起的颅脑颌面外伤伤情较严重,从出生到16岁发病率呈现逐渐增加,其原因是年龄越大越容易遭受严重外伤伤害,10～16岁患儿收治医院后平均住院时间长。颅脑颌面外伤受伤的严重程度或恢复时间从出生到16岁小儿各不相同,小儿颅脑颌面外伤各个年龄段流行病学特征和易发的危险因素不一致,应针对不同年龄段颅脑颌面外伤高发月份进行针对性的预防。对小于5岁的小儿加强看护,防止高处坠落和跌倒发生,对6～10岁和大于10岁小儿在进行自身的安全教育以及安全防范意识的前提下,应该减少高风险活动以降低颅脑颌面外伤的发生。

第二节 分 类

随着我国社会经济的飞速发展,机动车辆、高空作业、运动场所、娱乐场所层出不穷,小儿由于对外界充满了好奇,自我保护意识、能力较差,小儿颅颌面外伤的发生率逐年提高。小儿在生理、解剖结构以及病理方面有着自身的特点,致使其颅颌面损伤在临床上的表现异于成人,其颅颌面外伤的分类如下:

一、颅脑外伤的分类

1. 脑震荡综合征 是一种轻型脑损伤,占小儿脑外伤绝大部分。受伤后常有短暂的意识障碍或丧失,主要表现为短暂的神志恍惚,历时数秒至10余分钟不等,清醒后伴有恶心、呕吐、脉搏缓慢、反应迟钝等现象,部分患儿可持续2～3天出冷汗。大部分患儿一般情况稳定,很快恢复正常。部分患儿虽然嗜睡时间较长,但过后神志清醒,不会留下任何后遗症。

2. 脑挫裂伤　多发生在颅脑已基本发育成熟的大龄小儿中,其是严重的闭合性颅脑损伤导致脑组织在颅腔内滑动和碰撞,在脑组织的变形和剪切应力作用下使脑组织表面出现挫伤及点状出血,损伤严重时可造成脑灰、白质的撕裂,形成脑裂伤。通常患儿意识障碍较脑震荡更为严重,临床表现为烦躁不安,且持续时间长。大多数患儿在伤后数小时或数天内发生早期癫痫,同时还有颅内压增高及脑神经损伤的定位症状,如颈项强直、偏瘫、失语、失明、抽搐等。

3. 继发性颅脑损伤　患儿昏迷时间较长,常有抽搐,呼吸、脉搏、血压生命体征不稳定,随时都有可能会停止,并伴有40℃以上的高热现象。单侧或双侧瞳孔散大,时大时小,对光反射消失,眼球固定。影像检查提示有弥漫性轴索损伤、脑干出血、下丘脑损伤以及弥漫性脑肿胀。

4. 颅内血肿　是颅脑损伤导致颅内出血,分为硬膜外血肿、硬膜下血肿、脑内血肿,特急性常在损伤后3小时内,急性在损伤后3日内,亚急性在损伤后3周左右,慢性在损伤后3周以上。主要表现为头痛加剧、恶心、呕吐频繁、意识障碍、双侧瞳孔大小不对称,出现昏迷。当累及大脑运动区域时可引起偏瘫、失语、脑疝等,甚至死亡。

5. 颅骨骨折　以坠、跌伤多见,近年来,车祸发生率有上升趋势。由于小儿头皮嫩、薄,血供丰富,伤后出血较多,并且颅骨与硬脑膜粘连较紧,婴幼儿的桥静脉较小,注入矢状窦的角度呈锐角,伤后易出现硬膜下血肿。颅骨损伤可分为:

(1) 穹隆骨折:分为线性、凹陷、生长性骨折,其中凹陷性骨折多见,患儿可出现"乒乓球"样凹陷性骨折,严重者压迫脑实质,引起局限性癫痫或意识障碍。

(2) 颅底骨折:此类骨折一般无典型症状,大部分伴有脑脊液外漏。

二、颌面外伤的分类

1. 鼻骨骨折　是小儿最常见的骨折,同时鼻骨骨折常被面部的水肿所掩盖,因为外伤2～4小时后,鼻部软组织肿胀、瘀血,掩盖畸形,故诊断较成人困难。由于鼻骨支架大部分由软骨组成,仅部分骨化,外伤多造成不完全骨折或青枝骨折,可不伴有移位,且常伴有血肿、瘀斑和肿胀,软骨膜撕脱而血运中断的鼻隔板坏死可造成鞍鼻。因此,根据小儿鼻骨特点可以分为:

(1) 单纯挫伤:该种情况小儿鼻部多伴有肿胀及皮下瘀血等症状。

(2) 鼻骨骨折:表现为鼻梁塌陷或偏斜,暴力来自一侧时,同侧鼻梁下陷,对侧隆起,正面暴力常使两侧鼻骨骨折,形成鞍鼻。

2. 上颌骨骨折　上颌骨是面部中1/3的主要框架,小儿上颌骨较小,骨折线易发生在骨缝和薄弱的骨壁处,临床上最常见的是横断形骨折。Le Fort按骨折线的高低位置,将其分为三型:

(1) Le Fort Ⅰ型骨折:即牙槽突基部水平骨折,骨折线经梨状孔下缘、牙槽突基部,绕颧牙槽嵴至翼突(图4-1-2-1)。临床表现为骨折移位。

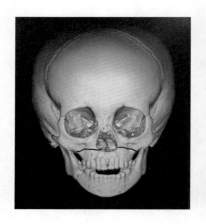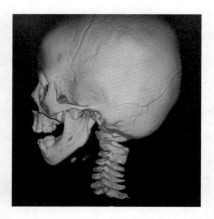

图 4 - 1 - 2 - 1　Le Fort Ⅰ型骨折

（2）Le Fort Ⅱ型骨折：即上颌骨中位骨折或锥形骨折。骨折线自鼻额缝向两侧横过鼻梁、眶内侧壁、眶底和颧上颌缝，再沿上颌骨侧壁至翼突（图 4 - 1 - 2 - 2）。有时可波及筛窦达颅前窝，出现脑脊液鼻漏。

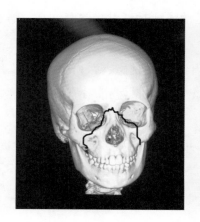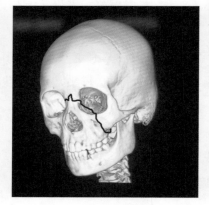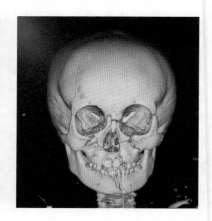

图 4 - 1 - 2 - 2　Le Fort Ⅱ型骨折

（3）Le Fort Ⅲ型骨折：即上颌中央锥形骨折，骨折线经鼻根部向两侧横跨眼眶，再经颧额缝向后下至翼突，形成颅面分离（图 4 - 1 - 2 - 3）。临床表现为上颌骨整体异常动度。

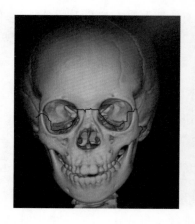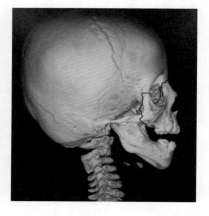

图 4 - 1 - 2 - 3　Le Fort Ⅲ型骨折

3. 下颌骨骨折　小儿下颌骨骨折发生率和严重程度一般较成人低,单发骨折、非移位性骨折在小儿发生率较高,而多发骨折、粉碎性骨折及骨缺损性骨折较少见,其骨折的好发部位分为(图4-1-2-4):

(1) 正中联合骨折:常见,完全骨折易出现移位。

(2) 颏孔区骨折:少见,完全骨折易移位。

(3) 下颌角骨折:小儿少见。

(4) 下颌骨髁突骨折:常见,小儿常发生颞颌关节内骨折。

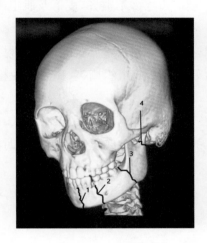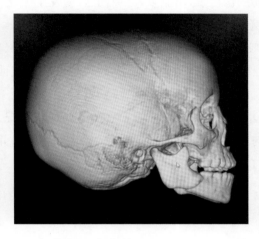

图4-1-2-4　下颌骨折好发部位

下颌体部骨折是小儿下颌骨骨折中最多见区域,骨折时功能负载条件下骨断端截面产生弯矩作用。小儿处于生长发育阶段,颌骨骨折将对生长发育产生不利影响,不恰当的治疗方法造成的二次创伤可能进一步加剧这种不利影响。

小儿髁突是下颌骨生长发育中心,其多为圆形,前斜面不明显,表面没有骨皮质,松质骨上面为钙化软骨。关节区直接打击或间接损伤可致创伤性滑膜炎,外力作用引起滑膜损伤,滑膜组织水肿,渗出增加致关节内压增高,压迫局部微血管和淋巴管,影响血循环和淋巴循环。挫伤使关节内微血管破裂,关节腔内出血,形成创伤性关节血肿,疼痛明显,体温升高。张口受限,关节穿刺可鉴别积血或积液,X线片显示关节间隙增宽,血肿可逐渐吸收或纤维化引起不同程度的纤维性强直,若感染则导致化脓性关节炎。

4. 眼眶骨折　小儿正处于生长发育期,骨壁柔软,富有弹性,小儿眶壁爆裂性骨折犹如"青枝骨折",不会像成人那样爆裂破碎,也不会大面积塌陷,骨折多为一窄隙或一线状,其有如下特点:

(1) 爆裂性骨折时可出现代偿头位。

(2) 多为眶底骨折,少有眶内壁骨折。

(3) 少有眼球内陷,即使有也极轻。

(4) 下直肌肌腹可完全夹持于眶底骨折缝中,导致眼球上下转明显受限。

(5) 骨折面积小,仅有缝隙或线状,没有成人骨折那样的大面积塌陷。

5. 颌面软组织损伤　可以单独发生,也可以与颌骨骨折同时发生。根据统计资料,单纯颌面部软组织损伤的发生率占颌面部损伤的65%左右,常见的有挫裂伤(前额、颏部、舌、牙龈等)、贯通伤(颊、唇)、挫伤、擦伤、咬伤等。各类损伤的临床症状和处理方法也各有其特点。

(1) 擦伤:擦伤的特点是皮肤表层破损,创面常附着泥沙或其他异物,有点片状创面或少量点状出血。

由于皮肤感觉神经末梢暴露,痛感明显。

(2) 挫伤:挫伤是皮下及深部组织遭受力的挤压损伤而无开放性伤口。伤区的小血管和淋巴管破裂,常有组织内渗血而形成瘀斑,甚至发生血肿。主要特点是局部皮肤变色、肿胀和疼痛。

(3) 刺、割伤:被刺、割伤的皮肤和软组织有裂口,刺伤的创口小而伤道深,多为盲管伤。刺入物可将沙土和细菌带入创口深处。

(4) 撕裂或撕脱伤:撕裂或撕脱伤为较大的机械力作用于组织,当超过组织的耐受力时,将组织撕裂甚至撕脱。撕脱伤的伤情重,出血多,疼痛剧烈,易发生休克。创口边缘多不整齐,皮下及肌组织均有挫伤,常有骨面裸露,时有组织缺损。

(5) 咬伤:咬伤在城市及农村中均可见到,有狗咬伤、其他宠物咬伤,偶见鼠咬伤。农村及山区还可见狼、熊等野兽咬伤,亦可见到人咬伤。大动物咬伤可造成面颊部或唇部组织撕裂、撕脱或缺损,常有骨面裸露,外形和功能损毁严重,污染较重。

综上所述,小儿颅颌面外伤应根据患儿颅颌损伤情况及相关分类选择理想的治疗方式,并做好术后医院感染的控制与预防,降低术后并发症发生率,有利于患儿的恢复。同时亦要嘱咐家长平时要注意看管好孩子,提高孩子自我保护意识,防止危险事件再次发生。

(何妍明　卢胜军　周启星)

参考文献

[1] 邱蔚六. 口腔颌面外科学[M]. 北京:人民卫生出版社,2008.

[2] 黄洪章,杨斌.颅颌面外科学[M].北京:科学技术文献出版社,2005.

[3] 吴求亮,宋建良.现代颅颌面整复外科[M].杭州:浙江大学出版社,2004.

[4] 赵兆.叙事治疗在小儿情绪障碍中的应用研究[D].南京中医药大学,2013.

[5] 祝益民,刘筱娴.小儿意外伤害的救治进展[J].中国小儿急救医学,2006,02:175-177.

[6] 张益,何黎升.关注颅颌面交通事故伤——加强宏观研究,提高防治水平[J].中国口腔颌面外科杂志,2006,06:403-407.

[7] 张乃尊,傅国武,梁文玉.学龄期小儿头面部外伤476例临床分析[J].广东医学院学报,2008,No.11804:430-431.

[8] 卢国旺.重型颅脑交通伤的抢救及预后分析[D].汕头大学,2010.

[9] 朱雯,楼跃.小儿多发伤的研究进展[J].中华临床医生杂志(电子版),2012,v.624:8261-8263.

[10] 罗承良.脑外伤后自噬/凋亡/质膜修复的作用及相互调节机制的初步研究[D].复旦大学,2013.

[11] 田伟珍,夏淑娇.小儿重型颅脑损伤合并颌面部外伤大出血的急救护理[J].护理与康复,2014,13(2):136-138.

[12] 郭俊秀,靳文,刘赵鹤,等.小儿颅脑外伤致迟发性面神经损伤41例临床分析[J].中国药物与临床,2015,9(7):987-989.

[13] 徐云峰.小儿颅骨骨折伤的诊治分析[J].浙江临床医学,2002,4(10):758.

[14] 陈国明.鼻内镜下小儿鼻骨复位60例[J].医学理论与实践,2011,24(12):1431.

[15] 赵玲,杜良智.小儿颌面部骨折13例手术及护理疗效观察[J].陕西医学杂志,2015(5):639-640.

第三节　一期处理

一、小儿颅面损伤的处理

小儿颅面部外伤救治有其特殊性,一定要兼顾整体与局部。在多发伤存在情况下,先行颅脑、胸腹外伤救治,待病情稳定后再处理颌面及四肢的损伤,即先抢救生命,再恢复功能。

1. 病史及体征　了解受伤原因、时间、部位,是否出现昏迷、剧烈疼痛、频繁呕吐、躁动不安、呼吸不畅,判断紧急抢救的可能性。检查是否存在意识,神志是否清楚,检查瞳孔的对光反射情况。

颅脑损伤特点:① 昏迷深度及昏迷情况。昏迷过程中一度意识清醒或好转,后再次昏迷,多为颅内血肿;② 生命体征。体温特高,多属于下丘脑损伤所致;③ 判断瞳孔改变。一侧瞳孔进行性扩大,伴颅内压增高,多考虑颅内血肿或严重水肿导致脑疝。

2. CT 或 MRI 检查　受伤后尽快行 CT 或 MRI 检查,了解颅脑损伤情况,为急诊手术提供可靠资料,当病情与检查资料不符时可以再次行 CT 或 MRI 检查。

3. 治疗

(1) 保守治疗:脑震荡、脑挫伤、蛛网膜下腔出血等非占位性损伤,可以采用保守治疗,并严密观察病情变化,一旦出现占位损伤立即转为手术治疗。保守治疗包括:① 脱水治疗(20%甘露醇);② 激素;③ 降温;④ 护脑。

(2) 手术治疗:当出现以下情况时应积极手术治疗:① 当检查确定有颅内血肿、严重脑组织挫伤、开放颅脑损伤时;② 保守治疗无效,出现颅脑占位损伤时;③ 出现脑疝或脑疝前期症状时。

(3) 康复治疗　颅脑损伤后容易出现各种神经系统、运动系统的并发症,早期的康复治疗,能有效减轻各种并发症的程度,已经成为颅脑损伤的主要治疗手段之一。

二、小儿颌面部软组织损伤的处理

颌面部血管丰富,故受伤后常以局部出血为主要症状。外伤后组织水肿、血肿、组织移位、舌后坠、分泌物的堵塞可致呼吸道不畅,甚至引起窒息。颌面部腔、窦多,可造成口腔、鼻腔、鼻窦的贯通,引起感染。表现为鼻塞、嗅觉丧失、进食困难、语言不清等。损伤腮腺,可并发涎瘘。如损伤面神经,可出现患侧鼻唇沟变浅、闭眼不能、口角歪斜等。出血过多或同时有颅底损伤者,可出现昏迷、血压下降、瞳孔散大、恶心、呕吐、休克等。

(一)保守治疗

1. 窒息　窒息是口腔颌面部伤后的一种危急并发症,严重威胁伤员的生命。急救的关键在于早期发现,及时处理。如已出现呼吸困难,更应分秒必争,立即进行抢救。可分为阻塞性窒息和吸入性窒息两大类。

（1）阻塞性窒息：

1）异物阻塞：如血凝块、骨碎片、牙碎片以及各类异物均可阻塞呼吸道而发生窒息。

2）组织移位：如下颌骨颏部粉碎性骨折或下颌体两侧同时骨折时，下颌骨体前份的骨折段受降颌肌群（颏舌肌、颏舌骨肌和下颌舌骨肌等）的牵拉，舌整体向后下方移位，压迫会厌而造成窒息。在上颌骨发生开放性横断骨折时，上颌骨因重力、撞击力作用的软腭肌牵扯拉等因素向后下方移位而堵塞咽腔，引起窒息。

3）气道狭窄：口底、舌根和颈部在损伤后，这些部位内形成的血肿、严重的组织反应性肿胀均可压迫上呼吸道而发生窒息。面部烧伤的伤员，还应注意可能吸入灼热气体而使气管内壁发生水肿，导致管腔狭窄引起窒息。

4）活瓣样阻塞：受伤的黏膜瓣盖住了咽门而引起的吸气障碍。

（2）吸入性窒息：昏迷的伤员直接把血液、唾液、呕吐物或异物吸入气管、支气管甚至肺泡引起的窒息。

1）对因各种异物堵塞咽喉部窒息的患儿，应立即用手指（或裹以纱布）掏出，或用塑料管吸出堵塞物。同时改变体位。

2）采用侧面卧或俯卧位、继续清除分泌物，以解除窒息。

3）对因舌后坠而引起的窒息，应迅速撬开牙列，用舌钳或巾钳把舌体牵向口外。即使在窒息缓解后，还应在舌尖后 2 cm 处用粗丝线或别针穿过全层舌组织，将舌牵出。并将牵拉线固定于绷带或衣服上，同时托下颌角向前，保持头偏向一侧，或俯卧位，便于分泌物外流。

4）上颌骨骨折及软腭下坠时，可用夹板、木棍、筷子等，通过两侧上颌磨牙将下坠的上颌骨托起，并固定在头部的绷带上。

5）对口咽部肿胀，可安置不同型号的通气管。

6）如情况紧急，又无适当的通气管，应立即用 15 号以上的粗针头由环甲膜刺入气管，以解除窒息，随后行气管切开术。

7）如呼吸已停止，应立即行紧急气管插管，或行紧急环甲膜切开术，进行抢救，对这类患儿，应注重防止肺部炎症。

2. 止血　对于出血的急救，应根据损伤部位、出血的性质（毛细血管渗血、静脉出血、动脉破裂出血）和现场条件而采取相应的处置措施。常用止血方法有：指压止血、包扎止血、填堵止血、结扎止血、药物止血。

3. 包扎　包扎有压迫止血、暂时性固定、保护创面、缩小创面、减少污染、减少唾液外流、止痛等作用。颌面部受伤后常用的包扎方法有三角风帽式包扎法、三角巾具式包扎法、头颌绷带十字形包扎法、四尾带包扎法等。

4. 运送　运送伤员时应注意保持呼吸道通畅。对昏迷的伤员，应采用俯卧位，额部垫高，使口鼻悬空，以利于引流和防止舌后坠。一般伤员可采用侧卧位，避免血凝块及分泌物堆积在咽部。运送途中应严密观察全身和局部情况，防止发生窒息和休克等危重情况。

5. 创面处理

（1）擦伤：尽早彻底清创，去尽污染物，暴露创面，保持干燥。如渗出较多，创面可涂组织胶水，防止电解质紊乱。如有真皮暴露，清创后覆盖凡士林油纱布。

（2）挫伤：轻微挫伤可不做特殊处理；严重挫伤需止血止痛预防感染。伤后早期冷敷，晚期热敷。

（3）血肿：若出现较大血肿，尤其是位于颈部口底的可能压迫窒息的血肿，需要在无菌条件下粗针穿刺，将未凝固血液抽出,加压包扎。颞下颌关节挫伤需抽出积血,防止血肿机化后继发关节强直。

6. **防治感染** 口腔颌面部损伤的创面常被污染,甚至嵌入砂石、异物以及自身软硬组织碎片。感染对伤员的危害有时比原发损伤更为严重。因此,有效而及时的防治感染至关重要。在有条件进行清创手术时应尽早进行。在无清创条件时,应及时包扎伤口,以隔绝感染源。伤后应及早使用抗生素预防感染。在使用抗生素的同时,对少数伤员还可同时给予地塞米松,以防止过度肿胀。

(二)手术治疗

1. 颌面部血运丰富,组织再生力强,即使在伤后24小时或48小时之内,均可清创后严密缝合,甚至48小时后,只要伤口无明显化脓感染征,仍可施行一期清创缝合术。当伤口已经出现化脓感染时,应先行抗感染治疗,待感染控制后二期行清创缝合,伤口内应留置引流物。

2. 手术清创时,应认真检查伤口,仔细清除异物及坏死组织,尽量保留有生机的颌面部组织,用小针、细线按照美容修复方法仔细分层缝合,消灭或减小死腔,有死腔残留时应放置负压引流,皮肤伤口尽量采用皮内缝合,减少缝线所产生的瘢痕。

3. 颌面部损伤常伴有唇、舌、腭、唾液腺、面神经、腮腺导管断裂等多发损伤,应逐一检查,按照各组织修复原则仔细修复、固定。

4. 清创缝合后,应及早全身使用抗生素预防感染,并肌内注射破伤风抗毒素(TAT)1500 U或人破伤风免疫球蛋白250 U,预防破伤风。

5. 严重颌面部外伤造成张口受限,或因局部创口疼痛及咬颌错乱等原因而不能咀嚼者,应采用胃管鼻饲法,合理补充营养,促进伤口早日愈合。

三、颌骨骨折的处理

(一)颌骨骨折的治疗原则

尽早复位和固定,恢复正常咬颌和面形的对称和匀称,同时使用预防感染、镇痛、合理营养、增强全身抵抗力等方法,为骨折的愈合创造良好条件。必须密切注意有无全身其他部位合并症的发生,一定要在全身情况稳定后再进行局部处理。

1. **处理时机** 颌骨骨折患儿应兼顾全身情况,尽早处理。

2. **正确的复位和可靠的固定** 为了避免发生错位愈合,应尽早进行骨折段的复位与固定,以恢复患儿原有咬颌关系为治愈标准。

3. **功能与外形兼顾** 治疗中既要考虑患儿的功能恢复,也要考虑其外形的修复。

4. **骨折线上的牙的处理** 治疗中常利用牙行骨折段的固定,应尽量保存,即使在骨折线上的牙也可考虑保留;但如骨折线上的牙已经松动、折断、龋坏、牙根外露过多,可进行回植固定,如已经暴露过久并有感染者,则应予拔除。

5. **伴有软组织伤的处理** 清创后如有口腔内伤口应先缝合口内伤口,再做骨折固定,最后缝合皮肤伤口;如果一期手术无条件行骨折复位固定,可先行清创缝合软组织伤口,待局部肿胀减轻,骨折复位固定条件具备行二期手术,时间最好不超过一周。

（二）颌骨骨折的复位与固定方法

颌骨骨折的正确复位是固定的前提。上颌骨血供丰富，骨折愈合快，骨折的复位固定应争取在2周内进行，下颌骨应争取在3周内复位固定。否则易发生错位愈合，影响疗效。

1. 复位方法　颌骨骨折的复位标准是恢复患儿原有的咬颌关系。根据不同的情况选择不同的复位方法。

（1）手法复位：通过手法牵拉、推移将移位的骨折块恢复至正常位置。

（2）牵引复位：应用器具对手法复位不满意或已有纤维性愈合的患儿持续牵引复位，分为颌间牵引和口外牵引。

（3）手术切开复位：应用手术方式对开放性骨折、不能手法复位的复杂骨折或已经错位愈合的骨折病例进行复位。

2. 固定方法　为保证骨折复位后的正常位置愈合，需要施行坚强可靠的固定。

（1）牙间结扎固定法：此法操作简单，特别适用于伤情较重同时伴有骨折严重出血的患儿，复位后可达到止血效果，减轻骨断端的异常活动和疼痛，避免血肿形成。方法是将骨折线两端的一对或两对牙分别用结扎丝拴接在牙颈部，然后用手法将骨折处复位，再将骨折线前后的结扎丝末端分别结扎在一起。也可以利用牙间的结扎丝作颌间固定，方法是选择上下颌相对的几组单个牙分别结扎复位后，再将上下相对牙的结扎丝扭结在一起，必要时也可交叉结扎固定。

（2）单颌牙弓夹板固定法：利用骨折段上的牙与颌骨上其余的稳固牙，借成品金属夹板将复位后的骨折段固定在正常的解剖位置上。此法最适用于牙折和牙槽突骨折，有时适用于移位不明显的下颌骨线形骨折和简单的上颌骨下份的非横断骨折。

（3）颌间固定法：颌间固定是以未骨折的颌骨作为基础来固定骨折的颌骨，使咬颌关系恢复正常，也是目前最常用的颌骨骨折外固定方法之一。本法适应证广，既适用于单纯下颌骨骨折、单纯上颌骨骨折，也适用于上下颌骨联合骨折和骨折段成角小于30°的髁突颈部骨折。固定时间上颌骨一般为3～4周，下颌骨为6～8周。

颌间固定有以下几种常用方法：

1）小环结扎法（又称8字结扎法）：以每两个相邻牙作为一个单位。采用金属结扎丝进行颌间固定。此法适用于新鲜、容易复位的骨折。

2）带钩牙弓夹板颌间弹性牵引固定法：使用成品金属牙弓夹板，用金属结扎丝将其分别拴接在上下颌牙上，再利用橡皮圈套在上下颌夹板的挂钩上，做弹性牵引复位和固定。注意牵引的方向应与骨折段移位的方向相反（图4-1-3-1），并在牵引复位的过程中，随时根据咬颌关系的恢复情况，调整橡皮圈的牵引力和方向。此种固定方法简便易行，对恢复咬颌关系最为准确和稳固，而且适用于已发生纤维愈合、难以手法复位的颌骨骨折，此时可将带钩夹板在骨折错位处剪断，进行分段牙列牵引复位，这种方法也是坚强内固定的辅助固定方法。

此种方法的缺点是不适用于昏迷的患儿，在牵引过程中不易保持口腔卫生，容易继发龋病。

3）正畸用带钩托槽颌间固定：利用现代正畸固定矫治器作颌间牵引和固定，适用于有牙列的简单骨折固定。

4）颌间结扎钉：这是新型的颌间结扎方法，将自攻钛螺钉分别打入上下颌骨的牙槽骨中，一般上下颌各为 3 个,然后用金属丝或橡皮圈将上下颌骨固定在一起,其作用点在颌骨上,而不是作用在牙上,使用简单方便,常作为术中的临时复位固定用。

（4）手术复位和内固定:手术复位和内固定是在骨折线区切开组织、显露骨折断端,然后复位并固定骨折的方法,由于手术复位和内固定快捷准确,效果可靠,是目前临床使用最广泛的技术。

1）切开复位和骨间结扎固定法（图 4-1-3-1）:在骨断端的两侧钻孔,用金属结扎丝穿过骨孔作交叉固定。由于金属丝有弹性和延展性,骨间固定稳定性较差,还需要用颌间固定或颌间弹性牵引作辅助固定。现该法的使用已逐渐减少。

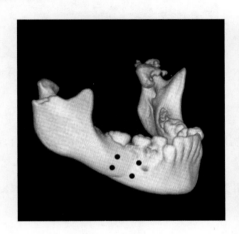
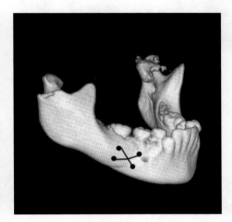

图 4-1-3-1　骨间结扎固定法示意图

2）切开复位和坚强内固定法:从 20 世纪 70 年代开始发展的坚强内固定技术,主要目的是为解决伤员早期开口功能训练和克服颌间固定给患儿带来的诸多不便。由于采用金属接骨板和螺钉,现在多用钛板进行坚强内固定（图 4-1-3-2）。对骨折固定的更牢固、有效,但亦对术中骨折复位的精确度要求更高,否则容易发生术后颌干扰。为达此目的,一般多在术前或术中施行颌间弹性牵引以确立最佳咬颌关系,术中做骨折的解剖复位固定,术后数天内即可拆除颌间牵引装置,避免了以往由于长期颌间结扎的弊病。

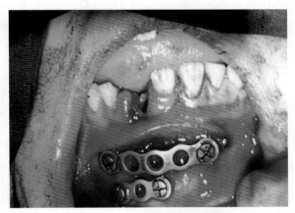

图 4-1-3-2　钛板内固定

上颌骨骨折多采用微型钛接骨板（厚度0.4～0.6 mm）和螺钉固定,下颌骨骨折一般采用小型钛接骨板（厚度 1.0 mm）和螺钉固定。由于对颌骨骨折固定生物力学的深入研究,器材设备的不断改进,应用技术更为简化和方便,目前绝大多数线形下颌骨骨折均可通过口内切口显露与固定,对面中部的复杂骨折则可通过头皮冠状切口显露和直接复位固定,同时不增加面部的瘢痕。

（三）髁突骨折的治疗

对于髁突骨折,无论骨折部位在关节囊内还是在髁突颈部,分为非手术的闭合性复位固定和手术切开复位固定两种方式。大多数髁突骨折可采用保守治疗,用颌间弹性牵引复位固定法（图 4-1-3-3,图 4-1-3-4）,在患侧磨牙区垫上 2～3 mm 厚颌垫,使下颌骨下降,髁突复位,恢复咬颌关系,适用于大多数小儿的髁突骨折；小儿行手术切开复位要慎重，否则容易出现颞下颌关节僵直，张口受限等并发症。

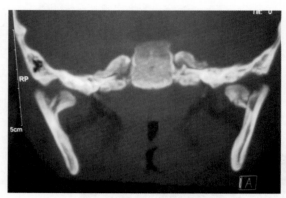

图4-1-3-3 双侧髁突骨折

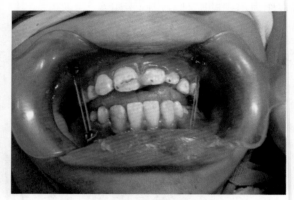

图4-1-3-4 颌间弹性牵引

（四）小儿颌骨骨折的治疗原则

1. 尽早复位 小儿期为生长发育旺盛期，组织损伤后愈合快，复位时间一般不超过1周，固定时间也因此缩短。

2. 咬颌关系的恢复可不必像成人那样严格，因小儿期恒牙尚未完全萌出，随着恒牙的逐渐萌出，咬颌关系可以自行调整。

3. 对小儿期骨折尽可能采用保守治疗，如牙面贴钩颌间牵引、颅颌弹性绷带是常见的固定方法。对于必须作切开复位的患儿，术中应尽量避免损伤恒牙胚。

4. 小儿期髁突颈部骨折一般采用保守治疗，可采用开口颌板，效果良好。临床上一旦发现患儿出现颞下颌关节强直的体征，可以采用切开复位和固定方法，以免严重影响小儿的下颌骨发育。

四、颧骨、颧弓骨折的治疗

颧骨、颧弓是面中部两侧较为突出的骨性支架，易遭受直接暴力的打击而发生骨折。颧弓细长而呈弓状，颧骨结实而宽大，两者相比，颧弓骨折尤为多见。凡有张口受限、影响功能的患儿，均应进行复位；对塌陷畸形严重者，尽管没有功能障碍，也应复位。无张口受限或者畸形不明显者，可作保守治疗。

（一）颧骨、颧弓骨折的具体治疗方法

1. 口内切开复位 在上颌尖牙至第一磨牙前庭沟黏膜移行处作切口，切开黏骨膜，沿颧牙槽嵴向后上方暴露颧骨体下份的骨折端，并可延伸到颧弓下方，然后用骨膜分离器向上外侧撬起移位的骨折段使之复位，用微型钛接骨板在颧牙槽嵴处固定，最后缝合伤口（图4-1-3-5）。

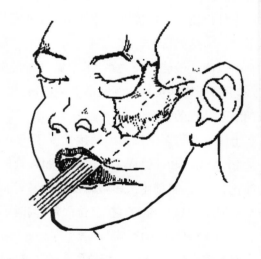

图4-1-3-5 口内切开复位法示意图

2. 面部小切口切开复位法 在颧额缝和颧颞缝转折处作局部小切口,注意避开面神经颧支,切开皮肤、皮下组织,直达颧骨、颧弓后上缘,然后用一钩状器械,将骨折段拉回或撬回原位,在颧额缝、颧弓骨折处用微型接骨板作固定(如图4-1-3-6A)。

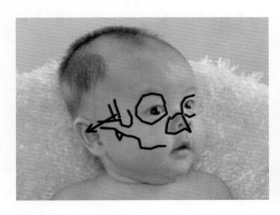 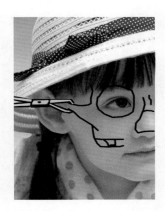

A   B

图4-1-3-6 面部小切口复位示意图

3. 颞部切开复位法 在患侧颞部发际内作长约2cm的切口,切开皮肤、皮下组织及颞筋膜,显露颞肌,再从颞肌与颞筋膜之间深入骨膜分离器之颧弓和颧骨下方,利用杠杆原理将移位的骨折段复位。需要指出的是,对颧骨骨折只做一个部位的固定,固定力显然是不够的,可结合眶下或睑缘下切口、眉弓切口,至少做到三处内固定,才能使骨折稳定。

4. 巾钳牵拉法 局麻下,用巾钳刺入皮肤,钳住下陷的颧弓,由后向外上牵拉复位。方法简单易行。不需做切口,适用于单纯颧弓骨折。(图4-1-3-6B)

5. 冠状切口切开复位内固定 对复杂的颧骨复合体骨折,颧骨由于四个突起的断裂、移位,复位后不容易稳定,需要足够的显露才能充分复位和固定,因此,可采用半侧冠状切口入路加口内前庭沟入路,或者加用睑缘下入路,充分显露颧额缝、颧颌缝、颧弓和眶下缘区的骨折线,在直视下进行骨折复位和接骨板内固定。冠状切口隐蔽,面部不留瘢痕,是目前常用的手术入路(图4-1-3-7)。

五、鼻骨骨折的治疗

图4-1-3-7 颧骨骨折内固定

1. 骨折的治疗首先要把骨折的鼻骨复位到原来的位置。

2. 行鼻腔填塞固定以支撑鼻骨,填塞时松紧要适宜。

3. 注意保护鼻部,2周内避免受压,戴眼镜的患儿暂不要佩戴眼镜。鼻骨骨折复位术后可行鼻腔填塞固定。

4. 填塞一般需要2~3日取出,最长者则需要1周或更长时间。

5. 粉碎性、复合性鼻骨骨折填塞时间需要更长,但最长一般不超过 2 周。若鼻腔填塞时间过长,多数患儿会出现鼻部胀痛,重则出现反射性头痛,患儿长时间张口呼吸引起咽喉干燥、疼痛,严重影响了患儿的睡眠和休息。

6. 合性鼻骨骨折的治疗首先要把抢救患儿的生命放在首位,维持呼吸道通畅,积极行抗休克、止血治疗,待病情稳定后再行鼻面部畸形矫正,恢复鼻腔生理功能。

六、牙损伤的处理

(一)牙损伤分类

1. 牙挫伤　牙挫伤(contusion of teeth)为牙在外力作用下发生的钝性损伤,表现为牙伸长、松动、咬颌疼痛、叩痛。

2. 牙脱位　较大的外力作用可使牙脱位(luxation of teeth),分为部分脱位和完全脱位。部分脱位又分牙移位、半脱位和嵌入深部,常并发牙槽骨骨折。

3. 牙折　牙折(fracture of teeth)分为冠折、根折,冠根联合折。

(二)牙损伤处理原则

1. 牙挫伤　保持患牙休息,调整对颌牙。

2. 牙脱位　恒牙脱位应保存患牙,尽早再植术。部分脱位尽早准确复位,固定 2～3 周;乳牙嵌入型脱位一般不复位,待其自然萌出;完全性脱位一般不复植。

3. 牙折　根据断端部位,采取不同治疗措施,尽可能保留患牙,恢复功能和形态。颈 1/3 折断,可根管治疗后桩核冠修复;根尖 1/3 折断,可结扎固定。

七、口腔颌面部火器伤的治疗

口腔颌面部火器伤是由于子弹、弹片、铁沙或其他碎片高速穿透组织造成的严重损伤,牙和颌骨可作为"二次弹片"而加重损伤程度,常见粉碎性骨折和骨缺损。此类创伤的伤口多样,形状各异,伤道复杂,盲管伤多见,并常有异物存留,容易损伤面颈部的知名血管,造成严重出血,清创时还易发生继发性大出血。伤口感染也较其他损伤严重。对贯通伤可以从伤口入出口判断致伤性质,一般高能、高速小弹片致伤时入口大于出口,低能、低速的致伤物则入口小于出口。

口腔颌面部火器伤由于致伤因素复杂,伤道周围又分为坏死区、挫伤区和震荡区,坏死区和挫伤区不易区分,因此处理比较特殊。清创时切除坏死组织一般不超过 5 mm,这与普通创伤和其他部位伤的处理是不同的,清创时要敞开创面,清除异物,彻底止血,充分引流,尽早使用抗生素控制感染。伤后 2～3 日如无感染征象,进一步清创后可作初期缝合。对于严重肿胀或因大量组织缺损而难以做到初期缝合的伤口,可用定向减张缝合以缩小创面。对于有骨膜相连的骨折片,应尽量保留,在延期缝合时作妥善固定。对深部盲管伤,缝合后必须引流。如有创面裸露,则用抗生素溶液湿敷,待新鲜肉芽组织形成后尽早用皮瓣技术修复。

(张环环　周启星)

参考文献

[1] Shires GT. Principles of trauma care[M]. 3rd ed. New York：McGraw-Hill；1985.

[2] Tepas JJ 3d，Bryant M，Talbert JL，et al. The pediatric trauma score as a predictor of injury severity in the injured child[J]. J Pediatr Surg，1987，22(1)：14－18.

[3] 丁桂聪，刘学.实用口腔颌面外科[M].北京：化学工业出版社，2007.

[4] 邱蔚六. 口腔颌面外科学[M]. 北京：人民卫生出版社，2008.

[5] Mladick RA，Horton CE，Adamson JE，et al. The pocket principle：a new technique for the reattachment of a severed ear part[J]. Plast Reconstr Surg，1971，48：219－23.

[6] 陈国明. 鼻内镜下小儿鼻骨复位60例[J]. 医学理论与实践，2011，24(12)：1431.

[7] 张益，孙勇刚. 颌骨坚固内固定[M]. 北京：北京大学医学出版社，2003.

第四节　后期畸形的处理

当颅颌面遭受严重外伤后，医生常致力于抢救生命，未进行形态上的完全整复，待生命指征平稳后，患儿的畸形已被错位性骨愈合所固定下来，即形成颅颌面外伤后畸形。患儿的容貌、表情受到破坏，进食、咀嚼、语言、呼吸等方面的功能也受到影响，需制订周密的治疗计划、合理选用整形外科技术，最大限度恢复容貌和生理功能。

一、上颌骨骨折后期畸形的处理

（一）上颌骨骨折后错位愈合的处理

上颌骨骨折后，如未及时发现和正确处理，常造成错位愈合，引起面中部塌陷及开𬌗等畸形。这种错位愈合，早期为纤维性，骨性愈合较迟。处理方法为：

1. 在1个月内的上颌骨骨折，可用持续弹性牵引复位，以石膏帽进行口外牵引为佳。待复位后再继续进行颌间结扎固定。

2. 对有牙齿存在的双侧横行骨折，已有纤维性愈合者，可采用牙托骨折法，造成新的骨折。方法为：用有孔取模牙托盘及印模胶安放于上颌牙列上，待印模胶冷却后，将牙托盘作为力点，将已有纤维愈合的骨折线重新扭断，然后按骨折的治疗要求进行固定。

3. 如已骨性愈合，必须进行切开截断术。但如骨折线高在眶底部位，截骨术宜改在牙槽突部进行较为安全，以免造成视神经孔的损伤。眶下区的塌陷畸形可用植骨或生物有机玻璃等作充填性手术。

（二）上颌骨及颧骨缺损畸形的处理

上颌骨及颧骨缺损畸形的主要临床表现是在眶下区及颧骨部出现塌陷、下睑外翻等。治疗的方法主要是在软组织下充填骨、软骨或人工骨等材料。其中以自体髂骨最常选用，优点为易成形，并可与移植部位的骨组织产生骨性愈合。手术方法为：

1. 沿眶下缘下方 5 mm 处做水平切口（图 4 - 1 - 4 - 1），切开皮肤，分离眼轮匝肌，暴露塌陷的眶下缘。

2. 切开骨膜，在骨膜下进行分离，将眶内容物尽量上抬，并剥起眶下缺损区的骨膜。

3. 将充填物修成合适的形状，植入骨膜和骨壁之间。注意要使患侧眼球抬高到与对侧同一水平，眶下区充填物的量也以对侧作为参考。用不锈钢结扎丝将充填物与邻近的骨组织穿孔结扎固定，如有空腔未填，可用骨碎片塞入充填。

4. 分层缝合，术后加压包扎。

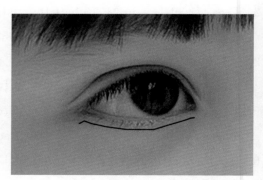

图 4 - 1 - 4 - 1　上颌骨颧骨缺损切口设计

上颌骨大部分缺损可导致口腔、鼻腔相通，可采用皮瓣、皮管或利用鼻中隔黏膜瓣来进行分隔。此外可应用赝复体修复缺损，以纠正畸形、恢复咀嚼功能和语言功能。上颌赝复体可做成中空型、实心型、泡沫型等，其中以泡沫型（聚氨基甲酸乙酯）最轻。

二、下颌骨骨折后畸形的处理

（一）下颌骨缺损畸形的修复

下颌骨缺损常造成面下部畸形、咬颌错乱、咀嚼功能障碍。治疗目的主要是恢复面部形态和功能。治疗方法以骨移植为主，部分需同时修复软组织。

修复下颌骨缺损的材料，主要有自体骨、异体骨和人工骨。其中以自体骨应用最为广泛。异体骨也是一种比较理想的修复材料，形态好，但来源相对困难。

1. 下颌骨缺损修复的特殊性

（1）修复要求高，既需恢复形态，还需恢复功能，甚至恢复感觉。

（2）骨缺损的同时往往伴有软组织的缺损，有时为了移植骨的成活，必须施行较复杂但又必要的软组织修复。

2. 骨移植前的准备

（1）术前详细检查软组织是否足够，瘢痕的位置、范围、缺损和畸形的情况。骨缺损的大小可通过 X 线片和牙模检查来确定。还要检查局部有无炎性病灶。

（2）根据骨缺损的情况，准备移植材料。如采用自体骨，应做供骨区的检查和皮肤准备，并作适当设计。如采用带骨的复合组织瓣，应作皮瓣术前手术设计；如采用人工骨，应按所需形状制作好，并经消毒处理。

（3）下颌骨缺损后，往往因瘢痕收缩牵拉，出现骨断端移位，在植骨前，应手术切开复位，去除骨折端及附近影响愈合的瘢痕；恢复咬颌关系后，并作适当固定，同时准备好植骨床。如果骨缺损不大，可在植骨手术时一次完成。

（4）下颌骨植骨术前，应清除口腔和植骨区的炎症病灶，如拔除残根等病灶牙。如局部有瘘管，应彻底刮治。一般待伤口愈合3个月以上方可植骨。只有当病灶局部血供良好，且感染已转慢性并局限化，在彻底清除炎症组织的基础上，才能行一期植骨。但植骨时以应用自体骨为宜，术中尽可能少用结扎钢丝和钢板等异物。

（5）准备术后固定的装置，如唇弓夹板、斜面导板等。

3.下颌骨植骨术　下颌骨植骨术是修复下颌骨骨缺损的基本手术，也是最常用的手术方式，适合所有软组织缺损不多的病例。

（1）手术步骤：

1）切口：一般作在下颌骨下缘下1.5～2 cm处，长度稍超过骨缺损区。切开皮肤、皮下组织、颈阔肌及深筋膜的浅层。

2）暴露骨断端：从颈深筋膜向上分离至下颌骨下缘，切开并剥离骨膜，显露骨缺损区的两侧骨断端。

3）切除瘢痕和复位：切除骨断端的瘢痕组织，用咬骨钳修整骨断端，露出骨松质，牵拉骨断端，使之复位。在切除瘢痕的过程中，应避免穿通口腔，如不慎发生口腔黏膜穿通，应作黏膜与黏膜下组织分层严密缝合，然后用大量生理盐水清洗后，才能植骨，否则易失败。

4）切除植骨块：下颌骨缺损的修复，只要有足够的软组织，一般都采用游离植骨，所用的植骨块主要是自体肋骨和髂骨，也可用异体下颌骨。

5）准备连接端和植入骨块：下颌骨断端与植骨块的连接方式，一般有3种，即端端对接式、嵌贴式和插入式。髂骨块移植常用对接式，即将连接端修理平整，各钻2个孔，骨块放入缺损后，加以骨间固定。肋骨移植多采用嵌贴式连接法，即用骨凿凿去下颌骨断端部分外层骨板，也可在骨板上先钻一排小孔，再用骨凿劈开，形成一浅槽，其上下径与肋骨等宽，前后长1.5～2 cm。肋骨块的两端凿除一半内骨板，露出骨松质，然后用骨钻在移植块与颌骨断端嵌贴的相应部位，各钻2个小孔，将肋骨植入缺损处，从小孔穿入不锈钢丝作结扎固定。半片肋骨移植常用插入式固定法。用骨凿凿入颌骨断端的骨松质内，扩大骨髓腔，形成一1.5～2 cm的槽，然后将肋骨连接端插入、插紧，用或不用结扎钢丝加固（图4-1-4-2，图4-1-4-3）。

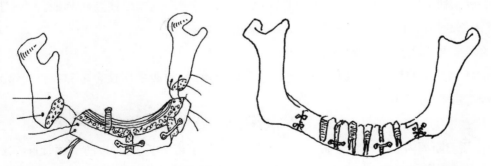

图4-1-4-2　下颌骨植骨与种植体植入　　图4-1-4-3　植骨块就位固定

6）缝合：植骨块固定后，先用羊肠线穿过移植骨上、下缘和内侧的软组织，环绕植骨块作缝合结扎，每隔2 cm缝一针，使周围软组织紧密包绕植骨块，再分层缝合肌肉、皮下组织和皮肤，酌情放置引流。

7）辅助外固定：辅助外固定的目的是防止植骨块移动，保证其愈合，方法可用颌间结扎、戴斜面导板或弹性颅颌绷带等。口外固定须在全麻清醒后进行。

（2）术后处理：口内有创口者须鼻饲至拆线，应用抗炎治疗，保持口腔卫生，限制张口。术后 1 日拔引流片。术后 7～10 日拆线。颌间固定 4 周后拆除，然后戴斜面导板 4 周。

（3）注意事项：

1）口腔黏膜如有伤口，必须分层严密缝合。植骨床必须严密止血，防止血肿形成。

2）一定要消灭死腔，死腔最容易忽略的部位是骨断端与植骨块之间的台阶，这是因为植骨块一般都没有下颌骨那么宽，植入后必有一台阶，消灭该死腔的方法是凿去该台阶。

3）植骨块的固定要牢靠，但不要有过多的结扎丝等异物，可采用微型钛板螺丝固定，不松动感染机会就少（图 4-1-4-4）。

4）术后最好作颌间固定，减少下颌运动，促进愈合。

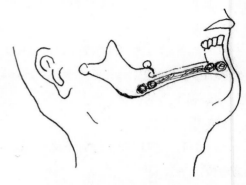

图 4-1-4-4　下颌骨植骨后钛板固定

5）如疑有感染，伤口内可撒些抗生素。

6）如是异体骨植入，酌情使用免疫抑制剂，一般多采用地塞米松或泼尼松。

4.下颌骨带蒂骨移植术　此法适用于下颌骨体部小型缺损，而邻近有足够的软组织可供转移者。可采用与下颌骨相连的颈阔肌、二腹肌或下颌舌骨肌及邻近组织为蒂，以供给骨块的营养，此方法较下颌骨游离移植效果好。具体手术步骤如下：

1）颌下常规切口，但切开皮肤及皮下组织后，须注意保留颈浅筋膜及颈阔肌与颌骨的连接。

2）显露骨断端，切除瘢痕组织。

3）下颌骨复位并固定，将两骨断端恢复至正常位置，作颌间结扎，使下颌骨缺损处两端的骨段与上颌骨形成正常的咬颌关系。

4）如果在切除瘢痕及复位后出现口腔黏膜穿通，可作附近口腔黏膜转移瓣修补穿通口，并作黏膜下严密缝合。

5）根据骨缺损的范围，用骨钻和骨凿在拟取骨的下颌骨骨段唇颊侧及下缘取一大小形态合适的骨瓣，保留其下缘的筋膜、肌肉附着。在缺损的另一骨断端，去除部分骨皮质，以便与转移的骨块相接，然后转移带肌附着的骨瓣至缺损区，两端采用嵌贴法固定，并钻孔结扎。

6）切取的多余碎骨，填入空隙处，分层关闭伤口。

5.金属网（或涤纶丝网托）碎骨移植法　此法是利用金属网（一般采用钛合金和镍铬合金）或涤纶丝网制成网托，将碎骨成形，植于缺损区。手术要点：

1）切口：应在下颌下缘下 3～5 cm 处，使有足够的皮瓣覆盖于网托植骨区。

2）剥离时，须切断翼内肌、咬肌、颞肌等在下颌骨的附着，也可切断喙突，以防下颌骨近心段移位。

3）网托两端要用螺丝固定，一般每端 2 枚螺丝。网托的边缘应与下颌骨平齐。

4）网托固定后，可在网托内放骨碎片，所用碎骨可来自切除的下颌骨碎骨片或取自髂骨。碎骨以骨松质和骨髓为佳（图 4-1-4-5）。

5）植碎骨后，如网托与周围组织之间有空隙，可转移附近的肌肉瓣如二腹肌、茎突咽肌等作充填。

6）取骨区和植骨区均放置引流片后，分层缝合。

6. 人工骨修复下颌骨畸形缺损　人工骨有很多种，包括金属玻璃陶瓷和羟基磷灰石等。其优点是方法简便，易获得所需的形状和大小，减少患儿的痛苦。缺点是存在一定的异物排斥反应，脆性较大，易折断。

人工骨的植入方法，基本上与植骨相同，即手术暴露缺损处，分离骨断端，准备嵌贴法的连接端，植入人工骨、钢丝或螺丝固定，分层缝合。

人工骨植入失败的原因，主要是感染和固定不牢。因此手术时应严格注意无菌操作和人工骨的固定。

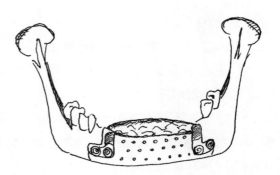

图 4-1-4-5　金属丝或涤纶丝网碎骨移植法

7. 带血管蒂复合髂骨皮瓣移植　可根据需要选择应用带血管蒂皮瓣。此法的优点是确保移植骨块的血供，使游离骨愈合过程转化为骨折的愈合过程，并可转移大面积的骨肌皮瓣，修复的形态也比较好。适用于组织缺损较多者。

（1）手术设计原则：取同侧髂骨（图 4-1-4-6），髂前上棘作为下颌角。髂前下棘可作为髁突，因小儿髂前下棘为软骨。保留腹直肌肌腱的附着，用作重建颞下颌关节囊的韧带。保留一个活的阔筋膜瓣，作为咬肌断端的附着处。髂峰变为下颌骨下缘，使其弧度保持在恰当的方向。用髂骨翼雕刻成一个供颞肌腱附着的喙突。

（2）手术步骤：

1）切口：如下颌骨区无软组织缺损，便需用髂骨进行修复，则按一般取髂骨的切口；如骨缺损处同时有皮肤缺损，则根据需要在髂峰表面皮肤设计皮瓣，沿皮瓣边缘作切口，切开皮肤、皮下组织和腹外斜肌。

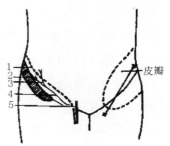

图 4-1-4-6　取同侧髂骨
1. 切口线　2. 旋髂深动脉骨营养支　3. 腹壁外侧动脉入腹横肌
4. 旋髂深动脉　5. 髂外动脉

2）游离旋髂深血管：在腹股沟韧带的中点上方解剖除精索或子宫圆韧带，将其向上方牵拉，切开腹筋膜，显露髂外动脉。切开并分离腹内斜肌、腹横肌和腹横筋膜，自旋髂深血管起点处向外侧分离旋髂深血管，结扎动、静脉小分支。

3）显露髂骨内、外面：在旋髂深血管内侧 1 cm 处，平行切开髂筋膜和髂肌，保留骨膜，显露髂骨内侧面。然后切断臀肌、阔筋膜张肌在髂骨面的附着，切断缝匠肌和腹股沟韧带在髂前上棘的附着，显露髂骨翼外侧面。

4）截取髂骨瓣：按所需形状，在髂骨翼上截取骨块，形成与旋髂深血管蒂相连的岛状瓣，确认血运良好后，用湿纱布覆盖复合骨瓣，待受骨区准备好后，再切断血管作转移。

5）准备受骨区：解剖除下颌骨断端，去除外侧面部分骨皮质，分离出患侧面动脉和面静脉，然后用血管钳夹住和切断，准备作吻合。如预备吻合皮神经，还要解剖出一段耳大神经。

6）移植：切断复合骨瓣的血管蒂，用温肝素盐水（12 500 IU 肝素加入 500 ml 生理盐水），灌洗旋髂深动脉。修整骨块，末端钻孔，将其与下颌骨游离端相贴附，钢丝结扎或用钛板固定。在显微镜下将旋髂深动、静脉与面动、静脉作端端吻合，然后分层缝合皮瓣，并关闭髂部切口。

8. 肋骨和髂骨切取法　下颌骨缺损所用的自体植骨块，主要是自体肋骨和髂骨。肋骨一般取自对侧的第 5、6 肋骨，如修复一侧下颌骨缺损，应取带软骨的对侧长条肋骨。髂骨移植，一般取同侧髂前上棘。

（1）肋骨切取法：

1）体位：卧位，躯干略转向对侧，显露腋中线，腰部垫沙袋。

2）切口：在第5或第6肋下缘作弧形切口，切口的长度应超过取骨长度1～2 cm，如需切取带软骨的肋骨，乃自肋骨前端开始作切口。切开皮肤、皮下组织及深筋膜。

3）显露肋骨：将切开的创缘向两侧牵引，切开覆盖的肌肉，稍加分离即可显露肋骨。在肋骨外侧面，沿肋骨中线作骨膜切开，在横切口两端各加一垂直切开，如要切取带骨膜的肋骨，则可在肋骨的近上下缘处，分别作平行切口，两端同样加垂直切口。

4）切取肋骨：肋骨显露后，用骨膜分离器紧贴肋骨，沿骨膜切口，仔细剥离骨膜，剥离时应顺肋间肌纤维方向进行，勿用暴力，以免戳破胸膜。分离肋骨内侧骨膜时，改用肋骨钩，待骨膜完全分离后，按所需长度，在适当的部位用肋骨剪剪断肋骨，肋软骨的切断可用刀片。

5）关闭伤口：仔细排除胸膜穿破、出血后，分层缝合骨膜、肌肉、皮下组织和皮肤，放置引流管或引流片，加压包扎，胸带固定。

6）拆线：术后8～10日拆线。

7）注意事项：若术中不慎穿破胸膜，应及时缝合修补或转移邻近肌肉瓣修补；为切开半片肋骨，可在分离外侧骨膜后，用刀片在靠近软硬肋交界处，切开软骨厚度的一半，再用平头宽骨凿插入肋软骨切开的底部，向硬肋方向平行推动，剖开硬肋。

（2）髂骨切取法：

1）体位：仰卧位，术侧臀部垫沙袋，使髂嵴充分外突。

2）切口：助手紧压髂嵴内侧皮肤，然后按切骨长度，从髂前上棘后方沿髂嵴切开皮肤、皮下组织和肌肉，这样可使术后瘢痕不在髂嵴之上（图4-1-4-7）。

3）显露髂骨：沿髂骨嵴切开骨膜，并切断髂骨嵴内、外唇的肌附着，然后用骨膜分离器和手术刀，按切骨范围，紧贴骨面，分离内外侧骨膜（如仅取内侧髂骨，则分离内侧骨膜）。

4）切取髂骨：按所需大小，先截下髂嵴的软骨，用牙钻或电锯锯开骨皮质，用骨凿凿开髂骨嵴缘两头，取下骨块。再把髂嵴的软骨植上去（如图4-1-4-8）。

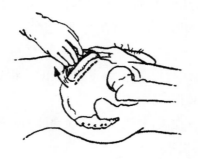 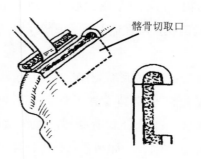

图4-1-4-7　皮肤切口暴露髂嵴　　　图4-1-4-8　切取髂骨

5）关闭伤口：用骨蜡止血，分层缝合骨膜、肌肉、皮下组织、皮肤，放置引流，加压包扎。

6）拆线：术后约10日拆线，加压14日。

（张　勇　周启星）

参考文献

[1] 吴求亮,铁达闻.实用颅颌面成形外科[M].杭州:浙江科学技术出版社,1996.

[2] 吴求亮,宋建良.现代颅颌面整复外科[M].杭州:浙江大学出版社,2004.

[3] 黄洪章,杨斌.颅颌面外科学[M].北京:科学技术文献出版社,2005.

[4] 邱蔚六.口腔颌面外科理论与实践[M].北京:人民卫生出版社,1998.

[5] 杨祐成.口腔颌面外科手术图谱与手术技巧[M].北京:科学技术文献出版社,1995.

[6] 胡静.正颌外科学[M].北京:人民卫生出版社,2010.

[7] 周正炎,张锡泽,刘侃,等.颌骨畸形整复治疗的初步小结[J].实用口腔医学杂志,1989,5(1):16-18.

[8] 伊彪,王兴.现代正颌外科基本手术及操作要点[J].中华口腔医学杂志,2005,40(1):4-7.

[9] 张清彬,东耀峻,李祖兵,等.正颌外科技术在陈旧性颌骨骨折治疗中的应用[J].中国口腔颌面外科杂志,2008,6(4):299-302.

[10] 刘清,杨群,范志宏,等.多孔高分子聚合物在眶周缺损修复中的应用[J].上海第二医科大学学报,1999,19(1):32-33.

[11] 祁佐良,王炜,董佳生,等.膨体聚四氟乙烯在整形美容外科的应用[J].实用整形美容外科杂志,1998,9(3):115-118.

[12] Seward G R. The treatment of class Ⅱ facial deformity. Maxillary operations[J]. Br J Oral Surg. 1973,10(3):254-264.

[13] O'Neil R,Moss JP. Assessment of patients for jaw deformity surgery[J]. Acta Stomatol Belg. 1975,72(4):629-631.

[14] Sharpe GD. Surgical correction of jaw deformity[J]. J R Nav Med Serv. 1976,62(3):152-157.

[15] Tessier P. Autogenous bone grafts taken from the calvarium for facial and cranial applications[J]. Clin Plast Surg. 1982,9(4):531-538.

[16] LaTrenta GS,McCrathy JG,Breitbar AS,et al. The role of rigid skeletal fixation in bone-graft augmentation of the craniofacial skeleton[J]. Plast Reconstr Surg,1989,84(4):578-588.

[17] Phillips JH,Rahn BA. Fixation effects on membranous and endochondral onlay bone graft revascularization and bone deposition[J]. Plast Reconstr Surg,1990,85(6):891-897.

[18] Lin KY,Bartlett SP,Yaremchuk MJ,et al. The effect of rigid fixation on the survival of onlay bone grafts:an experimental study[J]. Plast Reconstr Surg. 1990,86(3):449-456.

[19] Samman N,Tong AC,Cheung DL,et al. Analysis of 300 dentofacial deformities in Hong Kong[J]. Int J Adult Orthodon Orthognath Surg. 1992,7(3):181-185.

[20] Couldwell WT,Chen TC,Weiss MH,et al. Cranioplasty with the Medpor porous Polyethylene flexblock implant. Thechnical note[J]. J Neurosurg,1994,81(3):483-486.

[21] Godin MS,Waldman SR,Johnson CM. The use of expanded polytetrafluoroethylene (Gore-Tex) in rhinoplast. A 6-year experience[J]. Arch Otolaryngol Head Neck Surg,1995,121(10):1131-1136.

［22］ Sanan A,Haines S J. Repairing holes in the head：a history of cranioplasty ［J］. Neurosurgery,1997,
40(3):588 - 603.

［23］ John GA,Ellen M,Carolyn F,et al. Long term physical and functional outcomes after complex facial
fractures[J]. Plast Reconst Surg,2001,108(2)：312 - 327.

［24］ Bagheri SC,Holmgren E,Kademani D,et al. Comparison of the severity of bilateral Le Fort injuries in
isolated midface trauma[J]. J Oral Maxillofac Surg,2005,63(8)：1123 - 1129.

［25］ Yokoo S,Komori T,Furudoi S,et al. Orthognathic surgery for occlusal reconstruction of old mslunit-
ed jaw fyacture[J]. Kobe J Med Sci,2006,52(3)：37 - 47.

［26］ Al-Khateeb T,Abdullah FM. Craniomaxillofacial injuries in the United Arab Emirates：a
retrospective study[J]. J Oral Maxillofac Surg,2007,65(6)：1094 - 1101.

［27］ Gulses A,Oren C,Altug HA,et al. A new preoperative radiological assessment in Le Fort Ⅰ surgery：
anterior nasal spine-sphenoidal rostrum[J]. Oral Maxillofac Surg,2014,18(2)：197 - 120.

［28］ Kawasaki T,Ohba S,Fujimura Y,et al. Bimaxillary osteotomy for jaw deformity with facioscapulo-
humeral muscular dystrophy[J]. J Craniofac Surg. 2016,27(3):776 - 778.

第二章
小儿手外伤

手是人类的劳动器官和感觉器官,其构造精细复杂,感觉准确灵敏,运动灵巧有力,日常生活中容易受到损伤。小儿生长发育期求知欲强,同时对风险意识不足,很容易造成手外伤。外科医生在处理小儿手外伤时,除了熟悉手的解剖特点、生理功能和整形外科的治疗原则外,还要考虑到小儿的生长发育,治疗的配合度不佳和解剖结构的特殊性。治疗方案的选择往往不能一味按照成人的治疗方案,小儿外伤的麻醉选择、切口设计、组织清理、骨折的复位和固定均要有特定的思维。

手外伤的临床书籍较多,但对于小儿却很少有专门系统描述,本章就小儿常见的手外伤和小儿的特点进行介绍。

第一节　小儿手的解剖特点

为了对手部外伤进行正确的诊断和评估,在术中避免损伤重要的组织,有必要对手的解剖有所了解,同时还要了解小儿解剖的不同之处,避免误诊和漏诊,造成远期并发症。

手部皮肤为了适应复杂和精细的活动,具有一定的特殊性,且手掌和手背不同。成人的手掌皮肤有较厚的角化层,特别是体力劳动者;小儿的手掌皮肤是随年龄的不同厚度有较大的区别;新生儿的皮肤细嫩,但缺少弹性,显得松弛;婴幼儿皮肤渐有皮下脂肪生长,逐渐饱满并有弹性,但是没有明显的角化层,掌面皮肤有和成人一样的皮纹,如掌远纹、掌中纹、鱼际纹,但手部基底线缺乏解剖标志,体表不易触及。小儿的手掌皮肤较成人松弛,有一定的活动度,在一定的区域内可以考虑行局部皮瓣。

小儿手背部皮肤较薄,皮下脂肪和结缔组织较手掌丰富,但松弛度较成人差,在行局部皮瓣时要比成人困难,术前应仔细评估。手背部的血管丰富,但并不像成人有明显的显现,故术中应注意减少损伤,正确止血。

小儿指甲的组成和成人一样,包括指甲游离缘、甲体、甲根、甲基、甲床。但小儿的指甲远比成人重要,在低龄小儿的指甲缺失,对该手指的发育会产生影响,这种远期并发症往往会被习惯成人治疗原则的医生忽视。同样其心理影响也不应被忽视。

小儿手的掌腱膜、血管、肌肉肌腱、间隙和滑液囊、神经均和成人除形态外均无明显区别,在此不做详细描述。

小儿手部骨、关节和指骨除拇指只有二节指骨外,其余2～5指均有三节指骨,即远节(又称第三节或末节)、中节(又称第二节)、近节(又称第一节)。每指各有不同的长度。总的长度是中指最长,环、示指次之,小指最短,小儿掌骨排列和成人一样,但第三掌骨没有成人突出得那么明显,第二掌骨最长,依次为第三掌骨、第四掌骨、第五掌骨。9岁以上小儿腕骨由桡侧算起,近排为舟状骨、月骨、三角骨、豌豆骨,远排为大多角骨、小多角骨、头骨、钩骨。舟状骨最易骨折,月骨容易发生脱位。新生儿这些骨质均在但X线上看不到,随年龄的变化这些骨头会逐渐出现,但由于营养和内分泌的关系,同一年龄的小儿上述骨质总数不一定相等。手的腕关节、掌指关节、指间关节、横弓和纵弓均在解剖上存在,但由于生长发育的阶段不同,X线形态不一样,外伤时读片要充分考虑到这点。

手的基本动作和姿势在小儿手外伤中相对成人来说,评估难度较大,小儿尤其低龄儿往往不会配合。小儿手外伤的判断中对休息位需要有详细的了解,休息位指当人在睡眠或全身麻醉时,手呈现一种很自然的半握拳姿势,即腕关节背曲 $10°\sim15°$,伴有极轻度的尺侧倾斜、拇指轻度外展、拇指尖及示指远端指间关节的桡侧,有示指到小指皆呈半屈伸位,示指屈曲较少,小指屈曲较多,示指轻度向尺侧倾斜,此种姿势使手的屈伸肌腱皆处于平衡状态,如果一只手受伤,由于肌腱不平衡,很快即可看出它的异常情况,有利于手外伤的诊断,尤其在小儿手外伤中。

以上是针对成人大体解剖而介绍小儿解剖的特点,这些在处理小儿手外伤中需要时刻注意。忽略了小儿的特征性的知识点,会在处理外伤后遇到一定的麻烦和医疗纠纷。

第二节　分类及特点

与成人劳作时受伤不同,小儿手外伤的产生多因为好奇而意外受伤,故而小儿手外伤的常见种类没有成人多。基于小儿自身的特点,有些类型的外伤在成人外伤中并不存在,往往会存在认识上的误区,造成误诊和漏诊。

一、按外伤的伤口分类

1.开放性外伤　皮肤破裂,深部组织外露,深度不同,外露组织可为脂肪、肌肉、肌腱、骨质、关节等,以切割伤、绞伤、撕脱伤、动物咬伤多见。

2.闭合性外伤　皮肤完整,但皮下组织有损伤,多为挤压伤和小动物咬伤。但需要注意骨折,因为小儿骨质有可能在普通X线片上不能显示。

二、按受伤的性质分类

1. 切割伤　小儿此类切割伤大部分以划伤为主,小儿在玩耍和使用道具时,由于动作不协调,经常划伤手指,此类伤口往往不会太深,很少会将肌腱划断。如果小孩玩耍时被大人用刀弄伤,即使大人主诉没用力,也要注意有无肌腱和骨质损伤。预防此类外伤前者难度较大,可以在小儿没有用道具前,仔细讲解如何使用,然后让其当大人面使用,并告诉小儿几种常见的有可能造成损伤的使用方式。后者是可以预防的,在成人使用道具时,要考虑到风险,或远离小儿,或小心使用。

2. 机械绞伤　最为常见的为电梯绞伤,患儿手伸入电梯、绞肉机等仪器中造成绞伤,此类伤口皮肤碎裂,肌肉和脂肪损伤严重,远端组织断裂,仅有少许软组织和近端相连,注意在这些组织中有成人没有的骨骺组织,要注意鉴别保留。电梯不可能不乘,其他仪器只要远离即可。乘电梯时家长手要搀住小孩,避免独自扶两侧扶手,即可减少损伤。

3. 硬物夹伤　最为常见的是门夹伤,此类外伤通常是由其他人或门本身的问题造成,属于监管不力。夹伤的创面随轻重和损害物的不同而不同。预防此类损伤比较容易,在关门时注意身边的小孩。

4. 电击伤　电击伤的损伤可重可轻,重者当场死亡,轻者局部肿胀,组织损伤在几天内都会有变化,而且还要注意心脏功能的变化,建议小儿要留观1~2日。此类损伤多为幼儿,此期的小儿可自由活动,好奇心强。有用手拿插线板放在嘴里,造成口手电击伤和烧伤,有用手直接插入插孔里造成损伤,有双手拿钥匙插入两个电插孔造成损伤。预防此类外伤最好是家庭装修尽量在小儿可及的插座处装防护盖,插线板要有独立的开关并及时关闭。

5. 烧伤　最常见的就是上述电击伤后烧伤,其次是烟花烧伤,火烧伤的手外伤比较少见。前者按电击伤处理,后者按烧伤的处理原则处理,烟花烧伤往往看不清创面,但多为烧伤伴有异物污染。预防此类损伤的重点是不要手拿烟花,不要玩已炸完的烟花。

6. 撕脱伤　临床相对较为少见,可因机器绞脱、车祸撕脱,表现为皮和皮下组织完整缺如,轻者为指甲撕脱。预防方法主要是家长能预见风险,远离风险。

7. 动物咬伤　有蚊虫类的小动物咬伤和狗、老鼠等动物咬伤。小动物咬伤可没有伤口,但肿胀明显,根据病史可以诊断,有时病史不清也可按照过敏处理,有些患儿就诊较晚,陪护人又提供不了病史,不仅肿胀而且有水疱,注意与烫伤鉴别。较大的动物咬伤伤口呈小而深且伤口不齐,年龄小的患儿可能会有皮肤缺失和骨质外露。预防方式主要是保持小儿居住环境卫生,经常清理房间,最好不要在家养宠物。

三、小儿手外伤的特点

1. 小儿断指的外伤较少,其中大部分为碾压伤、绞伤,边缘组织不规则,且血管组织较细小,进行手指断指再植的难度很大。

2. 擦伤和碾压伤较多,小儿手外伤主要原因为看护不到位,年轻的父母经验不足,风险预测能力不足,同时小儿天生好奇心重、好动,因此造成摔伤、手擦伤,以及门的挤压伤和碾压伤。可造成皮肤缺损。

3. 摔伤多见合并骨折。往往会引起手和上肢的骨折。

4. 碾压伤皮肤缺损多,因此,如何修复小儿指尖缺损将考验小儿整形外科医生的基本功掌握的好坏。

第三节　早期处理

一、手外伤的病史采集

手外伤一般均为急诊患儿,小儿手外伤也不例外。不同的是受伤者为小儿,尤其是低龄小儿对医生所提问题的回答和成人有很大区别。所以在询问创伤的病史,包括受伤的时间、原因等都要有所考虑,这些对外伤的判断和处理有直接的关联。

1. 记录患儿的信息,如姓名、性别、年龄、来自何处。小儿很有可能不是父母送来就诊的,对姓名和年龄的记录都不很准确,可能牵涉到后期报销的问题,所以采集病史时不能只根据计算机挂号单上的显示,需要对相关问题进行记录,后期修改病历。同时要仔细询问送诊人和患儿的关系,并且向他确认看到的事故现场。尤其对考虑伤口有动物咬伤的患儿,一旦漏诊就会造成无法想象的后果。

2. 询问受伤的时间,必须要和监护人一同确认,同时临床医生自身也要会对伤口的形态进行简单的判断,一同弄清受伤的时间,低龄的受伤小儿是无法说出受伤时间的,有时监护人在受伤后才发现并送到医院,所以小儿手外伤的医生需要有通过观察伤口简单判断时间的能力,不能单听一方之词。

3. 受伤具体部位的发现,需要有耐心的询问,否则小儿因为害怕不愿和医生沟通,送医者可能是事后发现的,所以需要医生进行全面的体格检查,同时需要保护患儿,免得使其疼痛而拒绝配合检查,造成隐蔽部位外伤的遗漏。

4. 询问是为钝性伤还是锐器伤,或者是爆炸还是烧伤。如手为机械伤,应该询问机器的类型,卷入的时间、滚轴的温度,同时要观察送医时的包扎是否扭转,如为扭转应该及时纠正,并且要在最早期完成,以防人为扭转造成二次损伤。

5. 询问有无其他疾病和出生史,是否在外院经过处理,比如清创,尤其是否使用止血带,严重的外伤需要询问小儿精神状态和小便情况,在深夜送医的患儿更需要仔细观察,有时会将精神状态不好误以为深夜困倦。

二、急诊室的检查

首先应该按一般换药的无菌技术操作,戴口罩、帽子,用消毒镊子、消毒纱布。

先进行全身检查,查明有无多发伤和休克迹象,然后进行外伤的局部检查。

注意手部损伤的检查方法和顺序,可按视诊、触诊、各种试验、特殊检查的顺序进行。

1. 手的姿势,肌腱神经检查　正常的手与手的肌腱都在相对平衡、没有任何动作的情况下手处于休息位,如果单侧的肌腱受到损伤,在休息位的手中就会有表现。在小儿手外伤中,往往由于出血,监护人会将其手包扎得很严,导致无法观察,即使在打开包裹时小儿会因为疼痛不配合检查,成人可通过自主活动来判断,小儿却很难做到,此时应向监护人交代情况并通知他们,准备在麻醉后检查。年长患儿的神经检查可同成人一样通过感觉和运动的指示来判断,低龄患儿只能通过经验和对伤口的探查判断。

2. 放射线检查　在可疑骨质和(或)关节损伤时,急诊应该行放射线检查,如果有出血的患儿因用止血带或其他替代品止血,一定要记下时间,以便及时松解。

三、手外伤的清创术

开放性手外伤大多伤口有不同程度的污染。清创术使开放污染的二类伤口术后能接近无菌的一类伤口,以到达一期愈合。

清创术一般包括伤口周围的皮肤刷洗和皮肤消毒、伤口内的清创、冲洗3个操作步骤。

1. 伤口周围的皮肤刷洗和皮肤消毒　手外伤的刷洗范围从肘上 10 cm 至指尖。先剪短指甲,用无菌纱巾覆盖伤口。医生手消毒后戴无菌手套。用消毒的刷子和肥皂水刷洗。医生一般用 2 副手套、3 把刷子刷洗 3 遍。刷洗时间为 5~7 分钟,每次刷洗后用大量生理盐水冲洗。冲洗时可将覆盖伤口的纱布去除,让伤口的表面和伤口周围的皮肤一起冲洗,并抬高手臂体位,不让冲洗污水向伤口流道,用纱布将皮肤擦干后,再用消毒液消毒皮肤。

2. 伤口内的清创和冲洗　去除失去活力的皮肤、皮下组织、肌肉和神经组织,以免术后坏死感染,清除异物、凝血块和游离小骨片。伤口内清创要按解剖层次由浅向深逐层进行,勿留死角。污染的组织可边冲洗边清创,整个伤口内部都要彻底冲洗。断指(趾)再植在常规清创后还要在手术显微镜下继续清创、冲洗伤口。

3. 皮肤清创和消毒范围　手外伤的清创和消毒范围从肘上至指尖,肘外伤从肩部至指尖,肩部外伤从颈部至肋缘和腕上。消毒后,手术切口需要延长时,可根据手部结构的特点作适当延长。

第四节　手外伤的处理

一、手外伤后皮肤及指端缺损的处理

1. 皮肤缺损的处理　手外伤皮肤缺损、创面外露,常导致感染、畸形愈合及障碍。因此,在处理手部新鲜的开放性的损伤中,如何解决皮肤的覆盖问题极其重要。经过细致的清创、止血后,应用游离植皮或皮瓣将其创面覆盖,以争取一期愈合。创面得到及时的覆盖和愈合可以预防感染、减轻水肿及肉芽形成的过程,这也为早期功能锻炼、预防晚期瘢痕粘连与挛缩创造了条件,因而可以保全手的最大功能,减轻伤残。反之,若让创面自行愈合,则不但拖延时日,更重要的是可因创面裸露而发生一系列的变化,导致不良后果。创面暴露必将引起不同程度的感染。感染能继续破坏组织,使损伤加重,手的某一部分发生感染,就会出现反应性水肿,有的甚至波及到前臂,软组织皆浸于渗出液中使组织缺血缺氧,在吸收与机化的过程中,灵活的关节和肌腱将为纤维组织所包裹而影响活动,极易导致关节囊及韧带的僵化。在二期愈合的过程中,肉芽组织的形成和收缩,以及瘢痕形成后的晚期收缩,均能造成晚期挛缩畸形。手部较大的创面(直径在 3 cm以上)一般是不易自行愈合的,还必须尽早延期植皮,闭合创面减轻挛缩畸形。即使是较小的创面自行愈合后如果瘢痕形成,也直接影响手的功能。如指端的痛性瘢痕常使患儿痛苦不已,影响劳动及日常生活。

若创基条件好,无骨质、肌腱及重要血管、神经裸露,同时晚期亦无深部组织修复任务的患儿,均可优先考虑游离植皮术。同时,在手的掌面及手指的掌面,尽可能应用全厚皮片游离移植,在手背或创面过大时,可应用中厚皮片游离移植。较小的骨端或骨面外露亦可利用周围筋膜等软组织瓣覆盖后游离植皮。其他情况则考虑局部皮瓣修复或局部皮瓣转移加游离植皮。只有手部严重的挤压撕脱伤,伴开放性骨折、肌腱伤、重要神经伤时才考虑远处皮瓣转移或游离皮瓣的修复方法。根据手外伤的不同部位及类型,现将不同的手术外置方法介绍如下。

2. 指端外伤缺损的处理

(1) 游离植皮:仅有指端指腹皮肤及软组织较小的缺损,无肌腱及骨端外露者,可应用全厚皮游离移植修复。有少许骨端外露,可先用邻近有血运的软组织覆盖后,再行中厚或全厚游离植皮。从远期效果看全厚植皮完全成活功能效果较好。手术操作程序及要点是:首先认真清创,仔细止血,创面修剪缝合平整,然后依创面大小,从前臂上段或上臂内侧切取大小相似的一块全厚皮,或从前臂用徒手切片切取一片中厚皮片,移植指端已准备好的创面上,用长线固定缝合数针,再用 3-0 或 5-0 的细线边续锁边缝合,盖上一层凡士林纱布后,再用盐水纱布及干纱布打包加包扎,石膏托固定。一般术后 6~8 日换药。若术中发现污染较重,宜采用中厚皮片,皮片下可用抗生素溶液以防感染,换药的时间也宜提早至术后 3~5 日施行。若无感染可继续包扎,8~10 日后再拆除缝线。

(2) 复合组织瓣游离移植:如指端特别是指腹切割伤缺损,创面平整(如切片机致示指切割伤),切下的组织污染亦轻,可于清创后利用切下的复合组织缝回原处。但切下的复合组织的创面,需用生理盐水轻轻洗一下沾干,勿用消毒液处理。作者曾遇 2 例患儿按上法处理均好,一年后随诊几乎难以辨认。若切下的组织不能利用时,可考虑用足趾趾端的复合组织移植至手指指端创面,复合组织瓣含有皮肤全层及部分皮下组织,修复后手指的外观比较丰满,功能亦较好。

手术操作要点:指端切割伤创面准备要细致,清创止血要完善。按创面大小选择适当的区域,最好选择不着力的趾端。

(3) 局部皮瓣术修复:局部皮瓣的种类很多,要根据伤情选择,常用的有指端三角皮瓣、V-Y 推进瓣、指背旋转皮瓣、指背双蒂推进皮瓣、拇指掌面滑行推进皮瓣。局部皮瓣术在指端缺损的应用,其优点是方法简单、愈合可靠、外形和感觉良好。以指端三角皮瓣为例,步骤如下:

1) 麻醉:成人通常选择指总神经阻滞,小儿通常需要选择全身麻醉。

2) 清创:去除坏死污染组织,尽量多地保留组织,只要没有坏死的组织,以考虑保留为主,指甲在成人通常去除,但在小儿患儿建议保留。

3) 设计:首先测出缺损的横径,以其 1/2 为皮瓣长度,皮瓣尽量少跨远侧指间关节。

4) 切开:做三角瓣背侧弧形切口,垂直切透骨膜,在骨膜下小心锐性分离,必要时剪开骨膜,使骨膜亦成三角瓣,然后做掌侧切口,达纤维隔深层即可,不宜过深,此切口下为皮瓣蒂部,可旋转滑动 1.5 cm,双侧指端各做一个通常可修复末端。如果需要更大的旋转,可在上述分离时保留骨膜,在掌侧行皮下分离,以指腹的软组织和指动脉在其间的穿支做蒂,可获得很大的旋转推进。

5）缝合：先将两个皮瓣的指端相互缝合，然后与甲床缝合，甲床不能内翻，否则愈合后指甲向下弯曲，两三角瓣缝合后应有一定的活动度，保证缝合后无张力。术中无需止血，送止血带后，压迫即可。

小儿手术中的建议，穿支皮瓣可以获得更大的旋转和推进，建议为最大的可能保留指甲，并缝合于创面，减少术后患儿不适。包扎要比成人细致，患儿术后可能会有比较大的运动量，所以要松紧合适，特别要注意纱布的纱头和其他一些可以缠绕的东西，以免造成不必要的二次损伤。

（4）邻近皮瓣的使用

1）鱼际肌皮瓣：运用鱼际肌皮瓣修复指端缺损，术后3周断蒂，需要二次手术，同时破坏手掌组织，患儿有皮瓣自行断开的风险。

2）邻指皮瓣：与上述类似，运用相邻的手指背侧皮肤，与上述鱼际肌皮瓣比较可保留感觉部位的皮肤，同时也有自行断开的风险。

二、指部皮肤软组织缺损

1. 中厚或全厚皮片移植　不论手指掌侧或背侧皮肤缺损，而无肌腱、骨、关节外露者，应尽量争取采用中厚或全厚皮片移植，手掌侧应考虑耐磨、耐压，同时有良好的感觉，应防止瘢痕挛缩。

2. 局部皮瓣　用指背顺行或逆行皮瓣修复，然后继发创面做皮肤移植。

3. 邻指皮瓣修复　手指创面较大，尤其伴有肌腱、骨关节损伤或外露的患儿为主要适应证，3周断蒂。

4. 前臂上臂交叉皮瓣　小儿使用较少，通常难以固定。

三、小儿手外伤中骨关节处理的注意点

在成人的外伤中，此类创面直接可以用克氏针固定。在小儿外伤中，需要注意小儿骨骺和骺板的损伤和复位，该改变在常规X线片中不显影，现在3-DCT可以能看出外伤的形态。对于手术复位要尽可能少的减少损伤，同时兼顾发育的问题，克氏针或指骨针尽量不要从骨骺或骺板中穿过。对可能损伤生长组织造成后期生长不利的要事先向患儿父母交代，同时可以考虑二次手术处理。

第五节　几种常见的修复手外伤缺损的皮瓣

一、V-Y推进皮瓣

V-Y推进皮瓣是一种最常见适用于手指尖端缺损的方法。有两种方法：

1. 指端双侧三角V-Y推进皮瓣　按指端直径长度于指端两侧各做一个"V"形切口，形成两个三角形皮瓣，稍加游离，将皮瓣推移在中线缝合，覆盖创面（图4-2-5-1）。

2. 指腹 V-Y 推进皮瓣　于指端腹侧做一"V"形切口,形成三角皮瓣,稍加游离,提升后与甲床及指甲缝合(图 4-2-5-1)。

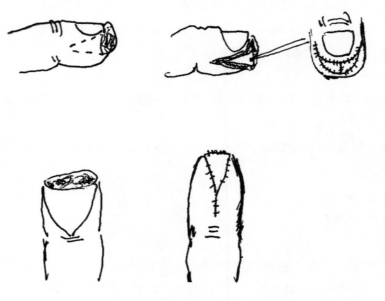

图 4-2-5-1　V-Y 推进皮瓣修复指端缺损

二、邻指皮瓣

邻指皮瓣适用于因小儿切割或挤压导致于指掌侧皮肤缺损和肌腱、指骨外露者。皮瓣设计根据指掌侧创面皮面而定。邻指皮瓣在皮瓣切取前,先将创面用纸做一个和创面一样大小的纸片,置于相邻手指背侧,画出边缘稍大于纸样 2 mm 的切口线,邻近指侧为蒂,深筋膜下向蒂部掀起,并保护肌腱和皮下组织,皮瓣完全掀起后,于前臂内侧或股内侧取一中厚皮片,先与供区留缝合线作间断缝合,然后用连续外翻缝合法与邻指相邻的伤指、创缘作缝合,最后把邻指皮瓣呈翻书样翻向伤指掌侧,间断缝合皮肤。邻指皮瓣有 4 种,如图 4-2-5-2 所示。

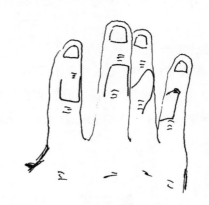

图 4-2-5-2　邻指的 4 种皮瓣:
示指、中指、环指、小指

三、腹部包埋皮瓣

腹部包埋皮瓣适用于手背的皮肤缺损、手掌的皮肤缺损、多指的皮肤外伤缺损及前臂掌侧皮肤缺损。皮瓣可设计于上腹部、中上腹部和下腹部。

创面清创后,把缺损用纸片做成同样大小,置于同侧下腹部或对侧下腹皮肤表面,使皮瓣位置和脐部血管走向大致相同,切开皮肤于深筋膜以浅掀起和缺损纸样大小的皮瓣,彻底止血。将皮瓣修薄至类似手外伤区皮肤厚度,腹部两侧及下部经皮下游离,凡能缝合腹部皮肤的直接缝合,然后将伤手移至腹部,推移皮瓣做连续外翻缝合,最后将皮瓣覆盖创面以间断缝合之(图4-2-5-3)。凡腹部皮肤不能缝合的,创面行游离皮片移植。腹部皮瓣的运用可以解决许多手部外伤缺损,但使用上有很多技术,比如腹部皮肤口袋和瓦合皮瓣,都是可以很好地体现腹部宽裕的皮肤。

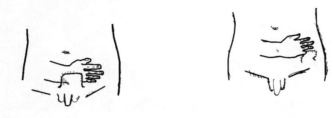

图4-2-5-3　腹部包埋皮瓣

四、手指包埋皮瓣

手指包埋皮瓣适用于手指尖端皮肤缺损和手指尖侧皮肤缺损。皮瓣可设计在手的大鱼际和小鱼际。

创面清创后,把缺损用纸片做成同样大小,置于同侧大鱼际或小鱼际皮肤表面,大鱼际或小鱼际设计成鱼唇样弧形皮瓣,切开皮肤于深筋膜以浅掀起和缺损纸样大小的皮瓣,彻底止血。将皮瓣翻转,大小鱼际部两侧经皮下游离,直接拉合缝合,把手指的缺损部位移至翻起的皮瓣,和皮瓣做连续外翻缝合,最后将皮瓣覆盖创面以间断缝合之(图4-2-5-4)。对直接拉合不了的创面行游离皮片移植。

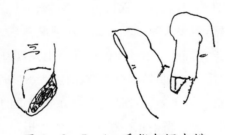

图4-2-5-4　手指包埋皮瓣

(史迎春　沈卫民)

参考文献

[1] 曲智梁,郝铸仁.实用手外科手术学[M].北京:人民军医出版社,2003.

[2] 韦加宁.韦加宁手外科手术图谱[M].北京:人民卫生出版社,2003.

第三章
小儿胸廓外伤

第一节　胸部骨折

一、肋骨骨折

婴幼儿胸廓柔软,在8～10岁时开始与成人类似。因此,肋骨骨折在婴幼儿中相对少见。

1. 病因　小儿肋骨骨折多因钝性伤引起,如车祸挤压胸部、摔伤、坠落、撞击和钝性打击;因弹片打击等锐性伤引起。可直接暴力作用于胸壁,但多为间接暴力如挤压或坠落伤,使胸壁前后方向受挤压,压力传递到肋骨中部使其发生骨折。如果肋骨骨折在小于3岁的小儿身上发现,应该考虑虐童的可能性。肋骨骨折常发生在前后固定的第4～7肋骨。第1～3肋骨因有上肢、肩胛骨、锁骨保护,第8～10肋骨前端止于肋弓,第11、12肋骨为游离肋骨均不易骨折。第1、2肋骨骨折常合并有严重的头、胸、腹部损伤;第9～12肋骨骨折常合并有腹腔脏器的损伤,如肝、肾、脾。当小儿存在多个肋骨骨折,死亡率报道高达42%,必须对患儿进行仔细检查以寻找身体其他位置的重大损伤。

2. 病理生理　根据肋骨骨折的数目、程度及病理生理改变,临床上分为单纯肋骨骨折和多根多处肋骨骨折。单纯肋骨骨折对呼吸功能的影响与骨折累及范围及胸内合并损伤的严重程度有关。主要因呼吸时肋骨骨折端移动引起的剧痛。患儿不敢呼吸及排痰,呼吸浅快,分泌物潴留而易并发肺炎和肺不张,尤其是老年人,小儿、青少年即使不治疗也不至于导致严重的并发症。多根多处肋骨骨折时该处胸壁失去支持,发生浮动呈反常呼吸运动,也称为连枷胸(图4-3-1-1)。与多数骨折一样造成的连枷胸的外力大小与年龄呈反比。表现为吸气时胸廓扩张肋骨抬举,胸腔内负压增加,浮动的胸壁向内凹陷;呼气时肋骨下降,胸廓缩小,胸内负压减小,软化的胸壁回复原位或向外凸出,与正常呼吸运动呈方向相反的运动。在伤后早期,由于胸壁疼痛、肌肉痉挛,反常呼吸可不明显,当胸壁肌肉松弛,呼吸动度加大时而越来越明显。几乎所有连枷胸患儿均有肺挫伤,表现为浮动胸壁下的肺组织伴有不同程度的血浆和细胞成分进入肺间质,肺泡毛细血管损伤,间质及肺组织内有血药浸润及间质水肿肺实变,使肺顺应性降低,呼吸道阻力增加,弥散功能减弱,肺内动静脉分流明显增加。肋骨骨折引起低氧血症和 CO_2 潴留,胸部创伤后呼吸道分泌物增加,同时胸痛使患儿不敢深呼吸和咳嗽,易造成肺不张及肺部感染。

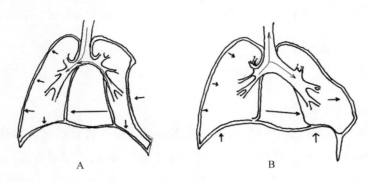

图 4-3-1-1
A. 吸气时;B. 呼气时

3. 临床表现　肋骨骨折的主要临床表现为疼痛,尤其在深呼吸、咳嗽时加重,骨折刺破胸膜和肺组织可发生气胸、血胸、皮下气肿及咳血。体检时受伤部位有明显的局部压痛,或对称挤压胸壁时骨折处出现挤压痛,完全骨折可及骨擦音。浮动胸壁可见胸廓反常呼吸运动。

4. 诊断　典型的肋骨骨折多发生在胸壁的侧面,胸部 X 线片可能看不清楚,但根据病史、局部疼痛、触痛及骨擦音不难诊断。胸部 X 线片可发现合并的血气胸。CT 扫描可对有无肺挫伤、肺撕裂伤,损伤的范围及严重程度进行诊断。动脉血气分析对了解病情的严重程度、呼吸循环功能的监测及决定治疗方针均有重要价值。在小儿受虐待病例中,典型的骨折位置是在肋骨颈部靠近横突关节处,因为肋骨头是软骨组织,在 X 线片上无法显影,位于后面的肋骨囊性病灶是小儿受虐待的另一个标志,通常认为是多发肋骨骨折在不同时期的愈合。

5. 治疗　小儿单纯肋骨骨折几乎不用治疗,有合并症的要对合并症进行治疗。对有呼吸功能不全连枷胸的患儿,现场急救应手指按压刺激气管或吸引保持呼吸道通畅,加压包扎固定浮动胸壁。入院后的治疗主要包括止痛、纠正呼吸和循环障碍,预防和治疗肺部并发症。

(1)止痛:充分止痛适用于所有肋骨骨折患儿,尤其有利于连枷胸患儿咳嗽、排痰,保持呼吸道通畅,预防肺功能不全。止痛方法包括药物止痛、肋间神经封闭、骨折点封闭以及骨折固定等。肋间神经阻滞或痛点封闭有较好的镇痛效果,且能改善呼吸和有效咳嗽功能。肋间神经阻滞可用 0.5% 或 1% 普鲁卡因 5～10 ml 注射于脊柱旁 5 cm 处的骨折肋骨下缘,注射范围包括骨折肋骨上、下各一根肋骨。痛点封闭是将普鲁卡因 10 ml 直接注射于肋骨骨折部位和周围,必要时可重复实施。

(2)骨折固定:包括内固定和外固定。以往采用半环状胶布固定的方法,但止痛效果不理想,常易发生皮肤过敏,且限制呼吸运动,现基本不用。弹性胸带包扎,虽使用方便,但也限制呼吸运动,仅用于暂时性急救转运。巾钳牵引固定是用巾钳夹住浮动胸壁中心部 1～2 根能持力的肋骨,局麻后分别在其上、下缘用尖刀刺一小口,用布巾钳将肋骨钳住,注意勿损伤肋间血管和胸膜,用牵引绳系于钳尾部,通过滑车用 2～3 kg 重量牵引 2 周左右。也可将钢丝固定在一块与胸壁相称的多孔有机玻璃或塑料板或特制的牵引支架上,从而纠正反常呼吸。但对面积较大的连枷胸患儿这种外固定治疗均不能达到完全纠正的目的。多年来控制性机械通气法即在气管内插管或气管切开后,插入带气囊导管,连接人工呼吸器行控制性辅助通气,从内部支撑软化的胸壁称内固定,是治疗连枷胸的基本方法。连枷胸的患儿极少需要手术内固定,除开胸探查的患儿在手术的同时固定骨折外,对大面积胸壁软化、胸壁极不稳定的患儿也是一种有效的治疗方法,可使患儿加快脱离呼吸机,早下地活动,减轻痛苦,提高潮气量,并降低肺部感染的发生率,缩短住院时间。

二、胸骨骨折

胸骨骨折较为少见,尤其小儿。

1. 病因　直接暴力撞击在胸骨区、受挤压、高处坠落等可造成胸骨骨折。大多数的胸骨骨折发生在胸骨体的中上段。极少有粉碎性骨折。骨折线通常为横行,若出现移位,下端通常是向前移位,其上端重叠在其后方,但其后的骨膜常保持完整。胸骨骨折常合并肋骨骨折、长骨骨折及头部损伤。

2. 临床表现　胸骨骨折的患儿常诉说胸骨前疼痛,在咳嗽及深呼吸时疼痛加重。局部压痛显著,如有移位,局部可见变形及异常活动。无移位时,可被合并的严重胸内脏器损伤之体征所掩盖。合并多根肋骨骨折时,使胸壁不稳定造成反常呼吸运动,严重者可造成呼吸循环功能障碍。

3. 诊断　根据患儿的受伤史、胸前区压痛、变形或异常运动,诊断胸骨骨折并不困难。但正位胸部平片常不易发现骨折线,因此确诊主要依据胸部侧位或斜位 X 线片。

4. 治疗　除非是开放性的或有严重移位的骨折,否则不需切开复位或内固定。治疗以休息、制动、止痛为主,通常休息 2~3 周即可适当活动。开放或有移位的胸骨骨折者,待全身伤情稳定后早期行骨折复位。常用的方法有:闭式手法复位及手术固定法。闭式手法复位为令患儿双臂上举超过头部,然后用力将胸骨骨折端向后下加压使其复位。骨折移位明显,手法复位困难或伴有严重合并症需行手术固定,可用不锈钢丝缝合结扎固定。胸骨骨折的死亡率可高达 30%,死亡原因主要是合并严重胸内脏器或其他部位损伤。在诊断中应注意排除心肌挫伤、气管破裂、心脏大血管损伤、脊柱伤等创伤。

三、锁骨骨折

锁骨骨折在小儿十分常见,从新生儿到青少年均易发生。

1. 病因　新生儿锁骨骨折主要是产道挤压造成。在婴儿或小儿,直接暴力击打可造成锁骨骨折,但主要是坠落伤,摔伤肩部挤压间接造成。

2. 临床表现　低龄患儿表现为哭闹,年龄较大小儿可诉说胸骨疼痛,在活动患侧上肢时疼痛加重。局部可见包块或变形,压痛显著,有骨擦感,常不伴合并症。

3. 诊断　根据难产或肩部坠落伤等病史以及锁骨压痛、骨擦感等表现锁骨骨折较易诊断。确诊可依据摄正、侧位锁骨 X 线片。

4. 治疗　除开放性锁骨骨折外,均不需要切开复位或内固定。治疗以休息、制动、止痛为主。通常新生儿或婴儿将患侧上肢固定于胸壁即可,年龄较大的小儿给予"8"字绷带固定,休息 2~3 周即可恢复。但有时在骨折处留有影响外观的畸形。

第二节　气胸、血胸

一、气胸

气胸是指由于胸膜破裂,空气进入胸膜腔,胸腔内负压状态发生改变,造成积气状态的一种病理综合征,属肺科急症之一,严重者可危及生命,及时处理可治愈。根据胸膜腔内压力的变化,可分为3类:闭合性气胸、开放性气胸和张力性气胸。

(一)闭合性气胸

闭合性气胸多见于胸部闭合伤,空气经胸壁较小的创口或肺裂伤的创口进入胸腔,因创口迅速闭合,气胸不再增加,胸膜腔的压力仍然低于大气压。

根据胸膜腔积气量和肺萎陷程度可分为小量气胸、中量气胸、大量气胸。小量气胸肺萎陷在30%以下,中量气胸肺萎陷在30%~50%,大量气胸超过50%以上。中量或大量气胸最常见的症状是胸痛、气急、气管偏向健侧,伤侧胸部叩诊呈鼓音,呼吸音减弱或消失。少数患儿可出现皮下气肿,如情况允许应立即摄胸部X线片进行诊断。第2肋间锁骨中线穿刺如有大量气体喷出即可确诊,同时具有治疗意义。

肺萎陷5%~10%时,一般无需治疗,胸腔内气体可自行吸收,但应复查X线胸片;肺萎陷在10%~30%时,临床上出现胸痛、胸闷、气促症状,可做胸腔穿刺术,抽除气体,积气量较大;肺萎陷在50%以上时,临床症状严重,宜行胸腔闭式引流术。胸部引流最好的插入位置是腋窝前线的第4或第5肋间隙。对胸腔引流管的大小建议如下:新生儿为12~16F,婴儿为16~18F,学龄小儿为18~24F,青少年为28~32F。胸腔引流管应连接到水下,密闭并轻微吸引,当气体停止溢出时可以拔除。双侧气胸、并发血胸、需行全身麻醉或用机械通气等,应积极行胸腔闭式引流。并发有其他部位严重并发伤者,如颅脑损伤和重度休克患儿,对闭合性气胸的处理应持积极态度。治疗中警惕发展为张力性气胸,单纯闭合性气胸并不危及生命。

(二)开放性气胸

由锐器造成胸壁缺损,使胸膜腔与外界相交通,空气可随呼吸自由进入胸膜腔,形成开放性气胸。伤侧胸膜腔负压消失,压力等于大气压,经创口出入的空气量与胸壁创口的面积有密切关系。创口面积较小者,伤侧肺部分萎陷,呼吸时伤侧肺仍可经气管、支气管吸入和排除部分空气,保留一部分肺的正常气体交换功能;创口面积大者,超过气管横截面积时,经创口出入空气量很多,伤侧肺大部萎缩,丧失呼吸功能。而且健侧胸膜腔仍为负压,低于伤侧,使纵隔向健侧移位,健侧肺亦有一定程度的萎缩。吸气时,纵隔因健侧胸膜腔负压升高,与伤侧压力差增大,而向健侧进一步移位;呼气时,两侧胸膜腔压力差减小,纵隔遂向伤侧移位。这种反常运动称为纵隔摆动(图4-3-2-1)。纵隔摆动刺激内脏神经丛,可加重或引起休克。吸气时将伤侧肺内的残气也吸入健侧肺内,呼气时健肺从气管排除部分残气,同时也有不少残气被送入伤侧肺内,造成残气在两肺间来回流动,加重低氧。由于胸腔失去负压及因纵隔摆动引起心脏大血管时而移位,影响静脉血回流,可导致循环功能紊乱。同时通过胸壁创口,不仅使体温及体液丢失,还可通过创口带入大量细菌,增加感染的机会,并容易发生脓胸。伴有胸内脏器伤或大出血使伤情更为严重。胸壁开放性创口越大,所引起的呼吸和循环功能紊乱越严重。当创口面积很大时,如不及时封闭,常导致迅速死亡。

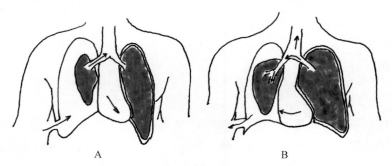

图 4-3-2-1 纵隔摆动示意图

开放性气胸患儿可出现烦躁不安、呼吸困难、脉搏细弱、血压下降等。查体可见胸壁创口通向胸腔,可听到空气随呼吸进出创口的声音,伤侧呼吸音减低或消失。X 线胸片不但可了解肺压缩和纵隔移位的情况,还可了解有无并发损伤和胸腔内异物,开放性气胸一经发现,必须立刻急救,尽快封闭创口,使开放性气胸变为闭合性气胸。可用无菌辅料在患儿深呼气末覆盖创口并包扎固定,要求封闭辅料足够厚以避免漏气。对吸气性创伤应该进行临床识别。可以通过放入 Heimlich 活瓣或应用封闭敷料裹伤口——只在三面覆盖和粘贴,这样就能形成活瓣功能。在患儿转送途中,应密切注意包扎是否严密,辅料有无松动及滑脱,并时刻警惕张力性气胸的发生。同时吸氧纠正休克。到达医院后首先给予输血、补液、吸氧保持呼吸道通畅,迅速纠治休克和呼吸、循环功能紊乱。在全身情况改善后,尽早在气管插管麻醉下行清创术并安放胸腔闭式引流。清创既要彻底,又要尽量保留健康组织,胸膜腔闭合要严密。如有肺、支气管、心脏和血管等胸内脏器的严重损伤,应尽早剖胸探查处理。术后鼓励患儿咳嗽、排痰、早下地活动,促进肺膨胀,同时应用抗生素防治感染。

(三)张力性气胸

胸壁、肺、支气管或食道伤的创口呈单向活瓣,与胸膜腔相交通,呼气时活瓣开放,空气进入胸膜腔,呼气时活瓣关闭,空气不能从胸膜腔排出,因此,随着呼吸,伤侧胸膜腔内压力不断增高,以致超过大气压,形成张力性气胸,故又称高压性气胸(图 4-3-2-2)。因形成单向活瓣,吸气时空气推开活瓣进入胸腔,呼气时活瓣闭合,因而随呼吸使空气不断进入胸腔。胸腔内压力增高,压缩肺组织,并将纵隔推向健侧,使健侧肺亦受挤压,使通气面积不断减少和产生肺内分流,引起严重的呼吸功能障碍、低氧血症。同时纵隔移位使心脏大血管扭曲,胸内高压使静脉回心血流受阻,将迅速导致呼吸与循环功能障碍甚至休克。

张力性气胸患儿出现高度呼吸困难、发绀、躁动不安、脉快而细弱,血压下降,气管、纵隔明显向健侧移位。伤侧胸壁饱满,肋间隙变平,呼吸动度明显减弱,叩诊为高度鼓音,听诊呼吸音消失,胸部、颈部和上腹部有皮下气肿,扪之有捻发音,严重时伴有颈、纵隔,甚至阴囊的皮下气肿,若用注射器在第 2 肋间或第 3 肋间穿刺,针栓可被空气顶出。胸膜腔测压,压力高于大气压,这些均具有诊断价值。

由于病情危重,必须紧急进行急救处理,在初步改善呼吸、循环功能后,再行 X 线胸片检查,以免延误抢

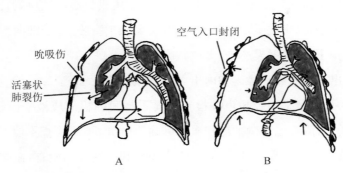

图 4-3-2-2　高压性气胸示意图

救。其急救在于迅速进行胸腔排气解压，如现场条件限制，可用大号针头在锁骨中线第 2 肋或第 3 肋间刺入胸膜腔排气减压，转运患儿时，可于穿刺针尾端拴一橡胶指套，其顶部剪一小口，形成活瓣。患儿经急救处理后，一般需送入医院进行检查和治疗，必须行胸腔闭式引流，注意纠治休克。随访 X 线胸片，若肺已充分复张，可在漏气停止后 24～48 小时拔除引流管。若肺不能充分复张，应追查原因。若疑有严重的肺裂伤或支气管断裂，或诊断出食管破裂（口服美蓝观察胸引或口服碘油造影），应进行开胸探查手术，彻底清创止血修补创伤，术后给予抗生素治疗。纵隔气肿或皮下气肿一般不需处理，在胸腔排气解压后多可停止发展，以后自行吸收。极少数严重的纵隔气肿，尤其偶因胸膜粘连而不伴明显气胸者，可在胸骨上窝做 2～3 cm 长的横切口，逐层切开皮下、颈浅筋膜和颈阔肌，钝性分离颈部肌肉，直至气管前筋膜，切口内以纱布条作引流，气体即可从切口排出。

二、血胸

血胸指胸部损伤后引起胸膜腔积血，与气胸同时存在者称为血气胸，是胸部创伤后常见并发症，胸内大出血是创伤早期死亡的一个重要原因。在成人按出血量分为：① 少量血胸，指积血量在 400 ml 以下，X 线胸片见肋膈隐窝消失，液面不超过膈顶；② 中量血胸，指积血量在 500～1000 ml，积液达肺门平面；③ 大量血胸，指积血量在 1500 ml 以上，X 线胸片示积液超过肺门平面。小儿出血量虽然不能与成人等同，但 X 线表现是一致的。

胸膜腔血液的来源有：① 肺组织裂伤出血。因肺动脉的平均压力约为体循环压的 1/4，而且受压萎陷的肺血管通过血量较正常时明显减少，因此肺实质破裂出血可在短期内自行停止，需手术者不多；② 胸壁血管出血。多来自肋间动、静脉和胸廓内动、静脉。因来源于体循环，压力较高，出血常为持续性，不易自行停止，往往需要开胸手术止血；③ 心脏和大血管受损破裂。出血量多而急，如不及早救治，往往短期内导致失血性休克而死亡。

血胸的临床表现与积血的量密不可分。少量血胸临床多无出血的症状和体征，中量血胸由于失血引起的血容量减少，心排血量减少，患儿可出现面色苍白、呼吸困难、脉细而弱，血压下降等。大量血胸除因失血引起血容量迅速减少，产生失血性休克外，因大量积血压迫肺使肺萎陷而引起呼吸、循环功能障碍，患儿有严重的呼吸与循环功能紊乱表现。胸膜腔内的积血，由于肺、心、膈肌运动起着去纤维蛋白作用，多不凝固。

如短期内大量积血,去纤维蛋白的作用不完善,即可凝固成血块成为凝固性血胸,血块机化后形成纤维组织束缚肺和胸廓,限制呼吸运动,损害呼吸功能。另外,血液聚积于胸腔,易于细菌生长繁殖,特别是穿透伤或有异物存留者,如不及时排出,容易并发感染,形成脓胸。

胸部创伤患儿,如果出现呼吸循环障碍和内出血,因考虑血胸。胸部 X 线检查可见伤侧有积液阴影,纵隔向对侧移位。血气胸时可见液平面。超声波检查可显示胸膜腔积液或液平段征象,对判断积血的多少,穿刺部位的选择均有帮助,若胸腔经穿刺抽出积血即可确诊血胸。CT 检查不但可以帮助诊断血胸,还可了解有无胸腔脏器和大血管损伤。根据胸部创伤史、临床表现和一些辅助检查,血胸的诊断并不困难,但出现下列征象则提示为进行性血胸:① 脉搏逐渐增快,血压持续下降;② 经输血补液后,血压不回升或升高后又迅速下降;③ 血红蛋白、红细胞计数和血细胞比容重复测定,呈继续下降;④ 胸膜腔穿刺因血液凝固抽不出血液,但胸部 X 线检查显示胸膜腔阴影继续增大;⑤ 闭式胸膜腔引流后,引流血量持续 3 小时,超过每小时 2～4 ml/kg。

血胸并发感染时出现高热、寒战、出汗、白细胞计数增高等脓胸表现。凝固性血胸演变成纤维胸,如范围较大者可出现伤侧胸廓塌陷,呼吸运动减弱,气管、纵隔向病侧移位,肺通气量减少,胸部 X 线显示纤维板造成的浓密阴影。5～6 周后,逐渐有成纤维细胞和成血管细胞长入,发生机化,成为机化血胸,进一步限制肺的舒缩、胸廓和膈肌的呼吸运动。

迟发性血胸的原因可能由于已折断肋骨断端刺伤肋间血管,或封闭血管裂伤的凝血块脱落所致。肺挫裂伤和胸壁小血管损伤均可能为迟发出血的原因。

血胸的治疗主要是防止休克,对活动性出血进行止血,及早清除胸膜腔内积血预防感染,以及处理血胸引起的并发症及合并症。

小量血胸可自行吸收,不需穿刺抽吸。若积血量较多,因早期进行胸膜腔穿刺,抽除积液,促使肺膨胀,以改善呼吸功能。中量或中量以上的血胸应在第 5～6 肋间腋后线放闭式引流,且口径要大一些,这样可使血及气尽快排出,促进肺复张,减少积血所致的胸腔感染。进行性血胸首先输入足量血液,以防治低血容量休克。需及时剖胸探查,寻找出血部位。如为肋间血管或胸廓内血管破裂,应予以缝扎止血;肺破裂出血一般只需缝合止血;肺组织严重损伤则需行肺段或肺叶切除术;大血管和心脏出血应予以修补。

凝固性血胸最好在出血停止后数日内剖胸,清除瘀血及血块,以防感染或机化。对大量残余血胸的患儿现多主张用胸腔镜清洗吸引,但时机要掌握好,过早可能仍有继续出血,过晚有可能形成胸腔镜难以去除的包壳和机化血块。机化血胸或纤维胸宜在创伤后 2～3 周,胸膜纤维层形成后施行剖胸探查术,剥除胸壁和肺表面胸膜上纤维组织板,使胸壁活动度增大、肺组织扩张。过早施行手术则纤维层尚未形成,难于整片剥除。手术过晚则纤维层与肺组织之间可能已产生紧密粘连,剥除时出血多,肺组织亦可多处破损。

在血胸的处理上应警惕迟发性血胸和复张性肺水肿。迟发性血胸的患儿于伤后并无血胸表现,但数月后证实有血胸,甚至大量血胸,因此在胸部创伤后 3 周内应重复行胸部 X 线检查。肺复张后有可能发生患侧的急性肺水肿,发生机制可能由于肺长时间受压萎陷、低氧萎陷,肺泡壁的渗透性改变,肺表面活性物质减少,引流时迅速形成的胸腔负压使患侧肺毛细血管压力增高、血流增加,从而促使发生肺水肿,如遇到这种情况,应按急性肺水肿处理,必要时行呼吸末正压通气治疗。

第三节 创伤性窒息

创伤性窒息是突发钝性闭合性胸部或上腹部挤压致心肺压力骤增所造成的上腔静脉末梢损伤的综合征,又称为挤压综合征。创伤性窒息是闭合性胸部伤中一种较为少见的综合征,其发生率占胸部伤的2%～8%。常见于十分强烈的暴力,如房屋倒塌或车辆突然挤压胸部所致,以面部、颈部、胸前上部皮肤发绀,口腔黏膜和眼结膜瘀血为特点。若无颅内出血和其他并发症,其预后良好。

1. 病因 当胸部及上腹部受外力挤压瞬间,胸内压突然增加,声门反射性紧闭,使肺内空气不能外溢。引起胸内压骤然升高,压迫心脏和大静脉。由于上腔静脉系统缺乏静脉瓣,右心血液逆流而引起中心静脉压突然升高导致头、颈、胸部发生广泛性毛细血管破裂出血,引起皮肤、黏膜瘀血及出血,尤其是局部组织较疏松的眼睑及球结膜出血更为明显,表现为头面部及上胸部瘀血和呼吸困难。

2. 临床表现及诊断 创伤性窒息的临床表现十分典型。患儿面部、颈部、上胸部皮肤均有不同程度的紫红色瘀点,由针尖大小的瘀点密集而成,指压仍可暂时褪色,以面部及眼眶部尤为明显。口腔黏膜亦有瘀斑。球结膜下出血是本病特征性改变。严重球结膜肿胀突出,角膜周围血管网扩张瘀血,呈紫色环形。眼球突出,亦可引起玻璃体、视网膜或视神经出血,产生暂时性或永久性的视力障碍甚至完全失明。颅内轻微的点状出血和脑水肿产生缺氧,可引起一过性意识障碍、头昏、头胀、烦躁不安,少数有四肢抽搐、肌张力增高和腱反射亢进等现象,瞳孔可扩大或极度缩小,前者可能由于巩膜组织缺氧,包括括约肌麻痹所致,后者是由于刺激瞳孔兴奋或副交感神经兴奋所致。若发生颅内血肿则可引起偏瘫和昏迷。多数患儿有胸闷、胸部不适、呼吸急促和窒息感,严重时可有呼吸困难及少量咯血,多由肺实质广泛出血所致。

3. 治疗 单纯创伤性窒息者一般无生命危险,仅需在严密观察下给予对症治疗。患儿取半卧位休息,鼓励患儿咳嗽、咳痰、保持呼吸道通畅,反复吸净气道内分泌物,有呼吸困难者给予吸氧。适当止痛和镇静,若有不安、抽搐时可用止痉药。应用抗生素预防感染。对皮肤黏膜的出血点或瘀血斑,无须特殊处理,2～3周可自行吸收消退。一般应限制静脉输液量和速度,对出现神经系统症状的适量应用脱水剂、皮质激素和保护脑细胞功能的药物和措施。对于并发损伤应采取相应的急救和治疗措施,包括防治休克、血气胸处理、及时开颅或剖腹手术等。创伤性窒息本身并不引起严重后果,其预后取决于胸内、颅骨和其他脏器损伤的严重程度。

第四节 小儿胸部外伤后大面积皮肤缺损的处理

胸部外伤后由于伤时机械、化学、温度、放射等因素常可合并胸壁皮肤缺损,按其缺损的深度与范围选择不同的方法予以处理。

1. 现场急救　目的是迅速消除致伤原因,脱离现场,并及时予以适当治疗,尽可能地使伤情减轻。去除直接致伤原因后,对病情复杂的患儿,首先是对危及其生命的一些情况,如大出血、窒息、开放性气胸、中毒等迅速进行抢救。然后简单估计缺损面积和深度。对复合的其他创伤、骨折等应进行包扎固定;精神正常的患儿,可及时给予口服补液,如有腹胀、呕吐或休克不便口服者,应尽早进行静脉输液。保持创面清洁,用干净辅料或被单将创面包好,切忌用酱油、碱、黄酱、油膏及甲紫等涂抹创面。

2. 后送　原则上是争取就近治疗。大面积皮肤缺损容易引起休克及全身并发症,其治疗应包括:防治休克、防治感染、对症处理、创面治疗。

(1) 防治休克:创伤后由于机体有效循环血容量减少导致低血容量性休克,故防治休克的根本是补液。补液量包括 3 部分:创面丢失量、生理需要量、额外丢失量。相关补液量、补液成分及补液速度可参考烧伤补液方法,并根据患儿尿量、心率、血压、神志及血红蛋白量进行动态观察,调整补液方案。

(2) 防治感染:由于皮肤的完整性受到破坏,加之小儿免疫力较低,容易造成创面或全身性感染,甚至死亡,预防感染的有效措施包括:

1) 抗生素的合理使用:早期创面以革兰阳性菌为主,宜选择抗革兰阳性菌的药物。创伤 3 日后创面革兰阴性菌逐渐增多,应该用第三代头孢菌素等抗革兰阴性菌的药物。创面有化脓者,要根据脓液培养及药物敏感试验结果调整用药。

2) 预防破伤风:大面积皮肤缺损后容易引起破伤风杆菌感染,常规注射破伤风抗毒素血清 1500 U 或破伤风毒素 0.5 ml,预防破伤风杆菌感染。

3) 创面的合理处理:避免创面受压与污染,及时清除创面的脓液及坏死组织,可避免或减轻局部及全身性感染。

4) 适当的营养支持:创伤后患儿机体免疫力将明显下降,适当的营养支持可增强机体抗感染能力。

(3) 对症处理:

1) 降温:发热是机体应激反应之一。3 岁以下小儿神经系统发育不全,体温超过 38℃要积极降温以防惊厥发生。

2) 抗惊厥:惊厥时间过长,可引起患儿脑缺氧导致智力下降,发生惊厥时要立即镇静,在对症抗惊厥的同时,还应积极寻找抽搐原因,对症处理。

(4) 创面治疗:

1) 镇痛:创伤早期创面疼痛可引起或加重小儿休克,后期创面疼痛可影响小儿食欲,增加机体消耗,造成患儿心理压力并引起家长紧张不安。可口服美林或静脉给予曲马多、吗啡等镇痛剂,应用异丙嗪、安定、水合氯醛等药物镇静。需要注意患儿因血容量不足而烦躁不安时,加大镇静镇痛剂并不能使其安静,有时还可由于用量过大抑制呼吸、增加脑缺氧,使烦躁加重,甚至呼吸停止。

2) 防治感染:创面感染可使创面加深,从而延迟愈合并增大瘢痕形成的面积,磺胺嘧啶银是目前为止最好的抗创面感染局部用药。由于创面应用抗生素极易产生耐药性,故准备静脉应用的抗生素,不要作为创面用药。对已产生感染的创面,应及时清理创面及坏死组织,并用依沙吖啶等药物湿敷便于脓液引流。创面受压可引起局部循环障碍,易造成创面感染,使创面加深,最终使创面愈合延迟,瘢痕加重,甚至引起败血症。由于小儿年龄小,不合作,要用约束带对患儿肢体进行必要的约束,使之保持合理的体位,减少创面受压与污染。

　　3）创面修复：① 皮片移植修复术。早期清创，切除无生机组织后，创面不能直接缝合者，皆可行皮片移植封闭创面。慢性肉芽创面，也适用于皮片移植，以薄断层皮片移植为宜。手术要点是彻底清除无生机组织，基底有良好的软组织床，术中止血彻底，以防术后皮下血肿影响皮片成活；晚期肉芽创面用过氧化氢洗涤创口，刮去水肿及不健康的肉芽组织，用抗生素溶液纱布湿敷创面。皮片移植后覆盖凡士林纱布及湿大网膜纱布，无菌敷料及棉垫适当加以包扎。皮片固定要可靠，必要时可留长线打包加压包扎。术后全身应用敏感抗生素以预防感染。② 局部转移皮瓣移植修复术。深部组织外露，创面不大，周围有正常皮肤利用，应首先选择局部皮瓣转移修复。手术要点是清创彻底，设计局部转移皮瓣。为了使移植之皮瓣的大小、位置、形状与缺损区准确对合，应采用皮瓣逆转设计法，先在供皮区绘出缺损区所需皮瓣大小、形状及蒂的长度，用样布按上述图形剪成模拟的皮瓣，再将蒂部固定于供皮区，将样布掀起，试行转移，视其是否能完全覆盖缺损区。局部转移皮瓣常使用的有推进皮瓣、旋转皮瓣、皮下蒂皮瓣等，供皮瓣区张力不大，可直接闭合，如供皮瓣区过大，则应移植皮片封闭供皮瓣区。③ 皮肤软组织扩张修复术。皮肤软组织扩张术是应用医用硅胶制作组织扩张器，经手术埋植于皮下，定期注入生理盐水，使其扩张囊膨胀，其表面皮肤软组织随之扩张，提供"额外"的皮肤组织，以供修复邻近组织缺损之用，其提供的皮肤组织与缺损区的色泽、质地、厚薄及弹性等方面相似，并不需取皮植皮、避免了供皮区产生新的瘢痕或畸形。④ 带血管蒂有血运组织移位修复术：一，背阔肌肌皮瓣移位修复术。胸壁皮肤软组织肌肉坏死，骨外露患儿需要较厚的组织瓣覆盖才能封闭创面，改善外形。如果背部为正常皮肤，背阔肌完整，胸背动、静脉无损伤，可用同侧背阔肌肌皮瓣移位修复。二，下腹部横行腹直肌肌皮瓣移位修复术。对胸背动、静脉损伤不能用背阔肌肌皮瓣移位修复的患儿，采用下腹部横行腹直肌肌皮瓣移位修复可获得满意的效果。下腹部腹直肌肌皮瓣切取后，要保护好腹横筋膜及后鞘，腹壁修复要牢固、可靠，必要时可用戊二醛化异体阔筋膜移植加强，以免术后发生腹壁疝。三，吻合血管的游离皮瓣或肌皮瓣移植修复术。当局部条件无法应用皮肤软组织扩张术及带血管蒂有血运组织修复术时可考虑用吻合血管的游离皮瓣或肌皮瓣移植修复。在皮瓣或肌皮瓣切取过程中仔细解剖，保护好血管蒂，在手术显微镜下吻合血管，一般先吻合静脉，后吻合动脉，有条件争取吻合两条静脉、一条动脉，确认皮瓣或肌皮瓣血运良好后迅速封闭创面。术后给予抗凝、解痉药物，常规应用低分子右旋糖酐、罂粟碱、前列腺素 E1，口服小剂量阿司匹林等，全身应用敏感抗生素。保持室温在 25℃ 左右，密切观察皮瓣颜色，定时检测皮瓣及健侧皮肤温度，毛细血管充盈反应等。

（王晓伟）

参考文献

[1] Limans ST, Kuzucu A, Tastepe AI, et al, Chest injury due to blunt trauma[J]. European Journal of Cardio-Thoracic Surgery, 2003, 23(3): 374 - 378.

[2] 江泽熙, 胡延泽. 小儿胸部外科学[M]. 武汉: 湖北人民出版社, 2008.

[3] 张金哲. 张金哲小儿创伤外科学[M]. 杭州: 浙江科学技术出版社, 2006.

[4] 张金哲. 张金哲小儿外科学[M]. 北京: 人民卫生出版社, 2013.

[5] 张善通, 陈张根, 贾兵. 小儿胸心外科学[M]. 上海: 上海科学技术文献出版社, 2007.

第四章
小儿生殖器外伤

第一节　阴茎外伤

由于小儿的特殊时期,好动、对任何事物都好奇,所以发生外伤较多。而小儿阴茎外伤是小儿会阴部外伤中较常见的外伤。其主要原因是由于各种外力作用,导致龟头、海绵体或皮下、皮肤的损伤,从而引起出血、疼痛、排尿障碍等症状。这与男童外生殖器暴露体外、天性活泼爱动有关。

一、临床表现

临床表现为孩子的龟头、海绵体或皮下、皮肤的肿胀、破裂、出血。阴茎损伤常合并尿道损伤,出现排尿困难、血尿等症状;阴茎皮肤撕脱多位于阴茎体部从 Buck 氏筋膜浅层处撕脱。

二、检查

B 超通过检查可排除睾丸、前列腺、肾脏、膀胱的合并损伤。开放性损伤需行 X 线排除异物残留。尿道造影有助于了解尿道通畅和损伤程度。

三、治疗

1. 阴茎皮肤挫裂伤　24 小时内冷敷,血肿明显者需切开引流。
2. 阴茎皮肤撕裂伤　需急诊清创缝合。皮肤缺损较多者,可做阴囊皮肤皮瓣修复或植皮。也可换药后二次植皮治疗。
3. 外伤引起的阴茎绞窄　立即解除绞窄并改善局部血液循环。

4. 阴茎折断　保守治疗包括镇痛、冷敷、绷带包扎,严重者需手术清除血肿、止血并缝合破裂的白膜。

5. 阴茎离断　如离断远侧阴茎完整,受伤时间不长,可清创后应用显微外科技术行再植术。

第二节　女性小儿生殖器撕裂伤的处理

相较男童,女童生殖器撕裂伤发生率相对较少。但会阴部皮肤及皮下组织较为松弛,受强力牵拉易发生撕脱。阴道是由黏膜、肌层和外膜组成的肌性管道。会阴撕裂伤是指肛门与外生殖器之间的软组织受到严重创伤,包括阴道口裂伤、会阴裂伤以及肛门括约肌裂伤,严重者可撕裂至直肠壁。阴唇组织处小阴唇撕脱较常见。会阴部神经血运丰富,局部撕脱伤常伴有剧痛和出血。

一、病因和临床表现

女童生殖器外伤的病因大多由于玩耍不慎跌倒或利器损伤造成;少部分由车祸、创伤累及外阴、阴道;极少数为性侵害。可导致阴唇、外阴或阴道、尿道和肛门的外部损伤以及骨盆、膀胱、肠和生殖器官的内伤。合并尿道损伤时可出现排尿困难、血尿等症状。

二、检查

通过经肛 B 超检查可排除直肠、阴道、肾脏、膀胱的合并损伤。开放性损伤需行 X 线排除异物残留。尿道造影有助于了解尿道是否通畅和损伤程度。

三、处理

急性外伤可清创后直接对位缝合。对伤口组织污染则需清创,必要时二次缝合,配合高锰酸钾溶液坐浴和抗感染治疗,期待二期整形缝合。对皮肤缺损的可使用阴股沟皮瓣和腹股沟皮瓣进行修复。

第三节　会阴部复杂外伤的处理

一、会阴部复杂外伤的处理原则

1. 排除心肺脑肝脾等重要脏器损伤;密切监测生命体征,维持循环稳定;及时发现邻近脏器如膀胱、直肠、子宫损伤;警惕隐匿性损伤子宫卵巢破裂、骨盆骨折或腹膜后渗血等。

2. 通过 CT 或 B 超检查排除经会阴造成的异物贯通伤。

3. 彻底清创、充分止血,尽量保护组织和皮肤覆盖,维护器官功能,对于尿道、括约肌或性腺等器官组织尽量维护其功能。

4. 常规留置尿管,便于监测尿量和维护尿路完整。

5. 充分引流、合理使用抗生素预防感染。

6. 建议多学科会诊处理涉及不同部位损伤的患儿。

二、治疗原则

1. 尽量原位缝合完全撕脱的会阴组织,实在无法原位缝合者需充分清创后采用全厚或游离皮瓣移植覆盖创面。

2. 会阴组织不完全撕脱伤患儿,应充分清创。若边缘血运尚可,可原位缝回撕脱组织;如局部血运不足,应切除失活组织直至创缘出血再原位缝回。

3. 对于局部污染挫伤严重的患儿,一期可行彻底清创和抗感染治疗;待感染控制后二期行植皮手术。

4. 对于较浅且污染轻的刺入伤可以一期清创修复,而对于深且污染重的伤口,应留置引流,抗感染后二期再行修复。

5. 创伤性阴道直肠瘘 临床表现为暴力伤导致的直肠和阴道相交通,表现为血便或大便自阴道流出,会阴区肿胀疼痛。外伤性瘘局部感染不重、全身状态良好者,可一期清创缝合瘘口,局部采用带蒂腺体瓣转移;情况不佳者需抗感染改善全身状况后二期修复。

阴道撕裂伤主要是由于外伤或性暴力造成阴道四壁或穹隆部损伤出血。治疗需彻底清创,严密止血,维持生命体征平稳。局部分层缝合撕裂组织,修复阴道,必要时可以采用局部皮瓣修复创面。

(陈海妮)

参考文献

[1] 张学东,魏临淇. 外伤性会阴缺损[J].中华小儿外科杂志,1990,11(4):234.

[2] 牛皓,宋慧锋,许明火,等. 会阴部亚单位缺损修复重建方案[J].中华整形外科杂志,2019,35(5):436-440.

第一节　犬（猫）咬伤

动物咬伤是全球人口死亡的一个重要原因，给全世界小儿带来严重公共卫生问题。很多种动物都可能咬伤人类，以犬和猫最常见。小儿在动物咬伤中占了较高比例。70％～80％的犬咬伤、死亡来自于小儿。小儿面临的动物咬伤风险最高，据估计，每年有5.5万人死于狂犬病，其中绝大部分是由于被患有狂犬病的犬咬伤。与成人相比，小儿头部和颈部被咬伤的风险更高，死亡率也更高。

一、处理原则

1. 伤口局部处理　通常动物咬伤污染严重，为了预防伤口继发感染，对伤口合理的处理是必需的。用20％无菌肥皂水、生理盐水依次冲洗周围皮肤及伤口3遍，并挤压伤口处周围皮肤，清除积血、积液，再用2％过氧化氢、生理盐水依次冲洗3遍。冲洗及消毒时间应不少于20分钟。20 ml或更大的注射器能产生高压，可用于冲洗伤口。对失活组织的清创可减少潜在的感染，术中削刮创面至其有新鲜出血点，剪除创口表层的脂肪组织、坏死的筋膜等，切断狂犬病毒的吸收途径。如累及肌腱、骨或有异物如牙齿碎片时，应仔细探查伤口。老年的犬或猫常有较重的牙周病，增加了牙齿折断的可能。如怀疑有异物或累及骨时可做X线片检查。检查有时可以发现肌腱断裂，肌腱的部分断裂仍需仔细探查伤口，观察肌腱通过关节的活动能发现线索。用狂犬病免疫球蛋白（20 U/kg）于伤口周围局部浸润注射。咬伤1～2日及以上的伤口，在去痂后仍按上述方法处理。

2. 伤口关闭　对于犬咬伤伤口的处理，是一期缝合还是延迟缝合目前仍有较大的争议。传统认为动物咬伤伤口敞开有利于预防继发感染。但与延迟缝合伤口相比，一期缝合伤口更美观，而且更容易被患儿所接受。Maimaris等在对96名患儿169处犬咬伤口的研究表明，咬伤后一期缝合的伤口和敞开延期愈合的伤口其感染率在统计学上无明显差异。国内白俊龙等将 300 例犬咬伤患儿采取随机对照研究比较分析发现一期缝合与延迟缝合其伤口感染无统计学差异。虽然这些研究都有设计限制，但如果出于美学原因，伤口可以考虑一期缝合。如果伤口有较高感染风险，如手部伤口，可考虑敞开延期愈合。

由于小儿身高较成人低，且防护能力较差，其颜面部犬咬伤所致的损伤多不局限于颌面部一个解剖区域或仅存一个创口，且组织撕脱或组织缺损较多见。对美容影响较大，如不一期缝合则面部遗留较大瘢痕，影响美观，故对于面部动物咬伤应该行一期美容缝合。首先，我们应对组织移位的面部区域、撕脱组织的血运情况、组织的受损程度等作出伤情的综合评估，并选择一种适宜的手术方法，以达到修复缺损的同时使面部手术后外形符合美学要求。然后，可以在彻底清创和尽量保留面部软组织的前提下，按美学解剖分区进行修复重建。一般可以按照已知的皮纹、皱纹、发际线、皮肤黏膜连接线为参照，对撕裂伤或撕脱的组织瓣进行精确复位。对于组织缺损创面的修复，应首先考虑以原有的组织修复，但是对于颜面部的犬咬伤，一般难以应用原有组织回植到创面。绝大部分情况下，是应用相同组织予以替代（对于缺损较小者，可在创缘两侧潜行游离后直接拉拢缝合），例如局部或邻位组织瓣修复缺损，以期修复后的效果与周围组织在肤色、质地、厚度上相协调；如果这种替代无法实现，就必须以其他最为相似的组织替代；而对于较大面积的软组织缺损，若局部邻位及远位皮瓣提供的修复组织量不足，不能一次转移覆盖创面缺损时，可采用切取腹部中厚皮片覆盖创面，然后根据创面愈合后的情况，二期采用扩张器扩张面颊或额部皮瓣后行修复治疗。

3. 抗生素预防　关于犬咬伤和其他动物咬伤抗生素预防治疗的数据有一定冲突。Cummings 等将 8 个随机试验的数据分析显示了动物咬伤抗生素预防的益处，未治疗患儿的感染率为 16%。而 Medeiros 等的 Cochrane 回顾显示除了手部的咬伤外，在预防和不治疗的感染率之间无统计学差异。手部伤口抗生素预防将感染率从 28% 减至 2%。无论如何，研究使用的是不同的抗生素。抗生素预防应被用于高风险咬伤伤口和被认为中等风险伤口。

咬伤伤口的细菌培养最初通常没有意义，除非伤口已有明显的感染。Talen 等研究了 50 名犬咬伤患儿和 57 名猫咬伤患儿，在 56% 的伤口中可同时见到需氧菌和厌氧菌，36% 的伤口单独见到需氧菌，1% 伤口单独可见厌氧菌。多杀性巴氏杆菌是存在猫嘴里的一种常见细菌，它也能在犬嘴里发现。这种细菌会导致人类的迅速感染，对此类咬伤应考虑抗生素预防。巴氏杆菌常引起伤口在 24 小时内被感染。其他需氧菌群包括链球菌、葡萄球菌和莫拉菌属等。厌氧菌群包括梭杆菌属、卟啉菌属和普雷沃菌属。CO_2 嗜纤维菌是一种新出现的人类病原体，能从 24% 的犬和 17% 的猫嘴中分离出。这种革兰氏阴性菌可引起败血症、脑膜炎、心内膜炎。行脾切除的小儿感染 CO_2 嗜纤维菌风险较高。β-内酰胺/β-内酰胺酶抑制剂联合使用是对这种细菌的初始首选治疗。

所有需要关闭的咬伤伤口和高风险的咬伤应考虑预防性应用抗生素。所有猫咬伤感染风险较高主要因为常引起深部穿刺伤。阿莫西林/克拉维酸通常被认为是动物咬伤的一线预防治疗。Stevens 等推荐小儿阿莫西林/克拉维酸剂量为 25～45 mg/(kg·次)，2 次/天。大多数研究表明 3～7 日疗程的预防性抗生素是足够和标准的。如早期使用预防性抗生素并结合彻底伤口冲洗，大部分咬伤伤口可早期缝合，且感染率较低。抗生素治疗的时间及途径应个体化，主要根据创伤部位，细菌培养结果和对治疗的反应。因此，针对犬咬伤伤口处理，进行个体化判定，可总结为伤口污染轻，可在彻底清创后行一期缝合；对于创面较小的伤口可予外用抗生素治疗；对于广泛而深的伤口建议口服或静脉抗生素治疗。被动物咬伤且预防接种已超过 5 年建议注射破伤风疫苗。

4. 暴露后预防　狂犬病是一种能够感染任何哺乳动物的病毒。一旦有症状,几乎是致命的。暴露后预防如果使用适当,100%有效。

根据世界卫生组织的建议,犬咬伤暴露类型和治疗方法可分为三级:Ⅰ级为触摸或喂养动物,被动物舔及皮肤,如无皮肤破损,无需采取任何措施。Ⅱ级为与动物接触,皮肤无流血,但有轻度擦伤或抓伤,应立刻接种疫苗。Ⅲ级为与动物接触,一处或多处皮肤穿透性咬伤,唾液污染黏膜,有活动性出血,立刻使用抗狂犬病血清或免疫球蛋白和接种疫苗并进行伤口的处理。

完整暴露后预防由就诊时注射免疫球蛋白和在第 0、3、7、14 日接种狂犬病疫苗组成。免疫球蛋白被渗透在咬伤伤口周围,通常对侧手臂接种狂犬病疫苗。过去,在 28 日注射第 5 剂狂犬病疫苗。在 2009 年,免疫实践咨询委员会建议放弃最后一步。如果患儿在动物咬伤前已接受暴露前预防,则无需免疫球蛋白,且狂犬病疫苗仅在第 0 日和第 3 日注射。

只要动物没有狂犬病的迹象,如食欲不振、吞咽困难、行为异常、共济失调、瘫痪、改变发声,或癫痫发作,被犬或猫咬的患儿一般不需要暴露后预防。然而,动物应监测至少 10 日。如果动物有狂犬病征兆,生病或者死亡,则推荐立刻暴露后预防。

唾液、脑组织和神经系统组织最易被感染。血、尿、粪便不易传染,接触后不一定需暴露后预防。但对蝙蝠的接触强烈建议行暴露后预防。

动物咬伤在一定程度上是可以预防的,控制传染源和加强对小儿的保护是主要预防措施,针对养犬密度大的农村,开展预防宣传,普及狂犬病的防治知识,降低狂犬病的发病率。从各方面完善养犬规范、提高小儿及家长防范意识、普及自我保护常识已成为当务之急。

第二节　毒蛇咬伤

毒蛇咬伤是临床常见的一种急症,具有发病急、变化快、并发症多、治疗复杂、易致残等特点,救治的关键是尽早进行有效治疗。因小儿血容量较成人少,自理能力差,同等量的蛇毒对小儿较成人的影响更严重,可造成小儿严重的急性或慢性并发症。

1. 毒蛇咬伤的中毒机制　蛇毒(venom)的毒性成分主要是具有酶活性的多肽和蛋白质。蛇毒可对机体神经系统、血液系统、肌肉组织、循环系统、泌尿系统、内分泌系统、消化系统等器官产生广泛作用。蛇毒吸收后,分布于全身各组织,其中肾最多,脑最少。蛇毒主要在肝脏中分解,并由肾脏排泄,72 小时后蛇毒在体内含量已极微。

根据蛇毒的毒理作用不同,我国几十年来仍笼统分为神经毒、血循毒、混合毒三大类。而根据国际毒素学会的倡议及各国学者的研究结果,目前主要分为神经毒素(neurotoxin)、血液毒素(bloodtoxin)和细胞毒素(cytotoxin)等几大种类。

(1) 神经毒素作用机制:神经毒素主要为 β 神经毒素(β-NT)和 α 神经毒素(α-NT),分别作用于神经突触和终板,β-NT 抑制乙酰胆碱释放,α-NT 竞争胆碱受体,均可阻滞神经的正常传导引起神经肌肉弛缓性麻痹症状。早期临床表现为眼睑下垂、吞咽困难,接着呼吸肌麻痹引起呼吸衰竭,甚至呼吸停止。神经毒素主要存在银环蛇、金环蛇的毒液中,眼镜蛇、蝮蛇亦含有此毒素。

(2)血液毒素作用机制:血液毒素种类很多,分别作用于血液系统的各个部分。蛇毒促凝因子(如蝰亚科蛇毒的第Ⅹ、Ⅴ因子激活剂)使血液凝血块和微循环血栓形成,引起弥散性血管内凝血(DIC)。蝮亚科蛇毒中的类凝血酶既可促进纤维蛋白单体生成,又可激活纤溶系统,故有双重作用(低剂量促凝,高剂量抗凝);在蛇毒纤维蛋白溶解酶的共同作用下引起去纤维蛋白血症,也叫类DIC。

临床表现就是出血,轻者皮下出血、鼻衄、牙龈出血,重者可引起血液失凝状态、伤口流血不止、血尿、消化道出血,甚至脑出血。蛇毒直接溶血因子作用于血细胞膜,使其渗透性、脆性增加。磷脂酶A可使血液中的卵磷脂水解而成为溶血卵磷脂,产生溶血作用。蛇毒还可以直接和间接作用于血管壁。破坏管壁有关结构,诱导缓激肽、组胺、5-羟色胺释放,损害毛细血管内皮细胞,抑制血小板聚集,可引起出血。

(3)细胞毒素作用机制:细胞毒素(或称心脏毒素、膜毒素、肌肉毒素、眼镜蛇胺等)的作用机制尚不完全明了,可引起细胞膜的通透性改变,细胞破坏、组织坏死。轻者可引起局部肿胀、皮肤坏死;重者局部大片坏死,深达肌肉骨膜,患肢残废,还可直接引起心肌损害,甚至心肌细胞变性坏死。

(4)其他机制:蛇毒透明质酸酶使伤口局部组织透明质酸解聚、细胞间质溶解和组织通透性增大。除引起局部肿胀、疼痛等症状外,可使蛇毒毒素更易于经淋巴管和毛细血管吸收而进入血液循环,产生全身中毒症状。蛇毒蛋白水解酶可损害血管和组织,同时释放组胺、5-羟色胺、肾上腺素等多种血管活性物质。蛇毒作为异种异体蛋白进入人体后可引起过敏反应。病毒、细菌等病源微生物可通过毒牙、伤口进入机体造成感染,加重局部肿胀和全身症状。在多种蛇毒素的作用下,免疫细胞释放炎症介质引起全身炎症反应综合征(SIRS),甚至多器官功能障碍综合征(MODS)。

2.毒蛇咬伤的临床表现　毒蛇咬伤的临床表现包括伤口局部表现和全身中毒症状,中毒症状的轻重与毒蛇种类、排毒量、毒力、毒液吸收量、被咬伤部位、中毒途径、就诊时间等密切相关。

(1)局部表现:毒蛇咬伤局部可见毒牙咬痕及副毒牙痕迹。后者说明蛇咬较深。毒蛇体形越大,牙距越宽。而有两排整齐深浅一致的牙痕多属无毒蛇咬伤。神经毒局部症状可不明显,无红、肿、痛或起初有轻微痛和肿胀,不久就会出现麻木,牙痕小且不渗液。血液毒局部肿胀疼痛,轻者血自牙痕或伤口处流出难以凝固,严重者可引起伤口流血不止。细胞毒作用的局部表现有剧痛、红肿、水疱、坏死及溃烂。

(2)神经毒素中毒的表现:四肢无力、吞咽困难,言语不清、复视、眼睑下垂、呼吸浅慢、窒息,瞳孔对光反射与集合反射消失、昏迷、呼吸麻痹、自主呼吸停止、心跳骤停。见于银环蛇、金环蛇等毒蛇咬伤。

(3)血液毒素中毒的表现:皮下出血、紫癜、鼻衄、牙龈出血,甚至大片皮下出血、瘀斑;血尿、柏油样大便,甚至脑出血。合并DIC时除全身出血外,皮肤潮冷、口渴、脉速、血压下降、休克,血管内溶血时出现黄疸、酱油样尿,严重者急性肾功能衰竭。凝血功能检查是血液毒素中毒的可靠指标,DIC样综合征可出现凝血时间延长。APTT、PT、TT延长,Fg减少,3P试验和FDP阳性,α_2-纤溶酸抑制物活性降低,但AT-Ⅲ活性和血小板下降不明显,如下降明显和D-二聚体阳性时为DIC。竹叶青、烙铁头、五步蛇以及红脖游蛇咬伤可出现DIC样综合征。蝰蛇、蝮蛇咬伤常合并DIC,甚至MODS。

(4)细胞毒素中毒的表现:局部肿胀可延及患肢甚至躯干,坏死溃烂可使患肢残废,全身疼痛并出现全身炎症反应综合征(SIRS)。心肌损害出现心功能不全,如眼镜蛇咬伤。横纹肌破坏可出现肌红蛋白尿合并肾功能不全,如海蛇咬伤。

（5）混合毒素中毒的表现：如眼镜王蛇咬伤以神经毒素中毒表现为主，伴有细胞毒素中毒表现，五步蛇咬伤以血液毒素和细胞毒素中毒表现为主；蝮蛇、海蛇咬伤以神经毒素和血液毒素中毒表现为主。

3. 毒蛇咬伤的诊断　可采用酶联免疫吸附法（ELISA）等免疫学方法测定伤口渗液、血清、脑脊液等体液中的特异蛇毒抗原协助诊断，但在临床上并不常用。临床上主要根据牙痕、伤口情况、全身症状等来鉴别毒蛇和非毒蛇咬伤。另外了解当地毒蛇的俗名、分布情况、生活习性对诊断也有一定帮助。此外，毒蛇咬伤需与蜈蚣咬伤、蜂蜇伤等鉴别。

为了评估毒蛇咬伤病情和指导救治，应根据各种毒蛇所含毒素引发的临床特点，如伤口局部情况、神经毒症状、血液毒症状、细胞毒症状的不同，对毒蛇咬伤进行正确诊断，并判断是轻型、重型（功能障碍期）还是危重型（功能衰竭期）。

4. 毒蛇咬伤的救治　被毒蛇咬伤后，现场急救很重要。应采取各种措施，迅速排出蛇毒并防止蛇毒的吸收与扩散。到达医院后应继续采取综合措施，如伤口清创，静脉应用抗蛇毒血清、机械辅助呼吸、血液净化治疗等。

（1）阻止蛇毒的吸收、扩散：被毒蛇咬伤后，蛇毒在3～5 min 内就迅速进入体内，应尽早采取有效措施。防止蛇毒的吸收与扩散。被毒蛇咬伤后，应保持冷静，走动要缓慢，不能奔跑，以免促使蛇毒快速扩散。局部绷扎是一种简便而有效的现场急救方法。被毒蛇咬伤后，我国目前大多数人用布条、手巾、绷带等物在伤口的近心端绷紧。如手指被咬伤可绷扎指根，手掌被咬伤可绷扎肘关节下方，脚趾被咬伤可绷扎趾根部，足部被咬伤可绷扎膝关节下方。绷扎的目的在于阻断蛇毒经静脉和淋巴管回流入心脏，而不妨碍动脉的血液供应，从而暂时阻止或延迟蛇毒的吸收、扩散。应每隔20 min 松绷1次，每次1～2 min，以免影响患肢血液循环造成局部组织缺血性坏死。绷扎至伤口清创或静脉注射抗蛇毒血清10～20 min 后方可解除。其实，科学的方法是大面积包扎法，但我国很少人会用。

（2）促进蛇毒的排出：对残留在伤口局部的蛇毒，应采取相应措施促使其排出。方法主要用吸引法。伤口较深并有污染者，应彻底清创。常规消毒后，沿牙痕作"1"字形切开伤口，长约1 cm。但切口不宜过深，皮下即可，使残存的蛇毒便于排出，有利于伤口的毒液外渗，又不导致流血不止。避免伤及神经、血管，而把蛇毒引进深部组织。不主张对伤口作"米"字或"十"字切开。如伤口有毒牙应取出，可选用1∶1000 高锰酸钾溶液等冲洗伤口，具有消毒伤口、破坏表面蛇毒的作用。此外，通过利尿作用来加速蛇毒的排泄，为传统救治方法。有使用"血液净化"治疗来促进蛇毒排出的报道，但科学依据不足；"换血疗法"可能有一定作用，但费用高。

（3）局部应用解毒药：胰蛋白酶是一种蛋白质的消化酶。蛇毒主要毒性成分是蛋白质。因此，胰蛋白酶具有广谱解蛇毒的作用，局部注射有一定作用，使伤口残留的蛇毒分解而失去毒性作用。用法：用胰蛋白酶2000 IU 加入1％利多卡因20～40 ml 中局部浸润封闭疗法。用药前可先肌肉注射异丙嗪25 mg 或静脉注射地塞米松5～10 mg，以防止过敏反应。依地酸二钠是一种金属螯合剂，血液毒素多数属金属蛋白酶，依地酸二钠可与蛇毒酶的活性中心的金属离子螯合使毒素失去作用。用法：10％依地酸二钠注射液4 ml（或2％依地酸二钠注射液25 ml）加入1％利多卡因20～40 ml 中局部浸润注射和环状封闭。

（4）早期足量应用抗蛇毒血清：抗蛇毒血清是中和蛇毒的特效解毒药，小儿使用抗蛇毒血清的剂量与成人一样，不能减少剂量，应尽早静脉使用，最好在咬伤后6～8 小时内使用。对已确认何种毒蛇咬伤，应选用单价的抗蛇毒血清；不能确定毒蛇的种类，可选用多价的抗蛇毒血清，对无特异性抗蛇毒血清的毒蛇咬伤，可选用同科属的抗蛇毒(1000 IU/支)、抗银环蛇毒血清(10 000 U/支)、抗五步蛇毒血清(2000 U/支)、抗蝮蛇毒血清(6000 U/支)4 种。常用剂量为:抗眼镜蛇毒血清 2000 IU、抗银环蛇毒血清 10 000 U、抗五步蛇毒血清 8000 U、抗蝮蛇毒血清 6000 U,用生理盐水 100～200 ml 稀释后静脉滴注。应用抗蛇毒血清之前应先做皮内试验,阴性者方可使用。皮内试验阳性者如必须使用时,应按常规脱敏,并同时使用糖皮质激素等加强抗过敏治疗。

(5) 全身支持治疗:毒蛇咬伤的伤口被污染,应常规注射破伤风抗毒素(TAT)1500 IU 以预防破伤风的发生,并应用抗生素防治感染。山莨菪碱与地塞米松合用,可改善微循环,减轻蛇毒的中毒反应,有防治 DIC 及 MODS 的作用,可连续使用 3～4 日。对呼吸肌麻痹或呼吸困难者,应及时行气管插管或气管切开,应用呼吸机辅助呼吸。心脏骤停时,应及时行心肺复苏术。注意防治高钾血症、心律失常、急性心力衰竭、肝功能衰竭、肾功能衰竭等并发症。

(6) 中医中药治疗:中医认为,"治蛇不泄,蛇毒内结;二便不通,蛇毒内攻",中医中药治疗毒蛇咬伤是起间接作用的。不应过于迷信某些"土方"效果,血的教训屡见不鲜。

第三节　虫蜇伤

1. 蜂蜇伤　蜜蜂和黄蜂的尾刺连有毒腺,蜇人时可将蜂毒注入皮内,引起局部与全身症状。蜂的毒汁分两种:一种是由大分泌腺分泌的,主要成分是蚁酸、盐酸等;另一种是小分泌腺分泌的碱性毒汁,含有神经毒。这些毒汁均含有介质和抗原物质,蜜蜂毒汁中主要含有组胺物质,黄蜂的毒汁毒性较强,除含有组胺外,还含有 5-羟色胺、胆碱酯酶和缓激肽。蜜蜂蜇后,局部立即出现红肿及疼痛,数小时后可自行消退。如蜂刺留在伤口内,可引起局部化脓。黄蜂蜂毒的毒性较强烈,蜇伤后局部红肿痛明显,可出现全身症状,伤口一般不留蜂刺。群蜂蜇伤后症状严重,软组织肿胀明显,可出现畏寒、发热、头痛、恶心、呕吐,甚至出现抽搐、昏迷、肺水肿、休克等。

蜜蜂蜇伤后要注意检查有无毒刺残留,局部以弱碱液清洗,再以南通蛇药糊剂敷于伤口,并口服蛇药片。黄蜂蜇伤处局部以弱碱液冲洗后,以 3% 依米丁 1 ml 溶于 5 ml 注射用水后作伤处注射。蜂蜇后有全身症状严重者,应采取相应急救措施。

2. 蝎蜇伤　蝎毒是主要成分为神经毒素,也包含溶血性毒素及抗凝血毒素,可以引起局部与全身反应。被蝎蜇后局部有剧烈的灼痛,随后伤口处发生显著的红肿或水疱,并伴有淋巴管或淋巴结炎,此为溶血性毒素所致。神经毒素所引起的症状有烦躁不安、头痛、头晕、发热、流涎、心悸、嗜睡、发绀。重者有呼吸急促、喉水肿、肺水肿、消化道出血等表现。小儿被蜇伤严重时可以因呼吸、循环衰竭而死亡。蜇伤后应局部冷敷,蜇伤处近心端绑扎,口服及局部应用蛇药片。蜇伤处要扩大伤口,取出残留的钩刺。伤口以弱碱性液体或高锰酸钾液清洗。以 3% 依米丁 1 ml 溶于 5 ml 注射用水后作伤处注射。全身症状重时,应补液、皮质类固醇激素静注、应用抗组胺药物,并给予对症支持治疗。

3. 蜈蚣咬伤　蜈蚣咬人时,毒液从它的一对中空的爪子排出,所以被蜈蚣蜇伤后,皮肤上出现两个瘀点,局部红肿、淋巴结炎、淋巴管炎。大蜈蚣释出毒液多,小儿被咬后中毒症状重,可出现畏寒、发热、恶心、呕吐、谵妄、昏迷等。被咬后应以碱液清洗,伤口周围组织以 0.25％普鲁卡因封闭。口服或局部应用南通蛇药。

（韩　崑　吴丁安　周启星）

参考文献

[1] Ozanne～Smith J,Ashby K,Stathakis V. Dog bite and injury prevention:analysis,critical review and research agenda[J].Injury Prevention,2001,7:321－326.

[2] 世界卫生组织.世界预防小儿伤害报告[M].1 版.北京:人民军医出版社,2012.

[3] Xiaowei Z,Wei L,Xiaowei H,et al. Comparison of primary and delayed wound closure of dog-bite wounds[J].Vet Comp Orthop Traumarol,2013,26(3):204－207.

[4] Maimaris C,Quinton DN. Dog-bite lacerations:a controlled trial of primary wound closure[J]. *Arch Emerg Med*,1988,5(3):156－161.

[5] 白俊龙,高磊,秦新愿,等.一期缝合与延迟缝合犬咬伤伤口感染分析[J].中国急救医学,2014,7,(34):45－46.

[6] Paschos NK,Makris EA,Gantsos A,et al. Primary closure versus non-closure of dog bite wounds. a randomised controlled trial[J].*Injury*. 2014,45(1):237－240.

[7] Cummings P. Antibiotics to prevent infection in patients with dog bite wounds:a meta-analysis of randomized trials[J].*Ann Emerg Med*.1994,23(3):535－540.

[8] Brook I. Management of human and animal bite wound infection:anoverview[J]. *Curr Infect Dis Rep*,2009,11(5):389－395.

[9] Tierney DM,Strauss LP,Sanchez JL.Capnocytophaga canimorsus mycotic abdominal aortic aneurysm:why the mailman is afraid of dogs[J].*J Clin Microbiol*,2006,44(2):649－651.

[10] Howdieshell TR,Heffernan D,Dipiro JT. Surgical infection society guidelines for vaccination after traumatic injury[J]. *Surg Infect*,2006,7:275－303.

[11] Dyer JL,Wallace R,Orciari L,et al. Rabies surveillance in the United States during 2012[J]. *J Am Vet Med Assoc*,2013,243(6):805－815.

[12] Brown CM,Conti L,Ettestad P,et al. Compendium of animal rabies prevention and control[J]. *J Am Vet MedAssoc*,2011,239(5):609－617.

第五篇　小儿体表肿瘤

第一章
概　论

第一节　概　述

体表肿瘤是指来源于皮肤、皮肤附件、皮下组织等浅表软组织的肿瘤。体表肿瘤按侵袭性分为：良性、恶性及交界性。小儿肿瘤以良性的多见，赵强等对 2 456 例住院小儿实体肿瘤的特点进行分析发现，其中以软组织肿瘤最常见，如血管瘤、淋巴管畸形、纤维瘤、脂肪瘤等为主要类型，占 52.6%；其次为胚胎残余组织肿瘤，主要包括畸胎瘤、皮样囊肿、先天性囊肿等，占 20.2%。而上皮来源的肿瘤仅占极少数。

小儿恶性肿瘤占肿瘤发病率的 0.6%~0.8%，以每 5 年 5% 的发病率增长。以胚胎性肿瘤和肉瘤为主，如神经母细胞瘤、肾母细胞瘤、肝母细胞瘤等。因小儿肿瘤常表现为细胞增生活跃，或为胚胎型，细胞分化差或未分化形态。肿瘤的生物学行为常表现为高度恶性、病情进展迅速及预后较差。也有些肿瘤的临床经过表现良好，如幼年性黑色素细胞瘤、婴儿型血管周细胞瘤、幼年型颗粒细胞瘤和先天性中胚叶肾瘤等。少数甚至可发生奇迹般的自发性消退。

小儿体表肿瘤的病因尚不完全明确，一般认为多为环境与机体内外因素交互作用的结果，由于小儿接触环境致癌因素的时间比较短，目前认为遗传背景的作用比较重要。另外，小儿在胎儿期接触环境致癌因素、父母的职业暴露、行为均可能对体表肿瘤的发生产生影响。

环境因素可分为物理因素、化学因素和生物因素。物理因素主要包括电离辐射、紫外线，其他如瘢痕等。化学因素主要为接触烷化剂农药、多环芳香烃类化合物，如煤焦油、氨基偶氮类燃料、亚硝胺类腌制品、真菌霉素和植物霉素，其他金属、苯等。生物因素主要是指与致癌相关病毒及寄生虫。

机体因素又可分为遗传因素、内分泌因素和免疫因素。

小儿体表肿瘤种类繁多，分布广泛，早期易被忽视，随着小儿的生长发育，肿瘤逐渐增长、扩大，造成对人体侵袭、破坏、压迫，影响外观和生活。由于组织类型多样，有血管性、神经性、纤维性、色素性和异位的迷生组织等，许多肿瘤因不被认识而误诊。随着现代医学的发展，病理学诊断水平的不断进步和相关知识的普及,越来越多的体表肿瘤能够被及时诊断和治疗。在病理分子水平、基因水平的研究已经获得突飞猛进的进展,但在发病原因、病变诱因、病理改变过程、遗传免疫因素等诸多方面还需要继续研究探讨。

第二节　特　点

1. 先天性　小儿体表的肿瘤许多是出生后即有,有的较小不被重视,有的较大造成家属的恐慌、担心。随着小儿生长发育,肿瘤逐渐生长增大,出现对组织器官的侵袭、压迫、破坏,甚至转为恶性。

2. 后天性　部分肿瘤是小儿的生长过程中出现的,有的多年缓慢生长或止状,有的迅速增生出现症状。

3. 无痛包块或肿物　体表肿瘤绝大多数无疼痛,可为囊性、实性或混合性,也可呈颜色多样的各种斑块,无明显不适,特别是幼小小儿不能自述不适,家属很难察觉到肿瘤对小儿的影响而忽视肿瘤的存在,造成延误诊治。

4. 继发感染　体表肿物,特别是侵及皮肤的肿物会造成皮肤附件的抵抗力下降或改变皮肤的正常结构,易受到病毒、细菌及其他病原体的侵袭,出现感染,肿物出现红、肿、痛、热等症状,对患儿造成伤害,也容易误诊,影响对原发肿物的诊断治疗。

5. 容易误诊　小儿体表肿物由于肿物的差异性小,又没有明显的不适症状,加上小儿语言自述能力有限,家属观察不仔细,或不正确的治疗,往往容易出现误诊。如毛母质瘤易误诊为疖肿、血管瘤,皮样囊肿误诊为皮脂腺囊肿,神经纤维瘤误诊为淋巴结肿大、脂肪瘤等,影响到最终的治疗。

6. 可为恶性病变或为恶性肿瘤转移病灶　小儿体表肿瘤恶性肿瘤较少,不易遇到,但亦有少部分为先天性恶性肿瘤,一般恶性程度低,如为后天性肿瘤的恶性程度明显升高,也要注意身体其他部位的继发转移瘤,需要寻找原发肿瘤。

第三节　治　疗

一、手术治疗

绝大多数的体表肿瘤首选手术切除治疗,手术时如为囊性肿物需要彻底切除囊壁组织,防止复发。对实性肿物应采用扩大切除方式进行手术,术中防止肿物的残留,对于一些面积大的肿物,切除后的组织修复是术者应考虑的,修复方式可采用局部皮瓣、游离皮瓣、远位皮瓣和植皮等方式解决。术者应根据自身能力采用适当的修复方式,有些肿物还可以采用分次切除的方式进行。

二、激光或电灼

有些肿物对热源敏感，如小的疣、痣、斑等，可采用 CO_2 激光或电灼进行治疗，也能达到很好的治疗效果。

三、硬化剂注射

有些囊肿也可以采用穿刺抽出囊内液体，然后注射硬化剂治疗，常用的硬化剂如无水乙醇、聚桂醇、平阳霉素、博莱霉素等，该治疗适应证有限，不作为首选。

（周启星　陈　俊）

参考文献

［1］董蒨.小儿肿瘤外科学［M］.北京：人民卫生出版社，2009.

［2］穆雄铮，王炜.小儿整形外科学［M］.杭州：浙江科学技术出版社，2015.4.

［3］张金哲，杨启政.实用小儿肿瘤学［M］.郑州：河南医科大学出版社，2001.

第一节　皮肤囊肿

一、皮样囊肿

皮样囊肿(dermoid cyst)是小儿最常见的一种皮肤囊肿,为含有表皮组织和皮肤附件的良性肿物。皮样囊肿多为先天性疾病,发病机制不明。有学者认为皮样囊肿起源于异位的胚胎上皮细胞,是胚胎发育早期(3~5周),神经沟闭合形成神经管时,将皮肤组织植入深部组织的结果。胎儿因羊膜带的压迫,上皮植入体内,也是形成皮样囊肿的原因之一。在胚胎期,表面上皮与硬脑膜接触,随胎儿的生长发育,二者之间形成颅骨,将上皮与脑分开,若二者之间粘连,在颅骨形成过程中,上皮黏着于硬脑膜或骨膜,深埋于眶缘或眶内,出生后,此种异常上皮继续生长,形成皮样囊肿。

皮样囊肿出生后即有者占37.2%,在5岁以前发现者占62.7%。它生长缓慢,多于小儿及青春期时症状明显而就诊,好发于眼睑、眉弓外侧、头顶部、额部颞侧、眶周、鼻根、颈前胸骨上窝、上唇、耳后和耳下、枕部、口腔底部或其他身体中线部位,即胚胎发育中各突起结合的缝隙处,以及身体前后中线处因其形成于胚胎期,位于眶周的囊肿在患儿生后1~2个月内即被发现。

(一)组织和病理

皮样囊肿含外胚层及中胚层两个胚层成分。大体标本囊肿呈圆形或椭圆形,少数呈哑铃状,有光滑的囊壁,较厚,呈淡黄色。囊腔内容物呈牛油样的黏稠脂质状物,并混有皮脂腺样物质、角化物质、胆固醇、毛发、坏死细胞等,可有钙化,无气味。镜下可见囊壁由两层构成,外包一层结缔组织囊膜,内衬为角化的复层上皮,表皮组织面向囊腔内,含有发育不全的皮肤附属器,如毛囊及毛发结构、汗腺、皮脂腺、血管等。若囊肿因外伤曾有破裂或手术切除不完全,则常有围绕毛发的一种异物巨细胞反应。

（二）临床表现

皮样囊肿多呈单发,偶有多发,为大小1~2 cm的皮下肿物,亦可大至十余厘米。质软,有囊状感、无压痛。肿物与皮肤无粘连,但有的却与深部组织、筋膜、骨膜紧密粘连,基底宽而不能推动,尤以位于眼眶骨膜下的囊肿多见,造成颅骨外板受压凹陷,严重者可导致内板受压吸收,压迫硬脑膜。在囊肿破溃或穿刺时,可见囊内皮脂、毛发及脱落上皮。皮样囊肿一般无疼痛和其他不适症状,但若囊肿压迫颅骨内板、硬膜,可能产生头痛、眩晕、抽搐、视力障碍及其他神经系统症状(图5-2-1-1)。

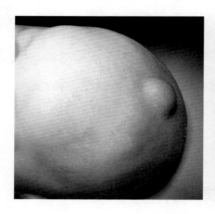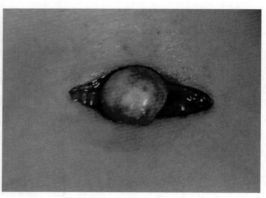

图5-2-1-1　皮样囊肿的临床表现

（三）检查

1. B超　肿物为圆形或椭圆形囊实性包块,边界清楚,内回声因囊内容物成分不同而表现为回声多而分布不均,声衰减少,后囊壁回声增强,可见包膜反射光带。

2. X线摄片　若为头顶或眶周等处的囊肿,可见颅骨因肿物的长期压迫而有一小的凹陷压迹。有的甚至突入颅骨到颅内,形成一哑铃状肿物。

3. CT平扫＋增强　多呈圆形或半圆形的囊性病变,也有哑铃形。病变内密度呈多样化,低密度区为囊内脂肪影像,CT值可为负值,介于脑脊液和脂肪之间,最低值为－61 Hu;高密度为囊壁的脱落物和毛发影像,CT值可高达＋77 Hu。增强后囊壁可呈环形强化。眶周的骨膜下方囊肿因长期压迫多伴有压痕样凹陷或骨窝形成,有的甚至骨质吸收缺损。

4. MRI　其脂性成分在T1WI和T2WI均为高信号强度,脂肪抑制扫描,除去高信号,则可见囊壁及内容中的非脂肪成分,可表现为斑驳状、均匀高信号或中低信号等。

（四）鉴别诊断

1. 表皮样囊肿　两者均含有表皮组织且临床表现相似,但在病理组织上二者略有不同,皮样囊肿的囊壁中有一种或多种皮肤附属器,如毛囊、汗腺或皮脂腺、毛发。表皮样囊肿囊壁内无皮肤附属器。皮样囊肿含外胚层及中胚层两个胚层成分。而前者只含一个胚层,即外胚层成分。

2. 增大的淋巴结　为实质性包块,多为扁圆形或肾形,合并感染时可伴有红肿及压痛,结合B超等检查可与皮样囊肿合并感染相鉴别。

3. 甲状舌管囊肿　颈部的皮样囊肿需与甲状舌管囊肿相鉴别,后者位于舌骨上方,呈囊性,质地较硬,基底部固定,并随吞咽动作而上下活动。结合CT检查可鉴别。

（五）治疗

皮样囊肿以尽早手术摘除为宜。手术原则是尽量完整地将囊壁及内容物摘除。位于眶缘的皮样囊肿，为了防止损伤提上睑肌，同时为了美观，手术切口应尽量沿眉弓的上下缘方向切开皮肤。如囊肿位置较深位于骨膜下方，分离时应动作轻柔，沿囊壁仔细剥离，也可以采用开窗减压的方法切开囊壁，挤出囊内容物后再完整摘除囊壁组织。特别是哑铃状的囊肿，只摘除一半，要避免遗漏。向眶内深部分离时，避免损伤泪腺。

二、表皮样囊肿

表皮样囊肿（epidermoid cyst）为复层鳞状上皮构成的囊肿，是最常见的皮肤囊肿之一。本病大多为先天性，在胚胎发育中，表皮脱落至其他部位，或表皮基底层细胞残留于某处，继续发育形成囊肿。但亦可由于外伤如裂伤、刺伤，或手术将含有生发层的小块表皮组织带入皮下或皮内，表皮继续增殖及角化，被结缔组织包裹形成植入性或创伤后囊肿。

表皮样囊肿可发生于各种年龄，尤以小儿及青年人多见。多呈单发性，可发生于身体任何部位。先天性的因为囊肿的胚胎基础是在胚板的闭合线附近，常好发于身体中轴线及中轴线附近，如眼睑、眶周、头顶、额、鼻、耳前及臀部、背部等处。外伤性的好发于手的掌面及足跖，尤其是手指。手术植入性的表皮样囊肿位于瘢痕深面，病变通常较小。此外，皮肤附件的新生、衍化以及皮脂腺囊肿的鳞状化生也可形成表皮样囊肿。

（一）临床表现

本病起病缓慢，逐渐长大，囊肿呈圆形或椭圆形，光滑，多有囊性感，无触痛。肿物与皮肤粘连，基底有一定的活动度，表面皮肤变薄，但无皮脂腺开口堵塞所形成的黑点。当囊肿位于手、足、臀部的患儿，可因长期受压出现疼痛，影响活动。骨质内患儿，多在末节指（趾）骨。当囊肿呈鼓槌状膨大、伴有疼痛，触及硬物时，疼痛加重，有时可引起病理性骨折。

（二）组织和病理

表皮样囊肿只含一个胚层，即外胚层成分。囊壁结构与皮肤的表皮相同，为一层较薄的复层鳞状上皮构成，囊壁内无皮肤附属器。其角质层在囊壁内层，而基底细胞层在外层。囊内为脱落的过度角化的上皮细胞，无结构的角质蛋白，呈环层状排列，但无臭味。中心部分大多为细胞碎屑，常含有脂肪、胆固醇结晶，少数患儿可见有钙化。若囊肿破裂，其内容物侵入真皮内，常引起异物巨细胞反应。极少数可以发生恶变，多为分化良好的鳞状上皮癌，以头部的表皮样囊肿多见。

（三）检查

1. B超 肿物为圆形或椭圆形囊实性包块，边界清楚，内回声因囊内容成分不同而表现为回声多而分布不均，声衰减少，后囊壁回声增强，可见包膜反射光带，囊液内的细胞碎片可造成"假实性"表现。由于表皮不断生长角化，典型者内部呈"洋葱皮"样特征或见环形钙化。

2. CT平扫＋增强 表皮样囊肿多为单囊均匀的水样密度表现，边界清晰。增强时，囊壁可强化。

3. MRI 一般较少使用，表皮样囊肿的信号表现和一般囊肿相同，多呈T1WI上的低信号和T2WI上的均匀高信号，边界清晰。

（四）鉴别诊断

1. 皮脂腺囊肿　两者均与皮肤紧密粘连,但皮脂腺囊肿常伴有一个黑点(粉刺样小栓),挤压排出豆渣样物,而表皮样囊肿无黑点。且皮脂腺囊肿的内容物有恶臭,表皮样囊肿则无臭。

2. 皮样囊肿　两者均含有表皮组织,但皮样囊肿的囊壁中有一种或多种皮肤附属器,如毛囊、汗腺或皮脂腺、毛发。表皮样囊肿囊壁内无皮肤附属器。皮样囊肿含外胚层及中胚层两个胚层成分。而后者只含一个胚层,即外胚层成分。

（五）治疗

表皮样囊肿无自愈的可能,且容易继发感染及有恶变的可能,应尽早行手术切除。术中需小心剥离囊肿,勿弄破,以免复发和继发感染。如已合并感染,轻度的感染则需先行抗生素及消肿治疗,待炎症消退后再手术切除;如已形成脓肿,则需切开引流,二期再行手术切除。

三、皮脂腺囊肿

皮脂腺囊肿(sebaceous cyst)亦称皮脂腺瘤或粉瘤,是非真性肿瘤,为皮脂腺排泄受阻形成的潴留性囊性病变。皮脂腺囊肿是常见的体表肿瘤之一,容易发生感染。由于皮肤附件中皮脂腺的开口或排出管因感染、外伤、毛囊角化而阻塞,致使皮脂淤积其内,形成潴留性囊肿。囊壁结构与皮脂腺腺泡相同,囊外为纤维结缔组织。囊腔内充满逐渐分解的皮脂细胞,为半流质状的物质,含有大量的胆固醇和胆固醇结晶,并常伴有钙化,囊内容物具有恶臭,当囊肿破裂,内容物侵入真皮内,则引起异物巨细胞反应,并使囊壁部分分解。

皮脂腺囊肿以青春期小儿及成人为多见,好发于皮脂腺丰富的头面部、臀部及胸背部,多为单发性,亦可多发。

（一）病理改变

囊壁结构与皮脂腺腺泡相同,衬以厚的复层扁平上皮,外周基底细胞呈栅栏状排列,棘细胞肿胀,细胞周界不清,无细胞间桥,不演变为颗粒层,内面无角化形成,腔内含大量嗜酸性物质的胆固醇和胆固醇结晶,当囊壁破裂可导致异物肉芽肿反应。

（二）临床表现

皮脂腺囊肿是位于皮肤和皮下组织内,直径常为1～3 cm 的囊性肿物,质软、稍突出体表,无压痛,界限清楚。囊肿多与皮肤粘连,基底可以移动,表面皮肤略带青色,并可见有一小孔,为扩大了的皮脂腺开口,此处皮肤与肿物紧密粘连。在推动肿物时,因牵拉小孔处下陷形成一小凹,且常伴有一个黑点(粉刺样小栓),用力挤压,可从小孔中挤出灰白色蜡样半流质物,有恶臭。部分患儿有挤压排出豆渣样物的病史。

（三）检查

B超检查可见边界清晰的圆形或椭圆形病变,多数有完整包膜伴侧边声影,内部为较均匀的点状低回声,后方回声增强,可见一条索样低回声连于皮肤表面,此征为诊断的关键。

（四）鉴别诊断

1. 表皮样囊肿　皮脂腺囊肿亦可长得较大,容易发生感染,也伴有硬化和钙化,这与表皮样囊肿相同,有时极难鉴别。临床上主要鉴别点为皮脂腺囊肿的内容物有恶臭,表皮样囊肿则无臭。

2. 钙化上皮瘤　当钙化上皮瘤合并感染或未成熟时,与皮脂腺囊肿外观相似,易引起误诊。但钙化上皮瘤的质地较硬,为实性包块,其内含沙粒状的钙化颗粒。体检时注意触诊及询问病史可鉴别。

（五）治疗

皮脂腺囊肿无自愈的可能,因容易继发感染且有恶变的可能,因此要持积极的态度,择期手术切除。手术中注意沿堵塞而扩大的皮脂腺开口作梭形切口,并小心分离囊肿,勿弄破,以免复发和继发感染。

（周启星　陈　俊）

参考文献

[1] 张金哲,杨启政.实用小儿肿瘤学[M].郑州:河南医科大学出版社,2001.

[2] 董蒨.小儿肿瘤外科学[M].北京:人名卫生出版社,2009.

[3] 穆雄铮,王炜.小儿整形外科学[M].杭州:浙江科学技术出版社,2015.

[4] 王炜.整形外科学[M].杭州:浙江科学技术出版社,1999.

第二节　脂肪瘤与脂肪母细胞瘤

一、脂肪瘤

脂肪瘤(lipoma)是体表最常见的良性肿瘤之一,占软组织良性肿瘤的80％左右。其来源于脂肪组织,由成熟的脂肪细胞集积而成。可发生于任何年龄和有脂肪组织存在的任何部位。

（一）临床表现

脂肪瘤常见于躯干处,如颈、肩、背、臀等,其次也可见于四肢、面部或内脏。其好发于皮下,也可见于深部组织如肌间隔、肌肉深层或腹膜后等。其中位于皮下的脂肪瘤多有薄弱的纤维组织包膜,而位于深部的脂肪瘤无包膜,并呈伪足状向周围组织浸润生长。

该肿瘤常表现为局限性肿块,由单个或多个大小不一的扁平团块构成,呈圆形、类圆形或分叶状,表面皮肤多无明显异常。触诊瘤体质地柔软或稍韧,与皮肤无粘连,基底较宽泛。当瘤体较大时,可呈局部膨隆,高低起伏不平,推挤肿瘤有时可见橘皮样征。

脂肪瘤的生长缓慢,并具有一定的自限性。多数瘤体在初期表现为隐匿性生长,达到一定体积后可停止增长,有时也可出现自发萎缩或钙化、液化。

除特殊类型外,脂肪瘤本身多无自觉症状,仅当瘤体较大、位于重要组织器官时可出现压迫表现、功能损害或其他继发症状。

多发性脂肪瘤需考虑到脂肪瘤病(lipomatosis)可能。此类患儿常有家族史,瘤体可达数百个,体积较小,直径1～2 cm,常为对称性分布。伴有触压痛者,称为痛性脂肪瘤。多发性脂肪瘤常见两种临床表现。一种在出生时即被发现,表现为成熟脂肪组织弥漫性、过度生长性疾病,位于一侧肢体,随年龄增长而逐渐增大,质地柔软,边界不清。患儿多伴有弥漫性肢体血管畸形如静脉畸形等,以及骨关节畸形和横纹肌发育畸形,可表现为巨肢。另一类脂肪瘤病多为后天发病,常见如良性对称性脂肪瘤病(benign symmetric lipo-matosis,BSL),又称 Madelung 病,病因仍不清楚。临床分为两型:Ⅰ型发生于成年男性,病变主要位于颈、肩、背及上肢,呈"马项圈"的特征性表现,部分患儿可因压迫产生呼吸、吞咽困难等严重并发症;Ⅱ型则男女均可发生,表现为全身皮下脂肪沉积,呈单纯的全身肥胖症状。

（二）检查

1. MRI　对脂肪瘤诊断具有较强特异性,表现为 T1、T2 均为高信号,抑制后呈低信号,增强后强化不明显。这是其他实质性占位不具有的 MRI 信号特点。

2. CT　对脂肪瘤诊断也有一定意义。正常脂肪 Hu 值为−80～−100,脂肪瘤因内部含有其他组织成分而密度稍高,但无论平扫还是增强,总表现为 Hu 值为负值的低密度影,且增强后强化不明显。

3. B超　多表现为均匀回声、细光带间隔的实性包块。彩色多普勒 CDFI 探查,包块内多无明显血流信号。

（三）诊断

依据临床表现结合影像学、病理学检查,脂肪瘤不难诊断,亦不难与血管瘤、淋巴管瘤、神经纤维瘤、脂肪肉瘤等疾病鉴别。

（四）治疗

对体积较小、无明显症状且无生长趋势的脂肪瘤可保持观察,暂不处理。

手术切除是治疗脂肪瘤最有效的方法。对于浅表有包膜的瘤体可沿包膜分离,易于完整切除。对无包膜的瘤体,因肿瘤组织与正常脂肪组织之间无明显差别,较难准确彻底切除。脂肪瘤表面的皮肤多属正常,可予以保留。对切除后形成的较大空腔,可放置负压引流,以避免术后血肿、感染等并发症(图 5-2-2-1)。

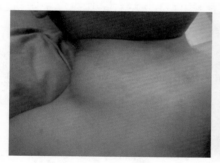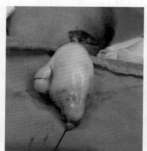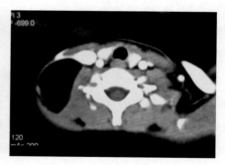

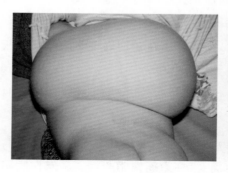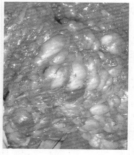

图 5-2-2-1　脂肪瘤的临床表现和手术过程

吸脂术尽管具有表面创伤小的优点,但无法彻底吸除肿瘤组织,故不作为常规治疗手段。仅在于改善外观为主要目的时可酌情采用,但需向患儿说明肿瘤残留和复发的可能。

（五）病理改变

脂肪瘤多呈分叶状,质地偏软,切面呈淡黄色、油腻的实性组织,由成熟的脂肪细胞构成,细胞形态不具有异型性。肿瘤细胞间可见一些其他间叶成分,将其分隔为大小不一的叶状。根据间叶成分的不同,又可分为不同的形态学类型:纤维脂肪瘤的脂肪小叶中含有较多的成熟纤维组织束;黏液性脂肪瘤组织内有局灶性的黏液性变;血管脂肪瘤的肿瘤周边富含血管成分;软骨脂肪瘤可见肿瘤内软骨化生;梭形细胞脂肪瘤可在黏液性或纤维性背景上见到肿瘤由成熟脂肪细胞和形态一致的梭形细胞混合而成;多形性脂肪瘤则在纤维间隔间含有核深染多核瘤细胞。成熟的脂肪细胞对 vimentin、S-100 蛋白和 leptin 呈阳性表达。

二、脂肪母细胞瘤

脂肪母细胞瘤(lipoblastoma)是一种少见的良性脂肪组织肿瘤。主要发生于 3 岁以下婴幼儿,其中 1 岁以内病例占 55%,罕见于年长儿。男性多于女性。本病发病原因目前仍不清楚,但细胞遗传学研究发现患儿存在 8 号染色体异常。

（一）临床表现

脂肪母细胞瘤最常发生于四肢近端,常见发病部位依次为下肢、上肢、躯干、腹部、头颈等,也可见于阴囊、纵隔等少见部位。其临床表现为局部较大包块,形态不规则,质地较硬,活动度差,多数浅表瘤体呈缓慢增长,不伴有疼痛,少数也可在短时间内迅速增大。体积较大或位置深在者,可由浸润或压迫邻近组织器官而出现相应临床症状。

（二）诊断

本病的诊断主要依靠病理学特征。影像学检查不具有特征性,主要用于术前评估及术后随访。CT、MRI 显示脂肪和软组织混合密度的肿块,增强扫描软组织成分有轻度不均匀强化。超声表现为稍高回声团,彩色多普勒血像可见短线状血流信号。

脂肪母细胞瘤需注意与脂肪瘤和脂肪肉瘤相鉴别。其中脂肪瘤均为成熟的脂肪细胞,而无脂肪母细胞。脂肪肉瘤则多见于成人,病理可见核异型、多形性及异常核分裂等恶性肿瘤表现。

（三）治疗

本病为一种良性肿瘤,首选治疗方式为完整手术切除,预后较好。特别对于婴幼儿患儿并不主张采用放疗和化疗。其中,局限型肿瘤较浅表,沿包膜分离常可完整切除。而弥漫型肿瘤由于位置深在,且呈浸润性生长,往往难以彻底切除。复发与肿瘤残留有关(如图 5-2-2-2)。目前尚无该肿瘤转移、恶变的病例报道。

（四）病理改变

依据 Chung 和 Enzinger 分类方法,可将脂肪母细胞瘤分为两个临床病理类型:局限型和弥漫型。局限型肿块位于皮下浅表部位,一般包膜完整,境界清楚,占脂肪母细胞瘤的大多数;弥漫型也称为脂肪母细胞瘤病,起源于深部组织,体积较大,呈浸润性生长,包膜多不完整,复发倾向大。肿瘤大体观呈分叶状,质地柔软。切面淡黄色,并多较脂肪瘤颜色偏浅,常有黏液样区域。镜下见未成熟和成熟的脂肪组织由富含毛细血管、小静脉的纤维间隔分隔为叶状。脂肪细胞显示出全部成熟过程,从原始星形、梭形间质细胞到多泡性脂肪母细胞、印戒细胞和成熟的脂肪细胞都可见到。核分裂像少见,无异常核分裂像。

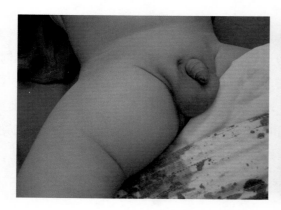
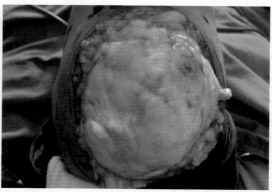

图 5-2-2-2　脂肪母细胞瘤的临床表现和术中情况

（张　勇　周启星）

参考文献

[1] 吴阶平,裘法祖.黄家驷外科学[M].北京:人民卫生出版社,1999.

[2] 张金哲.现代小儿肿瘤外科学[M].北京:科学出版社,2009.

[3] 马静,娄凡,陆涛,等.小儿面颈部脂肪瘤的诊断及外科治疗[J].临床耳鼻咽喉头颈外科杂志,2014,28: 1960-1963.

[4] Boltze C,Schneider-Stock R,Jäger V,et al. Distinction between lipoma and liposarcoma by MDM2 alterations:a case report of simultaneously occurring tumors and review of the literature[J]. Pathol Res Pract,2001,197:563-568.

[5] 顾玲,步荣发,梁立民,等.多发性对称性脂肪瘤病的诊断与治疗[J].口腔医学研究,2007,23:76-78.

[6] 高煜,张永平,张忠祥,等.小儿脂肪瘤及脂肪母细胞瘤的 CT 及 MRI 表现[J].中国临床医学影像杂志, 2007,18:506-508.

[7] 江泉,赵玉华,俞颂革,等.浅表脂肪瘤的超声表现[J].肿瘤影像学,2002,11:212-213.

[8] 董晓宏,姜海山,张明生,等.脂肪抽吸术在体表脂肪瘤治疗中的应用[J].中国美容医学,2011,20: 181-183.

[9] Speer AL,Schofield DE,Wang KS,et al. Contemporary management of lipoblastoma[J]. J Pediatr Surg,2008,43:1295-1300.

[10] 谭湘黔,钱开礼,梁冬生,等.腹膜后巨大脂肪母细胞瘤 1 例[J].诊断病理学杂志,2007,14:405.

[11] Chung EB,Enzinger FM. Benign lipoblastomatosis:an analysis of 35 cases[J]. Cancer,1973,32: 482-491.

[12] Arda IS,Senocak ME,Göğüş S,et al. A case of benign intrascrotal lipoblastoma clinically mimicking

testicular torsion and review of the literature[J]. J Pediatr Surg,1993,28:259-261.

[13] 张忠德,奚政君,吴湘如,等.脂肪母细胞瘤 44 例临床病理分析[J].临床与实验病理学杂志,2003,19:125-127.

[14] 高煜,张永平,张忠祥,等.小儿脂肪瘤及脂肪母细胞瘤的 CT 及 MRI 表现[J].中国临床医学影像杂志,2007,18:506-508.

第三节　钙化上皮瘤

钙化上皮瘤(Calcifyingepithelioma)于 1880 年首先由 Malaherb 命名,1961 年 Forbis&Lhelwig 又将其命名为毛母质瘤(Pilomatrixoma),认为其来源于毛囊的外根鞘细胞是一种趋向毛发细胞分化的肿瘤,来源于毛细胞或其原始胚芽细胞是一种良性肿瘤,而钙化是其继发性改变,其发病率在 0.105%～0.10% 之间,60% 发生于 20 岁以下,40% 发生于 10 岁以下,好发于面部、头皮、颈部或上臂,就面部而言,最好发的部位是腮腺区及面颊部,可发生于任何年龄,但大多数发生于 10～15 岁青少年。

（一）临床表现

钙化上皮瘤为孤立的紧贴皮下的坚硬肿瘤,可隆起于皮肤表面,直径有 0.5 ～5 cm,表面的皮肤可完全正常或微红,瘤体也可与表皮粘连,随表皮被动移动,多生长缓慢,无自觉症状,少数有疼痛、触痛及痒感,局部皮肤色泽正常,可呈浅蓝色、浅褐色、淡红色,部分皮肤有破溃,触诊肿块位于皮下,大多与皮肤粘连,可随皮肤被推动,形态不规则,多呈结节状或类圆形,质硬,钙化上皮瘤主要发生在真皮深部与皮下脂肪交界处,多与真皮粘连,但与皮下组织无粘连。

（二）病理

肿瘤有完整包膜,常与表面皮肤粘连,肿块切面灰褐或灰黄色,切开时有磨砂感。镜下主要由嗜碱性细胞及影细胞组成条索或团块状,二者比率往往反映肿物生长时间长短,时间越短嗜碱细胞越多,反之则少,偶见嗜碱性细胞向影细胞过渡。瘤细胞排列成脑回状,中央为影细胞,边缘为嗜碱性细胞,瘤细胞内常见钙化。瘤内血管壁薄,常常有红细胞外溢,有时可见到黑色素细胞和含铁血黄素。因此,诊断钙化上皮瘤的依据应以影细胞为主。较大病灶范围(直径>10～15 cm)的具有侵袭性生物学特征的钙化上皮瘤,存在恶变为毛母质细胞癌的潜在可能。

（三）临床诊断与鉴别诊断

由于钙化上皮瘤主要发生在皮肤的真皮深部与皮下脂肪交界处,大多与真皮粘连在一起,而与皮下组织无粘连,可随皮肤被推动,浅表,质硬,多呈结节状是其临床主要特征,临床上常易被误诊为皮肤感染、皮下脂肪瘤和皮脂腺囊肿。皮肤感染或脓肿发病短,质地软,有疼痛。皮下脂肪瘤和皮脂腺囊肿多见于成人,前者质地较软,多发,超声表现为高回声结节,内光点分布尚均匀;后者呈囊性感,超声表现为囊性肿块,二者均无明显钙化表现,淋巴结炎或淋巴结结核,这两种病常为多发病灶,常侵犯颈深淋巴结群,淋巴结炎时淋巴结皮髓质分界尚清,呈肾形;淋巴结结核发生钙化时常可见多个类似病灶,同时可见干酪坏死征象,彩超(B 超)示病灶内部较丰富的血流信号。

（四）治疗

钙化上皮瘤为良性的皮肤肿瘤，手术切除为唯一的治疗手段，完整切除肿块，一般不会复发，预后良好（图 5-2-3-1）。

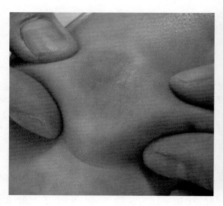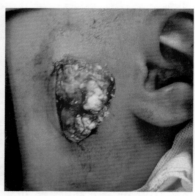

图 5-2-3-1　钙化上皮瘤的临床表现和手术所见

第四节　黄色瘤

黄色瘤（xanthoma）又称黄瘤病（xanthomatosis）或黄疣病，黄色瘤通常系指发生在皮肤或肌腱部位的黄色或橙黄色斑丘疹或结节，由真皮或肌腱中内含脂质的泡沫状巨噬细胞浸润所致，是脂蛋白新陈代谢系统性紊乱的重要临床表现。眼睑黄色瘤好发于单眼、双上睑和双下睑内侧皮肤或与下睑融合，常呈对称性蝴蝶状分布，扁平或稍隆起的黄色斑块，或略高出皮肤表面，表面光滑，边界清楚、质地柔软，呈椭圆形或不规则形，早期多为单侧。一般被认为有潜在的高胆固醇血症，本病为脂肪代谢障碍性皮肤病变，原发性者常有家族高脂蛋白血症，可伴有或不伴有血脂异常。

（一）分类

1. 原发性黄色瘤　多有家族性高脂蛋白血症病史，其脂质和脂蛋白代谢异常多因先天性家族性缺陷所致，非家族性的发病多与饮食不当、营养或药物因素等异常有关。

2. 继发性黄色瘤　本病多继发于糖尿病、甲状腺功能减退伴有黏液性水肿、动脉粥样硬化、肾病综合征、胰腺炎、肝胆疾病及痛风症等慢性代谢性疾病，常有血清胆固醇及三酰甘油和脂蛋白水平升高。少数患儿也可因酒精中毒、肥胖、雌激素治疗或其他网状内皮系统疾病，如组织细胞病 X 淋巴瘤及白血病等引起，因而又称为症状性黄色瘤。

3. 血脂正常和脂蛋白正常性黄色瘤　如幼年性、青年性黄色瘤，播散性黄色瘤，血脂正常性黄色瘤等。

4. 其他　如外伤损害、物理与化学性刺激等对实验性动物及人类均可诱发黄色瘤，黄色瘤多见于肘部及眼部，这与其反复动作刺激局部组织增殖、淋巴循环脂蛋白蓄积、被组织细胞吞噬有关。

（二）临床表现

1. 扁平黄瘤（plane xanthoma）　较常见,多发生于颈肘窝、腋窝、股内侧及躯干等部位,常有高脂蛋白血症,黏膜往往不受损害。

2. 睑黄瘤（lid xanthoma）　青中年女性较多见,多发生于眼睑内眦处,可单发或多发,逐渐发展形成较大范围的黄色瘤,也可与其他型黄色瘤伴发。

3. 结节性黄瘤（tuberous xanthoma）　多发生于肘膝关节,皮疹隆起呈圆形,橘黄色结节状较硬,可单发也可多发,直径可达 7～8 cm,呈巨大结节性黄色瘤,可伴有高脂蛋白血症及冠心病等异常。

4. 发疹性黄瘤（eruptive xanthoma）　多为针头大小的皮肤损害,小黄瘤呈黄棕色,可迅速成群发生,并有瘙痒皮疹,数周后可自行消散,多发生于臀部、臂部、大腿屈侧与股股沟等部位。本型多有高脂血症的高乳糜微粒血症。

5. 腱黄瘤（tendon xanthoma）　发生于肌腱上的黄瘤可为丘疹或结节状,多发于手足背伸肌腱及跟腱部位。血脂可升高也可在正常范围内。

6. 掌黄瘤（palmar xanthoma）　发生于沿掌纹和手指掌面纹理分布的扁平黄色瘤常很微细,呈线状分布,多有高脂血症。

7. 播散性黄瘤病（disseminated xanthoma）　比较少见皮损,呈多发性小黄丘疹或小黄结节,成群分布于颈、腋肘腘窝、腹股沟等部位。

8. 幼年性黄色肉芽肿（juvenile xanthogranuloma）　为一良性播散的皮肤、黏膜和眼的黄色肉芽肿,常出现在出生 6 个月内,为圆形或卵圆形或结节,高出皮肤,边界清楚,大小 1～20 mm,颜色开始为红色,以后变为黄红色或棕色,损害可有 1 个到数百个,不规则分布于头、面、躯干和四肢,常于 1～2 岁内完全自然消退,遗留少许色素或轻微痕迹（图 5-2-4-1）。

（三）病理

各型黄色瘤的组织病理是一样的,为真皮内多数散在或成团的泡沫状组织细胞。后者是具有吞噬能力的组织细胞在吞噬大量脂质后,胞浆内充满脂质小滴而形成的,在常规切片中呈网状或泡沫状,泡沫细胞巢周围通常有结缔组织反应,在陈旧性损害大多数泡沫细胞为纤维化替代。

（四）并发症

黄色瘤部分患儿还可有黏膜损害,甚至发生尿崩症,病程较长且可自行缓解。患儿也可发生血脂升高,伴有冠心病等。

（五）诊断与鉴别诊断

根据其皮肤损害表现特点,如颜色分布和形状等,比较容易诊断。但应鉴别其临床类型,以及了解其基础疾病以利治疗,组织病理检查及家族史和血脂检查等可辅助诊断。一般鉴别诊断为鉴别其原发性、继发性或正常血脂性黄色瘤等。

（六）治疗

本病因实际上并非真正的肿瘤,一般可不必治疗。但因影响面容,随着人民生活水平的提高,越来越受到重视,人们有祛除的要求。单纯治疗伴发的全身性疾病并不能使黄色瘤自行消退,常用的治疗方法较多,有高频电离子浅层烧灼、手术、口服银杏叶片、局部注药（平阳霉素、肝素钠、藻酸双酯钠）、汽化、低温冷冻等方法,大都有可能复发。药物治疗可给予降脂药物,如考来烯胺（消胆胺）、烟酸、非诺贝特、洁脂、洛伐他汀（美降脂）、辛伐他汀（舒降之）、红曲提取物（脂必妥）或藻酸双脂钠等,一般采用1～2 种即可,中药可采用泽泻、虎杖、首乌、山楂、毛冬青或决明子等。原发疾病治疗如同时患有糖尿病肾病综合征、甲状腺功能减退、胆汁性肝硬化、胰腺炎、痛风或骨髓瘤等病,必须同时治疗。

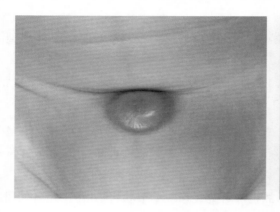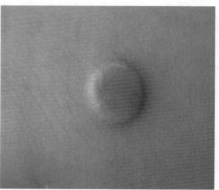

图 5-2-4-1 黄色瘤的临床表现

第五节 毛发上皮瘤

毛发上皮瘤(trichoepithelioma),又名囊性腺样上皮瘤、多发性良性囊性上皮瘤、多发性丘疹性毛发上皮瘤,是一种皮肤附属器肿瘤,起源于多分化潜能的基底细胞,并有向毛发分化的趋势。本病可分为单发及多发两型,多发型病例与遗传有关,多为常染色体显性遗传,单发型者则未见家族史,发病晚。

(一)临床表现

多发性毛发上皮瘤通常在青少年时发病,女性多见,常呈多发性,面部最常见。直径 2~5 mm,少数较大损害可发生于头皮及背部。通常为正常皮色、硬固的丘疹,呈半球形或圆锥形,质地坚实,有时有透明感(图 5-2-5-1),有时尚可见毛细血管扩张。偶可形成斑块,极少破溃。肿瘤发生后数年内可渐渐长大,但以后停止增长。个别病例小损害可融合成较大的结节,甚至如皮肤黑热病之狮面状。面部损害特点为沿鼻唇沟对称分布的多数丘疹,但有些发生在额部、眼睑、上唇,颈部也较常见,有时甚至发生在外耳部。小儿期开始发病的患儿到青春期仍可出现许多新疹,通常无自觉症状,但有时有轻度烧灼感或痒感。

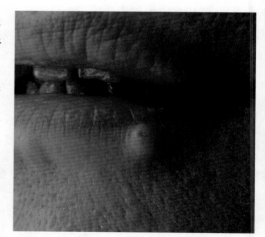

图 5-2-5-1 毛发上皮瘤的临床表现

(二)组织学特点

本病主要向毛囊、皮脂腺导管分化的基底细胞样细胞增生,少数细胞可向皮脂腺分化,这支持瘤细胞起源于多能的基底细胞,属于皮肤附属器的错构瘤。病理改变为瘤团由基底样细胞组成,有角质囊肿,瘤团周围纤维组织增生明显。肿瘤位于真皮,界清,表皮基本正常,由基底样细胞组成的瘤团呈束状或筛孔状,周围细胞呈栅栏状排列,瘤团由增生明显的纤维组织互相分隔,角质囊肿常见中央角化突然而完全,破裂时,可出现异物肉芽肿反应,核丝分裂相及坏死细胞少见或无,多发性毛发上皮瘤可伴发圆柱瘤、小汗腺螺旋腺瘤、外毛根鞘瘤和基底细胞癌。

(三) 鉴别诊断

毛发上皮瘤临床表现多种多样,可有其他继发或并发病变,容易误诊,本病临床上应与结节性硬化症、汗管瘤等鉴别。汗管瘤好发于中年女性下眼睑的肤色半球形丘疹或结节,遇热出汗时加重。主要发生于眼睑周围,皮疹较小,大小比较一致;结节性硬化症常伴有其他并发症,且以脑、眼、皮肤、心、肾和肺受累最常见,癫痫发作、智力障碍和多种形态的皮损是其临床特征。本病组织学上需与角化性基底细胞癌相鉴别。后者发病年龄大,多单发,肿瘤分布不对称,边界呈浸润性生长,间质相对较少,角囊肿内可见角化不全细胞或坏死团块。

(四) 治疗

目前对于单发性毛发上皮瘤可手术治疗,较小损害可用电灼、冷冻或激光治疗,而多发者缺乏治疗方法,可试做皮肤磨削,但易发生瘢痕。也可采用激光、冷冻以及电外科治疗,但复发率高。

第六节　肥大细胞瘤

肥大细胞增生症是以单克隆肥大细胞在一个或多个器官系统异常增生和累积为特征的,根据其皮损及临床特点分为 4 种类型:① 肥大细胞瘤:基本损害为粉红色、棕红色、黄白色的斑块或结节,直径达 1cm 以上,稍隆起于皮表,受到机械刺激后会突然肿胀或呈风团样,潮红,甚至有水疱形成(Darier 征,由于大量组胺释放引起),皮损数目<5 个;② 色素性荨麻疹(urticaria pigmetosa,UP):基本损害为较大棕色的斑疹,皮损数目>5 个;③ 弥漫性(系统性)皮肤肥大细胞增生症:多见于成人,基本损害为丘疹、结节,偶见水疱,有时以水疱为首发皮损,一定伴有皮肤外的损害;④ 持久性发疹性斑状毛细血管扩张症:呈泛发性、棕红色斑块,毛细血管扩张。皮肤肥大细胞增生症发病机制不清,c-kit 基因突变可能参与其中。

皮肤肥大细胞瘤(cutaneous mastocytoma,CM)是其中相对较常见的一种类型。肥大细胞瘤是一组罕见的、由肥大细胞增生并聚集于皮肤或其他一个或多个器官的疾病,1969 年由 Nettieshio 首先描述,称其为"留有褐色斑的慢性荨麻疹",肥大细胞瘤约占肥大细胞增生症的 10%～35%,最易累及四肢和躯干。

(一) 临床表现

肿瘤为红棕色、粉红色或黄色结节、斑块,直径 >1 cm(图 5 - 2 - 6 - 1),主要见于小儿,一般发生在出生时或出生后 3 个月内,极少数患儿也可在成年期发病,8% 的患儿有全身症状和体征,最常见的症状是无触发因素的面部潮红、支气管痉挛、哮喘、黑便、腹痛等。Darier 征对于肥大细胞增生症的诊断具有特异性,但并不是所有的患儿 Darier 征都呈阳性。

（二）组织病理学

肥大细胞瘤的改变有特征性，表现为表皮一般正常，在真皮内出现多而密集的肥大细胞，并常累及皮下脂肪组织。关键在于认识肥大细胞，肥大细胞较小，界限清楚，大小、形态一致，呈短梭形或卵圆形，胞浆中等或较少，嗜酸性或略嗜碱，呈不明显的细颗粒状，部分肥大细胞含有丰富、淡染的胞质，颗粒稀疏，几乎呈透明样，细胞核圆形或卵圆形，无核仁，甲苯胺蓝或吉姆萨染色示胞浆中有紫红色的异染性颗粒。大多数CM 肥大细胞表达 CD117。虽然 CD117 是肥大细胞特征性的标记物，但并不具有特异性，其他髓系肿瘤也可以表达。

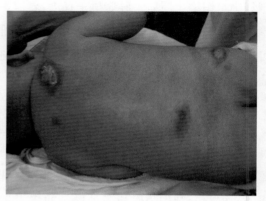

图 5-2-6-1　肥大细胞瘤的临床表现

（三）诊断与鉴别诊断

本病的诊断一般通过典型皮损、Darier 征阳性、组织病理、甲苯胺蓝染色、免疫组化染色或吉姆萨染色确诊皮肤肥大细胞瘤。但还需与以下疾病鉴别：

1. 朗格汉斯组织细胞增生症（LCH）　当皮肤肥大细胞增生症间质内出现较多嗜酸性粒细胞时易与LCH 混淆，两者均好发于小儿和年轻人，均可累及皮肤形成棕褐色的丘疹、斑块，但 LCH 往往会出现孤立或多发性骨质破坏；LCH 表达 CD1a 和 S-100 蛋白，而 CM 不表达；LCM 电镜下可找到 Birbeck 颗粒。

2. 皮肤淋巴瘤　皮肤 T 细胞或 B 细胞淋巴瘤的斑块皮损偶尔 Darier 征也可阳性，且光镜下与肥大细胞不易区分，然而两者在治疗及预后上差异很大，故鉴别两者十分必要。皮肤淋巴瘤可表达淋巴细胞的分化抗原，如 CD20、CD79a、CD3、CD43、CD2、LCA、MPO 等，而 CM 均不表达。

3. 毛细胞白血病　两者均可累及皮肤，当 CM 肥大细胞胞质丰富淡染，颗粒稀疏呈透明样时可类似毛细胞白血病的瘤细胞，然而后者是一种小 B 细胞性肿瘤，表达 CD20、CD79a、LCA 等。

4. 幼年性黄色肉芽肿　两者均可发生于婴儿期，也均可自愈，颜色为棕色、红色或黄红色，但幼年性黄色肉芽肿 Darier 征阴性，组织学可见泡沫样组织细胞、杜顿巨细胞及数量不等的嗜酸性粒细胞，但没有大量的肥大细胞浸润。

5. 粒细胞肉瘤　两者在病理形态和免疫组化上部分有交叉，但两者的性质和预后截然不同，因此需要鉴别。粒细胞肉瘤是发生于髓外的由原始粒细胞或不成熟粒细胞形成的恶性肿瘤，伴有或不伴有白血病，可发生于小儿皮肤，组织病理学上表现为形态一致的呈未分化状态的圆形、卵圆形细胞弥漫浸润，易见核分裂；而皮肤肥大细胞瘤的瘤细胞类似正常肥大细胞，且核分裂极少见。粒细胞肉瘤免疫组化 MPO、CD68、溶菌酶、CD43、CD117 阳性；皮肤肥大细胞瘤 MPO 阴性。除上述组织形态及免疫组化的不同外，粒细胞肉瘤甲苯胺蓝染色阴性，且 Darier 征阴性，均与皮肤肥大细胞瘤不同。

6. 皮内痣　痣细胞亦位于真皮内，但痣细胞排列呈实体团块、条索或器官样，有时含有色素，由浅至深出现痣细胞的成熟现象，与肥大细胞瘤不同。

（四）治疗与预后

CM 是好发于小儿的一种少见病，目前尚无特殊治疗方法。处理原则为缓解症状，防止并发症，避免触发因素。小儿孤立性皮肤肥大细胞瘤预后良好，一般无系统性损害，进展为系统性肥大细胞增生症者罕见。小儿皮肤肥大细胞瘤在青春期会自动消退，因此，一般不需特殊治疗；若因肥大细胞释放介质引起严重的系统症状，可行皮肤肥大细胞瘤局部切除。

第七节　疣状痣

疣状痣(verrucous naevus)又称表皮痣(epidermal naevus)、线状表皮痣、疣状线状痣等,是一种遗传性角化增生性表皮肿瘤,病因不明,可能是表皮细胞发育过度引起表皮局限性发育异常。

(一)临床表现

通常在出生后或婴幼儿时期开始发病,缓慢发展。由密集的乳头瘤样、角化过度性丘疹组成。皮损特征为淡黄至棕褐色,呈正常肤色、淡红色、黄褐色至黑色,疣状损害,增生时乳头状隆起损害常排列为单侧连续或断续性线形、带状或斑片状,境界清楚。发生在四肢者可沿张力线或 Blaschko 线走行,而躯干皮损可形成不规则波纹形或几何形状。一般只发生于身体一侧,因此又称单侧痣。如发生于四肢,多呈纵行线状或螺旋形排列;发生于躯干,呈横行带状或波纹状排列,但多不超过身体的中线(图5-2-7-1)。

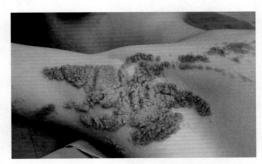

图5-2-7-1　疣状痣的临床表现

(二)分型

本病可分为三型:① 局限型;② 炎症型;③ 泛发型。局限型常单侧排列为线状或斑片状;泛发型又称系统型,皮损广泛分布于全身,呈线状、片状、涡纹状,常并发骨骼和神经系统疾病,如智力发育迟缓、癫痫和神经性耳聋等;泛发型可呈显性遗传。本病可并发皮脂腺痣或乳头状汗管囊腺瘤,偶可发生癌变。炎症型皮损发红,自觉瘙痒。本病可侵犯黏膜,易误诊为尖锐湿疣。少数患儿可并发基底细胞上皮瘤或鳞状细胞癌。组织病理改变:表皮呈不同程度地增生,主要为角化过度、棘层肥厚、表皮突伸长及乳头瘤样增生,并可见颗粒层增厚及柱状角化不全,基底层黑色素细胞增多。炎症型患儿尚可见灶状角化不全及轻度棘层水肿,真皮内轻度慢性炎症细胞浸润。部分泛发型患儿可见表皮松解性角化过度。炎症型疣状痣患儿可有不同程度的瘙痒等症状,而局限型和泛发型疣状痣一般无自觉不适。

(三)鉴别诊断

本病需与线状苔藓、线状扁平苔藓、线状银屑病鉴别。线状苔藓为线状炎症性皮炎,有自限性,组织病理检查无乳头瘤样增生及棘层肥厚。线状扁平苔藓由紫红色多角型扁平丘疹组成,表面有蜡样角质薄膜,周围有灰白色细纹,组织病理检查可见表皮颗粒层楔形增生,表皮突呈锯齿状,基底细胞液化变性,真皮乳头层可见红染的胶样小体及嗜黑素细胞。线状银屑病临床上可见蜡滴、薄膜、点状出血现象。组织病理改变示表皮有成层融合的角化不全,其间有中性粒细胞聚集而成的微脓肿,表皮突呈棒槌状向下伸展,真皮乳头毛细血管扩张迂曲,且达乳头顶部。

(四)治疗

本病不能自行消退,会影响患儿的容貌和心理健康。本病治疗方法多样,目前有局部药物治疗、皮肤磨削、冷冻、激光及手术等。可单独或联合外用维甲酸、5-氟尿嘧啶或糖皮质激素等,也可手术切除、液氮冷冻激光祛除等,其中 CO_2 激光、铒激光是治疗疣状痣较理想的方法。术后患儿一般表现为表浅的瘢痕、色素沉着和色素减退,而复发率较其他治疗方法低。手术治疗疣状痣是最有效可靠的方法,切除应达到真皮深部或以下。皮肤软组织肿物切除后创面修复的整形外科技术很多,包括皮肤松解后直接拉拢缝合、皮瓣转移修复、植皮修复、皮肤扩张后二期皮瓣转移修复、皮肤外牵引、分期切除等方法。

第八节　黑头粉刺痣

黑头粉刺痣又称痤疮样痣或角化性毛囊痣,系由在毛囊发育过程中向毛囊分化的上皮干细胞分化异常引起的。1895 年由 Kofmann 首次描述。临床少见,大多在青春期前或出生时即有,青春期加重,通常无自觉症状。好发于面部、颈部、上臂、前胸部和腹部,有时泛发累及掌跖。罕见于头皮和生殖器部位。

（一）分型

黑头粉刺痣可分为两种类型:一种皮损是黑头粉刺,另一种是在粉刺的基础上发生了炎性改变,可形成瘢痕、瘘管和囊肿等后遗症。

（二）临床表现

其发病特点为成簇略高出皮面之毛囊性丘疹,大小一致,针头大或稍大,顶部中央有角质栓,似黑头,有时因炎症破坏而产生萎缩性瘢痕,酷似聚合性痤疮。损害单发,单侧分布,排列成线状,偶双侧或散在分布,直径 2 cm,累及半侧躯干。有报道称本病可并发脑部三叉神经分布区血管瘤病和血管扩张性肥大、单侧性先天性白内障、先天性肺动脉狭窄。组织病理检查可见每个黑头粉刺为一扩张的毛囊漏斗部,其中充满角质物;在扩张毛囊的底部,偶可见一至数根毛干,还可见萎缩的皮脂腺小叶。临床上本病的损害持久,分布局限,愈合可形成萎缩性瘢痕。罕见家族患病,褚学森等报告了姐妹同患黑头粉刺痣的个案(图 5-2-8-1)。

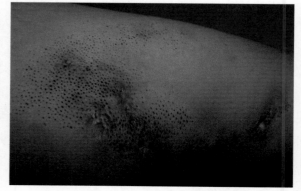

图 5-2-8-1　黑头粉刺痣的临床表现

（三）病理变化

镜下可见病变处每个黑头粉刺样损害是由一宽而深的表皮凹陷所组成,凹陷中央充满角蛋白,类似扩张的毛囊,可伸向真皮网状层甚至接近或达到皮下组织。

（四）鉴别诊断

1. 外源性痤疮或婴儿痤疮　本病损害持久,分布局限,可与外源性痤疮或婴儿痤疮鉴别。

2. 萎缩性毛周角化病　萎缩性毛周角化病的角质栓小而不明显,一般对称分布于颊部,可资鉴别。

（五）治疗

本病一般不需治疗，有继发感染时选用适当抗生素。小范围可行冷冻或激光治疗，必要时可行手术切除。国外有报道外用维 A 酸乳膏或凝胶后，黑头粉刺丘疹明显变平，感染减轻，复发频率减少。

（杨 文 周启星）

参考文献

［1］徐光召，王伟.头面颈部钙化上皮瘤 25 例误诊分析［J］.临床误诊误治，2000，13（5）：379－380.

［2］朱德生.皮肤病学［M］.2 版.北京：人民卫生出版社，1982.

［3］Yoshimura-Y，Obara-S，Mvkaml-Petal. Calcifying epithelioma（pilomatrixoma）of theheadandneck：analysisof37cases［J］.Br-J-Oral-Maxillofac-Surg，1998，35（6）：429－32.

［4］刘家琦，李凤鸣.实用眼科学［M］.北京：人民卫生出版社，1999.

［5］孙建方，王为平，曾学思，等.多发性毛发上皮瘤临床病理分析［J］.临床皮肤科杂志，1997，26（2）：90－91.

［6］赵辩.临床皮肤病学［M］.3 版.南京：江苏科学技术出版社，2001.

［7］林挺，彭尔凡，廖元兴.结节性硬化症［J］.临床皮肤科杂志，2003，32（4）：180.

［8］邹勇莉，刘惠慧，何黎.毛发上皮瘤与角化型基底细胞癌形态及 DNA 含量定量分析［J］.中国皮肤性病学杂志，1999，13：131.

［9］Shah PY，Sharma V，Worobec AS，et al. Congenital bullousmastocytosis with myeloproliferative disorder and c-kit mutation［J］. J AM Acad Dermatol，1998，39（1）：119.

［10］Jae WL，Woo SY，Seung YC，et al. Aggressive Systemic Mastocytosis After Germ Cell Tumor of the Ovary：C-KIT Mutation Documentation in Both Disease States［J］. J Pediatr Hematol Oncol，2007，28（6）：412－415.

［11］Kanwar AJ，Sandhu K. Cutaneous mastocytosis in children：An Indian Experience［J］. Pediatr Dermatol，2005，22（1）：87－89.

［12］杨国亮.现代皮肤病学［M］.上海：上海医科大学出版社，1996.

［13］吴志华.现代皮肤性病学［M］.广州：广东人民出版社，2000.

［14］Kim JJ，Chang MW，Shwayder T. Topical tretinoin and 5-fluorouracil in the treatment of linear verrucous epidermal nevus［J］. J Am Acad Dermatol，2000：129－132.

［15］王侠生，廖康煌. 杨国亮.皮肤病学［M］. 上海：上海科学技术文献出版社，2005.

［16］Guldbakke KK，Khachemoune A，Deng A，et al. Naevus comedonicus：a spectrum of body involvment［J］. Clin Exp Dermatol，2007，32（5）：488－492.

［17］褚学森，秦国强，冯佃芹，等. 姐妹同患黑头粉刺痣 2 例［J］.中国麻风皮肤病杂志，2005，21（3）：174.

第九节 疣

疣(verruca warts)是由多种病毒感染引起的发生在皮肤浅表的良性赘生物。因其皮损形态及部位不同而名称各异。一般分为寻常疣、扁平疣、传染性软疣、掌跖疣和丝状疣、尖锐湿疣等,由于病毒分型有100多种,症状略有区别,但治疗方法基本一致,医学上常用激光、冷冻等方法治疗,取得了良好的效果。

一、寻常疣

寻常疣俗称瘊子,是由人乳头瘤病毒(HPV)感染所致,数目可单发也可多发,常顽固难治。

(一)临床表现

本病多发于小儿及青年。最初为一个针头大至绿豆大的疣状赘生物,呈半球形或多角形,突出表面,色灰白或污黄,表面蓬松枯槁,状如花蕊,粗糙而坚硬。以后体积渐次增大,发展成乳头状赘生物,此为原发性损害,称母疣。此后由于自身接种,数目增多。一般为2~3个,多则十余个至数十个不等,有时可呈群集状。好发于手指、手背,也可见于头面部。一般无何不适,但长在甲缘或足底者可有疼痛。

寻常疣外观为丝状突起者称丝状疣(filiform warts),常见于眼睑及颈部;外观为几个指状突起聚集在共同的基底上者,称为指状疣(digitate warts)。寻常疣病程慢性,约65%可在2年内自然消退。一般无自觉症状,常因搔抓、碰撞、摩擦破伤而易出血。应避免摩擦和撞击,以防止出血。

(二)病理变化

本病为皮肤角化过度,间有角化不全,棘层肥厚,乳头瘤样增生,表皮突延长,在疣周围向内弯曲呈放射状向中心延伸。在棘层上部和颗粒层内有大的空泡化细胞。电子显微镜下此种细胞核内可见大量病毒颗粒。

(三)鉴别诊断

初起的寻常疣形状略圆,表皮角化增厚不显著,应注意与传染性软疣相鉴别,后者中心有凹陷,略具光泽。

(四)治疗

寻常疣的治疗方法主要是用水晶膏(用生石灰、浓碳酸钠溶液、糯米制成,含氢氧化钠)腐蚀,外用水杨酸火棉胶、冷冻、激光、电凝固等。内用药物对它的疗效不显著。目前使用高频电离子手术仪、CO_2脉冲激光治疗寻常疣、丝状疣,手术野清晰,易于掌握组织破坏范围和深度,操作简便准确,治疗时间短,不出血,不留色素沉着和瘢痕,效果非常显著。

二、扁平疣

扁平疣是最常见的一种疣,多发于青年男女,故又称青年扁平疣,是人类乳头瘤病毒(HPV)感染所致的一种病毒性赘生物。

（一）临床表现

本病多发于颜面、手背及前臂等处，骤然发生，皮损为表面光滑的扁平丘疹，针头、米粒到黄豆大小，呈淡红色、褐色或正常皮肤颜色，圆形或椭圆形，常多数散在或密集。在扁平疣患儿中，常常可以见到皮疹呈串珠状排列，这是由于搔抓皮疹处的皮肤导致病毒的自身接种，所以皮疹会沿着抓痕呈现线状排列。患儿一般没有自觉症状，不痛不痒。病程缓慢，有时可以自行消退，消退前常出现炎症反应，瘙痒明显，但也可以持续多年不愈。扁平疣消失后一般不留瘢痕。

（二）病理表现

表皮棘层及颗粒层角朊细胞增生，空泡化，导致局部角朊细胞数量上的增加和体积增大，表皮角化过度，角质层呈网篮状，颗粒层及基层轻度增厚，在棘细胞上层内可见多数空泡化细胞。

（三）诊断与鉴别诊断

在青少年中，扁平疣是一个比较常见的疾病，诊断也比较容易，但是仍然需要与其他一些疾病鉴别。如果患儿全身出现泛发性的大量扁平疣样的损害，数目不断增多，而且父母中有可疑家族史，则需要考虑到一种遗传性疾病——疣状表皮发育不良。这种疾病也与人类乳头瘤病毒的感染有关，而且其中的某些类型可能会导致皮肤癌变，因此，需要引起一定重视。扁平疣有时可与扁平苔藓相混淆，后者多发于四肢伸侧、背部、臀部，皮损为多角形扁平丘疹，表面有蜡样光泽，多数丘疹可融合成斑片，色暗红，有特殊的紫色，表面有网状细纹。一般瘙痒剧烈。

（四）治疗

扁平疣的治疗主要分为局部治疗以及系统（全身）治疗。对于小儿的扁平疣，初期可以观察，因为一部分小儿期的扁平疣可以自行消退；教育患儿不要搔抓皮疹，因为搔抓是造成病毒传播的重要原因。如果皮疹数目较多，而且在不断增多，可以首先考虑局部治疗。局部治疗分为物理治疗、化学治疗以及免疫治疗。其中物理疗法是最为常用的方法，包括液氮冷冻、电干燥治疗法、电灼法等。物理治疗相对来说是最安全和快速的方法，但需要患儿有一定的自主行为能力，能够在治疗过程中跟医生配合。化学疗法中包括 $1\%\sim5\%$ 的 5 - 氟尿嘧啶霜、3% 的酞丁安软膏、3% 的甲醛溶液外涂、维甲酸软膏外用等方法。这些药物对扁平疣有良好的效果，但通常需要比较长的起效时间，而且其中一些药物有可能引起皮肤局部刺激、过敏等症状。免疫疗法现在使用并不太广泛，包括 DNCB（二硝基氯苯）丙酮溶液外用、灭活卡介苗划痕法等方法，这些疗法可能需要更长的治疗周期。对于泛发的、难以控制的皮损，可以考虑系统治疗，但扁平疣系统治疗的有效率以及其对人体正常免疫系统的影响尚存在争议。系统治疗小儿时可用多抗甲素口服液、左旋咪唑、卡介菌多糖核酸注射液、溶菌酶片等药物，用药的剂量及时间需要听从皮肤科医生的指导。

三、传染性软疣

传染性软疣是一种由传染性软疣病毒感染所引起的传染性疾病，为世界流行性疾病，在我国好发于小儿，成人的传染性软疣多与性接触有关。

（一）临床表现

皮损好发于生殖部位，小儿皮损多见于面部、躯干和四肢，主要通过直接接触传染，在公共浴室或游泳池中易被传染,10％～15％的患儿有生殖器皮损,见于搔抓导致的自体接种,好发于颜面、躯干、四肢、阴囊、肩胛及眼睑等处。呈散在性或簇集性分布,但不融合。病损多为半球形丘疹,早期质地坚韧,后渐变软,呈灰色或珍珠色米粒到黄豆、豌豆大小;中央有脐凹,表面有蜡样光泽,挑破顶端,可挤压出白色乳酪样物质。头部传染性软疣呈密集粟粒大丘疹,色淡红,有蜡样光泽或半球形丘疹,顶端凹陷如脐窝,能挤出乳酪状物。

(二)鉴别诊断

对于单个较大皮损或不典型皮损,需与基底细胞癌、角化棘皮瘤、汗管瘤、扁平疣、扁平苔藓、表皮痣等鉴别,必要时做病理组织活检。目前认为传染性软疣的发病与免疫功能低下有关,免疫功能正常的宿主,皮损数一般为10～20个,免疫功能受损的患儿皮损可达几百个,细胞免疫异常的患儿皮损有广泛爆发的危险,另外接受免疫抑制剂、类固醇激素和甲氨喋呤等药物治疗者其皮损也易泛发。

(三)治疗

治疗传染性软疣的疗法很多,治疗多用锐匙刮除,也可用电干燥,液氮或干冰冷冻、三氯醋酸法等。不需口服或注射药物,用镊子夹住疣体,将其中软疣小体挤出,然后涂以2％碘酒即可。

四、掌跖疣

跖疣是青少年的一种常见病。它是由体内的疱疹病毒感染所致,发生于足底的寻常疣。本病发病年龄广,学龄小儿为高峰,呈慢性经过,具有很强的自愈性,小儿可达2/3。成人后明显下降。通过直接或间接接触感染。外伤为病毒成功接种起到重要作用。跖疣病毒感染表皮细胞后经过2～8个月才能长出可见病灶。

(一)临床表现

皮肤外伤可以是钉子扎伤、石头杂物刺伤或足癣皮肤损伤以及不易觉察的皮肤微小损伤。穿鞋时挤压摩擦是促进病情加重的一个条件。如足汗重,病灶长得更快,播散也快。通过自身接种、直接或间接接触感染远处皮肤。易泛发,少则1～2个,多则十几个甚至几十上百个簇集成片。皮损为污灰色绿豆至黄豆大小扁平疣状丘疹或胼胝样斑块,表面粗糙不平,一般疼痛较轻或无痛。可向皮内深扎根生长,可呈圆顶中间凹陷边缘隆起,或盖以高度增生的角化硬皮,特别是用过一些方法治疗后硬皮更明显。去除角质层后可见疏松角质软芯和毛细血管破裂出血形成的小黑点,伴明显压痛和挤捏痛。病理变化基本同寻常疣,但整个损害陷入真皮,角化过度更为明显。棘层上部细胞的空泡形成亦较明显。

(二)鉴别诊断

因其发病部位最好发于足底部位,临床上常易与鸡眼、胼胝相混淆。造成误诊的原因,客观上是跖疣与鸡眼、胼胝在临床表现方面确有许多相同相似之处,容易造成鉴别诊断困难。比如:① 三者皮损的好发部位相同,均易发生在足底部;② 自觉症状相似,局部常伴有程度不同的疼痛;③ 皮损形态相像,多为豆大或更大的圆形角化性丘疹和斑块,稍隆起皮面,触之较硬。除上述因素外,少数临床医生经验不足或诊察不细也是造成误诊的原因之一。

跖疣、鸡眼和胼胝的鉴别:① 发病原因不同,跖疣是人乳头瘤病毒感染所致,而鸡眼和胼胝则与长期挤压摩擦有关;② 发病年龄不同,跖疣可发生于任何年龄,尤其多见小儿,而鸡眼和胼胝则仅见于成人,小儿罕见;③ 自觉症状不同,三者虽然都有程度不同的疼痛,但跖疣的挤捏痛更为明显,而鸡眼则以压痛为主或行走时有顶撞样痛,胼胝则自觉症状较轻;④ 皮损形态不同,跖疣为角化性丘疹,表面粗糙不平,祛除角质物,可见白色松软角质芯或小黑点,鸡眼为圆形角质斑块,表面光滑,中央有锥形角栓;胼胝为角化性斑块,中央角化厚,边缘薄;⑤ 好发部位不同,跖疣可发生于足部任何部位,而鸡眼和胼胝则多见于跖部及小趾外侧或骨突出部;此外,跖疣尚可同时伴有头面、手等其他部位寻常疣;⑥ 发病数目不同,跖疣可单发或多发,鸡眼和胼胝多为单发或2~3个。

(三)治疗

最常采用的治疗方法是外敷鸡眼膏。所要提及的是药名和所治疾病的名是不一致的。早期病灶尚小,且浅,应用鸡眼膏是有效的,但作用机制不清,可能利用水杨酸的化学腐蚀性消除其表面的角质层直至感染的表皮细胞。机体的免疫能力对消退也起了重要作用。但有的病灶应用鸡眼膏后病灶呈环状向外增大,继续外敷鸡眼膏只能引起化学腐蚀性疼痛感而不能治愈病灶,只能加重病情,这可能是由于形成表皮损伤造成的病毒自身接种,用其他方法治疗后复发再应用鸡眼膏也是无效的,因此鸡眼膏仅能应用在疾病初期和孤立小病灶,而深扎根增大病灶不宜再用,若继续应用只能表现其副作用。

理想的治疗包含两个目的,即可见跖疣组织消退和亚临床感染病毒的消失。治疗方法多种,多以口服抗病毒药物,辅以激光、冷冻及外敷药物等。对疣体连成片的跖疣激光,冷冻对其损伤较大,治疗过程有一定的痛苦,且疗效都不满意,角质分离剂、冷冻、激光和手术仅能清除可见病灶,整块切除术复发率高,且能加重病情。有报道18岁以下术后复发率为5%~10%,但25岁以后复发率迅速增加,可达20%~40%,而复发与手术切除的范围和深度无关,疣有潜伏感染、亚临床表现的特点,又有自体接种的传播方式,手术时组织创伤本身为病毒接种创造了条件,另外年轻人脚汗分泌旺盛,对跖疣生长、病情加重提供了良好环境,因此通常应避免跖疣整块切除术,因为复发和瘢痕跖疣是不可避免的,术后复发疣可见到疣乳头状血管较前明显增粗、增长伸延到表皮层,此时再使用角质分离剂或削皮减轻疼痛已不可能。触之即痛,削皮又易出血。再次手术只能加大病灶,促进瘢痕跖疣形成,甚至出现夜晚安静时疼痛,患儿终身痛苦。因此新的国内外皮肤科教科书已删除了跖疣外科切除法,对跖疣作诊断时,决不能将跖疣诊断为鸡眼而采用手术切除。其深层组织损伤疗法也要慎之又慎,所有术后复发跖疣都有脚汗重。因此年轻人脚汗重,多发疣深层组织损伤疗法应审慎,而手术应被视为禁忌。

第十节　纤维瘤

纤维瘤(fibroma)是来源于纤维组织、生长缓慢的良性肿瘤,见于成人及小儿,多发生于体表,也可发生于器官内。如口腔、上呼吸道、肠道、卵巢及肾脏等处,多见于皮下,生长缓慢,一般较小、边缘清楚、表面光滑、质地较硬、可以推动。若混有其他成分,则成为纤维肌瘤、纤维腺瘤、纤维脂肪瘤等。纤维瘤,尤其是腹壁肌肉内的硬纤维瘤(desmoid)可恶变,应尽早手术完整切除。

根据肿瘤结构特点,分为硬纤维瘤和软纤维瘤。

一、硬纤维瘤

硬纤维瘤是指具有包膜的由增生纤维组织构成的硬性结节,切除后不复发,不发生转移者。

1. 肉眼所见　硬纤维瘤大多体积较小,直径为 2～3 cm,瘤结节超过 10 cm 以上时,必须考虑为其他病变。瘤结节为圆形或椭圆形,亦可作分叶状,有明显的包膜,切面呈灰白色,编织状。

2. 镜下所见　瘤组织主要由纤维母细胞、纤维细胞和胶原纤维构成,不见核分裂。纤维母细胞核较大,呈椭圆形,染色质细,分布均匀,有小核仁,纤维细胞核小而深染,呈梭形。胶原纤维呈粗细不等纤维束,散布于纤维细胞之间。瘤细胞与胶原纤维的数量比例不一。有些胶原纤维很多,瘤细胞少,胶原纤维还可以发生玻璃样变或钙化,有些胶原纤维少,瘤细胞较丰富,增生甚为活跃,瘤体生长也较快。

3. 鉴别诊断　诊断时应与纤维瘤病、皮肤平滑肌瘤、神经纤维瘤和真皮纤维瘤鉴别。

二、软纤维瘤

软纤维瘤又称皮赘,多见于女性外阴部、面部、腋窝和躯干。

1. 肉眼所见　皮肤软纤维瘤,常向外突起下垂,形成带蒂的息肉样的瘤结节,没有包膜、质软,故又称皮赘,瘤结直径 1～2 cm。

2. 镜下所见　肿瘤无包膜,黏液样间质,疏松的纤维和脂肪组织构成,偶见炎细胞浸润。

3. 诊断和鉴别诊断　根据肿瘤发生的部位、形态和组织构成,一般诊断不难。但应与皮肤黏液瘤、皮肤神经纤维瘤和黏液型脂肪肉瘤鉴别:① 皮肤黏液瘤:软纤维瘤与皮肤黏液瘤在组织学是非常相似的。但软纤维瘤多见女性外阴部皮肤,瘤结常向外突起下垂,形成带蒂的息肉样,瘤组织内常混杂有成熟的脂肪组织和炎症细胞。而皮肤黏液瘤多见于面部和躯干,瘤组织内局部真皮胶原纤维为黏液物质所取代,纤维母细胞呈梭形或星芒状,可有小囊腔形成;② 皮肤神经纤维瘤:皮肤神经纤维瘤的基质可发生黏液变,其样极似软纤维瘤。但神经纤维瘤的瘤细胞核纤细而弯曲,纤维呈波浪形,细胞分布不均,有时可见触觉样小体形成。免疫组化、s - 100 蛋白、神经纤维瘤呈阳性反应,软纤维瘤呈阴性表达。VG 染色软纤维瘤瘤细胞呈红色,神经纤维瘤细胞呈棕黄色;③ 黏液型脂肪肉瘤:软纤维瘤发生于皮肤呈息肉状突起,黏液型脂肪肉瘤发生于深部软组织,瘤体大,血管增生呈网状,可找到分化程度不同的脂肪母细胞,s - 100 蛋白阳性,这些皆有别于软纤维瘤。

三、分类

纤维瘤有以下几种类型。

1. 黄色纤维瘤　好发于躯干、上臂近端的真皮层或皮下,常起自外伤或瘙痒后的小丘疹,肿块硬,边缘不清,因伴有内出血,含铁血黄素,呈深咖啡色,瘤灶若超过 1 cm、生长较快,应疑为纤维肉瘤变,病理切片中因有黄色泡沫状细胞聚集在纤维组织之中故得名为黄色纤维瘤,手术切除须彻底。

2. 隆突性皮肤纤维肉瘤　位于真皮层,突出体表,表面皮肤光滑,形似瘢痕疙瘩,好发于躯干,低度恶性,具假包膜,切除后易复发,多次复发恶性度增高,可血行转移,应尽早切除含足够多正常皮肤和深部相邻筋膜的瘤灶。

3.带状纤维瘤 腹壁肌肉因外伤或产伤后修复性增生所成,无明显包膜,宜手术切除。

四、诊断要点

1. 可见于全身各部,大小不等,表面光滑,或呈线头状。

2. 亦可见有带蒂者,增大可至数千克,多松弛悬挂,触之柔软,有色素沉着。

3. 据其组织成分与性质,又有软、硬两种特殊类型。

4. 病理切片可确定肿瘤性质。

五、治疗原则

纤维瘤宜早期手术切除,并适当切除相连之周围组织。硬纤维瘤更应行早期广泛切除。术后送病理检查以排除恶性情况。多发的纤维瘤可以在皮损内注射皮质类固醇或肤疾宁外贴,不宜冷冻或激光治疗。

(吴丁安 周启星)

参考文献

[1] 朱德生.皮肤病学[M]. 2 版.北京:人民卫生出版社,1982.

[2] 赵辩.临床皮肤病学[M].3 版.南京:江苏科学技术出版社,2001.

[3] 王炜.整形外科学[M].杭州:浙江科学技术出版社,1999.

第十一节 包涵体性纤维瘤病

包涵体性纤维瘤病(Inclusion Body Fibromatosis,IBF)又称婴儿指/趾纤维瘤病、小儿指/趾纤维性肿瘤等,由 Reye 在 1965 年首次命名,是一种罕见的具有独特临床病理学特征的纤维母/肌纤维母细胞性肿瘤,在瘤体的纤维母细胞浆内发现有小而圆的包涵体,2002 年由世界卫生组织(WHO)软组织肿瘤病理学和遗传学分类中正式命名为包涵体纤维瘤病(IBF)。

IBF 病因不清楚,绝大多数发生于 2 岁内的婴幼儿,约 1/3 病例出生时即有病变,少数可发生于小儿、少年甚至成年,女孩多于男孩,无家族遗传史。以婴幼儿手指、足趾最为多见,亦可发生于指/趾以外的部位如乳腺、手臂、阴囊等处,肿瘤可以复发,但不发生转移。

（一）临床表现

本病主要表现为小的结节,发生在 2 岁以下小儿,仅发生在手指或足趾,手指发生率高于足趾,一般情况肿物位于指(趾)的背侧第 2 或第 3 节,主要在 2,3,4 指(趾),可以是单个的,也可以是多个的,肿物呈圆顶状,基底较宽,表面光滑,质硬,呈淡红色,直径一般小于 2 mm,肿物无疼痛或其他不适,可以侵犯指(趾)甲,造成指(趾)末梢变形,影响末节指(趾)功能活动,鉴别诊断包括瘢痕疙瘩、肥厚性瘢痕、腱鞘纤维瘤,仔细观察寻找有无嗜酸性包涵体是鉴别诊断的关键。

（二）病理

本病标本为大小不等、质地坚硬的结节肿物,表面或有正常菲薄皮肤,或呈淡红色,皮肤被侵袭改变,切面呈白色,密度均匀,质地坚硬,镜下瘤组织主要由梭形细胞构成,部分瘤细胞胞质内可见到大小不甚一致的红细胞样强嗜酸性包涵体,该形态学改变对本病的诊断具有决定性价值。包涵体大小不一,位于细胞核旁,周边可有空晕,不具折光性,弱嗜酸性染色,Masson 染色深红色,磷钨酸苏木精染色深紫色,PAS 染色阴性,免疫组织化学肌动蛋白标记阳性,电镜观察见其为由微丝和颗粒物质组成的斑块,无界膜包绕。免疫组织化学和超微结构提示,包涵体为异常肌浆收缩蛋白,可能是由肌动蛋白形成的致密斑块。

（三）治疗

手术切除是主要的治疗方法,由于肿物常侵犯甲床,是否切除指甲也是需要考虑的问题,该病手术不容易彻底切除,术后局部易出现复发,可再次手术切除,除非导致了局部关节功能障碍,一般不应做损伤过大的切除手术。也有报道部分病例 2～3 年内可以自行消退,机制不清;亦有报道肿物内注射糖皮质激素治疗有效。

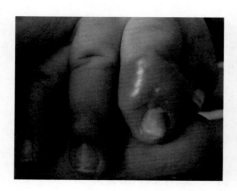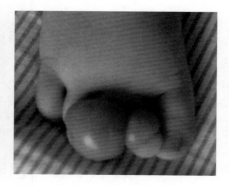

图 5-2-11-1　包涵体纤维瘤病临床表现

（韩　崑　周启星）

参考文献

［1］Koizumi H,Mikami M,Doi M,et al. Clonality analysis of nodular fasciitis by HUMARA-methylation-specific PCR［J］.Histopathology,2005,47(3):320-321.

［2］刘彤华.诊断病理学［M］.2 版.北京:人民卫生出版社,2006.

［3］张金哲,杨启政.实用小儿肿瘤学［M］.郑州:河南医科大学出版社,2001.

［4］ Leung LYJ,Shu SJ,Char ACL,et al. Nodular fasciitis:MRI appearance and literature review[J]. Skelet Radiol,2002,31(1):9-13.

［5］ Wang XL,Descheper AMA,Varhoenacker F.Nadular fasciitis:correlation and histopathology[J].Skelet Radiol,2002,31(3):155-161.

［6］ 邓云特,胡志勇,岳君林,等.结节性筋膜炎35例报道并文献复习[J].肿瘤防治研究,2007,34(2):140-142.

第十二节　神经纤维瘤

神经纤维瘤(neurofibroma,NF)是起源于神经主干或末梢的神经轴索鞘施万细胞和神经束膜细胞的良性肿瘤,多发生于皮肤及皮下组织,多为单发。早在1935年,Geschikter在进行一系列相关研究中发现,大约90%的神经纤维瘤为单发,因此,又称为孤立性神经纤维瘤。由于无法对年幼出现神经纤维瘤的患儿及没有家族史的患儿排除神经纤维瘤病,目前很难得出精确的发病率。表浅的神经纤维瘤有包膜,不发生恶变。较深的则位于软组织内的神经纤维瘤没有包膜者,可不断生长增大,有恶变为神经纤维肉瘤的可能。

（一）病因及发病机制

神经纤维瘤是包含有四种细胞类型的良性异质肿瘤,其中包括施万细胞、神经元细胞、成纤维细胞、神经束膜细胞。由于这种肿瘤的异质性,人们很难分辨其成分及各自对肿瘤的作用。近年来,人们倾向认为施万细胞是NF突变导致肿瘤形成的目标,施万细胞占神经纤维瘤中所有细胞的40%~80%,而且有促进血管内皮生长和外侵的性质。

（二）病理和病理分型

神经纤维瘤的病理特征是皮肤囊样肿瘤和色素斑,标本切面呈灰白色,光滑发亮,除紧密的瘤组织外可有胶样物质,有些瘤体内有许多大小不等的血窦和疏松的蜂窝状组织,血供丰富。窦腔壁无收缩功能,出血时不易控制。发生于主干神经上的瘤体呈梭形膨大,可见正常的神经穿插于瘤体中。组织学上的的表现,肿瘤由两型主要细胞组成,即施万细胞和纤维母细胞,因所包含的细胞、黏蛋白及胶原的不同而异,最为特征的神经纤维瘤表现为核呈波浪状、深染的细长形细胞交织成束。这些细胞与胶原紧密排列,其间可见少量黏液样物质,偶见肥大细胞、淋巴细胞和极少量的黄色瘤细胞。有些瘤体没有黏液样物质,为施万细胞及较均匀的胶原组织。肿瘤内细胞的排列为索状或旋涡状。还可以找到Wagner-Meissner小体等特征性分化物,可分离出S-100蛋白。

（三）临床表现

神经纤维瘤的表现形式多样。多数在生后或发育期出现皮肤上大小不等、单个或多个皮下硬结样肿物。小者如针尖大小,突出皮面,无蒂或者有蒂,或在皮下分布呈小结节状;大者可重达数千克,柔软松弛,向下悬垂如袋状。皮肤有色素沉着,呈浅棕色斑,又称牛奶咖啡斑,其大小、颜色、范围和质地均不相同,男女无明显差异。随年龄增长缓慢生长,在青春发育期后可迅速增大,可伴有局部压痛或感觉异常。

疣状神经纤维瘤呈多发性,可呈袋状,半球状,卵圆状或呈有蒂样肿物,好发于头皮、颜面部、背部,肿物活动度大,血供丰富,可向深部浸润,累及肌肉骨骼关节。侵犯头皮时局部毛发稀疏或脱落,侵及颜面部时造成局部组织松垂,严重变形,侵及眶骨时可使眼球突出造成视力减弱或失明。

丛状神经纤维瘤多发,肿瘤常沿神经干集结,形成不规则的串珠样团快。多见于颞部、颈后、上睑、下肢等处。病变区域皮肤增厚,有色素沉着,当压迫时可有疼痛或感觉异常,有恶变可能。

橡皮肿样神经纤维瘤多发于背部、四肢末梢,肿瘤巨大,柔软,界限不清,侵犯肢体时常造成肢体严重变形。

（三）诊断

典型病例可根据特征性皮肤肿瘤、牛奶咖啡色斑等得出诊断;不典型病例则需与一些疾病相鉴别。

1. 实验室检查　细胞学穿刺或小块组织活检有助于该病的诊断。

2. 影像学诊断

（1）X 线片:神经纤维瘤常伴有骨骼的改变,主要是骨质缺损、骨内的囊状改变和骨畸形,骨质缺损、囊状改变见于肋骨、眼眶、颅骨,骨畸形见于脊柱、肋骨、肢体骨。

（2）CT 或 MRI:可见到特征性肿块及对周围组织及骨骼的压迫,骨组织的病理改变等。

（四）鉴别诊断

神经纤维瘤常需与一些疾病相鉴别。皮下多发分散的小结节者,需和绦虫囊幼皮下结节相鉴别;牛奶咖啡斑需和皮肤色素痣、毛细血管扩张等鉴别,后者皮下无结节,毛细血管扩张压之可褪色。呈弥漫分布体积较大者,需和静脉畸形、淋巴管瘤、脂肪纤维瘤、橡皮肿等鉴别。静脉畸形为静脉血管扩张、充盈、压之可缩小。淋巴管瘤多有囊袋感,皮肤无色斑。脂肪纤维瘤无色斑、无结节,橡皮肿为淋巴水肿,多有原发疾病。

（五）治疗

神经纤维瘤只能依靠手术进行切除治疗。肿物较小、单发,具有光滑的纤维组织包裹者,可能完全切除达到痊愈。如肿物多发,散在分布,波及全身多个部位,手术难以逐一切除。如肿物体积巨大、边界不清、呈袋状,或发生在一些特殊部位,如头面部、四肢末梢、会阴部等只能进行部分切除,以改善局部的形态和功能。如侵犯肢体末梢,造成形态和功能严重障碍时,常需行截肢手术。

神经纤维瘤血供十分丰富,瘤体内常会有许多血窦,不能收缩,手术中出血多,止血困难。术者应有充分的思想准备。瘤体切除后小创面可直接缝合,大创面可行植皮或皮瓣修复,也有术者将切除瘤体的皮肤制成皮片回植于创面。如肿瘤短期内增大,色素斑加重,伴有明显疼痛或感觉异常,则有可能出现瘤体恶变,需尽快手术切除,不能切除的恶变瘤体须行放疗和化疗。

第十三节　神经纤维瘤病

神经纤维瘤病（neurofibromatosis,NF）,又名 Von Recklinghausen 病,由于 Von Recklinghausen 在 1882 年最早阐述此类疾病而得名。现在认为它是发生于神经主干或末梢神经轴索鞘神经膜细胞及神经束膜细胞的良性肿瘤,是一种常染色体显性遗传性疾病,瘤体多由皮肤神经长出,亦可发生于深部神经、脑神经或内脏神经。多见于皮肤组织,亦可发生在胸、腹腔内。伴有骨、软组织、神经系统和皮肤组织多种病理损害,一般在出生后不久即可发现,无性别差异,病程进展缓慢,在青春期或者妊娠期间可迅速发展,有恶变可能。根据临床及遗传学上的差别,1982 年美国国立卫生研究院(NIH)根据致病基因不同将 NF 分为 NF-1 和 NF-2两型。其中,NF-1型为周围型神经纤维瘤病,较常见,约占 NF 发病率的 85% 以上,可累及全身多个系统。

(一) 病因及发病机制

NF 是基因缺陷使神经嵴细胞发育异常导致多系统损害,可归类于神经皮肤综合征,根据临床表现和基因定位,分为神经纤维瘤病Ⅰ型(NFⅠ)和Ⅱ型(NFⅡ)。Ⅰ型神经纤维瘤病发病率为出生人口的1/3000~1/2500,属于外显率很高的常染色体显性遗传病,有半数患儿有家族性病史。Ⅰ型神经纤维瘤病发病,与其基因的缺失、插入和突变有关。现在已清楚,它是一个定位于第 17 号染色体长臂(17q11,2)的抑癌基因,长为 300 kb,编码一种作用于微管系统的神经纤维素。目前对神经纤维素的功能还未全部了解,但已知与 RAS 的 GTP 酶的活化蛋白有显著的同源性。神经纤维素通过与 RAS 蛋白的互相作用而调节细胞的增殖,突变的神经纤维素则失去这种调节功能,导致不适当的细胞生长与肿瘤形成,引起神经纤维瘤病的各种表现。

Ⅱ型神经纤维瘤病也是常见的常染色体显性遗传性疾病,发病率为 1/210 000。临床表现为以双侧听神经受累为主的多种类型的肿瘤,如视神经胶质瘤、脑膜瘤等。Ⅱ型神经纤维瘤病基因定位于22q12.2,长为 144 dp,其突变类型多但无明确的突变热点,近年研究发现,其蛋白产物 Merlin 具有肿瘤抑制功能。

(二) 病理及病理分型

神经纤维瘤病分为两型。较常见的为Ⅰ型神经纤维瘤病,又称周围型神经纤维瘤病;较少见的是Ⅱ型神经纤维瘤病,又称双侧听神经纤维瘤病,既往又称为中心型神经纤维瘤病。

组织学结构特征为无结缔组织包膜,波浪状原纤维组成,疏松排列成束,呈旋涡状或螺旋状。在原纤维间有许多梭形或椭圆形细胞核,大小均匀、色淡,无弹性纤维,有些可出现黏液样变性,胞核埋入均一的淡蓝色基质内。

(三) 临床表现

Ⅰ型神经纤维瘤病在临床上有许多特征性症状和体征。主要表现为周围神经多发性神经纤维瘤,皮肤咖啡牛奶斑和骨骼发育异常。很少或无神经系统损害。1988 年美国国立健康研究院(NIH)的诊断标准是:同一患儿存在下列两种或两种以上表现者,可以诊断为Ⅰ型神经纤维瘤病:① 青春期前患儿,全身可见 6 个以上的直径大于 5 mm 的咖啡牛奶斑,青春期后的患儿牛奶咖啡斑直径大于 15 mm;② 两个或两个以上的任何类型的神经纤维瘤,或一个丛状神经纤维瘤;③ 腋区或腹股沟区雀斑样色素斑;④ 视神经胶质瘤;⑤ 两个或两个以上的虹膜错构瘤(Lisch 结节);⑥ 特征性骨骼病变,如蝶骨发育不良,胫骨假关节形成,长骨皮质菲薄等;⑦ 一代血亲(父母、同胞及子女)中存在经正规标准诊断的神经纤维瘤病患儿。临床表现见图 5-2-13-1。

Ⅱ型神经纤维瘤病远较Ⅰ型神经纤维瘤病少见,又称双侧听神经纤维瘤病,与Ⅰ型神经纤维瘤病相似,是一种高外显率(95%)的常染色体显性遗传病。疾病基因位于第 22 号染色体内。该病多在青春期或稍后发病,小儿少见。

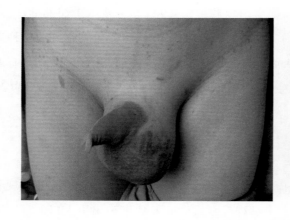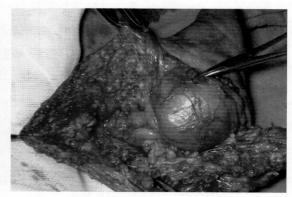

图 5-2-13-1 神经纤维瘤病的咖啡牛奶斑和术中所见

（四）辅助诊断

CT 或 MRI 均能清楚的显示肿瘤的部位、来源的组织，特别是 MRI 能提供较准确的诊断依据。活体组织病理检查能较快得出诊断。

（五）鉴别诊断

1. 血管瘤　有压缩性、色红或黯黑。

2. 淋巴管瘤　表面常有透明小颗粒突出，且都无皮肤黑色素细胞沉着。

3. 色素斑病　仅发生在皮肤上，无皮下结节及皮下组织增生。

4. 黏液瘤　组织病理上无神经轴及胶原纤维束。

5. 黏液样型脂肪瘤　病理上可见不同发育阶段的脂肪母细胞，核感染，可有瘤巨细胞。无波纹核的长梭形细胞、无神经轴索及胶原纤维束。

6. 猪绦虫　非典型病例，其发现为皮下多发、散在分布的小结节，须和猪虫囊蚴皮下结节相鉴别。

7. 其他弥漫分布体积较大者，需与海绵状血管瘤、淋巴瘤、神经鞘瘤、橡皮肿等鉴别。这些病变的表面皮肤都较正常，肤色除海绵状血管瘤可能存在淡蓝色的斑块外均无明显变化，而神经纤维瘤的表面皮肤经常有色素沉着而增深。

（六）治疗

神经纤维瘤病主要靠手术切除进行治疗，由于病灶数量多，散在分布，加上常常累积深部组织，因此不可能靠外科手术切除来清除神经纤维瘤的小病灶，手术主要针对那些体积较大、引起疼痛症状，或有导致功能障碍趋势的瘤体。对于经组织活检证实已有恶变的瘤体，应立即行手术根治切除。此类手术由于病灶体积大，无明显界限，无包膜，血供丰富。要考虑神经等正常组织的去留，手术时应有合理的设计和必要的准备，充分备血，手术中仔细小心分离止血，较大创面的修复常选择植皮、岛状皮瓣、游离皮瓣等方法修复。由于很难彻底切除瘤体组织，术后瘤体复发率高。伴发颅内脑膜瘤和神经胶质瘤、周围神经肉瘤和其他恶性肿瘤者预后不良。

皮肤的咖啡牛奶斑可用激光选择性光热作用治疗。

（周启星　成　琦）

参考文献

[1] 王炜.整形外科学[M].杭州:浙江科学技术出版社,1999.

[2] 汪良能,高学书.整形外科学[M].北京:人民卫生出版社,1989.

[3] 张金哲,杨启政.实用小儿肿瘤学[M].郑州:河南医科大学出版社,2001.

[4] 黄文清.肿瘤电子显微镜诊断学[M].上海:上海科学技术出版社,1993.

[5] 操德智.Ⅰ型神经纤维瘤病遗传学发病机制的研究进展[J].国外医学遗传学分册,2003,26(2):89-92.

[6] 回允中.诊断外科病理学[M].北京:北京大学医学出版社,2003.

[7] 李铁一.儿科 X 线诊断学[M].天津:天津科学技术出版社,1992.

[8] 严明,陈万涛,何荣根.Ⅱ型神经纤维瘤病分子遗传学研究进展[J].中国口腔颌面外科杂志,2005,3(3):251-254.

[9] 耿道颖,冯晓源.脑与脊髓肿瘤影像学[M].北京:人民卫生出版社,2004.

[10] 郑德先,邓刚,黄祥龙,等.神经纤维瘤病颅内多发钙化并发延髓胶质瘤[J].中国医学计算机成像杂志,1997,3(2):1381.

[11] 王琦,李俊林,王颖,等.神经纤维瘤病的 CT 和 MRI 表现[J].医学影像学杂志,2008,18(6):593.

[12] Xu GF et al. The neurofibromatosis type 1 gene encodes a protein related to GAP. Cell,1990,63(4):835-841.

[13] Basu TN et al. Aterrant regulation of ras proteins in malignant tumor cells from type 1 neurotibronutosis patients Nature,1992,356(6371):713-715.

[14] Zhu Y et al. Neurofibromas in NF1: schwann cell origin and role of tumor environment. Science,2002,296(5569):920-922.

[15] Morrison SJ et al. prospective identification, isolation by flow cytometry, and in vivo seff-renewal of muttipotent mammalian neural crest stem cells. Cell,1999,96(5) 737-749.

第十四节　鼻神经胶质瘤

　　鼻神经胶质瘤(nasal glioma)是一种罕见的中枢神经组织异位性疾病。虽然被称之为"瘤",但其实质为一种先天发育畸形,而非真性肿瘤。自 Reid 于 1852 年首次报道以来,本病存在较多称谓,包括胶质瘤、神经胶质瘤、异位胶质瘤、神经胶质异位(glial heterotopia)、异位脑组织(heterotopic brain tissue)等,至今仍未取得一致。其中"神经胶质瘤"作为一种误称却得到了最为广泛的应用。但随着认知的深入,并且为与脑胶质瘤相区分,"神经胶质异位"的命名已经得到了越来越多的认可。

本病的病因和发病机制尚不明了,目前存在的推测有:① 病变早期来源于脑膨出。颅融合导致膨出的脑组织与颅内失去联系,最终形成异位组织;② 在胚胎发生的早期,神经外胚层细胞移位,最终异位发育成熟;③ 来自嗅球的胶质细胞异常迁移。

(一)临床表现

鼻神经胶质瘤常于出生时发病,不具有家族遗传性或恶性倾向。其生长速度与患儿成长速度基本一致。除最常见于鼻部外,其他发病部位包括皮肤、舌部、咽部、软腭、鼻旁窦、颌下区、扁桃体窝、眼眶、头皮、肺和中耳等。其中鼻部病变可分为鼻外型(位于鼻背)、鼻内型(位于鼻腔内)和混合型(两处皆有),分别约占 60%、30%、10%。鼻外型表现为皮下质硬、不可压缩的包块,呈圆形或卵圆形,多位于眉间、鼻上颌缝,鼻背或两眼间距稍增宽。包块无搏动及透光性,哭闹用力时体积无改变,Furstenber 征阴性(压迫颈静脉包块不增大)。鼻内型可呈息肉状,多位于鼻腔外侧壁或鼻中隔,常以鼻塞、鼻中隔偏曲为主要临床表现(图 5-2-14-1)。

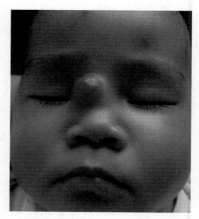

图 5-2-14-1　鼻神经胶质瘤的临床表现

(二)病理特点

镜下病变由被血管和纤维性结缔组织包绕的神经胶质岛构成,神经元少见,可有室管膜、脉络丛和视网膜分化色素性神经上皮样结构等较为复杂成分。星形胶质细胞呈巢状排列,无核分裂象,免疫组化 S-100、GFAP 呈阳性。

(三)鉴别诊断

鼻神经胶质瘤临床少见且缺乏特征性表现,初诊时易误诊。部分病变通过纤维组织蒂、颅骨缺损与颅内相连,可引起脑脊液漏、脑膜炎等严重并发症,并且此部分病例的手术方式存在差异,因此应重视本病的术前鉴别诊断。鼻外型病变需与常见的鼻根部肿物如血管瘤、皮样囊肿、脑膜脑膨出等相鉴别:血管瘤多质软,部分皮温增高、压之可缩小,CT、MRI 增强扫描可见肿物强化;皮样囊肿经 CT、MRI 检查可见其囊性结构;脑膜脑膨出的包块常为半透明状,可随脉搏或呼吸搏动,哭闹用力时包块可增大、张力增加,Furstenber 征阳性。鼻内型病变常被误诊为鼻息肉,后者肿物柔软,对麻黄素敏感,而前者反之。诊断性穿刺可能导致颅内损伤和感染,需谨慎施行。

(四)治疗

本病需早期进行手术切除,以防止气道阻塞、鼻中隔偏曲以及颅颌面畸形等并发症。术前应常规做 CT、MRI 等影像学检查,除有助于鉴别诊断外,更为重要的是帮助了解病变与颅内关系。对于单纯的颅外病变,鼻外型者可经包块表面纵梭形切口切除,鼻内型者传统可经鼻侧径路或鼻正中部翻揭径路切除。而近年来国外报道多采用鼻内镜下切除鼻内型病变,在术后外观和减小创伤方面更具优势。对于和颅内相连的病例不建议轻易行开颅手术,但应充分完善术前准备,术中切断病灶根蒂、缝合硬脑膜、封闭骨质缺损并加强术后观察。即使术前诊断为单纯颅外病变,术中也应注意探查,避免遗漏导致继发病变。并发的其他畸形,可视患儿状况一次或分次手术治疗。

手术充分切除后,本病即可治愈。对于和皮肤粘连紧密的鼻外型病变,勿因过度保留皮肤而姑息肿物,否则复发病灶仍需再次手术切除。

（张　勇　周启星）

参考文献

[1] 董蒨.小儿肿瘤外科学[M].北京:人民卫生出版社,2009.

[2] 王炜.整形外科学[M].杭州:浙江科学技术出版社,1999.

[3] 汪良能,高学书.整形外科学[M].北京:人民卫生出版社,1989.

[4] 张金哲,杨启政.实用小儿肿瘤学[M].郑州:河南医科大学出版社,2001.

[5] Ramadass T,Narayanan N,Rao P,et al. Glial Heterotopia in ENT – Two Case Reports and Review of Literature[J]. Indian J Otolaryngol Head Neck Surg,2011,63(4):407 – 410.

[6] Kurban Y,Sahin I,Uyar I,et al. Heterotopic brain tissue on the face and neck in a neonate:a rare case report and literature review[J]. J Matern Fetal Neonatal Med,2013,26(6):619 – 621.

[7] Rahbar R,Resto VA,Robson CD,et al. Nasal glioma and encephalocele:diagnosis and management[J]. Laryngoscope,2003,113:2069 – 2077.

[8] Patterson K,Kapur S,Chandra RS. "Nasal gliomas" and related brain heterotopias:a pathologist's perspective[J]. Pediatr Pathol,1986,5(3 – 4):353 – 362.

[9] Cohen AH,Abt AB. An unusual cause of neonatal respiratory obstruction:heterotopic pharyngeal brain tissue[J]. J Pediatr,1970,76(1):119 – 22.

[10] Kallman JE,Loevner LA,Yousem DM,et al. Heterotopic brain in the pterygopalatine fossa[J]. AJNR Am J Neuroradiol,1997,18(1):176 – 179.

[11] Patterson K,Kapur S,Chandra RS. "Nasal gliomas" and related brain heterotopias:a pathologist's perspective[J]. Pediatr Pathol,1986,5(3 – 4):353 – 362.

[12] Ohta N,Ito T,Sasaki A,Aoyagi M. Endoscopic treatment of intranasal glioma in an infant presenting with dyspnea[J]. Auris Nasus Larynx,2010,37(3):373 – 376.

第十五节　结节性筋膜炎

结节性筋膜炎(nodular fasciitis,NDF)又称为假肉瘤性筋膜炎,由 Knowaler 于 1955 年首次提出并命名,是一种以纤维母细胞和肌纤维母细胞增生为主的软组织瘤样病变。临床可发病于任何部位及年龄,因其病变生长迅速,组织学图像多变,组织学亚型多,从而易误诊为恶性肿瘤。结节性筋膜炎的亚型包括:血管内筋膜炎、骨化性筋膜炎和颅骨筋膜炎。

结节性筋膜炎的确切病因不明,目前仍有争议。因部分患儿有局部外伤病史,所以推测系损伤后致纤维母细胞增生而形成的反应性病变。可以发生于任何年龄段,但以20～40岁居多,无性别差异。小儿较少见,老人罕见。最常发生的部位是上肢,其次为头颈部、胸壁和背部,下肢、手足部少见。小儿则以头颈部最为常见,称为颅骨筋膜炎。

颅骨筋膜炎为结节性筋膜炎的一种特殊亚型,主要见于2岁以下小儿,好发于男性,主要累及颅骨外板和相邻头皮软组织,并可向深部穿通颅骨进入脑膜。

（一）临床表现

本病主要发生于小儿头部,病程大多不超过2个月,表现为突然出现、生长迅速、孤立起于皮下或黏膜下的肿块或结节,肿物直径一般在2 cm以上,很少超过5 cm,包块生长较快,质地偏硬,无疼痛。一般与皮肤无粘连,表面色泽正常,活动度尚可,边界可不清,无全身症状(图5-2-15-1)。

（二）检查

X线片可显示颅骨有侵及、变薄或出现压迫凹陷征,表现为溶骨性缺损,周边常有硬化边缘。CT检查颅骨可见骨质压迫、吸收、变薄,外板呈不规则虫蚀样改变。影像学检查特征不明显。

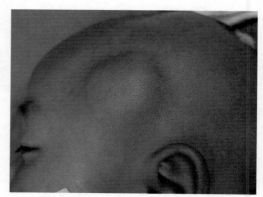

图5-2-15-1 颅骨筋膜炎术前

（三）鉴别诊断

由于本病少见、生长迅速、病理形态学的多态性及病变组织成分多且核肥硕的肌纤维母细胞具有核分裂象,医生如不熟悉此病,常可误诊为恶性肿瘤。因此须与其他纤维性病变鉴别,包括良、恶性肿瘤如纤维瘤病、纤维肉瘤、隆突性皮肤纤维肉瘤、良性和恶性纤维组织细胞瘤等。纤维瘤病很少发生在皮下,边缘呈浸润性生长,其均匀一致的胶原化基质有别于结节性筋膜炎的黏液样基质;纤维肉瘤一般病史较长,体积较大,一般不在皮下,细胞较丰富,核深染,具异型性,可见奇异型多核巨细胞和异常核分裂。隆突性皮肤纤维肉瘤、良性纤维组织细胞瘤所在组织层次比结节性筋膜炎浅,大范围的"车辐状"排列,缺乏结节性筋膜炎的裂隙状黏液基质背景,要特别注意与细胞型的结节性筋膜炎鉴别。恶性纤维组织细胞瘤具有特征性的"车辐状"结构,可见除淋巴细胞以外的中性粒细胞、浆细胞等炎性成分,这在结节性筋膜炎中几乎见不到。恶纤组在细胞学上具恶性肿瘤的特点。如见异型核或病理性核分裂,则应考虑肉瘤。

（四）病理

本病为结节性筋膜炎的亚型,以皮下型和筋膜型最为多见,病理学有4个基本特征:① 梭形纤维母细胞排列成长束状,"S"形轻度弯曲略呈涡状,低倍镜下易辨认;② 在纤维母细胞周围有许多小裂隙状空间,有时扩展成小囊状;③ 少量血管外红细胞,可位于上述的小裂隙中,易被误认为新形成的血管腔隙,但免疫组化染色不见内皮,故为假血管腔隙;④ 黏液样基质可充满上述小裂隙,形成一种特征性的"羽毛状"结构模式,使得纤维母细胞看起来似组织培养中的纤维母细胞。

（五）治疗

局部手术切除通常可以治愈，由于很少能在术前诊断明确，所以手术切除时需要保留 1～2 mm 的安全切缘，以减少术后的复发（图 5-2-15-2），本病如有残留很容易复发，复发可再切除治愈，且复发病例经再次手术治疗后预后良好。

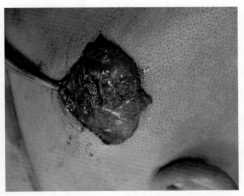

图 5-2-15-2　颅骨筋膜炎术中

（韩　崑　周启星）

参考文献

[1] Knowaler BE,Keasbey L,Kaplan L.Subcutaneous pseudo sarcomatous fibromatosis(fasciitis) Report of 8 cases[J]. Am J Clin Pathol,1955,25:241.

[2] Koizumi H,Mikami M,Doi M,et al. Clonality analysis of nodular fasciitis by HUMARA-methylation-specific PCR[J].Histopathology,2005,47(3):320-321.

[3] 刘彤华.诊断病理学[M].2版.北京:人民卫生出版社,2006.

[4] Wang XL,Descheper AMA,Varhoenacker F.Nadular fasciitis:correlation and histopathology[J].Skelet Radiol,2002,31(3):155-161.

[5] 邓云特,胡志勇,岳君林,等.结节性筋膜炎 35 例报道并文献复习[J].肿瘤防治研究,2007,34(2):140-142.

[6] Weiss SW,Goldblum JR.Enzinger and Weiss's soft tissue tumors[M].4th ed.Mos by:St.Louis,2001.

第十六节　异位胸腺

异位胸腺是一种少见的颈部体表肿物，由胚胎期腺体胚胎发生移位缺陷导致。人体胚胎胸腺由双侧第 3 对咽囊发生，第 4 对咽囊也有少部分参与，两对胸腺原基在甲状腺和甲状旁腺的尾侧向中线靠拢融合，沿胸骨下方降入胸腔纵隔。胸腺在小儿期处于下降过程,若受限停留于某一部位或有小块组织残留,则形成异位胸腺组织。

(一)临床表现

颈部或胸骨上窝皮下包块,一般出生后即有,逐渐增大,包块柔软,无红肿,无疼痛,多呈三角形,无压迫症状。

(二)检查

B超、CT、MRI等多可以发现颈部或胸骨上窝处包块,多呈三角形,B超可有血流信号,CT、MRI可有轻增强影。

(三)病理

标本为三角形条块状,外观呈淡黄色腺体组织样改变,有完整包膜,可见细小的腺体分叶,镜下见正常的胸腺组织结构,可见胸腺小体及大量淋巴细胞。

(四)治疗

手术切除是常用方法,由于术前很少能明确诊断,一般是手术探查发现,一般情况下能完整切除包块,如在胸骨上窝向胸腔纵隔延伸可以大部分切除。异位胸腺切除后不会对人体造成任何影响,正常情况下胸腺在12岁以后开始萎缩或衰退,不造成对人体免疫力的影响。

(杨 文 周启星)

参考文献

[1] 郑雪,张国全,张玲云.双侧颈部异位胸腺1例[J].中华放射学杂志,2012,46(5):475.
[2] 刘彤华.诊断病理学[M].2版.北京:人民卫生出版社,2006.

第三章
皮肤色素性疾病

第一节　皮肤黑色素细胞病变

一、色素痣

黑色素细胞痣简称色素痣,在人体皮肤表层,黑色素细胞与表层基底细胞存在一定的比例,为 1∶10 左右,人体皮肤的色差主要由表层细胞中的黑色素细胞的含量决定。

黑痣的分类主要采用病理学分类,依据黑色素细胞巢在皮肤各层的分布位置深浅来确定。

1. 交界痣(junctional nevus)　因黑色素细胞分布于表皮与真皮的交界处而得名。交界痣大多发生在婴儿或小儿期,临床表现为皮肤出现直径 1~10 mm,大小不等,圆形或卵圆形、界线清楚、淡棕色或深褐色斑块,扁平或略高于皮肤,中央色素较周围深,表面光滑无毛发,有皮纹存在。好发于颜面部、四肢、躯干,以及掌跖、甲床、外生殖器。交界痣有潜在的恶变可能,发生率为 1/10 万~100 万,小儿期不会发生恶变。随着年龄增长,交界痣逐渐向皮内痣过渡,而手掌、足底、外生殖器等处的交界痣不易变为皮内痣,存在恶变可能。当交界痣在短期内出现迅速增大、颜色加深发黑、表面破溃出血、边缘发红渗出或出现墨水点样"卫星"小痣,表明该痣组织有恶变的趋势。

2. 皮内痣(intradermal nevus)　痣细胞呈巢或条索状,位于真皮不同层次,很少低于网状层的上 1/3。在痣细胞巢和表皮之间有明显的正常区域。在真皮上部的痣细胞巢内,一般含有中量黑色素细胞。临床表现为突出皮肤表面的圆顶状或蒂状丘疹或结节,一般直接小于 1 cm,好发于成人的头皮、颈部、面部等有毛发生长的部位,不发生在掌跖、足底、外生殖器等部位。皮内痣一般不增大,也无消退趋势。

3. 混合痣(compound nevus)　痣细胞巢呈索状伸向真皮层,不含或少含黑色素细胞。临床表现为外观类似交界痣,但突出皮肤,呈半球状丘疹,表面光滑,界线清楚,褐色或黑褐色,多见于中青年。

总之,一般平滑的色素痣为交界痣,稍高出皮肤的为混合痣,半球或有蒂状为皮内痣。

二、先天性色素痣及巨痣

先天性色素痣(congenital nevus)与其他色素痣不同,其出生时皮肤即有病灶,但无遗传倾向。面积大多较广泛,可由几厘米至累及背部、头皮、肢体等大部分面积,若在特殊部位面积达到 12 cm×12 cm 或接近此面积的颜面部,称为巨型色素痣,简称巨痣(giant nevus)。在小儿颜面部病变面积达到 2%、肢体达到 3%、躯干达到 5% 亦可称为巨痣。据文献报道有 10%～13% 的病例会出现恶变,转化为恶性黑色素细胞瘤,病理变化类似混合痣,但痣细胞团块向下伸展较深,有时可达皮下,在头部甚至可达颅骨。

临床表现为皮肤出现深褐色斑块、隆起,表面不规则,有小乳头状突起或疣状增生,大小可由几厘米至几十厘米,甚至整个背部、头皮、肢体,形状如帽子、坎肩、袜套样改变,早期有黑色粗毛,外形奇特,俗称"兽皮痣",发生于头皮呈肉色、表面有弯曲沟纹则称为巨型脑回状痣(图 5-3-1-1)。

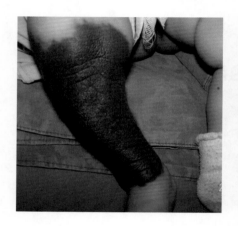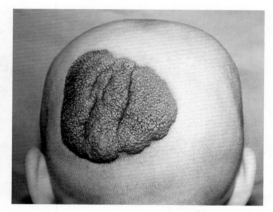

图 5-3-1-1　巨痣的兽皮样改变和巨型脑回状痣

三、其他类型色素痣

1. 晕痣(halo nevus)　皮肤病学将其归为白癜风一型。是一种皮肤呈圆形或卵圆形的白斑,中央有一颗色素痣。小儿少见,常见于年轻人躯干部、背部,可以出现一个到数十个不等,晕痣通常为混合痣,半数患儿经过数月至数年不等时间后中心痣自然消退,周围的白晕也可以随之消失,也有病例中心痣呈炎性改变,并不消退(图 5-3-1-2)。

2. Spitz 痣　又称良性幼年黑色素细胞瘤,常见于小儿,50% 的患儿发生年龄大于 14 岁。临床表现为小儿面颊、耳部出现粉红色或红褐色结节,开始生长较快,一般直径不超过 2 cm,结节表面光滑无毛,或呈疣状,略高出皮肤,轻微外

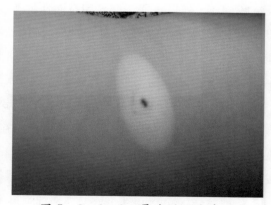

图 5-3-1-2　晕痣的临床表现

伤可引起出血、结痂,少有溃疡,损害可持续到成年。此痣是一种活动性混合痣,在表皮和真皮交界处增殖,细胞较大。临床上常需要和血管瘤、化脓性肉芽肿、寻常疣鉴别。Spitz 痣属于良性,但其病理标本与结节性恶性黑色素细胞瘤的鉴别仍比较困难。

3. 甲母痣　是甲基质中的交界痣,其色素浸润至甲板,并随着甲板的生长而向前推移至甲缘,多数为小儿时期出现或出生即有,表现为甲板下一褐色或黑色纵形条带、边缘清楚、规则,色泽均匀,多为单发(图5-3-1-3),也有报道为多指出现或有家族史。甲母痣较其他色素痣更易出现恶变,当出现褐色条带近期扩大、甲缘出现斑块、结节、溃疡、出血,应该警惕甲母痣发生恶变,尽早行手术治疗。

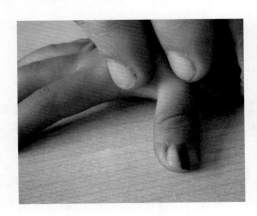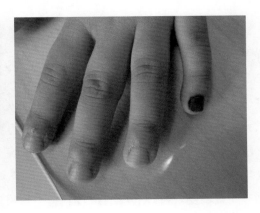

图 5-3-1-3　甲母痣的临床表现

四、治疗

小儿全身出现 15~20 个痣是比较正常的,一般不需要治疗。现代人们对容貌要求高,特别是对小儿长在颜面部的痣家长常希望进行治疗,有些病灶面积过大,色泽过深,伴有较多毛发生长,虽然不在面部,家长也担心影响孩子的正常发育及影响美观,或担心恶变,也会提出治疗要求。

1. 手术治疗　对于直径大于 3 mm 的黑痣,多数学者建议采用梭形切除的方式手术,如面积较大也可以采用分次手术切除,面积更大则可以行植皮术或皮瓣及扩张皮肤后手术修复方式,所有切除病灶标本原则上应行病理检查,除了解痣组织的性质外,还可以确定有无痣组织的残留。小儿由于病灶小、皮肤弹性好,早期进行色素痣的切除有手术创面修复容易、术后瘢痕较轻等优点。对于能通过手术切除,采用植皮、皮瓣或扩张皮肤后修复创面的巨痣而言,在小儿期手术是值得推崇的。

小儿甲母痣的手术可采用拔除指甲,切除甲床处的黑色素细胞沉着,但容易复发,反复发作时扩大切除,在没有确定存在恶变前,尽量不做截指手术。

2. 非手术治疗　对于直径为 1~2 mm 的黑痣,非手术治疗更容易被家长及小儿接受,但由于失去病理检查的机会,创面容易形成凹陷,或病灶残余反复治疗,治疗存在一些缺憾。

(1) 激光治疗:现在多采用脉冲或超脉冲 CO_2 激光进行祛痣治疗,小儿均需要皮下浸润麻醉,在激光的汽化过程中,不断擦去表面的碳化物,露出白色真皮即可,发现有残留后应及时再次治疗,但应避免一处多次治疗。也有文献报道反复激光刺激有造成痣组织恶变的病例。

（2）化学烧灼法：常用 30％～50％三氯醋酸或冰醋酸等腐蚀药物进行化学烧灼，俗称"点痣"，但深度难以控制，容易残留，创面愈合时间较长，不应作为现代常规方法，其他如冷冻、电灼等亦有同样缺点，不是理想的治疗手段。

第二节　黑色素细胞增生性疾病

一、蒙古斑（mongolian spot）

蒙古斑（mongolian spot）又称真皮黑变病，最常见于黄种人或黑人婴儿，是由于胚胎时黑色素细胞从神经嵴移行至表皮时停留于真皮的深部而造成的，黑色素细胞颗粒位于较深部位，通过皮肤的光波分散出现特殊的青灰色或蓝色。

临床表现为新生儿的臀部、骶尾部、背部出现淡灰蓝色、蓝色或蓝黑色皮肤斑块，不高出皮肤，大小不等，多为单个，偶有多发，常在幼儿期自行消退，不留痕迹，不需要治疗，偶有持续至成人，甚至扩大。

二、太田痣（nevus of Ota）

太田痣（nevus of Ota）又称眼软腭部青褐色痣，是由太田氏首先描述的一种累积巩膜及同侧三叉神经分布区域的灰蓝色素斑片状皮损，由于斑片沿周围神经分布，提示黑色素细胞可能来自局部神经组织。由于黑色素细胞在真皮中分布不均衡，斑片在临床上表现为淡棕色至深蓝色，不同部位可有不同颜色，斑片好发于额、上下眼睑、颧、颞部，常发生于颜面一侧，偶有双侧，部分患儿巩膜可受累，皮损广泛者可波及到睑结膜、鼻翼、耳部、软腭及颊黏膜，50％以上的为先天性，出生即有，可随年龄增长斑片颜色逐渐加深、扩大，病损边缘不清，其余多发生于 10 岁以后，无遗传倾向，无恶变可能。

太田痣治疗首选 Q 开关激光，波长为 500～700 nm，通过选择性光热作用破坏黑色素细胞，使病损皮肤逐渐恢复正常色泽，治疗需要反复多次，效果因色素细胞所在真皮层深浅不同而有所差别。浅层易治疗，深层需要多次治疗，小儿治疗 3 月龄后即可施行，目前的技术水平可使大部分病例达到较为满意的程度。

三、伊藤痣（nevus of Ito）

伊藤痣（nevus of Ito）又称肩峰三角肌褐青色痣，是一种类似太田痣的色素斑，所不同的是其分布于上臂、肩部、锁骨上区等臂外侧神经支配区域，从小儿期开始出现病损，随着年龄增长，经日晒后逐渐明显。

临床表现为在肩、前胸、肩胛骨区、上臂、甚至前臂、腕部、面颊出现与太田痣类似的青灰色斑，可相互融合，数年后可长出粗毛，病损皮肤纹理粗厚，边界不清楚，呈地图样改变。病理镜下特点与太田痣相同。因生长部位对美观影响不大，多未行治疗。如有治疗要求可参照太田痣治疗方法。

四、雀斑（freckles）

雀斑（freckles）为常染色体显性遗传病，是发生于体表日晒部位皮肤上的黄褐色斑点，常在小儿期发生，多在 5 岁左右出现，随着年龄增长数目增多，颜色加深，女性多见，其发展与日晒有关，随季节变化，夏季斑点数目增多，颜色加深，冬季则相反，数目减少，颜色变淡。其病理改变为表皮基底层黑色素细胞含量增多，但黑色素细胞数目不增加，代谢活跃。

雀斑的治疗以防护为主，应减少阳光过量照射，可涂用防晒霜保护患处，化学剥脱、皮肤磨削有明显治疗效果，目前使用的光子激光技术效果更为安全、简便、有效。

五、咖啡牛奶斑（café au lait spots）

咖啡牛奶斑（café au lait spots）是一种出生即有的、边缘规则清晰的色素沉着斑，颜色呈淡棕色至深棕色不等，类似咖啡色，色泽均匀，大小不等，可单发，亦可多发（图 5-3-2-1），部分患儿可伴有神经纤维瘤病。70% 神经纤维瘤病患儿伴有咖啡斑，但多数咖啡牛奶斑患儿并无神经纤维瘤病。该病使用 755 nm 紫翠宝石激光机可以得到有效的治疗，颜色较深者需要多次激光治疗。

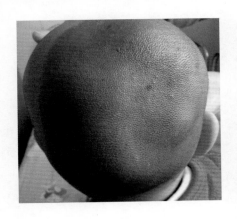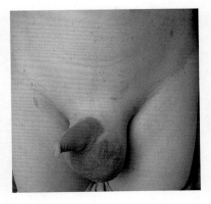

图 5-3-2-1 咖啡牛奶斑的临床表现

六、蓝痣（blue nevus）

蓝痣（blue nevus）是起源于神经嵴的一种衰退性黑色素细胞，不规则集中在真皮下 1/3 层面，由于真皮下部黑色素细胞在光波折射后外观表现为蓝色而得名，一般分别为普通蓝痣和细胞性蓝痣。

普通蓝痣的临床表现为自幼发生皮肤蓝色或蓝黑色的斑丘疹或小结节，隆起于皮肤表面，边缘清楚，表面光滑，大部分直径小于 1 cm，多为单个，好发于头面部、颈部、四肢伸侧，偶发生于口腔、外阴黏膜。

细胞性蓝痣比较罕见，出生即有，好发于臀部、骶尾部，为蓝色或蓝黑色坚实结节，直径常大于 1 cm，色素密集，可呈分叶状，一般为良性，少数可恶变成黑色素细胞瘤。

蓝痣的治疗以手术切除为主要方法,小于 3 mm 可行脉冲激光治疗,易复发,需反复治疗。

(周启星　成　琦)

参考文献

[1] 王炜.整形外科学[M].杭州:浙江科学技术出版社,1999.

[2] 汪良能,高学书. 整形外科学[M].北京:人民卫生出版社,1989.

[3] 赵辩.临床皮肤病学[M].3 版.南京:江苏科学技术出版社,2001.

[4] 董蒨.小儿肿瘤外科学[M].北京:人民卫生出版社,2009.

[5] 朱学骏.皮肤病的组织病理学诊断[M].北京:北京医科大学中国协和医科大学联合出版社,1990.

[6] 朱德生.皮肤病学[M].2 版.北京:人民卫生出版社,1982.

[7] 王侠生,廖康煌. 杨国亮皮肤病学[M]. 1 版. 上海:上海科学技术文献出版社,2005.

[8] 林挺,杨慧兰,刘仲荣. 甲母痣恶变 2 例报告并文献复习[J].中国误诊学杂志,2011.11(25):6053 – 6055.

小儿体表恶性肿瘤包括皮肤恶性肿瘤及除皮肤外软组织恶性肿瘤。近年来发病率却有所上升,治疗效果也较以前有所提高。皮肤肿瘤可分为良性、恶性以及易演变为恶性者(即癌前期皮肤病)。软组织肿瘤包括除内脏和骨骼以外的所有结缔组织肿瘤,分为良性、恶性及中间型。良性肿瘤已经在前面章节讲述过了,这章重点讨论小儿常见的体表恶性肿瘤。

第一节　细针穿刺活检术

小儿肿瘤在怀疑有恶性倾向时,可以先采用细针穿刺细胞学检查(Fine needle aspiration cytology, FNAC)。细针穿刺细胞学检查在最初的小儿肿瘤判定中是一个很有效的技术,对癌症进行专业治疗,对恶性的证实是非常有帮助的,阳性报告可以确诊,对阴性报告并不排除恶性,需要进一步手术活检。

一、细针穿刺细胞学检查的优点和局限性

FNAC 最大的优点是不需要麻醉,这对小儿是非常有益的。FNAC 是安全的,不损伤患儿,能快速给出结果并且不刺激肿瘤。在大多数病例中,检查医生能通过 FNAC 获得想要的答案,因而避免了活检。认识FNAC 的局限性也是重要的,一般来说,FNAC 是指示性的检查方法,不是最终的组织病理学诊断方法,在许多情况下,FNAC 可能给出一个没有具体亚型的恶性诊断,这对开始治疗是重要的,因为必须进行后继活检,所以医生对 FNAC 的有效性会失去信心,不管怎样,我们必须记住,如果 60%~80% 的肿瘤患儿可以在不麻醉的情况下活检,那么细胞学检查的目就达到了。细胞学是一个非常主观的科学,只有有经验的细胞病理学家才能够充分协助小儿外科医生,一般的组织病理学家不能有效地实行细胞学检查,医生必须注意

到这个局限性。

二、术前评估

进行 FNAC 必须具备如下几个条件：

1. 应排除凝血功能障碍，可能发生肝转移的进展期肿瘤患儿必须检查凝血酶原时间。

2. 熟悉解剖，尤其是颈部。

3. 对于伴有腹水的病例肿块必须固定，以便从肿块上抽出物质，而不是抽出腹水。

4. 在尝试做 FNAC 之前，必须进行超声检查，超声波可帮助描绘出病源器官，同时有助于避免穿刺到血管病变，FNAC 还很少用于囊性病变。

5. 较小的深层肿胀或胸部肿胀穿刺需要超声引导，较少用其他影像检查引导。

三、穿刺操作步骤

避免不必要的穿刺针的移动。用一个巴德活检枪进行抽取，选择长度足够到达肿块的活检枪来进行 FNAC，配备一个活检材料放置瓶，用一个 3～5 cm 长的针做表皮肿胀麻醉。B 超定位肿块具体表的距离，一手持活检枪，另一只手局部固定隆起部位，扳动活检的扳机，针在无吸力的情况下穿入肿块，撤回针之后，取下针前部的活体组织。放入事先准备的活检材料放置瓶中。送病理做切片。

四、并发症

FNAC 的并发症不常见，在少数病例中发生，应当小心加以鉴别，以便及时处理。如有穿刺部位出血可以局部加压，此并发症的发生率仅 1%。在过去的并发症中过分强调穿刺轨迹种植肿瘤的问题，全世界范围的经验都不支持肿瘤沿针轨迹种植，并且现在认为 FNAC 不会引起肿瘤种植。

第二节　皮肤恶性肿瘤

皮肤源于胚胎时期的外胚层及中胚层，由于其组织结构复杂，与外界环境直接接触，故在各种刺激因素的作用下，极易异常分化形成肿瘤，尤其是皮肤恶性肿瘤，可能危及患儿的生命。

一、黑色素细胞瘤

黑色素细胞瘤又称恶性黑色素细胞瘤（malignant melanoma），简称恶黑，是恶性肿瘤中发病率增长较快的肿瘤之一，其来源于黑色素细胞。恶性程度较高，多发生于皮肤。恶性黑色素细胞瘤在我国和日本的发病率较低,但欧美报道其发病率达到1%～3%。小儿发病较少,但也有发生。

(一) 病因及发病机制

黑色素细胞瘤是起源于能制造黑色素细胞的细胞的恶性肿瘤。表现为黑痣突然出现或迅速长大,色泽不断加深,四周出现彗星状小瘤或色素环,局部发生疼痛、感染、溃疡或出血,出现肿大的淋巴结。肿瘤好发于下肢,其次是头、颈、上肢、眼、指甲下和阴唇等处。早期即能由淋巴道和血行转移至肝、脑、骨、黏膜等处。发病与黑痣有密切关系。经常受摩擦的手掌、足底和眼部的黑痣以及位于表皮和真皮交界处的黑痣容易恶变,被认为是黑色素细胞瘤的前驱期。既往的流行病学研究表明,黑色素细胞瘤与紫外线照射相关。亦有研究表明紫外线照射能诱发肿瘤,还能促进肿瘤转移。部分病例由恶性雀斑样痣、发育不良性痣细胞痣、先天性痣细胞痣等演变而来。外力长时间刺激、感染、免疫功能低下也可能是本病的发生发展因素。

在分子生物学方面,黑痣中的黑色素细胞往往在经过初期的分裂增殖后进入衰老期,停止继续分裂。然而经过数年的"休眠"后,某些黑痣中已经衰老的黑色素细胞会重新开始分裂增殖,从而形成癌细胞。法国国家科研中心的研究人员对黑色素细胞的分裂机制进行了长期研究。发现导致黑色素细胞"不死"的始作俑者是一种被称为"β-catenin"的蛋白质,它抑制了一种负责控制细胞衰亡的"p16Ink4a"基因的正常表达,从而导致已经衰老的黑色素细胞又重新开始分裂增殖。认为"β-catenin"蛋白质在皮肤癌细胞分裂中发挥了主要作用。

(二) 临床表现

1. 临床上分为四种类型

(1) 肢端雀斑痣样黑素瘤:约占黄种人黑素瘤发生率的一半。好发于四肢、甲及甲周区。表现为色素不均或不规则的斑块。甲板及甲床发病则可见纵行带状色素条纹。此型进展快,常在短期内增大并发生溃疡和转移。

(2) 结节性黑素瘤:好发于头颈、躯干、外阴、下肢等处。早期为蓝黑或暗褐色隆起性结节,后期迅速增大呈乳头瘤状、蕈样,部分形成溃疡。

(3) 表浅扩散性黑素瘤:来源于浅表黑素瘤,好发于躯干及四肢。皮损直径一般小于 2.5 cm,表现为不规则斑片状,棕黄色、褐色或黑色,亦可呈淡红色、蓝色和灰色。若皮损出现丘疹、结节、硬化、溃疡则提示预后不良。

(4) 恶性雀斑痣样黑素瘤:好发于长期日照部位,老年人较为常见。皮损为褐色不均匀的斑块,伴有暗褐色或黑色小斑点,边缘不规则,逐渐扩大。此型生长慢、转移晚,最初仅局限于局部淋巴结转移。

2. 黑素痣恶变趋向的表现　① 边界模糊欠清,逐渐增大;② 色素呈放射状,颜色不断加深;③ 局部刺痒、疼痛、渗液;④ 外观呈橘皮样、潮红、隆起、脱毛、出血、结痂、溃疡(图 5-4-2-1)。

(三) 组织病理学

表皮和真皮内黑素瘤细胞可呈巢状、条索状或腺泡样排列,深达皮下;瘤细胞可呈多边形或梭形,核大,胞浆内可有黑色素细胞颗粒。无黑色素细胞的黑色素细胞瘤,免疫组织化学染色黑色素细胞瘤和S-100蛋白阳性有助于诊断。

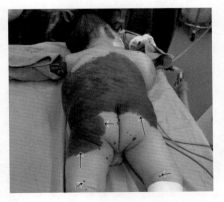

图 5-4-2-1　背部箭头所指均为恶性黑色素细胞瘤

（四）诊断和鉴别诊断

根据临床表现,结合组织病理特点可以确诊。应通过病理与交界痣和混合痣相鉴别,此外还应与硬化性血管病、化脓性肉芽肿、甲下血肿等鉴别。

（五）预防和治疗

对于有癌变可能的巨痣,一经发现要尽快手术。恶性黑色素细胞痣恶性程度高,易于转移,任何刺激均可促进肿瘤播散。手术切除为原发性恶黑的理想疗法,怀疑恶性黑色素细胞痣时应行扩大切除,能取得较好的疗效,根据病理检查肿瘤侵犯深度及边缘是否残留,再决定是否需要再作补充广泛切除。化疗和免疫治疗是主要的治疗手段,部分患儿可得到缓解。手术扩大切除需要修复创面,应该设计皮瓣修复。

二、原发性皮肤 T 淋巴细胞瘤

原发性 T 细胞淋巴瘤是属于结外非霍奇金淋巴瘤中的一种,是原发于皮肤的由 T 淋巴细胞克隆性增生造成的疾病,占所有原发性皮肤淋巴瘤的 75%～80%,蕈样肉芽肿是其中最常见的类型。

（一）病因和发病机制

目前原发性皮肤 T 细胞淋巴瘤的发病机制尚不清楚。可能与遗传、感染和环境因素有关。除成人 T 细胞白血病/淋巴瘤被认为与人类嗜 T 细胞病毒（HTLV）有关,结外 NK/T 细胞淋巴瘤、鼻型被认为与 Epstein-Barr 病毒（EBV）有关以外,其他类型的皮肤 T 细胞淋巴瘤尚未发现明确的相关环境因素。皮肤归巢 T 细胞的免疫学异常、细胞遗传学异常、细胞对凋亡的抵抗是皮肤 T 细胞淋巴瘤发病的重要机制。

（二）临床表现

分为红斑期、斑块期和肿瘤期,各期表现可重叠。

1. 红斑期　又称蕈样前期或湿疹样期,剧烈且顽固瘙痒常为早期唯一的症状,常难以忍受,常规治疗难以缓解,长期持续存在。皮损并无特异表现,可以类似于湿疹、接触性皮炎、苔藓样病变、脂溢性皮炎、特应性皮炎等,皮损多发生于躯干。

2. 斑块期　常由红斑期进展而来或直接在正常皮肤上发生。皮损浸润不断加深,呈形态不规则、境界清楚、略高起的浸润性斑块,有时在红斑基础上出现不规则的浸润或散在小结节状的浸润。

3. 肿瘤期　肿瘤多在浸润斑块的基础上逐渐出现,通常发生于陈旧性浸润皮损的边缘。常为红褐色瘤体,大小形状不规则,多见于面部、背部和四肢近端。完整的肿瘤一般无痛感,破溃者有剧痛。形成较深溃疡并被覆坏死性物质者,愈合后可形成色素改变及萎缩性瘢痕。

（三）组织病理学

1. 红斑期　早期病理无特异性表现,由于缺少甚至缺乏典型的异型淋巴细胞,组织学特征常常不明显。常仅在真皮上部见非特异性炎症浸润。

2. 斑块期　以密集的、常呈带状分布向表层皮肤浸润的异型脑回状核小淋巴细胞（Pautrier 细胞团）为特征,并常伴有数量不等的嗜酸性粒细胞,偶尔有浆细胞。此组织病理有诊断价值。

3. 肿瘤期　真皮层大量异型淋巴细胞侵入,并可浸润皮下组织,核异形,深染,大小不一。

（四）诊断和鉴别诊断

主要依靠临床表现、受累皮肤活检及免疫表型检测诊断。在红斑期,由于缺乏典型的异型淋巴细胞,组织病理诊断困难,怀疑本病时应行多部位多次取材,并作连续切片观察,以便早期作出诊断。免疫电镜检查 CD3 和 CD4 在细胞表面呈丛集样分布,在肿瘤阶段 CD3 和 CD7 抗原脱失可作为辅助诊断,基因重排对于鉴别诊断也具有一定的价值。

(五)预防和治疗

目前治疗主要依据 TNMB 分期与分类。局部治疗、光疗广泛用早期阶段,进展期难治患儿则多采用化疗、体外光化学疗法、放疗或联合治疗。造血干细胞移植及生物疗法亦有广泛发展前景。在其他治疗效果不佳的时候,可采用手术切除同时加皮瓣修复。

三、皮肤隆突性纤维肉瘤

皮肤隆突性纤维肉瘤是相对少见的皮肤成纤维细胞来源的软组织肿瘤,大部分为低级别,但也有部分约 10% 表现为高级别肉瘤。肿瘤转移占 1%~5%,单局部复发率高达 10%~60%,占所有软组织肉瘤的 1%~6%。

(一)病因和发病机制

目前病因不明,病因假说较多,包括遗传学说、皮肤损伤学说、放疗损伤学说等。

近来研究表明,瘤细胞表达 Vim 及 CD34,电镜观察瘤细胞既有成纤维细胞的特征,又见有一些神经鞘膜细胞的特点,个别病例中发现含有黑素小体的树突细胞,提示肿瘤尚有可能起源于神经鞘膜细胞。

肿瘤位于真皮及皮下脂肪,与表皮隔以正常狭窄带。瘤细胞呈梭形,大小形态较一致,核分裂少,排列成车轮状(roller form),有诊断意义。肿瘤侵及皮下脂肪可构成蜂窝镶嵌状或水平成层相间的特殊排列方式,其与 CD34 阳性构成本瘤与其他纤维组织细胞肿瘤的鉴别要点。瘤区内若有含黑色素细胞的树突细胞即为 Bednar 瘤。瘤区常有黏液变,且可出现特殊形态,如有车轮状排列结构消失而以束状排列为主伴核分裂增加,当其比例占 10% 以上时可称为来自隆突性皮肤纤维肉瘤的纤维肉瘤;也可出现灶性区域瘤细胞形态似平滑肌细胞而免疫组化 SMA 与 MSA 阳性,呈肌样、肌纤维母细胞性分化;近来还发现肿瘤内存在巨细胞纤维母细胞瘤形态的区域,提示巨细胞纤维母细胞瘤可能为本瘤的亚型。

(二)临床表现

纤维肉瘤最常发病的部位为下肢近端,其次为躯干或上肢近端。病灶生长缓慢,常常经数月甚至数年体积逐渐增大。外观为单一的球形肿块,有时呈分叶状。肿瘤与真皮层相连,较为固定,但其早期并不侵犯深层组织(图 5-4-1-2)。

(三)组织病理学

肿瘤由梭形纤维母细胞样细胞构成。细胞核深染,染色质粗,嗜伊红,界限不清。病理中可发现致密的成纤维细胞排列成车轮状即可确诊。

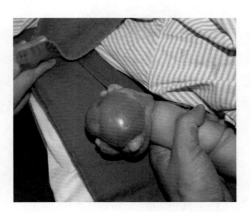

图 5-4-2-2　皮肤隆突性纤维肉瘤的临床表现

(四)诊断

诊断主要依靠于穿刺活检或切除活检,大多数病例中使用光学显微镜观察苏木精-伊红染色标本发现成纤维细胞排列成车轮状可明确诊断。

（五）鉴别诊断

1. 真皮纤维瘤　表皮组织常增厚,真皮纤维瘤相较隆突性皮肤纤维肉瘤比较单一的成分而言常可见到炎细胞、多核巨细胞和含铁血黄素等多种成分。

2. 神经纤维瘤　瘤体组织触诊呈粗大蚓状,术中可见粗大蚓状神经纤维。病理表现神经纤维瘤的瘤细胞呈波浪状、细胞核弯曲。

（六）预防和治疗

初始治疗方法为手术,由于该病常表现为不规则及深部浸润,故推荐广泛且完整的切除。对于切缘阳性者,条件允许的情况下建议再次扩大切除并创面用局部皮瓣修复。有人报道利用伊马替尼抑制 PDFG 受体治疗小儿手术无法切除的隆突性皮肤纤维肉瘤,有一定疗效。

第三节　除皮肤外的浅表软组织恶性肿瘤

软组织恶性肿瘤可以发生于身体的任何部位,生长迅速、皮温高、疼痛、组织水肿均是其表现,但部分恶性肿瘤并没有明显的恶性表现,常被误诊,导致不良后果。

一、横纹肌肉瘤

横纹肌肉瘤是起源于横纹肌细胞或向横纹肌细胞分化的间叶细胞的一种具有骨骼肌分化倾向的恶性肿瘤。横纹肌肉瘤是小儿软组织肉瘤中最常见的一种,约占小儿实体肿瘤的 15%,软组织肉瘤的 60%;小儿、青年多见胚胎型、腺泡型。中年以上多见多形细胞型,男多于女。头颈部肿瘤大多发生在 8 岁以前的小儿,肢体肿瘤多发生在青春期。

（一）病因和发病机制

有研究表明横纹肌肉瘤的发展和某些家族的综合征有相关性,如李-佛美尼综合征(Li-Fraumeni Syndrome,LFS),其主要是抑癌基因 p53 的缺失。染色体异常及基因突变被证实是横纹肌肉瘤发生的重要因素。在婴儿出生之前,部分研究表明父母使用大麻、可卡因或其他毒品的可使小儿患横纹肌肉瘤的风险增加 2~5 倍。

（二）临床表现

横纹肌肉瘤可发生于人体的任何部位,以头颈部最为常见,发现时常为无症状的软组织肿块。其他临床症状主要根据肿瘤的发生部位而不同,由于肿瘤发生发展时无明显疼痛,故常临床症状常表现为压迫及侵犯症状。如发生于眼眶内肿瘤,可表现为眼球突出、偏位、眼睑下垂、视力模糊及复视等症状。发生在中耳则表现为顽固性中耳炎、耳鸣等,发生于鼻咽部则常表现为鼾症;部分肿瘤生长迅速,表现为体表迅速增大的无痛性肿块。而部分肿瘤压迫侵犯周围神经和组织时可引起疼痛及感觉障碍(图 5-4-3-1)。

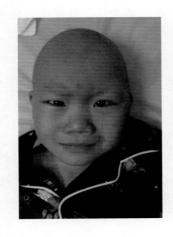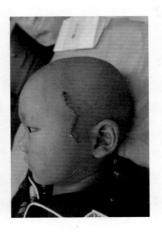

图 5-4-3-1 横纹肌肉瘤的临床表现和手术后的情况

（三）组织病理学

横纹肌肉瘤分为胚胎性横纹肌肉瘤、腺泡状横纹肌肉瘤和多形性横纹肌肉瘤三种主要类型。

1. 胚胎性横纹肌肉瘤 主要由原始的小圆细胞和不同分化程度的横纹肌母细胞以不同比例组成,核分裂多见,异形性显著。

2. 腺泡状横纹肌肉瘤 可见腺泡样结构即结缔组织小梁将肿瘤细胞分隔成腺泡样,肿瘤细胞的核巨大并表现为多形性可见粗大的染色质。

3. 多形性横纹肌肉瘤 由未分化圆形至梭形细胞及胞质明显嗜酸性的多形性细胞混合而成,胞质丰富,胞质内可见到肌源纤维。

（四）诊断

根据临床症状,主要是病理诊断科明确。横纹肌肉瘤一般无典型的影像学特征,部分可表现为对骨质的侵犯破坏。

（五）鉴别诊断

1. 纤维瘤、脂肪瘤、神经纤维瘤等良性肿瘤也可以有横纹肌肉瘤的相似表现,但病理诊断即可明确鉴别。

2. 与淋巴肉瘤、恶性黑色素细胞瘤、神经母细胞瘤、尤文氏肉瘤、恶性淋巴瘤等恶性肿瘤鉴别时依靠光镜下所见有时并不能明确区分,这时就需要特殊染色、电镜、免疫组化检测等予以鉴别。

（六）预防和治疗

根治性手术切除是治疗横纹肌肉瘤的最佳方法,在肿瘤切除后对功能和容貌破坏等影响可以接受的前提下,应该尽快进行手术治疗广泛、彻底切除。术后放疗是治疗小儿横纹肌肉瘤非常重要的方法,可作为无法切除肿瘤的辅助治疗。化疗对于延长生命及提高总体存活方面有着比较重要的作用。对于横纹肌肉瘤治疗应采取手术联合放化疗的方法。

二、恶性外周神经鞘瘤

恶性外周神经鞘瘤占所有软组织肉瘤的 5%～10%,该病发生率低,治疗困难、预后差。包括:① 神经肉瘤;② 神经纤维肉瘤;③ 恶性施万细胞瘤;④ 恶性神经鞘瘤;⑤ 上皮样恶性外周神经鞘瘤;⑥ 恶性蝾螈瘤。

（一）病因和发病机制

本病与神经纤维瘤及神经鞘瘤关系密切,常由两者转变而来。肿瘤抑制基因的缺失可能与其发病有一定联系,但具体原因仍不明确。

（二）临床表现

常常为无意中触摸到四肢及骨盆周围的软组织包块。由于本病好发于神经纤维瘤及神经鞘瘤患儿,部分患儿皮肤可能出现改变特别是皮肤牛奶咖啡斑。触诊可及蚓状包块。部分肿瘤侵犯神经后可能出现相应神经系统症状。如果包块与主要神经关系密切,患儿会有相应的神经系统症状。

（三）组织病理学

包膜常不完整,肿瘤包膜常有瘤细胞浸润。瘤细胞呈梭形,条索交织状排列,浸润性生长,伴有出血和坏死灶。有明显的异形性,有时见巨核或多核。核有丝分裂象多见。

（四）诊断和鉴别诊断

神经纤维瘤及神经鞘瘤患儿在触摸到异常增大肿块时应特别关注。体检时需注意皮肤改变及神经系统评估。MRI 检查可见神经干走行的梭形肿块,多为 10 cm 以上,外周强化、存在病灶周围水肿及瘤内囊性变。PET/CT 对于观察病变范围及转移有一定帮助。

（五）预防和治疗

外科手术治疗仍是治疗恶性外周神经鞘瘤首选的治疗方法,手术应将瘤体侵犯的所有神经完全切除,但完全切除后必然会造成某些神经系统功能障碍,并且某些特殊部位如颜面部、脊柱等常无法完全切除,这就造成术后复发率较高。化疗对于恶性外周神经鞘瘤的疗效仍存在较大争议。目前分子靶向治疗和基因治疗是研究的重点方向。

三、脂肪肉瘤

脂肪肉瘤是由源于脂肪细胞及向脂肪细胞分化的间叶细胞所组成的软组织恶性肿瘤,是一种比较常见的软组织肉瘤,占全部软组织肉瘤的 16%~21.4%。可发生在任何年龄组,青少年发病较少。脂肪肉瘤的预后较好,5 年生存率约为 75%。

（一）病因和发病机制

脂肪肉瘤病因和发病机制尚不明确,但有研究表明脂肪组织中胰岛素受体及受体后水平的改变,包括该激素生物活性的下降,可能与脂肪肿瘤的发生发展有一定联系。有研究表明其与免疫抑制有一定关系。但是否与遗传有关仍不明确。

（二）临床表现

最常见的发病部位是下肢近端,其次为腹膜后、小腿、肩部、前臂。单纯手、足发生较少。主要表现为深部软组织生长缓慢的无痛性肿块,体积较大,触之呈椭圆形、分叶状或结节状。较为特殊的为发生在腹膜后的脂肪肉瘤,通常要等到肿瘤体积巨大压迫神经干或静脉系统时,引起疼痛或肢体肿胀后才被发现。

B 超、CT、MRI 检查可显示肿瘤侵犯范围及与周围组织关系,造影及增强 CT 可显示瘤体血运丰富,部分中部坏死而血运减少。

（三）组织病理学

1. 分化良好脂肪肉瘤　表现为分化良好的脂肪细胞，局灶可见少许多泡状脂肪母细胞，可见纤维组织将肿瘤分隔为结节分叶状，纤维间隔内可见少数脂肪母细胞，部分细胞有一定异形性。

2. 黏液型脂肪肉瘤　结节状或分叶状生长，由间叶细胞和分化程度不等的脂肪母细胞构成，背景为广泛的黏液样基质。原始的间叶细胞核无明显异形性，罕见核分裂相。

3. 圆细胞型脂肪肉瘤　由形态较为一致的小圆形细胞构成，细胞密集，多呈片状排列，呈梁状、索状排列。

4. 多形型脂肪肉瘤　细胞形状不规则，呈弥漫分布，多核巨细胞散在分布，核大深染，可见病理性核分裂相。

5. 去分化型脂肪肉瘤　以出现排列成束状，具有轻度核异形的一致性纤维母细胞性梭形细胞为特征。

（四）诊断和鉴别诊断

根据临床表现及辅助检查难以明确诊断，主要靠病理特点诊断。

1. 脂肪母细胞瘤　大部分发生于婴幼儿，其次为小儿。镜下表现为不同程度分化的脂肪母细胞，无异形性，被纤维组织分隔成小叶状。

2. 黏液型胚胎型横纹肌肉瘤　多见于婴幼儿，常见发病部位为头、面、颈部及泌尿生殖道，病理表现为无脂肪母细胞。

（五）预防和治疗

手术切除是最好的治疗方式，其影响预后最重要因素是肿瘤部位。恶性度较低的部位较好的脂肪肉瘤可行局部广泛切除，复发者可再次局部切除。对发生于深部的恶性程度较高的肿瘤，应行根治性手术或截肢，必要时辅以放化疗。

四、血管肉瘤

血管肉瘤也称恶性血管内皮瘤，是由血管内皮细胞或向血管内皮细胞方向分化的间叶细胞发生的恶性肿瘤，较少见。肿瘤细胞在一定程度上具有正常内皮细胞的形态和功能特点，占软组织肉瘤的 $1\%\sim2\%$，预后最差，好发于头颈部，但发生率不及该部位恶性肿瘤的 1%。

（一）病因和发病机制

慢性淋巴水肿导致结缔组织营养不良、电离辐射史、化学接触史均与血管肉瘤的发生有一定关系。有文献称在血管肉瘤发生之前往往有外伤史。慢性感染长期的炎症刺激亦可导致血管肉瘤的发生。

（二）临床表现

成人多见，但也可发生于小儿。可发生于任何部位，好发于皮肤、皮下、肌肉和骨组织，也可发生于口腔、纵隔和腹膜后等部位。以头颈部常见。常见部位有头、颈部、四肢，特别是下肢，其次为躯干。通常是单发，大小不一，直径为 $1\sim4$ cm，质硬，呈结节状或斑块，表面皮肤正常，偶见静脉曲张或毛细血管扩张。它的表现可多种多样。按照外观表现可大致分为结节型、弥漫型、溃疡型。早期表现类似外伤后会淤青，稍硬，后迅速增大，常隆起于皮肤，呈结节状，暗红或灰白色。周围可有小的卫星结节。肿瘤极易坏死出血。低分化者常迅速广泛浸润,病灶呈局灶性,颜色红,变深,局部隆起,易出血,可形成较大较深溃疡(图5-4-3-2)。

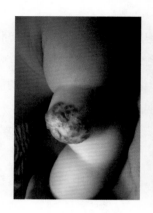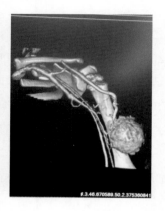

图5-4-3-2　血管肉瘤的临床表现和CT显示

（三）组织病理学

高分化的血管肉瘤与正常组织在病理学上较为相似,形成大小不一,形状不规则管腔,部分腔内充满蛋白性液体及红细胞,但细胞核仍有异型性,分裂相少见。分化差者瘤细胞常呈巢状增生,血管腔不明显,瘤细胞异形性明显,核大深染,核仁显著,核分裂相多见,常有瘤体内坏死。

（四）诊断和鉴别诊断

本病应与血管性疾病相鉴别,特别是Kaposi肉瘤相鉴别。但后者在艾滋病免疫功能低下时容易发生,且Kaposi肉瘤血管增生更加明显,内皮细胞更加突入管腔。还需要与黏液型脂肪肉瘤鉴别,黏液型脂肪肉瘤虽然血管丰富,但脂肪肉瘤中可见到脂肪母细胞。

（五）预防和治疗

外科治疗仍是首选治疗方案,术中尽可能将肿瘤广泛切除,手术常需同时施行淋巴结清扫,术前和（或）术后的放疗对于控制肿瘤的复发及转移有一定的疗效。对化疗是否有效仍存在不小的争议。

五、软组织骨肉瘤

软组织骨肉瘤是指发生于软组织并且与附近的骨骼无接触的骨肉瘤,亦可称为骨外骨肉瘤。在原发软组织恶性肿瘤中罕见。

（一）病因和发病机制

软组织骨肉瘤的发病原因尚不明确,主要病因包括:① 组织残留学说,即在软组织中有中胚叶成分的残留,而后形骨肉瘤;② 化生学说,即肌组织内的纤维母细胞受到各种因素的刺激,使骨或软骨母细胞变为成骨肉瘤。目前研究结果更倾向于后者。放疗照射与其发生也有相关性。

（二）临床表现

主要表现为逐渐增大的硬度不一的单发肿块,因含有骨组织故触诊常有硬结感。肿块巨大者可破溃形成溃疡,若临近关节则可能造成功能受限。少数患儿可有局部疼痛或压痛。

（三）组织病理学

多数肿瘤细胞分化较差,见大量成骨区,同时存在有成软骨及成纤维区。明显异形性可见异形的多核巨细胞。

（四）诊断

临床表现,X线检查可见软组织内棉絮状或斑片状的高密度影,与骨组织不相连,结合病理可诊断。

（五）鉴别诊断

1. 骨化性肌炎 骨化性肌炎与骨肉瘤同样都可能存在外伤史,其X线表现钙化灶较骨肉瘤相比边界清晰,密度均匀,呈梭形。骨化性肌炎可恶变为软组织骨肉瘤。

2. 其他软组织恶性肿瘤 如横纹肌肉瘤、脂肪肉瘤、软组织尤文肉瘤等。病理见到细胞产生肿瘤性骨基质即可鉴别。

3. 骨肉瘤软组织转移 询问病史有骨肉瘤病史在先,有原发灶。多为多发,转移瘤质韧,生长较迅速。

（六）预防和治疗

治疗软组织骨肉瘤的主要方法是切除肿瘤。与骨内骨肉瘤相比化疗效果并不理想,故化疗对于治疗软组织骨肉瘤仍存在较大争议。放疗通常仅作为患儿肿瘤无法切除或身体无法承受化疗时的保守治疗。

六、软组织尤文肉瘤

尤文肉瘤即Ewing's瘤,好发于青少年下肢长管骨。20岁以下的发病率不到百万分之三。90%发生于5～25岁之间,软组织尤文肉瘤即骨外尤文肉瘤,占到尤文肉瘤的20%～40%。

（一）病因和发病机制

病因不详,可能与染色体异位产生融合基因EWS-FLI1有关,而融合基因EWS-FLI1阳性与尤文肉瘤发生之间的作用机制尚不明确。在早期,肿瘤仍局限于骨内时,质地较坚实。一旦骨皮质被破坏而肿瘤侵犯软组织,则质地变柔软而脆弱。肿瘤外观为具有光泽的融合性圆形结节,呈灰白色。在发生继发性变化后,可呈紫红色或因坏死而呈黄色。变性严重时可形成囊腔,内含液化的坏死组织。镜下所见:典型的瘤细胞大小较一致,小而圆,没有清晰的胞质境界,紧密地聚集在一起的瘤细胞内有时可见典型的或不典型的有丝分裂象。银染色可见网状纤维常围绕大片瘤细胞,形成分叶状的间隔,很少穿插在瘤细胞之间,这是和骨的原发性网织细胞肉瘤(非霍奇金淋巴瘤)的重要鉴别点之一。用组织化学方法,如PAS反应,可显示瘤细胞胞质内有大量糖原(在电镜下也已证实)。这一点可与网织细胞肉瘤和神经母细胞瘤鉴别。

（二）临床表现

常见躯干及四肢,好发椎旁和胸部软组织。肿瘤部位深在。常有运动外伤史,常感到疼痛肿胀。多数瘤体发现时>10 cm。

（三）组织病理学

组织学所见与骨尤文肉瘤一样,为小圆细胞肿瘤,细胞核圆形或椭圆形,胞浆少,染色浅,核分裂相多见,有"假菊团样"结构形成。但该病5岁以下罕见,5岁以下发现小圆细胞肿瘤可能是转移性神经母细胞瘤。

（四）诊断和鉴别诊断

临床表现及辅助检查并无特异性,主要需结合病理明确诊断。

因软组织尤文肉瘤常有运动外伤史,故早期需与软组织损伤相鉴别,但较为困难。与其他软组织恶性肿瘤如横纹肌肉瘤、脂肪肉瘤、软组织骨肉瘤等相鉴别主要通过病理。需与经典尤文肉瘤转移相鉴别。

（五）预防和治疗

需骨科、肿瘤科、放射科、整形科等联合治疗，局部治疗联合化疗可提高生存率，影响预后的危险因素是远处转移。部分靶向药物被证明虽然治愈率不高但效果肯定。整形外科的治疗是手术修复切除的创面，要结合缺损大小部位，进行修复再造。

（严　俊　沈卫民）

参考文献

[1] 楼跃,沈卫民.小儿肿瘤外科学[M].南京:江苏凤凰科学技术出版社,2011.
[2] 王炜.整形外科学[M].杭州:浙江科学技术出版社,1999.

第六篇　小儿瘢痕

第一章
性质与特点

第一节　性　质

　　瘢痕组织是人体在创伤愈合过程中必然的产物,皮肤受损伤后的瘢痕愈合是人体防御体系中的一个重要组成部分,因此,没有瘢痕组织就没有创伤的愈合。不论创伤的大小,是手术还是外伤,都需要依靠瘢痕组织的生成,瘢痕组织使创口的两侧连接,创腔底部填充、创缘聚拢,同时伴有创缘皮肤的表皮基底细胞的增生扩展,以覆盖表面最后愈合,恢复皮肤的完整性和防御功能。

　　在组织受伤数分钟内即有血清和纤维蛋白渗出凝结,创伤较大时有凝血块充填在受伤组织内,受伤后3~4日,局部就有成纤维细胞出现和增生,并有毛细血管及神经末梢再生,直到全部纤维蛋白为结缔组织所替代,这些结缔组织就是瘢痕组织。因此,瘢痕的本质是一种不具备正常皮肤组织结构及生理功能的、失去正常组织活力的、异常的、不健全的组织。瘢痕形成早期,可看到成纤维细胞和毛细血管扩张,在增生现象十分旺盛的阶段,瘢痕组织外观发红增厚,表皮下出现明显的毛细血管和神经末梢等增生,导致明显的瘙痒和疼痛。瘢痕不仅破坏体表美、引起小儿的心理发育障碍,还妨碍相关组织或器官的生理功能,甚至导致畸形或功能障碍。瘢痕本身不断的收缩,引起周围正常组织的继发变形而造成挛缩畸形。小儿由于惧怕疼痛、自控力差等原因,对瘢痕挛缩的对抗性功能锻炼难以配合,常会残留明显的挛缩畸形。小儿处于生长发育期,瘢痕的弹性和延展性很差,瘢痕的收缩导致瘢痕附近的正常组织及深部组织发育明显受限,极易发生关节僵硬,血管神经、肌腱等缩短以及骨骼的发育畸形,给患儿的成长及生活造成深远的影响。

第二节 特 点

小儿畸形及挛缩的程度通常取决于瘢痕发生的部位和存在时间。

一、瘢痕发生的部位

瘢痕发生在颈部、面部如眼睑、口唇、耳郭等部位,可引起颈胸粘连、面部器官移位、眼睑外翻、口唇外翻或张口受限及耳郭蜷曲粘连等,严重影响容貌;如发生在关节活动部位,在四肢可引起关节屈曲或过伸畸形活动受限;手部瘢痕挛缩引起手指屈曲及爪形手,严重影响手的功能和发育;足部瘢痕可引起跖趾关节脱位,影响足的发育、穿鞋及行走等功能。

二、瘢痕存在的时间

对瘢痕来说,时间通常是一个重要的因素。小儿与成人最大差别在于其处于生长发育期。几乎所有瘢痕早期就会出现挛缩的过程,小儿四肢、手足生长快,如瘢痕存在时间越长,四肢手足处于缩短状态,血管神经甚至骨骼长期得不到应有的伸缩,其生长就受到越严重的限制,手术恢复正常的可能性就越小。

(邱　林)

第二章
病因和研究进展

第一节　病　因

一、概述

　　小儿天性活跃、喜欢活动且无自我保护意识,容易发生损伤。皮肤受到一定程度损伤愈合后即有瘢痕的形成,也就是说任何创伤都是导致小儿瘢痕形成的直接原因,形成瘢痕最常见的致伤原因依次为:烧伤、车祸伤、摔碰、切割、刺砸、抓咬、手术等外伤。而在这些外伤中,发生在面部的尤其多见,据某大型医院统计近三年总急诊外伤与面部的比例为 1.32∶1。研究表明,创面愈合和瘢痕形成机制是一个相当复杂的生物学过程,与体内的微环境有着密切的关系,成纤维细胞(FB)是创面愈合的主要修复细胞,它在创面修复过程中活化、增殖、合成胶原,异常分泌大量的细胞外基质(ECM),以及胶原纤维排列紊乱等直接导致增生性瘢痕和瘢痕疙瘩的形成。体内的各种细胞因子如转化生长因子 β、CTGF、PDGF、瘦素等通过一定的调控机制达到诱导 FB 的增殖、分化和 ECM 的合成,从而促进病理性瘢痕的形成,而干扰素 γ、肿瘤坏死因子 α、碱性成纤维细胞生长因子等与 FB 的增殖和 ECM 的合成存在负相关性,最终对病理性瘢痕的形成发挥抑制作用。肌成纤维细胞具有成纤维细胞和平滑肌细胞的特征和功能,在创伤愈合和瘢痕形成中也具有重要作用。中性粒细胞、巨噬细胞、肥大细胞及血小板等的功能状态,胶原、透明质酸、蛋白聚糖等细胞外基质改变,也调节和影响着创面愈合与瘢痕形成和消退。这些细胞之间,细胞与细胞外基质之间,细胞、细胞外基质与细胞因子之间等相互影响,构成了十分复杂的调节网络,而基因表达、微循环、免疫等因素都影响着创面愈合和瘢痕的形成,致使人们目前尚未找到其关键之处,难以调控创面愈合和瘢痕形成于适当的程度,值得进一步深入研究。

　　在皮肤创伤愈合中,除了受体内微环境及细胞、细胞因子间等作用影响,还受着全身因素和局部因素的影响,形成程度不同的瘢痕。全身因素主要与小儿瘢痕体质状况、全身营养情况、性别、年龄及人种肤色等有关;局部因素包括损伤部位、创口方向、致伤原因、缺损范围、创面感染、手术操作等。

二、影响瘢痕形成的原因

(一)外在原因

1. 创口张力的增加

(1)局部肌力张力增加:在严重损伤如小儿车祸伤中,由于损伤部位局部的肌肉等软组织水肿,导致创口张力明显增高。

(2)粗针粗线缝合:小儿的皮肤娇嫩,由于粗针粗线的缝合,使线脚承受的张力增加,伤口愈合后出现创口与线脚的"双轨征"瘢痕。

(3)与皮肤张力线不一致的创口。

(4)运动部位、骨突出部位等:如下颏、胸骨前、三角肌、上背部、肘、髋、膝、踝关节、足背等。

2. 创口感染,过度炎症反应:因创面感染后炎细胞浸润,细菌毒素能抑制上皮细胞的移行和增殖,组织蛋白和真皮的多糖被消耗,肌成纤维细胞和成纤维细胞迅速增多,肉芽组织增生过度,易于形成增生性瘢痕与瘢痕疙瘩组织。一般情况下,感染越久,则形成瘢痕的程度越严重,感染的伤口如不充分引流和清除坏死组织,伤口难以愈合,即使能愈合,愈后也会形成严重的瘢痕。

3. 异物刺激:如灰尘、滑石粉、纤维以及毛囊、皮脂腺、汗腺残留均可以引起轻重不一的组织反应,导致瘢痕的形成。

4. 皮下血肿:创面血肿为感染创造了条件,对伤口愈合产生不良影响,利于瘢痕与瘢痕疙瘩的增生。

(二)内在原因

瘢痕形成是组织损伤修复的正常过程,因而不可避免,只是其增生的程度不同而已。影响瘢痕形成的内在因素有:

1. 种族:瘢痕和瘢痕疙瘩在各种人种都会发生。但有色人种发生率高,其中黑种人最高,黄种人次之,白种人相对较轻,如黑人瘢痕疙瘩的发生率为白种人的6~18倍,这说明瘢痕的发生与种族不同有关。

2. 年龄:胎儿创伤愈合后一般无瘢痕与瘢痕疙瘩发生。青年人创伤愈合后瘢痕与瘢痕疙瘩发生率较老年人高,且同一部位年轻人瘢痕与瘢痕疙瘩增生的厚度较老年人厚,这可能与胎儿组织损伤修复过程中急性炎症阶段不明显、成纤维细胞形成少、胶原沉积不多,年轻人组织生长旺盛,受创伤后反应较强烈,同时年轻人皮肤张力较老年人大等因素有关。

3. 体质:个体间对创伤反应存在差异,创伤后瘢痕形成有较大差别。对多数人来说,创伤后1年左右,瘢痕经活跃增生、稳定减退而变平变软,红色消退,痛痒消失而逐渐成熟、老化;而少数人则需经过2~3年,更有少数需4~5年。瘢痕疙瘩常呈家族性多发倾向,同一个人在不同部位、不同时期发生的瘢痕均是瘢痕疙瘩,这说明瘢痕疙瘩的发生可能与个体体质有关。

4. 皮肤色素:皮肤色素与瘢痕疙瘩的发生有较密切的关系。如人体的瘢痕疙瘩常发生在色素较集中的部位,而很少发生于含色素较少的手掌或足底。

5. 家族:瘢痕疙瘩的发生已被公认为与家族有关,常可见到一个家族的直系或旁系中三代、二代或同代的兄弟姐妹内同时有瘢痕疙瘩患儿。

6. 代谢状态：瘢痕和瘢痕疙瘩多发生于青少年和怀孕的妇女，这可能与其代谢旺盛，垂体功能状态好，雌激素、黑素细胞刺激激素、甲状腺素等激素分泌旺盛及免疫机制有关。

7. 心理因素：如患儿对创伤认识不足或心理不健康，特别是自主神经功能紊乱的患儿，总是感觉到受伤后的不适，有虫、蚁爬行感觉等，而不自主地摩擦、搔抓，会使皮肤受到损害，可使瘢痕增生加重，甚至造成恶性循环。

8. 一般状况：如营养不良、贫血、维生素缺乏、微量元素平衡失调、糖尿病等全身因素，都不利于伤口愈合，使伤口愈合的时间延长而利于瘢痕发生。

（邱　林　沈卫民）

参考文献

[1] 蔡景龙.现代瘢痕学[M].2 版.北京：人民卫生出版社,2008.

[2] 胡大海,刘佳琦. 任重道远：进一步加强瘢痕的基础与临床研究[J].中华烧伤杂志,2011,27(6)：407-410.

[3] Kelly BC,Markle LS,Vickers JL,et al. The imbalanced expression of matrix metalloproteinases in nephrogenic systemic fibrosis[J]. J Am Acad Dermatol,2010,63(3):483-489.

[4] Wolfram D,Tzankov A,Pülzl P,et al. Hypertrophic scars and keloids-a review of their pathophysiology,risk factors,and therapeutic management[J]. Dermatol Surg,2009,35(2):171-181.

[5] Moran SL,Taguchi M,Amadio PC,et al. Wound healing and TGF-beta expression in TIEG knock out-mice[J]. Matrix Biol,2006,25:35-40.

[6] 肖刚,王智园,谭敏,等.转化生长因子β1 对病理性瘢痕中成纤维细胞增殖及凋亡水平的影响[J]. 实用医学杂志,2008,24(13):2242-2245.

[7] Gumucio JP,Flood MD,Phan AC,et al. Targeted inhibition of TGF-β results in an initial improvement but long-term deficit in force production after contraction-induced skeletal muscle injury[J]. J ApplPhysiol,2013,115(4):539-545.

[8] Zunwen L,Shizhen Z,Dewu L,et al. Effect of tetrandrine on the TGF-β-induced smad signal transduction pathway in human hyper-trophic scar fibroblasts in vitro[J]. Burns,2012,38(3):404-413.

[9] Luo L,Sun Z,Zhang L,et al. Effects of low-level laser therapy on ROS homeostasis and expression of IGF-1 and TGF-β1 in skeletal muscle during the repair process[J]. Lasers Med Sci,2013,28(3):725-734.

[10] 刘剑毅,李世荣,杨东运,等.增生性瘢痕不同时期结缔组织生长因子表达的动态研究[J].重庆医学,2003,32(5):532-533.

[11] Kelly GJ,Gerard BC.Role of transforming growth factor-beta super-family signaling pathways in human disease[J]. Biochim Biophys Acta,2008,4(1978):197-228.

[12] 杨贤金,张一鸣.CTGF 在病理性瘢痕中的表达及意义[J].中国美容医学,2005,14(6):668-669.

[13] 文辉才,巫国辉,陈雯,等.局部应用瘦素对大鼠烫伤创面愈合的实验研究[J].南方医科大学学报,2012,
     32(5):703-706.

[14] 李培兵,金宏,刘佃辛,等.瘦素促进皮肤创伤大鼠胶原合成的实验研究[J].中国应用生理学杂志,2011,
     27(1):72-74.

[15] Hsu YC,Hsiao M,Chien YW,et al. Exogenous nitric oxide stimulated collagen type I expression and
     TGF-beta1 production in keloid fibroblasts by a cGMP-dependent manner[J]. Nitric Oxide,2007,16
     (2):258-265.

[16] Kitzis V,Engrav LH,Quinn LS. Transient exposure to tumor necrosis factor-alpha inhibits collagen
     accumulation by cultured hypertrophic scar fibroblasts[J]. J Surg Res,1999,87:134-141.

[17] Akimoto S,Ishikawa O,Iijima C,et al. Expression of basic fibroblast growth factor and its receptor
     by fibroblast. macrophages and mast cells in hypertrophic scar[J]. Eur J Derm ato1,1999,9:
     357-362.

[18] 邱林,金先庆,向代理,等.胶原构成与不同年龄增生性瘢痕形成的研究[J].重庆医科大学学报,2003,
     28(4):521-524.

第二节　基础研究进展

一直以来瘢痕的基础研究都是整形科的重点,如果有一天能达到无瘢痕愈合,那人类外科技术将会发生翻天覆地的变化。

瘢痕形成机制虽未完全清楚,但相关认知的探索在微观和宏观两方面均得以不断深化。微观方面涉及细胞、细胞因子、细胞外基质等成分的相互作用,而宏观方面的因素对瘢痕的形成也有着极大影响,包括患儿个体的人口学特征,以及外在因素,如伤情、手术切口等治疗因素等。

1. 遗传

(1) 人种:有色人种瘢痕疙瘩和增生性瘢痕的发病率明显高于白人,其中黑人的发病率最高,故认为黑色素细胞激素异常可能与瘢痕的发生有关。

(2) 遗传因素:瘢痕体质患儿具有一定的家庭遗传倾向及家族聚集性,单卵双生的患儿瘢痕疙瘩的发病具有较高的一致性,符合常染色体显性遗传疾病,伴外显不完全,表现度存在差异,并具有延迟显性特征。

2. 细胞

(1) 肥大细胞(mast cell,MC):在正常皮肤中,肥大细胞主要位于真皮乳头层的血管周围,病理性瘢痕中 MC 主要分布于胶原纤维束之间及血管周围,数量较正常皮肤明显增多,且 MC 相关的活性递质较正常皮肤亦显著增多。

(2) 成纤维细胞(FB):成纤维细胞是创面愈合、瘢痕形成、增生和挛缩的功能性细胞,其增殖、活化和分化的异常可以导致病理性瘢痕的形成。皮肤病理性瘢痕的成纤维细胞比正常皮肤的成纤维细胞产生更高水平的胶原等细胞外基质。

（3）角质形成细胞：表皮角质形成细胞与皮肤成纤维细胞的相互作用，在调整组织内环境稳定与修复中发挥了重要作用。有研究发现，有瘢痕疙瘩的角质形成细胞存在时，成纤维细胞表达更多的 TGF-β1、β2 受体，Ⅰ型胶原纤维、结缔组织生长因子、胰岛素源生长因子、TGF-β 的活性因角质形成细胞的存在而显著提高。

3. 细胞凋亡与凋亡相关基因的研究进展

（1）细胞凋亡：研究发现，若肉芽组织中 FB 凋亡不足或中断，增殖相对过度，将导致病理性瘢痕的形成。

（2）凋亡基因：普通瘢痕与瘢痕疙瘩相比，有 402 条基因的表达有区别，其中有 250 条基因上调，152 条基因下调，有 8 种凋亡基因表达过低，因此瘢痕疙瘩不能正常凋亡并持续产生胶原，是其不断增生的原因之一。

1）p53 基因：细胞周期调节基因和凋亡基因。约 3/4 瘢痕疙瘩组织中存在野生型 P53 基因突变。突变的 P53 增强了自身的转录活性，增加了细胞的稳定性，延长了细胞活性，使瘢痕疙瘩 FB 增殖能力增强，而凋亡减少。基因突变可能是瘢痕疙瘩浸润性生长及治疗后复发的原因。

2）Fas 基因：基因表达产物 Fas 蛋白与 FasL 结合后，诱导 FasL 蛋白所在的细胞在数小时内发生凋亡。检测发现瘢痕疙瘩成纤维细胞内编码 Fas 蛋白分子死亡域基因存在突变，致使瘢痕疙瘩成纤维细胞的 Fas 受体处于无功能状态，造成成纤维细胞凋亡异常。

3）survivin 与 caspase-3：survivin 广泛表达于人类肿瘤细胞系，可以促进细胞增殖，抑制凋亡并参与血管形成过程，主要通过抑制 caspase-3 活性而发挥抗凋亡作用。caspase-3 是细胞凋亡过程中的关键酶，必须经过上游活化才能发挥作用。国内外许多学者构建不需上游活化的重构型 caspase-3，可快速诱导肿瘤细胞发生凋亡，因而重构型 caspase-3 有可能成为瘢痕疙瘩治疗的新的靶标和效应分子。

4. 细胞外基质：波形蛋白和微管蛋白 β 多肽：起细胞支架和网络的作用，在成年个体中能促进瘢痕的增殖，在胚胎时具有调整胶原纤维的排列，抑制瘢痕增生和愈合作用。

5. 细胞因子

（1）转化生长因子-β（TGF-β）：是目前已知与病理性瘢痕关系最密切的细胞因子，目前在哺乳类动物中检测到 TGF-β1、TGF-β2 和 TGF-β3，其中 TGF-β1 和 TGF-β2 生物活性相同，是促进 ECM 过度密集的最密切的正性调控因子之一，参与瘢痕形成；TGF-β3 则具有抗纤维化作用。瘢痕疙瘩中，FB 的 TGF-β1 和 TGF-β2 水平明显增高，而 TGF-β3 无变化。

（2）α-促黑素细胞刺激素（α-MSH）：国内学者通过免疫组织化学染色证实瘢痕疙瘩表皮层和瘢痕层中 α-MSH 表达增强，以表皮基底层最明显。一定剂量的 α-MSH 可明显促进 FB 的生长与增殖，一定浓度的 α-MSH 可促进 FB 分泌 TGF-β1。

（3）肿瘤坏死因子-α（TNF-α）：在真皮纤维化中，TNF-α 有明显促分解代谢作用，通过直接抑制纤维连结蛋白的产生和促进 FB 产生胶原蛋白酶，增强蛋白多糖酶活性而发生作用。TNF-α 在增生性瘢痕中的表达明显少于正常瘢痕组织。TNF-α 在创面愈合中起重要作用，异常的增殖性愈合可能与 TNF-α 表达水平降低有关。

（4）血小板衍生生长因子（PDGF）：通过对 FB 促分裂增殖、趋化及刺激纤维粘连合成等作用参与创伤修复，对胶原合成、分解也有调节作用。多数研究认为，瘢痕疙瘩 FB 对 PDGF 的化学趋化和促有丝分裂较普通瘢痕明显提高，可能与细胞表面 PDGF 受体水平明显增高有关。

（5）胰岛素样生长因子-Ⅰ（IGF-Ⅰ）：胰岛素样生长因子受体分为Ⅰ型和Ⅱ型，Ⅰ型受体与胰岛素受体同源，具有酪氨酸激酶活性。IGF-Ⅰ具有降低胶原酶和胶原酶 mRNA 表达、增加胶原蛋白 mRNA 表达和促进胶原蛋白合成的功能，并能使瘢痕组织中胶原蛋白过度沉积。

（6）白细胞介素-8（IL-8）：Chrunyk 等在研究胎儿无瘢痕愈合时发现，创伤胎儿愈合过程中，体内炎性细胞因子包括 IL-8 明显减少，提示缺乏细胞增殖和炎症反应可能是胎儿无瘢痕愈合的原因。

（7）碱性成纤维细胞生长因子（bFGF）：是 FGF 家族中对血管内皮细胞有很强的促有丝分裂作用的形成因子，是 FB 趋化剂，能诱导角质细胞、真皮 FB 和血管内皮细胞发生有丝分裂，诱导肉芽组织的新生上皮组织和血管形成，从而加速伤口愈合过程。bFGF 能刺激胶原酶产生，抑制胶原尤其是Ⅰ型胶原的合成与沉积，对胶原代谢起负性调节作用。

6. 细胞连接及信号传导：Smads 蛋白家族是近年来发现的 TGF-β1 受体下游信号蛋白，也是目前公认的介导 TGF-β1 胞内反应的主要通路。Smads 是 TGF-β1 的下游信号蛋白，Smad2 和 Smad7 分别起正性和负性调节作用。Smad2 信号通路在细胞内异常持续地激活和（或）Smad7 抑制作用逐渐减弱，是 HS 形成的原因。

7. 免疫的研究进展：参与创面愈合与组织重塑的免疫细胞主要有淋巴细胞、巨噬细胞等，通过释放细胞因子，既可促进创面愈合，亦可导致病理性瘢痕形成。研究表明，瘢痕组织中存在着大量淋巴细胞、树突状细胞及免疫球蛋白，表明瘢痕过度增殖与免疫因素有密切关系。

8. 激素、热休克蛋白、微量元素

（1）雌激素能够促进创面愈合，而且增生性瘢痕组织中孕激素和雄激素的含量都较高，提示病理性瘢痕的产生可能和性激素有关。

（2）热休克蛋白 47（HSP47）对快速、强烈的胶原合成过程有一定的影响，瘢痕疙瘩组织中 HSP47 的表达在 mRNA 水平上调了 8 倍，在蛋白质水平上调超过了 16 倍。

（3）增生性瘢痕与自身正常皮肤比较，钙、镁、锌、铁、铜等微量元素含量下降，说明微量元素含量变化与病理性瘢痕产生有关。

（王维东）

参考文献

［1］Huang C, Murphy GF, Akaishi S, et al. Keloids and hypertrophic scars: update and future directions [J]. Plast Reconstr Surg GlobO pen, 2013, 1(4): 25.

［2］中国临床瘢痕防治专家共识制定小组. 中国临床瘢痕防治专家共识［J］. 中华损伤与修复杂志, 2017, 12(6): 401-407.

［3］Gold MH, McGuire M, Mustoe TA, et al. Updated international clinical recommendations on scar management: part 2-algorithms for scar prevention and treatment［J］. Dermatol Surg, 2014, 40(8): 825-831.

［4］王达利. 增生性瘢痕防治的研究进展与方向［J］. 中华损伤与修复杂志：电子版, 2017, 11(4): 247-253.

［5］Lee WJ, Choi IK, Lee JH, et al. A novel three-dimensional model system for keloid study: organotypic multicellular scar mode[J]. Wound Repair Regen,2013,21(1):155－165.

[6] Zong XL,Jiang DY,Wang JC,et al. Transforming growth factor-beta1 phage model pep-tides isolated from a phage display 7-merpeptide library can inhibit[J]. Chin Med J (Engl),2011,124(3):429－435.

[7] Liang CJ,Yen YH,Hung LY,et al. Thalidomide inhibits fibronectin production in TGF-β1-treated normal and keloid fibroblasts via inhibition of the p38/Smad3 pathway[J]. Biochem Pharmacol,2013,85(11):1594－1602.

[8] Song J,Xu H,Lu Q,et al. Madecassoside suppresses migration of fibroblasts from keloids:involvement of p38 kinase and PI3K signaling pathways[J]. Burns,2012,38(5):677－684.

第一节　正常皮肤概况及结构

一、皮肤

皮肤位于人体表面,是人体的第一道防线,约占体重的 16%。皮肤厚度因人而异,不同部位的厚度也不相同,通常为 0.5～4.0 mm。小儿皮肤较成人薄得多,尤其是四肢及躯干皮肤,四肢皮肤伸侧比屈侧厚;枕后、项、臀及掌、足底部位皮肤最厚,眼睑、外阴、乳房等部位皮肤最薄。皮肤颜色各不相同,并且与种族、年龄、性别以及外界环境等因素有密切关系。即使同一人体的皮肤在各个部位也深浅不一。

二、小儿皮肤和成人的区别

小儿皮肤也由表皮、真皮构成。小儿的皮肤明显薄于成人。小儿的皮肤结构层次和成人相同,但结构是不一样的。小儿的皮下脂肪薄,调节体温的能力差,因而保温非常重要。小儿的皮脂腺分泌能力比较旺盛,皮脂易溢出,因此处理瘢痕较易感染。小儿的皮肤抵抗力差,在受到外界刺激后,容易出现皮肤过敏。小儿皮肤色素层薄,手术后的瘢痕易出现色素沉着。

第二节　瘢痕的病理学分类

1. 萎缩性瘢痕　该类瘢痕表皮层较正常皮肤薄，真皮层较正常皮肤厚，但弹力纤维和真皮乳头、毛囊、汗腺等皮肤附件结构缺乏或明显少于正常皮肤，早期真皮层内主要结构胶原纤维的排列没有一定顺序，后期胶原纤维呈较有规律的互相平行的束状排列。

2. 增生性瘢痕　瘢痕表面表皮较正常皮肤薄，真皮层内有大量的胶原纤维增生致增生性瘢痕明显厚于正常皮肤，胶原纤维排列紊乱，呈涡轮状或结节状的胶原结节，结节内含有大量的成纤维细胞（导致形成瘢痕的主要细胞）和致密排列紊乱的胶原纤维，弹力纤维少或无。

3. 瘢痕疙瘩　表皮与增生性瘢痕相似，但真皮层由大量的、呈旋涡状不规则的胶原纤维束所构成。成纤维细胞少，无弹力纤维。

4. 瘢痕癌　常常由瘢痕长期慢性溃疡刺激引起，大部分为鳞状上皮癌。

第三节　瘢痕的形态学分类

1. 表浅性瘢痕　多见于外伤后伤口一期愈合、浅二度烧伤、皮肤表浅擦伤，皮肤外表与正常皮肤稍有不同，基本与周围皮肤平齐，平软，仅外观较粗糙，有时留有色素沉着或色素脱失，随着时间的推移，瘢痕将逐渐不明显（图6-3-3-1）。

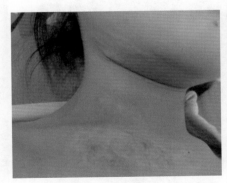

图6-3-3-1　颈胸部浅表性瘢痕

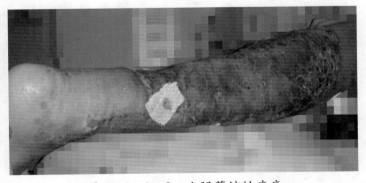

图6-3-3-2　小腿萎缩性瘢痕

2. 萎缩性瘢痕　外观平坦，与四周的皮肤表面平齐或稍低、边界清楚，又称扁平瘢痕，表面平滑光亮有明显的色素减退或沉着，瘢痕稳定，基底较为松动，一般不会造成机体功能障碍（图6-3-3-2）。

3. 凹陷性瘢痕　瘢痕表面明显低于其四周正常皮肤而呈现局部凹陷畸形,多见于皮肤、皮下组织或深部组织缺损或感染坏死所致,小儿面部瘢痕常常发生此类瘢痕(图6-3-3-3)。

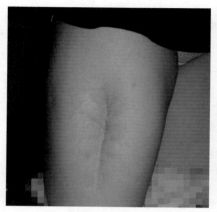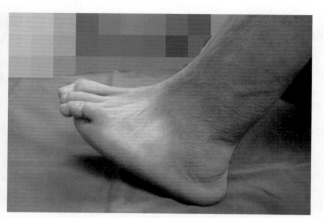

图6-3-3-3　大腿凹陷性瘢痕　　　　　图6-3-3-4　足背部挛缩性瘢痕

4. 挛缩性瘢痕　是以引起功能障碍为特征的瘢痕。主要发生在器官聚集的面部、皮肤舒松的颈前、肢体屈侧和手足等部位,导致程度不等的瘢痕挛缩畸形及其伴随的功能障碍,同时也造成较为严重的外观畸形。小儿挛缩性最典型的有手背瘢痕挛缩所形成的爪形手、颈部瘢痕挛缩形成的颈粘连等(图6-3-3-4)。

5. 增生性瘢痕　在皮肤损伤愈合后,瘢痕从开始生长到增生,形成突出于正常皮肤表面、形状不规则、凹凸不平、质地硬韧的瘢痕组织。该瘢痕早期呈鲜红色,逐渐转变为红褐色或褐色,有灼痛及瘙痒感,通过治疗数月之后多数可平复,少数2~3年仍为深褐色,质地硬,消退极慢(图6-3-3-5)。

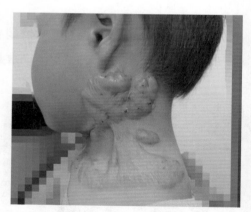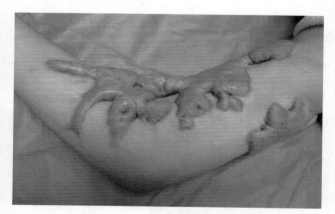

图6-3-3-5　颈肩部增生性瘢痕　　　　　图6-3-3-6　上肢瘢痕疙瘩

6. 瘢痕疙瘩　是以强大增生能力为特点,并向四周皮肤呈蟹足样浸润的瘢痕,又称为蟹足肿,常见于青春期小儿,少数幼儿也可见。病变高于皮肤、呈鲜红色,质地硬,有瘙痒感(图6-3-3-6)。

7. 蹼状瘢痕　瘢痕似鸭蹼,呈皱襞样,多发生在关节屈侧,也见于颈部、眼角、口角、鼻唇沟、阴道口、会阴部等。烧伤感染是最常见的原因。关节处的蹼状瘢痕可使小儿关节挛缩不能伸直而导致跛行;管腔口处的蹼状瘢痕会使管腔口狭窄,出现排尿排便障碍。发生在其他部位则可影响外观及功能。

8.桥式瘢痕与赘状瘢痕　瘢痕两端以蒂与四周皮肤相联系而下方则与皮肤分开,形似小桥,常与垂赘样的赘样瘢痕同在一处出现,多见于眼睑、下颌、颈前等部位,瘢痕一般短小,多不影响功能,但因其高低不平、有突起而有碍美观(图6-3-3-7)。

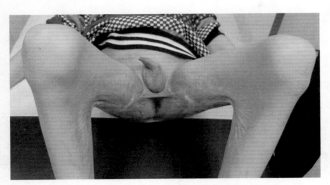

图6-3-3-7　会阴部桥状瘢痕

（邱　林）

第四章
预防与治疗

小儿瘢痕的治疗包括非手术、手术和将二者结合的综合疗法，同时应重视心理治疗和康复治疗。

第一节 预　防

首先需要明确的是，瘢痕一旦形成后，不管用何种方式均不可能将其变成正常的皮肤，所有的手术或非手术等修复法，都是将瘢痕在原有的基础上有所改善，比如将较粗、高出皮肤表面的瘢痕变细变平整，但仍然能看到与周围皮肤颜色略有不同的线状瘢痕，或者比较平整，但光泽度、弹性、皮纹或颜色与正常皮肤仍有一定差别的片状瘢痕。瘢痕治疗尚无特效的方法，因此，瘢痕的预防就显得尤为重要，研究证实，瘢痕的预防主要包括瘢痕形成前的预防和瘢痕形成期的预防，主要目的是尽量去除各种造成瘢痕增生的因素，减少瘢痕的生长，预防瘢痕对机体造成的各种危害。

一、一般瘢痕形成前的预防

包括治疗因素性瘢痕的预防和非治疗因素性瘢痕的预防。

1. 治疗因素性　又称医源性因素，这类瘢痕形成的主要原因是手术引起，预防的具体措施有：无菌原则、无张力缝合、无异物死腔残留等。手术方式得当及手术时机合适。手术切口的合理设计，手术切口方向走行与体表皮纹张力线方向一致有助于减轻瘢痕增生；如有皮肤缺损，缝合时张力很大，则应用皮片移植或Z成形术；皮片皮瓣出现血运障碍无存活希望时，及时清除，重新切取皮片并及时覆盖创面以缩短创面愈合时间，减少瘢痕形成。

2. 非治疗因素性　瘢痕主要是外伤、烧伤、生物和化学因子等致伤引起的瘢痕，这类损伤往往较重且伴有轻重不等的感染,预防的重点是控制感染、适当的治疗方法促进创面的早日愈合。如小面积深度烧伤者,可采用自体游离皮片移植、皮瓣转移等方法,以修复皮肤与组织的严重缺损,减轻功能障碍。大面积烧伤者,因自体供皮区不足,可采用大张异体皮开洞嵌植小块自体皮、异体皮下移植微粒自体皮、网状皮片移植等方法,以尽量覆盖创面,减少感染机会,减轻创面愈合后瘢痕挛缩。

二、瘢痕形成期的预防

主要针对创面愈合以后瘢痕成熟之前的瘢痕增生过程采取有效的预防措施。在瘢痕的增生期减轻瘢痕的形成,加快瘢痕进入消退成熟期,转变为成熟瘢痕,通常时间多在伤后 1 年以内,尤其是前半年效果较为明显。主要方法有:激光疗法、加压疗法、冷冻疗法、药物疗法、放射疗法、物理疗法及功能康复综合疗法等。目前预防瘢痕增生的方法多种多样,但效果不一,多选用副作用小、方便小儿进行的 1～3 种方式综合使用效果更高。

(一)手术伤口瘢痕的预防

1. 拉力胶带的应用　拆线后用拉力胶带 2～3 周妥善减张,其间 3～4 日更换胶带一次,确保愈合伤口无张力。在小儿的病变切除性手术缝合的伤口强调该方式的处理。

2. 激光的应用　研究发现,在术后早期(3 周内)开始脉冲染料激光(PDL)的治疗,能显著改善瘢痕的外观。其机制可能是缩短了手术后切口的炎症阶段,促进了瘢痕成熟,增加了瘢痕的抗张强度。

3. 抗瘢痕药物的应用　伤口愈合 2～3 周后即开始应用抗瘢痕药物及贴膜,抗瘢痕药物有康瑞宝、舒痕、瘢痕敌等,中草药有丹芎、积雪草苷等,涂抹后轻按 5 分钟,但应注意小儿皮肤较敏感,如使用后出现发红起疱,需及时停药。

4. 抗瘢痕贴膜的使用　贴膜宜坚持 12 h/d 以上,若 24 小时连续敷贴中间可揭开透气 1～2 h/d。小儿面部手术伤口的抗瘢痕治疗需要注意的是,抗瘢痕不宜太强烈,否则容易出现凹陷性线状瘢痕。

(二)烫伤和创伤瘢痕的预防

1. 压力疗法　可参见第七篇第三章第一节。

2. 激光的应用　研究发现,在术后早期(3 周内)开始脉冲染料激光(PDL)的治疗,能显著改善瘢痕的外观。其机制可能是缩短了手术后切口的炎症阶段,促进了瘢痕成熟,增加了瘢痕的抗张强度。

3. 抗瘢痕药物的应用　伤口愈合 2～3 周后即开始应用抗瘢痕药物及贴膜,抗瘢痕药物有康瑞宝、舒痕、瘢痕敌等,中草药有丹芎、积雪草苷等,涂抹后轻按 5 分钟,但应注意小儿皮肤较敏感,如使用后出现发红起疱,需及时停药。

4. 抗瘢痕贴膜的使用　贴膜宜坚持 12 h/d 以上,若 24 小时连续敷贴中间可揭开透气 1～2 h/d。小儿面部手术伤口的抗瘢痕治疗需要注意的是,抗瘢痕不宜太强烈,否则容易出现凹陷性线状瘢痕。

第二节　非手术治疗

小儿瘢痕常用的非手术治疗方法主要有压迫法、药物疗法、激光疗法、冷冻疗法、放射疗法等,其中加压疗法和药物外用疗法可用于大面积增生性瘢痕,而激光疗法、冷冻疗法、放射疗法多用于较小的病变,对小面积的瘢痕疙瘩可单纯应用药物注射疗法或放射治疗。

一、压迫疗法

主要对活动期的瘢痕有效。伤口早期应用压迫疗法有助于减轻增生性瘢痕的形成,一般在创面愈合早期使用,越早越好。常用的压迫疗法有:捆绑弹力绷带、穿戴弹力衣弹力套等。压力应在 3.2～4.0 kPa,每天治疗时间 18～24 小时,持续时间 4～9 个月。因此,压迫治疗的原则是:一早、二紧、三持久。该方法多用于防止烧伤及严重车祸伤后的增生性瘢痕,其缺点是压迫时间过长过紧对小儿的生长发育不利。

二、药物治疗

1. 抗瘢痕外用药物　西药类有硅酮凝胶、康瑞宝、舒痕、瘢痕敌等,中草药有丹芎、积雪草苷等。

2. 瘢痕内药物注射治疗　皮质类固醇激素类药物是目前国内外广泛应用的治疗增生性瘢痕和瘢痕疙瘩的药物。部分学者认为激素注射不能用于小儿,但有研究证实即使在小年龄患儿中使用,只要药物注射的适应证掌握、剂量、间隔时间适当,并不会引起激素在全身长期大剂量使用的并发症和后遗症。

(1) 适应证:小面积的增生性瘢痕或瘢痕疙瘩。

(2) 常用药物:① 曲安奈德,别名为曲安缩松、去炎舒松、去炎松-A、确炎舒松-A,是一种强有力的糖皮质类固醇激素;② 康宁克通-A,是丙酮缩去炎舒松无菌混合液,是一种抗炎作用极强的合成皮质类固醇;③ 得宝松,通用名为复方倍他米松注射液。

(3) 使用方法:曲安奈德与康宁克通-A,每次用量 2.5～50 mg,每 1～4 周 1 次,3～5 次为 1 个疗程。注射药液内可加入 2%的利多卡因,以缓解注射时的疼痛。药物若有疗效,注射后 2 周可见局部变软变薄,症状明显减轻。得宝松,每次用量为 0.5～6 mg 或 1 mg/cm²,每 1～4 周 1 次,3～5 次为 1 个疗程。

(4) 注意事项:① 瘢痕色素缺失,出现注射局部周围正常组织萎缩、凹陷、月经紊乱等副作用,注意尽量把药物注射到瘢痕内,并掌握适当的剂量,治疗过程中应注意询问病情,如出现副作用,及时停药观察;② 曲安奈德与得宝松联合应用,效果会更好;③ 停药后,瘢痕可能复发,可再次局部注射治疗。

3. 生物制品类药物治疗　生长因子与创面愈合及瘢痕形成密切相关,同时其对瘢痕治疗也有重要作用,但是目前用于治疗瘢痕的生长因子大多数还处在实验阶段,只有干扰素、透明质酸酶等少数生物制品类药物可以临床使用。

(1) 干扰素:有学者将其用于瘢痕的治疗,取得了一定的效果。国内外研究表明:IFN-γ可抑制瘢痕成纤维细胞的增殖分化,促进其凋亡,减少胶原合成及重构。有文献报道,IFN-γ通过下调Ⅰ、Ⅲ型胶原mRNA 的表达,促进胶原酶的表达等途径减少瘢痕中胶原的含量,还可以抑制肌成纤维细胞表达 α-SMA的 mRNA 从而阻止向肌成纤维细胞分化。Tanaka 等的研究表明,IFN-γ治疗瘢痕挛缩主要是在瘢痕形成的早期通过抑制肌成纤维细胞的形成而发挥作用的。笔者认为,IFN-γ通过抑制成纤维细胞的增殖分化,降低其代谢活性,进而减少胶原的合成及向肌成纤维细胞的转化,起到抑制小儿瘢痕的增生及减轻瘢痕挛缩的作用。临床上可根据病变范围及程度采用重组人干扰素对瘢痕内局部注射或全身应用的方法治疗瘢痕。全身应用适合于全身大面积泛发性瘢痕疙瘩和增生性瘢痕。患儿应用后,瘢痕痛痒感觉明显减轻,体积变小,硬度变软,色素沉着变淡。也适合于瘢痕内局部注射,一般 7～10 日注射 1 次,4～6 次为一疗程。部分患儿会出现发热、疲劳、肌痛及痒痛等不适症状,应注意观察,必要时应减少剂量或停药,并给予对症治疗,故该药罕见在小儿中使用。

(2) 其他药物:如阻断钙离子通道的维拉帕米、透明质酸酶、抗肿瘤类药物 5-氟尿嘧啶(5-FU)和塞替哌等均有报道使用,但由于其副作用及其治疗效果的不完全确切,在小儿中使用可能产生较强的副作用,故须谨慎使用。

三、冷冻和放射治疗

1. 冷冻治疗　对于小面积瘢痕疙瘩与增生性瘢痕,可选用冷冻治疗。冷冻治疗是应用冷冻剂(-196℃液氮)的超低温破坏瘢痕组织细胞和血液微循环,使其坏死脱落,同时可以导致瘢痕组织水肿和细胞间隙增大,瘢痕密度减小,从而使瘢痕变平、软化、自觉症状消失。常用的治疗方法为点冻法和接触法。冷冻治疗具有操作简捷、不引起出血和复发率低等优点。缺点是可引起皮肤色素减退。

注意事项:进行冷冻疗法时,冷冻不能太深,一次冷冻面积不能太大,否则有重新形成瘢痕的可能。单独应用冷冻疗法治疗瘢痕效果不肯定,因此其常与皮质激素瘢痕内注射联合应用。

2. 放射疗法　浅层 X 射线和 β 射线均可使成纤维细胞数量大幅度地减少,功能受到损害,胶原纤维和基质的合成减少,胶原纤维的分解增多,使瘢痕得以变平、变软。主要适应证为不愿手术或不宜手术的瘢痕疙瘩,小面积增生性瘢痕和较大年龄小儿瘢痕疙瘩切除术后预防复发者。

(1) 治疗方法　每 1～2 周照射一次,每次 300～500 rad,连续 4～6 次为一个疗程,如有必要,间隔 1～2个月可重复照射。注意事项有放射治疗的不良反应主要有色素沉着、局部瘙痒、感觉障碍或疼痛感。为减少放疗副作用的发生,应注意:① 尽量避免深部组织及非病变部位的照射;② 严格掌握剂量,特别是单次剂量,尽可能采用小剂量、长疗程的方案;③ 头面部、躯干和近脊柱等部位选用穿透力弱的 β 射线;④ 小儿眼睑和眼周、肛门、会阴、阴囊、阴茎、胸腺、乳腺及甲状腺部位应避免使用该方法进行治疗;⑤ 由于该治疗所产生的副作用较多,故在小儿应尽少使用,幼儿禁用。

四、分子疗法

利用生物分子治疗瘢痕目前尚处于实验阶段,比较有希望的方法是基因疗法和抗转化生长因子 β 疗法。基因疗法是在基因水平通过基因转移方法达到基因替代、基因修正或基因增强的目的。也就是将正常基因通过一定的载体——病毒载体或非病毒载体引入靶细胞的技术。根据 HSV-TK/GCV 肿瘤基因治疗的模式,在成纤维细胞培养中,有逆转录病毒携带"自杀基因",插入 HSV-TK/GCV,可从基因水平抑制成纤维细胞,从而控制瘢痕的产生。但目前都还处于实验室阶段。

(邱　林)

第三节　激光光电声治疗

光电技术是利用能量源与组织间产生的光物理学作用(如热、机械、电磁作用)和光生物学作用(如光化学、光生物调节作用)进行医学诊断及治疗的技术和方法。激光光电治疗在瘢痕治疗中越来越受人重视。激光光电声治疗包括光、激光、非光能微等离子体射频技术和超声导入药物。

一、光和激光治疗

1. 强脉冲光　是一种连续、多波长的非相干性光,采用输出波长为 540/560～1 200 nm 的强脉冲光(IPL)或 500～600 nm 的窄光谱强脉冲光(DPL)等,均可用于选择性治疗,作用于血管中的血红蛋白。由于红斑性瘢痕表皮薄,且其中血管管径微小、弥漫、浅表。因此,IPL 和 DPL 适合作为"褪红"设备对早期红斑性(充血性)增生性瘢痕进行干预,间隔 1～2 个月可重复多次治疗。

2. PDL 激光　波长 585 nm 或 595 nm,基于选择性光热作用,常用于血管性疾病的治疗。一般认为 PDL 治疗瘢痕的机制主要是以血红蛋白为靶基、选择性破坏瘢痕组织中的微血管,使血管闭塞、内皮细胞变性坏死,从而使瘢痕组织缺血、减少瘢痕的营养物质供给;此外,还可抑制 Fb 增殖,下调结缔组织生长因子的表达。PDL 可用于治疗早期红斑性(充血性)瘢痕,改善瘢痕色泽、厚度及柔韧性。PDL 治疗瘢痕应采用中、低能量治疗,间隔 1～2 个月可重复多次治疗。应注意较高能量时易造成瘢痕表皮损伤形成新的瘢痕或治疗频率高时瘢痕易发生色素脱失等。

3. 点阵激光　CO_2 点阵激光和铒:YAG 激光。与 PDL 激光相比,CO_2 点阵激光对于较厚的增生性瘢痕和瘢痕疙瘩有更好的疗效,CO_2 点阵激光可穿透表皮层直达真皮网状层。CO_2 点阵激光显著地抑制了对增生性瘢痕和瘢痕疙瘩形成发挥重要作用的 TGF-β1 的分泌,此外还降低了成纤维细胞增殖活性,增加了 bFGF 的产生。与治疗前相比,瘢痕组织的表皮明显增厚,角质层变薄,对于真皮层,激光产生的热效应刺激胶原的合成和重塑,杂乱无章的胶原纤维也变得更加有序,更加接近正常皮肤的胶原纤维的形态。

1064 nm 的 Nd：YAG 非剥脱性点阵激光应用于增生性瘢痕和瘢痕疙瘩，同样取得了良好治疗效果。对瘢痕内新生血管具有抑制作用，因此被越来越多地用于增生性瘢痕和瘢痕疙瘩的治疗。目前点阵激光治疗瘢痕取得了重要的进展，带来了新的理念，结合其他综合性动态治疗可取得满意的效果。

激光治疗病理性瘢痕的疗效，关键在于选择合适的激光种类和治疗剂量。治疗红斑为主的增生期瘢痕，以抑制增生为主，主要选择 PDL 激光或 LPDL 激光。对于成熟瘢痕的治疗，其目的主要是改善瘢痕的外观及其所产生的功能障碍，选择治疗原理和效果较为接近的 CO_2 点阵激光、Nd：YAG 激光等，可获得较好的治疗效果。但因幼儿通常不配合，如选择激光治疗需在全身麻醉下进行。

二、电声治疗

微等离子技术利用射频激发空气中的氮气产生光和热，作用在皮肤组织上产生剥脱效应和热效应。点阵微等离子体射频技术（FMRT）是一种新兴的、可以调控剥脱效应和热效应比值的治疗手段，可在皮肤表面形成点阵样剥脱性损伤。这种技术对表皮产生轻、中度汽化剥脱的同时，能诱导真皮胶原新生和组织重塑。组织学研究表明，FMRT 比点阵 CO_2 激光产生的热凝固带要窄，被认为是针对亚洲人皮肤相对安全的光电治疗。早期或后期陈旧性非增生性瘢痕均可使用 FMRT；定点的微等离子治疗具有刺激凹陷性瘢痕生长的作用，因此可用于凹陷性及萎缩性瘢痕治疗，疗效较好。微等离子也可联合超声药物导入的方法，增强创伤性瘢痕的治疗效果。与激光相似，如果治疗能量过高也可引起局部损伤过度，产生新瘢痕和色素改变；此外，微等离子治疗后也需即刻冷却降温。在此基础上，在剥脱性点阵激光治疗后可加用超声药物导入，通过超声技术递送糖皮质激素、5－Fu、胶原酶等药物进入瘢痕，旨在更高效地传递药物、降低用药剂量、减少全身性及局部的药物毒性和不良反应。

三、激光治疗小儿瘢痕的原则

强调早期激光介入治疗，对红斑性瘢痕一般采用血管靶向的强脉冲光（IPL/DPL 等）、PDL、532 nm 及长脉冲宽度 1064 nm 掺钕 YAG 激光治疗，对瘢痕组织进行"褪红"处理。对于红斑性＋增生性瘢痕，则可采用 IPL/DPL 或 PDI 等联合点阵激光进行治疗，效果更佳。对于增生性瘢痕采用剥脱性点阵激光（AFL）和非剥脱性点阵激光（NAFL）均可。非增生性瘢痕治疗首选 AFL、NAFL 和（或）FMRT，其中 NAFL 需要多次治疗才能达到与 AFL 类似的疗效。

（沈卫民）

第四节 手术治疗

手术切除是治疗成熟瘢痕或瘢痕疙瘩的主要手段，常用的手术方法有磨削术、皮肤软组织扩张术、瘢痕切除缝合、皮片移植、皮瓣移植等。

手术对瘢痕的治疗效果是肯定的,原则上尽可能全部切除瘢痕。在小儿的瘢痕修复手术中,瘢痕切除后能通过 Z 改型、V-Y 成形或其他成形术直接缝合最好,不能直接缝合修复创面者,在条件适合情况下皮肤软组织扩张术是最优的整形美容手术方式,皮瓣的办法优于植皮,但由于小儿皮肤张力高、皮瓣切取后通常需要再取皮片移植覆盖皮瓣的创面,形成多处瘢痕,在身体较为隐蔽部位者尽量使用皮片移植方法,通常全厚植皮的办法优于刃厚皮片植皮。但鉴于瘢痕疙瘩手术后复发率极高,一般不主张单一手术治疗,而主张放疗、药物注射治疗与手术联合应用。

需强调的是,任何手术方式均不可能把瘢痕完全去除,只是最大限度地改善或矫正瘢痕造成的危害;而且手术刀口愈合后又面临着新的瘢痕发生,其治疗效果的评价需要观察一年以上的时间。

1. 适应证 ① 影响外观,造成患儿和家属的心理障碍、影响心理健康;② 感觉异常、有痒、痛不适等自觉症状;③ 发生溃疡、继发癌变;④ 发生挛缩,造成畸形,影响功能。

2. 手术时机 ① 增生性瘢痕在伤后 12 个月至 2 年进入成熟期,此时瘢痕充血消退,外观接近正常皮肤颜色,质地变软,厚度变薄,自觉症状消失。② 发生在机体重要部位的一些挛缩性瘢痕不但影响功能,而且可以造成组织器官变形,严重者影响患儿身体发育或出现暴露性角膜炎等严重并发症,应尽早手术,不得因等待瘢痕的成熟软化而拖延。如严重的颏颈部瘢痕所致的颏颈胸粘连,瘢痕挛缩后可使颈部极度屈曲,影响饮食,有时引起呼吸困难。③ 手足等特殊部位的挛缩性瘢痕应尽早治疗。小儿处于生长发育阶段,受损伤皮肤等软组织的生长必然落后于骨骼的生长发育,加之皮肤本身的瘢痕挛缩,这双重因素的影响,畸形产生早且重,功能障碍较成人重,所以即使在瘢痕增生期,一旦发生手足瘢痕屈曲粘连或出现爪形手等,应及早进行手术治疗,可在伤后 3 个月以内进行。

3. 手术方案制定原则

(1)首先应根据患儿全身和局部情况做详尽而细致的治疗计划与方案。正确的技术操作与步骤,常取决于手术前的各项治疗计划,这是患儿及患儿家属获得满意疗效的保证。

(2)小儿整形外科手术治疗方案的选择,应以恢复功能与改善外形相统一,强调在功能上获得最大的恢复为原则,同时能够缩短患儿住院时间,减少痛苦。分清主次缓急,早期解决主要矛盾,以解除严重影响患儿生存、生活的畸形为前提。

(3)治疗中最简便而又能满足要求的方法,往往是最好的方法。通常每种畸形与缺损的修复,常可有一种以上的方法,应将不同的方法告知家属,依据患儿具体情况与医院所具备的条件,和家属一起沟通确定一种简单、实用、可行的方法,以提高治疗效果和减少并发症的发生。

(4)对手术后瘢痕再次形成的程度有足够的预见。从理论上讲,手术治疗可用于任何类型的瘢痕,但需强调的是,手术本身也是一种创伤,它还会导致新的瘢痕形成。因此,选择手术治疗时必须对手术后瘢痕再次形成的程度有足够的预见,术前充分与家属沟通,术后必须同时配合预防性抗瘢痕治疗。同时,还必须对原有瘢痕之所以异常增生的诱发因素进行认真分析,以便采取措施,尽可能避免这些因素的发生而干扰伤口的愈合、造成瘢痕的再一次过度增生。

(5)根据瘢痕的具体情况选择治疗方式:

1)瘢痕的类型:扁平瘢痕大多勿需治疗,但如发生在面部有碍容貌时,可考虑微创的磨削术(图 6-4-4-1)或手术切除、缝合(图 6-4-4-2)。凹陷性瘢痕可以直接切除做多个 Z 改型手术(图 6-4-4-3)。增生性瘢痕也可直接切除缝合,但缝合后需要做 Z 改型(图 6-4-4-4)。挛缩性瘢痕对外貌与功能有不良影响,均可部分或全部切除,充分松解是关键,尽量做 Z 改型,减少植皮。矫正畸形并采用不同方法修复继发创面。对复发性瘢痕选用手术疗法应慎重,此时需考虑患儿是否具有瘢痕体质,原来的病变是否是瘢痕疙瘩,综合考虑是否再次采用手术治疗。

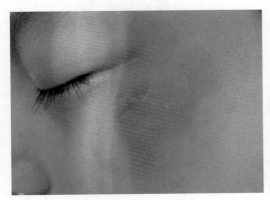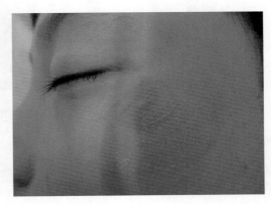

图 6-4-4-1　微晶瘢痕磨削术后

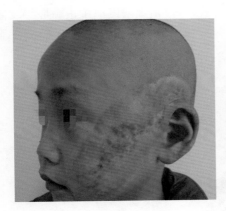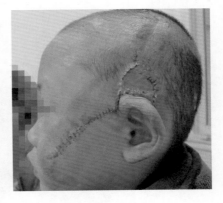

图 6-4-4-2　面部浅表性瘢痕切除缝合＋植皮术后

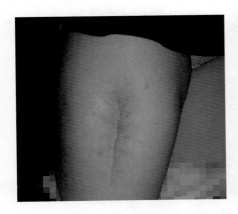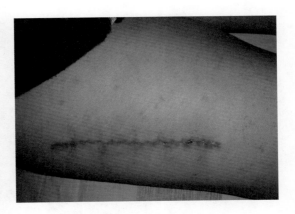

图 6-4-4-3　大腿凹陷性瘢痕修复术后

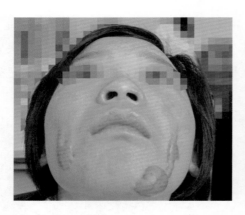
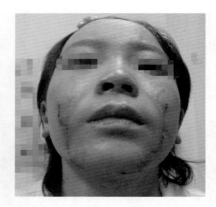

图 6-4-4-4　面部增生瘢痕切除 Z 成形术后

2）瘢痕的面积：面积较小的瘢痕可以完全切除，经相应修复以达最佳外貌及功能效果；而对于面积大、分布广的瘢痕，因受皮源的限制等原因，则可只切开或部分切除瘢痕，以松解挛缩，要最大程度松解到位，就需要皮。有三种方法处理：① Z 改型同时加游离植皮术（图 6-4-4-5，图 6-4-4-6）；② 埋置皮肤扩张器，扩张产生多余皮肤做皮瓣转移修复切除松解瘢痕后的缺损（图 6-4-4-7）；③ 在其他部位切取带血管蒂的游离皮瓣进行修复（图 6-4-4-8）。通过这三种方式，可以最大限度地矫正畸形与改善功能。

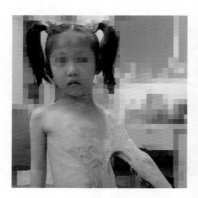
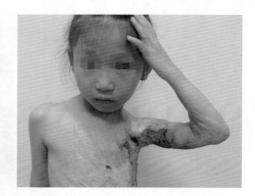

图 6-4-4-5　胸腋上肢蹼状瘢痕松解 Z 成形＋全厚植皮术后

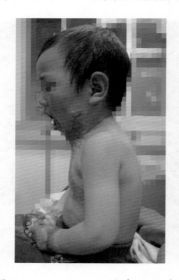
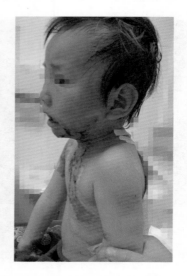

图 6-4-4-6　颈胸挛缩性瘢痕（颏颈粘连）松解全厚植皮术后

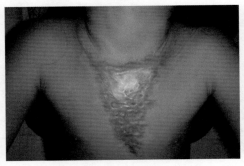
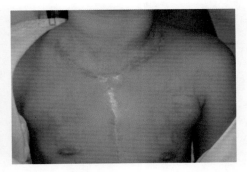

图 6-4-4-7 胸部软组织扩张修复术后

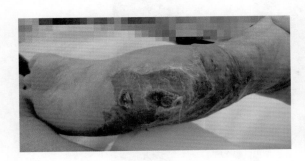
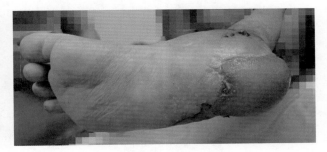

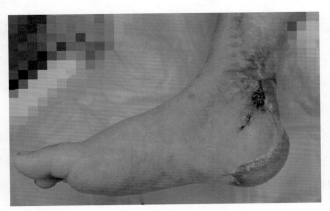

图 6-4-4-8 足跟部萎缩性瘢痕切除显微皮瓣修复术后

3）瘢痕的部位：发生在颜面、颈、四肢等暴露部位的瘢痕，除产生畸形及功能障碍外，还影响美观，可导致患儿及家属精神和心理上的沉重负担。临床研究表明皮肤软组织扩张术可作为最优的首选手术方式，是目前除直接切除缝合手术外最具美容性质的瘢痕修复手术方式；但面积超过皮肤扩张术能解决的范围时，可选用皮瓣等方式。关节部位及其附近的瘢痕易产生挛缩与粘连，影响关节活动，甚至影响肢体及手足发育，通常这些部位的瘢痕需行瘢痕部分切除松解、全厚（中厚）植皮或皮瓣转移等手术（图 6-4-4-9）。但在瘢痕易发部位如下颌缘、胸背部等处手术必须配合预防性抗瘢痕治疗。

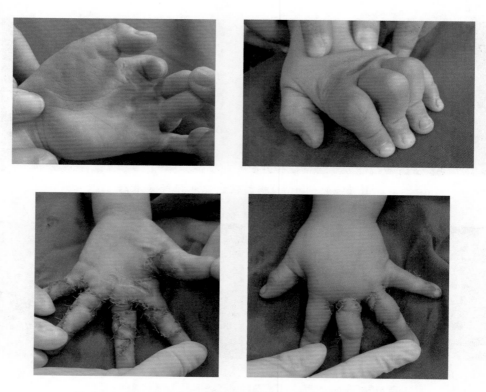

图 6 - 4 - 4 - 9　爪形手瘢痕部分切除松解全厚植皮术后

（三）综合治疗

瘢痕的综合治疗是将手术治疗与非手术疗法结合在一起应用,这对各种瘢痕的治疗都十分重要。一般来讲,手术疗法是各种成熟期瘢痕的主要治疗方法,而压迫治疗、放射治疗和药物注射治疗等对成熟期瘢痕效果较差,多作为手术治疗后的辅助措施。在手足等部位的挛缩性瘢痕,除手术外,必须辅以长期有效的瘢痕治疗及功能锻炼,有助于减少手术次数,防治瘢痕挛缩再次发生。瘢痕疙瘩应采用手术和药物注射疗法等综合应用,也可单纯选用药物注射疗法,但不宜单纯采用手术治疗,否则会复发,复发后比原来瘢痕范围更大更重。

综合治疗即预防与治疗相结合,这种方法可以减少治疗性因素引起瘢痕增生的风险,控制创面感染,促进创面的早期愈合,做好预防瘢痕发生;创面愈合后、瘢痕成熟前,积极采取药物疗法、加压疗法、激光疗法、硅胶疗法、放射疗法及功能康复综合疗法等预防措施,抑制瘢痕发生;瘢痕成熟后可根据不同的情况采用磨削术、瘢痕切除缝合、皮肤软组织扩张术、皮片移植、皮瓣移植等手术方法辅以激光疗法、瘢痕内药物注射疗法、冷冻疗法、放射疗法等非手术治疗方法进行瘢痕的综合治疗。

（邱　林）

参考文献

[1] 高景恒. 美容外科学[M].北京:北京科学技术出版社,2003.

[2] Son D,Harijan A. Overview of Surgical Scar Prevention and Management[J]. J Korean Med Sci,2014,

29(6):751 - 757.

[3] 展望,游文健,林遐,等.手术结合康复疗法治疗小儿手部瘢痕挛缩[J].中华物理医学与康复杂志,2011,33(7):522 - 523.

[4] 杨艳丽,赵凤娟,王萍.手部深度烧伤后瘢痕畸形的防治护理[J].蚌埠医学院学报,2012,37(10):1260 - 1261.

[5] 韩光明,郭丽萍,张雷.腹部皮瓣修复手部电烧伤早期创面23例[J].蚌埠医学院学报,2011,36(10):1069 - 1070.

[6] Jin R,Huang X,Li H,et al. Laser therapy for prevention and treatment of pathologic excessive scars [J]. Plast Reconstr Surg,2013,132(6):1747 - 1758.

[7] Kim DH,Ryu HJ,Choi JE,et al. A comparison of the scar prevention effect between carbon dioxide fractional laser and pulsed dye laser in surgical scars [J]. Dermatol Surg,2014,40(9): 973 - 978.

[8] 高明月,蔺洁,张文显.增生性瘢痕的防治现状与展望[J].中国组织工程研究与临床康复,2010,20(21):3753 - 3756.

[9] 何悦,邱林.曲安奈德注射液(确炎舒松A)局部注射在小儿瘢痕应用的疗效评价[J].医学美学美容,2013,3(3):24 - 25.

[10] Ishida Y,Kondo T,Takayasu T,et al. The essential involvement of cross-talk between IFN-gamma and TGF-beta in the skin wound-Healing process [J]. J Immunol.,2004,172(3): 1848.

[11] 张选奋,李荟元,鲁开化,等.TGF - β1 或 IFN - γ 影响增生性瘢痕成纤维细胞增殖和胶原合成中 PTK 的作用[J]. 中华整形外科杂志,2005,21(1):36.

[12] 丁丁,胡超,刘安东,等.重组人干扰素-γ 对腭裂术后裸露骨面瘢痕成纤维细胞的影响 [J]. 安徽医科大学学报,2009,44(1):72.

[13] Sobral LM,Montan PF,Martelli-Junior H,et al. Opposite effects of TGF-β1 and IFN-γ on transdifferentiation of myofibroblast inhuman gingival cell cultures [J]. J Clin Periodontol,2007,34(5):397.

[14] Tanaka K,Sano K,Yuba K,et al. Inhibition of induction of myofibroblasts by interferon gamma in a human fibroblast cellline [J]. Int Immunopharmacol,2003,3(9):1273.

[15] Vasily DB,Cerino ME,Ziselman EM,et al. Non - ablative fractional resurfacing of surgical and post-traumatic scars [J]. J Drugs Dermatol,2009,8(11):998 - 1005.

[16] Makboul M,Makboul R,Abdelhafez AH,et al. Evaluation of the effect of fractional CO_2 laser on histopathological picture and TGF-beta1 expression in hypertrophic scar [J]. J Cosmet Dermatol,2014,13(3):169 - 179.

[17] Koike S,Akaishi S,Nagashima Y,et al. Nd:YAG laser treatment for keloids and hypertrophic scars: An analysis of 102 cases [J]. Plast Reconstr Surg Glob Open,2015,2(12):272.

[18] Ohshiro T,Ohshiro T,Sasaki K. Laser scar management technique [J]. Laser herapy,2013,22(4):255 - 260.

[19] Wirohadidjojo YW,Radiono S,Budiyanto A,et al. Cellular viability,collagen deposition,and transforming growth factor beta production among uhrabiolet B-irradiated keloid fibroblasts[J]. Aesthetic

Plast Surg,2011,35(6):1050-1055.

[20] 胡福兴,赵玉玲,王强,等.真皮下血管网皮片修复小儿手掌侧瘢痕挛缩畸形[J].实用医药杂志,2008,25(1):43.

[21] 卿勇,岑瑛,段伟强,等.小儿手指掌侧瘢痕屈曲畸形矫正术后早期挛缩原因分析[J].中国修复重建外科杂志,2008,22(2):254-255.

[22] 刘彬,路来金,刘志刚,等.手部屈曲挛缩畸形的修复[J].中国修复重建外科杂志,2006,20(1):33-36.

[23] 董继英,姚敏.光电声技术治疗创伤性瘢痕的研究进展[J].中华烧伤杂志,2018,34(6):418-420.

第七篇　康复医学在小儿整形外科中的应用

第一章
概　述

第一节　康复的大概念

人们经常说的康复和医学的康复不一样。医学的康复单指用各种手段恢复正常功能。小儿正处在生长发育时期，各种畸形在校正后都需要康复，使之恢复功能。首先，让我们认识康复的来源。

康复的英文单词为 rehabilitation。在中世纪，rehabilitation 被用于宗教，意思是指重新恢复教徒的教籍。在近代，rehabilitation 被用于法律，指因犯刑满释放或获得赦免，重新成为公民。而在现代，rehabilitation 被用于医学，首次出现于 E. McIever Law 医生的学术论文"战争受害者的康复问题"（1922 年10 月 12 日）。康复不同于恢复。恢复（recovery）是指伤后健康水平完全达到伤前，而康复是指伤后健康水平下降，不能完全达到伤前，努力让人达到和靠近伤前。rehabilitation 在中国台湾被翻译为复健，中国香港翻译为复康，中国大陆翻译为康复。因此，康复是外来语，是外来的概念。

一、康复概念的历史

1922 年使用康复一词以来，医学不断发展，康复的定义也在不断演变。1942 年，在美国纽约召开的全美康复讨论会将康复定义为"所谓康复，就是使残疾者最大限度地复原其肉体、精神、社会、职业和经济的能力"；1969 年，世界卫生组织（WHO）给康复下的定义是"康复是指综合地、协调地应用医学的、社会的、教育的和职业的措施，对患者进行训练和再训练，使其能力达到尽可能高的水平"。1981 年，WHO 将康复重新定义为"康复是指应用各种有用的措施以减轻残疾的影响和使残疾人重返社会"。康复不单是医学的康复而是大概念了，它发展成为医学的、工程的、教育的、社会的、职业的康复。因此，出现了医学康复、康复工程、教育康复、社会康复和职业康复，从而构成现在的康复大概念即全面康复（comprehensive rehabilitation）。

二、康复医学的研究内容

康复医学是专门研究促进病、伤、残者康复的一门医学学科,它是医学的一个重要分支。现代医学划分为保健医学、预防医学、临床医学、康复医学 4 个领域。保健医学的宗旨主要是增强体质,包括医学的和非医学的运动、营养等内容;预防医学的主要宗旨是防止流行病,无论是传染性的或是非传染性的;临床医学主要是研究疾病的病因病理和临床表现,以消除病理变化为核心任务。康复医学与保健、预防、临床医学共同组成全面医学。康复医学与"物理医学与康复(physical medicine and rehabilitation)"为同义语。是研究功能障碍者如何走出障碍和改变变好的一门学科。

功能障碍者主要来自于以下三类人群:一是小儿畸形或外伤后的畸形引起的残疾人,指带有永久损伤的人;二是老年人,随着年龄增长,老年人在视力、听力、语言、活动等方面都会出现不同程度的功能减退,但其功能减退程度尚未达到残疾的标准,因此,这些老年人属于功能障碍者,而不是残疾人;三是各种伤病的患儿,指创伤与疾病所致功能障碍,多数为暂时性或者过渡性的,仅少部分会转化为真正的残疾人。

康复医学不是以了解遗传、基因改变以及在生理病理过程中的作用为基础,而是帮助因各种原因导致身心功能障碍者充分发挥自身潜能。康复医学的内容就是对各种功能障碍者,根据《国际功能、残疾与健康分类》的观点,对一种或多种损伤,一种或多种活动受限,一种或多种参与限制,或三者综合的人进行康复的所有内容。康复医学着眼于功能的测定、评估、训练、重建、补偿、调整和适应,通过恢复运动、语言、心理、认知以及个人自立所需的其他功能,提高患儿生存质量。治疗手段以"功能治疗"为主,如物理疗法、作业疗法、语言疗法、心理治疗及矫形器和假肢装配等,尤其强调伤病患儿的主动性、积极性。康复医学的主要目标是在器质性病变已经发生以后,如何促进健康,减少功能障碍,提高生活质量。它的口号是让患儿回归社会,包括回归家庭,回归工作岗位。

三、康复医学发展的三个时期

1. 物理治疗学阶段　　1880～1919 年,利用物理因子作为单纯治疗的阶段,如按摩、矫正体操、直流电、感应电、日光疗法、太阳灯、紫外线等。

2. 物理医学阶段　　1920～1945 年,第一次世界大战后,战伤及小儿麻痹症流行使残疾人增多,刺激了医学的迅速发展,各种医学仪器用于康复。如电诊断、电疗,不仅用于治疗还用于诊断及预防残疾,逐渐把医疗技术使用在诊断和治疗上,发展成为物理医学。

3. 物理医学与康复医学阶段　　1946 年至今,多学科研究和治疗阶段。Howard(1901～1989)等在物理医学的基础上采用多学科综合应用康复治疗,如物理治疗、作业治疗、语言治疗、心理治疗、假肢与矫形器装配等,大大提高康复效果。

4. 术中快速康复的兴起　　骨科、普外科、胸外科介入康复,对患儿早期进行康复,达到使器官、肢体、肌肉关节较早的开始功能康复,大大提高了康复的效果。

四、康复医学的发展史

1950 年国际物理医学会成立,实现团体会员制,1972 年改名为国际物理医学与康复联合会。1969 年国际康复医学会成立,主要采用个人会员制,会员资格要求是康复医生及对康复有特殊兴趣的各科执业医生。1999 年国际康复医学会与国际物理医学与康复联合会合并为国际物理医学与康复医学会(ISPRM)。临床医学的发展和进入使康复医学得到了发展。临床康复已成为康复医学的主流,表现在:更加重视在病区进行康复治疗;不仅对轻症患儿进行康复治疗,而且更加重视中度、重度、多种障碍或者残疾患儿的临床康复;康复医生熟悉临床,有相关的临床技能训练;康复医学与临床学科的关系越来越紧密。

伤病在急性期或恢复期的患儿已逐渐成为康复医学最主要的治疗人群。对伤病来说,愈早进行康复治疗愈能预防或减少功能障碍的发生,对已发生的伤病也有可能使其危害降低至最低程度。另一方面,早期康复治疗不仅可以促进疾病的临床治愈、预防并发症,而且也为疾病后期的功能康复创造了条件。大量临床实践已经证明,早期康复治疗不仅不影响临床治疗,也不会增大各种意外的发生率,反而可促进疾病的恢复进程,缩短住院日,提早重返工作岗位。只要疾病的病理变化稳定,一般情况许可,在与临床医生充分协作情况下,就可开展康复治疗。

同时,创伤康复获得迅猛发展。过去,创伤只被作为外科学的一个病种来对待,没有得到足够重视。但实际上,伤不同于病。如颅脑创伤与脑卒中都可引起脑损伤,但颅脑创伤的康复重点是认知障碍,而脑卒中的康复重点是运动障碍(偏瘫)。烧伤也有其特殊性,烧伤所致的病理性损害即使是在创面愈合后也仍未终止。

传统康复越来越获得认可。中国的太极拳、针灸、推拿、气功等传统康复技术在功能调整上有其独特之处,为世界医学界所瞩目,西方的顺势医学(Homeopath)、美式脊椎矫正(Chiropractic)等非主流医学也已登陆我国。西方的传统医学虽然与我国的传统康复没有渊源,但在理念上、方法上,甚至疗效的独到性和受欢迎的程度上都有可吸纳之处。

在我国,现代康复医学的引进是在 20 世纪 80 年代初期,由于得到了政府的重视与支持,我国康复医学发展迅速。1988 年国务院批准颁布实施了"中国残疾人事业五年工作纲要"。1989 年,卫生部规定二级以上医院必须设立康复医学科,它是综合医院必须建立的科室,是 12 个一级医学学科之一。1991 年颁布实施了我国首部《残疾人保障法》。2002 年,我国政府提出了 2015 年残疾人"人人享有康复服务"的宏伟目标。2011 年,《综合医院康复医学科建设与管理指南》规定二级(含二级)以上综合医院应当按照《综合医院康复医学科基本标准》独立设置科室开展康复医疗服务。2012 年印发了《康复医院基本标准(2012 年版)》。随着康复医学的不断向前发展,一些专科康复正在逐步形成,如神经康复、骨科康复、心脏康复、创伤康复、烧伤康复等。

五、康复工程的出现使得功能康复有了器具

康复工程的出现是在 20 世纪。20 世纪 80 年代后,随着其他工程技术的迅猛发展,尤其是机电一体化

技术、微电子技术、生物电技术、信息技术、网络技术以及材料科学等获得了突飞猛进的发展,使一大批具有高科技含量的康复工程产品不断问世,并应用于临床:① 在假肢和矫形器方面:有活动自如的万向踝脚,高性能的储能脚,高强度、高弹性的飞毛腿假肢,液压或气动控制的膝关节假肢,微计算机控制的智能型膝关节,加速感应手,肌电感应手,比例控制肌电假手,手指可独立运动的仿生手,可以帮助截瘫患儿站立行走的交替步态矫形器等;② 在康复评定训练设备方面:有平衡测试训练仪,等速测试训练仪,动态肌电图,三维步态分析仪,步态评估与反馈训练仪,远程康复系统,虚拟技术,康复机器人等;③ 在轮椅与助行器方面:有爬楼梯的轮椅,智能化轮椅以及气动式助行装置等;④ 在视觉、听觉康复方面:有以超声、光电技术和计算机处理技术为核心的盲人用步行辅助器、自动翻页读书器、自动判别盲文复制系统、盲人用三维信息显示系统、带有微型电视摄像机、超声测距传感器的电子眼(视网膜假体),植入式人工中耳超小型助听器,用于重度、极重度耳聋或全聋患儿的电子耳蜗,能测量出听力特征并能自适应调整参数的数字助听器等;⑤ 在言语认知康复方面:有语言增强与交流替代系统,用于恢复喉切除患儿语音功能的人工喉,计算机辅助的认知评定与训练系统,定位跟踪系统等。

第二节　小儿整形康复的概念

小儿最易由于外伤疾病而出现功能障碍。它主要有以下三类人群:一是先天残疾人,指出生就有永久损伤的人;二是后天疾病或外伤引起的后遗症,多半为青少年,随着年龄增长,如果不进行康复性功能训练,在视力、听力、语言、活动等方面都会出现不同程度的功能障碍,但其功能有的可以通过手术矫正,而有的机能减退可达到残疾的标准,这些青少年是功能障碍者,而不是残疾人;三是急性创伤的小儿,指创伤与疾病所致的功能障碍,多数为暂时性或者过渡性,仅少部分会转化为真正的残疾人。

随着康复医学与临床学科的关系越来越紧密,使得治疗和康复越来越融合。处于伤病的急性期或恢复期的患儿已逐渐成为小儿康复医学最主要的治疗人群。对小儿伤病来说,愈早进行康复治疗愈能预防或减少各种功能障碍的发生,对已发生的功能障碍也有可能通过康复使其降低至最低程度,也就是要进行早期康复干预的问题。早期康复治疗不仅可促进疾病的临床治愈、预防并发症,而且也为疾病后期的功能康复创造了条件。大量临床实践已经证明,早期康复治疗不仅不影响临床治疗,也不会增大各种意外的发生率,反而可促进疾病的恢复进程,缩短住院日,提早使小儿重返社会。只要疾病的病理变化稳定,一般情况许可,临床医生可开展较早的康复治疗。

过去,小儿创伤只被作为外科学的一个病种来对待,没有得到足够重视。现在,由于各大儿童医院都相继成立了小儿康复科,使得小儿康复和早期康复成为可能。

任何小儿整形外科疾病都存在着康复问题。从头部的整形到四肢的整形都存在着功能康复问题。因此,康复问题在小儿整形外科中非常重要。康复在小儿整形外科中可涉及这几类康复问题:

1. 小儿出生后缺损畸形的功能替代　这里指先天缺损是不引起生命危险的器官缺少,如没有眼、耳、鼻、四肢,需要早期的功能锻炼和功能恢复。

2.小儿创伤和手术早期的康复问题　小儿创伤和手术能够越早地进行康复和干预,越有可能最大限度地发展和提高小儿各方面的能力,减轻创伤和手术引起障碍的程度,减少家庭、社会照顾的成本和费用。

3.小儿创伤和手术中期的功能康复问题　小儿创伤和手术中期主要针对功能进行康复。

4.各种疾病治疗后的晚期或远期功能康复指导和教育问题　即功能支具康复或矫形器康复。

5.小儿整形手术前后的心理康复　用以心理学的手段为导向的心理治疗,针对特殊整形小儿心理进行分析治疗,初步构建整形小儿的心理康复标准。

(沈卫民　田书宝　郅媛媛)

第二章

小儿烧伤的康复治疗

第一节　新生儿烧伤康复治疗

一、新生儿烧伤康复概述

新生儿为胎儿娩出至出生后 28 日这段时间的婴儿,也就是 0～28 日内的婴儿。胎儿在未出母体时,它的生存环境如温度、湿度等是恒定的。所需要的一切营养、排泄完全通过胎盘进行。一旦出生,在他脱离母体后,新陈代谢的方式也会发生改变,而且尚未发育成熟的全身各个系统都需要进行很大的调整才能适应新的环境。因此任何外界对新生儿的刺激和干扰,特别是各种应激和微生物的侵袭等,都会直接影响新生儿的生命。

近年来年轻父母的大意和医护人员的粗心,导致新生儿烧伤较以前高发。新生儿烧伤常见的致伤病因多为热水。烧伤是一种十分严重的创伤。由于新生儿各系统发育均不成熟,故其烧伤后的病理生理特点及临床表现也与一般小儿和成人烧伤有明显不同。对其的救治和康复也和小儿、成人有明显的差异。

二、新生儿烧伤的营养康复

新生儿烧伤的营养康复治疗在新生儿烧伤康复中非常重要,如何正确的进行营养康复,直接关系到预后的好坏。

1. 正常新生儿生理需要量　新生儿的正常需要量可因出生的天数有所不同,一般出生后 1～3 日需水量为 50～60 ml/kg,第 4 日为 80 ml/kg,第 7 日可为 100 ml/kg 左右,至第 2 周内可按 120～150 ml/kg 计算。早产儿在出生后 10 日内每天所需的液体量(ml)＝(出生后天数＋10)×小儿体重(kg)÷100,出生后 10 日以上的早产儿 24 小时所需奶量及液体量可按早产儿体重的1/5～1/4计算。

2. 正常新生儿每日所需热量和蛋白　正常新生儿以母乳喂养者,其蛋白质需要量为 $2\sim2.5$ g/(kg·d),以牛奶喂养者则需 $5\sim4.0$ g/(kg·d),需脂肪 $4\sim6$ g/(kg·d),总热量包括代谢、生长发育、活动、食物特殊动力作用及排泄消耗等的需要量。在出生后第 1 日为 $251\sim452$ kJ,第 $2\sim3$ 周需 $418\sim628$ kJ。可见新生儿的营养需要高于小儿及成人。而新生儿出生后脱离了他的营养供应及烧伤后给机体带来的超高代谢,加上新生儿出生后有生理性体重下降等,均可使新生儿在短时间出现营养不良,从而导致机体抗感染能力下降,创面愈合延迟等。因此,新生儿烧伤后的营养康复,是十分重要的。

3. 肠道营养　烧伤新生儿摄入途径主要为吮吸,当出现败血症休克、胃肠功能衰竭时和头面部烧伤时可用鼻胃管喂养,肠道营养分两种:母乳及其代用品和营养素。母乳是最为理想的新生儿营养物质,其他代用品如有牛奶、羊奶或奶制品等。

新生儿期,尤其是出生后第 $1\sim2$ 周,不宜用纯牛奶或羊奶喂养,即使是在烧伤后的超高代谢状况下,过高的蛋白质热量和电解质可造成肾脏负荷过重,高渗脱水,诱发出血性肠炎等不良后果。

牛奶和羊奶是良好的母乳代用品,但羊奶中叶酸和铁的含量较少,应注意补充。新生儿的贲门括约肌发育较弱,而幽门括约肌较强,加之胃呈水平位,容量较小,故易引起激乳或呕吐。人工喂养容易发生消化道功能紊乱和肠道感染,应注意定时定量及喂养用具的消毒等。另作气管切开和用人工呼吸机的患儿插管后需 6 小时后再进食。

4. 静脉内营养　可补充经胃肠喂养的不足,以减少分解化谢,其补充内容和其他外科的小儿静脉营养大致相同,水分可以以维持液的形式给予,以脂肪乳剂、氨基酸、葡萄糖的混合液输注,若进食量达 100 ml/(kg·d),即可停止静脉内营养。

严重烧伤的救治往往需要多学科的共同协作,特别是新生儿烧伤还需要与新生儿病房的专科医生密切合作,才能争取到更好的救治效果。

三、新生儿烧伤救治康复时需注意的其他损伤

1. 新生儿吸入性损伤　由于新生儿处在特殊时期,出生和喂养时极易引起吸入性损伤,因此,对烧伤的新生儿首先就应该判断有无吸入性损伤,并对能引起吸入性损伤的致病因素进行分析,如果未发现就会带来严重的后果,决不能因为烧伤毫无休克而忽视存在着严重吸入性损伤的可能性。吸入性损伤是对新生儿生命威胁最大的因素之一。

(1) 引起新生儿吸入性损伤的常见原因:有吸入羊水、胎粪或乳汁,以及热液。

(2) 新生儿吸入损伤的临床表现:对哭声低的患儿要重视,判断其是否出现呼吸急促(新生儿呼吸次数大于 60 次/分钟,严重时呼吸频率可增至 $80\sim100$ 次/分钟或以上)、呼吸减慢(呼吸次数小于 20 次/分钟)、呼吸暂停(指呼吸在短时间内完全停止,其严重程度视每次呼吸停止的时间长短和频率而定)。早产儿因呼吸中枢发育不成熟,呼吸暂停多见,且胎龄越小越易发生。有吸气性凹陷或伴鼻翼扇动都是因吸入损伤导致呼吸困难的表现。如果有出现心动过缓,末梢青紫,双肺湿啰音和喘鸣,应该诊断有新生儿吸入损伤,应该积极予以抢救。烧伤的新生儿有两种吸入性损伤:一种是生产和喂奶引起的吸入损伤;一种是原发烫伤引起的吸入损伤。实验室检查中,血气分析,通气/换气功能及酸碱紊乱类型的重要检查,对于呼吸困难程度的判定、呼吸衰竭时类型的鉴别及机械通气指征的掌握、疗效的评估具有指导意义。通气不足者(如严重

气道阻塞、严重肺炎、呼吸肌麻痹及呼吸中枢抑制)常有 $PaCO_2$ 明显升高,而气体交换障碍者(如各种肺疾病)则主要表现为 PaO_2 下降。X 线胸片检查对呼吸困难的病因诊断和发现心肺疾病是十分必要的,应强调早期摄片、动态观察。RDS、MAS、湿肺、肺炎、肺水肿、气胸、胸腔积液、异物、肺囊肿、肺发育不良、膈疝等在胸片上均有特征性表现。头颅 CT 有助于发现中枢性呼吸困难。头面部、颈部、胸部横断扫描可清楚地观察鼻咽、口咽、喉和气管及其周围解剖结构,确定狭窄原因,区别肺、纵隔或胸膜病,另外胸部 CT 对慢性肺弥漫性病变的诊断是 X 线胸片所不能比拟的。对原因不明的吸入性损伤可做支气管镜检查,有助于了解喉头、气管、支气管病变。

(3) 新生儿烧伤吸入性损伤的救治:不论有无体表烧伤,一旦诊断新生儿吸入性损伤都要进外科重症监护病房,其处理重点在于始终维护呼吸道的通畅,把肺水肿与肺部感染并发症的发生持续时间及其严重性减小到最低的程度,以期及早恢复肺功能。气管插管是经常采用的手段,特别是对哭声低、心动过缓、末梢青紫、呼吸暂停次数过多和持续的时间较长者,应该机械通气。

2. 败血症　即使是正常新生儿也可能存在着多种感染的原因和途径,如宫内感染、产程及助产中的感染及产后细菌经由脐部、皮肤、黏膜、呼吸道、消化道的入侵等。

新生儿屏障保护作用差,免疫功能不完善,烧伤进一步为细菌的入侵开放了门户。新生儿烧伤并发败血症的概率较高,新生儿的皮肤皮下各层次组织对细菌及其耐受性与抵抗力绝不能与成人甚至小儿相比。新生儿烧伤后侵袭时感染的临床表现也显然不同于成人,它的症状累及多个系统但又缺乏特殊性。感染若不及时控制容易造成炎症扩散而产生肺炎、脓胸、脑膜炎、骨髓炎等。故对新生儿烧伤并发败血症的诊断除了及时诊断还应连续多次每天取血作细菌学培养,还应加强临床的仔细观察。新生儿烧伤败血症除其创面有类似小儿烧伤败血症时的创面变化外,主要表现还有发热或体温不升,对外界反应低下,少动和软弱无力状,无原因的烦躁哭吵或抽搐,尖声喊叫或哭声极低甚至无哭声,抵抗减少、吮吸无力或拒绝哺乳,面色苍白或口唇皮肤青紫,肝脏肿大,黄疸逐渐加重,腹胀,呕吐或腹泻,心音低钝心率快,肺部干性啰音,呼吸困难或不规则,或呼吸暂停,皮疹或皮下出血点等。新生儿烧伤败血症或脓毒症的治疗原则同小儿烧伤时侵袭性感染引起的脓毒血症。

3. 新生儿硬肿症　新生儿烧伤极易出现新生儿硬肿症,尤其在寒冷的地区。新生儿硬肿症是新生儿期由于寒冷损伤、感染或早产引起的一种综合征,其中以寒冷损伤最为多见,称寒冷损伤综合征。以皮下脂肪硬化和水肿为特征。多发生在寒冷季节,多见于重症感染、窒息、早产及低出生体重儿。严重低体温、硬肿症者可继发肺出血、休克及多脏器功能衰竭而致死,有时新生儿烧伤肿胀要和硬肿区分开来,而且,如果新生儿烧伤同时伴有硬肿,会给治疗带来更多的困难,因此,要认识这个疾病,才能更好地做到新生儿烧伤康复。

(1) 新生儿硬肿症的临床表现:本症多发生在出生后 7～10 日,开始表现为体温不升,在 35℃以下,重症低于 30℃,体核温度(肛温)可能低于体表温度(腋温),这时皮肤和皮下组织开始出现硬肿,皮肤呈浅红或暗红色,严重循环不良者可呈苍灰色或青紫色。硬肿首先出现在循环不佳的位置,如下肢,随后向臀部、面颊和下腹部过渡,最后至上肢和全身。有时只硬不肿,则皮肤颜色苍白,犹如橡皮,范围较局限,只影响大腿和臀部,这种情况常发生在有感染性疾病引起的硬肿症。烧伤后合并硬肿,表现为下肢和臀部在创面下和整个肢体硬肿。重型硬肿症可发生休克、肺出血和弥散性血管内凝血(DIC),应该引起重视。

(2) 新生儿硬肿症的治疗:① 复温是治疗的首要措施。轻症患儿在温水浴后用预暖的棉被包裹,置

24～26℃的暖室中,可用暖毯,使体温较快上升至正常。中度和重度患儿可先安放在远红外线开放型保暖床上,将温度调节到高于小儿体温1.5～2℃处,约每30分钟能使体温升高1℃,随患儿体温的上升继续提高保暖床的温度,当体温升高4℃时可移至封闭式保暖箱中,保持箱温在35℃左右。为减少辐射失热,在稍离小儿身体的周围罩一透明塑料布。复温除上述方法外还可采用温水浴、温盐水灌肠各种方法。② 营养和液体。要保证供应足够的热量和液体,因低温时心肾功能减低,输液量不宜过多。对低血糖小儿适当提高葡萄糖进入量。③ 药物。对心肾功能较差者可给多巴胺和多巴酚胺等心血管活性药物,因小剂量有扩张肾、脑血管的作用,可以增加尿量。多巴酚胺有增加心肌收缩的作用,但不增快心率,可和多巴胺合用。应用抗生素,尤其烧伤面积大的患儿。使用肝素治疗至凝血酶原时间和凝血时间正常后逐渐减少给药次数,7日为一疗程。

四、新生儿烧伤要注意的不易被发现的并发症防治

1. 新生儿皮下坏疽　新生儿烧伤时容易出现大面积的皮下坏疽,病变大多在腰、骶部以及背部、臀部,也可见于肩部、枕部。冬季烧伤的新生儿较多见。由于烧伤时同时伴有皮下坏疽,就极难发现本病,以为是烧伤引起的感染。

(1) 临床表现:本病的发病特点是起病急,发展快,病变皮肤开始呈广泛性充血肿胀,毛细血管反应明显,周围边界不清,指压后变白,抬手后瞬即恢复原来的红色,压之稍有凹陷,触之有肿胀感。随着病情的进展,皮下组织出现坏死、分离、液化,使红肿的中央呈暗红色,触之变软。皮下组织坏死液化积脓,触之有皮肤与皮下组织分离之感,称为漂浮感。随后,范围可逐渐扩大,而表皮完整,晚期皮肤呈黑紫色,破溃后流出稀薄脓液,皮肤可坏死脱落。体质较强的新生儿病变局限可形成脓肿,预后相对良好。

全身症状为感染性中毒表现,患儿精神萎靡,食欲下降或拒奶,患儿哭吵不安,多数发热,体温在38～39℃,高者可达40℃,少数患儿可无发热,甚至表现为体温不升。

(2) 诊断:根据上述局部典型病变,诊断一般并不困难。

(3) 治疗:对于烧伤创面外的肿胀,压之变白的皮下肿胀,要强调早期诊断、早期治疗。每当新生儿烧伤有发热、哭吵、拒乳时,应作全身皮肤检查,尤其在烧伤周围有无发红、肿胀。早诊断可避免延误诊断而加重病情。治疗要在烧伤病变区以外的肿胀区做多个小切口,引流和排除坏死组织。

2. 急性坏死性筋膜炎　新生儿烧伤极易引起并发展成急性坏死性筋膜炎。主要发生于全身抵抗力低下的新生儿三度烧伤后,起病急,发展迅速。急性坏死性筋膜炎是位于皮肤、皮下脂肪、浅筋膜以及深筋膜的细菌感染,感染后会出现筋膜及皮下组织广泛的坏死。特征是局部的坏死和严重的全身中毒反应,而不累及其深部的肌肉组织。这是一种严重的、危及生命的新生儿烧伤合并感染的并发症。

(1) 临床表现:急性坏死性筋膜炎可发生在身体的任何部位,如颈部、背部、腹股沟等处,但以四肢末端、腹壁为最常见。在新生儿烧伤病例中,仍以由脐部感染所引起的腹壁坏死性筋膜炎多见。这可能由于烧伤后新生儿免疫力低下,致使细菌从脐带脱落的伤口进入体内,从而引起急性坏死性筋膜炎的发生。

急性坏死性筋膜炎临床表现的特征是:① 皮下脂肪和邻近筋膜的快速进行性水肿、坏死,呈蓝灰色。沿皮下迅速扩散,不累及肌肉;② 皮下脂肪和筋膜水肿、僵硬,呈暗灰色,感染通常发生于烧伤或手术后。病情

进展异常迅速,对常规使用的抗生素无明显效果;③ 很少发生淋巴结炎和淋巴管炎。局部红肿、疼痛,由于皮肤滋养血管栓塞,皮肤由红变紫,局部皮肤与皮下组织分离、漂浮,水疱形成。在脐部开始表现为脐部脓性渗出;脐周蜂窝织炎;④ 坏死性筋膜炎。脐部分泌物恶臭,局部发红、硬结。继而迅速出现皮下坏疽,皮下脂肪和筋膜水肿、坏死,皮肤溃烂。坏死范围迅速扩大,向四周延伸至侧胸壁、胸壁、大腿上 1/3 和外阴部,累及四肢则影响四肢运动。局部损害可引起严重的全身反应和中毒,患儿发热,寒战或体温不升,严重的脱水、电解质紊乱,代谢性酸中毒,低蛋白血症,并可继发严重的水肿。细菌的溶血作用可致严重的贫血和高胆红素血症。

(2) 治疗:立即行外科手术切除肌鞘及局部缺血或坏疽的组织区域,并将深部的肌肉作游离,创面用浸有抗生素,或过氧化氢,或 1% 碘伏液的纱布疏松填塞,每天检查伤口。若创面坏死区域进一步扩大,必须再次手术。组织及血样作细菌学检查及药物敏感试验。切除范围包括皮肤、筋膜,放血以控制感染的扩散。发现当天换药 3～4 次,除外科手术处理外,还需选用大剂量广谱抗生素进行药物治疗。若细菌涂片染色为革兰氏阴性球菌时,首先必须大剂量应用抗青霉素酶性青霉素,若为革兰氏阳性菌混合感染时,加用氨基糖苷类抗生素。如果仍控制不住,可升级抗生素。同时纠正酸碱平衡及水电解质平衡,必要时进行抗休克治疗和早期应用免疫球蛋白。

(3) 其他:如化脓性脑膜炎、心衰、肺炎、脑水肿、肺水肿等常见新生儿烧伤的并发症都要及时发现,以免治疗中途出现意外而引起患儿死亡。

五、新生儿烧伤康复的特点及注意事项

1. 创面的康复特点　新生儿的皮肤及皮下脂肪均较薄,因此有些表面看起来像Ⅱ度或深、浅Ⅱ度相间的创面,实际上均为Ⅲ度创面。特别是足跟部,像Ⅱ度的创面有时可深达骨质。对此要有充分的估计。

新生儿皮肤娇嫩,干燥的暴露疗法往往易使创面加深,故对非面部和会阴部的浅Ⅱ度及深Ⅱ度创面,最好在清创后立即用敷料和药物包扎。

特殊部位烧伤如会阴、臀部的Ⅱ度烧伤也可采用暴露疗法或以烫伤油等行半暴露疗法,既可避免创面干燥,也便于随时更换,并要加强大小便护理。

新生儿肢体血管细微,在形成环形焦痂时,更容易发生肢体血运障碍,甚至坏死,应及早行切开减压术。新生儿肢体创面出现肿胀时,要及时切开减压,否则会出现肢体坏死。

新生儿烧伤绝大多数是烫伤,且临床见绝大多数为面积在 10% 以下的Ⅱ度烧伤,除个别病例外其Ⅲ度烧伤的范围往往不是很大,因此对新生儿烧伤的Ⅲ度创面绝大部分可采用脱痂植皮的方法来处理,由于新生儿Ⅲ度烧伤的焦痂分离较早,故可在伤后 10 日左右局部用凡士林包扎,逐步消除焦痂、经创面湿敷处理后即行植皮,一般自体皮移植的植皮,在吸入性麻醉下进行。

包扎时要注意新生儿肢体和手,不宜包紧,注意不要用有线类绷带,以免发生勒伤而发生肢体手指坏死。尽量少使用负压治疗,如果采用负压治疗,要用低负压治疗,负压为 50～75 mmHg。

2. 新生儿烧伤疼痛康复的特点　新生儿特别是早产儿,对于伤害性刺激比年龄较大的小儿更为敏感,因此在烧伤后镇痛尤为重要。但需要对疼痛进行评估,目前采用 FLACC 量表来进行评估(表 7-2-1-1)。

表 7－2－1－1　FLACC 量表

项目	0分	1分	2分
面部表情	微笑无特殊表情	偶尔出现痛苦表情,皱眉	紧咬下唇
腿部活动	放松或保持常态	不安,紧张	踢腿
活动度	安静躺着	扭动	身体痉挛
哭闹	无	呻吟	一直哭
可安慰性	满足,放松	抚摸拥抱	难以安慰

新生儿烧伤后疼痛的康复治疗分非药物性治疗和药物治疗,非药物性治疗有口服蔗糖水、非营养性吸吮、襁褓包裹及袋鼠式护理,而药物治疗有镇静和麻醉剂,如瑞芬太尼、丙泊酚和七弗醚等。

3. 新生儿烧伤康复的固定特点　新生儿皮肤娇嫩,瘢痕连接较软而易断裂,因此有些表面看起来像Ⅱ度或深、浅Ⅱ度相间的创面,实际上均为Ⅲ度创面。特别是有的足跟部的像Ⅱ度的创面可深达骨质。对此要有充分的估计。

新生儿的皮肤及皮下脂肪均较薄,受压部位的固定要防压疮。

由于洗澡和意外引起的特殊部位的烧伤多,如会阴部,采用较特殊固定后并要加强大小便护理。

新生儿肢体血管细微,易形成环形缺血,故固定时不宜太紧。

4. 新生儿烧伤康复的作业治疗　新生儿烧伤康复要不要作业治疗存在争议,多数学者认可的作业治疗包括:(1) 日常被动活动能力的训练、新生儿应该从进食开始人为地用奶瓶喂养,可以根据口部的形态制造特殊的奶嘴,循序渐进地训练吮吸。排便和换尿布的训练,如果有植皮部位,由于皮肤较脆弱,可利用柔软的棉花球轻轻蘸洗。(2) 家长对新生儿的功能性作业锻炼:可根据烧伤患儿功能障碍的受限程度进行作业活动。如手部可被动反关节活动,每天 3～6 次;其他关节活动受限的新生儿可被动反关节活动,每天 10 次。作业活动时最好辅以音乐,这样可以改善患儿的一般状态,还可以很好地改善患儿的心理状态、调整新生儿的注意力,达到真正的康复。

5. 新生儿烧伤康复的注意事项和康复容易出现并发症的处理　新生儿烧伤康复时要注意康复时机、康复的内容、康复的手法以及康复出现的并发症的处理。

(1) 新生儿烧伤康复时机:新生儿时期的烧伤康复时机的选择,我们认为和其他时期的烧伤康复时机是一样的,应该早期康复,一般认为在烧伤的一开始就要开始康复治疗。

(2) 康复的内容:采用各种物理和治疗手段消除或减轻新生儿因烧伤所致容貌和各种肢体器官的功能障碍,以及心理和社会适应能力等方面的问题,帮助新生儿能够正常的生长发育,从而能够最终重回社会。

(3) 常采用的几种康复方法:物理康复方法、手术康复方法、功能支具康复方法。

(4) 康复出现的并发症的处理:常见的有皮下坏疽、臀部蜂窝织炎和窒息。处理就是对症治疗,如果出现皮下坏疽和臀部蜂窝织炎应该早期切开引流。而出现窒息则应该高度重视,以预防为主,在护理新生儿时要做到"三勤"即勤翻身、勤拍背、勤观察,喂养要侧卧喂养,避免窒息的发生,如果出现了可以按前面交代的进行处理。

(沈卫民)

参考文献

[1] 吴玉斌,韩玉昆.新生儿休克诊断标准的探讨.中国实用儿科杂志,1997,12(2) 86 - 88.

[2] Schulman CI,King DR. Pediatric Fluid Resuscitation After Thermal Injury. J Craniofac Surg,2008,19(4);910 - 912.

[3] Schulman CI, Ivascu FA. Nutritional and Metabolic Consequences in the Pediatric Burn Patient. J Craniofac Surg,2008,19(4):891 - 894.

[5] Ranger M,Johnston CC, Anand KJ.Current controversies re-garding pain assessment in neonates[J]. Semin Perinatol,2007,31(5):283 - 288.

[5] Hummel P,van Oijk M.Pain assessment:current status and challenges[J]. Semin Fetal Neonatal Med,2006,11(4):237 - 245.

[6] Duke JM,Boyd JH, Randall SM, et al. Childhood burn injury~impacts beyond dischargeTransl Pediatr, 2015,4(3):249 - 251.

第二节 小儿烧伤康复治疗

一、小儿烧伤康复概述

小儿烧伤为小儿创伤中的常见病与多发病,小儿烧伤的救治与预防具有极重要的意义。由于大面积烧伤中小儿占了较大比例,小儿烧伤康复在小儿烧伤的救治与预防中具有极重要的意义。如何康复和早期康复使患儿能够正常的回归社会是烧伤康复要研究的问题。小儿烧伤有着许多与成人不尽相同的病理生理特点,而小儿又处于生长发育阶段,只要救治及时正确,其创面愈合较成人快,但各种瘢痕引起的功能障碍也出现较快。因此,做好小儿烧伤的预防与康复救治工作,不但有利于小儿身心健康,同时对其家属与社会也十分重要。

(一)小儿烧伤康复的概念

烧伤康复是指综合采用各种康复治疗手段,以消除或减轻患儿因烧伤所致的器官损伤、容貌和功能障碍,以及心理和社会适应能力等方面的问题,帮助患儿恢复生活、学习和工作能力,从而能够最终重回社会。小儿烧伤康复就是使用各种手段和治疗让烧伤小儿恢复正常躯体及心理功能,提高烧伤患儿的生活质量,帮助烧伤患儿完美地回归社会。

(二)小儿烧伤的早期康复治疗

烧伤早期康复的概念,到底要多早为早。多数学者认为越早越好,有学者认为伤后48小时就应该开展康复。由于小儿特殊的解剖生理特点,其康复的理念和做法和成人有所区别。小儿的烧伤较深,瘢痕较重,而小儿正处在快速生长发育期,烧伤后瘢痕出现极易引起功能障碍。特别是关节部位、口周部位、颈部易出现严重的挛缩,所以畸形和功能障碍较成人更加显著多变。早期康复势在必行,它可以防止出现严重的功能障碍。保障小儿的生理和心理健康和正常发育。

二、小儿烧伤早期开始康复前的评定

(一)康复评定的概念

小儿烧伤康复评定是在治疗前对烧伤小儿的病情、身体功能、心理状态,以及生活、学习和社会适应等能力进行评估,找出问题,进行康复治疗。一般康复评定采用体格检查、仪器检测、问卷调查等。康复前的评定是康复治疗的基础,没有评定就无法规划治疗方案和评价治疗效果。因此,康复评定不是寻找疾病的病因和诊断,而是客观地评定小儿的伤情,有无功能障碍,受伤的部位、严重程度、发展趋势、预后和转归。这种康复评定不仅需在康复治疗前进行,还应该在康复治疗的过程中及结束后进行,以不断了解患儿的康复治疗效果,并据此调整康复治疗方案,以期达到最佳治疗效果。

(二)小儿烧伤康复评定的主要内容

1. 了解病情评估烧伤程度　了解烧伤的部位和开始如何治疗,病程进入什么阶段。具体详细了解烧伤的部位、深度、面积及前期治疗的经过。了解要介入康复治疗是在烧伤早期还是中期,还是康复期。

2. 评定各个器官肢体的功能

(1) 外观评定:烧伤早期中期的器官功能和四肢、口周、肛周、眼周、鼻周、耳周的烧伤情况。

(2) 小儿日常生活活动能力(ADL)评定:包括进食、梳妆、洗漱、洗澡、如厕、穿衣等日常活动能力,低龄小儿的翻身、抬头、爬和坐。从床上坐起、转移、行走、驱动轮椅、上下楼梯等功能性移动能力。常用的ADL评定量表为Barthel指数评定。

(3) 四肢功能评定:① 手功能评定:包括手运动功能评定、手感觉功能评定、手关节活动度评定、手灵巧度评定及手的整体功能评定。整体功能包括Carroll手功能评定法、Jebsen手功能测试及Sollerman手ADL能力测试。② 关节活动度评定:关节活动度是患儿活动能力的基础。关节活动度评定可采用角度尺进行测量。小儿的关节活动度普遍较成人大,测量时应注意观察是否为关节的全范围活动。③ 肌肉神经评定:肌肉力量评定包括徒手肌力检查及握力计测定。徒手肌力检查见表神经肌肉的电生理检测,常用的有肌电图、神经传导测定、诱发电位检查等。

(4) 残肢和假肢的评定:① 假肢的评定:包括全身状况评定、了解截肢原因及是否患有其他系统的疾病。目的是判断患儿能否承受装配假肢后的康复训练和有无终身利用残肢活动的能力。假肢评定还要包括其他肢体的评定,其他肢体的状况直接影响截肢后的康复过程。一侧下肢功能障碍时会严重影响对侧下肢假肢的安装。② 残肢的评定:残肢的状况对假肢的安装和假肢的代偿功能有直接的影响。包括:残肢外形、关节活动度、残肢畸形、皮肤情况的评定、残肢长度、肌力评定、残肢痛、幻肢痛。

(三)评定中的注意事项

注意烧伤的时期,要注意早期、中期和恢复期烧伤患儿康复的内容会不一样。

评估时要注意身体功能和心理状态的共同评定,为确保其准确性,评定最好由一位治疗师进行。

对于小儿每次评定时间要尽量缩短,不要引起疼痛,否则就不能评估下去。

在康复过程中,应反复多次地进行康复评定,及时掌握患儿的功能状态,不断的完善、修正康复治疗计划。

烧伤患儿在评定时应注意,年龄较小的和年龄较大的患儿,要区分开来评估。年龄小的患儿应侧重观察其基本生活功能状况的评估。

三、小儿烧伤的序列康复治疗步骤

通过烧伤康复前的评估,我们可以得出需要进行哪些康复,既然知道要康复哪些部分,那下一步就要指导怎么做康复? 做什么? 如何做? 对于烧伤患儿我们认为应该进行序列康复治疗。由于小儿其依从性较差,目前认为序列康复治疗可以完成康复治疗。使用各种康复手段,从早期功能康复开始。

首先应该是烧伤早期的疼痛和心理康复,之后是保护功能的康复训练和防止功能障碍的预防性功能康复,最后是功能障碍出现后的功能重建的康复。这就是小儿烧伤康复的序列康复治疗全过程。这些过程依据不同的情况采用不同的康复措施。而这些措施就是我们康复各论中提到的康复方法。

四、小儿烧伤康复使用的各种康复方法

(一)物理康复方法

物理康复治疗是应用力、电、光、声、磁和热动力学等物理因素来治疗患儿的方法。其中,徒手的运动疗法不在其列,物理康复治疗就是利用了物理学中的力学因素;利用各种冷、热方法进行的各种治疗,也就是热动力学因素的治疗方法;还有电、光、声、磁等治疗方法,都是利用了相应的物理学基础进行的治疗方法。

主要应用于烧伤患儿康复的治疗方法包括:

1. 电疗法 应用电治疗疾病的方法称为电疗法。根据所采用电流频率的不同,电疗法分为低频、中频、高频三大类,此外还有直流电疗法和静电疗法。主要应用于烧伤康复的为中频电疗法和直流电疗法。

(1)等幅中频电疗法:

1)定义:采用 $1000\sim5000$ Hz 的等幅正弦电流治疗疾病的方法。

2)原理与作用:改善局部血液循环及营养,促进组织再生及神经功能的恢复。由于血液循环和局部营养改善,起到镇痛、抗炎、消肿、软化瘢痕、松解粘连,促进组织再生及神经功能的恢复作用。

3)适应证:增生性瘢痕,瘢痕粘连,瘢痕所引起的疼痛、瘙痒等。

4)禁忌证:急性感染性疾病、肿瘤、出血性疾病、严重心力衰竭、肝肾功能不全,局部有金属异物、带有心脏起搏器者。

5)用法:每天一次,每次 20 分钟,15 次为一疗程。连续 3 个疗程。

(2)直流电药物离子导入疗法:

1)定义:利用电荷同性相斥、异性相吸的原理,使药物离子或带电胶体微粒,在直流电的作用下发生定向移动,从相应电极经瘢痕处皮肤导入治疗瘢痕的方法。

2)原理与作用:治疗时,将药物浸过的电极衬垫置于瘢痕表面,通过直流电,药物直接导入病灶局部,这样可使瘢痕局部形成较高的药物浓度,此法除药物作用外,由于直流电的效应,还可以增强药物的作用。

3）适应证：治疗早期瘢痕水肿，肢体增生性瘢痕。

4）禁忌证：恶性肿瘤局部、高热、昏迷、出血倾向、急性化脓性炎症、急性湿疹、局部皮肤破损、局部金属异物、心脏起搏器及其周围、对直流电过敏、对拟导入药物过敏者。

2. 超声波疗法

（1）定义：利用每秒振动频率在 20 kHz 以上的声波作用于人体达到治疗疾病促进康复的方法称为超声波疗法。

目前超声波疗法有单纯超声波治疗、超声药物导入治疗、超声雾化治疗以及超声与其他治疗联合的疗法。

（2）原理与作用：① 温热作用：作用机制是温热，利用超声波通过组织的热的产生达到治疗目的。② 微动按摩：超声波可使组织发生机械性轻微震动，即组织受到微动按摩引起膜渗透性增加，细胞间按摩、胞浆的搅拌、水离子的移动、凝胶相的改变等许多现象。③ 对神经系统的作用：通过神经中枢及自主神经系统的间接作用。

（3）适应证：临床可用于关节挛缩。可用于软化瘢痕、镇痛和肌肉弛缓。

（4）禁忌证：高热、炎症感染的急性期、菌血症及败血症患儿不适于行超声波治疗。大剂量超声波作用于未骨化的骨骼，可导致骨发育不全，因此对幼儿骨骺处禁用超声。

（5）超声波疗法与超声药物导入疗法：

1）超声药物导入的用药：选择药物时应注意对金属无腐蚀性的药，以免损坏声头。常用的药物有组胺、烟酸、乙酰胆碱、抗生素类、可的松类和维生素类的药物。如针对烧伤后瘢痕增生可选择凝胶制剂的药物，例如复方肝素钠、舒疤宁等。

2）操作方法分为直接法和间接法。

直接法：① 固定法：治疗部位的皮肤上涂以耦合剂，声头固定于治疗部位，治疗时声头必须与皮肤紧密接触，超声剂量宜小，一般强度小于 0.5 W/cm²，时间 3～5 分钟，多用于小部位。② 移动法：治疗部位涂以耦合剂，声头置于患处，与皮肤紧密接触，操作者在声头上稍加用力，做缓慢螺旋形或直线形反复移动，强度 0.8～1.5 W/cm²，时间 6～12 分钟。

间接法：① 水下法：水槽或盆，盛 37～38℃ 的水作为介质，治疗部位浸在水中，声头放入水内对准治疗部位固定好，声头与皮肤间距离 1～2 cm，强度 0.5～1 W/cm²。多用于治疗表面不平的部位，如手、足。② 水袋法：用塑料或乳胶膜做成大小不同的袋，内灌满水后密闭（袋内绝不允许有空气），治疗时将水袋置于声头与体表之间，使声头紧压水袋并涂少量耦合剂，用于体表不平的部位，如会阴部等。③ 漏斗法：采用上口大、下口小的特制漏斗，下口大小按治疗部位选择，治疗时下口紧压治疗部位，斗内充满水，声头从上口浸入水中，适用于小部位治疗。④ 反射法：水下治疗时，用平面或凹面的反射器以改变声束的投射方向，使声能作用于声头不易直接投射的部位。

（6）超声波治疗一般每天一次，12～15 次为一疗程。

3. 传导热疗法

（1）定义：将加热后的介质作用于人体表面，使热传导到疾病部位以起治疗作用，促进康复的方法称为传导热疗法。可用于传导热疗法的介质有水、泥、蜡、砂、盐、中药、化学盐袋等。

（2）原理与作用：由于其热容量大，而导热系数小，保温和散热时间长，又有很好的黏滞性和可塑性，所以是良好的热传导介质。对于关节及其他部位的疼痛有缓解作用,同时还具备机械压迫作用,可以增加纤维组织的可伸延性;松解瘢痕,减轻肌腱挛缩;石蜡疗法可软化松解瘢痕组织,减轻肌腱挛缩。石蜡本身的油质和其冷却凝固时对皮肤的压缩,可使皮肤保持柔软、弹性。对瘢痕、肌腱挛缩等有软化及松解作用,并可减轻因瘢痕挛缩引起的疼痛。

(3)禁忌证:急性化脓性炎症、厌氧菌感染、肿瘤、结核病、出血倾向、心功能衰竭、肾衰竭、皮肤对蜡疗过敏者。对温热感觉障碍者及低龄婴儿也不适于热传导疗法。虽创面愈合但瘢痕较新,瘢痕表面尚薄时,最好不采用该疗法。

(4)石蜡疗法:

1)定义:用加热后的石蜡治疗疾病,促进康复的方法称为石蜡疗法。

2)用法:常用的方法有蜡饼法、刷蜡法、浸蜡法。蜡饼法常用于大面积瘢痕。每天一次,每次 20～30 分钟,15 次为 1 个疗程。

(5)热袋温敷法:

1)定义:将加热的特制吸水热袋置于患处,以起治疗作用的方法。

2)用法:将热袋从加热器内取出,挤出多余水分、垫多层毛巾后置于治疗部位,外包毛巾、棉垫、毛毯保温。每次 20～40 分钟,每天一次,10 次为一疗程。

4. 水疗法

(1)定义:利用水的物理特性以各种方式作用于人体,以治疗疾病、促进功能康复的方法称为水疗法。

(2)原理与作用:因所应用的水温、水的成分以及作用方式、作用压力与作用部位的不同,其治疗作用及适应范围也不同。它既是一种运动疗法,也是一种物理疗法。通过水中的温度刺激、机械刺激和化学刺激来缓解痉挛、改善循环、增加关节活动度、增强肌力、改善协调性、纠正平衡能力、纠正步态等。尤其这一疗法对于小儿还可增加训练的兴趣,树立自信心,改善情绪,参与娱乐活动,对于其各方面的发展都有极大的好处。

(3)用法:大面积烧伤后期残余大量小创面时,常采用浸浴疗法,既便于创面清创,也可借助水的浮力作用帮助患儿主动活动,促进功能恢复。浸浴的水温通常不超过 40℃,初浴时 15 分钟左右,适应后可逐渐延长至半小时,每 1～2 日一次,15～20 次为一疗程。瘢痕增生期的水中运动,患儿在工作人员的指导下还可进行平衡训练、步行训练等。水中运动的强度和时间视患儿病情及体质而异。在治疗过程中,必须有工作人员陪同、严密监护。

(4)禁忌证:精神意识紊乱或失定向力、恐水症、皮肤传染性疾病、频发癫痫、严重心功能不全、严重的动脉硬化、心肾功能代偿不全、活动性肺结核、癌瘤恶病质、全身极度衰弱及各种出血倾向者。此外,月经期、过度疲劳者等也不能全身浸浴。对血压过高或过低患儿,可酌情选用水中运动,但治疗时间宜短,治疗后休息时间宜长;大便失禁者,入浴前排空大便,宜做短时间治疗,防止排便于池水中。

5. 压力治疗

(1)压力治疗的概念:在身体病患部位的外部施加压力以治疗疾病的方法称为压力治疗。这种皮肤表面加压疗法具有相当悠久的历史,早在 1607 年 Fabricine 就提出持续对瘢痕加压可促进手功能的恢复,1968 年 Larson 等开始应用压力疗法治疗烧伤后瘢痕增生,取得了良好的临床效果。烧伤后的肢体肿胀可采用局部加压的方式治疗。压力绷带、压力套、压力衣等进行的压力疗法可用于烧伤后瘢痕。通过持续加压使局部毛细血管受压萎缩、减少局部血流量,造成瘢痕组织局部缺氧,抑制胶原纤维的合成,减轻瘢痕的形成。

（2）压力治疗的方法：常用的压力疗法措施有弹力绷带、弹力套和压力衣。主要是根据患儿的烧伤部位以及烧伤面积来决定各种措施的选择和使用。增生性瘢痕常在伤口的愈合过程中就开始,因此压力治疗一般应尽早开始。在不影响肢体远端血供的前提下,压力越大,持续时间越长,对瘢痕的抑制作用越明显。一般治疗压力在 1.33 ～3.33 kPa。不同部位、不同患儿对压力的耐受有较大差异。幼儿能承受的压力比较有限。治疗中应根据患儿的具体情况,调整适当压力。用于压力治疗的压力衣（套）应持续穿戴,仅清洗和活动锻炼时间中断。治疗时间一般需 8～12 个月以上,直至瘢痕基本软化为止。

（3）注意事项：压力治疗中穿戴压力衣或弹力套过程中可造成愈合后的新生皮肤破损,一旦出现应该立即停止加压,换药,愈合后再行压力治疗。另外要注意作用于肢体部位的压力应由远及近均匀加压,防止仅近端施压造成远端瘀血肿胀。还要注意压力衣及弹力绷带使用一段时间后弹性下降,应及时更换以保持压力治疗的效果。小儿和其他群体不一样,他好奇心强、不易配合,部分低龄患儿在治疗过程中无法清楚表达个人感受等特点。因此,根据患儿情况的不同可选择不同的治疗方法。治疗全程保持密切监控,注意治疗的安全性。

（二）运动康复疗法

1. 定义 运动疗法是以运动作为治疗手段的方法,也就是说运动疗法是利用运动的方法,改善身体的功能障碍和能力低下的部位的功能,能够起到预防、改善和恢复功能的一种特殊疗法。运动疗法通过运动改善和维持关节的活动范围,保持肌力和肌耐力,对于烧伤患儿的康复具有重要意义。它分为主动运动康复和被动运动康复。

2. 主动运动康复和被动运动康复的概念

（1）主动运动：指患儿肌肉主动收缩所产生的运动,又分为随意运动、助力运动、抗阻力运动。主动运动既增加肌力,促进血液循环,又可防止关节粘连和异位钙化。卧床期间练习闭眼、张口、双臂上举、外展、屈伸肘、腕,前臂旋前旋后,握拳,伸指,双下肢外展,直腿抬高,屈伸髋、膝、踝,尤其注意练习足背伸。

（2）被动运动：指人体运动完全通过外力来完成。外力可以是治疗师徒手操作,和各种矫形器械或人体自身康复。用以维持关节活动度,防止粘连和挛缩形成,保持肌肉弹性。烧伤瘢痕硬韧,缺乏弹性,严重制约着关节活动。通过按摩可改善瘢痕的柔软度,增加血液循环,松解粘连,为增大关节活动度创造外部条件。

3. 运动康复的目的 扩大关节活动度；增强肌力和耐力；保持各肌群相互间的协调性；通过运动刺激改善心脏、肺、肝脏等功能。

4. 运动疗法的评价 实际是一种康复前的评价,随着小儿的生长发育,有必要进行综合的评价。粗大运动、基本动作的运动功能及各种发育,日常生活动作等进行多方面的的评价。运动疗法运用于烧伤小儿,早期以改善关节活动度,预防肌萎缩为目的。防止四肢及躯干肌群的挛缩,关节变形。伤后早期适当进行手部粗大动作、立位、步行及床上动作的肌力增强训练可以维持关节的功能。早期采用呼吸系统运动疗法,维持心肺功能等作为目标,可以恢复心肺功能,加快治愈烧伤。评估时应该掌握小儿的整体情况,进行现病史和体格检查,对小儿局部或全身的运动功能进行评价。要详细观察小儿日常生活动作时的精细运动能力,准确性。评价不仅限于病室,也可在生活场所等地进行。在问病史时要掌握患儿生活环境和协助者。对于一个有疾病和障碍的小儿来说,对其养育有直接关系的父母及家属的指导和宣传具有特别意义。患儿父母对其病情、障碍的理解、接受治疗的时间和建立信任关系是十分必要的。

5. 运动疗法的方法 运动疗法是以运动来治疗,但怎么做,做多少,要根据个体来制定标准。运动的基本类型包括被动运动和主动运动。运动疗法包括关节松动技术、按摩、推拿等。

(1) 主动运动:烧伤早期各个部位循环活动,每天 2 次,每次 10～15 分钟。到恢复期每天 4～6 次,每次 10～15 分钟。在烧伤患儿的生命体征平稳的早期阶段即可开始在医务人员及家属的指导和帮助下进行主动运动锻炼。随着患儿全身情况的稳定和创面的逐渐修复,可增加抗阻主动运动,以预防肌萎缩和组织粘连,保持肌力。长期卧床患儿下地之前先坐在床边,双下肢下垂,每天 2～3 次,每次 10～20 分钟,能下地时下肢戴弹力套,可以游戏方式指导患儿首先练习站立,继而走路,弯腰转体,下蹲拾物,爬楼梯,利用小儿康复器械进行各种锻炼。

(2) 被动运动康复:被动运动可预防挛缩和粘连的形成;维持和增加关节活动范围;改善肢体血液循环,消除肢体肿胀;保持肌肉休息时的初长度。为主动运动作准备。被动运动一部分由治疗师完成,但多数由矫形器来完成。

1) 矫形器在烧伤小儿康复中的应用:矫形器是指采用具有一定强度材料制作,装配在人体外部用以协助治疗的各类器械总称。矫形器主要用于保持不稳定的肢体于功能位、提供牵引力以防止软组织挛缩、运用力的杠杆原理预防或矫正肢体畸形、帮助无力的肢体运动等,从而达到辅助治疗、增进功能的目的。过去矫形器名称很多,国际上曾称为支具(brace)、夹板(splint)、矫形器械(orthopaedic appliance)、支持物(supporter),国内也曾称为支架、辅助器等,根据我国国家标准 GB/T16432—1966(等同采用国际标准 SIO 9999—1992),已统称为矫形器(orthosis)。

矫形器的作用包括:① 被动运动时的器械。有机电一体的功能锻炼器械。可以帮助患儿进行被动运动。② 固定和支持作用:通过限制关节的异常活动范围,稳定关节,减轻疼痛或恢复其承重功能。当患儿不能自觉维持正确体位或必须制动时,矫形器是用于固定肢体及协助正确体位摆放的有效措施。矫形器还可阻止身体的不自主活动,有利于非限制肢体的活动。③ 保护作用:对植皮及骨关节损伤的患儿使用矫形器可形成有效保护,防止身体活动及外力导致的移位,提高植皮成功率。矫形器还可使其下组织变得温暖和湿润,形成有利于创面愈合的环境,患儿感觉更为舒适。④ 预防和矫正畸形:矫形器可避免因瘢痕挛缩而产生畸形。用矫形器将肢体维持在功能位或抗瘢痕挛缩位。动力型矫形器可通过三点力作用原理对挛缩组织提供持续牵引,通过弹性组织蠕变及应力松弛原理,逐渐降低瘢痕纤维结缔组织的挛缩力,矫正或减轻已出现的畸形。对于严重的挛缩畸形,也可通过矫形器的治疗,使局部的挛缩组织有所松弛,为手术治疗创造有利条件。⑤ 增进和代偿功能:应用动力性矫形器可以让患儿保持关节的活动度,增进挛缩关节的活动功能。矫形器可用于代偿某些丧失的功能,协助患儿提高步行、饮食等日常生活能力。如采用腕手矫形器可为烧伤后手部畸形患儿提供一定的握持功能,协助进食及日常生活;足踝矫形器可协助患儿行走。

2) 矫形器分类:矫形器的分类方法很多,在烧伤中常根据作用原理的不同分为 4 类:① 静止型矫形器:可将肢体或关节固定于某一位置,提供外固定的支撑,让损伤的组织得到充分的休息,防止组织的肿胀,促进组织的修复,避免再次损伤,保持患手和肢体于功能位。② 动力型矫形器:通过橡皮带、弹簧和弹性钢丝等提供动力来源,帮助对位、提供肢体活动的助力或阻力,使得关节在控制范围内进行主动和被动相结合的活动,达到治疗的目的。③ 系列静止型矫形器:通过持续牵伸挛缩组织于最大伸展位,并根据挛缩组织张力的改变重新塑形以适应新的张力,保持挛缩组织始终处于最大牵伸位置,从而增加关节的被动活动范围。

④ 渐进性静止型矫形器:治疗目的与系列静止型矫形器相同,是非弹力性配件将扭力矩作用于关节,使其尽可能的接近关节活动的限制点,从而增加关节的被动活动度,当关节的被动活动度有了改变,可以调节矫形器上的配件来改变关节所处的角度,以适应新的关节活动范围,不需要改变矫形器本身的结构(不用重新塑形)。

小儿不能理解支具与矫形器治疗的重要性,难以合作,增加了应用难度。因此,在应用前,要打消孩子的顾虑,使他们不害怕,愿意玩和尝试佩戴。因此就要求在为小儿制作矫形器时,要选择轻的硬度强度适中的板材,设计要新颖好玩,能够吸引孩子寓玩于治。制作材料可采用彩色或带有图案的板材,或附加小装饰物,使小儿更易接受。在玩的时候试穿试戴,并且营造轻松的环境氛围,减少患儿的紧张情绪,争取其合作。可采用分散注意力的方法,如播放动画影片,或先以游戏的方式进行主动关节活动,然后在患儿情绪放松的情况下佩戴。小儿活泼好动,如矫形器固定不当易于发生旋转、滑移等位置改变,在设计制作时应加以考虑。小儿通常不能充分表达矫形器佩戴的感受,同时因为小儿本身生长发育快,所以要定期复查,根据使用情况调整以增加治疗依从度和治疗效果。

6. 运动疗法注意事项　① 患儿应取舒适放松体位;② 控制不必要的运动;③ 运动要反复进行;④ 定期判断治疗效果;⑤ 治疗前应向患儿或其家属说明运动目的。

五、激光康复治疗

激光是一种热和光的效应,可以促进组织再生和软化。生物刺激和调节作用的小功率氦氖激光照射具有抗炎、镇痛、脱敏,止痒、收敛、消肿,促进肉芽生长,加速伤口、溃疡、烧伤的愈合作用。CO_2 常用于瘢痕康复、皮炎康复、切割止血等。后面还有专门章节论述。

六、烧伤小儿康复心理治疗

1. 小儿烧伤后心理疗法的概念　心理疗法又称精神疗法,是运用心理学的理论和方法,促进被烧伤小儿在认知、情绪、行为、人际关系等有关问题上发生改变的方法。小儿心理治疗是通过治疗者建立和发展与小儿之间的关系来帮助其深刻认识自己,找出一条合理表达其情绪的途径,建立一个较为合理的心理平衡状态。

2. 烧伤小儿心理治疗要解决的问题　小儿烧伤后最大的问题是疼痛和恐惧,以及恢复后的瘙痒和各种部位可产生瘢痕增生及挛缩,影响容貌而易受其他小儿歧视,心理受创并产生自闭倾向。因此烧伤小儿的心理治疗有以下特点:① 减少疼痛和恐惧的疏导,可以在治疗减轻疼痛的同时疏导孩子,建立治疗信心。② 开展鼓励和物质刺激。由于小儿的年龄小,精神功能尚未完全发展,即使有情绪障碍,也很少诉说,更不会主动找专业人员治疗,最多只会向自己的父母申诉,这时要家长鼓励孩子,接受心理治疗,并给予一些物质鼓励。③ 缺乏沟通能力,受父母或监护人的影响大,不善用言语表达自己的心情。受父母的直接影响,其心理障碍可能与家庭环境有关,与自己的父母行为有密切关系。因此,要解决父母和监护人的心理问题,再一同解决孩子的心理问题。④ 处于发育和转变的心理阶段。⑤ 富有治疗潜力。

3. 如何进行烧伤小儿的心理治疗和心理护理　心理治疗和心理护理是相一致的,精心的心理护理会给

心理治疗带来很好的依从性和治疗效果,目前采用的方式是:

(1) 单独、家庭与集体的混合治疗方式:可采取单独与小儿会谈、父母参与的家庭会谈以及许多小儿参与的集体治疗方式进行。对大孩子单独会谈有利于观察小儿在没有父母在场时会如何表现自己的行为,也可增加小儿愿意与治疗者谈自己问题的可能性;当治疗师与小儿交谈时,有的父母会忍不住替小儿回答,或做多余的提示,这种行为影响观察结果,或妨碍治疗者与小儿建立关系。

一般来说,对5岁以上的小儿即可采取单独会谈的方式,特别是十几岁的少年,往往不愿意父母在场,听其与治疗师的谈话,宜进行单独会谈。一方面可向父母解释小儿心理问题的性质及治疗的方向,另一方面可对父母进行辅导,协助治疗。两方面的工作可同时进行,也可由社会工作者或其他人员承担。家庭会谈有利于直接观察父母与小儿的行为及关系,了解与障碍有无联系,还可以寻找机会当场指导父母与小儿相处、教育小儿,达到治疗目的。集体治疗比较经济,1名治疗师可治疗10个左右的小儿,但治疗师需要有一定的经验,把握好集体治疗的要领。但年幼儿常害怕单独与陌生人相处,不愿父母离开,这种情况治疗师不应勉强与其独处,应该采用家庭与集体的混合治疗方式,由家长来解决孩子的问题。

(2) 分析、认知行为、情绪与关系治疗:小儿的情况不同,所选择的治疗模式也不尽相同。首先要对患儿家长进行认知行为的心理治疗,患儿的父母担心子女的身心健康及未来生活,往往会出现恐惧、精神退行性改变、抑郁、自责、焦虑等负性情绪。因此,小儿的心理治疗模式要先家长,再小儿。对大龄小儿既可选用以支持为主的情绪治疗或分析性治疗,也可选用行为治疗或以人际关系为着眼点的家庭治疗等。选择不同的治疗模式时,既要考虑小儿心理障碍的性质,又要考虑小儿的年龄。对于婴幼儿,最好采用情绪治疗模式,而且由家长来完成。对4~5岁的小儿,可应用认知行为治疗模式。对6~10岁的小儿,除运用行为治疗来改善其问题外,还要情绪与关系治疗。对于10岁以上的小儿仍不合适采用成人的分析性治疗。治疗师可运用分析性治疗的原理来了解小儿的心理,但不能直接运用于治疗过程中。家长和孩子一起进行治疗,要考虑各种因素而选择恰当的治疗模式,可单独使用某种模式,也可以多种模式混合使用。治疗师应了解各种模式的原理及特点,熟练掌握各种模式的治疗要领。

4. 烧伤小儿心理治疗效果的评估 常见的烧伤心理康复方法包括支持性心理治疗、认知治疗、行为治疗、放松治疗、音乐治疗、游戏治疗、药物治疗、家庭治疗、集体治疗、催眠及虚拟现实治疗等。如何评估心理治疗效果可从如下方法进行评估:

(1) 烧伤早期(伤后1~2周):由于此时患儿的生命体征不稳定,突如其来的受伤使患儿产生恐惧、焦虑、失眠、紧张的心理问题。正确地认识病情能让患儿解除恐惧,医务人员应对患儿及其家长耐心讲解有关烧伤的知识,使其详细了解自己发生了什么事,能够治疗后就不疼了等,就可消除患儿因烧伤而造成的焦虑及恐惧心理。对无需隔离的轻中度烧伤的患儿,应该允许家长留院陪护;对于隔离治疗的重症患儿,应通过定时视频探视等方式让患儿与家人保持联系,避免突如其来的烧伤及入住全隔离的陌生病房加重患儿的焦虑和紧张。

早期心理治疗应该和镇痛结合,只有无痛才能使患儿情绪稳定。因此,积极补液和创面治疗加镇痛治疗是小儿烧伤早期的心理治疗的一部分。对于大孩子可以直接告诉他治疗不会引起疼痛。对于婴儿则只有治疗做完后,他才能放弃恐惧和害怕心理回到治疗上来。

(2) 创面愈合期:随着病情逐渐稳定,手术和监护逐渐减少,相对的康复治疗逐渐增多,患儿慢慢了解自己的损伤程度。有将近30%的患儿存在创伤后应激障碍(PTSD),表现为敏感、抑郁、恐惧、睡眠障碍等,对大龄小儿医护人员可以通过解释、支持、鼓励安慰、暗示等方式缓解患儿的过度紧张、焦虑心理,促使其正确面对挫折,对于婴儿,则多以止痛和玩耍让孩子放松心情,不去想和接触烧伤的部位。实施个体化的心理咨询与心理疏导后患儿的焦虑值较干预前明显降低,患儿的躯体功能维度、心理功能维度及整体生活质量都有较大提高。

(3)痊愈期:对于大龄小儿,在出院后的1~2年里,患儿往往有情感上的问题,在身体存在各种限制的情况下需要适应家庭、学校环境,同时还会受到 PTSD 的影响。许多患儿会出现不同程度的情绪低落、烦躁、孤僻。在没有得到及时有效的治疗时会进一步加重放大。这些心理问题需要患儿和心理治疗师建立长期的治疗关系。对于婴儿,则出院后家长要细心照顾,以玩游戏和各种玩具来减少敏感和恐惧。家长的细心交流能够减少 PTSD 的影响。

(沈卫民)

第三节　康复的作业治疗

小儿烧伤康复的作业治疗是小儿烧伤康复的主要内容,也是后期实施功能重建的必要手段。但现在越来越多的治疗已经提到预防功能障碍的康复治疗期了。

(一)小儿烧伤康复作业治疗的概念

1. 作业治疗　是指烧伤患儿为了恢复功能,有目的、有针对性地从日常生活及活动中选择一些治疗项目作为作业进行训练,帮助患儿逐步恢复生活和学习能力,达到最终重返学校和社会的目的。作业治疗是烧伤恢复期的康复治疗,是连接患儿个人、家庭和社会的桥梁。通过患儿参与的训练活动,不仅提高其生活自理和运动能力,还能提高自我观念、自我控制能力及社交技巧与生活满足感。作业治疗包括在体能上、心理上、行为上、感知上、情感上或社交上的训练,例如手工艺制作等。现在一些模拟娱乐和体育以及生活场景的计算机虚拟治疗已经应用于烧伤患儿的康复治疗。

2. 作业治疗的功能　在提高生活自理能力方面,通过日常生活活动训练和使用自助具,能提高患儿翻身、起床、穿衣、进食、洗浴、修饰、行走、用厕等日常生活能力。从而提高患儿的生活认识,改善其自卑自闭和不愿见人的精神状态。

3. 作业治疗的作用

(1)精神上的满足:在作业活动中,不只是付出精力和时间,而首先能在心理上增强独立感,对生活建立起信心。通过自己努力制出一件成品或获得成果,使患儿在心理上感到一种收获后的愉快和满足。通过宣泄作业活动,给患儿提供一种适当而安全的宣泄情感机会,使得患儿在心理上得到某些平衡。文娱性作业活动可以调节情绪,放松精神,发展患儿的兴趣爱好。通过集体和社会性活动,能培养患儿参与社会和重返社会的意识。

(2)在功能障碍方面的作用:能增强患儿的体力和耐力。改善各个关节的功能,尤其对手的精细活动功能的恢复,具有重要意义。还可以改善患儿截肢术后运动的协调性,增强身体的平衡能力。

（二）如何制定作业治疗计划

1. 开具作业治疗处方

（1）确定治疗目标与项目：功能评定之后，明确作业疗法的目标，选择作业训练的项目和重点，如改善肢体运动功能、增强肢体肌力、转移训练等。

（2）确定治疗剂量：某一项作业的强度与作业时患儿体力与脑力、体位和姿势、作业的材料与用具、技巧、是否加用辅助用具等多种因素有关。制定处方时必须详细具体规定，并在疗程中根据患儿的适应性与治疗反应予以调整。强度的安排必须遵照循序渐进的原则。

（3）确定治疗时间和频率：根据患儿的具体情况和循序渐进的原则进行安排，一般每次开始的第 1 周在 10～15 分钟，之后为 30～40 分钟，每天 1～2 次。出现疲劳等不良反应时应缩短时间，减少频率。

（4）注意事项：① 作业疗法的患儿主动性不足时，应找出存在的原因（如：病情、兴趣等），随时调整治疗处方。② 作业疗法内容的选择必须参照患儿的体力、病情、兴趣、生活与学习的需要，因人而异。③ 作业疗法的方式因场地不一样而因地制宜，如医院、社区、家庭都可按场地的条件设计作业疗法的方式。④ 患儿具有不同程度的身心障碍，行作业疗法时必须有医务人员或家人监护和指导，对患儿加以保护，防止发生意外。⑤ 疗程中要定期评定，根据病情的变化及时调整修订治疗处方。⑥ 作业疗法的同时，还可以开展物理治疗、心理治疗、康复工程、药物疗法等治疗，可以协同治疗，提高治疗效果。

2. 不同年龄的烧伤小儿的作业治疗

（1）婴幼儿期：被动运动的作业治疗交给家长进行，治疗师定期指导。主要进行各大关节功能的康复，帮助患儿恢复功能性活动。

（2）学龄期小儿：① 帮助患儿完成日常生活活动常受限制的部位，为了完成部分日常生活活动，而扩大关节活动范围和增强肌力，帮助患儿恢复功能性活动。② 维持关节活动度并逐渐增加锻炼量，以改善关节活动度。定期测量关节活动度，及时修正治疗目标。通过作业改善运动功能措施。维持、改善患儿的肌肉运动能力。在选择活动上要选择增强肌群的运动，活动时间、反复活动次数应根据患儿情况予以调整。③ 改善患儿协调性。烧伤后截肢的患儿，其运动的正确性和身体的协调性，可以通过作业活动不同阶段的内容来考察和实现。同时也需要物理治疗师的协助，应用于身边动作、游戏动作、职业活动等。④ 促进社会交流能力的措施。年龄较大的患儿，其对运动、活动的失败容易记忆，对于烧伤感到自卑和难过，表现为不安和恐惧。所以应多创造和其他烧伤小儿接触、交流，建立朋友伙伴关系，组织参加集体活动小组，通过游戏发展其社会性和人际交流关系，实施集团作业疗法。

（3）青春期小儿的作业疗法：① 改善运动功能。② 提高生活质量。③ 促进社会交流能力的措施，通过交朋友及和朋友之间的活动进行比对的作业训练。

（三）作业评定

1. 评定内容　主要包括收集患儿资料，观察其四肢功能、日常生活活动能力、粗大动作及精细动作等。现在可以运用录像资料进行比对。对上述内容进行集中整理，分析功能障碍情况。分析时应注意弄清导致障碍的主要原因，如进食、更衣、书写困难的原因是瘢痕导致关节活动受限或长期制动导致肌力不足等。

2. 评定后再次制定作业目标　根据患儿的需求（年龄、病情、家庭生活适应状况、潜在能力等）制订目标，分长期目标、中期目标及短期目标。

（四）如何实施烧伤小儿的作业治疗

1. 以日常生活的活动作为作业治疗内容能力来提高日常生活的活动能力　首先训练进食和排便,根据患儿情况制订特殊餐具,循序渐进。排便要进行每天 3 次的扩肛。再进行训练穿脱衣物、扣扣子、洗漱及家务活动等。早期由于植皮部位皮肤较脆弱,利用柔软的棉花球、纱布球等物品鼓励患儿进行主动的抓、握训练。再开始开关水龙头、拧毛巾、擦拭身体等操作能力训练。日常活动训练应在创面愈合后 2～4 周进行。

2. 功能性作业活动　可根据烧伤患儿功能障碍的受限程度、兴趣爱好等来选择适宜的作业活动。如手部烧伤的患儿可设计进行铁插钉、木插板以及拧螺丝、写字等;肩关节活动受限的患儿可进行磨砂板、投篮等活动。作业活动的设计以及实施过程都是较为娱乐性的,不仅可以改善患儿的功能障碍,提高生活活动能力,还可以很好地改善患儿的心理状态、调整患儿的注意力,真正实现患儿身心的康复。

3. 手工艺活动　结合患儿兴趣进行作业治疗,如黏土作业、编织作业、画画等,均能帮助患儿改善上肢及手功能。

4. 娱乐性活动　目前是小儿最容易接受的方式,手机、计算机、pad 等都可以用于作业治疗。根据患儿个人兴趣选择适当的娱乐作业方法,如手机游戏、玩 pad 和计算机游戏等。或者在父母监护下到游乐场进行跳床运动、球池运动等。还可充分利用网络资源,使用在线或下载游戏进行训练。可以使用游戏控制手柄、特制手柄、改装键盘或鼠标进行输入和游戏,有条件的单位最好使用触摸屏以提高患儿的直接参与,也可使用自助具帮助抓握困难的患儿完成训练。可针对性地选择相应的游戏进行训练,也可对游戏进行改装,使游戏易于调节难度、力量或 ROM 范围。对于烧伤截肢术后的患儿可增加跳床运动等进行平衡功能的锻炼。对于年龄较小的烧伤小儿可运用球池运动来提高他们对功能运动的兴趣。

第四节　家庭康复治疗

把一部分作业治疗的内容带入家庭,这个时期的康复治疗就是家庭和康复医院一起完成的时期。

（一）烧伤小儿的家庭康复

烧伤小儿出院后要继续康复治疗,那么家庭是小儿康复最后的场所,也是最终的场所。对小儿来说是他们成长生活的地方,家庭是第一线的康复地方,没有父母和家庭的支持对小儿来讲就无从开展康复。家庭康复服务是社区康复服务的主要组成部分,是实践的基本形式和有效的途径,同样应包括综合康复各个方面。

烧伤小儿在出院前应该规范地制订家庭康复计划,烧伤小儿出院应该继续需要在家中进行治疗。有条件可以建立家庭病床,但对于小儿,目前是不可能的。当然在家由康复治疗师定期指导那是非常好的,也可以将方案与社区中全科医生、康复人员、父母或家庭成员一起研究,由他们实施,起指导和咨询的作用。因此,可以在社区建立康复训练培训学校,其中小儿康复最关键的家庭成员是父母或其他成员,可接受培训、承担训练。家庭康复训练当然要从简单易行、涉及面广、综合性强的促进日常生活的动作开始,控制瘢痕增生、关节挛缩、增强肌力等一步一步地争取全面康复,坚定父母和孩子的康复信心是非常必要的。

（二）在家庭中帮助烧伤小儿康复

1. 出院前制订家庭康复训练计划　一般是父母和孩子监护人,在康复治疗师、全科医生的培训与指导下,依靠烧伤小儿主动运动和被动运动,在家人协助下,采用最简单的方法进行训练,然后定期到社区和医院复查,继续制订下一步的康复计划。

2. 训练项目

（1）运动训练:改善粗大运动功能,改善姿势增加关节活动范围,增强肌力,常用的方法有各种被动运动,如分节体操、步行、协助患儿站、立、走等训练。必要时还可以借助于康复器械进行运动训练。

（2）生活自理能力训练:如穿衣、洗浴、进食、如厕、干家务等。

（3）理疗:如水疗、蜡疗、热疗、针灸等。亦可利用仪器进行治疗,有改善周围血液循环、减轻疼痛、增进训练的效果。

（4）家庭作业治疗:把进行康复的项目带回家继续作业训练。以陶器、手工、搭积木、玩具、拉小车、跳方格等为主的趣味性作业训练。

（5）交流的训练:烧伤小儿功能障碍的加重、瘢痕的过度增生及烧伤后各种病变,都会有心理问题的产生,会出现心理和交流的障碍。因此,亦可由家庭成员父母及监护人多和孩子交流,一定要家人和孩子有一定的时间交流,从而帮助烧伤小儿重返社会。

（三）烧伤小儿重返社会的前期和进入社会的心理疏导

与成人患者相比,瘢痕等对小儿的心理伤害更大,可影响到其正常的人格发育和教育。许多夏令营能够帮助这些小儿增强勇气和自信,减少孤独感,逐步适应烧伤带来的变化并重新回到学校和社会。由于种种原因,国内烧伤患儿出院后得到的社会支持很少。夏令营对于数量庞大的中国烧伤小儿应该是很受欢迎的形式,但由于缺乏经费来源和人力物力,如何推广尚需进一步探索。

第五节　烧伤的预防与健康教育

小儿烧伤特别是小儿严重烧伤后所造成的死亡或伤残发生率较高。除了给小儿本身的生长发育带来严重影响外,必将给家庭、社会增加很多负担。因此,如何预防烧、烫伤,应该是重中之重。加强宣传教育,普及烧伤知识,督促家长及小儿监护人员加强对小儿的看护与照顾,小儿烧伤是完全可以预防和杜绝的。因此,要加强家长、监护人和学校及医院的安全教育。分期、分时进行预防。

1. 分期预防　从小儿烧伤的发病年龄来看,以学龄前小儿占绝大多数。因此,小儿烧伤预防的重点应放在学龄前小儿。对于新生儿主要是热水取暖引起,故做好新生儿期保暖,即可减少烧伤的发生。对婴幼儿期烧、烫伤的预防主要注意洗澡。所以小儿烧伤的发病时间并无明显的季节差异,说明小儿烧伤的预防是一个每时每刻都需重视的问题。

2. 对危险因素的预防

（1）远离热源:冬天取暖时应严防容器(热水袋、玻璃瓶等)内灼热液渗漏,并不可使这些容器直接接触皮肤,容器外面应用布套妥善包裹,并注意温度不能太高。夏天用蚊帐或是室内点燃蜡烛或蚊香、油灯时不得离人。一切温度较高的液体或其容器如牛奶、米汤、稀饭、开水瓶、热水壶、炉子上的锅等,其高度或距离均应放置于小儿不能拿到或撞到的地方。

(2) 正确的洗澡的顺序:先冷后热。切不可先加热水,而应先放入冷水后再加入热水,或在放入热水后,大人不得离开以免小儿跌入盆内引起烫伤。

(3) 远离易燃物品:家庭中一切易燃物品如火柴、煤油等,均应放置于小儿不会涉及的安全地方。教育小儿认识到烧伤的危害,不要燃放鞭炮。提倡小儿不穿用易燃衣服(如涤纶等化纤织物)。近来家庭管道煤气或液化石油气使用已渐普遍,应加强安全管理,不让小儿自行摆弄或使用引起火灾。不要让小儿单独留在厨房中或火炉旁,特别是火炉取暖时要注意炉边的防护措施。要改造我国东北、西北某些地方的连锅炕,以防小儿烧伤。

(4) 在农村的小儿要远离石灰坑:因为资料表明小儿化学烧伤中主要为石灰烧伤,大多数均因在石灰坑旁玩耍而误跌入内所致。石灰烧伤后创面往往较深且易感染,后果远较一般烫伤要严重,故要教育小儿勿在石灰坑旁玩耍,且应争取做到石灰坑上加盖或设护栏。

(5) 远离电源:教育小儿不要摆弄家用电器,不要玩耍和接近一切电源开关与插头等。在高压变压器附近应设一定高度的围墙或护栏,并应有表明危险的标记,以免小儿误入玩耍而致高压电击伤。

(沈卫民)

参考文献

[1] 温学辉,朱敬民,郝天智,等.严重烧伤早期康复治疗对后期功能评价的影响[J].中华烧伤杂志,2010,26(6):425-426.

[2] 崔晓林,朱婕,张博.ICU 内重度烧伤患儿早期康复治疗 97 例疗效观察[J]. 中华全科医生杂志,2014,13(9):756-758.

[3] Feldmann ME,Evans J,Seung-Jun O. Early Management of the Burned Pediatric Hand[J]. J Craniofac Surg,2008,19(4):942-950.

[4] Bass MJ,Phillips LG. Economics of pediatric burns[J]. J Craniofac Surg,2008,19(4): 888-890.

[5] Bakker A,Maertens KJ,Van Son MJ,et al. Psychological consequences of pediatric burns from a child and family perspective: a review of the empirical literature[J]. Clin Psychol Rev, 2013,33:361-371.

[6] Sheridan RL,Lee AF,Kazis LE,et al. The effect of family characteristics on the recovery of burn injuries in children[J]. J Trauma Acute Care Surg, 2012,73:205-212.

第三章
小儿瘢痕的康复治疗

瘢痕(scar)是人体组织受到创伤后,以纤维蛋白起主要作用的纤维增生性修复,是创面愈合的自然产物和象征。因为人体的大多数组织(如皮肤)是不可再生的,所以当其受到较为严重的损伤后,会以瘢痕形式愈合。

皮肤瘢痕分为正常瘢痕和病理性瘢痕。病理性瘢痕分为增生性瘢痕和瘢痕疙瘩两类。病理性瘢痕的特征是成纤维细胞分泌过多的胶原纤维,它是一种循环不良,结构不正常和神经分布错乱的假性组织。瘢痕不但影响美观,而且其抗强性及弹性也较正常皮肤组织差,往往因收缩或牵拉导致局部畸形或功能障碍,小儿在生长的过程中瘢痕的生长速度慢于周围正常的组织,更容易导致牵拉,引起功能障碍,严重影响小儿的生长发育。并且,很多瘢痕还存在瘙痒等异常感觉,影响了大龄小儿的人际社交、工作、自理能力,以及对心理造成影响。

瘢痕的治疗尚无特效办法,目前主要包括手术治疗和非手术治疗两种。临床上,单纯的手术治疗往往不能完全解决瘢痕带来的问题,越来越多的瘢痕康复治疗方法开始应用于临床。皮肤瘢痕的非手术康复治疗方法主要有:压力治疗、激光治疗、冷冻治疗、放射治疗、药物治疗、聚硅酮凝胶治疗,以及中医药治疗等。这些康复治疗又分为物理治疗、作业治疗、心理治疗和辅助器具的应用。

第一节　压力治疗

压力治疗是一种常用的瘢痕康复方法。是用弹性织物等对伤口愈合部位持续压迫而达到预防和治疗瘢痕增生的方法,可以抑制瘢痕增生,降低瘢痕的厚度和硬度,是预防烧伤后瘢痕增生的常规治疗措施。

压力疗法具有悠久的历史,16 世纪法国学者 Ambrose Pare 首次提出了采用压力治疗增生性瘢痕和瘢痕导致的畸形。19 世纪 30 年代,Dupuytren 和 Rayer 分别阐述了压力疗法治疗增生性瘢痕和挛缩性瘢痕的概念,标志着压力治疗瘢痕的理论形成。20 世纪 60 年代,美国 Larson 等用压力疗法治疗烧伤后增生性瘢痕和瘢痕挛缩,取得了良好效果。目前,压力疗法是预防烧伤后增生性瘢痕的常规康复治疗措施,已被广泛接受。

一、作用机制

虽然压力治疗具有很悠久的历史,其疗效也得到临床医生的肯定,但是压力疗法预防瘢痕增生的机制尚不清楚,可能是通过对瘢痕组织的持续加压使局部毛细血管受压萎缩,致使瘢痕组织缺血缺氧,减低瘢痕组织新陈代谢,抑制成纤维细胞的增殖与胶原合成,从而使胶原束由螺旋状转变为平形状,恢复为更接近于皮肤弹性的组织。

二、治疗方法

1. 适应证　主要适用于全身大面积的增生性瘢痕,可作为瘢痕疙瘩等手术治疗后的辅助治疗措施。

2. 治疗原则　一早、二紧、三持久。

一早是指早期开始压迫治疗,也就是需在早期的肉芽创面期和创面愈合后尚未形成瘢痕之前就开始治疗。

二紧是在患儿能耐受和不影响肢体远端血液循环的情况下,越紧越好,其压力应控制在 1.33～3.33 kPa,既大于皮肤毛细血管压力,又不影响末梢血运。过低会导致治疗效果不明显,过高会引起血运障碍。

三持久,即持续性,长期压迫治疗。每天至少 23 小时,治疗持续 6～12 个月。

3. 进行加压的手段　主要包括压力衣、弹力绷带、弹力织物和加压垫、硬质接触式面罩等。目前推荐的压力治疗措施是使用个体化定制的压力衣,而对于面部瘢痕则推荐使用定制的透明压力面罩。

4. 压力治疗的优缺点　优点:无创、疗效相对较好、并发症少。缺点:会产生不适感、压力过高会出现皮肤起疱、肢体麻木等症状,影响患儿的依从性,尤其对于年幼患儿,长期压力过高甚至会影响其生长发育,因此必须定期对压力衣进行调整或更换。

第二节　激光康复治疗

1981 年,激光医学被世界卫生组织宣布为一门正式学科,也是临床瘢痕治疗的一种常规辅助手段。

一、激光器的组成部分

一般的激光器由 3 部分组成,主要包括激励源、工作物质和激光谐振腔。激励源是为激光提供能量来源,一般有电激励、光激励、化学反应激励、热能激励和核能激励等,常用的为电激励和光激励。工作物质是激活介质,使粒子数处于反转分布状态,可以是气体、固体和液体。谐振腔主要由两个平行的并与激活介质轴线垂直的反射镜构成,提高激光的单色性和定向性。

二、激光的特性

1. 单色性　某一光波颜色越纯或所含波长范围越窄,其单色性越好。例如,He-Ne 激光器产生的激光,其谱线宽度小于 1 khz 至 10 mhz。

2. 方向性　是指光传播的定向性,即光的平行性。其方向性越好,传播时随距离的发散度就越小。激光要求方向性强,基本沿一条直线传播,发散角小。

3. 亮度　是指激光单位面积上的能量密度。激光是目前光源中最亮的。

4. 相干性　激光的相干性是很强的,多模(Multimode)氦氖激光的相干长度一般为 20 cm,而单模(Singlemode)的相干长度可超过 100 m。

三、医学上常用的激光种类

目前用于美容整形外科的激光种类繁多,包括 CO_2 激光、脉冲染料激光、Nd:YAG 激光、He-Ne 激光等。脉冲染料激光与 Nd:YAG 532 nm 适用于增生性瘢痕形成早期,可抑制瘢痕血管;Nd:YAG 1064 nm 与 He-Ne 激光适用于增生性瘢痕消退期,抑制纤维组织,促进细胞凋亡;超脉冲 CO_2 激光适用于成熟期瘢痕,可去除凸起瘢痕组织,促进胶原再生和细胞外基质重构。

四、作用机制

激光治疗瘢痕增生的机制尚不清楚。可能是激光的生物热效应破坏了瘢痕组织的微血管系统,使局部缺氧导致胶原纤维受热重排,肥大细胞的活性增强,使组胺释放,抑制成纤维细胞的活性,减少胶原的合成,诱导细胞凋亡。

五、适应证

1. 扁平瘢痕　外观粗糙,有的伴有色素沉着或减退,局部平软,无功能障碍。此种瘢痕可采用激光磨皮法。

2. 痘痕　是天花或水痘遗留的瘢痕。此种瘢痕是高低不平的皮肤小瘢痕。可采用 CO_2 点阵激光治疗。

3. 增生性瘢痕及瘢痕疙瘩　利用激光治疗此类瘢痕,可以局部灭菌和封闭神经末梢,对周围组织损伤小。

第三节 冷冻康复治疗

冷冻治疗是指利用 0℃ 以下的低温,冷冻机体某部,并破坏该部组织,以达到治疗疾病为目的的一种方法。目前也是美容整形外科治疗瘢痕的一种较常用的方法。

一、冷源种类

包括低温冷源(氟利昂、氧化亚氮、固态 CO_2,点冷)和深低温冷源(液氮、液空等)。冷冻治疗主要选用深低温冷源,常用的有液氮。

二、作用机制

冷冻疗法的机制是应用冷冻剂(−196℃ 液氮)的超低温破坏瘢痕局部细胞,导致细胞凋亡;同时低温也能破坏瘢痕部位的血管微循环系统,造成瘢痕局部缺氧,从而使瘢痕组织萎缩。上述两个方面的共同作用可以使胶原结构和胶原代谢趋于正常,结痂脱落后使瘢痕明显变平和软化。

三、适应证与禁忌证

1. 适应证 适用于小面积瘢痕;瘢痕面积大于 0.8 cm×0.8 cm 以上者需分次治疗。
2. 禁忌证 瘢痕增生期禁用;有瘢痕体质者慎用或禁用;色素沉着较重部位慎用。

四、冷冻方法

冷冻治疗包括接融法、刺入法、灌注法、喷洒法及喷灌法。目前临床应用冷冻探针进行局部冷冻,可以尽量在不损伤表皮的情况下破坏深层的瘢痕组织。冷冻疗法需多次治疗才能产生较好的治疗效果。其缺点为治疗时疼痛、皮肤萎缩、色素减退。另外冷冻治疗时间、冻融次数及深度需要精确掌握。

第四节　放射康复治疗

一般的瘢痕小儿是禁用放射治疗的,只有瘢痕疙瘩才主张使用。且应保护好其他组织才可进行。自从 1896 年人类发现了 X 线后,便被广泛应用于皮肤病的治疗。1906 年,De Beurman 首次采用 X 线治疗瘢痕。到 20 世纪 50 年代,我国开始采用 X 线治疗瘢痕,20 世纪 70 年代第四军医大学介绍了 X 线治疗瘢痕的各种方法。目前 X 线治疗瘢痕已被广大医疗工作者接受。

一、常用射线种类及其性质

1. X 射线　X 射线又称伦琴射线,1895 年由德国物理学家伦琴发现。X 射线波长范围在 $0.01\sim10$ nm 之间,对很多物质具有穿透力,但对金属及骨骼的穿透力较弱。细胞被 X 射线照射后会出现不同程度的损伤,尤其是处于增殖、分裂状态的或未成熟的细胞对其特别敏感。

2. 放射性核素　放射性核素,也叫不稳定核素,它是指不稳定的原子核,能自发地放出射线(如 γ 射线、α 射线、β 射线等)。γ 射线为光子流,α 射线是带正电荷的电子流,β 射线是带负电荷的电子流。其中 β 射线能量小,穿透力弱,适用于皮肤及皮下组织病变的治疗,是临床上治疗体表瘢痕的主要射线。目前,将能放出 β 射线的核素制备成敷贴器,方便临床使用。

3. 电子束　电子加速器也可以产生电子束(β 射线),但由于装置昂贵,大多数医院尚无配备。

二、放射剂量的单位

1. 放射强度　单位时间内,放射性核的衰变数为放射强度。国际单位为:贝克勒尔(Bq),居里(Ci)。

2. 辐射剂量　射线对空气的电力能力为辐射剂量,其单位是伦琴(R)。

3. 吸收剂量　单位质量的被照射物质所吸收的辐射剂量为吸收剂量,以拉德(rad)表示。1974 年,国际辐射单位测量委员会提出吸收剂量单位改为"格雷"(Gy),1 Gy＝100 rad。

三、作用机制

放射线对成纤维细胞的杀伤效应,可大幅度地减少成纤维细胞的数量或降低成纤维细胞的功能,从而减少胶原纤维的合成。同时它可促进胶原纤维的成熟,加快其分解,使瘢痕得以变平软,从而达到治疗瘢痕的目的。

四、治疗

1. 原则　治疗前,先明确诊断,尤其是是否有有效放射治疗史,根据具体病情制订放射治疗方案。如曾经接受过大剂量的放射治疗,或照射剂量不清楚的部位,均不宜用 X 线治疗。X 线治疗时,应尽可能使 X 线大部分能量被病变组织吸收,而其作用的深浅,要适当选择。

2. 选择放射剂量　放射治疗瘢痕时,单次剂量和总剂量是非常重要的因素,其因个体差异和部位不同而变化。在确定具体放射剂量时需注意:第一次照射时,宜采用较小剂量作为"试探剂量",如无红斑等副反应,可加大照射剂量。头面颈部及小儿宜采用小剂量、长疗程的方案,要兼顾治疗效果和副反应。照射瘢痕剂量要求准确。照射区域剂量分布要均匀。尽量提高瘢痕内照射剂量,降低正常组织照射剂量。保护瘢痕周围重要器官不受或少受照射。

3. 治疗方案　放射疗法仅适用于小面积或增生期的增生性瘢痕,通常不用于成熟瘢痕的治疗,且多用于颌颈部、胸部、肩背部等瘢痕易发部位,一般需与手术或其他疗法联合应用。通常 1～2 周照射一次,连续 4～6 次为一疗程。如有必要,间隔 1～2 个月可重复。

五、不良反应

X 线对组织的作用是长期的,超限度照射可引起放射性损害,如皮肤红斑、色素沉着、瘙痒、萎缩、溃疡、切口不愈合等并发症。对具有高度放射敏感性的部位,如乳腺、甲状腺、小儿胸腺、骨骺等需谨慎操作。在小儿期,胸腺部位瘢痕需要避免应用穿透性强的射线,甲状腺部位应避免放射治疗,女性小儿乳腺部位的瘢痕应尽可能减少照射量,以免引起乳腺发育障碍。骨骺部位的皮肤瘢痕需避免大剂量照射。此外,放射性治疗可能会有致癌的风险,故目前仍有争议。

第五节　药物康复治疗

瘢痕治疗的药物有很多种,大体可分为口服、注射和外用。

一、口服药物

常用药为积雪苷片。受伤后在治疗创伤的同时即可应用,每次 20～30 mg,每天 3 次,连续应用 3～6 个月。其可以抑制瘢痕的增生以及促进色素代谢,降低转酰胺酶的活性,减少酸性黏多糖和胶原量,使结缔组织的基质和纤维成分的过度增殖受到控制。

二、瘢痕内药物注射疗法

20 世纪 50 年代,人们就开始采用瘢痕内药物注射法治疗增生性瘢痕和瘢痕疙瘩。1954 年,Conway 和 Stark 最早将促肾上腺皮质激素注射到瘢痕疙瘩中,起到了止痒的作用。随着更多的抗炎性强而水钠潴留等副作用小的新药不断诞生,瘢痕内药物注射治疗瘢痕取得了满意的效果。目前已发展为多种药物联合瘢痕内注射,并与其他治疗瘢痕的方法联合应用,使治疗效果不断提高。

(一)药物种类

1. 皮质类固醇激素　是增生性瘢痕和瘢痕疙瘩的首选治疗药物。它可抑制成纤维细胞增殖、炎症介质的释放减少胶原合成来抑制增生性瘢痕的形成。临床上常用药物有去炎松类。多用于头面部小面积瘢痕的注射治疗。去炎舒松的剂量为 1 cm^2 瘢痕用药 10～20 mg,单次最大剂量不超过 120 mg,6～10 岁小儿用量为成人的一半。对于 6 岁以下的小儿,可采用小剂量多次注射的方法,有利于减少副作用的产生,不影响患儿的生长发育。治疗每周 1 次,用 1 ml 注射器直接注入瘢痕内。

皮质类固醇激素治疗的缺点是应用面积过大时全身副作用明显,应用时需密切随访观察患儿的情况,适时调整用药剂量和面积;也可与激光、冷冻疗法联合治疗,减轻不良反应。

2. 抗肿瘤药物　可以干扰瘢痕组织血管内皮细胞、成纤维细胞等增殖,于瘢痕内注射可安全有效地控制病理性瘢痕的症状,目前已应用于瘢痕的治疗。代表药物有氟尿嘧啶、平阳霉素、博莱霉素等。

3. 抑制瘢痕形成药物　此类药物临床上很多,例如干扰素、透明质酸酶、积雪草等。

(二)注意事项

1. 严格无菌　注射部位用 2.5% 碘伏消毒,再以 75% 酒精脱碘,注射后针孔有出血时应彻底压迫止血,用纱布包扎,以防细菌感染。

2. 严格掌握注射层次　药物需注射到瘢痕实质中,严禁将药物注射于皮下或周围正常组织中。药物注射到瘢痕实体中时,瘢痕会明显膨胀呈苍白色,表面呈橘皮样外观。注射过浅,瘢痕表面易发生水疱、破溃,形成新的创面。面积较大的瘢痕,需分点注射,每点间距 0.5～1.0 cm,注射药液浸润范围为 0.5～1.0 cm。注射药物为高效皮质类固醇激素时,在欲停止注射治疗时应遵循逐渐减量原则,避免反弹。

三、外用药物治疗

(一)硅酮类抗瘢痕制品

主要包括硅胶贴膜和硅酮类凝胶。其可能的机制一是闭合作用和水合作用,在瘢痕表面应用硅酮制品后可以明显降低皮肤表面的蒸发量,从而提高皮肤角质层的含水量,并进一步减轻组织水肿和减少胶原沉积。二是引起组织静电的改变,从而影响胶原沉积和瘢痕重构。

适用范围:① 任何年龄及各个时期瘢痕的防治;② 瘢痕疙瘩的治疗及术后复发的防治;③ 皮片移植后皮片挛缩的防治;④ 关节部位瘢痕挛缩及组织缺损后软组织挛缩的治疗。

医用硅胶制品无毒、无害,生物相容性良好,是增生性瘢痕防治的主要辅助治疗措施之一。

（二）其他

目前治疗瘢痕还有中药制剂，这些类型的抗瘢痕药物都是改变部分瘢痕性状，达不到根治的目的。

第六节　物理康复治疗

瘢痕形成是组织创伤修复的正常过程，是不可避免的。严重的瘢痕不仅影响美观，质地坚硬，挛缩的瘢痕还可引起患儿局部关节功能障碍及心理障碍。因此，在瘢痕发生早期进行康复治疗也是非常必要的。把康复治疗按方法来分可分为物理治疗、作业疗法、心理治疗和一些康复器具的康复治疗。

一、物理治疗

物理治疗是通过功能训练、物理因子和手法治疗等改善肢体的功能，达到预防和治疗疾病的方法。多种物理治疗方法对瘢痕形成和治疗均有较好的效果。包含有三大疗法：① 运动治疗，又称医疗体育。应用各种形式的主动运动和被动运动对患儿进行训练，使其早日康复。② 物理因子治疗：各种物理因子如超声波、中频电疗等治疗处理创面，可使瘢痕软化、消除或缓解某些不适症状，有效预防或减轻瘢痕增生。③ 手法治疗，国外又称为 3M 治疗。

二、作业疗法

世界职业治疗师联合会（WFOT）的定义是：通过选择性的作业活动去治疗有身体及精神疾患或伤残人士；目的是使患儿在生活的各方面达到最高程度的功能水平和独立性。

三、心理治疗

心理治疗是通过语言、表情、行为等各种方法，向患儿施加心理上的影响，解决心理上的问题，达到排忧解难、降低痛苦、治疗疾病的目的。

四、康复器具

通过代偿或补偿的方法来矫治畸形，弥补功能缺陷和预防功能进一步退化，使患儿能最大限度地实现生活自理，回归社会。对于瘢痕挛缩的治疗，矫形支具是一个很好的选择，它具有稳定与支持、固定与矫正、保护与免负荷、代偿与助动的功能。

第七节　中医中药

　　中医中药在防治瘢痕方面历史久远,治疗上主要采用辨证施治。在器械治疗上,有小针刀治疗和针灸以及火针加中药外敷治疗。而中药主要作用是去腐生肌。在治疗上以活血化瘀、软坚散结、祛痰除湿为主。现有从丹参提取物,苦参提取物,积雪草提取物,川芎提取物等做成中药用于瘢痕的某一个症状治疗。还有一些中成药用于瘢痕的治疗。目前有注射剂红花注射液。外用药物有中成药五洲化斑面膜粉、积雪草苷霜二种中药可以外敷治疗小儿增生性瘢痕。古代还有许多秘方可以治疗增生性瘢痕,这些秘方的名字是:生肌化腐散,祛腐生肌散等。祖国医学有许多瑰宝,需要我们去发掘和开发,造福于小儿瘢痕患儿。

　　除以上所述外,瘢痕的治疗还有石蜡治疗、超声波治疗等众多治疗方法,总之,瘢痕的治疗不是单一治疗方案可以治愈的,应该多类型、多方案制定更适合于患儿的治疗方法。

(田书宝　郅媛媛)

参考文献

[1] 蔡云霞,黄婷婷,蒋欣,等. 压力疗法联合激光照射对烧伤后瘢痕增生的治疗效果评价[J]. 养生保健指南,2018,(29):228.

[2] KAL HB,VEEN RE,JURGENLIEMK IM. Dose-effect relationships for recurrence of keloid and pterygium after surgery and radiotherapy[J]. International Journal of Radiation Oncology,Biology,Physics,2009,1(1):245－251.

[3] OGAWAR,HUANGC,AKAISHIS,et al. Analysis of surgical treatments for earlobe keloids:Analysis of 174 lesions in 145 patients[J]. Plastic and reconstructive surgery,2013,5(5):818－825.

[4] 林伟华,孙敬恩,周旺标. 硅酮凝胶敷料防治增生性瘢痕的临床研究[J]. 分子影像学杂志,2016,(4):390－392.

[5] 贾爱芳. 火针加中药外敷治疗烧伤瘢痕护理体会[J]. 医学美学美容,2019,28(5):59－60.

[6] 张敏博. 针灸结合中药治疗外伤后增生性瘢痕的疗效观察[J]. 中西医结合心血管病电子杂志,2015,(10):55－57.

[7] 刘燕,傅跃先,邱林,等. 红花注射治疗对兔耳增生性瘢痕中 TGFβ1 的表达变化[J]. 重庆医学,2011,40(13):1294－1296.

第八篇　小儿整形康复的具体实施手段

第一章
假　肢

小儿整形后是需要康复的，但如何康复需要一些特殊的方式进行。而小儿矫形器、支具以及假肢和赝复体都是实现康复的器械。如何使用和适应证如何都是我们小儿整形外科医生所要了解的。

假肢是目前治疗残疾小儿恢复部分正常功能的一个工具，对于残疾小儿有两个方法来重建功能，一个是通过医疗手术进行再造。还有一个就是生产假肢来替代缺损肢体的功能。它是残疾小儿获得正常外形的一个不可或缺的工具。安装假肢要对残肢局部加以评估，包括皮肤有无感染、溃疡创面、瘢痕等，残肢有无畸形及畸形的程度，残肢长度测量，残端的形状，关节活动度大小，主要肌群的肌力是否良好，残肢有无神经瘤等。小儿整形外科医生一定要改变传统的截肢观念，截肢不单是破坏性手术，而应视为重建与修复性手术，截肢手术实际是为使各种原因引起的肢体不能保留的疾病患儿回归到家庭和社会进行康复的第一步。因此，手术应该是有计划的，要求仔细认真，用整形和再造手术的熟练技术监督和指导术后康复工作。截肢手术要为安装假肢做准备，小儿整形外科医生要了解假肢和截肢康复的知识，为残肢创造良好的条件，安装较为理想的假肢，发挥更好的代偿功能，给患儿生活和工作以积极的补偿。

第一节　假肢的概念及分类

假肢是为了恢复原有四肢的形态或功能，以补偿截肢造成的肢体部分残损而装配的人工肢体，使截肢患儿恢复一定的生活自理和动作能力。假肢的定义应该就是指代偿人体缺失肢体的功能使肢体缺损患儿重新获得功能和正常外表形象的辅助器具。

一、现代假肢的概念

随着新材料、新工艺的发展和应用,假肢的概念已经有了扩大,假肢制作技术水平的提高,尤其是假肢新型接受腔的应用,使传统的末端开放式接受腔改变为闭合的、全面接触、全面承重式接受腔。具有承重合理、穿戴舒适、假肢悬吊能力强,且不影响残肢血液循环等优点。现代假肢的概念应该是集成人工智能和现代假肢接受腔的方法来代偿人体缺失肢体的功能,使肢体缺损患儿重新获得功能和正常外表形象的辅助器具。

1. 假肢接受腔　是假肢和残肢连接部位的一个空间,它是一个可利用的空间,可以利用这个空间来安装一些感受器,能够更好的实现智能化的假肢,是假肢的一个革新。接受腔能将残肢舒服地收纳在其中,并能将相关的力有效地传递到假肢远端部位,是人体-机械系统的界面部件。因此,所谓的接受腔的适合即指接受腔与残肢之间的相互配合状态。功能上符合解剖学、生物学以及生物力学的相互配合状态则是"好的适合状态"。接受腔效果好坏全在于接受腔的适配。如图8-1-1-1就是几种接受腔。

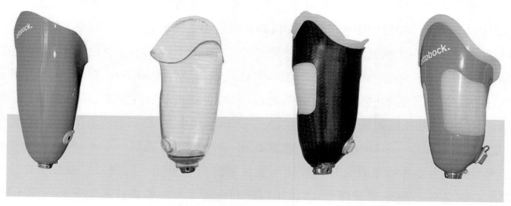

图8-1-1-1　假肢接受腔

2. 假肢中的3D概念　利用CT三维重建残端,再进行3D打印得到一个和真实残肢一样的模型,利用模型可以进行设计和佩戴,以达到更为完美的使残肢和假肢的结合。

二、假肢接受腔的分类

(一)按照接受腔与残肢的适合形式分类

1. 插入式接受腔　插入式即指残肢与接受腔内面之间留有适当的间隙,且与间隙适配的接受腔。其适配程度是由截肢者本身用残肢套来调整的。插入式接受腔残肢易插入,但是存在残肢与接受腔内面接触性不好、大腿假肢重量重的缺点。这种接受腔多适用于很难忍受接受腔对残肢束缚感觉的患儿(图8-1-1-2)。

2. 全接触式接受腔　这是不允许接受腔内面与残肢之间有间隙,残肢的整体外表面与接受腔内壁紧密接触,利用接受腔和残肢间的附着力来实现悬吊作用的接受腔。从结构上来看有吸着式接受腔和非吸着式接受腔之分。非吸着式接受腔重,又根据有无内衬套(软衬套)来区分,但通常都使用残肢套(图8-1-1-3)。

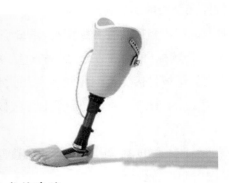

图 8-1-1-2　插入式接受腔

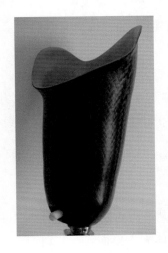

图 8-1-1-3　全接触式接受腔

3. 吸着式接受腔　吸着式接受腔利用接受腔内壁对残肢软部组织加以适当的压力，使接受腔内壁与残肢外表之间产生附着作用，致使残肢与接受腔之间无死腔，从而遮断外界空气。接受腔一旦要脱落，死腔内形成的负压则起到吸附作用，这一作用即称为吸着式（图 8-1-1-4）。

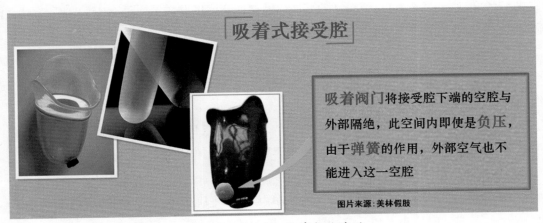

图 8-1-1-4　吸着式接受腔

（二）按照接受腔的制作材料分类

1. 普通型浇铸树脂接受腔　强度高，重量轻，寿命长且穿戴时不受气候环境的影响。缺点为工艺复杂，技术难度高，价格较板材贵，有万分之一的过敏率。

2. 舒适型热塑板材接受腔　内接受腔用柔性板材制成，从而具有行走时与残肢肌力张力相适合的特点，且穿着舒适，易于清洁。缺点是易受温度气候影响氧化变形，使用周期短。只有白色。有十万分之一的过敏率。

3. 碳纤接受腔　强度高，耐高温，不受温度气候影响变形。缺点是成本较高，代价昂贵，不耐磨，适用于脚板。目前国内制作较少。

接受腔作为截肢者身体和假肢之间直接的连接媒体具有非常重要的意义，在目前情况下，接受腔的制作一般为通过假肢技师手工操作因人而异制成的，接受腔的内部形状是否与残肢状况达到最佳的适配，决定了假肢的穿戴舒适性和装配质量。

（三）按照接受腔的软硬来分类

硬接受腔是用强化塑料、木材等材料制作，可支撑体重和抵抗力。软接受腔是用海绵橡胶、半硬性塑料泡沫材料、皮革等制作，放入残肢与硬接受腔之间，起分散集中在残肢上力的作用。

四、小腿假肢的分类

对于截肢患儿来讲，能够回归社会，从事力所能及的工作和学习是最重要的事情，而安装假肢是回归社会的第一步。小腿假肢接受腔在于保证体重支撑面，这与其他假肢是水平面承重有很大的区别。（垂直的锥形压迫转达化为平衡支撑）

（一）根据构造分类

1. 壳式假肢（也称外骨骼式假肢）　普及型壳式假肢是指具有支撑面体重的 PP 管状材料，通过加温形成接受腔并与管状材料形成一体与踝部连接而成，假肢的重量应不大于 1.1 kg，允许比健侧短 10 mm，脚板与健侧相同，悬吊靠环带。此类属低值假肢，适合贫困地区截肢多年从未装配过假肢者，及残肢长度大于 150 mm 的截肢者，但残肢过长、过短或畸形的残肢以及屈曲挛缩的膝关节不适合安装。壳式腿应具有支撑体重和模拟健肢外形的功能并与接受腔和踝部件牢固连接，假肢的重量应不大于 1.5 kg，允许比健侧短 0～10 mm，假肢正常使用寿命一年以上，外形、颜色接近健侧。它用壳体来承受载荷，并且壳的外形制成人体肢体的形状。小腿假肢通常用玻璃增强材料、碳纤增强材料、铝或聚乙烯板材做成。其中铝、聚乙烯板材或碳纤做成的小腿假肢通常是空心的。

2. 骨骼式假肢（又称内骨骼式假肢或组件式假肢）　它是一条用金属管或塑料管将接受腔、假脚和踝连接起来，所有压力都通过连接管传递；装饰外套使用柔软的海绵制作，使假肢看起来更逼真。

（二）根据使用和负重来分类

1. 传统型小腿假肢　传统型小腿假肢采用插入式接受腔，假肢为外壳式结构，设有金属的膝铰链和皮革制作的大腿上筒。穿戴时依靠大腿上筒勒紧固定，因此对血液循环有影响，而且接受腔的适配也不够合理，不能与残肢全面接触；但有小腿铰链稳固膝关节，负重能力强，假肢的适用范围较宽，生产成本也较低。

根据接受腔用材不同，这种假肢可分为铝小腿假肢、皮小腿假肢、木小腿假肢等。目前各地假肢厂生产的传统小腿假肢所占数量已不多，主要是铝小腿假肢。皮小腿假肢，因其腔体柔软、舒适且保温性较好，较适宜北方患儿使用。木小腿假肢透气性好，不易变形，便于清洗，仍有一些患儿乐于使用。

2. 髌韧带承重小腿假肢　髌韧带承重小腿假肢可分为 PTB、PTES、KBM、PTK 和 TSB 假肢。

（1）PTB 小腿假肢（patellar-tendon-bearing）：是带有髌上环带的髌韧带承重小腿假肢。悬吊靠膝上环带固定。适合于小腿中 1/3 以下，踝上 10 cm 之间小腿中部截肢的患儿。

（2）PTES 小腿假肢（prosthese-tibiale-emboitage-supracondylienne）：是包膝式髌韧带承重小腿假肢，其接受腔前壁延伸到髌骨上缘，包裹住髌骨，接受腔两侧亦延伸到股骨内外髁上缘。这种小腿假肢的悬吊性能好。适用于小腿上 1/3 截肢的患儿，残肢长度不短于 8 cm 和膝关节不稳定的患儿。原理是利用股骨内外髁及髌骨上部的形状悬吊，能保证侧方稳定性，防止膝关节过伸，减少活塞运动。缺点是屈膝容易脱落，坐姿时包髌骨部位偏高，站立时前缘容易夹裤。

（3）KBM 小腿假肢（kondylen-bettung-Monster）：是楔子式髌韧带承重小腿假肢，其接受腔前壁止于髌骨下缘，两侧成翼状突起，延伸到股骨内外髁上缘，在内上壁设有一个可拆卸的符合股骨内髁形状的楔形板，当残肢穿进接受腔后，再插入楔形板，而起到悬吊固定作用。这种小腿假肢只是采用了与 PTES 不同的悬吊方式，穿着外观略好于 PTES。适用于小腿膝下 0 mm 至踝上 10 cm 之间的截肢者，也适用于小腿残肢过短的截肢患儿。特点是有活动楔块与股骨吻合并能夹住，起到很好的悬吊效果，减少残肢的活塞运动，侧方稳定性良好。缺点是长时间坐位时，内外侧髁有压迫感。

（4）PTK 小腿假肢（prostheSe-fibiale-Kegel）：PTK 小腿假肢是近年来综合了髌韧带承重小腿假肢和全接触式小腿假肢的特点发展而成的。在进行接受腔取石膏型时要用专门的压块紧紧地压住股骨内髁。PTK 接受腔的形式类同 KBM，前壁向上延伸到髌骨上缘，但在髌骨处开槽；两侧壁向上延伸到股骨内髁且具有一定弹性，在股骨内上髁上缘有一向内楔状凸起，起悬吊作用；接受腔的内衬套似 PTES，做成整体包膝式。适用于小腿膝下 8 cm 至踝上 10 cm 之间的截肢者。这种小腿肢承重合理，悬吊力强，活塞作用小，穿脱方便，能适用于各部位小腿截肢（包括残肢过短）的患儿。特点是接受腔口型内外侧上缘既能夹住股骨内外踝起到悬吊作用，还不影响膝关节的正常功能运动。

（5）TSB（total-surface-bearing）全接触式小腿假肢：TSB 全接触式小腿假肢的主要特点是在专门的承重取型架上残肢承重状态下取型，因此其接受腔具有全表面接触、承重合理的特点。TSB 全接触式小腿假肢接受腔的两侧面适当向上延伸，可不用髌上环带悬吊，能适用于各部位小腿截肢的患儿。

3. 硅橡胶小腿假肢　适用于胫骨粗隆以下，踝上膝下 10 cm 之间的截肢者穿用。

特点是硅橡胶和皮肤之间有极大摩擦力，可作内衬套用，从而起到假肢接受腔的悬吊作用，硅橡胶自身具有悬吊机能，接受腔口型无需过高，由于它的柔软性和高弹性，保证了与皮肤的紧密服帖，从而减少活塞运动，其柔软性接近人体的皮下组织，对生长有着良好的作用，硅橡套胶有一层矿物油可润滑皮肤，且对皮肤有一定的按摩作用。

第二节　假肢的种类及装配假肢的禁忌证与并发症

一、假肢的分类

（一）上肢假肢

1. 常规的分类

（1）装饰性上肢假肢：此类假肢为被动型假肢。只能重建外形，弥补肢体外观上的缺陷。

（2）索控式上肢假肢：又称主动型抓握臂，它通过残肢运动及肩带控制系统来完成各种功能活动，如屈伸肘关节，开合假手等。

（3）电动式上肢假肢：此类假肢是通过电动开关来控制假手的功能活动。一般用于单侧上肢损伤较严重的患儿，需要计算机辅助控制假手的功能活动。

（4）肌电式上肢假肢：是最实用的上肢假肢，通过采集残肢的肌肉电信号来控制假肢的功能活动。

（5）混合型上肢假肢：结合索控式、电动式、肌电式上肢假肢的特点，充分发挥这 3 类假肢的优越性，以提高上肢假肢的功能。

2. 按功能分类

（1）机械手：具有手外形和手的基本功能的假肢最常用。

（2）外部动力手：利用人体以外的力为动力的动力手，常用的有电动手和气动手。

（3）工具手：不具备手的外形，但可完成多种手的动作，实用价值大。

（4）装饰手：为弥补肢体外观缺陷而装配，只起装饰和平衡肢体的作用。

3. 按截肢部位分类　①前臂假肢；②上臂假肢；③其他假肢：包括假手指、掌骨截肢假肢、腕关节离断假肢、肘关节离断假肢、肩关节离断假肢等。

（二）下肢假肢

1. 常规分类

（1）壳式下肢假肢：也称传统或外骨骼式假肢，它们多采用木构或塑料制作。这种假肢的外壁既起到承重及传递力和运动的作用，又具有塑造假肢外形的功能。

（2）组件式下肢假肢：也称现代或内骨骼式假肢，这种假肢是利用连接管起承重及传递力和运动的作用，再用柔韧的泡沫海绵构成假肢的外形。

2. 按截肢部位分类　足部假肢、小腿假肢、膝部假肢、大腿假肢和骨盆部假肢等。

3. 按装配时间分类　有术后即装的临时假服和长久性假肢等。

4. 按假肢材质分类　有木腿、皮腿和铝膜玻璃钢腿等。

（三）具体的假肢

1. 上肢具体假肢

（1）手指、部分手假肢：这类假肢仅起美观作用，也叫装饰性假手。可以根据患儿健侧手的大小、肤色等选择合适的美容手套，套在患儿手上即可。

（2）腕离断假肢：腕离断时，残肢相对较长，远端膨大，这些均有利于保证假肢悬吊的稳固性，因此不必对远端骨进行修整。腕离断患儿可选配装饰性假肢和功能性假肢。由于此类假肢悬吊较稳固，因此可以不用包覆肘关节，保留部分前臂的旋转功能。

（3）前臂假肢：不同长度的前臂残肢，既可装配装饰性假肢，也可以装配功能性假肢。前臂假肢依靠肱骨内外髁和尺骨鹰嘴保证悬吊的稳固性，一般不需要上臂固定装置。在制作前臂肌群假肢时，可在桡侧伸肌群和尺侧屈肌群的肌腹上获取肌电信号，用来控制假手的开合及旋转。

（4）肘离断假肢：如同腕关节离断，这种手术形成的残肢其膨大的远端有利于假肢的悬吊固定，因此假肢不用包覆肩关节，可以充分发挥患侧肩关节的功能。肘离断患儿既可配戴装饰性假肢，又可配戴功能性假肢。

（5）上臂假肢：上臂截除时应尽可能少地截除骨及软组织，因为保留的任何残肢都有益于假肢的适配。残肢的长度对假肢的悬挂固定起着重要作用，而且残肢作为杠杆臂影响着假肢的功能活动。数控式上肢假肢可凭借患侧肩关节的运动及扩背运动来控制机械式关节的屈伸及假手的开合。在制作上臂肌电假肢时可以在前侧屈肌群和后侧伸肌群的肌腔上获取肌电信号，用来控制电动肘关节的屈伸和假手的开合及旋转。

（6）肩离断假肢：除了肩关节离断，还有整个肩部截除，胸肩部截除等情况，都可以装配肩离断假肢。装饰性假肢和功能性假肢都可以供肩离断患儿配戴，但出于残肢的支撑点较少，在装配功能性假肢时，对患儿和康复工作小组的要求都是相当高的。

2.下肢假肢

（1）足部假肢：足部截肢后，损失的肢体较少，并且保留了足底皮瓣，一般可依靠残肢足底负重。此类假肢主要作用是维持残足正常的生理结构，使其负重时全面、舒适，并提供足够的蹬地力和假脚的外形，以弥补截肢后功能及外观的缺失。

（2）小腿假肢：小腿截肢保留了膝关节，患儿佩戴假肢后站立、行走的功能基本无很大的影响，小腿假肢的负重区域主要集中在小腿骨内外侧和小腿三头肌等部位，接受腔两侧为高过筋骨的耳状结构。通过对小腿外侧的包容来保证假肢的悬吊稳固性，减少残肢与假肢间的活塞运动。假脚应根据患儿的年龄和生活环境及经济状况进行选配，好的假脚有储能和万向的功能，可以节省体力及适应各种不平整路面。

（3）膝离断假肢：此类型的截肢保留了完整的股骨髁部，其残端的负重能力很好，膨大的体部也有利于假肢的悬吊。因假肢结构的因素，完成后假肢侧的大腿部分比健侧长一点，为保证双下肢等长，假肢的小腿部分需比腔侧短一点。因此膝离断假肢一般选用多连杆结构膝关节，以尽可能减少患儿坐下时两腿长度一侧的差异。

（4）大腿假肢：大腿截肢后，残端不能完全负重，需通过坐骨负重，一般运用压缩软组织、真空吸附等方法保证患肢悬挂牢固，也可通过穿戴硅胶内衬套来提高穿着舒适性和悬吊稳固性。大腿假肢膝关节的种类很多，主要功能是保证支撑期的稳定性和摆动期的灵活性，并尽可能模仿正常生理膝关节的运动。

（5）髋离断假肢：这种类型的假肢适用于转子间截肢、髋关节离断和半侧骨盆切除的残肢。髋离断假肢的接受腔前侧开口，带有搭扣和坐垫，一般做至髂嵴以上，以悬吊假肢。半侧骨盆切除时，接受腔要做至下胸部。假肢髋关节连接筋接受腔，并通过不同结构的连接部件与膝关节和假脚相连。

二、装配假肢的禁忌证

装配假肢没有绝对的禁忌证,但下列情况不能装假肢:

1. 残肢端血循环不良,不能耐受假肢的压槽和身体压力。
2. 残肢端存在骨刺、神经瘤或局部炎症未消除。
3. 患儿体弱,营养不良而无法承受假肢重量。
4. 有顽固性断肢痛及精神分裂的小儿,频发性精神障碍而无法使用假肢者。

三、装配假肢的并发症

由于假肢设计上的缺陷或患儿使用不正确,会产生许多并发症。常见的有:假肢和残肢对合不协调引起疼痛、破溃。摩擦产生局部滑囊炎、积液等,还由于摩擦使残肢可产生过度角化。

第三节　截肢手术的分类和注意事项

一、截肢手术的分类

1. 大块切除截肢　切除怀疑坏死或间生态组织,或肿瘤的姑息性手术做扩大切除。
2. 边缘截肢　手术在反应区内,尽量保留残肢,适用于有部分间生态组织的外伤和电击伤。
3. 广泛的骨截肢　手术在肿瘤区外 5 cm 以上正常组织内进行。
4. 根治性关节离断和超关节截肢术　严重的外伤有血管改变的,肿瘤侵袭范围大的,要切除到关节,包括截除整块骨或肌肉。

二、截肢部位的选择

根据外伤以及骨肿瘤的范围来决定截肢,从安装假肢的角度来选择截肢部位。在符合外伤坏死肢体及骨肿瘤截肢原则及条件准许情况下尽可能地保留残肢长度。选择截肢部位所需要考虑的因素有:患儿的年龄、性别、生活习惯、环境、肿瘤的性质和侵袭范围、外伤坏死软组织的条件、有无化疗情况等,此外要想到患儿能安装何种类型的假肢。首先应该是对患儿截肢后的康复能力作出比较符合实际的评估,要从年龄及全身状态等方面来考虑,即截肢后是否能配戴假肢,能否进行配戴假肢后的康复训练,能否恢复到独立的活动和生活自理。选择截肢水平时一定要从病因与功能两方面来考虑,病因是要将肿瘤组织全部切除,以及外伤后软组织条件是否良好,皮肤能达到满意愈合的部位,即最远的部位进行截肢;功能水平是在这个部位截肢可以获得最佳的功能。在过去,为了安装适合的假肢,需要在特殊部位进行截肢,而近年来,随着假肢全面接触式接受腔的应用和精良的假肢装配技术,使得截肢部位的选择较以往有了显著的改变,所以截肢水平主要是以手术需要考虑来决定,其条件是截肢部位的组织应该能达到满意的愈合,并且能将坏死组织和肿瘤组织彻底切除。一般的原则是在达到截肢目的的前提下,尽可能地保留残肢长度,使其功能得到最大限度的发挥。截肢部位对于假肢装配、代偿功能发挥、下肢截肢配戴假肢行走时的能量消耗、患儿生活能力、行动能力、就业能力等有着直接关系,所以外科医生对截肢水平一定要极为谨慎地选择。

(一)上肢截肢部位的选择

1. 肩部截肢　保留肱骨头对假肢穿戴是有益的,肱骨头可以保持肩关节的正常外形,从美观上讲也是需要的,圆的肩关节外形有利于假肢接受腔的适配、悬吊和稳定,有助于假肢的配戴;从假肢观点看,虽然保留了肱骨头,但仍需要安装与肩关节离断同样的肩关节离断假肢,但从生物力学观点看,肱骨头的保留有助于假肢的肘关节与手腕的活动。

2. 上臂截肢　要尽量保留长度,因上臂假肢的功能取决于残肢的杠杆力臂长度、肌力和肩关节活动范围。长残肢有利于对假肢的悬吊和控制。因此,应尽量保留残肢长度。然而应该注意的是肘上截肢患儿的假肢装配必须包括一个内部的肘关节绞锁装置和一个肘关节旋转盘。肘关节绞锁装置的目的是使肘关节在完全伸直位、充分屈曲位或在伸屈之间的某一个位置上稳定关节,旋转盘装置是用以代替肱骨旋转的。肘关节绞锁装置位于接受腔的远端,大约长 3.8 cm,为了美观假肢的肘关节应与健侧肘关节在同一个水平上,因此,在进行肘上截肢时截骨的水平应该至少在肘关节线近端 3.8 cm 处,为安装这个装置保留足够的空间。经过肱骨髁的截肢其假肢装配和功能与肘关节离断是相同的,所以当条件准许通过肱骨髁水平截肢时就不要在肱骨髁上部位进行截肢,因肘关节离断假肢在各个方面都优于上臂假肢。

3. 肘部截肢　如果可以保留肱骨远端,肘关节离断是理想的截肢部位。近年,由于肘关节侧方铰链的设计,肘关节离断假肢得到了有效的应用。由于肱骨内外髁部的膨隆,肱骨远端比较宽大,对假肢的悬吊及控制能力都是有利的,并且肱骨的旋转可以直接传递到假肢,而肘关节以上部位的截肢,肱骨的旋转不能直接传递到假肢。它是通过假肢肘关节旋转盘来完成的,则肘关节离断是良好的截肢部位,比肘上截肢更可取。

4. 前臂截肢　要尽量保留长度,即使是很短的残端也要保留。通过前臂近端的截肢,甚至仅保留很短的前臂残肢,如仅有 4~5 cm 长,也比肘关节离断或肘上截肢要更可取,从功能的观点来讲保留患儿自己的肘关节是非常重要的。应用改进的假肢装配技术,如一个带有倍增式铰链的分开的接受腔,可以提供比肘关节离断假肢更好的功能。残肢越长,杠杆力臂越大,旋转功能保留的也越多。当残肢长度保留 80%,残肢旋转活动角度为 100°;残肢长度保留 55%,残肢旋转活动仅为 60°;残肢长度保留 35%,残肢旋转活动角度为 0°。前臂远端呈椭圆形,这有利于假手旋转功能的发挥。残肢肌肉保留的越多就越容易获得良好的肌电信号,对装配肌电假手是非常有益的。

5. 腕部截肢　经过腕关节的截肢或腕关节离断,确实要优于经前臂截肢,因为保留了前臂远端的下尺桡关节,可以保留前臂全部的旋转功能,尽管只有 50% 的旋前和旋后运动被传递到假肢,但是这些运动对患儿是非常重要和有价值的。现在可以安装性能良好且美观的经腕关节截肢的假肢或腕关节离断的假肢。所以腕关节离断或经腕关节的截肢是理想的截肢部位,可以使残肢功能得到最大限度的发挥。

6. 腕掌关节离断　桡腕关节的屈伸运动被保留,这些腕关节的运动可以被假肢应用,腕掌关节离断是可以选择的截肢部位。

7. 手掌与手指截肢　以尽量保留长度为原则,尤其是拇指更应想方设法保留长度。但有时在保留拇指之后,可以进行其他手指的再造手术,而不做假肢假手了。

(二)下肢截肢部位的选择

近年来,与上肢截肢相同,以保留较长残肢为其基本趋势,但是小腿截肢除外。

1. 半骨盆切除　假肢的悬吊功能差,行走时接受腔的搭扣活动比较大,髂嵴对接受腔的适配及悬吊非常重要,由于缺少坐骨结节,对负重非常不利,故应根据条件设法保留髂嵴和坐骨结节。

2. 髋部截肢　若有条件应保留股骨头和颈,在小转子下方截肢,而不做髋关节离断。从假肢观点看,它属于髋关节离断假肢,但有助于接受腔的适配和悬吊,增加假肢的侧方稳定性和负重面积。

3. 大腿截肢　应尽量保留残肢长度,即使是极短残肢也应保留。

4. 大腿远端截肢　应尽量保留残肢长度,由于现代四连杆结构膝关节假肢的应用,可以无困难地用于任何大腿长残肢,取得良好的功能和步态。距离股骨髁关节面 5 cm 以内的截肢均可以安装膝关节离断假肢。

5. 膝关节离断　是理想的截肢部位,膝关节离断提供了极好的残肢端负重,它是股骨髁的残肢端承重,而非坐骨结节承重,股骨髁的膨隆有助于假肢悬吊,残肢长对假肢的控制能力强,且残肢皮肤是由一个软的内套与硬的假肢接受腔相隔离,而大腿截肢的残肢皮肤是直接与假肢接受腔相接触。大腿假肢的主要负重部位是在坐骨结节,身体重力线是通过坐骨结节的前外侧,引起骨盆前倾,同时伴有腰椎前凸加大。当股骨髁负重时,力线接近正常,故不造成腰椎前凸增大;由于残肢末端负重,当站立或行走时其信息传递是直接的,而不是经过接受腔间接的传递,反作用力被残肢末端感觉,容易获得假肢膝关节的稳定性,对假肢控制有利。而且由于大腿截肢使一部分内收肌被切除,减弱了大腿的内收力量,不能保持假肢侧单独负重时大腿处于正常的位置,则身体要向假肢侧倾斜,则造成不同程度的侧倾步态。因此,膝关节离断假肢的代偿功能要明显优于大腿假肢。

6. 小腿近端截肢　只要能保留髌韧带附着点,在胫骨结节以下截肢即可安装小腿假肢,膝关节的保留对下肢功能是极其重要的,其功能明显优于膝关节离断假肢。故应该尽量保留膝关节,尤其是在小儿的下肢截肢,保存胫骨近端的骨骺就更为必要。

7. 小腿截肢　以中下 1/3 交界为佳,一般保留 15 cm 长的残肢就能安装较为理想的假肢。小腿远端因软组织少、血运不良,故不适合在此处进行截肢。

8. 赛姆截肢　为理想的截肢部位,虽然截肢水平是相当于踝关节离断,但残端是被完整、良好的足跟皮肤所覆盖,其稳定、耐磨、不易破溃,故残肢端有良好的承重能力,行走能力良好,有利于日常生活活动,其功能明显优于小腿假肢,然而踝关节离断是不可取的。

9. 足部截肢　同样要尽量保留足的长度,也就是尽量保留前足杠杆力臂的长度,这在步态周期中静止时相的末期使前足具有足够的后推力是非常重要的。当前足杠杆力臂的长度缩短时,将对快步行走、跑和跳跃造成极大的障碍。

足部多采用 Boyd 手术(即将距骨切除,跟骨上移,行胫骨下端与跟骨融合术)。Pirogoff 手术现已不再推广应用。Chopart 关节离断术(距舟关节、跟骰关节离断)和 Lisfranc 关节离断术(跖跗关节离断),因术后长期随诊观察发现残足马蹄内翻畸形,故应慎用,如果行此手术需要同时进行肌腱移位术以平衡肌力和跟腱延长术。

三、截肢残端的处理原则

截肢残端如果有负重的,必须要有肌瓣覆盖骨端,否则将来无法负重。近十多年来,随着假肢新型接受腔的应用,传统的截肢方法所造成的圆锥状残肢显然已不适合现代假肢接受腔的装配,它要求残肢要有合理的长度,圆柱状的外形,良好的肌力和功能。因此,截肢技术也相应有了很大的改进。

(一)皮肤的处理

不论在什么水平截肢,残端要有良好的皮肤覆盖是最重要的,良好的残肢皮肤应有适当的活动性、伸缩性和正常的感觉。外伤经常导致没有正常的皮肤,因此不管是使用皮瓣还是植皮,应该认真设计。截肢不要为了追求常规截肢手术时皮肤切口的要求而短缩肢体,经常采用的是非典型的皮肤切口和皮瓣。现代全面接触式接受腔对残肢瘢痕的部位要求不再是那么重要了。

1. 上肢截肢皮肤的处理　残肢的前后侧皮瓣等长。但是前臂长残肢或腕关节离断时,屈侧的皮瓣要长于背侧,要用纱布或驱血带试着把残端包裹下来,以决定屈侧皮瓣的长短。这样瘢痕移向背侧,安装假肢时不容易疼痛。

2. 下肢截肢皮肤的处理　下肢主要要有良好的组织垫。在小腿截肢,多采用前长后短的鱼嘴形皮瓣。但目前已不再被普遍采用,而使用更多的是需要加长的后方皮瓣,其皮瓣带有腓肠肌,实际上是带有腓肠肌内外侧头的肌皮瓣。对膝关节离断手术目前也主张应用后方加长的腓肠肌肌皮瓣向前翻转覆盖股骨髁,实践证明应用长的后方肌皮瓣减少了伤口不愈合的发生率,不但皮瓣血运好,并为残端负重部位提供了良好耐用的软组织垫。如图8-1-3-1为我院的一个肿瘤病例,用残端的皮肤或皮瓣修复残端。

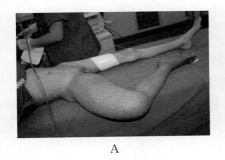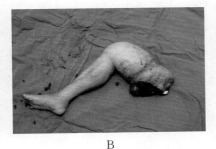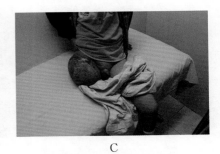

A　　　　　　　　　　B　　　　　　　　　　C

图8-1-3-1　肿瘤截肢后残端的处理

3. 对于残端没有正常皮肤的外伤烧伤的处理可以尽量保留残肢,进行邮票植皮,修复创面后再进行二期修复残肢残端使其具有良好的皮肤。可以用游离皮瓣或交腿皮瓣,以及没法处理时远位的皮管作为一个最后方法。

(二)神经的处理

注意预防神经瘤的形成和伴行血管出血。目前主张将神经外膜纵行切开,把神经束切断,再将神经外膜结扎,使神经纤维包埋在闭锁的神经外膜管内,切断的神经残端不能向外生长。或将神经残端用丝线结扎防止神经瘤的产生。

(三)骨的处理

一般骨膜留一部分,在骨远端4～5 cm切开,分离出一段骨后进行截骨。将截骨端锐利的骨缘锉钝,用骨膜包埋,也有人主张将开放的骨髓腔用骨膜封闭。小腿截肢时,为获得残端良好的负重、避免腓骨继发外展畸形和增加残肢外侧方的稳定性,骨端的处理方法是胫腓骨等长,并用保留的胫腓骨骨膜瓣互相缝合,最好其骨膜带有薄层骨皮质,其骨膜瓣在胫腓骨残端间桥接,使胫腓骨残端融合称为骨成形术(osteoplasty)。

(四)肌肉的处理

传统的处理方法是将肌肉环形切断,肌肉失去附着点,肌张力减弱,不能发挥原有的功能,肌肉进一步萎缩,局部循环状况减退,甚至退化变性,形成圆锥状残肢。为了适合现代全面接触和全面承重式假肢接受腔的装配,就要求残肢为圆柱状的外形,目前实行的肌肉固定术和肌肉成形术可以满足以上的要求,具体方法如下:

1. 肌肉固定术(myodesis) 将肌肉在截骨端远侧方至少 3 cm 处切断,形成肌肉瓣,在保持肌肉原有张力情况下,经由骨端部钻孔,将肌肉瓣与骨相邻侧通过骨孔缝合固定,使肌肉获得新的附着点,防止肌肉在骨端滑动和继续回缩。

2. 肌肉成形术(myoplastic) 将相对应的肌瓣互相对端缝合,截骨端被完全覆盖包埋,保持肌肉于正常的生理功能状态,形成圆柱状残肢,但在残骨端打眼固定。可以满足全面接触全面承重假肢接受腔的装配要求,膝关节离断是将髌韧带及屈肌腱与十字韧带相缝合。大腿截肢由于屈肌和内收肌被切断使髋关节内收和后伸的能力减弱,坐骨包容式的假肢接受腔试图控制股骨在更符合生理的内收位,由负重位拍摄的 X 线片检查发现假肢接受腔的形状对残肢股骨的位置起不到影响,假肢接受腔不能维持股骨于生物力学轴线的内收位置,它的动力对线主要是取决于外科技术,需要将内收肌固定在股骨残端的外侧,利用肌肉张力维持 股骨于内收位,可以减少股骨截肢患儿所常见到的向外侧倾斜步态。肌肉的处理方法是将内收大肌在张力下缝合固定到截骨残端外侧方钻孔处,将股骨置于内收位,把股四头肌腱缝合固定到截骨残端的后侧方钻孔处,保持髋关节于伸直位,小心不要形成医源性的髋关节屈曲挛缩,再将后方和外侧肌肉与这两组肌肉相缝合,维持股骨于生物力学轴线的内收位置,这些对假肢功能的发挥和改善行走步态都是非常有利的。

肘关节离断是将肱三头肌腱与肱二头肌腱、肱肌残端缝合,将肱骨外髁部的伸肌群肌膜瓣修整后与肱骨内上髁残留屈肌断端相缝合,覆盖肱骨远端。这种肌肉固定和肌肉成形的技术将会使残肢肌肉功能和循环得到改善,对防止幻肢痛是有益的。为了获得良好的圆柱状外形和不太臃肿的残肢,必要时可将残肢端的肌肉进行修整,如肌肉的残端可能要斜形切除一部分。

(五)硬绷带包扎的应用

硬绷带包扎是截肢手术后在手术台上用石膏绷带作为主要材料缠绕在已用敷料包扎好的残肢上,一般方法是用"U"形石膏固定。

它可以有效地预防血肿和减少肿胀,促进静脉回流,固定肢体,确保了肢体的正确体位,对施以肌肉固定术和肌肉成型术者将有利于肌肉组织愈合,使残肢尽早定型,为尽早安装正式假肢创造条件。小腿截肢的"U"形石膏应该在残肢的前后方,石膏夹板超过膝关节,将膝关节固定在伸直位;大腿截肢的"U"形石膏应该是在残肢的内外侧,外侧石膏夹板应该加厚并且超过髋关节,保持髋关节伸直、股骨置于 15°的内收位,避免髋关节发生屈曲外展挛缩畸形。硬绷带包扎的时间与截肢手术的方法有关,在没有应用残端肌肉固定和肌肉成型的残肢一般应用 2 周到伤口拆线为止;在应用残端肌肉固定和肌肉成型的残肢一般应用硬绷带包扎 3 周,以确保肌肉愈合;当小腿截肢进行胫腓骨远端骨成型的残肢一般应用硬绷带包扎 5～6 周,以确保骨愈合。经验证明这种方法提高了截肢患儿的康复效果,因为此方法比较简单,一般外科医生都可以实行,是目前被普遍推广、应用的好方法。

（六）术后即装假肢

20 世纪 80 年代，对临时假肢的安装采取了更加积极有效的方法，临时假肢的安装是在手术台上完成，称为截肢术后即装临时假肢。由于接受腔的压迫，限制了残肢肿胀，加速了残肢定型，减少了患肢痛，术后尽早离床，对患儿心理也起到鼓舞作用。但是对恶性骨肿瘤的截肢是否采用此方法，一定要根据患儿的具体情况来决定。

四、特殊的截肢手术

（一）小腿截肢

小腿截肢适用于良性浸润广泛的骨肿瘤及低度恶性骨肿瘤。手术是将肿瘤所在段行骨膜外连同被侵犯的软组织广泛切除，截骨范围一般以包括 X 线片、CT 显示肿瘤破坏范围外正常骨 3～5 cm 为宜。

1. 小腿向上翻转成形术（turn-up plasty of the leg）　在某些股骨或大腿软组织肿瘤病例，髋关节、转子区正常，小腿正常，而股骨转子下部的广泛股骨需要切除时，可以在广泛股骨和软组织肿瘤切除的同时行小腿向上翻转成形术，而避免了髋关节离断。当整个股骨需要切除时，小腿向上翻转后，可以将外踝置入到髋臼形成关节。手术的原则是保护好全部大血管和神经，并保存髋部的肌肉，尤其是髋部屈、伸和外展的肌肉。小腿翻转可能是矢状面，也可能是冠状面，小腿翻转方向的选择决定于皮肤和肌肉切除的部位，假如进行完全翻转成形，必须选择冠状面翻转。

（1）保留股骨转子部的小腿翻转成形术：需要应用止血带，其方法是在大转子上端插入一枚斯氏针，再用橡皮止血带绕过会阴部。患儿健侧卧位，于下肢外侧方切除 12～15 cm 宽的条形皮肤，从大转子下部一直到踝关节，按需要将皮下的软组织切除，假如是恶性肿瘤，则应将肿瘤周围的一部分软组织一同切除，而最重要的是要保留大腿内后方的大血管和坐骨神经，从转子下进行股骨切除，要尽量保留转子下适当长度的股骨，为小腿向上翻转后与胫骨相对接和内固定创造条件，股骨远端行膝关节离断，为了能接受小腿向上翻转，要有良好的血管床的软组织创面。小腿外侧区的外方和后方间室的肌肉要适当切除，避免小腿翻转时过多的软组织造成臃肿，可以切除腓骨，但是要保留骨间血管，小腿下端及足按照残肢长度的需要进行截除，可以应用腓骨作为髓内钉将股骨近端和胫骨远端固定。去除止血带，认真彻底止血，将小腿下端在冠状面向上翻转到大腿部已准备好的软组织床中，胫骨远端和股骨近端相对合，给以牢固的内固定，置入引流管，关闭切口，术后应用 髋"人"字石膏固定。

（2）全部股骨切除的小腿翻转成形术：当需要全部股骨切除时，可以用外踝插入髋臼做成假关节，在成人股骨切除时，胫骨近端要切除 4～5 cm；在小儿为了保留胫腓骨近端骨骺，又不造成小腿翻转后残肢远端皮肤张力加大，可以行胫腓骨干的短缩截骨术。可以应用全髋关节置换的方法，要保留踝关节囊，与残留的髋关节囊相缝合，臀中肌可以与内踝的三角韧带相缝合，踝关节部位的胫腓联合要保留。

假如在下肢前方有大片的皮肤瘢痕，可以采用矢状面小腿向上翻转术，大腿前方的瘢痕可以被切除，相应的小腿前方的皮肤和软组织也要按设计需要切除，将股骨从前方切除。

2. 旋转成形术（turnaround plasty，Borggreve-van ness rotational osteotomy）　下肢中间段（膝关节上、下段）截除，将小腿远端肢体旋转截骨，旋转角度为 180°，使足尖朝向后方，同时按需要截除，保留小腿远端适当的长度,以使踝关节与健侧膝关节保持在同一水平为准,术后患肢的踝关节行使膝关节的作用,一般此手术用于股骨远端的肿瘤切除,而股骨近端是正常的。

手术适应证:股骨远端肿瘤可以全部切除;血管神经正常;小腿旋转截骨后踝关节与健侧膝关节在同一水平;术前踝关节要有良好的主动屈、伸功能,踝关节的肌力应接近正常;腓骨发育不良或缺损不是手术禁忌证;患儿足趾应完整;年龄一般在 12 岁以上。

手术方法:股骨远端肿瘤全部切除,皮肤切口的设计要求是切除一块长菱形的皮肤,被切除的菱形皮肤范围要比原设计的切除肿瘤所要求的切口纵向长度大 5 cm,于菱形皮肤切口远端的尖角处向下延长 8 cm,显露腓总神经,并沿此神经向近端显露,一直到坐骨神经的分叉处、胫神经、股部血管。把进入肿瘤区的血管结扎切断。于胫骨截骨水平将全部肌肉横断,于股骨近端截骨水平上方 5 cm 处将大腿肌肉横断,用两枚克氏针分别平行插入近段股骨和远段胫骨,在已设计好的部位截断股骨和胫骨,肿瘤病变部位被全部切除,而断端空隙之间仅以神经、血管相连。小腿远端旋转 180°,将股骨与胫骨对合好,用钢板螺丝钉或带锁髓内钉固定,神经血管束松弛弯曲,股四头肌与小腿三头肌相缝合,足趾伸肌与足趾屈肌相缝合,一定要注意足部血运,将克氏针拔出,彻底止血,放置硅橡胶引流管,关闭切口。术后患肢的踝关节就代替了膝关节的作用,足部代替了小腿的作用,为安装特制的小腿假肢创造了良好的条件。

手术并发症:① 小腿旋转后缺血;② 截骨部位不愈合;③ 下肢的再旋转,造成新的膝关节对线不良。

五、安装假肢的时间

一种是手术中即刻佩戴临时假肢,对功能康复有一定好处。一种是在术后 3 周,要对残肢进行评估,如果残肢端皮肤、外形、肌力、感觉、血运恢复良好,则可佩戴临时假肢。如果佩戴 2 周后,无明显不适,可安装永久假肢。

第四节　小儿截肢

小儿截肢的原因第一是外伤,第二是恶性肿瘤截肢,而恶性肿瘤截肢又占其他疾病和先天性畸形截肢的 50% 以上。小儿截肢在操作技术上虽然与成人没有很大的差别,但是一定要考虑小儿肢体解剖结构和生长发育的因素。

一、小儿截肢的原则

截肢的理想水平没有常规的限定,然而小儿应比成人采取更加保守的方法,应尽可能保留残肢的长度。保留关节和长骨近端骨骺的截肢,比关节离断更可取。关节离断保存了肢体远端的骨骺,因此残肢能继续按正常的比例生长,而且关节离断防止了经骨干截肢出现的骨端过度生长。1 例 5 岁患儿的大腿中段截肢,由于股骨远端骨骺被切除,到 14 岁时变成了大腿短残肢;然而另 1 例 5 岁患儿小腿截肢的短残肢,因为小腿近端骨骺的生长,到 14 岁时,可能形成一个长度比较满意的小腿残肢,可以穿戴合适的小腿假肢。

小儿截肢的原则包括:

1. 在达到截肢原有目的的前提下,尽可能地保留残肢长度。

2. 对周围血管疾患所致的肢体缺血坏死,除肢体坏死范围外,还要综合考虑皮肤温度、颜色、营养状况以至手术时的皮瓣出血情况,都应作为判断截肢平面伤口能否顺利愈合的依据。

3. 对小儿严重创伤肢体的截肢,以尽可能保留间生态及存活组织和残肢长度为原则。

4. 多数损伤引起的截肢可以安全地在止血带下进行。感染和恶性肿瘤的肢体上止血带前应抬高肢体 5 分钟进行驱血,其他情况下则可用弹性驱血带由远端向近侧卷绕肢体驱血。但缺血性疾病禁用止血带。

5. 在不影响原发病的情况下,尽可能保留骨骺,因为小儿骨骺有生长趋势。

二、小儿截肢后的护理特点

长骨干截肢端的过度生长是由于新骨同位生成的原因,而与近端的骨骺生长无关,骨过度生长的长度在每个截肢的患儿差异很大,8%～12% 的患儿需要进行一次或多次残端修整手术,试图用骨骺阻滞方法来防止骨端的过度生长决不会成功,并且是应该被严格禁止的。这种并发症的发生最常是在肱骨和腓骨,按顺序发生较少的是胫骨、股骨、桡骨和尺骨。

由于小儿生长发育及代谢旺盛的原因,截肢后残肢皮肤的耐压和耐摩擦能力要比成人强得多,小儿的皮肤和皮下组织更耐受在张力下缝合关闭伤口,中厚层皮肤游离植皮比成人更容易提供永久的皮肤覆盖,即使是植皮的皮肤对假肢的耐压性能也较强。此外在小儿截肢手术后的并发症一般也不像成人那样严重,甚至可以耐受大面积的瘢痕,小儿截肢后很少有心理问题。断端肌肉的处理应行肌肉成形术,用以覆盖骨端,而不是行肌肉固定术,肌肉固定术对骨远端有损伤,可能造成骨端的过度生长,这是由于骨端组织的生长所致,它导致骨端呈钉尖样,可能穿破皮肤,造成感染。用骨膜骨皮质瓣覆盖骨端的方法可以限制骨端不良的过度生长。小儿截肢切断的神经假如不处理都长成神经瘤,但一般很少引起不适,很少因神经瘤需要手术治疗。小儿截肢后的幻肢感常存在,然而很少有烦恼,当截肢年龄较小时,幻肢感模糊不清,很少发生幻肢痛。小儿的小腿截肢残端胫腓骨不要行骨成形术,即胫腓骨端融合,因腓骨近端骨骺生长长度所占比例比胫骨近端骨骺生长长度所占比例大,如果胫腓骨端行融合后,由于腓骨长的比胫骨长,则晚期可造成胫内翻畸形或腓骨头向近端脱位。

小儿对假肢的应用也比成人好,对假肢应用的熟练程度随着年龄而增加,由于小儿的活动能力强,再加上生长因素,所以假肢可能需要经常修理和调整,接受腔也要更换或安装新的假肢。

第五节　假肢的康复训练

穿戴假肢后要让假肢和残肢适应假肢的运动,就应该进行康复训练,已达到可以佩戴永久性假肢。

一、截肢术后早期穿戴临时假肢训练内容

1. 穿戴临时假肢方法的训练   如小腿假肢、残肢要穿袜套。当残肢萎缩接受腔变松时,需要增加袜套的层数。大腿假肢的穿戴方法是利用一块绸子将残肢包裹,残肢插入接受腔后,绸子的另一端通过接受腔底部的气孔,牵拉绸子使残肢完全进入接受腔底部,最后将绸子拉出。

2. 站立位平衡训练   一般在双杠内进行,练习双肢站立、健肢站立平衡、假肢侧站立平衡。

3. 迈步训练   先是假肢侧迈步,过渡到假肢侧站立,健肢迈步。由双手扶杆到单手扶杆,由双杠内到双杠外。

4. 步行训练   可用拐或步行器辅助,最后到独立步行,还要进行转弯、上下阶梯及过障碍物的训练。应该强调的是,一旦穿戴临时假肢就不要再乘坐轮椅,而且不是每天仅仅短时的运动训练,应该坚持 5～6 小时/天的各种训练。

二、穿戴永久性假肢后的训练

一般要求在穿戴永久性假肢前康复训练已基本完成。

1. 上肢假肢的假手所需要的训练   首先让患儿认清上肢假肢部件的名称和用途,然后学习穿脱和使用假肢。如果是前臂假肢,应学会前臂的控制和机械手的使用;如果是上臂假肢,应学会前臂和手的控制,肘关节屈曲、开启肘索和肩的回旋等。用手在身体各部位的开闭动作、日常生活活动训练,更要进行利手交换的训练。

2. 下肢假肢的训练   强调对各种异常步态的矫正,如侧倾步态、外展步态、画弧步态等。对几种特殊路面的训练,如在石子路、沙地等步行的训练、灵活性训练、倒地后站起、搬动物体、对突然意外做出快速反应能力的训练等。使用假肢行走的患儿,比正常人行走时要消耗更多的能量,因此,在佩戴假肢前后,都需要进行全身康复训练,并逐渐加大全身运动量,以增加肌肉力量及心肺功能。同时也要进行残肢肌肉训练及关节活动训练,防止肌肉萎缩及关节挛缩。

三、假肢的家庭康复指导

1. 保持适当的体重   现代假肢接受腔形状、容量十分精确,一般体重增减超过 3 kg 就会引起腔的过紧过松,所以保持适当的体重很重要。

2. 防止残肢肌肉萎缩   残肢肌肉训练防止萎缩是非常重要的,如小腿截肢要做幻足训练,即残留的肌肉训练。

3. 防止残肢肿胀成脂肪沉积   残肢应该用弹力绷带包扎,只要脱掉假肢就要包扎。

4. 保持残肢皮肤和假肢接受腔的清洁   防止残肢皮肤发生红肿、肥厚、角化、毛囊炎、疖肿、溃疡、过敏、皮炎等,保持残肢皮肤健康。

5. 幻肢痛的康复治疗   目前尚没有通用的、非常有效的治疗幻肢痛的方法。文献报道保守治疗如心理

支持、放松技术、催眠术、药物治疗、经皮神经电刺激疗法、理疗、针灸,以及外科毁损等方法均有一定效果。必要时,可以联合应用三环类抗抑郁药阿米替林和抗癫痫药卡马西平等。

6. 其他　注意安全,避免跌倒等意外,密切观察残肢病情变化,防止残肢并发症,定期随诊门诊。

四、假肢的日常维护

为了保持假肢的平常功能,延长使用寿命,应注意以下假肢的日常维护事项。

1. 保持接受腔内面的清洁。如果接受腔内面不洁,会增加残肢皮肤感染的危险。每天晚上睡前将接受腔(内衬套)内面用温水清洗,擦拭干净。

2. 经常清洗和更换残肢套。

3. 如果接受腔某处压痛残肢时,可用挖空压痛部位的衬垫或用毛毡填起压痛部位周围的办法解决。

4. 当感到接受腔松弛时,先采用增加残肢套的方法解决;如仍过松,可在内衬套四壁粘上一层毛毡解决。必要时,更换接受腔。

5. 塑料壳式假肢,不能放在高温容器旁。寒冷时,也不能用火烤温后使用,防止变形而影响使用的效果。

6. 因汗渍弄脏的皮革类要用碱性小的洗涤剂或肥皂洗刷,洗刷完后再涂上护革油。

7. 在使用假肢前,要常查看膝上环带,如发现开线或裂口要及时缝补。

8. 在假肢使用前,要经常查看假肢连接件有无松动现象,如发现有松动现象,要及时维修,以防产生更大程度的损坏和摔倒的危险,因此,在使用假肢时应保持最佳状态。

9. 假肢脱下后,要靠墙立放或平放在地面或桌面上,上面不要摆放重物,以防止变形而影响使用。

10. 假肢严禁用水浸泡,否则影响使用效果。

(沈卫民)

参考文献

[1] 崔寿昌,赵辉三,赵利,等.要重视截肢理论和技术水平的提高[J].中华骨科志,1997,17:183-186.

[2] 华积德.肿瘤外科[M].北京:人民军医出版社,1995.

[3] 王桂生.骨科手术学[M].北京:人民卫生出版社,1985.

[4] Walther HO. Bohne. Atlas of amputation surgery[M]. New York:Thieme Medical Publishers Inc,1987.

[5] 张铁良,党耕町.实用骨科手术技巧[M].天津:天津科学技术出版社,1999.

第二章
赝复体

第一节 概 念

　　赝复体即为人体美容时,用以达到和人体完全相似的复制。虽为赝品,但是是复制体,可以乱真。外科重建和赝复体修复是常用的颌面部缺损的修复方法。近年来由于先天性因素、创伤以及肿瘤等引起的颌骨和面部缺损是临床较为常见的颌面部损伤。根据统计显示,每年我国因为外伤、肿瘤和先天畸形等原因造成的颌面部缺损的发生率为 0.24%。在战争年代,颌面部创伤在所有战伤的创伤中的比例高达 23%,不但阻碍患儿咀嚼、吞咽、语言等口腔功能,还会严重影响颌面部的畸形,影响美观,使很多患儿对生活失去信心。有 90% 的患儿因此而产生自杀的念头。对于外科重建仅可以恢复或者部分恢复患儿的容貌以及丧失的部分功能,而且治疗时间长、组织供区也可能坏死,很多患儿身体状况多不能忍受多次手术;因为颌面部有着特殊的解剖形态和组织结构,特别需要采用人工材料制作的赝复体对患儿进行修复,而且赝复体费用较低,制作过程较短,可以定期进行清洁和评估。在发达国家颌面赝复体修复的技术已经成为口腔医学的标志性技术之一。

第二节 种 类

　　依据应用部位可以分为口腔内赝复体材料和颜面部赝复体材料。口腔内赝复体材料要有良好的耐生物老化性和生物相容性,而颜面部赝复体要求具有良好的美观仿真性能。依据材质的不同,可以分为软质(如丙烯酸酯类软塑料、硅橡胶和聚氨酯弹性体)和硬质(如聚甲基丙烯酸甲酯)。优质的颜面部赝复体在于其使用材料的耐用性、弹性、生物相容性、颜色、质量、卫生等因素。

一、材料分类法

按照材料可分为 4 类：

1. 硅橡胶 是目前赝复体应用最广泛的材料,有室温硫化硅橡胶(OCRTV)、中温硫化硅橡胶(AMTV)和高温硫化硅橡胶(HTV)等。醋酸型 OCRTV 主要用于赝复体破损处的粘接、表面着色和补色、内部支架的表面处理。AMTV 力学性能和生物安全性好,体积收缩小,可以应用于体积较大的赝复体。HTV 耐老化性能和生物相容性好,但是其胶料稠度和硬度较大。

2. 聚甲基丙烯酸甲酯 在组成上有着与义齿基托基本相同的树脂材料,为硬质材料,仅颜色不同。采用聚甲基丙烯酸甲酯制作的赝复体虽然有较好的色泽美观,但是其制作的赝复体质地较硬,仿真效果比较差,缺乏皮肤组织的柔软弹性。聚甲基丙烯酸甲酯多用于制作赝复体的框架、义眼和义耳。

3. 聚氨酯橡胶 根据其加工方式不同,可以分为反应注射型、热塑型、混炼型和浇铸型等类型,多采用浇铸型聚氨酯橡胶制作颌面赝复体。浇铸型聚氨酯橡胶多含双组分,其中甲组分为主剂,主要是扩链剂、液态多元醇低聚物和催化剂,另外乙组分主要是液态端二异氰酸酯预聚物,使用前要先混合甲乙两组分,继而发生反应后会生成网状弹性体或者线性。调整弹性体的软硬程度可以通过调整两组分的混合比例。聚氨酯橡胶耐磨性能优异,但耐水性、耐光性和抗菌性差,是一种弹性聚合物。操作时应注意硫化前的原料,其对操作人员的皮肤有一定刺激性。

4. 氯化聚乙烯 其颌面缺损解剖模型可以准确记录患儿所经历的组织变化,有利于短期回访时的修改和调整,而不需要重做;适用于任何类型的粘接剂,有更高的边缘强度,不容易滋生真菌,价格比硅橡胶更便宜。这些与硅橡胶相比有部分优势。

二、部位分类法

1. 颌面部赝复体 按部位分可分为头部赝复体、眼部赝复体、耳赝复体以及部分面部赝复体。目前,有应用数字化外科技术制作赝复体即刻修复上颌骨 Brown Ⅱ 类缺损。

2. 胸部赝复体 胸部赝复体分为乳房赝复体和胸壁赝复体。

3. 耳赝复体 耳可以通过各种工艺制作成各种赝复体来装饰各种缺陷。有纯钛支架及硅胶耳赝复体来代替全耳郭缺失,以及硅胶类的耳赝复体等。

赝复体的种类将会随着材料的改进而越来越多,以后它将是非手术改变小儿畸形的又一方法。

第三节　赝复体治疗中的注意事项

赝复体治疗颌面部缺损要争取早期修复,尽可能恢复生理功能和面部的正常外形,还要有足够的固位力,对于赝复体设计应简单、轻巧、使用方便,保护并且利用余留牙。研究表明,余留牙的数量与修复后患儿的咀嚼效能成正比,并且与患儿对赝复体的满意率成正比;余留牙的保持率与缺损的范围成反比,并且与余留牙的数量成正比。无论是在颌骨切除手术设计中还是上颌骨缺损的修复术中,都必须高度重视余留牙的保存与利用。理想的赝复体修复需遵循的原则是:① 消灭死腔和口鼻瘘,达到分隔口鼻腔的作用;② 恢复咀嚼、语音等基本功能;③ 恢复外形,为面中部诸多重要结构提供足够支持。

赝复体修复成功的基础是要有可靠的固位,这也是赝复体修复中最困难的一点。眼镜架、粘接剂、软组织倒凹和卡环等传统的固位方法效果较差,特别在缺损范围较大、剩余的支持性组织不足或者软组织挛缩等情况出现时。

Branemark 首次在颅骨放置改进型的骨融合种植体作为义耳固位,成为了颌面部缺损修复的标志性进展,这种骨融合种植技术也是目前有效且较大范围应用于赝复体修复的固位方法,因其具有良好的生物相容性,并且其紧密地结合骨组织。颌面部种植赝复体是由置入赝复体的固位部分和植入骨内的部分组成的。植入骨内部分在上颌的部位往往是颧骨、残余上颌结节和残余的上颌骨,一般只需要植入 2 枚骨内种植体。磁性附着、杆卡式附着和插入式附着固位法,为现有的固位部分的附着方式。其具有长期固位效果好,外观逼真,取戴方便,并能最大程度地扩展了颌面损伤的修复范围。种植固位技术在上颌骨损伤可以增强常规阻塞器的固位和稳定;当骨组织不足时,微型牙种植体(MDI)较常规更具有优势;最困难的是双侧上颌骨缺损的固位,必要时要联合外科方法。此技术在颜面部缺损中应用也比较广泛,应用种植支持赝复体修复大面积鼻缺损也是可靠的。

磁性固位是由衔铁(软磁合金)和永磁体组成的,应用于口腔修复时,可以提供尽可能小的外磁场、良好的耐腐蚀性和持久的固位力,体积小,操作简单、可自动复位,不传递侧向力和不需要经常调节修理,从而可以保护基牙。有研究表明,种植体磁性附着、杆卡式附着和球形附着在相同牵张力的作用下,结果表明磁性固位的压力最小。故种植体-磁性附着体系统有力地拓宽了种植体和磁性固位的应用范围。

(季 易)

参考文献

[1] 王洋,王育新,张诗蕾,等.3D 打印赝复体即刻修复 Brown Ⅱ类缺损的临床初步研究[J].中华整形外科杂志,2018,34(3):218-223.

[2] 刘艳林.纯钛支架耳赝复体修复全耳郭缺失[J].中国实用美容整形外科杂志,2005,16(5):273-275.

[3] 邹丽剑,岳伟,祁佐良,等.全耳郭缺失的种植赝复体修复[J].中华整形外科杂志,2003,19(5):337-339.

支具(orthosis)又称为辅助器、矫形器、固定器、减荷支架等,其种类繁多,用途各异,支具是帮助四肢与脊柱康复的辅助装置。有许多材料可用,如木料、塑料、金属、橡胶、皮革、高分子材料等。结构简单,轻巧耐用,易于穿戴,疗效可靠。它的发展随材料和用途的发展而发展。

第一节　用途及分类

支具是一种具有严格和特殊意义的矫形器装置,通过在身体外部应用矫形器,来对身体或身体某部分进行矫正和改善功能。矫形器可以完全制动一个关节或身体某一节段,限制某一方向的运动,控制活动度、辅助运动或减轻承重力等。

一、用途

配置矫形器的主要目的是为了改善功能。在肌肉无力或瘫痪的情况下,矫形器可为关节或整个肢体提供矫形、制动和支持。在肌肉力量不均衡的情况下,矫形器能防止畸形或关节挛缩的发生。矫形器还可以帮助身体转移或再分配承重力,从而减轻在长骨两端或整个肢体上的实际负荷,这有助于减轻疼痛和促进损伤愈合。

二、分类

1. 按装配部位分类　分为上肢矫形器、下肢矫形器和脊柱矫形器。

2. 按矫形器的作用和目的分类　装饰用矫形器、保护用矫形器、稳定用矫形器、减免负荷用矫形器、功能性矫形器、站立矫形器、步行用矫形器、牵引用矫形器、夜间用矫形器等。

3. 按材质分类　金属矫形器、塑料矫形器、皮制矫形器、布制矫形器。

4. 按其他原则分类　模塑矫形器、动力性矫形器、标准化矫形器。

5. 按产品状态分类　成品矫形器、定制矫形器等。

6. 按疾病分类　瘢痕矫形器、马蹄内翻矫形器、脊柱侧弯矫形器等。

三、矫形器的标记（见表 8 - 3 - 1 - 1）

表 8 - 3 - 1 - 1　矫形器的中文名称和英文缩写

中文名称	英文缩写	中文名称	英文缩写	中文名称	英文缩写
骶髂矫形器	SIO	肘矫形器	EO	足踝矫形器	AFO
腰骶矫形器	LSO	肘腕矫形器	EWO	膝矫形器	KO
胸腰骶矫形器	TLSO	肩矫形器	SO	足踝膝矫形器	KAFO
颈矫形器	CO	肩肘矫形器	SE	髋矫形器	HO
颈胸矫形器	CTO	肩肘腕矫形器	SEWO	髋足踝膝矫形器	HKAFO
颈胸腰骶矫形器	CTLSO	肩肘腕手矫形器	SEWHO	手矫形器	HO
腕矫形器	WO	足矫形器	FO		

第二节　头颅支具

在小儿整形外科中较特殊的一类支具就是矫正头颅畸形的动态颅支具，在前面章节提及过。但随着材料科学和 3D 打印技术的发展，动态颅支具的种类越来越多。单纯头盔能矫正头形，它不能矫正由颅缝早闭症引起的头形异常，但它可以用于颅缝早闭症手术后的保护和重新塑形的作用。

小儿颅形异常的支具治疗由来已久，1979 年 Clarren 等就描述了用一种头盔来治疗颅形异常，这种疗法 2001 年通过美国 FDA，其编号为 21 CFR 882.5970，William 等对美国 12 家儿童医院的颅面中心中使用颅形支具的情况进行了随访，认为它是一种较好的颅面手术术后固定器，它可以矫正弥补手术中的不足。Stephen 等对 6 例术后用颅形支具治疗的患儿进行了细致的观察和测量，认为是非常有效，且在将来能广泛应用的。在国内只有沈卫民在 2 例术后患儿和 7 例非手术患儿上使用，效果均较理想。

一、头颅支具概述

1. 头颅支具治疗的时间和年龄的选择　国外年龄多控制在 13 个月,治疗的时间多控制在 1 年,也有报道开始治疗时间在 6 个月内,治疗时间为 6 周,但我们认为只要手术把颅形再造后,都可用颅形支具矫形,只是佩戴矫形器时间要长些,一般要 18 个月。但非颅缝早闭头形畸形,应该在 6 个月内就要佩戴颅形支具,本组观察的结果显示越小效果越好,但最小年龄应在 2 个月以上。我们的治疗时间也控制在 1 年,如果外形改善,但还有缺陷,可延长半年,也可认为是进行第二个疗程的治疗。

2. 支具治疗的注意事项

(1) 支具制作时应以头形为基准,因此,在模型上做出来的支具,一定要再佩戴后修整符合要求才能使用,要在支具内留出空间让畸形部颅骨生长,这样才能矫正畸形。

(2) 支具制作时低温塑板不宜加热太久,操作时不宜拉伸得过薄以免引起固定的强度减弱,边缘要用电吹风把它吹软、磨光,避免划伤表皮。

(3) 要注意保护头颅支点的头皮免受压伤,有时,颅形支具对尼龙搭扣收得太紧,使突出的颅骨部分的表面皮肤受压引起破溃,在短头畸形表现为两颞部皮肤破溃,斜头畸形表现为额枕部,因此收紧尼龙搭扣时不要太用力,要逐渐加力,另外可在这几点内加厚海绵作为预防。

3. 颅形支具矫形的应用范围　我们认为可用在非颅缝早闭症的头形异常和颅缝早闭症术后的再矫形和固定,也可用在用内镜颅缝再造后的头形矫形。

4. 头颅支具的优点　本法采用非手术疗法,减少了大手术给患儿带来的风险,不需麻醉,可避免因全麻出现并发症,使治疗简便易行。低温塑板支具轻便且有海绵内衬,不易压伤皮肤,患儿感觉舒适,由于支具上有多孔结构,便于透气,并能观察皮肤情况。不阻挡 X 射线,易拍片了解头颅发育发展情况。使用方便,患儿家长经医护人员指导后可为患儿装戴支具。该支具制作简单,经清洗消毒后可反复随颅形改变而重新塑形使用,从而降低了医疗费用,易被患儿及家属接受。本法安全性能较好,美国 FDA 已经认可,因此值得推广。

二、头颅支具的分类和用途

按材料分为全硅胶动态颅支具、可充气式动态颅支具和硬海绵固定式动态颅支具。

(一)全硅胶动态颅支具

全硅胶的动态颅支具是一种全硅胶的支具,支具分前后片和固定片,并用斯托带固定。它的最大优点是材质软,对头皮无压痕,不容易出现压伤,也不容易出现脱发。只有几个附着点或治疗点受压支撑整个头型(图 8 - 3 - 2 - 1)。

(二)可充气式动态颅支具

可充气式动态颅支具最大的优点就是可以给治疗点加压,并且更好地固定头,使支具不易活动。但治疗点要定时松解,受压时间长就会出现压伤和脱发。

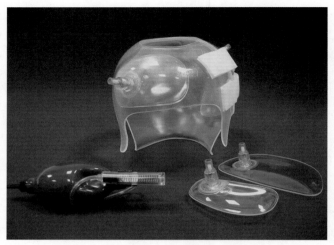

图 8-3-2-1　Walter T. Lee 的全硅胶头盔

（三）一般的动态颅支具

国外有几种硬海绵固定式动态颅支具，有内外都是硬海绵的支具，也有外壳是软的支具。但治疗都是以内部硬海绵做治疗框架（图 8-3-2-2），治疗点包含在支具内。因此固定性好，但也容易引起治疗点处的头皮压伤和脱发。

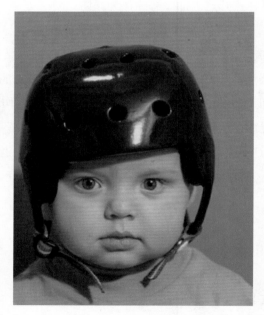

图 8-3-2-2　James T. Thompson 的内
硬外软头盔

参考文献

［1］Clarren SK，Smith DW，Hanson JW. Helmet treatment for plagiocephaly and congenital muscular tor-
ticollis［J］. J Pediatr，1979，94：43-46.

［2］ Timothy RL,Food and Drug Administration Regulation of Orthotic Cranioplasty［J］. Cleft Palate - Craniofacial Journal,2001,38:337 - 340.

［3］ William JB,The Use of Postoperative Cranial Orthoses in the Management of Craniosynostosis［J］. Journal of Prosthetics and Orthotics,2004,16:556 - 558.

［4］ Stephen H,Larry H, Hollier J, et al,A Preliminary Investigation of Postoperative Molding to Improve the Result of Cranial Vault Remodeling［J］. Journal of Prosthetics and Orthotics,2005,17:125 -128.

［5］ Jeff LC,Orthotic Treatment Protocols for Plagiocephaly［J］. Journal of Prosthetics and Orthotics, 2004,16:531 - 534.

［6］ Eric T,Elwood D, Joseph P,et al,Parental Satisfaction With the CranioCap：A New Cranial Orthosis for Deformational Plagiocephaly［J］. Cleft Palate - Craniofacial Journal,2005,42:340 - 343.

［7］ Pomatto J,Beals S,Joganic E. Preliminary results and new treatment protocol for cranial banding following endoscopicassisted craniectomy for sagittal synostosis［J］. J Craniofac Surg,2001,9:47 - 49.

［8］ Jimenez DF, Barone CM, Cartwright CC, et al. Early management of craniosynostosis using endoscopic-assisted strip craniectomies and cranial orthotic molding therapy［J］. Pediatrics，2002,1: 97 -104.

［9］ Seymour DK,Baumgartner J,Teichgraeber J. Molding helmet therapy in the management of sagittal synostosis［J］. J Craniofac Surg,2002,13:631 - 635.

第三节 上肢矫形器

上肢矫形器有两种基本类型,即静态型和动态型。静态矫形器用来使受矫形部位得到支持或休息,牵伸挛缩的关节,使手术后的关节、神经以及肌膜对位,以便达到最佳愈合。动态矫形器有可活动的部分,能够通过身体其他部分或给予患儿肌肉的电刺激产生内在的动力,使关节既有活动又控制在适当的活动范围内。

上肢矫形器主要包括以下类型:

一、肩矫形器

1. 肩外展固定性矫形器 可以保持肩关节屈曲 70°～90°,肘关节屈曲 90°,适用于腋神经麻痹、肩袖断裂、肩关节骨折、脱位整复后、臂丛神经损伤、急性肩周炎等的患儿。

2. 功能型上肢矫形器 通过健侧肩及躯干的运动,带动矫形器来牵动患侧,以代偿患侧肩关节、肘关节的屈曲运动、前臂的内旋运动及手指的夹持功能。主要用于全臂丛神经麻痹及上肢重度肌无力患儿。结构和肩外展固定矫形器基本相同,辅助以牵引装置。

3. 平衡式前臂矫形器 多安装在轮椅上以帮助上肢功能活动,用连动杆和两个滚动轴支撑上肢,依靠肩胛带的运动使上肢保持在进食功能位,帮助吃饭、饮水等日常生活活动。

二、肘矫形器

1. 肘关节固定性矫形器　用于保护肘关节,限制关节活动,矫正关节畸形,如肘关节伸展矫形器、肘关节功能位矫形器、定位盘锁定式矫形器等。如合并有腕关节、手指功能障碍者,可采用肘腕矫形器或肘腕手矫形器(图 8-3-3-1)。

2. 肘关节活动性矫形器　主要用于关节挛缩、肌力低下、关节不稳、手术后的保护等。常采用单副肘关节铰链,铰链有角度调节装置,以维持和增加伸展、屈曲的范围,如弹簧式屈曲肘关节矫形器。还有更为先进的气动肘关节功能性矫形器等,通常采用双侧金属支条及铰链制成,必要时增加弹簧或拉力装置。

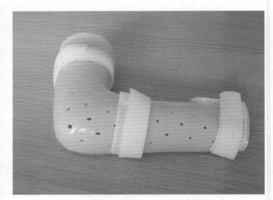

图 8-3-3-1　肘关节固定性矫形器

三、腕手矫形器

1. 腕矫形器　可以固定腕关节但允许掌指关节(MCP)充分屈曲和拇指对掌,佩戴于掌横纹至前臂近端 2/3 的掌侧或背侧。腕矫形器对腕关节提供支持,并可预防肌肉的挛缩,用于严重的慢性腕部炎症和疼痛。

2. 手休息位矫形器　是一个静态矫形器,用来固定腕、手指和拇指。佩戴于指尖至前臂近端侧的掌侧。保持手于功能位,即腕伸 20°~30°,尺偏 5°~10°,拇指对掌伴外展位,余手指轻度屈曲。可使急性炎症期的关节得到休息,以缓解疼痛,减轻炎症,保持功能位。

3. 三点式手指矫形器　这种矫形器在手指的近端指间(PIP)关节背侧近端、远端和该关节掌侧面中心提供压力,可用于类风湿病患儿常见的鹅颈样和纽扣样畸形,并提高手的功能(图 8-3-3-2)。

4. 拇指矫形器　佩戴于远端掌纹附近至前臂远端的掌侧,套住第一掌骨,固定腕部,限制腕关节(CMC)的活动,允许掌指关节(MCP)和指节间关节(IP)活动。用于腕关节疼痛症以及腕关节固定术的患儿(图 8-3-3-3)。

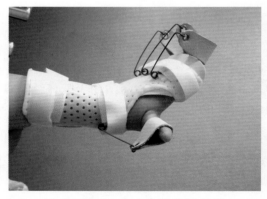

图 8-3-3-2　手指的矫形器

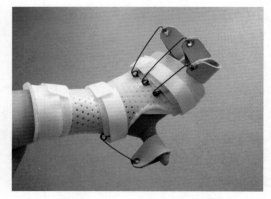

图 8-3-3-3　拇指的矫形器

第四节　下肢矫形器

下肢矫形器是残疾小儿恢复下肢功能的不可缺少的工具。小儿整形外科医生需要了解并在手术后及早的运用,以达到最好的治疗效果。常见的下肢矫形器有如下几种类型:

一、髋关节矫形器

1. 髋内收外展矫形器　是在大腿矫形器上增加筋关节铰链,能控制髋关节内收和外展的幅度,但可自由伸展、屈曲髋关节,适用于痉挛型脑瘫引起的髋关节内收、内旋而呈剪式畸形肢位的患儿。

2. 先天性髋关节脱位矫形器　用于治疗先天性小儿髋关节脱位。通过一根金属杆连接两个 L 形足板,使用时将双足分别固定在足板上,首先足板置于直立位,然后通过调节螺丝来调整足的内、外翻角度。而丹尼斯-布朗矫形器则是用一金属杆连接双足底,利用患儿一侧足的蹬踏动作来矫正另侧足内翻,适用于马蹄内翻足、内收足、小腿内旋等。

二、膝矫形器

膝矫形器用于膝关节伸展不良、膝反屈、膝关节不稳、膝关节制动等。如配有金属条的护膝、膝伸展矫形器等效果更佳。

三、膝踝足矫形器

1. 金属膝踝足矫形器　在金属踝足矫形器的基础上,增加了膝关节铰链、大腿支条与半月箍,步行时可以锁住膝关节,坐下时可以打开,装上膝垫后能起到矫正作用。常用于膝关节变形、关节不稳、肌肉无力,如小儿麻痹后遗症、膝内翻及膝外翻等。

2. 弹簧式膝踝足矫形器　利用弹簧的拉力来增强膝伸展的力量,主要用于伸膝肌群乏力的患儿。

3. 大腿矫形器　在膝踝足矫形器的基础上,两侧金属条加长到股骨上段,用半月箍将其固定在大腿上,膝关节铰链有限制式和锁定式,还有自由运动式和固定式铰链等,作用同膝踝足矫形器。

4. 免负荷式膝踝足矫形器　是通过坐骨结节承受体重的矫形器。坐骨结节接受腔与带自动锁的膝关节及双侧支条连接。足托使下肢完全离开地面,适用于下肢骨折、关节与韧带损伤、肌肉无力、膝关节屈曲挛缩、下肢行走疼痛及其他需要免负荷的患儿。

四、踝足矫形器

1. 塑料踝足矫形器　其特点是强度高、韧性好、轻便、加工种类多，通常穿入鞋内使用。可用于矫正踝关节内翻、外翻，防止踝关节背伸、弯曲，还可用于骨折的固定，促进其愈合（图8-3-4-1）。

2. 金属踝足矫形器　用于预防或矫正关节挛缩，限制踝关节活动范围，减免负荷，纠正异常步态。

3. 免负荷式踝足矫形器　分为部分免负荷和完全免负荷。前者是患肢承受部分体重；后者是足部完全离开地面，从膝关节处通过金属支条及其他附件将体重传至地面，使小腿和足部不会承受重力。用于小腿骨折或踝关节损伤。

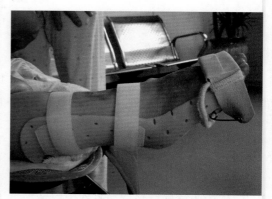

图8-3-4-1　塑料踝足矫形器

五、足部矫形器

足部矫形器（FO）是可以去除的足部支撑物，放置在鞋的内部，可有与鞋做在一起的足部矫形器。应用足部矫形器可减轻疼痛的、溃烂的、瘢痕性的和残端等区域的压力，支持较弱较平的足纵弓和横弓，控制足的位置，改善下肢其他关节的对线。糖尿病患儿的足底溃疡常常发生在足底承重最大的部位，因此，通过使用足部矫形器可以提供适当的或再分布的足底压力。

第五节　脊柱矫形器

脊柱矫形器是纠正脊柱畸形、限制脊柱活动、稳定脊柱、减轻疼痛和负重的一种矫形器。脊柱矫形器适合治疗许多障碍及损伤以及先天性畸形。但不良反应不容忽视，不良反应包括皮肤刺激、肌肉萎缩、骨质减少和情绪依赖等心理问题。

一、脊柱矫形器的分类和功能

根据矫形器包绕的部位分类。分为颈矫形器、头颈矫形器、颈胸矫形器、胸腰骶矫形器、腰骶矫形器和从颈椎一直到骶椎的颈胸腰骶矫形器。

1. 颈矫形器（CO）　包括软、硬颈围，软颈围由丝性织物包裹聚乙烯泡沫胶制成，通过尼龙搭扣连接。软颈围对头部或胸部没有支持，因此对颈活动的限制是最小的。软颈围对活动的限制程度一般屈曲受限

3%，伸展受限 26%，左右旋转受限 17%。虽然软颈围提供的支持力很少，但它具有保暖、舒适易耐受、适当制动和支持等优点。硬颈围由质韧的聚丙烯板加垫制成，也用尼龙搭扣联结，随着可选择的枕部和下颌骨支撑的附加，硬颈围比软颈围更具有制动作用，但并不像头颈矫形器一样大。总之，颈矫形器适用于不复杂的颈痛患儿，不适用于颈椎活动需要严格限制的患儿。佩戴时间不能太久，以免颈肌萎缩。

2. 头颈矫形器（HCO）　这组矫形器与头衔接（枕和颈部），为进一步限制颈部活动提供附加支持。HCO 通常适用于稳定的颈中下部骨性或韧带损伤和较严重的颈椎病。

3. 颈胸矫形器（CTO）　许多种 CTO 在中下颈部提供了持续的活动限制，两片型 CTO 有前后两块胸板，分别与额、枕部的支撑相连，四片型 CTO 有衬垫并与下颌骨、枕部支撑轮廓相符合，可调节的支撑杆附着于胸板上，支撑杆连接下颌和枕部支撑以及前后胸垫。

胸骨-枕-下颌制动器（TPMI）是以其附着点命名的，可调节的铝棒附着于可拆开孤立的颌部及枕部支撑上（两条附着于枕部，一条附着于下颌部的支撑），并延续到前面的胸骨板上，质韧的胸板伸展到剑突处，并有带子绕过肩部。如果需要拆除前片（如吃饭时），则需要使用环绕前额部的头带。TPMI 使颈椎正常屈伸活动受限达 72%，侧弯 34.4%，旋转 66.4%。TPMI 的一个优点是没有后杆，因此卧床患儿更容易使用，TPMI 支撑有时候比四片型 CTO 限制更多。CTO 与 TPMI 适用于颈椎骨折后或颈椎术后的固定。

4. 胸腰骶矫形器（TLO）　指包括腰椎和骶椎的胸椎矫形器。通常矫形器的材料越坚固，包绕脊柱的节段越多，所提供的稳定性就越大。佩戴矫形器会降低呼吸功能，减慢步行的节律或减小步幅。在某些状况下，如严重的神经肌肉疾病，患儿可能不能忍受，此为一个相对的禁忌。

5. 腰骶矫形器（LO）　分为腰骶屈伸控制和侧方控制矫形器。椅背式矫形器是腰骶屈伸控制矫形器的一种。这种矫形器胸端位于肩胛下，骨盆端位于骶尾关节处。通过两根腰骶脊旁直立棒在后面将这两部分连接。腹部支撑物用皮带扣住。胸端和骨盆端从前面提供了力，腹部支撑物为后面提供了支撑力，这两种力合起来限制了腰椎的屈伸。如果骨盆端和胸端的材料是硬物，它们提供两侧方向的力，限制腰侧屈曲运动，使这种矫形器成为一种屈伸、侧方控制的矫形器（FELO）。这种矫形器可限制侧弯，它有助于缓解椎间盘的压力负荷向周围软组织传递。主要用于腰背病患儿，也可减轻脊柱前凸。

Kinatt 矫形器与椅背式矫形器相似，但增加了侧棒，这种矫形器提供了侧方控制，而且只需要一个前围腰板以代替全腰围，主要用于对腰背痛和椎间盘突出症的治疗。

6. 颈胸腰骶矫形器（向前过伸支架）（CTLSO）　采用三点系统，即在前面的胸骨上端、耻骨联合及在背后的胸腰段加垫子，使胸腰段伸展。它具有轻便、容易调整等优点，但佩戴时可能引起不适。这种矫形器的独特之处在于没有腹部围裙，因此不提供任何腹部的支持。它主要用于防止屈曲和骨折患儿外固定下胸段和上腰段脊柱的制动，但对于因骨质疏松症继发的压缩性骨折不适用，因为它能使下腰段椎体产生过伸，并且导致椎体后面的一些骨性结构骨折。这种矫形器仅限制了屈曲活动，不能控制旋转。

对于前部背柱过伸畸形可以使用"十"字形（CASH）矫形器，它其实是胸腰骶矫形器的一种，但增加了前面的胸骨垫和耻骨垫呈"十"字交叉形状。前面两个衬垫的力与胸腰段后面带子的力相反。CASH 矫形器可用在下胸段和上腰段脊椎椎体骨折的急性期。这种矫形器轻便、容易穿戴，但却难以调节。

二、使用脊柱矫形器的注意事项

1. 脊柱的矫形器固定时要注意固定部位有无皮肤感染,以及固定力度不要太大,以免造成皮肤的摩伤和压伤。

2. 小儿脊柱较成人细小,因此,固定的矫形器宜轻,且固定的力度适度。

3. 带有牵引功能的矫形器,要注意不要引起自体伤害。

4. 经常换洗固定部位是减少皮肤组织损伤的较好方法。

（沈卫民）

参考文献

［1］胡永善.新编康复医学［M］.上海：复旦大学出版社,2005.

［2］马诚,成鹏.实用康复治疗技术［M］.上海：上海第二军医大学出版社,2010.

第九篇　胎儿整形外科学

第一章
概　论

　　先天性畸形是危害新生儿的重要出生缺陷。据 2012 年中国出生缺陷防治报告，目前我国出生缺陷发生率在 5.6%，以全国年出生数 1600 万计算，每年新增 90 万例有缺陷新生儿，其中出生时临床明显可见的约有 25 万例；从 21 世纪开始，人们通过胎内介入对胎儿的贫血、心律不齐和某些维生素缺乏的治疗已在临床上获得成功，之后，也逐渐出现经皮穿刺进入宫腔来处理胎儿积液，巨大淋巴管瘤、唇裂等手术。当然，还有某些其他的先天性疾病需要通过宫内手术来加以治疗，这就形成了胎儿外科。

第一节　概　念

　　在胎儿期，研究胎儿外科疾病和研究使用任何有创的方法救治胎儿的一门学科就是胎儿外科。

　　随着现代化的诊断手段不断发展，监护设备的改进以及各种产前检查，产前诊断和外科技术的提高，越来越多的先天性异常和畸形得到了宫内诊断，也了解了一些危及胎儿生命或影响胎儿重要器官发育的先天性异常和畸形，人们开始试图在宫内救治和矫正重要器官畸形，这就形成了早期的胎儿外科。人们可以在胎儿时期通过胎内操作，从而挽救一些胎儿的生命。它的前身延续了新生儿外科的外科治疗，以期得到救治胎儿，改善胎儿预后，提高生命质量，研究这方面的学科就是胎儿外科。

第二节　面临的问题

　　胎儿外科要真正广泛地在临床上使用并且成为一个完整的学科，还面临着一系列复杂的问题。

1. 如果不危及胎儿生命，在胎内提前手术是否比出生后处理有更大的好处？

2. 在手术前，如何获得正确的产前诊断而不至于手术扑空？

3. 目前的胎内手术的相关技术是否可以提供完成手术的保障——手术器械、监护仪器、操作程序等？产科如何保证产妇的安危？

4. 胎内手术的安全系数有多大？母体与胎儿是否安全？术后流产问题如何防止？

胎儿手术的伦理非常重要。这包括权衡潜在利益、风险和涉及孕妇、胎儿和其他家庭成员。Antiel 评估了临床医生对 9 个与母胎手术相关因素重要性的评分，他在 2015 年对 1200 名新生儿学家、儿科外科医生和母胎内科医生进行的全国性邮件调查中，结果显示在 1176 名合格参与者中，660 名（56%）完成了离散选择实验。排名最高的考虑因素是新生儿的益处，其次就是产妇并发症的风险。医生们对母婴外科手术中社会和伦理因素的重要性的看法各不相同。了解这些差异可能有助于预防或减轻在管理和出现胎儿和产妇的并发症上有重要意义。Chervenak 认为医生应该建立一个伦理框架作为评估标准，使用一个适当的知情同意和术前公证方式。对包括孕妇的流产死胎等并发症的防护，以及防护不到会造成死亡等都需要提供。这一伦理框架以临床综合的方式考虑了医生对胎儿患儿、孕妇以及未来胎儿和孕妇的义务。

以上都是需要研究和解决的问题。当然还有更多的问题尚待解决。因此，胎儿外科要得到推广还有很长的路要走，需要更多有识之士来研究创造。

第三节　发展史

胎儿外科始于 20 世纪 60 年代初，但由于当时诊疗条件（影像、麻醉、器械等）的限制，只限于初步尝试。1960 年 Liley 等通过输血，成功地对 1 例胎儿水肿进行了 Rh 同种免疫。20 世纪 70 年代随着超声影像技术的问世，使更多的胎儿畸形得以产前诊断。对胎儿结构异常的矫治始于 20 世纪 80 年代。在反复对胎羊肾积水进行宫内治疗实验的基础上，1982 年美国旧金山加州大学 Harrison 等首次报道了他们在 1981 年对先天性肾积水的胎儿进行了外科治疗，做了膀胱造口术，开创了胎儿外科的先例，也为该院成为胎儿外科的发源地奠定了基础，建立了胎儿外科中心，多年来引领着胎儿外科的发展方向。1984 年第一部胎儿疾病专著问世。以后逐渐开展了开放型的胎儿先天性膈疝修补术、肺囊性瘤切除术、骶尾部畸胎瘤切除术。1996 年开始了胎儿镜手术，为胎儿外科的发展奠定了基础。2004 年国际胎儿学会宣言称"胎儿是一个患儿（Fetus as a patient）"。

在我国，从文献上看，20 世纪 80 年代末重庆、北京等地已有胎羊膈疝等动物模型的制作和治疗探索的报道，20 世纪 90 年代末沈阳曾报道对胎儿肾积水的诊断、分型及生后的治疗随诊。21 世纪初广州建立了胎羊输尿管梗阻动物模型。与国外大量的基础研究和已用于临床的数种胎儿畸形治疗相比，我国尚处在起步阶段。近 20 年来已经从动物实验发展到人类，并在技术方面取得了很大的进步。在国外，目前已广泛地将胎儿外科治疗应用于临床，并在治疗对象、疾病和手术适应证方面，均有很大的推进，使它成为独立的学科，并在各个领域内得到应用和扩展，胎儿外科的发展可见下图。

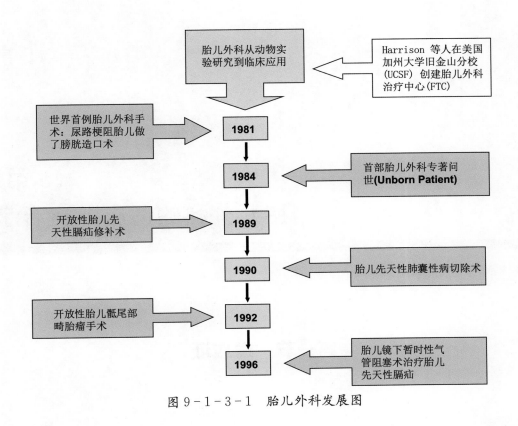

图 9-1-3-1 胎儿外科发展图

（沈卫民）

参考文献

[1] Liley AW. Intrautrine transfusion of the fetus in hemolytic disease [J]. Br Med J,1963,2:1107－1109.

[2] Harrison MR,Golbus MS,Filly BA.Fetal surgery for congenital hydronephrosis[J]. N Engl J Med, 1982,306:591－596.

[3] 李笑天,乐小妮,何晓明,等.出生缺陷产前诊断的临床模式研究[J].中华小儿外科杂志,2005, 26（9）: 449－452.

第二章
胎儿外科的适应证及治疗技术

第一节　适应证

在胎儿时期,有些修复性手术的危险比出生后再做更小,有些手术不在胎内做就会出现死胎,因此,这些均是胎儿外科的适应证,总结目前的产前诊断,胎儿外科能治疗的先天性畸形胎儿大致可归为四类:

1. 在子宫内或出生后不久对胎儿有生命威胁的,应在胎儿期即进行治疗。例如,先天性膈疝、先天性肺囊性腺瘤样畸形、肺隔离症、胎儿胸水、梗阻性尿路疾病、双胎间输血综合征、心脏畸形、胎儿心律不齐、脊髓脊膜膨出或脑积水。从理论上说这些疾病在胎儿生长发育期或影响胎儿生命,或影响胎儿某些重要脏器的功能以至于引起残疾,应该在胎内采取积极的干预措施。

2. 判断有没有在子宫内死亡危险的胎儿,及早地进行围生期管理,可在出生后进行适当的外科治疗。例如:先天性腹壁异常(脐膨出、腹裂)、先天性消化道畸形、胎粪性腹膜炎。

3. 并不直接影响生命预后的,但出生后有长期生活质量问题的,采取胎儿手术出生后可明显改善生活的疾病,例如,唇裂、腭裂、肢体畸形或生殖系统畸形等。

4. 除以上情况外,某些患儿因先天性或后天性因素,出生后气道通气发生障碍,例如,先天性膈疝胎儿期进行气道阻塞治疗的患儿;胎儿颈部肿瘤(淋巴管瘤、畸胎瘤)引起气管压迫阻塞;先天性高位气道梗阻或狭窄等,对于这些情况也需要在胎儿出生即刻解决,在维持胎儿循环状态下进行处理,以保证胎儿离开母体时的气道通气,由此产生了子宫外产时处理(the exutero intrapartum treat～merit,EXIT),这种技术是介于胎儿手术与母体剖宫产之间的技术,也可归入广义的胎儿外科的概念。

第二节　治疗技术

胎儿外科的产生离不开胎儿外科技术,在这些技术的支持下,对胎儿的治疗才能进行。一般分为对胎儿经皮穿刺治疗和检查技术,开放性胎儿手术技术和胎儿镜手术技术两种,由此又分出了微创胎儿外科技术或叫微侵袭胎儿外科技术。Deprest 认为胎儿技术是胎儿外科开展的前提,各种检查技术也是胎儿外科的一部分。

一、经皮穿刺法

孕妇排空膀胱,腹壁皮肤按常规消毒,用 1‰利多卡因作局部浸润麻醉,在超声引导下经孕妇的皮及皮下、子宫壁进入胎儿皮肤,导入针头,即可治疗。

1. 胎儿积液类疾病　如肾盂、膀胱、胸腔、颈部巨大水囊瘤等处的积液。导入针头后可置处置管分流或吸引囊肿内的液体及体腔、脏器积液。

2. 尿道瓣膜及双胎输血综合征(twin—twin transfusion syndrome,TTTS)使用导入激光凝固器治疗后,可用激光凝固胎盘血管吻合支进行治疗,也可用激光凝固器烧开后尿道瓣膜。

二、开放性胎儿手术技术和宫腔镜技术

一般从腹下部横切口经腹膜外进入子宫,首先用超声心动仪查明胎盘的位置。避开胎盘位置,术中用可吸收的订书机钉样物进行结扎缝合,切开子宫,取出胎儿,进行畸形矫正,整个操作过程要用温盐水不断地灌洗以保持胎儿的体温,并防止皮肤干燥。术毕,胎儿送回子宫时特别要注意将脐带安放好,另外要保持宫压,丢失的羊水用生理温度的等渗电解质液进行补充。子宫行 4 层缝合关闭,目前已经较少应用该法。

三、胎儿镜手术技术

胎儿镜手术技术的问世,使胎儿外科技术有了飞跃的发展,现在已成为常规的胎儿术式,在没有胎儿镜技术时,一般采用常规的开放性胎儿手术,由于创伤较大,时间长,给监护和术后带来的问题较多,特别是胎儿死亡或流产难以避免。胎儿镜(fetoscope)的应用,可以弥补创伤大的副作用,随着照相、电视、纤维光镜和外科器械的改进,对子宫损伤越来越轻,对母体的影响也越来较小,可以避免因子宫切开而可能诱导产生流产,因而增强了宫内手术的安全性。

（一）禁忌证

1. 孕期曾有流产征兆。

2. 体温超过 37.5℃以上或白细胞＞10 000×10⁹/L。

（二）术前准备

1. 孕 15～18 周是观察胎儿体表最佳时间。20 周以后羊水相对浑浊，窥视困难，一般不作胎儿镜。如为取血样，当以 18～21 周之间为佳。

2. 术前用安定 10 mg 静脉注射，可使孕妇镇静并减少胎儿活动。

3. 用 B 型超声扫描行胎盘定位、胎儿测量、确定胎位、选择胎儿镜插入位置。

（三）手术步骤

1. 孕妇排空膀胱。

2. 孕妇取平卧位，腹壁皮肤按常规消毒。

3. 用 1％利多卡因作局部浸润麻醉。在拟定腹腔镜插入部位作 5 mm 长的皮肤切口，切口应直接对着胎儿及胎盘的位置。

4. 用装上套管的套针（Trocar）经腹壁切口刺入羊膜腔内，如拔出套针有羊水溢出，即证实已在羊膜腔内，可插入胎儿镜窥视。

5. 操作过程中，可使孕妇改变体位（如侧卧位、胸膝卧位等），或用手在外部推动胎儿，使检查部位暴露在可见范围之内。

6. 如需取皮肤活检，则拔出胎儿镜，插入活检钳，在超声波引导下，对准胎儿的背、臀、肩及头皮等处采取皮肤组织。

7. 如取胎血，可将胎儿镜对准胎盘表面血管，用 26 或 27 号针直接刺入胎盘表面较大的血管取血。亦有直接穿刺脐带取血者。

8. 术毕，取出胎儿镜，插入部位用纱布加压 2 分钟左右。

（四）术中注意要点

胎儿镜的穿刺点应根据胎盘位置而定。后位胎盘穿刺点位于小肢体部分；前位胎盘应选择胎盘周围或胎盘很薄的边缘部位。

（五）术后处理

胎儿镜术后做如下处理：

1. 严密观察孕妇的一般状况，酌情应用抗生素预防感染，并用子宫松弛剂以抑制宫缩。

2. 严密观察胎心率，至少监测 4 个小时。

3. 孕妇若为 Rh（－）而胎儿为 Rh（＋）者，用抗 D 抗体保护。

（六）并发症

1. 感染　无论母体或胎儿都有可能感染，应严格无菌操作。

2. 出血　主要是损伤腹壁或子宫体血管所致。

3. 羊水渗漏　发生机制与羊水穿刺相同，一般可自止，不需特殊处理。

4. 流产及早产　胎儿镜检查致流产、早产的发生率为 6％～7％，此与技术熟练程度有关，熟练的操作者，几乎不增加其发生率。

5. 损伤　胎儿及胎盘、膀胱、肠管损伤。

第三章
胎儿整形外科的临床应用

胎儿无瘢痕性愈合一直吸引着整形外科医生进行这方面的研究，已达到手术修复创面的无痕化，因此，在胎儿外科建立的初期就有人开始研究整形外科疾病在胎儿时期的治疗，如唇腭裂等。

第一节　胎儿唇裂与腭裂

许多整形外科医生都探索在胎内修复唇腭裂。Longaker 等修复 47 只胎兔的唇裂，成活率为 76.9%。Stern 等对 75 日胎羊行唇裂修复，术后第 7、14 及第 21 日取材，未见瘢痕增生亦无炎性反应。Canady 等对 10 只孕期 70～133 日母羊的 15 只胎羊进行观察：9 只胎羊产生并修复腭裂；1 只产生腭裂但不予修复；4 只不产生腭裂以作对照；有 1 只产生腭裂等出生 1 周后再行修复，等到 145～147 日羊出生后，再过 1 个月取样检查结果：在 112 日胎龄以后进行修复者大体观察与组织学检查均查明有瘢痕增生；70 日以内修复者，到出生后 1 个月未见瘢痕增生，提示：胎羊在 1/3 孕期以前的创面修复可不发生瘢痕。Stelnicki 等用 ICR 胎鼠（孕终期为 21 日）14 日者 100 只，在子宫内将后腿产生皮肤全层切开伤，伤后第 0、1、3、5 日取材行组织学检查，伤后 5 日死亡率为 20%，伤后 3 日伤口均为无瘢痕愈合，其中 3 只曾注入 5 μL tGF - β1(25 g/L)者，伤口有明显瘢痕增生及炎性细胞浸润。

一、唇裂、腭裂选择胎内修复的条件

随着产前检查的发展，用产科超声探测仪等检测，在产前可以诊断胎儿的唇腭裂畸形病变；唇裂、腭裂胎内修复可以得到无瘢痕愈合的优良效果；可以防止因唇、腭裂继发的面中部发育延迟造成的畸形，因而可以获得出生后再修复时无法获得的良好外形与功能的优良效果，当然，要想得到理想的胎内手术效果，必需

要有大量的动物实验的可靠资料作为依据。

二、唇裂、腭裂胎内修复的动物实验

有许多动物曾用于唇腭裂的胎内实验研究,但各有其优缺点,总体上可以把实验动物分为两类:

1. 较小的动物 较小、孕期短者,如鼠、兔之类,由于允许操作的期限短,术后在子宫内停留期更短,外科操作困难也比较大。A/J小鼠是典型的唇裂实验模型,其子代本来就有7%~12%发生唇裂者,如果用苯妥英(phenytoin)处理,其唇裂发生率可达100%。胎兔的唇裂修复模型不仅显示伤口无瘢痕性愈合,而且很少有继发性上颌发育延迟畸形。Kohama等对98只孕兔的174只胎兔行胎内唇裂修复术,并对23只按人类唇裂的实况,从轻度到重度的唇裂进行修复,并观察其颅径的变化,结果没有发现颅面畸形发生。而Stern等在观察中期胎兔的唇裂修补结果时发现,修复者出生后6个月未见瘢痕增生,而且修复处肌肉交错发育再生良好,局部胶原密度及排列均正常;未修复组伤区则有透明质酸含量明显低于附近组织的表现,认为宫内手术不长瘢痕与不发生上颌畸形有关,这一类小动物虽然可用,但胎内生存期过短,不便于观察术后的变化。

2. 较大的动物 如猪、羊、猴等,由于胎内生长期较长,便于观察术后的变化,手术操作也比较方便,这类动物胎内手术也不出现瘢痕性愈合,早期实验是产生唇、腭裂与修复过程同时完成,没有给术后骨与软组织异常发育的间隔时间,其结果与临床实际差距甚大。现在采用3段实验方法:Hedrick等对胎内处于中早期的胎羊先产生唇裂模型,2周后再行唇裂修补,再过1个月取材检查,发现切开的伤口甚至没有缝合者也呈无瘢痕自愈的趋向;切除的伤口修复后,同样是无瘢痕性愈合,不过不是真正的再生,表现为一种组织的"裸区"(bare area)状态,据114日的组织切片显示,上皮组织没有附件组织的结构,真皮内无胶原沉积,而表现为正常真皮网状样的结构,这种现象被称为"过渡性伤口"(transition wound)。Longaker等对8只75日的胎羊产生唇裂、齿槽裂,分成修补组、不修复组,另4只不产生唇裂作为对照组,各组于术后第7、14、21日和70日取样验查,结果,未修补组出现明显的上颌发育不对称畸形,而修补组则无畸形出现。

目前对胎儿伤口从无瘢痕愈合到出现瘢痕增生的具体时限,还缺乏研究资料。Lorenz等通过将人胎儿皮肤移植到裸鼠皮下进行观察,得出在孕期24周之前,人胎儿皮肤伤口为无瘢痕愈合期,胎内手术应选择在比较早的胎内期间进行,但过早的手术不仅增加危险性,而且组织薄而脆,难以承受缝线的张力,何况早期也不易被超声等诊断仪器做出正确的诊断。

Estes等是首先用内镜行胎内唇裂修复者,Evans等用一种微型夹修复唇裂,对9只124天孕期(终期为145日)胎羊产生双侧唇裂,采用标准的宫内手术方法,右侧9处唇裂用特制的小银夹修复,左侧7处用缝合法,另2处不予处理以作对照。结果:两种方法修复的效果相同,但用银夹法只需2.5分钟,而缝合则要9.8分钟。Oberg等用银夹行胎内小鼠缝合时,伤口愈合良好,无胶原沉积,而用缝线者有单核细胞浸润,所需时间银夹法为7分钟,缝合法为90分钟,总结银夹法的优点是:组织损伤少,炎性反应轻,缝合速度快,适于内镜操作,内镜修复虽能简便快捷,但如果要求更精美,要用Millard旋转推进等术式,则仍需行开放性手术。

理想的唇、腭裂修复必需包括对鼻畸形的矫正,其难度比唇裂修复更大,由于唇、腭裂并非威胁生命的疾病,选用胎内手术的标准自然要高,还要注意假阳性的干扰。有1组32例胎儿,经有经验的医生用产科超声仪确诊为唇裂和(或)腭裂,出生后有2例为正常者,单独确诊为腭裂难度更大,现在用三维超声诊断法

(three-dimensional sonography)可以避免假阳性的问题。在确诊为唇、腭裂的胎儿中,因同时伴有其他更严重的病变,可选择胎内修复的病例也为数很少,32 例诊断为唇、腭裂者,80%伴有心脏或中枢神经系及其他更严重的先天性疾病,最后选择行胎内手术者只有 4 例。Hedrick 引用了至今仅有的 1 例关于人胎儿唇裂修复的资料:Ortiz-Monasterio 在鼠与灵长目动物实验的基础上,为 1 名唇裂胎儿施行胎内修复。1 名 22 岁妇女的 19 周的胎儿单侧唇裂,要求胎内手术,使用开放式子宫切开进入,用旋转推进法修复,胎儿孕期早产,在新生儿 ICU 监护 2 个月,手术区没有瘢痕增生,但于出院后不久,患儿不幸死亡,未能留下更好的照片等资料。Canady 和 Longaker 等目前认为胎儿唇裂修复要慎重,早产的发生和唇部手术的时机还需要研究。

第二节　胎儿颅面畸形

胎儿外科技术的发展为颅面外科的研究与治疗提供了更有力的支持。据 Slavkin 报告,有 70 个基因与颅面畸形的发生相关,其中 3 个基因与颅骨过早融合有关。研究表明,成纤维细胞生长因子(FGF)受体基因家族的突变与 Grozon 和 Pfeiffer 综合征的发生关系密切。

1. 在胎内制造动物模型　颅缝早闭是颅面畸形中的一类病变,有人认为是颅底而不是颅缝的变化决定着颅骨的发育,随着胎儿外科技术的发展,对颅缝早闭的研究取得了明显的进展。Duncan 等应用胎儿外科动物模型,将去矿质的骨粉(demineralized bone powder,DBP)放在 36 只胎兔切开的冠状缝处,证实能诱导局部骨质增生,导致冠缝融合,头颅呈扁头发展畸形。

2. 在动物胎内进行颅缝再造术　Stelnicki 等用 10 只胎羊,将两侧冠状缝切开,右侧者切除 4 mm 边缘,放入 25 mg DBP,50 μg 骨形成蛋白 2(BMP-2),及 1 μg 转移生长因子-β(TGF-β),到孕期 90 日或 140 日取材检查,结果:90 日所有右侧冠状缝全部闭合,右侧额骨扁平,眶上缘升高,组织学证实为骨性融合;140 日时,除上述变化外,还有顶拱前后径缩短,颅底变平,颅面有明显畸形发生。胎儿外科技术不仅有助于揭示颅缝早闭与颅面畸形的关系,而且通过胎儿外科可以阻止颅面畸形的发生,Stelnick 等对 8 只胎羊行胎内手术,切开右冠状缝,其间放入 TGF-β,BMP,21 日此缝即闭合,再在胎儿镜下将其中 4 只已闭合的右冠缝切除 4 cm×12 cm 的骨质,用隔膜置于间隙内,阻止其骨连接。到 140 日检查,未行处理的冠状缝早闭者,均发生明显的颅面畸形,而阻止冠状缝闭合组,3/4 的颅面发育良好,这提示可以通过胎儿镜进行颅缝再造,同时也提示胎内干预可以防制颅缝早闭的发生。

颅骨缺损是另一种先天性病变,它可以由外在的原因如羊膜束带综合征(amniotic band syndrome)引起,也可是胎儿内在的疾病如脑膨出或颅对裂(crainium bifidum)形成的,由于胎儿的脑组织更易受损伤,胎内修复缺损的颅骨很有必要,也是今后研究的内容。

第三节　胎儿肢体畸形与羊膜束带综合征

羊膜束带综合征(amniotic band syndrome)在新生儿中发生率约为 1/1 200,其特征是部分羊膜破裂产生纤维束或纤维鞘,缠绕胎儿的某一处或多处,使受累部分出现分裂或发育障碍畸形,常见于头部、躯干和四肢,肢体是经常受累者,可以使肢体完全离断,或产生环形缩窄,并有并指发生的趋势,事前诊断有一定难度,超声检查有助于诊断,发现一处病变必须注意多处受累的可能,对于危及生命的和引起肢体坏死的需要胎内手术矫治。Crombleholme 等曾在胎羊模型上产生类似病变,并利用胎儿镜松解这些束带,与对照组比较,松解后的肢体可恢复正常发育,而未松解者则发生明显的肢体畸形,提示:只要能及早诊断,发生在人胎儿的羊膜束带综合征有可能通过胎内手术加以矫正。Keswani 等报道了 2 例保肢的胎儿手术,通过胎儿镜切断羊膜带就可以救活肢体而不会发生羊膜带引起的自截。

第四节　胎儿骶尾部与颈部畸胎瘤

骶尾部和颈部畸胎瘤(sacrococcygeal teratoma)是新生儿期最常见的肿瘤,在妊娠 30 周之前证实有此瘤者,预后甚差。因此,也需要胎内手术挽救生命。Van Mieghem 报道了一组 5 例属于此型患儿,2 例经胎儿镜治疗存活,1 例死亡,其表现为局部有肿块增大、积水、胎盘增大,超声 Dopplel 可查明有大的动-静脉瘘,主动脉末端血流量增多,有血液从胎盘向瘤体分流现象,胎儿可能发生高排量心衰,有些母体可出现镜式反应综合征(maternal mirror syndrome),这是一种严重的先兆子痫综合征,子宫过度收缩,胎盘增大,引起胎盘释放绒毛膜促性腺激素,后者可刺激甲状腺素产生,进而引发一系列症状。从理论上讲,胎儿的肿瘤可能转移到母体,不过至今尚无此类报道。Hedrick 等曾对 3 例胎儿骶尾畸胎瘤有高排心衰、积水及胎盘增大者行胎内手术,2 例在胎内成功地完成肿瘤切除,第 1 例手术虽然成功,但母体出现过度宫缩,常规保胎无效,胎儿于术后 12 日(妊娠 26 周)早产,不久胎儿死于肺功能衰竭,但行尸检证实肿瘤已完全切净。第 2 例术后 1 周早产,考虑到肿瘤的恶性程度,出生后 13 日再次行探查术,死于空气栓塞,尸检时见气栓停留于冠状动脉内,未发现有肿瘤组织残存。第 3 例切除肿瘤,胎儿积水症状得到控制,出生后行残存肿瘤手术,患儿健康存活,颈部畸胎瘤患儿由于出生后肿块压迫气道,无法通气,此时如能在胎儿胎盘循环下,先进行气管插管或气管切开,建立气道通气,再断脐,接着处理肿块,如此就能挽救患儿的生命,对此病进行成功治疗的报道较多。

第五节　胎儿巨大水囊瘤

巨大水囊瘤是颈部巨大淋巴管瘤由于胚胎时期的生长,使得肿块变大,压迫气管而产生出生时气管扭曲和压迫,引起生产时患儿窒息,因而可在生产时通过手术保证胎儿的安全。

1. 治疗方法　一般多采用出生前穿刺的手法,由 B 超引导穿刺,一种方法在生产时进行穿刺。一般穿刺应该在开始催产和自然产程开始时,从阴道穿刺,抽吸淋巴液,可自然分娩,娩出胎儿。Laje 等对颈部巨大淋巴管瘤进行了 EXIT 处理,也收到了较好的效果。另一种方法是在 B 超引导下从孕妇腹部穿刺,抽出淋巴液后进行生产。

2. 并发症　有出血和流产。一般穿刺出血需即刻剖宫产。一般不要在早期穿刺可以避免流产。

参考文献

[1] Longaker MT,Dodson TB,Kaban LB. A rabbit model for fetal cleft lip repair[J]. J Oral Maxillofac Surg. 1990,48(7):714 - 719.

[2] Stern M,Dodson TB,Longaker MT,et al. Fetal cleft lip repair in lambs:histologic characteristics of the healing wound[J].Int J Oral Maxillofac Surg, 1993, 22(6):371 - 374.

[3] Canady JW,Landas SK,Morris H,et al. In utero cleft palate repair in the ovine model[J]. Cleft Palate Craniofac J. 1994, 31(1):37 - 44.

[4] Stelnicki EJ,Vanderwall K,Hoffman WY,et al. Adverse outcomes following endoscopic repair of a fetal cleft lip using an ovine model.Cleft Palate Craniofac J, 1998,35(5):425 - 429.

[5] Kohama K,Nonaka K,Nagata T,et al. A study of the feasibility and efficacy of fetal surgical closure of spontaneous cleft lip in CL/fraser mice[J]. Fukuoka Igaku Zasshi, 2002, 93(1):11 - 16.

[6] Hedrick MH,Rice HE,Vander Wall KJ,et al. Delayed in utero repair of surgically created fetal cleft lip and palate[J]. Plast Reconstr Surg. 1996,97(5):900 - 905.

[7] Longaker MT,Whitby DJ,Adzick NS,et al. Fetal surgery for cleft lip:a plea for caution Plast Reconstr Surg[J]. 1991,88(6):1087 - 1092.

[8] Lorenz HP,Longaker MT. In utero surgery for cleft lip/palate:minimizing the "Ripple Effect" of scarring[J]. J Craniofac Surg. 2003,14(4):504 - 511.

[9] Estes JM,Whitby DJ,Lorenz HP,et al. Endoscopic creation and repair of fetal cleft lip[J]. Plast Reconstr Surg,1992,90(5):743 - 746.

[10] Evans ML,Oberg KC,Kirsch W,et al, Intrauterine repair of cleft lip-like defects in lambs with a novel microclip[J]. J Craniofac Surg,1995,6(2):126 - 131.

［11］Oberg KC,Evans ML,Nguyen T,et al. Intrauterine repair of surgically created defects in mice（lip incision model）with a microclip：preamble to endoscopic intrauterine surgery［J］. Cleft Palate Craniofac J. 1995,32(2)：129 - 137.

［12］Canady JW, Thompson SA. Fetal cleft lip repair in animals［J］. Cleft Palate Craniofac J. 1993,30(4)：429.

［13］Slavkin HC. Molecular biology experimental strategies for craniofacial-oral-dental dysmorphology［J］. Connect Tissue Res,1995,32(1 - 4)：233 - 239.

［14］Duncan BW,Adzick NS,Moelleken BR,et al. An in utero model of craniosynostosis［J］. J Craniofac Surg, 1992,3(2)：70 - 78.

［15］Stelnicki EJ,Vanderwall K,Hoffman WY,et al. A new in utero sheep model for unilateral coronal craniosynostosis［J］. Plast Reconstr Surg, 1998,101(2)：278 - 286.

［16］Stelnicki EJ,Vanderwall K,Harrison MR,et al. The in utero correction of unilateral coronal craniosynostosis［J］. Plast Reconstr Surg, 1998,101(2)：287 - 296.

［17］Crombleholme TM,Dirkes K,Whitney TM,et al. Amniotic band syndrome in fetal lambs. I：Fetoscopic release and morphometric outcome［J］. J Pediatr Surg, 1995,30(7)：974 - 978.

［18］Keswani SG,Johnson MP,Adzick NS,et al. In utero limb salvage：fetoscopic release of amniotic bands for threatened limb［J］. J Pediatr Surg, 2003,38(6)：848 - 851.

［19］Van Mieghem T,Al-Ibrahim A,Deprest J,et al. Minimally invasive therapy for fetal sacrococcygeal teratoma：case series and systematic review of the literature［J］. Ultrasound Obstet Gynecol, 2014, 43(6)：611 - 619.

［20］Laje P,Peranteau WH,Hedrick HL,et al. Ex utero intrapartum treatment（EXIT）in the management of cervical lymphatic malformation［J］. J Pediatr Surg, 2015,50(2)：311 - 314.

第四章
胎儿外科与其他外科疾病

胎儿外科的兴起，并不是治疗整形外科疾病，它是为了治疗危及胎儿生命的疾病而产生的，因此，在其他学科的应用也非常广泛。

第一节　胎儿心脏病

超声诊断可以使许多结构性心脏病在胎内确诊，如法洛四联症、电生理性异常（先天性心传导阻滞）等，引起人们及早进行胎内手术的兴趣。1984 年 Hedrick 等对胎儿心脏畸形进行了尝试性治疗。Hawkins 等曾在胎羊中进行过心肺分流术，由于引起胎盘功能障碍，会增加胎儿的后负荷（afterload）和胎儿死亡，因而其应用受限。现在应用吲哚美辛（indomethacin）与脊髓麻醉合用，上述问题得到改善，加之新的体外循环装置能适于胎儿心肺分流，胎儿心脏外科实验的开展有了可能。胎儿外科处理更适用于电生理紊乱性病变，Crombleholme 等用福尔马林（formalin）注入胎羊房室结产生心脏传导阻滞动物模型，再通过胎羊心脏起搏可以改善胎羊积水症状。临床上有 1 例先天性心传导阻滞的患儿，进行胎内安放起搏器，未能获得成功，此例胎儿存在严重的积水改变。Sun 等对胎儿循环生理采用侵入性测量进行对胎羊研究。他们开发出新的 MRI 技术，可以使用非侵入性血流分布和氧转运的等效信息。最初的发现在很大程度上证实了先前对胎儿循环的估计，这些研究发现根据胎儿绵羊数据和人类超声波数据都可以推断出来。因此，通过 MRI 描述正常妊娠晚期胎儿循环的血流动力学，并推测这项技术对胎盘功能不全和先天性心脏病胎儿的管理有重要意义。

第二节 其他疾病

其他涉及胎儿外科处置的疾病还有先天性膈疝、胸腔占位性病变(先天性肺囊腺瘤样畸形、隔离肺、支气管囊肿等)、脑脊膜膨出、下尿路梗阻、巨膀胱、先天性肾盂积水、双胎输血综合征、腹壁缺损、腹裂、脐膨出以及颅内病变等都是胎儿外科治疗研究的对象,并且在不同程度上取得了某些进展。Winder 对脑脊膜膨出进行了胎儿治疗,认为开放式胎儿脊髓脊膜膨出修补术(fMMC)的好处是毋庸置疑的,但产妇仍存在相当大的风险。他对苏黎世胎儿诊断和治疗中心进行的 40 例 fMMC 修复的数据进行了分析,根据 Clavien 和 Dindo 提出的手术并发症分类,采用 5 级分级系统对产妇并发症进行分类。他们发现没有观察到 5 级并发症(患儿死亡)。5 例(12.5%)妇女证明严重并发症 4 级。1 例子宫破裂的未产妇在妊娠 36 周后,一个三度房室传导阻滞需要短机械复苏,出现双肺栓塞需入重症监护室。26 名(65%)女性有轻微(1~3 级)并发症。Ping 分析了 10 年的胎儿胎粪性腹膜炎胎儿外科诊断,探讨胎粪性腹膜炎的胎儿及新生儿影像学特点及临床疗效。他研究了产前超声在产前诊断中的作用,以及它在预测产后手术干预需求中的应用。认为所有产前超声显示胎粪假性囊肿或肠扩张的婴儿在出生后都需要手术干预。

综上所述,胎儿外科是利用多学科发展的先进技术,超前性地对某些先天性疾病,在胎内进行处置,以期获得传统的出生后再行手术无法得到的优良效果的一种创造性活动。虽然目前还有许多障碍有待克服,但根据在高等动物模型上取得的经验,不久的将来应用于人类是大有希望的。整形外科工作者在这样一个有待开拓的技术领域内,应当占领应有的空间。

(沈卫民)

参考文献

[1] Hedrick HL, Flake AW, Crombleholme TM, et al. History of fetal diagnosis and therapy: Children's Hospital of Philadelphia experience[J]. Fetal Diagn Ther. 2003,18(2):65-82.

[2] Hawkins P, Steyn C, McGarrigle HH, et al. Cardiovascular and hypothalamic-pituitary-adrenal axis development in late gestation fetal sheep and young lambs following modest maternal nutrient restriction in early gestation[J]. Reprod Fertil Dev, 2000,12(7-8):443-456.

[3] Crombleholme TM, Harrison MR, Longaker MT, et al. Complete heart block in fetal lambs. I. Technique and acute physiological responseJ Pediatr Surg, 1990,25(6):587-593.

[4] Sun L, Macgowan CK, Portnoy S, et al, Seed M. New advances in fetal cardiovascular magnetic resonance imaging for quantifying the distribution of blood flow and oxygen transport: Potential applications in fetal cardiovascular disease diagnosis and therapy[J]. Echocardiography. 2017, 34(12): 1799-1803.

［5］ Deprest J，Nicolaides K，Done' E，et al. Technical aspects of fetal endoscopic tracheal occlusion for congenital diaphragmatic hernia［J］. J Pediatr Surg，2011，46(1)：22－32.

［6］ Hedrick HL. Management of prenatally diagnosed congenital diaphragmatic hernia［J］. Semin Pediatr Surg，2013，22(1)：37－43.

［7］ Winder FM，Vonzun L，Meuli M，et al. Maternal Complications following Open Fetal Myelomeningocele Repair at the Zurich Center for Fetal Diagnosis and Therapy［J］. Fetal Diagn Ther，2018，11(14)：1－6.

［8］ Ping LM，Rajadurai VS，Saffari SE，et al. Meconium Peritonitis：Correlation of Antenatal Diagnosis and Postnatal Outcome-An Institutional Experience over 10 Years［J］. Fetal Diagn Ther，2017，42(1)：57－62.

胎儿外科的安全系数有多大？如何保证母体与胎儿的安全？流产问题如何防止？产科如何配合以保证母婴的安全？这些是阻碍胎儿外科发展的几个重要问题。

第一节　风　险

一、流产问题

上述问题中最主要的是流产问题。流产是阻碍胎儿外科开展的重要障碍,过去认为人胎儿外科术后,没有胎儿能在子宫内存留到正常临产期者,用主缩肌类药物(β-agonists)、硫酸镁、吲哚美辛(indomethacin)等,未能扭转流产的趋势,突破性的进展来自 NO(一氧化氮)供体的应用,在猴的胎儿外科操作中,NO 显示出有明显的抑制流产的效应,硝化甘油(nitroglycerin)是一种安全有效的 NO 供体,Hedrick 等设计了一套胎儿手术的保胎措施:在手术前夜,母体使用吲哚美辛;从手术开始到手术结束期间持续滴注硝化甘油;为控制突发性流产,可加用 β-agonists,这种方法效果良好。NO 有扩张血管效应,可增加胎盘的血流,在 NO 使用时,可能出现低血压,需用补液加以纠正。

二、如何保证母体与胎儿的安全

加强胎儿术中、术后的监护是提高胎儿外科安全的必要手段。

对于母体按剖宫产术的要求,采取多种监护措施已有成熟的经验,对胎儿可将经皮脉冲血氧计(puls oximeter)探针置于胎儿的大腿或上臂周围,以连续测定胎儿的氧饱和度及心率,将可植入无线电遥测装置

(radio-telemeter)缝于皮肤上,其压力导管则悬浮于羊膜腔内,测定子宫压及胎儿的心电数据。Paek 等对第4 个胎内早期的胎羊植入无线电遥测装置于腋部皮下,监测胎羊的心电及体温,并通过骨髓腔穿刺对 4 只胎羊检测血的 pH、PCO_2、PO_2,还可由此进行液体输入,术中用超声仪监护胎羊心率及心脏收缩功能,通过脐带取血以检测胎儿的电解质、pH、HB,也可由此补充液体。

术后的监护更为困难,通过母体的观察来间接判断胎羊的情况,不明原因的胎羊死亡仍有发生,用超声检测可监视胎羊的活动,并对羊水定量;用超声心动图测定胎羊心脏与循环功能;从可植入的遥测装置也可连续记录羊水压和心电状况,羊水压与子宫收缩的关系比传统压力计的测定更为敏感,可以预告流产的可能性。Graf 等通过 1 例骶尾部畸胎瘤胎儿外科手术后出现心动过缓,用肾上腺素、阿托品、碳酸氢钠三种药物宫内输注,成功的复苏了胎儿,为胎儿外科宫内抢救创造出一条新路。

第二节　产科配合

一、开放性胎儿手术时产科的配合

孕妇吸入麻醉、监测孕妇术中情况。孕妇仰卧位,垫高右侧背部以抬高子宫防止其压迫下腔静脉,避免静脉回流受阻。下腹部低位横切口显露子宫、超声定位胎盘、胎位,决定切开子宫的部位和方向,应尽可能远离胎盘和便于术中胎儿适当部位的显露;进行胎儿监测;持续灌注温盐水;维持宫压,连续缝合子宫全层;仔细缝合以防止羊水漏出。整个操作过程要用温盐水不断灌洗以保持胎儿的体温,并防止皮肤干燥,术毕,胎儿放回子宫时应特别注意将脐带安放好,丢失的羊水用生理温度的等渗电解质补充。

二、胎儿镜时的产科配合

胎儿镜避免了产科开腹采用的子宫切口,仅需在子宫做小的穿刺,并发症少。胎儿镜可以减少流产、出血、羊水漏出、子宫破裂的危险,而且防止了胎儿手术后剖宫产的必须性。Feitz 等在 18 只怀孕中期的恒河猴动物实验中,使用赛丁格技术(Seldingertechnique),小口径枪引入针技术和小口径引入套管,使得羊膜分离最小,并将各种硬质和软质的内镜用于胎儿镜,用后做了预后的评估,在术后 B 超检查没有发现胎儿有生长的改变。随后母亲的生产没有出现问题。新技术导致宫内胎儿手术入路的改进。并发症的多少依赖羊膜破裂程度。采用内镜和其他仪器为胎儿的诊断和治疗提供了新的可能。还有在孕晚期进行胎儿镜时羊水混浊,需要使用气子宫,也就是往子宫内注入 NO,这时需要防止胎儿 NO 中毒。

参考文献

[1] Paek BW,Lopoo JB,Jennings RW,et al. Safety of chronic fetal vascular access in the sheep model[J].

Fetal Diagn Ther，2001,16(2):98－100.

[2] Graf JL,Paek BW,Albanese CT,et al. Successful resuscitation during fetal surgery[J]. J Pediatr Surg,2000,35(9):1388－1389.

[3] Feitz WF,Steegers EA,Gier RP,et al. Feasibility of minimally invasive intrauterine fetal access in a monkey model[J].J Urol. 1999，161(1):281－285.